# 眼科检查与诊断治疗技巧

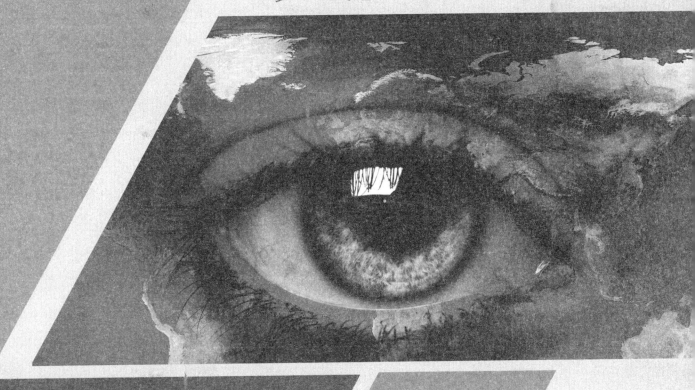

崔迎春 等/编著

吉林科学技术出版社

图书在版编目（CIP）数据

眼科检查与诊断治疗技巧 / 崔迎春等编著. -- 长春：
吉林科学技术出版社, 2018.4
ISBN 978-7-5578-3841-6

Ⅰ. ①眼… Ⅱ. ①崔… Ⅲ. ①眼科检查②眼病—治疗
Ⅳ. ①R77

中国版本图书馆CIP数据核字(2018)第075539号

# 眼科检查与诊断治疗技巧

| | |
|---|---|
| 出 版 人 | 李 梁 |
| 责任编辑 | 孟 波 孙 默 |
| 装帧设计 | 李 梅 |
| 开 本 | 889mm×1194mm 1/16 |
| 字 数 | 1208千字 |
| 印 张 | 37.5 |
| 印 数 | 1-3000册 |
| 版 次 | 2019年5月第1版 |
| 印 次 | 2019年5月第1次印刷 |

| | |
|---|---|
| 出 版 | 吉林出版集团 |
| | 吉林科学技术出版社 |
| 发 行 | 吉林科学技术出版社 |
| 地 址 | 长春市人民大街4646号 |
| 邮 编 | 130021 |
| 发行部电话/传真 | 0431-85635177 85651759 85651628 |
| | 85677817 85600611 85670016 |
| 储运部电话 | 0431-84612872 |
| 编辑部电话 | 0431-85635186 |
| 网 址 | www.jlstp.net |
| 印 刷 | 三河市天润建兴印务有限公司 |

| | |
|---|---|
| 书 号 | ISBN 978-7-5578-3841-6 |
| 定 价 | 198.00元 |

如有印装质量问题 可寄出版社调换

# 前　　言

随着科学技术的突飞猛进,近年来眼科学及相关学科的新知识与新理论得到不断更新,快速全面地掌握这些新知识是基层医师进一步提高医疗水平的需要,为便于眼科医师在临床工作中更方便地查找鉴别要点,我们坚持简明、实用的原则,特组织编写了《眼科检查与诊断治疗技巧》一书。

全书从临床实用的角度出发,详细的介绍了当今眼科临床常用的检查方法、仪器设备的功能以及常见眼科疾病的相关解剖、临床表现、鉴别诊断、治疗等方面,另外还重点阐述了眼科疾病的近视、屈光以及各类眼底病的激光治疗和眼科护理等内容。本书既有理论又有实践经验总结,从中可吸取先进的诊疗经验,来提高诊疗水平。

本书在编写过程中力求做到全面精细,但由于编写的时间有限,加之经验不足,书中恐有不足之处,希望读者予以指正批评,以期再版时修订完善,谨致谢意!

# 目　　录

# 第一章　眼科检查

## 第一节　视功能检查

### 一、视力检查法

一般临床上所谓视力是指中心视力,亦即视锐度,是最基本而最重要的视功能,视力检查也是眼科临床上最基本和最常用的视功能检查项目,检查方法一般采用视力检查表(简称视力表)。视力分为远视力和近视力,视力表随之相应地分为远视力表和近视力表,通常所谓视力表指的是远视力表。

视力表的设计依据为视角原理。所谓视角指的是外界物体两个端点的光线进入眼球后于屈光结点处所形成的夹角,视角在视网膜上形成最小物像所需要达到的最小角度称为最小视角。最小视角与黄斑中心凹处视锥细胞解剖学间的关系是:物体两点的光线投射在两个互不相邻的视锥细胞上,同时其中间必须夹有至少一个未被光线刺激的视锥细胞。否则,物像两点将会融合成为一点,而无法分辨。正视眼的视力正常即以能够清晰分辨 1 分($1'$)视角的两个物点为标准。

视角大小取决于物体的大小和远近两个因素,即与物体大小成正比、而与物体远近成反比。视力表的设计中视标设计为中心环节,具体包括视标形状和视标大小两个方面,视标大小取决于视角大小和距离远近两个因素,而两者成反比关系,即:

实际视角(a)/基准视角(A)=基准距离(D)/检查距离(d)。

不同类型视力表均以基准视角=1 分($1'$)为标准,但基准距离不一:Snellen 视力表为 6M,我国的国际标准视力表和标准对数视力表为 5M,而 LogMAR 视力表为 4M。视标大小可以说是视角大小的外在体现,实际设计中遵循 Snellen 最早提出的测量单位、即 M-单位,1M-单位相当于距离 1m 远处夹角 5 分视角,该单位可用于大写或小写字母,也适于字母视锐度和阅读视锐度的比较。于是规定,视标为 5 倍于 1 分视角对应的边长,至于每个视标的具体大小则取决于视角的太小和视标距离的远近(实为视力表的使用距离),我国惯例是标准距离设定为 5m。所以,正视眼中远视力正常以能够清晰分辨 5m 远处 $1'$ 视角对应的视标为标准。

至于视标形状,常见四种类型:

1.跟斗 E　跟斗 E(tumbling E)实际上是字母 E,犹如翻跟斗翻出笔画朝向的四个方位,即上下左右,也称为文盲 E(illiterate E),设计上呈现为正方体字母"E",每个笔画的宽度相当于 1 分视角对应的距离;为我国惯例所采用。

2.西文字母　现在常用的两套分为英式字母和 Sloan 字母,两者各有 10 个字母,其中英式字母为 D、

E、F、N、H、P、R、U、V、Z，Sloan 字母为 C、D、H、K、N、O、R、S、V、Z，设计上字母高 5 个单位，宽 4、5 或有时 6 个单位，前者是基于 5×4 设计的，后者是基于 5×5 设计的，每一笔画的宽度通常是 1/5 高度，相邻笔画的间隔与笔画等宽。

3.Landolt 环 Landolt 环是类似字母 C 的缺口环，环的外径是笔画宽度的 5 倍，内径为 3 倍。缺口宽度与笔画等宽，相当于 1 分视角，大部分 Landolt 环视力表中缺口多为四个方位，即上下左右，有时也有八个方位（四个主要方向、四个斜向）。

4.数字和画图 主要用于儿童和文盲人群的视力检测。

视力表类型繁多，迄今国内外尚无统一标准，目前具有代表性的几种，例如我们国内常用的"国际标准视力表"和"标准对数视力表（亦即 5 分制视力表）"；国外常用"Snellen 视力表"和"LogMAR 视力表（ETDRS 视力表为其一种）"。视力表的不同类型并不在于视角，而在于应用视角计算视力的方法上。例如，国际标准视力表中视力＝1/视角，视力记录采用小数形式；标准对数视力表中视力＝5－log 视角，视力记录采用 5 分制形式；Snellen 视力表中实际上也是视力等于视角的倒数，不过将其换算为视力＝检查距离/标准距离，视力记录形式在欧洲为小数、而在美国则为分数；LogMAR 视力表中视力直接等于视角的对数、即视力＝log 视角，视力记录采用小数形式。

**（一）远视力检查法**

采用远视力表。由于视力表类型不同，视力检查和记录方法有所不同。

1.国际标准视力表 国际标准视力表的外观型制如图所示，视标共计 12 行（也有删除 0.7 和 0.9 两行者），每行旁边注有相应的视力记分，从最大一行的 0.1 开始，依次到最小一行的 1.5 结束。检查所需的标准距离设置为 5m，空间距离不足 5m 标准的要求时可采用镜面反射原理达到所需距离，视力表的悬挂高度以第十行视标（视力等于 1.0）与被检查眼的高度相当为宜。检查时双眼应当分别进行，一眼检查时另一眼以遮眼板遮挡（切勿压迫），常规顺序是先查右眼或健眼、后查左眼或患眼，每个视标的辨识时间不超过 2～3 秒。对于因屈光不正而戴镜的患者，应当先查裸眼视力，再查戴镜的矫正视力。个别特殊情况下，需要检查小孔镜视力或裂隙镜视力。

视力检查和记录的具体方法如下：检查时视标辨识从大到小依序进行，记录时以能够清晰辨识的最小一行视标为准、并要求行内所有视标均能正确辨识。例如，正确辨识的能力只能达到第一行内 1 个视标，视力记录为 0.1；达到第五行内 5 个视标时，视力记录为 0.5；达到第十行内 8 个视标时，视力记录为 1.0；如果第五行内 5 个视标均能辨识，第六行内 6 个视标中还能辨识 3 个，此时视力记录为 0.5＋3 或 0.6－3；其余以此类推。

如果不能辨识第一行的最大视标，即视力不到 0.1，则以该行最大视标为基准，通过缩短检查距离的方法进行检查。此时，以能够辨识最大视标时与视力表间的检查距离为准，视力的计算方法是视力＝0.1×距离（m）/5。例如，距离 3m 能够辨识最大视标时，视力＝0.1×3/5＝0.06。其余以此类推。

2.标准对数视力表 标准对数视力表的外观型制如图所示，视标共计 14 行，每行旁边注有相应的视力记分，从最大一行的 4.0 开始，依次到最小一行的 5.3 结束。视力检查和记录除视力记分的具体数值不同外，其他方法基本同上，主要区别在于视力不足 4.0 时依据改变检查距离计算视力的方法不同。此时，视力与检查距离间的关系为：

视力＝3.3＋log［距离（m）］，其中距离≤5m。

某些参考书直接给出各个检查距离及其对应视力的数值一览表，但记忆起来十分困难。

另外，值得指出的是，标准对数视力表中每行视标除了 5 分记录的视力之外，其 5 分记录下括号内还给出了相应的小数记录的视力。但需要注意的是，此处的小数视力与国际标准视力表的小数视力并不等值，理由在于两者的视力计算方法不同,标准对数视力表中"小数视力"$=1/10^{0.1 \times (11-n)}$(视角项次或视标行次 $n=1 \sim 14$,以第 11 行视标视角 $=1'$ 的视力为基准视力)。

3.LogMAR 视力表 LogMAR 视力表现在是采用"视力=log 视角"的原理进行设计的各种视力表的统称,其字母缩写"MAR"意为最小视角,亦即"最小分辨角或识别角"。1976 年,Bailey-Lovie 视力表发表;1982 年,美国国立眼科研究所推出用于糖尿病视网膜病变早期治疗研究(ETDRS)的 ETDRS 视力表,随后由原始版进展到改良版,并用于其他各种临床研究,国外应用普遍,现已成为视力测量的标准检查法。ETDRS 视力表的视标布局采用 Bailey-Lovie 视力表格式,视标本身采用 Sloan 视力表字母型制,设计时以 4m 为标准距离;为防止字母和格式单一化的方便记忆,视标设计分为多个版本,例如改良版 2000 系列 ETDRS 视力表包括Ⅰ、Ⅱ、Ⅲ三种类型,其他版本中包括我们熟悉的"跟斗 E 型"等。此外,还有适于高、低不同对比度下检查需要的多种专门版本。各种版本的基本外观型制如图所示,视标从大到小共计 14 行,相应视力从 1.0 到 $-0.3$,其突出特点分为两个方面:①视标布局上,各行字母均为 5 个,字母间距和行间距与字母大小相等,由此形成通篇视标呈上疏下密的漏斗状;②视力记分上,视力优劣与记分数值大小成反向关系,以至于 10,视角对应的视力$=1.0$,而 $1'$ 视角对应的正常视力$=0$。

ETDRS 视力表使用中检查距离以 4m 为标准,其他检查方法基本同前。其视力记分方法各色各样,临床上常用的两种记分方法如下:

方法 1:检查时从上到下直至某一视标行内 3 个视标不能正确辨识为止,视力计算为能够正确辨识的视标的个数。该法适于视力较差,如严重糖尿病视网膜病变的患者。

方法 2:下述方法适于视力较好,如人工晶状体或屈光矫正手术以后的患者。检查时患者从其能够读出全部字母的最后一行开始,然后再向下读,直到某一视标行内 3 个字母不能读出为止。视力计算的具体方法如下:首先,确认 5 个字母均能正确读出的最后视标行的对数记分,例如 20/25 视标行的对数记分为 0.10;其次,对于所有字母均能正确读出的最后视标行以外还能正确读出的字母,每超出一个字母则"减去" 0.02 对数单位。例如:患者能够正确读出 20/30 视标行的所有字母,进而还能正确读出 20/25 视标行的 3 个字母,对数记分的计算如下:

(1)20/30 视标行视力$=0.20$。

(2)3 个字母的对应视力$=3 \times 0.02$ 对数单位/每个字母$="-0.06"$。

(3)所以,最后的对数视力$=0.20-0.06=0.14$。

另外,需要注意的是,上述小数记分和分数记分不同于国际标准视力表和 Snellen 视力表中给出的小数值或分数值(国际标准视力表和 Snellen 视力表两者实际上相同),其中小数记分等同于 5 分制标准对数视力表中给出的小数值。

LogMAR 视力表使用中,视力大于 1.0,即最大视标不能正确辨识时,同样依据改变检查距离计算视力的方法。此时,视力与检查距离间的关系为:

视力$=1.6-\log[$距离$(m)]$,其中距离$\leqslant 4m$。

4.其他视力检查法 临床上,患者面对视力表的距离仅有 1m 但依然不能正确辨识最大视标时,一般不再检查"视力表视力",视力表视力反映的是中心视力,即形觉的敏锐度和清晰度,没有中心视力并不一定意味着没有视力中其他成分的视功能。此时,临床上对于低于视力表视力的检查,常用方法如下(双眼中仍然单眼分别进行):

(1)指数(FC):用于视力表视力不能检查时,患者背光而坐,检查者伸出手指(指间距离与指粗相同)从 1m 远处开始移向被检眼,记录患者能够看清手指数的最远距离,例如 FC/30cm。

(2)手动(HM):用于眼前指数不能看清时,患者背光而坐,检查者伸手至被检眼前、缓慢左右摆动并同时逐渐后移,记录患者能够看到手动的最远距离,例如 HM/30cm。

(3)光感(LP):检查须在暗室内(注意:被检眼的另一眼须用厚实如折叠手帕等物件严格遮蔽)。检查者手持烛光从 5m 远处开始移向被检眼并重复遮光动作,记录患者能够感知烛光的最远距离,例如光感/3米;至眼前 30cm 时仍然不能感知烛光,则记录为无光感(NLP)。

临床上,患眼视力仅为指数或手动时,往往进行光感并进而进行光定位检查。光定位检查须在暗室内(注意另一眼须用厚实如折叠手帕等物件严格遮蔽):被检眼注视正前方,检查者在其对面 1m 远处将烛光分别置于上方左、中、右,中间左、中、右和下方左、中、右的共计 9 个方位;于每一位置处,检查者重复遮光动作,观察患者能否正确辨认烛光的方向:正确者记为"+"、错误者记为"-"。最后以患者方位为标准,采用"九宫格"格式予以记录:

值得特别指出的是,上述几种检查方法所得到的视力与视角间的关系已经无从确定,虽然指数视力尚可勉强认为与视角有关(也已无法精确定量),但手动和光感等视力已与视角完全无关。由此可见,一般临床观念中,上述各种非视力表视力均统称为视力,但本质上与反映中心视力的视力表视力并不属于同一范畴。

5.几种视力表视力数据的简要评价　视力评价几乎是临床眼科学全部工作的基础和核心,但目前几种常用视力表的视力资料在视力评价中却存在着不同性质和程度的缺陷,尤其难以进行统计学分析。为方便临床医师和研究者正确理解和应用视力资料,对上述几种类型视力表的视力数据做一简评。

不同类型的视力表由于采用视角计算视力的方法以及视力记录的形式不同,其视力数据类型及其存在的相关问题也不同。

(1)国际标准视力表:视力数据表面上是连续变量,但相应视角的改变却是调和性的,所以视力的变化无法真实和同步地反映视角的变化,因此视力数据不宜直接进行统计学分析中算术均数的计算,而且其他许多方法也难以采用。通常做法是,按照有序分类资料予以处理,例如 0.1～0.3、0.4～0.7、0.8～1.0 等类似划分,但其划分的合理性也十分有限;如果依据视力=5-log(1/小数记录视力)的做法[5 分制记录法中视力=5-$\log a$,将国际标准视力表中 a=(1/小数记录视力)代入]进行换算,从而试图将小数视力转换为 5 分记录视力,直觉上似乎可以进行算术均数的计算,但换算后得到的转换视力实际上其本身已经变成调和性的。

(2)标准对数视力表:视力数据 3～5 间作为连续资料,但与 1～3 间因不同质而不属于连续资料,1～3 间可以视为有序分类资料。所以,整个视力资料的统计学分析应当采用各自相应的方法。

(3)LogMAR 视力表:视力数据的两种记分中,视标个数记分作为连续变量,可以采用通常的统计学分析方法;对数记分可以进行算术均数计算,但由于其违反视觉心理物理学法则,进行例如两组均数差异比较时将出现数值大小与视力优劣相颠倒的情况,其他诸如相关或回归分析时相关系数或回归系数正负的统计学意义与临床意义也相颠倒,应予以注意。

6.世界卫生组织关于低视力和盲的定义和标准

(1)定义:视力优劣的功能分级大致分为四级,即正常视力、功能视力、低视力和盲。关于低视力和盲的概念,医学定义和社会学定义有所不同。医学定义中全盲是完全失去视觉能力,不能识别光明和黑暗。低视力又称视力损害,是视力的显著低下并且不能矫正,而且损害患者某些甚至全部工作和生活的能力。法定盲实际上是严重的视力损害,各国家间定义并不一致,一般指的是患者双眼中视力较好一眼的最佳矫正中心视力等于或低于 0.1(20/200),或者双眼中视力较好一眼即使视力优于 0.1(20/200)但视野直径范围不大于 20°(中央管视)。此外,视力损害与视觉残疾概念上有所不同,视觉残疾指的也是视觉能力的缺乏或低下,但内容上除全盲和视力损害外,还有色盲也包括在内。

### （二）近视力检查法

通常所谓的视力指的是远视力,即远距离的视锐度;近视力指的则是近距离的视锐度。近视力检查采用近视力表,所以其设计原理与远视力表大同小异,而标准距离一般为30cm左右。近视力表类型也有多种,实际检查中应有充分照明,检查距离并不严格限制,但应予专门记录。目前,国内常用的两种是标准近视力表和Jaeger近视力表。

1.标准近视力表　为国内所创制,外观型制和设计原理类似标准对数远视力表,全部视标共有12行,各视标行两侧分别标有视力的小数记录和5分记录的相应数值,正常近视力为1.0或5.0。

2.Jaeger近视力表　外观型制上类似,但设计原理上不同于Snellen和其他远视力表,Jaeger最早于1856年发表作为视标的印刷字体样板,但Snellen于1862年提出视锐度测量的概念,而不得不采用字体目录中参考数字以鉴定其字体样本,其他国家或地方则采用当地字体进行复制,所以现行版本很多。目前所有Jaeger视力表的视标均经过改进,采用大于当初原始样本的印刷字体,甚至平均值附近并不集中分布。国内临床上使用Jaeger近视力表为全部视标从大到小共有8行,相应视力从J7到J1＋a,正常视力为J1。

近视力与远视力检查相配合,有助于了解调节能力、屈光状态或其他眼病。

### （三）其他视力检查法

视力表检查法适于具有基本辨别或阅读能力的成年人和青少年。婴幼儿识别能力和视觉系统的发育尚不成熟,当成年人无法主动配合时,则需要其他视力检查法。

1.儿童视力表　幼儿对空间方位的判断能力发育较晚,但对动物和图形辨认较早,因此儿童视力表多用简单的几何或实物图形以及动物画面作为视标。儿童视力表也有远用(距离2～4m)和近用(距离40cm)的分别,种类繁多,例如儿童图形视力表。

2.激光干涉视力检查仪　既适于婴幼儿,也适于难以进行视力表检查的其他年龄段人群。

(1)工作原理:激光器内两个点光源分别发出两束相干光进入眼内,达到视网膜后形成空间频率和方向可任意改变的干涉条纹,以此作为视标(一黑一白两个相邻条纹组成一个周期,一个条纹即半周条纹相当于视力表中视标字母"E"的一个笔画),以进行激光干涉视力(LIVA)的检查。条纹对比度达到最大时,其空间频率(SF;单位为周/度,cpd)的高低相应地反映着视觉分辨能力(即视角)的大小,亦即视力与空间频率成正比:

$$待测 IVA/基准 IVA＝待测 SF/基准 SF。$$

以空间频率＝30周/度＝1/2周/分为基准时,半周条纹对应的视角－1′(视角＝301空间频率);此时,同样规定视角＝1′时基准LIVA＝1.0。于是,激光干涉视力与条纹空间频率的关系简化为:

激光干涉视力＝条纹空间频率/30(LIVA＝SF/30)。

需要说明的是,LIVA呈以0.1对数单位为公比的等比改变,与标准对数视力表中小数记录视力的改变相同;而空间频率同样呈以0.1对数单位为公比的等比改变,即 $SF＝30/10^{0.1\times(11-n)}$。

(2)临床检查方法和意义:受检者通过检查仪窥孔注视黑白相间的条纹,检查者从低到高(条纹从粗到细)给出不同的空间频率,直至某一频率不能分辨时为止,以此前一档的频率为准计算得到激光干涉视力。激光干涉视力以激光干涉条纹作为视标,一定范围内不受屈光不正和屈光间质混浊的影响,因此可评价屈光不正和无晶状体光学矫正的效果,也可预测白内障摘除术后和角膜移植术后的视力情况。

## 二、视野检查法

### （一）视野的基本概念

视功能是一个非常复杂的概念,可通过多种方式予以评价和测量。视野相对于中心视力,也称为周边视力,属于基本而重要的视功能之一,盲的定义标准中不仅有视力而且有视野。一般意义下,视野被理解为黄斑中心凹以外整个视网膜为单位的视觉空间,从视觉生理学的角度看,视野被认为是众多感受野的组合,所谓感受野则是单个视网膜神经节细胞所联系的全部视细胞(明视觉条件下为锥体细胞)所对应的视觉空间。一眼视网膜如果有100万个节细胞,则将有100万个感受野。感受野的构型和大小与视网膜偏心度和环境明暗度有关,但由于视网膜内信息传递时神经网络的相互作用,毗邻感受野间存在着相互重叠,全部感受野的重叠组合共同构成了整个视野,并决定了视野的视觉特性。

按照多年前 Harry Moss Traquair(1875~1954)的经典描述,视野被形象化地比喻为"视岛",即"黑暗海洋中的一座光明岛"。显而易见,"视岛"不是一个平面概念,而是一个立体概念,由此视野的几个基本要点可分别理解为:周边范围即是黑暗海洋中视岛的海岸线;而视野中每一位点的光灵敏度相当于视岛上该点的海拔高度;等视线即为海拔高度相等的各点相互连接形成的等高线;生理盲点则类似于视岛上一口深至海平面的小天井。因此,视野实际上是一个不同方向位点上具有不同视觉能力的三维视觉空间,其中黄斑中心凹的灵敏度最高,其他位点距离中心凹越远而灵敏度随之越低,生理盲点则完全没有视觉。固视点处视觉灵敏度最大,视岛最高;向周边视觉灵敏度变小,视岛随之降低。

鉴于视野检查技术的发展水平,临床观念中视野主要指的仅是上下和左右两个方向上二维平面中的视觉范围。例如我们通常所熟知的,单眼视野的正常范围大约是颞侧90°、下方70°、鼻侧60°、上方50°等,其中以30°为界,其内外两部分又分别被称为中央视野和周边视野。而采用蓝色、红色和绿色的光标得到的视野范围相对于白色光标的视野范围则依次递减。双眼同时注视一点则得到双眼视野,相对于单眼视野,双眼视野颞侧周边范围扩大,中间大部分区域重合,并且重合区域内视网膜各个位点的灵敏度因双眼总和作用而均有不同程度的提高。

近年来,视野检查法尤其新型视野计的应用有了很大发展,临床上对于视野的理解随之有了长足进步,现在已将视网膜不同位点上视觉能力的高低(第三维)与视网膜周边视觉范围的大小(原二维)的两个方面完整地结合起来,三维视岛的立体概念从而得以真正地实现,并应用于对视野问题的认识和解决。

需要指出和强调的是,视野和视力两者间视功能的评价内容上,视觉范围固然不同,但视觉属性也不同:视力评价的是黄斑中心凹的形觉,而视野则不同,传统概念上评价的是黄斑中心凹以外整个视网膜的光觉、即视野检查是白光照明或白色光标等条件下进行的,新近依据不同原理设计的视野计中评价的不再是单纯的光觉,不同检查条件下得到的测量结果随之不同,但现在临床视野检查中依然将采用白光条件下测量刺激光标相对于背景照明的分辨能力,作为视野检查的标准方法。

## (二)视野计的基本原理

传统的视野概念中视野评价的是黄斑中心凹以外整个视网膜的光觉。已知光觉不仅与刺激光的强度,而且与环境光的照明条件有密切关系。依据光刺激类型的不同,光觉具体分为两种:一是识别最小光刺激量的光感觉灵敏度;二是识别最小光刺激增加量的光分辨灵敏度。视觉依据测试条件,分为明视觉、间视觉和暗视觉。视野检查中以光斑形式所给出的刺激光称为光标,光标对应于视网膜中不同的检测位点,借此检查不同位点感光的灵敏度。从视野计的发展历程看,以前的视野计例如弓形视野计中,暗室条件下光标投射于没有背景照明的视野弓上,检查的是光感觉灵敏度;现在的视野计中,穹隆形视野屏上均有一定的背景亮度、例如 Goldmann 视野计和 Humphrey 视野计中均规定为 31.5asb(=10cd/m²),符合明视条件,评价的是光分辨灵敏度,也就是相对光觉。光分辨灵敏度的高低除与刺激光亮度和背景光亮度的大小有关外,还有其他相关的影响因素。对此,Goldmann 视野计的设计原理具有经典性和代表性。原理中规定,各种影响因素的关系为:光标刺激强度(D)取决于光标的亮度(L)、面积(A)、呈现时间(T)和背景的亮度(B)四个因素,即 D 是 L、A、T 和 B 影响变量的函数:$D=D(L、A、T、B)$。

其中,光标呈现时间(T=200ms)和背景亮度(B=31.5asb)两者变量人为固定,所以光标刺激强度取决于光标面积(A)和亮度(L)两者变量的改变,而光标面积(A)和亮度(L)间具有等效变换关系。

其中光标亮度每个等级中又进一步划分为5个调节梯度,每一梯度的变换单位为$10^{0.1}$(=1.259,实取1.25),故有光标亮度的5个梯度。

Goldmann视野计中设置的最大光标的最高亮度为10000asb(即光标V4e),其他光标的具体亮度由此依次递减,某一光标具体亮度的大小取决于上述三个参数的不同组合,其具体亮度的计算公式为:

递减后光标亮度=$V4e/10^{0.1 \times 5}$

式中,$10^{0.1}$即通常所谓的0.1对数单位或0.1 log unit,x为该光标面积和亮度相对于V4e光标递减后等级的总降级数。

上述介绍的均是光标的刺激强度,从心理物理学概念上,犹如视力检查中视锐度作为形觉的具体评价指标,而视野检查中光觉的具体评价指标采用的是光灵敏度。在此,为便于视野检查法的准确理解和深入认识,将某些主要术语的基本含义简介如下:

(1)动态检查法:动态检查法指的是检测光标相对于检查位点是动态移动的,检查中某一经线上既定大小和亮度的光标从不可见区域向刚可见区域移动,并记录光标刚可见时检测位点的具体位置,不同经线上重复上述步骤,最后得到的结果是各个经线上相同光灵敏度相互连接的等视线。动态检查法以经典的Goldmann视野计为例,通常由视野检查者手动完成,现代计算机辅助的自动视野计中内置动态检查法程序,可以自动完成。

(2)静态检查法:静态检查法指的是检测光标相对于检查位点是静态固定的,检查中各个位点上分别给出不同的光标;理论上,每一位点上给出的光标亮度、大小和呈现时间是可变的,但实际上,某一既定的检查期间内,只有亮度是可变的,以确定其灵敏度,所有位点重复上述步骤,最后得到的结果是视网膜各个位点上各自的光灵敏度。静态检查法在Goldmann视野计中可手动完成,如果检查位点按照直线顺序排列,检查结果为视岛某一剖面的轮廓图;现在,一般由视野计自动完成,检查结果为反映视岛内所有检查位点光灵敏度的二维图。

(3)光灵敏度和"阈值"及其相互关系:光灵敏度衡量的是视网膜对光刺激感知的灵敏程度,现代视野计中,对光灵敏度有一个专门术语,称为微差光灵敏度(DLS)。显然,灵敏度越高时,光刺激引起光知觉所需要的光刺激量越小,而引起光知觉所需要的最小光刺激量称为光刺激阈值。同理,微差光灵敏度越高时,所需要的光刺激增量阈值越低。因此,微差光灵敏度与光刺激增量阈值的关系从定性上属于反比关系,即:

$$灵敏度=k \times 1/阈值$$

迄今许多著作和文献中对灵敏度和阈值的含义表述不清甚至混为一谈。

(4)等视线:表示视野(通常为二维视野图纸上)连接相同光灵敏度位点的一条环行线。实际上,一个视野内有许多等视线,但临床上一般特指周边等视线。

(5)暗点:视野中视网膜灵敏度低下的区域,其周围区域视网膜灵敏度正常。依据灵敏度低下区域的位置和形态等不同特征,暗点被赋予不同的专用名称。

(6)分贝(dB)和阿熙提(asb)及其相互关系:许多著作和文献中对此给出的解释语焉不详。视野检查作为心理物理学检查,检查结果的评价采用的是心理物理学指标,具体名称为微差光灵敏度,其单位即分贝(dB),例如检查结果中某一检测位点的微差光灵敏度为28dB。阿熙提亦称阿波熙提,是光度学中光照度的测量单位,照度习称亮度,衡量的是视野计半球形视野屏上可见光对视觉的刺激强度,属于物理学单位。asb现在已不是国际照明委员会(CIE)规范标准中光照度的正式单位,但现代视野计沿袭了传统视野计的原有用法,例如光标照度(亮度)为 25asb。

所谓 dB 与 asb 的关系,仅是一个习用的近似说法,按照心理物理学的严格概念,应是"视网膜微差光灵敏度与光标刺激强度的关系"。Humphrey 和 Octopus 两种视野计中两者的关系为:

$$DLS=10\times\log(Lm/\Delta L)$$

式中,DLS 为微差光灵敏度,单位为 dB;log 为对数运算符号;Lm 为视野计设置的光标最大亮度:Humphrey 视野计中 Lm=1000asb,Octopus 视野计中 Lm=1000asb;$\Delta L$ 为检查时采用的光标刺激强度(相对于背景亮度的亮度增量),单位也为 asb。

关于 1dB=0.1 log unit(1dB=0.1 对数单位),常见三种解释:阈值、灵敏度或阈值灵敏度。基于上述,当 DLS=1dB 时,得到

$$\log(Lm/\Delta L)=0.1$$

亦即

$$(Lm/\Delta L)=10^{0.1}$$

进而

$$\log10^{0.1}=0.1$$

由此得到所谓的"1dB=0.1 对数单位(或 1dB=0.1 log unit)",其真实含义为微差光灵敏度改变 1dB 对应于光标亮度改变 $10^{0.1}$($\approx1.26$)。例如 Humphrey 视野计中,DLS=30dB 意味着获得该微差光灵敏度时所采用的光标亮度为

$$\Delta L=10000/10^{0.1\times30}=10asb$$

### (三)视野的检查方法

视野检查的方法与视野计的发展是密不可分的,视野计历经多年,尤其近 20 余年中,已由传统视野计发展到所谓的现代视野计。如今,普遍使用的视野检查法有两个主要类型: 是采用穹隆形视野计和视频监视器的自动静态视野检查法,二是采用 Goldmann 视野计的手动动态或静态视野检查法。现代视野计的突出特征是计算机进入了视野计的设计和应用,由此为视野计带来三大变革性和实质性进步:一是检查操作过程由过去的人工手动变为现在的仪器自动,二是检查指标由过去的二维等视线真正变为现在第三维的灵敏度,恰由于此,检查法由过去的动态检查法变为现在的静态检查法,三是检查结果方面,过去是人工描画的以单纯周边等视线为主的视野图,完全由临床医师进行主观经验的分析,现在是自动打印的包括各种图和数据的视野报告单,并首先由仪器内存的统计学软件给出统计学分析。视野计的整个发展过程中,无论原理设计还是临床应用,类型诸多而不胜枚举。我们国内也有不同时期研制或仿制的不同品牌,至今仍未止步,但目前一般评价认为,传统视野计中以 Goldmann 视野计为经典,其设计原理至今不失为现代视野计的基本基础,而现代视野计以 Octopus 视野计和 Humphrey 视野计为代表,已经成为国内外普遍认可的标准类型。现将其临床检查法分别介绍如下。

(1)Goldmann 视野计检查法:Goldmann 视野计是传统类型视野计的典型代表。基本原理已如上述,检查方法大致上可以分为测定视野周边等视线的动态检查法和测量某一视野部位光觉程度(例如缺损暗点深浅)的静态检查法。目前,一般临床情况下 Goldmann 视野检查法意指动态检查法,基本步骤如下:

1)暗室内,仪器背景亮度和光标亮度(借助Ⅴ号光标)校正后,安装视野检查图纸。向受检者扼要说明检查过程并示教配合要点,整个过程中检查者应注意并保持受检者的正确眼位。一般先查右眼或视力较优眼、后查左眼或视力较差眼;未查眼遮盖,被查眼依据受检者年龄和屈光状态予以矫正镜片,正视眼的中老年人需要老视矫正。

2)常规检查中Ⅰ号光标为标准视标,从Ⅰ1a 到Ⅰ4e 有 20 个亮度梯度,其中Ⅰ4e 亮度最大,相当于 100asb。Ⅰ4e 光标不可见时,改用Ⅱ号～Ⅴ号光标。光标由周边向中心移动,移动速度为(3°～5°)/每秒。

某一光标选定后,首先投射于周边不可见区域某一位点,沿所在子午线逐渐向中央区域移动至受检者刚可见,此时在视野检查图纸相应部位上做出标志点;然后,在另一子午线上重复上述过程,全周间隔15°或30°选做一条子午线;最后,连接每条子午线的标志点,得到该亮度光标的周边等视线。全视野检查前,可以先于水平线上颞侧25°处用Ⅰ2e光标尝试作为中心阈值进行中心视野检查,再于水平线上鼻侧55°处用Ⅰ4e光标尝试作为周边阈值进行周边视野检查。如果测量另一亮度光标的等视线,选定相应光标后,重复上述步骤。

可以针对不同疾病,采用相应方法重点检查视野缺损的特征类型,例如青光眼的鼻侧阶梯形暗点或视交叉病变的双颞侧偏盲等。

3)Goldmann视野计静态检查法的目的在于采用不同亮度的光标初步确定某一暗点的大小、坡度和深度。例如,Ⅰ4e光标等视线范围内某一局部区域Ⅰ4e光标不可见,其最深处可见Ⅱ4e光标,则相对缺损深度至少为5dB。

自动静态视野计广泛应用以来,Goldmann视野计应用渐少,但对于30°以外周边视野的检查和晚期患者视野的随访,仍然具有一定的优势。

(2)Octopus视野计检查法和Humphrey视野计检查法:两者均为现代视野计的代表,由于计算机的辅助,设计和应用上与传统视野计有很大不同,诸如:检查方法包括静态检查法和动态检查法两种方法,但一般情况下采用静态检查法,即定量测量每一检测位点的微差光灵敏度;与其有关的是,除非专门需要,不再强调周边等视线,检查模式上限于30°范围以内的中央视野区域。静态检查法中,检查类型分为阈上检测和阈值检测,前者用于调查筛选,后者适于临床诊断。此外,均有蓝/黄(亦即短波长)视野检查程序,相比于此,标准白/白视野检查(SAP)作为现代视野计的标准检查法。从临床看,两者间的不同需要注意以下两点:一是设计原理上,Humphrey视野计基本相同于Goldmann视野计,Octopus视野计的背景亮度为4asb(另有31.4dB可选)、最大光标亮度为1000asb;二是检查结果的打印格式稍有不同。检查方法上两者大同小异,基本步骤如下:①向受检者扼要说明检查过程并示教配合要点,整个过程中检查者应注意并保持受检者的正确眼位。一般先查右眼或视力较优眼、后查左眼或视力较差眼;未查眼遮盖,被查眼依据受检者年龄和屈光状态予以矫正镜片。②暗室内视野计启动和校正后,打开检查菜单并选择检查程序。临床上常规选用阈值程序,阈值程序中非程序化参数例如背景亮度和光标型号均是默认的,而程序化参数中检测模式和检测策略均是可选的。例如青光眼检查中,Humphrey视野计常用中央30-2或中央24-2以及SITA标准或SITA快速,Octopus视野计常用tG2和TOP,等。③检查开始前,首先输入受检者的一般资料(包括姓名、出生日期、视力、屈光矫正等)。检查开始后,光标自动和随机地出现于穹隆状反射屏的某一位点上,受检者看见光标后立刻通过按钮进行应答反应,作为该点的一次检查和记录,直至所有位点检查完毕,最后铃声提示结束,结果可予以存储和打印。整个检查过程中,视野计自动监测和记录受检者的眼位和应答情况,以反映检查过程的质量控制。Humphrey视野计中,眼位监测包括生理盲点监测和固视监测,实时地反映在视野计的监视屏上;应答监测包括假阳性和假阴性两个指标,最后连同固视丢失率一并打印于视野检查报告单上。

(3)其他视野检查法:通常意义下,视野检查以白色背景上投射白色光标的检查法为标准,即所谓的标准白/白视野检查法(简称SAP)。其他不同设计原理的视野计或检查法还有许多,但大多老式视野计已被新型视野计所替代,现将相对新型和具有代表性的几种简介如下:

1)蓝/黄视野检查法:Humphrey和Octopus两种视野计中除外标准白/白视野检查法,分别还有蓝/黄视野检查法,即短波长视野检查法(SWAP)。白/白视野检查中,白光是光谱中各波长光的匹配混合,无论背景还是光标只有亮度属性。视网膜神经节细胞依据胞体和轴突直径大小分为三种主要类型:大细胞,即

M细胞,数量上占5%～10%,负责低照明(暗视觉)条件下亮度改变和运动的感觉,其传导速度快,但对颜色改变不敏感;小细胞,即P细胞,数量上占80%～90%,主要位于中央区视网膜,功能上与大细胞相反,负责高亮度(明视觉)条件下细节分辨(高空间频率的高分辨)和色觉,其传导速度慢,对运动刺激不敏感;尘细胞又称为双层节细胞,数量上占5%～10%,负责中等对比度的光刺激,其传导速度居中,具有中等的空间分辨率,也可能涉及蓝黄色对的信息处理,即红光和绿光刺激时被抑制,而接受蓝光刺激信息。青光眼早期节细胞损害具有类型选择性,因此标准白/白视野检查法中出现视野损害前可能已有相当数量的节细胞丢失。色觉通道的Pi机制认为,色觉通道共有长、中、短三种波长的通道,分别通过红(R)、绿(G)、蓝(B)三个波段的光谱。无背景光照明条件下,长波(波长=625～780nm)和中波(波长=480～550nm)两种通道对短波蓝光(波=440nm)的灵敏性与短波通道(波长=425～480nm)相同。为选择性检测短波通道,长波和中波两种通道与短波通道灵敏性上交叉重叠的部分必须分离出来并予以抑制,而背景为波长550nm的黄光可以实现此目的,即通过黄光分离并抑制长波和中波通道,在此基础上通过蓝光刺激检测短波通道。蓝/黄视野检查中是黄光背景上投射蓝光刺激,因此背景光与刺激光的关系不再仅是亮度差异:背景颜色为黄色、背景亮度为$100cd/m^2$(315asb),光标颜色为蓝色、光标面积为$64mm^2$(Goldmann V)。Humphrey视野计中,适用于蓝/黄视野检查的SITA检测策略已于2003年开发成功,从而与白/白视野检查～样,在不影响检查重复性的前提下,可大幅度缩短检查时间,更加方便于临床应用。蓝/黄视野检查法的开发是针对青光眼早期诊断的,已有研究表明,蓝/黄视野检查法的灵敏性优于白/白视野检查法,不仅可以更早地发现青光眼视野损害,而且可以更早地发现早期青光眼中视野损害的进展。

2)倍频视野计(FDT、FDP):倍频视野计的原理是视觉刺激的设计上采用了倍频现象。所谓"倍频现象"又称为"倍频错觉",即对一低空间频率(<1周/度、1c/d)的正弦黑白条纹做高时间频率(≥15Hz)的配相翻转,在视觉上其条纹的空间频率为实际的2倍。

空间频率就是一定角度或长度内条纹的条数,一对黑白条纹作为1个周期,配相翻转就是条纹黑白颜色的相互转换,即某一条纹由黑变白而同时另一条纹由白变黑。倍频视野计的光标为垂直正弦波条纹,空间频率为0.25周/度,配相闪烁的时间频率为25Hz,光标面积为方形$10°×10°$,中央固视区为圆形直径5°,检查范围例如N-30程序中,中央30°范围内19个分区,每区各自给出方形$10°×10°$的倍频刺激,黑白条纹对比度从高(100%)到低(0%)按照对数等级等比地($10^{0.1}=1.26$)逐步递减,测量指标为空间对比灵敏度(0～56dB)。视网膜三种神经节细胞中,大细胞通路主要涉及运动觉和闪烁觉,其中一个亚群My节细胞负责倍频效应,对对比度刺激呈非线性特征表现。大细胞通路被认为是青光眼早期既已优先和选择性地受到了损害,因此以倍频图形为光标,主要刺激大细胞通路,所以倍频视野计的开发也是针对青光眼早期诊断的。

3)高通分辨视野计(HPRP):高通分辨视野计中"高通分辨"一词的具体含义是"高通滤波空间频率分辨",所谓"高通滤波"指的是高空间频率信号被允许通过,而低于临界空间频率的信号被衰减(降低振幅)。高通分辨视野计中视觉刺激的设计上采用的是高通分辨原理,制成新型的"灭点光标",以检查视网膜的分辨率。

如前所述,一般视野计检查的是光觉,光觉只要求"看得见",不要求"分得清"。"灭点光标"呈环形,其平均对比度与背景相一致并保持恒定,不随光标大小而改变,例如背景亮度为$20cd/m^2$,则光标内外两缘的亮度较小为$15cd/m^2$,而两缘中间的亮度较大为$25cd/m^2$,其刺激效果可达到或可见或不可见。光标对比度保持恒定的条件下,刺激强度借助改变光标由大到小的等比改变而逐步递减,改变的比值为0.1对数单位($10^{0.1}=1.26$)。视野检查范围为中央30°,检测位点为50个,测量指标为分辨率。已有研究表明,高通分辨视野计发现的早期异常视野改变早于常规视野计,而且由于变异性较小,随访检查中较能发现视野改变的真实情况。

# 三、光觉检查法

## (一)光觉的基本概念

视觉的三种基本功能包括光觉、形觉和色觉,光觉是视器官对适宜光刺激的基本感知能力,也是其他各种高级视觉功能的基础和前提。任何视觉功能的发挥均取决于不同的视觉环境和刺激条件,视觉环境和刺激条件不同决定着视网膜中锥细胞或杆细胞的视觉机制和表现随之不同。视网膜内存在的两种视细胞中锥细胞负责明视觉,感知强光和彩色光,杆细胞负责暗视觉,感知弱光和非彩色光。通常意义下所谓的光觉指的仅是对光的强弱或光强弱变化的感觉,因此依据不同的光觉条件,光觉的具体表现包括两项内容:一是视网膜对光的最小刺激量的感觉能力,即光感觉灵敏度,其中光的最小刺激量称为光刺激阈;二是视网膜对光刺激量改变时最小增量差的分辨能力,即光分辨灵敏度,其中光刺激量的最小增量差称为光增量阈。显然,上述每项内容中灵敏度与刺激阈两个方面间的关系,从定性上属于反比关系,即

$$光灵敏度＝k×1/光刺激阈$$

光感觉灵敏度体现于暗视条件下,反映的是杆细胞对一定亮度光的感觉能力,而光分辨灵敏度体现于明视条件下,反映的是锥细胞对一定亮度背景上或环境中光亮度改变的分辨能力。所谓明视觉是明亮环境中的视觉,此时环境亮度大于 10 坎德拉/米 2($cd/m^2$,也称尼特 nit),明视条件下锥细胞发挥作用,不仅具有良好的光觉,而且具有良好的形觉(中心视力即视锐度)、色觉和时间分辨率。环境亮度处于 $10^{-2}\sim$ $10^{-6}cd/m^2$ 时称为暗视觉,暗视条件下杆细胞发挥作用,此时光灵敏度很高而光刺激阈很低,但形觉很差,也无色觉;亮度小于 $10^{-6}cd/m^2$ 乃至完全黑暗中,视觉因缺乏适宜的光刺激而消失,但绝对暗环境下完全暗适应后光灵敏度达到最高状态而光刺激阈极低,已有研究表明,此时数个光子的刺激量即可引起光觉。至于间视觉,指的是环境亮度介于 $10^{-2}\sim10cd/m^2$ 条件下,锥细胞和杆细胞的视觉活动兼而有之的移行或过渡的状态。现实情况中,由明处到暗处或由暗处到明处的视觉条件是随时随地变换的,从明处到暗处,环境中的物体最初一无所见,一段时间内随着杆细胞对暗环境的逐渐适应而看得越来越清楚,达到暗视觉的视力状态,这一过程称为暗适应。相反的,从暗处到明处,锥细胞对明环境的适应过程称为明适应,但这一过程远远快于暗适应。

## (二)光觉检查方法

1.暗适应检查方法　一般临床概念中,光觉检查实际上指的是暗适应检查,而具体检查指标即为光感觉灵敏度。检查中测量受试者的光感觉灵敏度随着暗适应的时间进程所发生的变化,这一变化对人来说可用心理物理学方法予以精确测定,其最终结果表示为暗适应曲线。临床上几种暗适应检查方法如下:

(1)对比检查法:对比检查法采用的器具一般为视力表和夜光表,方法大同小异。检查者和被检查者同时从相同明适应处进入暗室,并同等距离地面向视力表(一定弱光下)或注视夜光表(完全黑暗中),然后分别记录两人看清视力表上第一行视标或夜光表上荧光钟点所需的时间,粗略地比较和判断被检查者的暗适应是否正常。其前提是,检查者的暗适应必须正常。

(2)暗适应计检查法:暗适应的精确检查须用特制的仪器——暗适应计。暗适应计现有很多类型,各种暗适应计的设计、检查步骤和记录方式各不相同,使用时必须严格按照其说明书进行。迄今,普遍使用的是 Goldmann-Weekers 暗适应计,而且多年以来作为暗适应检查的标准方法。该暗适应计问世至今约60 年,其间检查方法的介绍各著作中有所不同,现将最初采用单眼进行标准暗适应曲线检查的基本方法及其结果介绍如下以供参考:①瞳孔放大,先暗适应 15 分钟;再明适应 5 分钟(±15 秒),适应区域的亮度为

白光 1400 阿熙提。②暗适应检查时间为 45 分钟,阈值测定间隔约 1 分钟;阈值测定所选用的测试区域是 $-12°$ 条纹状乳白色玻璃盘,条纹呈黑白色,对比度达 $100\%$,其中白色条纹的亮度于 $0.55×6×10^{-7}\sim0.55×6apostilbs$ 之间精确可调可变;增加测试区域的亮度,直至受试者看到黑白条纹,以此确定受试者的阈值。③没有固视点(眼球自由寻找测试区域)。

此外,几个操作要点是:①暗室应完全遮光,暗适应计应进行光度校准。②受试者待检眼不遮盖,另一眼遮盖。下颌置于反射屏前,打开暗适应计灯光 5 分钟,目的是对光进行预适应以"漂白"待检眼视网膜的感光细胞。关闭灯光后,叮嘱受试者注视穹隆状反射屏中心附近的暗红灯光。③检查者坐于暗适应计对面,反射屏上给出条纹盘,并通过控制旋钮增加光亮度;受检者刚能辨出条纹时,按响桌面提示器;检查者立刻在转鼓(转速为 1 周/小时)的半对数记录纸的相应位置上做出标识点;然后,逆时针旋转控制钮,降低光亮度,等待 5~15 秒钟后再次增加光亮度,重复上述步骤,如此循环持续 45 分钟;然后检查另一眼。④检查全部完成后,从转鼓上取下记录纸,用笔对每一标识点重新描记并连接,得到暗适应曲线。⑤如果对结果有怀疑,应重复检查,但两次检查间隔不少于 24 小时。

显而易见,手动的 Goldmann-Weekers 暗适应计暗适应检查是一项费时费事的工作,现在已有计算机辅助的自动 Goldmann-Weekers 暗适应计。此外,最近 10 多年来,还有新型的 SST-1 暗适应计和 AdaptRx 暗适应计(GA),具体使用方法参见有关介绍。

2.暗适应曲线的解读

(1)正常人的暗适应曲线:暗适应曲线是否正常,提示光觉是否正常。暗适应曲线中,横坐标表示暗适应时间(单位为"分"),呈算术级数改变,纵坐标表示光刺激阈(单位为毫勒克斯 mlx)或光灵敏度(注意,光刺激阈与光灵敏度定性上成反比关系),呈几何级数增加。正常人的暗适应曲线显示,暗适应的最初 2~3 分钟内,光刺激阈的阈值急速下降,经过 5~10 分钟的缓慢下降后,阈值又开始急剧下降,从而出现一个科尔劳希折点,此后的阈值下降可持续至 30 分钟左右,约 1 小时后达到极值。整个暗适应曲线以科尔劳希折点为界分为两个阶段,分别称为第一相或一级适应和第二相或次级适应,第一相基于锥细胞适应,第二相基于杆细胞适应。暗适应过程完成后,锥细胞光刺激阈的阈值约为 $0.02\sim0.15lx$,光灵敏度增加仅数十倍;而杆细胞光刺激阈的阈值却低至 $0.569×10^{-5}lx$,光灵敏度增加可达数千到数万倍,以至完全暗适应后光刺激阈的绝对阈值仅有数个光子的刺激量。所以,视网膜中央凹仅有锥细胞,因而暗适应只有第一相,与其相比,视网膜周边广泛分布着众多的杆细胞,因而暗适应能力良好。由于上述原因,对暗处一个弱光物体用中心注视时却视而不见,产生中心性暗点或生理性夜盲的现象,此时通过周边视觉反而容易看到。

(2)光觉异常患者的暗适应曲线:光觉异常的患者例如夜盲或色盲患者中暗适应曲线均出现异常表现。其中夜盲患者的暗适应曲线改变最为明显,突出表现为第二相不存在,即第一相类似正常人,至科尔劳希折点处暗适应过程不再向下进行,终止于一个固定水平;而色盲患者则与其相反,暗适应曲线中仅出现第二相,而且其过程于"零时间"处即已开始,至科尔劳希折点处以下部分与正常人完全相同。

暗适应的影响因素包括四个方面:①适应前所处环境的光亮度和持续时间;②暗适应测试所涉及视网膜区域的部位和范围;③测试所用光的波长分布;④视紫红质的再生合成。以光的波长为例,因为锥细胞和杆细胞对整个光谱中不同波长光的感光性能不同,暗适应曲线随测试光波长而异。例如,杆细胞对长波的红光不敏感,采用红光测试暗适应,则曲线第二相不出现;但使用杆细胞敏感的短波光,则第二相不仅出现得早,而且其阈值的极值也低。这些在人眼上测得的结果与在其他脊椎动物眼上借助视网膜电图等电生理学指标得到的实验结果十分一致,这表明暗适应是视网膜所产生的,是视网膜为适应暗环境而出现的暗视觉灵敏度逐渐增强的生理现象。至于其机制,一种早先的观点认为,明视条件下杆细胞内视紫红质大量分解,进入暗视条件下转而增强合成,绝对量增多后暗视觉逐步恢复(光化学学说);但以后的研究结果表明,视紫红质量的增加与光觉阈值的降低并不是完全对应的关系,而且照射局部视网膜后非照射区的光觉阈值也大大升高,这些事实强调了神经性暗适应机制的存在。因此,视网膜暗适应可能是光化学暗适应机制与神经性暗适应机制相结合的结果。

### (三)光觉检查方法的临床应用

暗适应曲线是否正常,提示光觉是否正常。暗适应与夜间或黄昏等弱光情况下的视力直接有关。暗适应能力减退或障碍,弱光下视力受到影响或损害,以致夜间室外工作难以正常进行,甚至行动困难。对于部队,夜间执勤、行军、打仗、飞行等任务更是无法完成。临床上,除先天性夜盲和色盲外,某些视网膜和视神经疾病包括青光眼、维生素 A 缺乏症等,均可累及暗适应。因此,暗适应检查对许多方面都有重要意义。

附注:几个光度学术语的概念及其单位和换算

1.亮度　亮度是一定方向上单位面积内发光强度的测量指标,通常用于表征平坦面或弥散面上光的发射程度。对人眼而言,亮度表示着从一特定的观察角度上注视着一个发光面时所看到的发光功率有多大,即发光面看起来有多亮。亮度的国际单位制单位是坎德拉/米 2($cd/m^2$),非国际单位制单位是尼特(nit),而基本单位制(厘米-克-秒单位制)是熙提(stilb)。例如,计算机显示屏的亮度为 $50\sim300cd/m^2$,中午时太阳的亮度高达 $1.6\times10^9 cdm^2$。

除坎德拉/米 2 外,亮度还有其他单位。几个不同单位的换算关系如下:

$$1cd/m^2 = Init$$
$$= 10^{-4} \text{stilbs}$$
$$= \pi(3.1416)\text{apostilbs}$$
$$= \pi\times10^{-4}\text{lambeIts}$$
$$= 0.292\text{foot-lamberts}$$

2.照度　照度是单位面积上受光照射强度的衡量指标,含义上不同于亮度,通常用于表征本身不发光而受光照射的表面上光的照射程度,单位是勒克斯(lx)。例如晴朗夏日采光良好时办公室内的照度为 $100\sim500lx$。但对于反光物体表面的反光,反光强度可采用亮度予以描述,例如白纸在日光和月光下的亮度分别为 $25000Cd/m^2$ 和 $300Cd/m^2$。

3.坎德拉　光强度的国际标准单位,是 7 个基本国际标准单位之一。光强度定义为每单位立体角的光通量,光通量又称为光功率,其单位为流明。

4.阿熙提　亮度单位之一,相当于理想漫反射表面 $1/\pi cd/m^2$ 的发光亮度,也称为布朗德尔。其相关单位为熙提(sb),相当于 $1cd/cm^2$,所以 $1asb=1/10000\pi sb$。

5.朗伯　亮度单位之一,物体表面垂直方向上单位面积发射或反射的亮度,1 朗伯=1 流明/厘米²。

6.勒克斯(lx)　照度和光发射度的国际标准单位,定义为每单位面积的光通量,光度学中用于衡量人眼所感知的某一表面上照射或通过的光强度。

(吴俊伟)

# 第二节　眼屈光检查

屈光检查用来确定眼屈光状态的性质和程度,主要分为三类:①以诊断为目的即诊断性验光;②以配镜为目的即配镜性验光;③以屈光矫正手术为目的即手术性验光。屈光检查通常称为验光,所使用的方法基本相同,但根据验光目的不同会有不同的要求。屈光不正引起的视力低常,通过验光配镜或手术,可使视力提高到正常。

配镜性验光是为了清晰、舒适、持久地用眼,并可能矫正或改善视疲劳、隐内斜或隐外斜等屈光眼肌问题。如果验光可用 5 分制来描述,那么 1～3 分的验光为普通验光,也可称为初级验光:1 分:主觉插片法;2 分:电脑验光＋主觉插片法;3 分:电脑验光＋他觉检影＋主觉插片法;4～5 分可称为综合验光:4 分:3 分＋双眼调节平衡;5 分:4 分＋眼位检查＋双眼单视功能＋调节＋集合功能等,作出综合判断后给予处方。

诊断性验光须单眼进行,另眼予以遮盖。应用综合验光仪进行验光时,须根据检测目的比如双眼视觉功能、隐斜测定等合理使用各类镜片。

屈光手术术前验光对于手术设计非常重要,特别需要重视:①判别终点的设定。屈光度的测定需要利用好红绿平衡的方法。②双眼调节平衡。③主视眼。确定主视眼,一般设计使术后主眼与术前保持一致。④其他:如老视的测定、眼位、职业与运动爱好、双眼视觉辐辏、隐斜、AC/A 等。有助于术前设计考虑到各方面因素,使手术矫正视力的同时兼顾改善双眼视觉。

验光需要设备。镜片箱和检影镜是必备的,自动电脑验光仪和综合验光仪也在普及。电脑验光仪的数据可作为屈光状态的初筛,不能作为验光的标准。综合验光仪可以高效率地检测屈光度数,同时对眼位、双眼平衡等进行检测定量。综合验光仪的规范应用,可以有效提高验光水平。

常用的验光镜片种类有:①球面镜:凸球镜:矫正远视;凹球镜:矫正近视。②圆柱镜:凸柱镜:矫正远视散光;凹柱镜:矫正近视散光。凸透镜用"＋"符号表示,凹透镜用"－"符号表示。镜片的屈光数字代表其屈光度(D),每 1 屈光度＝1D。综合验光仪(下图为综合验光仪镜片组件)最主要的作用是把镜片组合在一起,更有效地转换和协调使用。

验光需要检测眼调节静息状态的屈光度,有一些情况下需要扩瞳验光。验光也可分为他觉验光和主觉验光。他觉验光是通过检影镜,对被检者瞳孔中的光影移动进行判断,适合幼儿或扩瞳情况下的验光,主觉验光是通过被检者戴上试镜片后对矫正视力的变化进行判别,适用主觉配合较好的成人和部分青少年。

验光是否需要睫状肌麻痹剂:对 6 岁以下的儿童、高度远视、伴有内斜视的患者,检查前为使调节充分麻痹,应滴用 0.5%～1% 阿托品眼药水或眼膏,每日 3 次,一般连续滴 3 天;每次滴药时,应压迫泪囊 2 分钟以免药液流入鼻腔被吸收,引起皮肤潮红,口干、心悸等副作用。对于其他调节偏强的患者也可应用短效睫状肌麻痹剂,可滴用 0.5%～1% 托吡卡胺眼药水、复方吡卡胺眼药水等每 5 分钟 1 次共 3 次,也可称"快速扩瞳验光";或滴用 2% 后马托品(每 15 分钟一次,共 5～6 次)。40 岁以上成人,因睫状肌调节力已较大衰退,一般并不需要睫状肌麻痹剂。对于已经有可靠的验光史包括已有至少一次阿托品眼药水睫状肌麻痹后验光记录的患者,即使高度远视或 6 岁以下仍然可以选择快速扩瞳验光或自然瞳孔验光。

# 一、主觉验光法

插片检查使位于无穷远物体通过被检眼前的矫正镜片在视网膜上产生共轭点,根据患者主觉,测量其达到正常视力所需镜片的屈光度数。

验光前,应常规预先进行远、近视力检查,配合裂隙灯和眼底镜检查,在了解屈光间质及眼底情况的基础上,初步了解屈光性质和屈光度数。

1.远、近视力均正常　为正视眼或调节功能正常的远视眼,部分轻度近视或散光的眼也可以表现为正常的远和近视力。

2.远视力正常,近视力差　为远视眼或老视眼。

3.远视力差,近视力正常　为近视眼。

4.远、近视力均差　为散光眼或调节功能不足的远视眼或其他眼病。

### (一)远视

1.云雾法　云雾法的目的是放松调节,事实上所有验光的方法都必须尽可能减少调节对验光结果的影响。

云雾法适应证:不宜作散瞳检影的远视患者以及可疑性青光眼、对阿托品及后马托品等过敏的患者。

传统的云雾法对于所加正镜的幅度以及对视表的要求没有很好的统一。

可先用眼底镜检查,或用插片法粗略估计远视度数,将此远视镜片放于镜框内,然后在二眼前同时加+4.00D～+5.00D球镜,视力立即下降,眼前犹如云雾遮蔽,一刻钟后,再交替递减-眼的凸镜度数(调换镜片时,应先置后撤,以免引起调节),直至达到正常视力所需的最高凸镜度数,也就是远视的屈光度数。

例如:插片法粗测远视为+2.00,视力达1.2,双眼前加+4.00球镜,一刻钟后,递减右眼镜片度数,当减到2.25D时,视力又恢复至1.2,则其远视度数为+2.25D。

2.插片法　在眼前放置凸透镜。在测定远视力的基础上,相对于估计度数再加上+0.75D至+1.50D的凸透镜镜片,其度数由+0.25D逐渐变化,使远视力达到终点判断(最佳视力或更小更黑的视表主观感受)所需的最高凸透镜度数,即为远视度数。

例如:+2.25D和+2.50D球镜时远视力达1.5,而加到+2.75D球镜时,远视力减低,则其远视度数可判断为+2.50D。

### (二)近视

插片法:在测定远视力的基础上,相对于估计度数再加上+0.75D至+1.50D的透镜镜片(放松调节),其度数由0.25D逐渐变化,使远视力达到终点判断(最佳视力或更小更黑的视表主观感受)所需的最低凹透镜度数,即为近视度数。

例如:-2.25D和-2.50D球镜时远视力达1.5,则其近视度数可判断为-2.25D。

### (三)散光

适用于规则性散光,混合性散光则以检影法为适宜。

1.插片法　可先分别用-0.50D球镜及+0.50D球镜初测,若加-0.50D球镜,视力有提高者为近视;加+0.50D球镜,视力有提高者为远视。然后按远视或近视插片法检查,直到视力无法继续提高时为止。在此基础上,近视者用-0.50D柱镜,远视用+0.50D柱镜,分别放在90°、180°、45°、135°轴位;若在某轴位视力有进一步提高,再以此轴位为中心,每15°改换轴位,以找出视力最清楚的轴位,此即为散光的轴位,在此轴位上加减柱镜度数,直至视力达到正常或最满意时为止。远视散光度数应为达到正常视力所用柱镜的最高度数;近视散光度数应为达到正常视力所用柱镜的最低度数。

例如:先加-0.50D球镜,视力有提高,以近视插片法递加度数,视力只能达到0.6,其最低度数的镜片为-2.00D球镜,将此镜片放在试镜架内,在其前加-0.50D柱镜,轴位放在180°,视力继续提高到0.7,转动轴位至轴位160°时,视力最清楚,在此轴位继续递加柱镜度数至-1.50D及-1.75D,视力均可达1.2,则其散光度数应为-1.50D柱镜轴160°。此眼的屈光度数表示为-2.00D球镜-1.50D柱镜轴160°。

2.散光表验光法　散光表为直径约25cm的圆形钟表面,通过圆心各数字间均有一组平行线条,每组有三条线,其间距与线宽相等,形成放射状排列。

先用球镜按上述插片法查出视力不能继续再提高所需的度数,将此镜片放在镜框内,嘱患者注视墙上的散光表,散光者可发现有一组线条较其他线条更清晰(或更黑),则与此组线条垂直的轴即为散光轴,在此轴位上再按上述插片法加-0.50D柱镜,视力进一步提高者为近视散光,加+0.50D柱镜,视力提高者为远视散光,然后递加柱镜度数直至视力达到正常时为止。

## 二、他觉验光法

他觉验光中检影法是基本方法,其他的还有带状光检影法、电脑验光仪检查以及综合验光仪检查。

### (一)检影法

检影法须在暗室内进行,可在瞳孔散大后进行,也可在自然瞳孔下进行。检影法检查时不必根据患者主觉就能查出屈光性质与度数,特别适用于儿童或精神状态不稳定者,适应于所有屈光不正的患者。

检影法的局限性在于屈光间质的混浊程度会影响检影结果,不适合那些屈光间质特别是光学区明显混浊的患者。检影技术人员的经验和操作的规范与否,也会影响到结果。

**1.检查器械**

(1)平面反光镜:为直径2cm或4cm的圆形平面反光镜,中央2mm直径不涂水银作为视孔,一端有柄。

(2)灯光源:以100W磨砂灯泡作光源,套以金属外罩,罩上有2.5～3cm直径的圆孔,使灯光仅由此圆孔射出,光源放在患者左(或右)侧,使灯光由检查者手中的反光镜反射入患者的瞳孔内。

(3)电光视网膜检影镜:可不需上述的反光镜与灯源设备,使用及携带均较方便。

**2.检查方法** 检查者面对患者1m距离(或75cm,50cm,换算时注意实际距离),右手持检影镜(或反光镜)于右眼前,使自己的眼正对视孔,并移动检影镜,将光线投射于患者的瞳孔内。此时检查者通过视孔可在后者瞳孔领内,窥见光影与黑影交替出现的情况。前者代表视网膜受映照的光反射;后者代表未受映照部分的阴影。在检眼镜上、下及左、右轻微摆动时,瞳孔内光影可表现下列的移动情况:①光影不动:检影镜摆动时,光影固定不动,表示有-1.00D的近视(因为1m的检距使检影镜视孔恰好处于患者眼前1m处的远点上,故患眼必为-1.00D近视。如检距为0.5m,则应为-2.00D近视)。②光影顺动:即光影动向与检影镜动向一致,表示是远视、正视或小于-1.00D的近视。用凸球镜可使顺动光影中和,即光影不再随检影镜摆动而移动(反转点)。③光影逆动:即光影动向与检影镜动向相反,表示是近视(-1.00D以上)。用凹球镜可使逆动光影中和。④有两个光影沿着不同轴向移动:瞳孔内两条互成直角的子午线上均有光影移动,其明暗程度及移动快慢不等,表示有散光存在;若两个光影均为逆动或顺动,则为复合性散光,一为逆动另一为顺动,则为混合性散光。可用球镜中和一条子午线上的光影,一般先中和度数低者,此时出现一带状光影,即散光带,散光带方向即代表散光的轴向,根据散光带的动向,可分别用凸柱镜(对顺动)或凹柱镜(对逆动)加以中和。圆柱镜的轴向永远指向散光带的方向。低度散光时,常见不到明显的散光带,仅表现一卵圆形光影,须仔细观察,否则易被忽略。⑤剪动光影:瞳孔内两个平行光影沿同一子午线(180°轴)作反方向移动,上方光影向下,下方光影向上,而合为一条光带,犹如剪刀双刃的开合动作。剪刀光影无法用镜片全部中和,只能选定一主要光影(常为顺动光影)加以中和,按照实践及患者对镜片的接受程度,对剪动光影的检影结果可为凸球镜或凹柱镜。光影越暗和移动越慢,表示屈光异常程度越深。反之,光影越亮和移动越快则表示屈光异常程度越低,或越接近中和。

检影所得的屈光度数需加上由检影距离的人为近视度数,才是实际的屈光度数。

例一,顺动光影用+3.00D球镜中和,其远视度数应为+3.00D+(-1.00D)=+2.00D。

例二,逆动光影用-1.00D球镜中和,其近视度数为-1.00D+(-1.00D)=-2.00D。

例三,瞳孔内两条子午线上出现不同的光影,说明有散光,检查方法有两种:

(1)一条子午线上用−3.00D球镜中和,在60°子午线上有一逆动散光带加−1.00D柱镜、轴60°中和,其结果为−4.00D球镜加−1.00D轴向为60°的柱镜(验光距离1m,即需加−1.00D,一般记录为−4.00D＋(−1.00D)×60°。

(2)两条子午线上光影分别用球镜中和,两者之差为散光度数。

一条子午线用＋3.00D球镜中和,60°子午线上有顺动散光带,即散光轴为60°,撤去镜片用＋4.00D球镜中和,两者差为＋1.00D,其结果为＋2.00D球镜＋1.00D柱镜轴60°(减去1m距离人为近视−1.00D)。

3.检影注意点　检影时须以瞳孔中央4mm直径的整个光影移动作为标准,不应受周边部光影的干扰。混合性散光具顺动、逆动相混的光影,检影时宜先中和逆动轴向,以便造成一较大的顺动散光带。使顺动散光带更为清晰,易于定准轴位。

采用麻痹睫状肌检影者,可在瞳孔恢复正常后(如阿托品眼药水扩瞳者一般2～3周,快速扩瞳者可6～8小时后),按检影测得的屈光度数进行插片复验,必要时适当修正,使视力有满意提高而又感到舒适。

### (二)带状光检影法

带状光检影镜是JC Copeland所首创,带状光检影镜的特点是光源来自单丝灯泡,由检影镜射入受检眼的光束,在瞳孔内及眼睑皮肤上呈一光带而非光团。灯座可作360°旋转,可使光带置于不同的经线上,有利于分别观察不同经线上的光带特征,不受其他经线的干扰,灯座可上下移动,以改变射入光束的聚散度使瞳孔内顺动光带显得狭而亮,有利于散光轴精确定位。

带状光检影法的基本操作与点状光平面镜检影法相似。用大拇指将套管推至最高位作平面镜检影,将内管旋转使光带映在不同经线的皮肤上,检查180°经线上的屈光不正,光带置于90°作左右偏动。检查90°经线上的屈光不正,光带置于180°作上下偏动,检查45°线上屈光不正,光带置于135°,沿45°经线偏动。然后再根据顺动或逆动,用凸镜片或凹镜片中和光影。

散光检影的方法:①利用顺动光带来确定轴位,因顺动光带有明显的边界,如果是逆动光影,可用凹镜片作过度矫正成顺动。②中和互成直角的两经线光带时采用球镜片,不采用圆柱镜片,因圆柱镜片如错置轴位可人为的改变散光的轴位及度数。复合远视散光先以凸镜片中和度数较低的顺动光带,而另一主经线上仍有顺动光带,再用另一凸镜中和,两凸镜的差即为散光。复合近视散光应以凹镜片先中和度数较高的逆动光带,使另一主经线上度数较低的逆动光带,由于过度中和变为顺动光带。再用凸镜中和顺动光带,最后将所得的镜式变轴即为复合近视散光。

利用顺动光带精确的测定散光轴位是带状光检影的主要优点。例如患眼是复合远视散光,水平经线光带已中和,垂直经线上呈顺动光带,将套管置于最高位,当光带转至85°的经线上显得最狭最亮,且与眼睑皮肤上的光带并行,当光带转到90°或80°时即出现与眼睑皮肤上的光带不并行,且瞳孔内光带变宽,边界变模糊,因此可确定轴位在85°而非90°或80°。

### (三)电脑验光仪检查

电脑验光仪是光学、电子和机械三方面组合起来的新型仪器,又称。它利用检影原理,产生一个正弦波,记录中和点。由于近刺激反应引起的调节不能完全去除,对于没有应用睫状肌麻痹剂的眼特别是青少年自然瞳孔下的检测结果可有误差,如近视偏高、远视偏低、散光轴可差8°等,需要注意。用自动验光仪因检查时间缩短,适用于普查。

### (四)综合验光仪检查

综合验光仪是一组完整的镜片套件的多功能的组合设备,包括球镜＋20.00D至−20.00D(可0.25D/

档),柱镜－6.00D(0.25D/档,负柱镜),辅助镜片包括 R、PH、RL、O、OC 以及辅助镜片 Jackson 交叉圆柱镜和 Risley 棱镜。在瞳距、水平、顶点距离、倾斜度等均可调整。

视力表可包括 E 字、数字、字母、图形特殊视标,以及红绿视表、散光表、立体视标、Worth 四点、双眼平衡视标等。

综合验光仪舒适度提高、更准确如柱镜轴向、较小额外误差。并可利用 R 位进行视网膜检影、验光的精确阶段能进行隐斜和双眼视功能的测定。

局限性为无法用镜片测度计检查镜片后顶点度数、头位偏斜引起柱镜轴位偏斜。

综合验光程序分为初始阶段、精确阶段和终结阶段。

首先收集屈光状态基本资料:根据资料预测验光可能结果。①病史、常规眼部检查、全身一般情况、患者阅读习惯的视功能要求。②角膜曲率。③检影/电脑验光。④原有镜片测量。检影验光是该阶段的重点。

其次对初始阶段获得的资料进行检验。强调患者对验光的细微变化的主观反应,又称主觉验光。只有综合验光仪使该阶段的工作成为可能。

最后包括双眼平衡和试镜架测试。终结阶段不仅是一种检查或测量技能,更是一种经验和科学的判断。

综合验光仪作主觉验光步骤:①初次单眼 MPMVA;②初次单眼红绿平衡;③交叉圆柱镜确定柱镜的轴向和度数;④再次单眼 MPMVA;⑤双眼平衡双眼 MPMVA。

规范应用综合验光仪更是一种验光理念的更新,可以高效率地检测屈光度数,同时对眼位、双眼平衡等进行检测定量,从而可以有效提高验光水平。

## 三、配镜的原则

### (一)远视的配镜

儿童和青少年的轻度远视,若不伴有远视力的低常和眼位问题,可不必配镜;远视并伴有调节性内斜时,则宜配镜矫正全部远视;若无内斜视,中高度远视的配镜度数宜减去 1/4～1/3。在高度远视不能接受全部矫正度数时,应适当减低度数,适应后再复配;或在戴镜开始一段时间内,滴用 0.5% 阿托品眼药水,以适应配镜。

成年人轻度远视一般可不必配镜,但如因此而出现视力疲劳,则应配镜,并经常戴用。40 岁左右的远视患者相对较早或较易出现老视症状,如近距工作或阅读视力受影响,则应及时配镜。

### (二)近视的配镜

儿童和青少年的轻度近视,若不伴有远视力的低常和双眼视觉问题且不影响学习(如课堂看黑板等),可观察,可暂不配镜。近视并伴有调节辐辏相关的外斜,则须配镜矫正近视。

轻度近视但远用视力低常对学习工作有影响者或中度近视,应配镜。

高度近视可适当减低度数,使其易于接受,并能适应近距离工作。

已出现老视的近视患者,需配戴渐进镜片。或在戴近视镜片用以矫远视力,再另配阅读近用眼镜,根据老视程度其度数较远用度数适当减低。

### (三)散光的配镜

轻度散光,若引起视力减退或视力疲劳时,应予配镜。中高度散光应该戴镜矫正。对复合性散光,配镜处方时,应将球面和柱面符号变为一致,以便易于磨制。

例1，-5.00D 球镜+1.00D 柱镜轴90°应改为-4.00D 球镜-1.00D 柱镜轴180°。

例2，+4.00D 球镜-1.50D 柱镜轴135°应改为+2.50D+1.50D 柱镜轴45°。

改换原则：①球面镜实际屈光度为原来球面镜屈光度与柱镜之差，符号按照球面镜符号；②柱镜屈光度不变，但改变符号，其轴大于90°者减去90°为其轴，小于90°者加上90°为其轴。

### （四）老视的配镜

依据近用视力清晰、舒适、持久的配镜原则，在正确的远用屈光度的基础上再验配老视镜。需要考虑患者阅读或工作的近用习惯距离，可应用综合验光仪 FCC 法测量老视。

若未用综合验光仪检测老视，可参考表1-1，注意各年龄老视参考屈光度，原有屈光不正者则应减去或加上原有的近视或远视屈光度。

表1-1　各年龄老视参考屈光度

| 年龄（岁） | 40 | 45 | 50 | 55 | 60 | 65 | 70 |
| --- | --- | --- | --- | --- | --- | --- | --- |
| 老视镜屈光度（D） | +0.75 | +1.50 | +2.00 | +2.50 | +3.00 | +3.25 | +3.50 |

### （五）角膜接触镜

角膜接触镜由透明的高分子化合物所构成，用以直接贴附在角膜表面，以矫正屈光不正；其表面是球面的，直径比角膜略大，但其弯曲度则与角膜相一致；所用材料的屈光指数也与角膜相近似。

接触镜虽然说是贴附在角膜表面，但实际上是被泪液和角膜隔开，结果表面不规则的角膜会同泪液和接触镜片三者共同组成一个新的、具有完整球面的屈光单位，从而对于角膜引起的散光起着矫正作用。接触镜主要优点包括消除三棱镜作用、消除斜向散光、减少双眼视网膜像差。

接触镜分硬性和软性两种。硬性接触镜是由以甲基丙烯酸甲脂环乙脂聚合脂所构成，质硬不易弯曲变形。软性接触镜则由以甲基丙烯酸醛乙脂为主体的聚合体所构成，质软。高透氧的硬性镜 RGP 适应证较宽，对于高度近视、高度散光等具有良好的作用。青少年中配戴 OK 镜（角膜塑形镜）也在增加。

根据隐形眼镜的更换周期分为传统型（一般指1年更换周期）、定期更换型（一般指半年抛）和抛弃型包括月抛、周抛和日抛型。

角膜接触镜安全性的前提是规范配戴和护理。

配戴角膜接触镜的适应证是：无晶状体眼；高度近视或散光，特别是不规则散光者包括圆锥角膜等；屈光参差者、某些特殊职业（如军人，演员，运动员等）等；需要戴镜又不愿戴框架眼镜，期待保持自然仪容的屈光不正者；部分需要保护角膜（如暴露性角膜炎）和起到美容效果如有色隐形眼镜掩盖角膜白斑的患者，也可以配戴角膜接触镜。

配戴流程：①选择好适应证；②眼部常规检查；③检查屈光不正度，并根据"镜、眼距公式"计算所需的角膜接触镜度；④测量角膜前面曲率半径，以确定拟选择的角膜接触镜的曲率半径；⑤综合考虑患者具体情况，选择不同类型及屈光度的接触镜。⑥宣教注意事项及示范配戴方法，确保配戴成功和安全性。

要求 RGP 或 OK 镜配戴者要定期到医院进行随访观察，以发现配戴后出现的相关问题或可能的眼部并发症，及时诊治或调整处理。

（李克东）

# 第三节　瞳孔反应检查

## 一、瞳孔光反应检查

### 【适应证】

1.普通眼科就诊的患者。

2.健康体检。

### 【操作方法及程序】

1.直接光反应

(1)受检者面对检查者,双眼注视远方。

(2)检查者用手电筒光从侧方照向一眼,同时观察被照眼瞳孔的反应情况。

(3)正常时瞳孔被光照后即缩小,停止照射即散大。

(4)分别检查两眼,以比较双侧瞳孔反应的程度和速度。

2.间接光反射

(1)受检者面对检查者,双眼注视远方。

(2)检查者用手电筒光照射一眼瞳孔,观察另一眼瞳孔反应。

(3)正常时当照射一眼时另一眼瞳孔缩小,不照射时另一眼瞳孔散大。

(4)分别检查两眼,以比较双侧瞳孔反应的程度和速度。

### 【注意事项】

1.检查瞳孔应该在暗光下进行。

2.照射瞳孔的光线不应太强或太弱。

3.检查时应保证光源只照射一侧眼,对侧眼不应受到光的照射。

4.检查时应让患者注视远处目标,光线自下而上照入,避免与近反射引起的瞳孔改变相混淆。

5.检查儿童时,请家长或他人帮助在远处设置一目标。

## 二、瞳孔摆动闪光试验

又称相对性传入性瞳孔阻滞试验(RAPD)。

### 【适应证】

1.怀疑单侧或双眼不对称的前段视路(视网膜、视神经、视交叉)病变。

2.功能性瞳孔检查。

### 【操作方法及程序】

1.通常被检查者与受检查者面对面,采取坐位。

2.令受检查者双眼注视远距离目标。

3.分别记录双眼瞳孔大小。

4.检查者选择明亮的光线,如卤素光或间接检眼镜,分别照双眼。光线照射健眼 3 秒时,可见双眼瞳孔缩小,随后移动光线照患眼 3 秒,若出现双眼瞳孔不缩小,再以 3 秒间隔交替照射双眼,可见健眼瞳孔缩小,患眼瞳孔扩大。

5.上述结果为相对性瞳孔阻滞,也称 Marcus Gunn 瞳孔征阳性。

**【注意事项】**

1.检查时,照射的角度和位置必须保持一致。

2.检查时,照明要求其明亮均匀、只照一眼而照不到另一眼。

3.检查时,光源应来回摆动照射,两眼照射时间应一致,且不宜过长。

## 三、瞳孔近反射

**【适应证】**

普通眼科就诊的患者。

**【操作方法及程序】**

1.检查时先嘱受检者向远方注视,然后突然令其注视近处 15cm 的物体。

2.可见受检者双眼向内集合,瞳孔同时缩小。如果瞳孔开始收缩,再让患者注视逐渐远离的目标。观察瞳孔是否开大。

**【注意事项】**

1.检查瞳孔近反应时应首先检查其随意的瞳孔近反应,然后再检查由视觉刺激引起的集合运动的瞳孔收缩。

2.瞳孔的近反射不同于光反射,没有反复变化的情况,如果眼球集合程度不变,瞳孔的收缩程度也不变。

## 四、偏盲性瞳孔反应

**【适应证】**

怀疑视网膜、视神经、视束或视中枢病变所致的视野偏盲性缺损。

**【操作方法及程序】**

1.用点光源分别对双眼自鼻侧及颞侧进行斜照或用裂隙灯之柱状光束斜照,观察瞳孔反应的灵活度。

2.如果光线自一侧照射时瞳孔反应灵敏,而自另一侧照射时反应迟钝,则为偏盲性瞳孔反应。

**【注意事项】**

注意使用的光源大小和照射的角度。

（罗慧娟）

# 第四节　裂隙灯显微镜检查法

## 一、基本原理

裂隙灯显微镜是眼科临床上最基本和最常用的检查设备之一。

　　裂隙灯显微镜整个系统的主要结构,顾名思义,由用于照明的裂隙灯和用于观察的显微镜两大部分组成,两部分共用一轴,既可分别运动进行左右两侧大幅度旋转,又可借助操纵柄共同联动进行左右、前后和上下的三维运动,发挥既各自独立又相互配合的作用。其中,裂隙灯作为特色部分,已经成为裂隙灯显微镜的简称,其最大特点是能够提供光带宽度可调节的裂隙光,裂隙宽度调节范围为 0～8mm,此外也提供光斑直径可调节的圆点光,两者结合可产生形状和大小不等的裂隙光、方形光或圆点光。光的亮度分为几个不同而连续的水平,其次除白光外,通过不同的滤光片还有无赤光(绿光)、蓝光等彩色光可供选择,另外还有减光片、减温片等。具体构造上包括可发出强光的专用灯泡、透镜组、裂隙宽度调节装置等,以便调节和控制光亮度的高低、焦点的远近、光斑的大小和裂隙的宽窄等,最后形成明亮而清晰的光束。眼组织本为光学器官,待查组织被光束投照进入后获得良好的照明,光束外组织因没有照明而处于背景或黑暗中,两者的明暗程度形成强烈对比,十分有利于细微结构和改变的详细观察和鉴别。所谓显微镜实际上是双目放大镜,具体由物镜和目镜组成,更换物镜或目镜,可获得不同的放大倍率,放大倍率分为 10×、16× 和 40× 几个不同档次,常用倍率为 10× 和 16×,目镜镜筒上有调整环可校正目镜的焦点,以适应检查者不同的屈光状态,而且由于双目同时观察,于强光下具有良好的立体效果。眼组织从前向后各种成分的屈光间质虽有良好的透明性,但其屈光系数不一,对光线有不同的反射和折射性能,所以光线路径上呈现不同透明程度的光带,即使表面上显微镜的放大倍率不十分高,另加实际检查中采用不同的照明方法,仍然能够突出和细致地分别显示不同的组织结构,尤其病理状态下改变更加明显,例如前房房水中浮游的细胞或其他细小颗粒可以清楚地查见。

　　裂隙灯显微镜功能强大,为眼组织结构的观察提供了清晰、放大和三维的检查方法。其本身即可直接用于眼前部结构的常规检查,如果借助某些专门的附件或装置也可进行眼后部结构的检查和某些特殊检查,例如借助前置镜、眼底接触镜或三面镜可以进行玻璃体和眼底检查,借助前房角镜和 Goldmann 压平眼压计可以分别进行前房角和眼压的检查等。

　　裂隙灯显微镜的发展自从 Allvar Gullstrand 于 1911 年发明以来,历经 100 余年,目前国内外已有许多品牌和型号,其中最有代表性的产品为"瑞士 900 型"系列的裂隙灯显微镜(Haag-Street 900),其品质优越,功能齐全,成为裂隙灯显微镜中其他许多品牌和类型仿效的模板。尤其近些年来,计算机技术进入裂隙灯显微镜的设计中,配备计算机系统的各种新型裂隙灯显微镜不断问世,由此裂隙灯显微镜的功能日趋完备,不仅可以检查而且检查结果可以记录,例如显示、打印和储存,甚至编辑等。另外,随着临床诊治技术的发展,应用范围仍在扩展,例如眼科照相或激光治疗即需要照相机或激光治疗机与裂隙灯显微镜的联合设计和使用。

## 二、裂隙灯显微镜检查法

　　临床上,裂隙灯显微镜的使用价值和检查方法多种多样,不同的检查方法适应于不同的检查目的。现将临床上常用的几种方法予以介绍如下:

　　1.一般准备　裂隙灯使用中裂隙光的强弱和清晰程度与灯泡安装正确与否有关,灯泡位置的校准方法是:裂隙光开至最大,对焦棒(裂隙灯显微镜附件之一,临时安装)上呈现的圆形光斑明亮、均匀而清晰为准,亮度一般不低于 2000lx;同时,采用同样方法检查裂隙灯和显微镜两者的共轴共焦状态是否良好。裂隙灯检查须在暗室内进行,但全黑条件下不便于操作,因此以微光或弱光下便于整体操作为宜。如果室内光线较弱,患者须有一定的暗适应。眼睛本为敏感器官,如果患眼刺激征显著,须用表面麻醉剂。对于晶状体周边部、玻璃体和眼底尤其周边部的检查,一般需要放大瞳孔。

　　裂隙灯与显微镜虽然两者均可进行同轴旋转,但通常使用方法足,显微镜置于正前方,而裂隙灯置于受检眼的颞侧或鼻侧。一般是裂隙灯的光线于待检眼的颞侧投射,与显微镜间的角度分别随着检查内容不同而调整:检查眼前节时可在 40°左右,检查晶状体和前部玻璃体(尤其瞳孔较小)时,须小于 30°,检查后部玻璃体和眼底时,除需要放大瞳孔和专门眼底接触镜等装置外,光线入射角度常在 10°左右或更小。

　　2.裂隙灯显微镜的使用方法　　裂隙灯显微镜使用方法的要点在于,显微镜观察焦点清晰聚焦时,裂隙灯提供合适的光线照明。所以,一般意义下,裂隙灯显微镜的使用方法实际上特指的是裂隙灯光线的不同照明方法:从照明光的形态上分为宽窄不同的裂隙光和大小不一的圆点光,透明的眼组织结构内随之分别形成不同的光学照明区,例如光学切面、光学平行六面体和光学圆锥束;从光线投照的焦点与观察目标的焦点两者间的位置关系上,大致分为直接照明法和间接照明法,前者意指两个焦点于观察目标处合二为一,从而观察目标获得直接的照明和观察;后者意指显微镜的焦点聚焦于观察目标上,而裂隙灯光线投照的焦点另在别处,观察目标借助散射或反射等获得间接照明。进而,两者又分别包括不同和具体的照明方式,例如直接照明法中包括直接焦点照明法、直接弥散照明法、镜面反射照明法;间接照明法中包括邻近间接照明法、后部反光照明法、角膜缘分光照明法。除上述单一方法外,还有联合照明法。总之,裂隙灯光线的照明形态和投射焦点一起成为裂隙灯照明法的两个要素,现将临床上常用的几种裂隙灯光线的照明方法介绍如下:

　　(1)直接焦点照明法:该法是临床上最基本和最常用的一种照明法,其他照明法由此演变或与此互用,其原理和操作是裂隙灯和显微镜两者的焦点调节至被检组织结构处并完全重合为一。此时,依据裂隙灯的照射光为裂隙光或圆点光以及被检结构是否为透明组织,检查者所见物像随之不同:对于巩膜和虹膜等不透明组织,其表面即呈现一个清晰的方形或圆形照亮区;而对于角膜、前房、晶状体和玻璃体等透明的屈光组织,照射光线将依次透过,由于不同组织因屈光系数不等而形成各自的屈光界面,不同结构表现为不同形态和亮度的照明区,并由此相互区分开来。临床上,焦点照明法的裂隙灯照明方式多用裂隙光,所以有时又被称为裂隙照明法,此时,根据裂隙光的宽窄,每一结构整体上呈现出各自相应的光学物像,例如对于角膜和晶状体,窄裂隙光下仅表现为一个菲薄的光学切面,而宽裂隙光下则表现为具有一定体积的平行六面棱体,切面或棱体内呈现的组织结构即作为观察目标,其形状、大小和色调与组织结构本来的形态和密度等因素相应或有关。光学切面或棱体的形成取决于裂隙光的宽度,切面或棱体前后两面的宽度随裂隙光光带宽度增减而增减,但其深度(厚度)并无改变。宽光带时虽然入射光线增多,但照明区与附近背景对比度降低而眩光增强;窄光带时虽然入射光线减少,但照明区与附近背景对比度增加而眩光减弱,而且窄光容易进入组织结构深处,便于内部观察。此外,同样重要的是,光学切面以裂隙光的光轴为原点是可以旋转的,裂隙光在光轴上可垂直定位、也可水平定位或不同的斜向定位,不同方位的光学切面给出的物像有所不同,但水平定位仅用于个别例外情况下,主要原因是其与显微镜双目观察的视轴平面相平行,立体视觉受到限制。光学切面犹如病理切片,越薄越易于观察细微改变。因此,对于细微改变或深部定位,通常通过窄裂隙光下光学切面进行观察,而犹如病理切片的制作,光学切面的制作也随之成为裂隙灯检查法中一个特有和专门的方法。

　　角膜于光学切面下,其上皮面和内皮面分别形成前(外)和后(内)两个弧线,弧度大小随投射光线角度而不一。足够照明和清晰聚焦状态下,采用 16× 或 20× 放大倍率时,可见角膜组织的层次结构依次为:①前表面的亮带为泪膜;②其后的暗灰线为上皮层;③再后的亮细线为前弹力膜;④灰白色颗粒状宽带区为基质层;⑤最后内表面的亮区为内皮层,而角膜五层中后弹力膜不可见。如果予以荧光素钠染色,泪膜着色后更易可见。

　　角膜后面即为前房,光学切面下因房水十分透明而呈光学空间状,如果改裂隙光为圆点光,则光线径路上表现为一个细长的光锥形照明区,尤其强光下照明区内出现微弱闪亮,称为生理性房水闪辉,病理情况下房水闪亮增强即称为 Tyndall 现象。房水中浮游细胞的多少和闪辉的强弱,反映炎症的轻重程度,其分级有助于病情的判断。一个传统而实用的分级方法和标准如下:裂隙灯光束形成一个宽和高为 2mm× 4mm 的光学六面体,先聚焦于瞳孔附近的虹膜上,再退回至前房内,此时前房内光学六面体的亮度相对低于通过角膜和晶状体的光束,检查者则观察该暗区内呈现的房水闪辉强度或计数 1 分钟内可见的细胞数目(表 1-2)。

表 1-2　房水细胞和闪辉程度的分级标准

| 分级 | 房水细胞 | 分级 | 房水闪辉 |
| --- | --- | --- | --- |
| 0 | 无 | 0 | 无:双侧比较,呈光学空间状 |
| 1 | 少:1 分钟内可见 2~5 个细胞 | 1 | 弱:呈薄雾状或双侧不等 |
| 2 | 中:1 次可见 5~10 个细胞 | 2 | 中:虹膜纹理清晰可见 |
| 3 | 多:细胞散在于整个光束内;20 个或更多 | 3 | 强:虹膜纹理模糊不清 |
| 4 | 极多:光束内细胞致密,难以数清 | 4 | 极强:呈浓雾状,伴有虹膜上明显纤维蛋白积聚 |

晶状体于光学切面下表现为一个具有不同层次、密度和乳白色调深浅不均的结构,即使正常人中,其形态改变也与年龄有密切关系。晶状体厚度远远大于角膜,因此一个焦点照明时,无法清晰地反映晶状体整个光学切面的前后全貌,实际检查中必须由前向后逐步进行。一般成年人中,晶状体核已经形成,此时可见晶状体光学切面的完整结构,除前后囊膜的两条弧线外,内部晶状体皮质的密度较小、色调较浅,中心晶状体核的密度较高、色调较深。

晶状体后面即为玻璃体,裂隙灯检查的一般方法下仅前部 1/3 部分可见,前部玻璃体于光学切面下呈光学空间状或灰白色网丝状不均匀结构。后部玻璃体一是由于位于深处,二是由于照明光线经过前面的角膜、前房和晶状体后亮度已被削弱 85%,所以需要借助特殊辅助器械方可查见。

(2)直接弥散照明法:该法的操作是,裂隙光开至最宽、投射角度为 45°左右或加用磨光玻璃减光片,采用非焦点的弥散光线照射于整个眼前节结构上,通过双目显微镜进行直接而大体的观察,以获得相对全面而立体的印象。该法适用于眼前节结构,诸如睑缘、结膜、角膜、巩膜、虹膜和放大瞳孔下晶状体的检查,尤其借助无赤光和荧光素钠时眼表染色的检查,例如角膜上皮着色部位、范围和形态,泪膜破裂时间等。此外,无赤光下观察也有助于结膜充血、睫状充血、上巩膜血管充血等不同充血的鉴别。该法通常并不单独使用,多用于检查开始时,任何所见异常均应进一步采用其他合适的照明法予以详细检查。

(3)镜面反射照明法:该法实际上是直接焦点照明法中光学平行六面体的另外一种用法,而且主要用于观察角膜的内皮细胞或晶状体的上皮细胞。镜面反射是一种正常的表面光反射,与弥漫反射截然不同,突出特性为入射光照射于镜面后,反射光以与入射光的入射角相等而对称的反射角进行规则反射,此反射即称为镜面反射。

但对于角膜和晶状体而言,其前后表面分别处于与空气或房水相接触的界面间,由于各个屈光介质折射率不一(空气 1.000,角膜 1.376,房水 1.336),各个表面的镜面反射性能不同,以角膜为例:上皮面的反射比远远大于内皮面的反射比,亦即角膜前表面的镜面反射远远亮于后表面的镜面反射。因此,若要清晰地观察低反射的深层内皮层时,就需避开来自浅层上皮层(包括泪膜)高反射的干扰甚至遮盖。高反射比的上皮镜面反射形成强光反射区,低反射比的内皮镜面反射形成弱光反射区。后者经常由前者所覆盖,覆盖的程度取决于照明光束的宽度、角膜厚度(和屈光指数)以及裂隙灯与显微镜间的角度(角度越大,上皮与内皮两镜面反射区间错位的距离越大)。内皮图像观察位置在 L 处质量最佳,而在 R 处则被来自上皮的强光反射所掩盖。为此,具体方法上几个专门要求如下:①裂隙灯与显微镜两者间的角度以 45°～60°为宜;②需要高亮度照明和高倍率放大(40×);③采用角膜光学平行六面体照明,裂隙光高度和宽度以 2～3mm×0.3～0.5mm 为宜。

下面以左眼角膜前表面和内皮层为例说明镜面反射照明法的基本操作步骤:

1)受检者注视正前方,并保持注视稳定。

2)显微镜置于正前方;裂隙灯从颞侧投照(类似于直接照明法,裂隙光宽度依据显微镜间夹角大小而定;角度大则宽些,角度小则窄些,注意避免角膜前后两面相重叠),于角膜缘内侧,以角膜内皮面为焦点形成一个大小适中、清晰聚焦的角膜光学平行六面体;然后,保持以角膜内皮面为焦点向角膜中心缓慢移动光学六面体,至距离角膜中心大约 1/2 处可见耀眼夺目和边界不清的强光反射区(角膜前表面的镜面反射;对于角膜上皮细胞,因泪膜的覆盖和反光而难以看清)。

3)继续向角膜中心稍微移动,于紧邻强光反射区的鼻侧可见弱光反射区:位于光学六面体的后表面、范围稍小、边界不齐、呈黄铜色;此时,显微镜精密聚焦,直至可见呈马赛克镶嵌状的六角形内皮细胞。如果内皮层高低不一形成不规则反射,该处则被称为反射暗区,例如 Hassal-Henle 小体。

对于显微镜和裂隙灯的某一特定位置而言,角膜的凸形反射面上产生镜面反射的部位是唯一单点的,而且镜面反射区所占部位仅占角膜光学六面体内有限范围,观察时为看清较大区域,裂隙灯应稍稍左右移动,更加广泛的检查,可借助两个步骤:一是裂隙光投射方向改变;二是受检者按照要求转动眼球,以变换角膜上镜面反射部位。另外注意的两点是:①观察中虽然通过双目显微镜,但实际上并非双眼同时可见观察目标,一般是裂隙光投射方向对侧的一眼可见,双眼观察目标的分别可见需要显微镜左右方向的稍微移动;②即使放大倍率为 40 倍,内皮细胞看上去并未达到如同许多教科书所示,其外观纹理类似剥皮橘或篮球的表面,应注意辨认和判断。

晶状体前表面的观察相对容易:患者眼球转向颞侧 30°～40°,显微镜焦点对准晶状体前囊,裂隙灯从颞侧投射,并调节转动至适当投射角,直至可见晶状体前囊的镜面反射,状如橘皮或鲨鱼皮。晶状体后囊表面形成的镜面反射像在后囊前几毫米处,裂隙灯显微镜的操纵柄从前囊向后囊推进时即可见到镜面反射的灯丝像,焦点继续后移便可见到后囊膜的镜面反射,此镜面反射范围小于前囊镜面反射中可见的前囊范围。

该法临床应用中存在一定的技术困难,某一检查部位上裂隙灯照明与显微镜观察两者间具体的位置关系只有仔细调节才可找到。下述技巧或有帮助(仍以左眼角膜内皮观察为例):先按照直接焦点照明法聚焦于角膜内皮面(犹如 KP 检查),再找到角膜镜面反射的位置:角膜光学切面的鼻侧虹膜上有一长条形照亮区,而颞侧角膜上有一很小但很亮的圆形或椭圆形光亮区,此即角膜上光源的镜面反射像(该反射像从任何角度均可看到,不因裂隙灯和显微镜联合移动而移动;同时注意该强光反射像来自角膜前表面,后表面即内皮面的弱光反射像位于深处);继之按照前述要求调整裂隙光,形成角膜光学六面体;然后保持六面体的内面聚焦于角膜内皮,并缓慢移动靠近角膜的镜面反射区,于即将接近处(并非完全重合)可见内皮镜面反射(完全重合时内皮面的相对弱光反射被上皮面的强光反射所遮掩;为避免遮掩,需注意调整裂隙灯的角度和裂隙光的宽度);至此,仔细调节显微镜,精确聚焦后即可观察角膜内皮。上述方法稍作调整,也可观察泪膜和后弹力层。

(4)邻近照明法:即通常所谓的间接照明法,该法的操作是,光线的焦点不直接投照于待检部位,而投照于其邻近一旁,进而待检部位借助内反射的散射光获得照明。例如,对于角膜的细小浸润、细小的新生血管、上皮损害等,间接照明法下更易于被查见。

(5)后部反光照明法:该法的操作是,光线的焦点不直接投照于待检部位,而投照于其后部,进而待检部位借助后部的反射光或散射光获得照明。具体分为两种照明方式：一是直接后部反光照明法，其操作是，光线投照于虹膜、晶状体或眼底，被检结构位于直接反射的光线路径上；二是间接后部反光照明法，其操作是，光线投照于眼内，被检结构位于反射光线路径的邻近一旁，并以弥散光线照明区域为背景进行观察，来自眼底的反射光线因带有眼底的红光色调而临床上习惯称为红光反射。

该法的特点是裂隙灯和显微镜的两个焦点不在一个平面上，照明来自后面的反射光线，而观察需聚焦于待检结构，待检结构居于明亮的背景前，并且不同组织成分具有不同的分光性、遮光性或屈光性等，因此最适宜于角膜和晶状体等透明或半透明组织的检查，例如角膜的上皮或内皮水肿、轻度浸润、影血管、角膜后壁沉着物(KP)、晶状体的皮质内空泡或水隙、前囊下或后囊下的轻度混浊等。采用直接后部反光照明法进行病变定位时，须改变显微镜的焦点，与周围正常组织进行比较以确定病变部位。另外，采用间接后部反光照明法进行虹膜组织缺损的检查时，例如各种伴有虹膜基质萎缩的疾病中或虹膜切开术后，该法也称为透照法。

(6)角膜巩膜缘分光照明法：该法的操作是，光线以较强的亮度、较宽的光束和较小的角度直接照射于角膜巩膜缘上，进入角膜的光线根据全内反射原理，照明整个角膜，并于全周角膜巩膜缘上形成一个明亮的光环。该法适于角膜的检查，正常情况下角膜由于完全透明而十分清亮，病理情况下任何异常，即使轻微改变，检查中也清晰可见。

每一照明方法均有其各自的适用目的和条件，而且临床检查实际上是一个富于自主操作性和灵活性的动态过程，检查者往往针对检查目标先后变换地同时使用不同的照明方法，或者采用联合照明法。

3.临床上裂隙灯检查　不仅在于发现异常，而且往往需要确定病变所在的部位、层次乃至程度，以帮助疾病的诊断、治疗和预后判断。因此，裂隙灯定位法对眼科临床是一个很有价值和意义的方法，常用方法简述如下：

(1)直接焦点照明法：此法最常用，借助光学切面，无论角膜或者晶状体内不同部位和层次的异常改变均可清楚显示。

(2)显微镜焦点前后移位法：此法可用于测量两个病变位置的相对深度，借助显微镜的聚焦螺旋改变焦距，两相比较以测量两者的相对位置和深度。

(3)镜面反射照明法：根据 Purkinje 反射原理，裂隙灯光源在眼内不同屈光界面上，例如角膜前后表面和晶状体前后表面，形成少四个反射像，因此借助镜面反射法，可精确显示病变所在层次，例如可清晰地观察泪膜的改变。

此外，裂隙灯的使用中应注意光线投影的问题。正常情况下，各种组织结构具有良好的透明性和规则的屈光性，无论直接焦点照明法还是后部照明法，照明光路上任何异常改变，例如前面角膜上常见的黏液、异物、小面、薄翳、血管等，均可在其后虹膜和晶状体上形成不同形态和程度的投影，影响对观察目标检查；同时，该现象也有助于对细微病变的发现，应予以注意。

（吴俊伟）

# 第五节　眼压检查法

眼压是眼球内容物对眼球壁的侧向压力，临床上测量的眼压实际上是压强，单位为 mmHg(7.5mmHg＝1.0kPa)。正常人眼压范围为 10～21mmHg，但群体眼压并非标准正态分布，而呈轻微右偏态，尤其在年龄大于 40 岁的人群中。

从统计学角度看,正常眼压的全距范围为 9～31mmHg,通常所谓的 10～21mmHg 涵盖约 95％的个体,尤其值得指出的是,其中仅约 13％的个体眼压水平处于 18～21mmHg。另据不同的研究显示,大于 40 岁的正常人群中 4.5％～7.6％个体的眼压水平高于 21mmHg。此外,正常眼压的昼夜波动差和双眼差一般均小于 5mmHg,据此可知:首先,某一正常个体的眼压水平实际上位于 10～21mmHg 范围内波动幅度限于 5mmHg 的某一波动区间内,亦即正常范围并不等同于个体水平;其次,正常双眼的对称性决定了虽然 10mmHg 和 21mmHg 均为正常,但某一个体不可兼而有之。

眼压测量采用眼压计,迄今眼压计已有许多类型和品牌,目前国内外普遍认同的金标准是 Goldmann 压平眼压计。现将国内临床上常用的几种眼压计和具有代表性的新型眼压计的检查方法简介如下:

1.Goldmann 眼压计　Goldmann 眼压计目前被认为是眼压测量法的金标准。整个测压装置的具体构件包括压平角膜的测压头和提供压力的弹簧系统两部分,使用时借助并安装于裂隙灯显微镜上进行眼压测量。

Goldmann 眼压计属于压平式眼压计,眼压测量的基本原理如下:角膜表面的压平面积与其所受压力间存在如下关系:圆形压平区直径为 3.06mm 时,圆形压平面积为 $7.3542mm^2$（$=0.073542cm^2$）,所受压力按照汞柱高度（汞的比重为 $13.6g/cm^3$）计算时,汞的重量与汞柱高度间的关系为:

重量＝比重×（汞柱底面积×汞柱高度）

　　　＝$13.6g/cm^3$×$0.073542cm^2$×汞柱高度

　　　≈$1g/cm$×汞柱高度

亦即重量(g)/汞柱高度(mm)＝1g/10mm

由上可知,所受压力的换算为:重量 1.0g 相当于汞柱高度 10mm(10mmHg)。测压装置的弹力旋钮上标有压力刻度:每一大刻度代表压力 1.0g,相当于 10mmHg;每一小刻度代表压力 0.2g,相当于 2mmHg。因此,压平面积为 $7.3542mm^2$ 时,需要的压力为 1.0g 意味着眼压为 10mmHg,2.0g 则为 20mmHg,其余以此类推。

眼压测量的基本步骤如下:

(1)裂隙灯光源置于颞侧 45°～60°,采用弥散、明亮的钴蓝光照明,目镜放大倍率选择 16;眼压计测压头的 0°或 180°标志与其固定套上白线标志相对齐(患者没有明显散光的情况下),弹力旋钮预调至 1.0g 的位置;患者结膜囊内点滴表面麻醉剂和荧光素液,注视正前方。

(2)测压头对准角膜中央,并轻微推移裂隙灯靠近,测压头刚刚接触角膜时,通过一侧目镜可以看到视野中央呈现两个黄绿色半圆环;其位于水平线上下,大小相等、错位分开、开口相对;此时,逐渐旋转弹力旋钮,加压至两个半圆环的内缘相切,有时可见相切的边缘随脉搏而波动;此时,读出旋钮上压力刻度,然后根据上述换算得到眼压的测量数值。注意,两个半圆的环口宽度应适中相等,否则过宽时造成高估眼压,反之过窄时造成低估眼压。如果眼压高于 80mmHg,测量时应配合应用眼压计附带的重力平衡杆。

(3)如果患者角膜散光大于 3D,测压头轴位应调整与角膜较低屈光力子午线相差 43°,以保证角膜压平面积接近 $7.35mm^2$。例如,角膜曲率 41D 位于 30°,45D 位于 120°,测压头上的 30°标志应与测压头固定套上的红线标志相对齐,固定套上白线和红线两个标志间相差 43°。

2.非接触眼压计　非接触眼压计(NCT)目前在临床上应用十分普遍,又称为喷气眼压计,但不同于气动眼压计,也属于压平式眼压计。其工作原理是:角膜压平由一个快速空气脉冲所完成,并由一套光电装置所监测,压平特定面积所需要的空气脉冲外力与脉冲持续时间正相关,所以实际上是通过测量从开始喷气到角膜被精确压平所需要的时间间隔(毫秒)计算眼压,眼压低所需时间短,眼压高所需时间长。从历史看,非接触眼压计不被认为是测量眼压的准确方法,而是一个快速简单的高眼压筛选方法。尤其适用于儿童和其他难以配合的患者中眼压的测量。现在的非接触眼压计的准确性已经与 Goldmann 眼压计相接近，但眼压高于 40mmHg 或低于 8mmHg 时测量仍有较大误差。

眼压测量的一般步骤如下：

（1）开启电源，预热 30 秒钟（一旦开启，可以全天处于待机状态）。

（2）向患者显示喷气和气声状态；同时注意显示屏上读数，如果眼压计校正正确，读数将呈现（50±1）mmHg。

（3）调节观察目镜，直至十字线处于良好聚焦状态。

（4）分别调整患者和眼压计高度，以保证光线居中、照射于患者角膜或瞳孔中央。此时患者应清晰地看见红点的定位目标，否则应依据患者大概的等效球镜度数调节屈光转轮。

（5）确认角膜或瞳孔位置准确后，启动喷气按钮。一般应连续进行 3 次，并且 3 次相差不超过 3mmHg，以平均值为准，以保证可靠性。

（6）读取并且打印显示屏上眼压读数。

3.Schiotz 眼压计　　Schiotz 眼压计是一种历史悠久和应用广泛的眼压计，从工作原理上属于压陷式眼压计。其四个砝码分为两对：一对为 5.5g 和 10g，一对为 7.5g 和 15g，以适应于不同眼压高度的测量和不同眼壁硬度的校正。现在，由于其他类型眼压计应用的增多，Schiotz 眼压计的临床应用日趋减少。

眼压测量的一般步骤如下：

（1）患者取仰卧位，结膜囊内点滴表面麻醉剂，注视正上方或某一固视目标以保持眼位；眼压计使用前检查底板和活塞，并采用 5.5g 砝码予以校正（球面模上测试时指针应指在刻度表上数值为"0"处）；然后垂直轻缓地放于角膜中央上，此时读出指针所指的刻度。

（2）如果读数小于 3.0，更换 7.5g 砝码后再测一次；如果读数仍然小于 3.0，则再次更换 10g 砝码；一般以刻度表上读数位于 3.0～7.0 之间为准确。眼压的记录方法为砝码重量/刻度读数＝眼压，例如 5.5/5.0＝17.3mmHg。

（3）眼壁硬度测量及其对眼压影响的校正：眼压是眼内容物对眼球壁的侧压力。眼压测量过程中，眼内容积因外力作用而发生一定改变，其改变的多少与眼球壁对外力抵抗力的大小有关，该抵抗力即称为眼壁硬度。眼壁硬度与眼压测量的准确程度有关，即：眼壁硬度低时而眼内容积改变大，但测量眼压将低于实际眼压。临床上，通常采用眼壁硬度系数（E 值）作为指标予以衡量，正常人的平均 E 值为 0.0215，目前临床上使用的眼压正常值是以正常 E 值为依据的，E＜0.0215 时，测量眼压低于实际眼压，反之 E＞0.0215 时，测量眼压高于实际眼压。因此，某些情况下需要测量眼壁硬度系数，并据此对测量眼压进行校正。

Schiotz 眼压计的使用方法基本同上，采用成对砝码测量眼压。

4.动态轮廓眼压计　　动态轮廓眼压计（DCT）是一新型眼压计，整个测压装置的具体构件包括测压头和 PASCAL 电子系统两部分。其工作原理不是角膜表面压平，而是轮廓匹配。测压头前端直径为 7mm、形状为与角膜相吻合的凹面，其中心含有一个微型压力传感器。眼压测量时，测压头与中央区角膜相贴合，集成式压阻压力传感器自动开始获取数据、眼压测量 100 次/秒，传感器感到眼压改变时电阻发生改变，微型计算机依据电阻的改变计算眼压的改变。一个完整的测量周期需要大约 8 秒的接触时间，其间施加的同位外力恒定保持为 1g，而测量所得到的直接就是眼压，无须经过从外力到眼压的转换，并且数字化显示。此外，还可测量与心律搏动周期同时出现的眼压变异，也是其"动态"含义之所在。与压平眼压计相比，动态轮廓眼压计的设计避免了测量叶中角膜的变形，因此被认为角膜厚度和硬度等生物力学性质的影响小于其他测量方法，但由于测压头前端的形状是针对正常角膜形状而设计的，角膜曲率的异常改变对眼压测量的准确性有较大影响。

眼压计使用时需要借助并安装于裂隙灯显微镜上,操作相对简单:打开电源(电池提供,所有功能一钮控制),测压头接触角膜(通过透明的测压头可见角膜界面)后电子系统开始自动测量眼压,数字化显示屏上给出测量指标及其数据,专门的声音反馈提示有助于检查者得到高质量的测量数据(每一数据给出一个质量记分以评价优劣)。如果采用专门软件并外接于计算机上,可以方便地观看和记录测量期间的眼压曲线。

动态轮廓眼压计由于采用了轮廓匹配等特殊设计原理,临床优越性表现有二:

(1)角膜厚度和硬度等生物力学性质的影响较小,眼压测量的准确性相对较高,即接近真实眼压。即使 LASIK 术后患者的眼压测量,也可以比较准确。

(2)测量的灵敏性较高,可以测量眼压由于心律周期的动态搏动性波动,即眼搏动幅度(OPA),因此可以详细评价由于搏动性眼血流引起的眼压波动范围。

鉴于上述优越性,该眼压计有望成为眼压测量法的新标准。

5.其他眼压计　眼压计的整个发展史上迄今已有约 80 种眼压计,除上述外,Tono-Pen 眼压计我们比较熟悉,回弹式眼压计是近年问世的新型眼压计。现将两者简介如下:

(1)Tono-Pen 眼压计:最初类型的外观犹如钢笔,现在其类型和外观多种多样,设计和使用有所不同。该眼压计从工作原理上也属于压平式眼压计,其测压头前端直径已可小至 1mm,压力测量采用微应力电子技术。眼压测量时,重复测量多次以提高可靠性,显示屏上可给出眼压平均值。最大优势有二:一是方便携带和使用,二是对测量体位没有要求。临床上用于小儿和对其他眼压测量法因全身情况难以配合或因角膜情况不宜应用的患者。

(2)回弹式眼压计:回弹式眼压计的测压原理是,采用一个电磁感应线圈,磁化一个细小的塑料头金属探针,然后针对角膜击发探针,探针再从角膜上回弹进入眼压计,并产生一个感应电流,借此计算眼压。回弹式眼压计类型多样,使用简单、方便、便于携带、无须表面麻醉,尤其适于儿童和难以合作的受检者。另外,还有用于自我检查的款式。

6.眼压指测法　指测法通常用于如未予以麻醉的婴幼儿,难以配合或者角膜条件不适宜于眼压计检查法的患者。指测法只能粗略估计,双眼眼压相差明显时对分辨眼压高低程度更有帮助。其记录方法分别是:眼压正常记为 Tn;眼压升高轻、中、重分别记为 T+1、T+2、T+3;眼压降低轻、中、重分别记为 T-1、T-2、T-3。

(罗慧娟)

# 第六节　斜弱视检查

## 一、斜视检查

### (一)斜视的一般性检查

【适应证】

1.判断有否斜视。

2.明确隐性斜视或显性斜视。

3.鉴别共同性斜视与麻痹性斜视。

4.明确斜视的方向。

5.判断交替性斜视与单侧性斜视。

6.进一步明确外斜视、内斜视的分类。

7.了解注视眼。

8.检查是否 A-V 征。

9.指导手术治疗。

**【操作方法及程序】**

1.询问病史,进行眼部常规检查。

2.进行知觉状态检查。包括视力、屈光状态、注视性质、双眼视功能。

3.斜视定性检查。有否斜视;真斜视、假斜视;隐性斜视、显性斜视;共同性斜视、麻痹性斜视;斜视的方向:内斜、外斜、垂直斜(上斜、下斜);交替性斜视、单侧性斜视;间歇性外斜、恒定性外斜;调节性内斜、部分调节性内斜、非调节性内斜;注视眼;A-V 征。

4.斜视定量检查。

5.眼球运动检查。

6.集合功能检查及调节性集合与调节比率测定(AC/A)。

**【注意事项】**

1.详尽的病史询问对于正确的诊断非常重要。

2.斜视检查常需要多次的重复和全面分析,以最终得出正确结果。

3.儿童斜视与调节、融合关系密切,影响眼位的结果。必须戴眼镜检查,比较裸眼及戴镜的斜视度数的差别。

### (二)隐性斜视检查

**【适应证】**

需要判断隐性斜视、显性斜视、间歇性斜视的患者。

**【操作方法及程序】**

1.遮盖试验法

(1)交替遮盖法:先遮盖一只眼,迅速将遮眼板移到另外一只眼。交替遮盖两只眼反复几次,如果两只眼均不动,说明是正位,没有斜视。若出现运动,根据方向判断是哪种斜视。

(2)单眼遮盖检查(又称遮盖一去遮盖法):嘱患者注视前方33cm 处的光点视标,遮盖一只眼破坏融合,观察未遮盖眼有没有运动及运动方向。去遮盖后观察被遮盖眼的运动及方向,若去遮盖后被遮盖眼表现为偏斜或偏斜一段时间才回到正位则为间歇性斜视,若去遮盖后被遮盖眼马上回到正位则为隐性斜视。然后再对另一只眼进行检查。

(3)遮盖共同试验:又称间接遮盖法,主要用于婴幼儿的斜视和弱视的定性检查。遮盖板离被遮眼距离要比上述方法远,置于眼与注视目标之间 5~10cm 处,检查者可以同时观察双眼的运动状态,判断是否斜视、弱视。

2.马氏杆加正切尺检查法

(1)被检者注视前方正切尺上的点光源。

(2)马氏杆横向或竖向置于一只眼前。

(3)根据垂直或水平光带与点光源的位置变化加以判定。

(4)分别在 33cm 和 6m 处进行检查。

【注意事项】

1.注意应用马氏杆加正切尺检查时,应在半暗室环境中进行。

2.马氏杆加正切尺检查法还可以用于检查微小斜视。

### (三)斜视角测量

#### Ⅰ.角膜映光法

【适应证】

适用斜视患者的一般性定性定量检查。

【禁忌证】

精神因素或全身其他疾病不适合检查者。

【操作方法及程序】

1.嘱患者注视 33cm 处点光源,观察斜视眼上光点的位置。

2.配合交替遮盖法暴露斜视角。

3.需要查 6m 远斜视角时,嘱患者注视放在 6m 远处的光源,检查者用另一个光点投射到注视眼的中央看斜视眼的光点位置。

【注意事项】

角膜映光法只能够对斜视角进行大致估计,如若较精确测量斜视角度,还应该结合其他方法。

#### Ⅱ.三棱镜加遮盖法

【适应证】

适用于交替注视者。

【禁忌证】

精神因素或全身其他疾病不适合检查者。

【操作方法及程序】

1.分别在远、近距离对受检者每只眼进行注视检查。

2.检查者一手持遮盖板,交替遮盖双眼,另一手持三棱镜置于斜视眼前。

3.逐渐增加三棱镜度直到未遮盖眼不在移动为止,即患者的斜视度。

【注意事项】

查内斜三棱镜基底向外,查外斜三棱镜基底向内,即三棱镜尖指向斜视方向。

#### Ⅲ.三棱镜角膜映光法

【适应证】

适用于单眼注视者。

【禁忌证】

精神因素或全身其他疾病不适合检查者。

【操作方法及程序】

1.嘱患者双眼注视 33cm 处的点光源视标。

2.置三棱镜于注视眼前,并逐渐增加度数。

3.当斜视眼上的光点位置移到瞳孔中央时,三棱镜度数即为斜视角。

【注意事项】

查内斜三棱镜基底向外,查外斜三棱镜基底向内,即三棱镜尖指向斜视方向。

Ⅳ.同视机角膜映光法

**【适应证】**

评价斜视程度及疗效。

**【禁忌证】**

精神因素或全身其他疾病不适合检查者。

**【操作方法及程序】**

1.选用同时知觉画片,置两侧画片筒里,注视眼注视同侧的画片,观察斜视眼光点的位置。

2.调正转动镜筒直至反射光点位于瞳孔中央,交替熄灭光源,双眼不再移动。

3.刻度盘上的指针所指的度数为患者的斜视角度数。

**【注意事项】**

此法的结果往往比用上述其他方法检查的结果所得的斜视度小。

Ⅴ.Kappa **角检查法**

**【适应证】**

进行功能性斜视手术的设计准备。

**【禁忌证】**

精神因素或全身其他疾病不适合检查者。

**【操作方法及程序】**

1.同视机测定　将 Kappa 角测量画片置于画片槽内,画片一行数字标识"ＥＤＣＢＡ０１２３４５"。令患者注视中央的"０",观察角膜映光位于鼻侧还是颞侧。依次注视其他数字直至角膜发光点正对瞳孔中央,此时的度数就是 Kappa 角的度数。每个数字为１度。

2.视野弓法　令患者下颌置下颌托上,前额顶住额托。遮盖一只眼,另一只眼对准视野弓中央的视标。检查者持点光源置视野弓的"０度"位置,观察患者角膜映光点的位置。移动光点直至角膜映光点和瞳孔中央重合,该处视野弓上的度数即为 Kappa 角的度数。

**【注意事项】**

对两只眼分别进行检查。

Ⅵ.隐斜计检查法

**【适应证】**

测量隐斜度数。

**【禁忌证】**

精神因素或全身其他疾病不适合检查者。

**【操作方法及程序】**

1.被检者注视前方正切尺上的点光源。

2.马氏杆置于一只眼前。

3.根据垂直光源与点光源的位置变化加以判定。

4.调节旋转三棱镜的旋钮,直至光线穿行点光源。

5.读取指针所指度数。

6.分别在 33cm 和 6m 处进行检查。

**【注意事项】**

利用隐斜计检查时应在暗室中进行。

## 二、弱视检查

**【适应证】**

怀疑有弱视的患者。

**【操作方法及程序】**

1.询问病史,进行眼部常规检查。

2.检查视力,包括近视力、远视力、裸眼视力和矫正视力。

3.检查眼位。

4.屈光检查。

5.立体视觉检查。

6.对比敏感度检查。

7.视网膜电流图(ERG)和视觉诱发电位(VEP)检查。

**【注意事项】**

1.详细询问病史对弱视的病因判断起到重要作用。

2.检查患儿时,应注意患儿年龄与患儿视力间的内在关系,以免发生误诊。

(崔迎春)

# 第七节　视觉电生理检查

1877 年 Dewar J 首先记录了人眼对视刺激的电反应。1941 年,Riggs 把接触镜电极引入到记录视网膜电图中(ERG);Karpe 应用了这种方法首次记录了视网膜色素变性中独特的 ERG 反应。计算机技术的推广和应用,促进了眼科临床视觉电生理技术的发展,使其成为许多眼科疾患诊断不可缺少的工具。常用的临床视觉电生理检查包括:视网膜电图(ERG)、眼电图(EOG)和视觉诱发电位(VEP)。国际临床神经电生理学会 1984 年推荐了 VEP 检查的标准化,国际临床视觉电生理学会 1989 年制订了临床 ERG 检查的标准化,以便全世界不同实验室的检查结果相互比较。1992 年又出现了多焦点临床视觉电生理检查包括:多焦点视网膜电图(mERG)、多焦点视诱发电位(mVEP),多焦点视觉电生理技术提供了在精确的水平上评价视觉系统的一种手段,是我们将视网膜功能进行客观地形图化的一大进展。

## 一、视网膜电图

视网膜电图(ERG)是短暂闪光刺激诱发的视网膜综合电位反应,是视觉电生理中有代表性的部分。根据刺激光的不同形式分为闪光 ERG 和图形 ERG。根据适应状态分暗适应 ERG、明适应 ERG 和颜色 ERG。

**(一)闪光 ERG(flash ERG)**

1.**主要成分及起源**　闪光 ERG 简称 ERG,主要有一个负相的 a 波和一个正相的 b 波组成一个双相波。叠加在 b 波上的一组小波为震荡电位(OPs)。按出现的先后顺序成为 OP1、OP2、OP3、OP4 等。

2.**基本技术**　闪光 ERG 必须用全视野球刺激。记录电极使用角膜接触电极角膜接触镜电极,参考电极可装配在接触镜一开睑器内,接地电极必须放在无关点上接地,如额部或耳部。记录选用的标准刺激光(SF)强度为在全视野凹面上产生 $1.5\sim3.0cd/(s\cdot m^2)$ 的亮度。标准化要求将 SF 按 0.25log 梯度减弱 3log 单位范围。明适应的背景照明要求在全视野内产生至少 $17\sim34cd/(s\cdot m^2)(5\sim10fl)$ 的照明度。放大器和前置放大器的通频带范围为 $0.3\sim300Hz$。前置放大器输入阻抗至少为 $1m\Omega$。放大器导线必须与患者保持一定距离。

3.检查前准备　检查前使用托吡卡胺或去氧肾上腺素充分散大瞳孔,瞳孔应散大到 8mm 直径,然后在暗中适应至少 20 分钟后,在暗红光下放置 ERG 电极。嘱咐患者向前注视指示灯,保持眼位。

4.检查步骤　一个完整的闪光 ERG 应包括两个状态。

(1)暗适应状态:记录视杆细胞反应、最大反应和 OPs。视杆细胞反应:低于白色 SF 2.5log 单位的弱刺激反应;最大反应由 SF 刺激产生,为视网膜视锥细胞和视杆细胞综合反应;OPs:由 SF 刺激获得,但高通放在 $75\sim100Hz$,低通选择 300Hz,刺激间隔 15 秒,取第 2 个以上的反应或叠加反应。

(2)明适应状态:记录单闪光视锥细胞反应和 30Hz 闪烁反应。单闪烁视锥细胞反应:背景光为 $17\sim34cd/(s\cdot m^2)(5\sim10fl)$,可以抑制视杆细胞,经 10 分钟明适应后,用白色 SF 刺激即获得视锥细胞反应;30Hz 闪烁反应:在记录单次闪光视锥细胞反应后,使用相同的背景光和 SF 刺激光,每秒钟闪烁 30 次,弃去最初的几个反应,测量稳定状态时的振幅,30Hz 闪烁反应用于测定视锥细胞功能。

5.ERG 的测量

(1)ERG 测量包括各波的振幅和峰时值。

1)a 波和 b 波:a 波振幅是从基线测到 a 波的波谷;b 波振幅是从 a 波的波谷测到 b 波的波峰。a、b 波的峰时值是从闪光刺激开始到波峰的时间。

2)OPs:OPs 振幅测量方法较多,目前绝大多数方法是在 ERG 的 b 波上先画出每个 OPs 小波的基线,再测量其高度,称"两脚规测量法"。较准确的测量是将 ERG 波形用傅里叶变换进行频谱分析,根据 OPs 在频域的分布,采用滤波技术去掉 a、b 波后再测量。

(2)建立正常值:每个实验室要建立自己仪器的正常值及其界限。

6.临床应用　ERG 用于判断:

(1)视网膜遗传和变性疾患。

(2)屈光间质浑浊时视网膜功能。

(3)视网膜药物中毒性反应。

(4)视网膜铁锈症的损害程度。

(5)视网膜血管性、炎症性和外伤性等疾患造成的功能损害。

7.诊断指导

(1)熄灭型 ERG:使用各种光刺激强度记录不到 a、b 波振幅,见于:①Leber 先天性黑矇;②视网膜发育不全;③视网膜色素变性;④全视网膜脱离;⑤药物中毒:如氯喹、吩噻嗪;⑥铁锈症、铜锈症。

(2)ERG 的 a、b 波下降:反映视网膜内层和外层均有损害,但严重程度未达到"熄灭型",见于:

1)视网膜色素变性的某些类型:①ERG 视杆细胞反应 a、b 波下降幅度超过视锥细胞反应称视杆、视锥细胞变性(性连锁隐性型、常染色体隐性型、常染色体显性型),先天性静止性夜盲症Ⅰ型和白点状眼底;②ERG 视锥细胞反应 a、b 波下降幅度超过杆体反应称视椎视杆细胞变性(性连锁隐性型、常染色体隐性型、常染色体显性型)。

2)玻璃体积血。

3)脉络膜视网膜炎。

4)全视网膜光凝后。

5)部分视网膜脱离。

6)铁锈症、铜锈症。

7)药物中毒:吩噻嗪。

(3)ERG 的 b 波下降,a 波正常,提示视网膜内层功能障碍,见于:

1)先天性静止性夜盲症Ⅱ型。

2)小口(Oguchi)病:延长暗适应时间,b 波可恢复正常。

3)青少年视网膜劈裂症。

4)视网膜中央动脉阻塞,视网膜中央静脉阻塞。

(4)ERG 视网膜视锥细胞反应异常,视杆细胞反应正常,见于:

1)全色盲。

2)进行性视锥细胞营养不良。

(5)OPs 下降或消失,见于:

1)视网膜缺血状态:如糖尿病视网膜病变、视网膜中央静脉阻塞的缺血型和视网膜静脉周围炎等。

2)先天性静止性夜盲症。

### (二)图形 ERG

1.主要成分和起源　　由光栅、棋盘格等图形翻转刺激,引发的产生于后极部的小的视网膜电图称图形视网膜电图(PERG)。此电位极小,要叠加记录。它由一个称为 $P_1$ 或 $P_{-50}$ 的正相波和发生在其后的称为 $N_1$ 或 $N_{-95}$ 的负相波组成。PERG 的起源与神经节细胞的活动密切相关。它的正相波有视网膜其他结构的活动参与。

由图形翻转刺激产生,方格大小为 $30'$,对比度 $97\%$,从上到下时间频率增加,最上排为每秒 2 次翻转(2rev/s),最下排为每秒 14 次翻转,此时称稳态反应。稳态反应峰谷振幅的主要成分为 $N_{-95}$。

2.基本技术　　图形 ERG 的角膜电极最好选用 DTL 电极,将 DTL 电极置于下穹隆部,参考电极置于检测眼外眦部或颞部皮肤。行单眼记录,叠加次数大于 100 次,以便减少噪音干扰和伪迹。

3.检查前准备　　记录图形 ERG 时瞳孔保持自然状态,将屈光矫正到看清刺激器的最佳状态。PERG 从视网膜中心凹和中心凹旁引出,刺激图形如果在视网膜上聚焦好,引出的振幅就大。检查开始前,嘱受检者全身放松,但要精力集中。

4.测量　　$P_{-50}$ 波振幅高度的测量是从基线或从一个负相波谷($N_{-95}$)向上到波峰。$N_{-95}$ 波振幅高度可从基线或 $P_{-50}$ 波峰向 F 到波谷。各波潜伏期均从光刺激开始到各波的波峰或波谷的时间,称峰时间。稳态反应测量峰谷值,或用傅里叶变换测量功率。各实验室要建立自己的正常值。

5.临床应用

(1)开角型青光眼的早期诊断:PERG 改变早于 PVEP。

(2)黄斑病变。

(3)原发性视神经萎缩。

(4)帕金森病。

## 二、眼电图

正常眼球像一个电池,前后极构成电场,存在电位差。角膜处于正电位的位置,产生的电流称静息电位。将电极置于每只眼两侧,眼球每次运动都有相应的矢量改变,引起电位差的改变。把电极和描记器相连接,电位变化转为笔的移动。眼向左运动时笔向上移,眼向右运动时笔向下移。这种由眼球运动转化的电改变称眼电图。

1.主要成分及其起源　EOG 电位产生于视网膜色素上皮,光线导致色素上皮基地膜去极化,使静电位发生改变。它的改变可以从 1 到几微伏,取决于视网膜周围的照明状态。暗适应后眼的静息电位下降,此时的最低值称暗谷,转入明适应后眼的静电位上升,逐渐达到最大值,称光峰。

2.基本技术　EOG 检查应使用带局部光源的全视野球,水平注视点夹角为 30°。电极使用非极性物质,如氯化银或金盘皮肤电极。电极电阻小于 10kΩ。置放皮肤电极前用酒精或导电膏清除皮肤上的油性物质,电极用后要清洗。光源要求白色,光的亮度用光度计在眼球位置平面测量。使用交流电放大器时低频截止在 0.1Hz 或更低,高频截止在 10Hz 或更高(但要低于 50Hz 或 60Hz)。放大器应和受检者隔开。记录信号时,监视器显示原始波形,以判断信号的稳定和伪迹等。

3.检查前准备　瞳孔可以扩大或保持自然瞳孔,扩瞳状态使用不同亮度。电极置于每只眼内外眦部的皮肤,不使用过大的电极,以避免其影响和皮肤的接触。接地电极置于前额正中或其他不带电的位置。向受检者讲明检查过程,嘱咐其跟随两个固视点光的交替变换往返扫视。变换频率在 0.2～0.5Hz 之间(每 1～2.5 秒变换一次),少数不能坚持的受检者扫视可放慢到每分钟一次,每分钟测定一次电位的谷和峰。

4.检查步骤

(1)预适应:受检者开始暗阶段检测前,先在自然的室内光线下适应至少 15 分钟,预适应光保持在 35～70cd/m² 。检查前 30 分钟应避免日光、检眼镜或荧光血管造影灯光的照射。

(2)暗适应阶段:暗谷:测量暗谷电位时,关闭室灯,在暗中记录 15 分钟 EOG 值。最小的电位值为暗谷,常发生在 11 分钟和 12 分钟之间,也可稍前或稍后些。暗基线:建立暗基线要求暗适应至少 40 分钟,在进入明适应前 5 分钟开始测量 EOG 值。

(3)明适应阶段:打开刺激光并记录 EOG,直到出现光峰、信号振幅开始下降。如果光峰不出现,记录应持续 20 分钟,以免丢失延迟出现的光峰。背景光照明依瞳孔状态不同而异:散瞳时,刺激光强固定在 50～100cd/m² 范围内;自然瞳孔时,刺激光强固定在 400～600cd/m² 范围内。

5.测量

(1)扫描振幅:测量 EOG 振幅波时,要识别过度注视引起过大的信号伪迹和使用交流电引起衰减的信号伪迹。建议取稳定值。

(2)光峰/暗谷比(Arden 比):测量明适应阶段的最高值(光峰)与暗适应阶段的最低值(暗谷)的比值,对于常发生的无规律变化值,通过对曲线"平滑"处理,确定真正的谷和峰值。

(3)光峰/暗基线比:取暗适应过程中稳定基线的平均值为暗基线值,光峰测定同上。光峰/暗基线比低于 Arden 比。

(4)每个实验室应建立自己设备的正常值范围。

6.临床应用

(1)卵黄样黄斑变性(BEST 病):EOG 异常而 ERG 正常。

(2)药物中毒性视网膜病变:抗疟疾药。

(3)一般情况下 EOG 反应与 ERG 反应一致,EOG 可用于某些不接受 ERG 角膜接触镜电极的儿童。

(4)用于眼球运动检查。

## 三、视诱发电位

视觉诱皮层电位简称视诱发电位(VEP)或视诱发反应,是视网膜受闪光或图形刺激后,在枕叶视皮层产生的电活动。由于 VEP 的振幅很小,通过叠加平均,才能得到所需信号,加以记录。临床通常使用电视屏幕上棋盘变换做刺激。视觉皮层对线条鲜明的轮廓的变换极其敏感,对单纯的闪光刺激不敏感,因而使用棋盘格刺激的结果比较可靠。图形翻转频率低于 2/s 称瞬态 VEP,高于 10/s 的反应基本达到正弦波,称稳态 VEP。视皮层外侧纤维主要来自黄斑区,因此 VEP 也是判断黄斑功能的一种方法。VEP 是一项非特异检查,从视网膜到视皮层任何部位神经纤维病变都可产生异常的 VEP。

1.主要成分

(1)瞬态图形 VEP 主要由 $N_1$、$P_1$、$N_2$、$P_2$ 构成。

(2)瞬态闪光 VEP 包括 5~7 个正相和负相反应。

2.基本技术

(1)电极:用 EEG 盘电极。记录电极放在枕骨粗隆上方 2.5cm 处的 $O_z$ 位,参考电极放在鼻根上 12cm 处的 $F_z$ 位、耳垂或乳突处,地电极放在另一侧耳垂或乳突处。如用双通道或多通道测定,记录电极也可置于 $O_1$ 和 $O_2$ 位(分别在 $O_z$ 位左右各 2.5cm 处)。

(2)刺激方式

1)图形刺激:临床常规使用瞬态翻转图形 VEP。记录系统的带通为 0.2~1.0Hz 至 200~300Hz;分析时间 250 毫秒,也可用 500 毫秒;叠加次数 100~200 次。刺激野>20°,方格为 50′,对比度>70%,平均亮度接近 $30cd/m^2$,翻转间隔时间 0.5 秒。

方格视角计算公式:<1°视角:B=(3450×W)/D,式中 B 为视角,单位:分,W 为格子宽带,单位:mm,D 为格子到角膜的距离,单位:mm°>1°视角:B=(57.3×W)/D。

空间频率计算公式:F=60/1.4W,式中 F 为周/度,W 是图形的宽度,单位:分。

对比度计算公式:C=(Lx+Lm)×100,式中 C 为对比度,Lx 为最大亮度,Lm 为最小亮度。

平均亮度:取刺激屏中心和周边几个位置亮度的平均值。

2)闪光刺激:用氙光或发射二极管作刺激光源,亮度 $5cd/(s \cdot m^2)$,屈光间质浑浊时亮度可达 $50cd/(s \cdot m^2)$。背景光亮度为 $3cd/(s \cdot m^2)$,屈光间质浑浊时亮度可达 $30cd/(s \cdot m^2)$。刺激间隔为 1 秒。闪光刺激用于屈光间质浑浊的患者,常选用 7.5Hz 以上的稳态反应。

3.检查前准备　瞳孔保持自然状态。安放电极部皮肤用酒精祛脂,安放后测量皮肤电极电阻,要求电阻<10Ω。检查时要矫正屈光状态。嘱咐受检查者全身肌肉放松,精神集中。

4.测量

(1)潜伏期:从刺激开始到反应波峰的时间。临床研究的主要参数是 $P_1$ 波潜伏期,由于正常情况 $P_1$ 波潜伏期接近 100 毫秒,固称 $P_{100}$ 波。

(2)振幅:即峰谷电位高度,临床主要测定 $P_{100}$ 波振幅。

5.临床应用

(1)协助判断视神经、视路疾患。常表现为 $P_{100}$ 波潜伏期延长、振幅下降。在继发于脱髓鞘疾患的视神经炎时,$P_{100}$ 波振幅常常正常而潜伏期延长。使用半视野刺激,可证实同侧偏盲。

(2)鉴别诈盲:主观视力下降而 VEP 正常,提示了非器质性损害。

(3)监测弱视治疗疗效。

（4）在合并皮质盲的神经系统病变的婴幼儿,如果 VEP 正常提示较好的视力预后。

（5）判断婴儿和无语言儿童的视力。

（6）对屈光间质浑浊患者预测手术后视功能。

（7）在视交叉部的神经外科手术中使用 VEP 监测,VEP 振幅下降提示视路系统受到手术干扰。

（8）通过多通道左右部位记录到不对称 VEP,可判断白化病视通道神经纤维的异常投射。

应注意由仪器测试条件未执行标准化、未矫正屈光不正和患者不合作等问题产生的错误结果。VEP 与视力的关联性较差,不能作为唯一的诊断工具,它是临床眼科和神经科检查中的一项辅助诊断。

## 四、多焦点视网膜电图

Sutter 和 Tran,在 1992 年发明了一种多焦 ERG（mERG）系统,可以同时刺激视网膜的多个部位并且通过应用多点输入系统分析技术独立采集每一处的反应情况。mERG 同时记录大量小的视网膜区域的反应,可以在短时间内发现细微的视网膜异常。多焦输入刺激技术使我们能够同时获得多区域视网膜电图,这些局部的 ERG 反应可以重新组成视网膜功能地形图。

1.主要成分　将 mERG 的局部反应进行平均,结果与全视野 ERG 惊人地相似。闪光 ERG 反应的 70% 主要起源的外层视网膜。尽管 mERG 的波形并不严格地与全视野 ERG 相对应,但主要的阳性和阴性反应相当于 ERG 的 A、B 波。

一阶反应,是一种平均亮度反应,振幅密度（每单位视网膜面积的振幅）在中央凹处有一突出的峰,该处光感受器的密度最高,振幅最低处位于传统视野检查的生理盲点。因为在盲点处的六边形的刺激单元比生理盲点大,所以生理盲点处可以看到很小的反应。mERG 的结果显示出周边视网膜的反应明显比中央视网膜的反应降低。

一阶反应为 ERG 的主要成分,只有在散瞳和用高照度进行检测时才能分析以二阶为主的反应。一阶反应主要起源于外层视网膜,与传统脉冲反应相对应。mERG 的二阶反应也含有外层视网膜的成分,但主要起源于内层视网膜和视神经,有报道视盘附近神经纤维的反应可以从二阶反应中分离。二阶反应是对视系统的时间非线性测定,它代表连续闪光以 15 毫秒、30 毫秒、45 毫秒……出现时观察到的非线性情况。人类视觉系统显示出时间的高度非线性特点,mERG 的非线性技术分析随意变化的输入刺激对输出反应的影响。

图形 ERG（PERG）和 VEP 起源于内层视网膜,因此多焦图形 ERG（mPERG）、比闪光 ERG（FERG）更能反应局部神经节细胞的损伤。

2.基本技术　用来记录 mERG 的刺激器由展示在 CRT 彩色屏幕上的一组六边形组成,所选择的六边形数目越多,单个六边形的面积越小,信号定位越准确,越能发现微小的病变。这些六边形呈离心分布,使所有地方引出的信号振幅大致相同。六边形的面积随着离心距离而增加,因此可以记录周边小的反应,与接受刺激的视网膜锥细胞密度或视觉诱发电位（VEP）记录的皮质放大作用（M-scale）相对应。每个六边形以双 m 序列的假随机顺序控制刺激图形的黑白翻转。通过计算机化的 m 序列和反应周期之间的交叉相关技术处理,得到局部反应情况。视网膜反应的密度（每单位视网膜的振幅）以视野的方式来组织起来,就得到视网膜电图地形图。多焦点 ERG 信号的振幅可以像地形一样用三维视觉山来表现,而信号最强处在中心凹。

3.检查前准备　检查前使用托吡卡胺或去氧肾上腺素充分分散大瞳孔,瞳孔应散大到 8mm 直径。

4.测量　现在 mERG 使人们不仅能够对记录进行地形图分析,而且能够检验序列闪光的影响,可以分析神经元的恢复时间。这就增加了一个前所未有的时间检测功能,可以检验反应的非线性时程。

(1)振幅:所选定区域 a、b 波的振幅(nV);a、b 波单位面积的平均振幅($nV/deg^2$)。

(2)所选定区域 a、b 波的潜伏期(ms)。

5.临床应用

(1)视野改变:中心暗点在 ERG 地形图上表现为一中央凹陷的山峰,暗点扩大时 ERG 地形图中央受抑制的区域也扩大。在中央刺激被阻断时,周围的 ERG 振幅增大。然而临床上视网膜色素变性或黄斑变性的患者,观察不到有功能视网膜的反应增加,可能没有视野改变部位的视网膜功能未必完全正常。视野收缩时可以观察到更宽的正波,有时出现双峰。旁中心暗点在 3°以内时,mERG 地形图的反应密度没有异常;暗点超过 5°时,可以观察到相应部位反应降低,周围是一个不规则的反应密度轻度增高区。mERG 不能发现视角小于 5°并且位于中心凹旁的暗点,因此观察小暗点必须建立更小的刺激单元。

(2)青光眼:mERG 的二阶反应的非线性反应特点可能起源于视网膜内层,选择性地受到视神经萎缩和早期青光眼的影响;多焦图形 ERG(mPERG)在青光眼患者中会有改变。

(3)糖尿病视网膜病变:mERG 可以发现糖尿病患者早期的视网膜功能的异常,甚至在出现临床病变之前发现异常。病变的早期主要是二阶反应的波形和适应机制出现异常,定位在内层视网膜。在 NPDR 和个别无糖尿病视网膜病变的患者中一阶反应潜伏期延长和振幅降低说明累及了外层视网膜。

(4)视网膜脱离:mERG 可以同时检测脱离和在位的视网膜电生理反应。尽管 mERG 的敏感度和反应密度在术后都有所恢复,但恢复程度比视野要小得多。所有患者术前不仅脱离的视网膜反应密度明显降低,在位视网膜反应也很低。

(5)中心性浆液性脉络膜视网膜病变:mERG 给出了包括后极部的视网膜功能的地形图,可以显示出全视野 ERG 测试中并不明显的局部视网膜病变。MERG 检查发现现侧眼的反应中心部降低了。

(6)分支视网膜动脉阻塞:mERG 在相应的缺血区呈现出反应下降。

(7)特发黄斑孔:mERG 显示出黄斑孔的相应地区振幅降低,但其他地方反应正常,形成了火山样地形图。

(8)旁中心色素性视网膜萎缩:mERG 在 Goldmann 视野的环型暗点处相应的出现了反应的降低。

**【多焦点视觉诱发电位的测定】**

多焦点视觉诱发电位(mVEP)是用多焦点闪光刺激记录的 VEP 反应。mVEP 使用常规银-氯化银皮肤电极,可以进行单极记录,作用电极位于枕部,参考电极位于前额,地电极位于耳垂;也可以进行双极记录,正极、地极和负极在枕部皮肤沿中线分布。视网膜反应信号的采样与显示器的场扫描同步,受试者需固视刺激图形的中心,整个记录过程分成若干段,每段之间让受试者休息。为消除瞬目和眼球运动的影响,可以用伪迹剔除程序剔除或重新记录该段。

VEP 有巨细胞旁路(M 细胞的粗大纤维传导很快)和小细胞旁路(P 细胞具有慢传导的细纤维)两种起源。两种不同的机制都作用于一阶 VEP 反应,一种机制主要是在低照度下起作用,另一种在高照度下起作用。而在中照度时,两种机制的作用部分中和。二阶反应与一阶反应不同,刺激对比度的增加时各种成分的波形保持它们的形状和潜伏期。通过对比证明第一种机制(饱和性)通过 M 细胞旁路起作用,而第二种机制(非饱和性)通过 P 细胞旁路引起的皮质兴奋。

多焦点图形 VEP(mPVEP)以皮质排列的方式刺激中心 20°～25°范围的视网膜,双极电极(在枕骨隆突上下 2cm)与传统的单极电极不同,可以记录上下半侧视野相似大小的反应。

**【多焦点视网膜电图的变异性】**

众所周知,同样刺激强度下同样年龄的受试者之间瞳孔的大小变异很大。Kondo M 等人在 15 个受试者的两个相同部位的视网膜区域进行 mERG 的测定,发现受测试者之间存在变异。生理盲点处振幅较小,在距中心 $10°\sim15°$ 处振幅相对较大。因为鼻侧视野近中央处的反应密度较高,光反应的 ERG 地形图表现出鼻侧和颞侧视网膜具有一定程度的不对称性,中央峰明显向鼻侧加宽。视敏度随着离心度的增加下降得较快,而暗适敏感度和明视闪光敏感度随着离心度的增加而提高。不同部位之间存在着颜色视觉的差别。

电生理的表现与外层视网膜解剖特点相对应。中央 $1°$ 以外锥细胞的密度接近 $r^{-2/3}$(r 为离心距离);受试者之间最大的变异是在中心 $1°$ 以内的范围内;$20°$ 以外鼻侧视网膜锥细胞密度明显高于颞侧。Sutter 和 Tran 指出在光照条件下一阶反应随离心距离增加而下降,与视网膜锥细胞的密度分布大致相同。提示电生理反应的强度主要由感受器的密度决定,锥细胞的大小和感受器的其他组织学特点对信号强度的影响很小。

视网膜各层之间解剖和支持组织的不同一性在视网膜的局部变异中也起作用,视网膜的一定区域对某些疾病高度易患,成为疾病的一种特点。视网膜的功能地形图对临床医师来说非常重要。由于变异性,不能把从一个受试者那里得来的振幅参数用于另一个受试者,也不能把从不同受试者身上得来的参数进行平均用米进行局部反应的低噪音测定。因反应波型中最大的变异是离心距离的不同,临床应确立区别局部视网膜的异常反应与正常变异之间的标准,建立视网膜电生理反应的局部正常值范围。

(李克东)

# 第八节　眼微生物检查法

眼部感染常见的微生物有细菌、病毒、真菌、衣原体和螺旋体等。这些微生物在眼的任何部位都有引起感染的可能,因此进行微生物学检查,在临床上对眼部病变的诊断、治疗和预后都有很大价值,现简介于下。

**1.眼部标本采取法**

(1)刮取法:这是眼科最常用的一种方法。用 Kimura 刮刀在患处轻轻刮取上皮组织,在清洁玻片上制成直径约为 1cm 的涂片,至少制备 2 张涂片,使用 $95\%\sim100\%$ 甲醇固定 $5\sim10$ 分钟,经过染色等步骤后,即可进行显微镜检查,这样不仅可以查见细菌的形态,而且可以根据检查所见,判断所查见的细菌是否就是所查病例的致病菌,这比用白金圈所采到的结膜囊分泌物标本阳性率高而且可靠。这是由于炎症在人眼结膜、角膜上进行至相当阶段后,致病的细菌已侵入结膜组织上皮细胞内,或已被多形核白细胞吞噬,有时从分泌物中已查不到细菌;即或查到细菌,也常为腐物寄生菌,这种寄生在死的细胞或腐物上的细菌与真正的病原菌不一定有关,只有在刮取法涂片标本中,活的上皮细胞内所查到的细菌,才有确实的诊断意义。特别是病毒、衣原体等感染所致的疾病,要查包涵体时,必须用刮取法涂片,方能检查出来。在使用刮刀采取结膜、角膜标本时,要先滴 $1\sim2$ 滴表面麻醉剂如 $0.5\%$ 丙美卡因溶液等。分泌物多时,先用棉棒把分泌物粘去或用灭菌生理盐水轻轻冲洗,把分泌物去净,再刮取标本。

在采取结膜标本时,先翻转上眼睑,露出睑结膜,左手固定眼睑,右手持刮刀,使刮刀与表面组织相垂直,刮时要轻,注意在同一区域不要重复刮取。为了解结膜各部位感染情况如何,也可按解剖部位采取标本进行检查,一般以发病高峰期阳性率较高。

在采取角膜标本时,也要先滴表面麻醉剂,再用手指把眼睑分开,轻压眼球,使其固定,或用开睑器把睑裂开大,用固定镊子把眼球固定,然后进行刮取,刮取时应刮取溃疡的进行缘,不要用力刮取底部,同时还应注意不要伤及正常角膜组织,刮完后要立即滴以抗生素等药物,进行适当治疗,以防感染扩大。

对于睑缘等皮肤组织损害,也可使用刮取法进行检查,以明确是否是细菌感染,如疑为真菌感染、硬性下疳、炭疽、传染性软疣等也可用刮取法采取标本。

(2)涂抹法:在结膜、角膜炎症时采取分泌物进行直接涂片检查,虽不一定能得到真正的病原菌,但如采取脓性分泌物标本,或自培养基上采取菌落做标本时,则常用此法。

自结膜用此法采取标本时,最好先用被灭菌盐水浸湿的棉棒,把浮游的分泌物去掉,再用灭菌白金圈采取组织表面的分泌物、涂于洁净的破片上,固定及染色后,即可进行光学显微镜检查。在采涂抹标本时,最好同时进行培养及药物敏感试验,这样对病原菌的鉴定及临床药物的选择都有帮助。必要时还要取静脉血作血清学检查等。

自泪道采取标本时,要以泪小点口的新鲜脓汁做标本。方法为首先用手指压挤泪囊部,使脓汁向结膜反流,以便于采取新鲜脓汁作检查,如泪小管有凝集物时,应将小泪点充分扩张,沿结膜面压挤,使乳状凝集物排出,进行涂片检查,有时可检出革兰阳性链丝菌。在采取稠的脓汁或自培养基上采取菌落作涂片时,先要在洁净的玻片上滴上一滴生理盐水再把被检查的物质放入,应注意涂片不可过厚而影响检查。

(3)培养标本采取法:衣原体培养使用海藻酸钙拭子取标本;病毒培养使用非木质轴的涤纶或棉拭子取标本。下面以发病的解剖部位采集细菌培养标本为例,简述如下:

1)结膜(细菌性结膜炎)和睑缘(如果怀疑为链球菌性睑结膜炎):进行局部治疗前,使用无菌预湿的棉拭子或是海藻酸钙拭子在结膜表面或是睑缘转动拭子采取标本,使用单独的拭子分别采取左右眼结膜或是睑缘,选择合适的培养基,即时进行床旁接种。接种方法:例如接种琼脂平板,则右眼结膜所取标本接种半块平板,进行水平划线,标记右;左眼结膜标本接种另外半块平板,进行垂直划线,标记左。如果采集睑缘标本,使用同法也接种一块琼脂平板,做好标记。结膜经常被来自环境和眼附属器官的各种细菌所污染,因此在进行其他侵入技术采取标本时,结膜标本可以作为培养对照。

2)细菌性角膜炎:先滴 1~2 滴丙美卡因,如上述先结膜标本,然后使用无菌 Kimura 刮刀从溃疡推进的边缘,通过刮取溃疡和化脓的多个位点,采集角膜刮取标本。每次刮取的部位较短,刮刀要黏着刮取部位,刮取时方向一致。保持眼皮张开,注意不可接触到睫毛。每个角膜采集 3~5 个刮取物,立即接种至合适的培养基。

3)细菌性眼内炎:使用针吸技术采集眼内液体,如房水和玻璃体。房水采集:在无菌条件下,用结核菌素注射器的细针头,自角膜缘部进行穿刺,注意勿伤及虹膜及晶状体。因眼压关系,房水可自然进入针管,大约可取得标本 0.25ml,轻轻拨出针头,结膜囊内滴入抗生素。玻璃体采集:结膜囊滴表面麻醉剂后,准备穿刺,进针部位一般在角膜缘外 6mm,即睫状体平部为宜。在采集眼内液体标本的同时需采集结膜标本进行培养,以确定正常菌群的临床意义。如果采集的液体标本较少,可滴 1~2 滴液体至合适的培养基上进行床旁接种。如果进行厌氧培养,使用厌氧运输管或是使用 Luer-Lok 替代针头后重新带帽的注射器运送标本。

4)眼睑板前蜂窝织炎:使用酒精和碘酊或碘伏进行皮肤消毒,对于非开放性创口,医师使用 11 号 Baird-Parker 刀片在睑缘的上部或是下部做一刺切口;对于开放性创口,使用注射器和针头收集化脓成分。同时采取厌氧运输管收集部分标本,各种标本接种至合适的培养基。

5)眶蜂窝组织炎:取材方法同眼睑板前蜂窝组织炎,另外标本需做真菌培养。患者还需做血培养。

6)泪腺炎:如结膜炎的标本采集,使用拭子采集脓性分泌物。不要使用针吸取泪腺。

7)泪囊炎:采集结膜标本培养;压迫泪囊,收集分泌液进行培养,或是使用注射器和针头吸取标本。使用运输瓶送至实验室。

8)泪小管炎:压迫眼睑内侧使脓液流出,然后的采集程序同结膜炎。另外需要进行真菌和厌氧菌培养。

2.眼科常用的微生物学检查法

(1)直接检查法:这是最常用的检查方法之一,就是把从眼部患处采取的标本,经过一般程序如固定、染色等之后,立即进行光学显微镜检查的方法。染色法一般使用常用的亚甲蓝染色法、革兰染色法或其他由病情的诊断认为是必要的染色法,如疑为结核分枝杆菌的感染则用 Ziel-Neelsen 染色法等。这是细菌检查的一个重要步骤。经过这一检查,常可得到一般性认识和诊断,对治疗提供线索,尤其是对眼科一些不易培养的细菌,如淋病奈瑟菌等,有时要完全依赖这一检查方法来决定细菌的种类和致病力。如疑为真菌感染,则要制成湿片,直接进行光学显微镜检查;如疑为出血性黄疸钩端螺旋体或梅毒螺旋体感染,则要应用暗视野映光法检查;检查沙眼衣原体等上皮细胞内包涵体时则要应用 Giemsa 染色法等特殊染色法,染色后检查。光学显微镜查不到病原体时,如疑为病毒感染,则需按照电子显微镜标本制作法,制成标本再直接观察。

(2)细菌培养法:眼标本不同于其他类型的临床标本,临床医师需进行床旁接种标本,而不是送至实验室进行接种,这一点至关重要。直接涂片法发现的微生物如出现在初次分离培养时,应注重考虑其临床意义,并继续进行后续的鉴定分析。在重要的眼标本(如房水和玻璃体)中分离出的所有微生物均须进行鉴定和药物敏感试验。细菌培养对于眼部感染的病原学诊断极为重要。在眼科应用这种方法,意义有三:

1)用于鉴别形态相同而致病力完全不同的细菌。如白喉棒状杆菌与干燥棒状杆菌,在形态上几乎相同。仅凭直接检查法不易分辨,如果通过培养法检查,观察生长情况和对糖类的发酵等,就可清楚鉴别。又如淋病奈瑟菌、卡他莫拉菌和脑膜炎奈瑟菌,三者都是革兰阴性球菌,仅从形态上也不易鉴别,但如进行培养,由于培养特性和生化反应不同,鉴别就比较容易。在此还应强调,除上述反应不同外,还应密切联系临床症状。例如淋菌性脓漏眼,涂片上见到上皮细胞内有密集双球菌,临床又有严重脓漏眼,不用培养就可确定。

2)可以发现结膜囊内存有少量致病菌:例如施行球内手术,特别是白内障摘除术、人工晶状体植入术等,行术前结膜囊细菌培养很有价值。有时结膜囊外观虽近正常,直接刮片检查,也因细菌量小找不到细菌,但培养阳性,特别是发现了致病菌,这对临床治疗和防止感染有很大作用。故临床上对白内障摘除术等内眼手术,常把结膜囊细菌培养列为常规。

3)药物敏感试验:对临床选择治疗药物有指导意义。

(3)血清学检测:取患者静脉血血清作凝集、沉淀、抗链球菌溶血素 O、酶联免疫吸附、免疫荧光及电化学发光试验等。血清学检测简便、快捷,但由于是检测抗体,所以窗口期较长,另外需根据临床表现等确定感染发生的部位。

(4)分子生物学诊断:为先进的新兴技术,近年获得长足的发展和越来越多的实际应用,主要包括分子杂交、聚合酶链反应(PCR)及基因芯片技术等。眼科微生物学检测方面,临床应用较多的主要为实时 PCR 技术,该技术可以对病原体的核酸进行定性或定量检测,从而为疾病的诊断和疗效观察提供依据。实时 PCR 技术具备简便、快速,可以对体外难以培养的病原体直接进行检测等优点,但实时 PCR 技术的运用需要专业的实验室和操作技术人员,检测费用较为昂贵。另外,阳性结果只表明所取标本含有待检病原体的核酸,不能说明是否具有活的病原体,以及还需根所临床表现及建立各种检测对照来排除假阳性和假阴性的干扰。目前应用于临床的检测主要有:人巨细胞病毒 DNA 的检测、单纯疱疹病毒 DNA 的检测、EB 病毒 DNA 的检测及人腺病毒 DNA 的检测等。

(5)动物接种及组织细胞培养法:疑为某种细菌在眼部发生感染,而应用一般检查法又查不出细菌时,可以进行动物接种试验。例如疑为结核分枝杆菌感染,在一般检查法阴性后,就可用此组织的悬液,注射在豚鼠腹腔内进行观察。这种方法也很可靠,如确有细菌,被注射的动物就将在 3～4 个月内因全身性结核病而死亡,也可在接种后 30 天进行病理检查,可直接检查脾脏和淋巴结,以便发现结核分枝杆菌。

病毒的分离、培养与鉴定:常需按病毒类别把标本接种于所需的敏感动物、组织细胞、鸡胚进行培养等。

动物接种和病毒的组织细胞培养,对于实验室生物安全防护等级要求较高,除了专门的研究机构外,一般的临床实验室没有条件,很少开展此类检查。

3.眼部常见的微生物

(1)细菌:人眼结膜囊暴露在空气中,且与皮肤相连,故细菌极易侵入。正常结膜囊细菌培养阳性率高达 63%～91%,其中多数是非致病菌如表皮葡萄球菌等,少数也有金黄色葡萄球菌、肺炎链球菌等。应注意有些情况下引起疾病的条件致病菌。

1)球菌:是细菌一大类,可分为革兰阳性和革兰阴性。

①葡萄球菌:革兰染色阳性,广泛存在于自然界,在人的皮肤及与外界相通的腔道中如鼻咽、睑缘、结膜囊内存在。一般不致病,部分引起化脓性炎症。属内分为金黄色葡萄球菌、表皮葡萄球菌和腐生葡萄球菌等。其中金黄色葡萄球菌致病力强,凝固酶阳性;表皮葡萄球菌菌落白色或无色,是医院感染的重要病原菌;腐生葡萄球菌是女性尿路感染的重要病原菌。目前由于耐甲氧西林金黄色葡萄球菌的增多,金黄色葡萄球菌已成为眼及周围组织细菌性感染最常见的细菌之一,可致睑缘炎、睑腺炎、睑板腺炎、结膜炎、卡他性角膜炎、角膜溃疡、眶蜂窝组织炎、急性泪囊炎、眼内炎、全眼球炎等多种眼病。表皮葡萄球菌的条件致病性日益引起重视,成为人工晶状体植入术后慢性眼内炎、眼外伤、眼内异物或其他内眼手术后感染的主要致病菌,角膜接触镜的戴后感染也常发生。

②链球菌:革兰染色阳性,是化脓性球菌的另一大类,也是一种常见细菌,广泛存于自然界,在水、乳、尘埃及健康人呼吸道、肠道、结膜囊内皆存在。现根据溶血现象,分成三种,即甲型溶血性链球菌又名草绿色溶血链球菌,是条件致病菌,致病力较低,见于青光眼滤过术后眼内炎、转移性眼炎、角膜移植术后感染等。乙型溶血性链球菌,又称溶血性链球菌,致病力强,常致膜性结膜炎、急性泪囊炎、角膜溃疡、睑丹毒、眶蜂窝组织炎、眼睑坏死、全眼球炎等急性感染及变态反应眼病等。丙型链球菌无溶血环、无致病性。

③肺炎链球菌属链球菌属:革兰染色阳性,常寄生在正常鼻咽部,一般不致病,部分致病。直接涂片镜检阳性率常较培养为高。在临床上虽大部分细菌是腐生菌但如遇眼外伤或球内手术后,常变成致病菌引起感染。本菌也是急性结膜炎,急、慢性泪囊炎,泪腺炎,匐行性角膜溃疡,眼内炎,视神经炎,葡萄膜炎,全眼球脓炎,转移性眶脓肿等的病原菌。

④奈瑟菌属:需氧生长,Gram 阴性球菌,如脑膜炎奈瑟菌、淋病奈瑟菌、干燥奈瑟菌和微黄奈瑟菌等。共同特点是成双排列、无芽孢、无鞭毛,除淋病奈瑟菌外,都寄生在人的鼻咽腔中,而淋病奈瑟菌则存在于患者尿路黏膜和结膜上。本属只脑膜炎奈瑟菌、淋病奈瑟菌对人致病力大。

a.脑膜炎奈瑟菌是引起流行性脑脊髓膜炎的病原菌。革兰染色阴性球菌,从形态上与淋病奈瑟菌不易鉴别。在眼部病变时直接查到这种细菌的情况不多,常是在流行性脑脊髓膜炎流行时,见到此菌所致的流行性卡他性结膜炎,有时可发生假膜性结膜炎或角膜溃疡,其中较常见的是儿童流脑患者出现转移性眼炎。有时无脑膜炎,仅表现眼内炎;也有先有结膜炎后有脑膜炎发病者。

b.淋病奈瑟菌仅寄生在人体,为革兰阴性双球菌。形态与脑膜炎奈瑟菌相似,两个球菌坦面相邻,形似双肾。脓汁标本中可见淋病奈瑟菌位于白细胞内,在结膜刮片标本中,则见淋病奈瑟菌位于上皮细胞内,由于细菌在细胞内聚集成团,特别是在上皮细胞内,因此用亚甲蓝单染色,即可辨认,如再结合临床则可确诊。培养较难,要求条件较高,如疑为淋病奈瑟菌,按要求培养可以成功。或采用分子生物学诊断,取结膜分泌物标本,使用实时 PCR 进行淋病奈瑟菌 DNA 检测,阳性结果结合临床表现可以作为确诊依据。

人类淋病传染的途径是接触传染。直接接触传染主要是两性关系,间接接触传染是接触患者用过的衣服、手巾用具等。母体患有淋病性阴道炎或子宫颈炎者,胎儿经产道娩出时,可被感染发生新生儿脓漏眼。成人眼部感染时,可发生严重脓性结膜炎,并发角膜溃疡、穿孔造成失明。在已有淋病性关节炎时,常有转移性结膜炎、葡萄膜炎等。

由于卖淫嫖娼现象仍然严重,这种感染时有发生,眼科医师对此务必注意。

2)杆菌

①棒状杆菌属:是一群革兰染色阳性杆菌,包括白喉棒状杆菌、类白喉棒状杆菌群,后者包括假白喉棒状杆菌、结膜干燥棒状杆菌、溃疡棒状杆菌等。其中白喉棒状杆菌或名 Klebs-Loeffier 杆菌,形细长微弯,一端或两端膨大呈棒状,排列不规则,可染出异染颗粒是其特征。白喉棒状杆菌致病物质主要是白喉外毒素,毒性强烈,使局部黏膜组织发炎、坏死形成假膜,外毒素进入血流造成全身中毒症状,侵及心肌及周围神经。

眼部改变主要是白喉性结膜炎(膜性结膜炎)、角膜炎、眼外肌麻痹和调节麻痹等。这种膜性结膜炎一般来自鼻黏膜或咽喉白喉,原发者少。近年因易感儿童多已预防注射类毒素,得病者已少。其他如假白喉棒状杆菌,经常在人鼻腔和咽喉部找到,在正常人眼结膜囊内也可发现,不致病。干燥棒状杆菌初由结膜干燥症患者结膜囊内分离成功,均疑为病原菌,其后证明为腐物寄生菌,不致病。假白喉棒状杆菌、结膜干燥棒状杆菌与溃疡棒状杆菌仅凭形态不能分辨,需进一步做生化试验方可鉴定。

②嗜血杆菌属:由于在人工培养时,需用新鲜血液,故名嗜血杆菌。与眼有关者为流感嗜血杆菌,Gram 阴性小杆菌。眼部可致急性卡他性结膜炎,小儿易见,特别是在流感流行季节或继发于百日咳、麻疹。

Koch-Weeks 杆菌又名埃及嗜血杆菌或名结膜炎嗜血杆菌,革兰染色阴性小杆菌,是眼部特有的细菌,在形态和染色上极似流感嗜血杆菌,是急性卡他性结膜炎常见的病原菌之一。有高度传染性,球结膜充血显著,因此称为"红眼",常易侵犯儿童。早期,在结膜刮片上可见活的上皮细胞内有大量细菌生长。在分泌物中也可见到位于细胞内的革兰染色阴性杆菌。

腔隙莫拉菌也是眼科特有的细菌,革兰染色阴性杆菌,常成双排列,两端相连。在眦部眼缘炎时用刮刀采取标本染色,直接显微镜观察,就可见到大量寄生的细菌。有报道称其可致角膜溃疡,治疗用硫酸锌溶液或抗生素。

③分枝杆菌属:是一类细长杆菌,有分枝生长趋势。因染色的特性,故又称抗酸性杆菌。与眼科有关者主要为结核分枝杆菌和麻风分枝杆菌。

结核分枝杆菌是引起人和动物结核病的病原菌。在眼部致病范围很广,不论眼内、外组织均可发生感染。如果感染发生在眼睑皮肤或结膜面上即可发生溃疡,并有可能从局部刮片上找到结核分枝杆菌,溃疡的发生常为含菌的痰或牛乳直接侵袭所致,预后较好。在眼球内发生感染者多系血行感染或变态反应所致。

麻风分枝杆菌是麻风病的病原菌。在眼部发生感染时,由结膜、角膜的上皮细胞刮片中可以检查出细菌,甚至泪液中也可能查出。此外眼球内、外组织均可发生感染。

铜绿假单胞菌为假单胞菌属的代表菌,革兰染色阴性杆菌,在土壤、水、空气中普遍存在,是人、畜肠道、皮肤、黏膜、呼吸道正常菌群之一,一般不致病,但如机体菌群失调,宿主免疫力低下或创伤后,就成为条件致病菌。是医源性交叉感染、混合感染的重要病原菌。由于它对磺胺类药、一般抗生素不敏感,因而这种细菌在污染的表面麻醉药、荧光素、散瞳药、缩瞳药、一般抗生素眼药水、生理盐水、蒸馏水中长期生存,在角膜异物剔出后眼外伤、内眼手术后,滴用了这种已污染的药液,就会引起严重角膜溃疡、眼内炎、全眼球脓炎。也可引起泪囊炎、结膜炎等。随着角膜接触镜的普及,因戴镜引起的细菌性角膜溃疡中 2/3 为铜绿假单胞菌感染,细菌存附在镜片上造成清洗液、镜盒等污染,在角膜发生轻微损伤后,立即引起严重感染。故对此必须警惕,严格消毒,经常更换药液。

其他如大肠埃希菌、粪产碱杆菌,都是条件致病菌,可致创伤感染,以及眼内炎、全眼球脓炎等。炭疽芽孢杆菌和枯草芽孢杆菌,在人眼部引起病变,均因微小伤口造成局部感染或眼创伤后造成眼内炎、全眼球脓炎。肺炎克雷伯菌也可引起眼部严重感染。布氏杆菌是革兰阴性小杆菌,牛、羊、猪等动物易感菌,人与病畜接触发生感染引起波浪热等全身症状。眼部病变多在较晚期,可引起视神经视网膜炎、葡萄膜炎、视神经萎缩、眼肌麻痹等。土拉弗朗西斯菌、普通变形杆菌、产气荚膜梭菌(又名 Welchii 杆菌)、奋森疏螺旋体等均可发生眼部严重感染。破伤风梭菌是 Gram 阳性杆菌,存在于人和动物肠道中,广布泥土内。细菌繁殖产生嗜神经痉挛毒素,毒性极强。眼眶穿通伤、眼睑及眼球深部创伤污染泥土或污染的异物伤可引起感染,要注意预防。

(2)病毒:由病毒所致的传染病日增,其中也包括眼部疾病,如单纯疱疹病毒所致的角膜炎等,因缺乏有效的防治药物,尚需进一步研究。

病毒与其他微生物的鉴别,主要是病毒体积微小,能通过滤器,只含一种类型核酸,即仅含 DNA 或 RNA,只能在活细胞内生长增殖的非细胞形态的微生物等特点。

1)腺病毒:是一群侵犯呼吸道、眼结膜和淋巴组织的病毒。呈球形,含双股 DNA 等。腺病毒在自然界分布广泛,迄今所知至少有 100 个型别。已知人腺病毒有 49 个血清型,其中 3 型可引起咽结膜炎,8 型可引起流行性角结膜炎,37 型和 19 型则是出血性角膜炎的重要病原体。另外 7 型也可引发咽结膜炎症状,11 型可引发与流行性角结膜炎相似症状。病毒的分离培养要在得病后 1 周内进行。血清学诊断可取患者早期或恢复期血清进行酶联免疫吸附试验等检测抗体还可用直接免疫荧光法检测病毒抗原等。另外,可采用 PCR 技术扩增腺病毒的 DNA,再对 PCR 产物进行测序或是限制性片段长度多态性分析等,从而对腺病毒进行分型。

2)风疹病毒:为球形,单股 RNA 病毒。怀孕三个月内的妇女感染后,约 80% 的感染者可通过胎盘传播病毒,感染胎儿,引起胎儿畸形,名先天性风疹综合征,患儿发生的眼部症状是先天性白内障、先天性青光眼、视网膜病变等引起失明。预防的重点是孕龄妇女,可以接种风疹疫苗进行预防。

3)新型肠道病毒:是世界各地流行的急性出血性结膜炎(AHC)的病原体,是一种小的核糖核酸病毒,抗原性同原有肠道病毒不同,被命名为新型肠道病毒。临床特点是潜伏期短,起病急,侵犯双眼。眼睑水肿、眼球肿痛,结膜下出血,少数可发展为角膜点状浸润至角膜浑浊。病程短,预后良好,一般 7～10 天自愈。个别病例可合并神经症状,表现为腰骶部脊神经炎,导致下肢瘫痪。

4)疱疹病毒:DNA 病毒,已知有 70 多种。与人眼有关者为单纯疱疹病毒、人巨细胞病毒、水痘-带状疱疹病毒等。病毒原发感染后潜伏于机体内,潜伏多年长至终身。在受一些刺激因素影响后,可诱其复发致病。近些年来由于激素、免疫抑制剂的应用以及各种原因的免疫功能低下的增加,使单纯疱疹病毒所致的角膜炎及人巨细胞病毒所致的视网膜炎发病率显著升高,已成为感染性致盲的主要原因。单纯疱疹病毒有Ⅰ、Ⅱ两个血清型,Ⅰ型主要侵犯面、口、眼部,占病毒性眼病的 87%～98%,病变多浅表易复发。Ⅱ型多侵及生殖器及腰以下皮肤、黏膜等,占病毒性角膜炎的 2%～13%,多侵及实质,病程长,复发较少。单纯疱疹病毒所致眼病有睑单纯疱疹、急性滤泡结膜炎,树枝状、地图状、实质性、盘状角膜炎,葡萄膜炎及视网膜脉络膜炎等。人巨细胞病毒在自然界广泛存在,正常人群中自然感染普遍。HCMV 为条件致病病毒,大多数感染者无明显症状,但在婴幼儿和免疫功能受抑制的个体感染后可引起严重疾病。HCMV 视网膜炎可发生于任何 HCMV 感染的患者,多呈阴性表现。临床上可伴有轻微的眼内炎症反应,若不治疗可留下瘢痕盲点,导致视网膜萎缩、视神经病变,使视力减退,最终发展为全盲。HCMV 视网膜炎还可有其他眼部表现,如视网膜血管闭塞、视网膜水肿、视网膜脱离、脉络膜视网膜炎等。实验室病原学检查是确诊 HCMV 视网膜炎有用的诊断方法,一般采集患者房水标本,进行病毒分离培养、电镜检查、免疫学检查及分子生物学检查等。水痘-带状疱疹病毒只有一个血清型,在儿童为水痘,成人则为带状疱疹。病毒在外伤、感染、免疫功能低下时活化,沿三叉神经分布区发病。在眼部可致眼睑带状疱疹、结膜炎、巩膜炎、树枝状角膜炎、钱币状角膜炎、盘状角膜炎、虹膜睫状体炎、视神经炎、急性视网膜坏死、眼肌麻痹等。

5)痘病毒:包括天花病毒、痘苗病毒,同属一群结构较复杂的 DNA 病毒。天花病毒致眼睑、结膜、角膜痘疱、盘状角膜炎、虹膜瞳状体炎等。牛痘苗病毒感染常见于种痘小儿或家长误把染有痘苗病毒的手或物品接触眼部组织,或医务人员在执行牛痘接种时,误把痘苗溅入眼部,以致引起痘苗性眼炎。

6)人免疫缺陷病毒(HIV):HIV 是 20 世纪 80 年代世界瞩目的新型病毒性传染病获得性免疫缺陷综合征(AIDS,简称艾滋病)的病原体。HIV 是单股 RNA 反转录病毒,在敏感细胞核内复制,通过细胞浆从细胞膜表面出芽释放。细胞感染病毒后,病毒核酸与宿主细胞核酸结合,细胞分裂时病毒基因伴随细胞存在,机体无法清除病毒,病毒与相应抗体并存。受染者血液、唾液、精液、乳汁、骨髓淋巴结、脑神经组织等均可分离出病毒。AIDS 患者泪液、结膜、角膜上皮细胞、房水、虹膜、玻璃体、视网膜等均可分离出 HIV。眼部表现主要是微血管改变。如视网膜棉绒斑、球结膜视网膜微血管异常,缺血性黄斑病变,多种条件致病菌的眼部感染,包括人巨细胞病毒,水痘-带状疱疹病毒、单纯疱疹病毒等感染;弓形体、真菌、细菌感染;眼部卡波西肉瘤、眼窝淋巴瘤,中枢性及周边部眼神经异常等。

其他如传染性软疣病毒、人乳头瘤病毒、新城鸡瘟病毒、EB 病毒等都可引起眼病变。

(3)真菌:真菌和其他微生物一样,在自然界分布极广。在正常人各部位也都有,正常人眼结膜囊真菌培养,阳性率相当高,有学者对 904 例 1398 只眼正常结膜囊进行真菌培养。真菌培养阳性者 94 只眼,阳性率为 6.72%。因职业不同及年龄不同,阳性率不一。工人阳性率最高为 11.6%,有的工种达 34.0%;新生儿阳性率也达 1.64%。近年来由于抗生素、激素、免疫抑制剂的广泛使用,发生真菌感染的机会增多。真菌可附着于角膜接触镜内增殖,轻微擦伤即发生感染。在临床上最常用的检查方法为采刮取物,放于载玻片上,滴以 5%~10%氢氧化钾少许,覆以盖玻片,在弱火上微加温,显微镜直接检查,常可得阳性结果。另外标本送培养,可以鉴别菌种,还可进行荧光显微镜检查等。

眼部常见致病真菌:

1)曲霉菌:是生长迅速的丝状菌,种类很多,其中烟曲菌在眼科致病力最强,此外还有黄曲菌、黑曲菌等。常致角膜溃疡、眼外伤或术后眼内炎、全眼球脓炎、眶蜂窝组织炎、播散性葡萄膜炎等。

2)白念珠菌:Gram 阳性,深染、卵圆或球形菌。为条件致病菌。正常人口腔、呼吸道、肠道、阴道都有存在,当机体免疫功能降低或菌群失调,即可发生念珠菌病。白念珠菌是人眼角膜真菌病的常见病原菌,也可致眼睑、结膜的念珠菌病、术后或内因性眼内炎、视网膜脉络膜炎等。

3)镰刀菌:在角膜真菌病的病原菌中日趋增多,其特点为破坏力较大,早日发生角膜穿孔、眼内炎等。

4)青霉菌:拟青霉菌是经常见到的实验室污染菌。致角膜溃疡、穿通伤后眼内炎、人工晶状体植入术后眼内炎等。

其他多种真菌可致眼部感染,甚至全身性感染,造成死亡。在眼科较常见的有申克孢子丝菌、纤毛菌、链丝菌、新型隐球菌、放线菌、奴卡菌、皮炎芽生菌、荚膜组织胞浆菌、粗球孢子菌、丛生毛霉菌、头孢子菌属等。

（4）衣原体：衣原体包括一类形态相似，能通过滤菌器，在细胞内寄生，在宿主细胞内发育繁殖，有独特的生活周期的微生物。引起人类感染的有沙眼衣原体、肺炎衣原体及鹦鹉热衣原体，其中以沙眼衣原体感染最多见，鹦鹉热衣原体主要感染禽类。

衣原体的形态、染色性在不同的发育阶段，形态不同。原体是成熟的感染颗粒，圆形，直径约 300nm。结膜刮片 Giemsa 染色光学显微镜下，呈红色沙粒状，电镜下原体中央有致密类核结构，DNA 与 RNA 含量相近。原体在细胞外较稳定，有高度传染性。原体在黏膜上皮细胞表面，被细胞吞饮进入细胞内。在细胞浆包涵体泡内，原体增大、演化成始体。始体颗粒增大，呈圆形，光镜下约为原体的 3～4 倍，大小不一，形状各异，染色呈蓝色或紫色。电镜下无类核结构。始体无传染性，以二分裂方式繁殖。直至增大到原体填满细胞，这时如细胞膜破裂，则具感染性的原体一涌而出，形成游离的原体，再侵袭其他健康细胞，造成重复感染。衣原体完成一次生活周期，为 24～48 小时。

沙眼衣原体是我国 1956 年首次用鸡胚卵黄囊分离培养成功并确定为人类沙眼的病原体。沙眼衣原体不仅侵及眼部组织，也可致男性非特异性尿道炎，女性子宫颈炎、输卵管炎、深部盆腔炎等。眼部病变主要发生于小儿，可引起急性化脓性结膜炎，亦称包涵体性脓漏眼。多发生于产后 5～12 天，不侵犯角膜炎，可自愈。成人感染可由两性接触，经手而致眼，亦可来自污染的游泳池水。新生儿脓漏眼是胎儿娩出时，在产道受到感染。

（5）螺旋体：螺旋体是一群细长、柔软、弯曲呈螺旋状、运动活泼的单细胞微生物，在生物学上介于细菌与原虫之间。

1）梅毒螺旋体：是对人眼致病的最重要的一种密螺旋体。梅毒是性病，在许多国家流行，在我国因对外交往增多，也有发病，应当注意。

①病原学检查方法：对 Ⅰ、Ⅱ期梅毒患者，从眼睑、结膜下疳，黏膜梅毒疹的病灶渗出物或局部淋巴结抽出液作涂片，直接显微镜暗视野检查，如发现密螺旋体可助诊断。

②血清学诊断方法：分为非梅毒螺旋体抗原血清学试验（非特异性梅毒抗体）及梅毒螺旋体抗原血清学试验（特异性梅毒抗体）两类方法。第一类方法包括：快速血浆反应素环状卡片试验（RPR）、甲苯胺红不加热血清试验（TRUST）及性病研究实验室试验（VDRL）等。第二类方法包括：梅毒螺旋体颗粒凝集试验（TPPA）、梅毒酶联免疫吸附试验（TELISA）、梅毒免疫层析法-梅毒快速检测（RT）、荧光螺旋体抗体吸收试验（FTA-ABS）、化学发光免疫分析法（CLIA）及梅毒螺旋体蛋白印迹试验（WB）等。临床可采用非梅毒螺旋体抗原血清学实验作为筛查试验，阳性结果再采用梅毒螺旋体抗原血清学实验作为确诊试验。

梅毒螺旋体经黏膜侵入人体，经血行扩散全身，可引起眼部组织的多种病变，可经胎盘感染胎儿，引起先天性梅毒。在眼睑、结膜可因直接感染引起硬性下疳，此外二、三期病变均可发生。角膜实质炎、葡萄膜炎、视网膜脉络膜炎、视神经炎、视神经萎缩、眼肌麻痹等均可发生。

2）钩端螺旋体：广泛存于水中，可分为致病性及非致病性两类。致病性者可引起人、畜钩端螺旋体病，在我国偶有流行。钩端螺旋体长 6～20μm、宽 0.1～0.2μm，螺旋细密规则，一端或两端弯曲成钩状。菌体也常弯曲呈 C、S 等形状。可培养成功。多在水灾、水稻成熟等季节流行。已感染的疫畜，排尿于水源、稻田、沟渠、矿井引起流行。由微小伤口、眼结膜、鼻黏膜等侵入人体。眼病变多在急性期后，结膜炎、结膜下出血、葡萄膜炎。少数有角膜炎、视网膜脉络膜炎、球后视神经炎、视盘炎、眼肌麻痹等。

3）回归热螺旋体：流行性回归热是周期性反复发作的急性传染病。节肢动物如虱为传播媒介。病原体是疏螺旋体。在患者发热期取血作暗视野检查或涂片 Giemsa 染色即可查到。可发生结膜炎、角膜炎、葡萄膜炎、视网膜出血、玻璃体混浊、视盘炎等。

另外，雅司病螺旋体是引起雅司病的密螺旋体，在眼部主要侵犯眉毛、眼睑等，由于颅骨增大可遮蔽视线。奋森螺旋体常与梭形杆菌在一起,协同致病。两者在正常情况下寄生于口腔,当机体免疫力低下时,引起咽喉炎、肺脓肿。在眼部可引起急件化脓性结膜炎等。

(李克东)

# 第九节　影像学在眼科的应用

## 一、计算机断层摄影术(CT)

CT 是利用 X 线和计算机辅助成像来获得多平面的影像检查。可获得的图像层面包括轴位、直接扫描的冠状面、重建的冠状面、重建的旁矢状面影像,并且轴位和冠状位均可以用骨窗和软组织窗观察。眼眶扫描多采用 3mm 或更薄的层厚,应用不透放射线的对比剂可以进一步评价血管组织和正常血管内皮屏障破坏的区域(如在炎症时)。CT 对比剂是含碘的物质。

### (一)CT 在眼科中的应用价值

1.CT 是检查骨骼病变的理想方法,如骨折(眼眶壁或视神经管)、钙化或软组织肿块累及骨骼。

2.定位眼眶内或眼球内金属异物。玻璃、木质、塑料是射线可透射的物质,在 CT 下较难区分。

3.软组织窗可以分辨某些病理特征,包括眼眶蜂窝织炎或脓肿,非特异性炎症和肿瘤。并可帮助诊断临床不确定的后巩膜破裂,但 B 超检查较 CT 敏感性更高。

4.可以清晰显示鼻窦的解剖结构和病变。

5.头颅 CT 可以定位急性或亚急性脑内、蛛网膜下腔、硬膜下、硬膜外血肿。

6.任何意识丧失的情况均需脑 CT 检查。脑 CT 不等同于眼眶 CT,反之亦然。

### (二)眼眶 CT 检查指南

1.如怀疑眼眶或眼球占位病变,眼眶 CT 检查是必要的,注意该检查应包括副鼻窦和海绵窦。

2.尽量包括轴位和冠状位眼眶 CT 检查。

3.当评价外伤性视神经病变时,要求用 1mm 层厚观察视神经管,以除外视神经管骨折损伤视神经。

4.当眼球或眼眶异物定位时,需用 1mm 层厚。

5.可疑眼眶感染或炎症时,应使用增强扫描。增强扫描可鉴别眼眶蜂窝织炎和脓肿,但不能完全区分眼眶炎症或有无眶隔后受累。增强扫描的相对禁忌证包括肾功能衰竭、糖尿病、充血性心功能衰竭、骨髓瘤、镰状细胞贫血、严重过敏体质和哮喘等。

注意:CT 增强扫描检查的患者既往有过敏史者,放射科医师也许会推荐预先应用糖皮质激素,请遵从放射科推荐的方案。

6.CT 血管造影检查(CTA)可用于诊断颅内血管病变,包括动脉瘤。所有多层螺旋 CT 均可完成 CTA 检查,且一般认为比 MRA 敏感性高,但需要静脉注射含碘造影剂。

## 二、磁共振成像

磁共振成像(MRI)原理是用强大的磁场激发水分子中的质子,使用特殊的线圈可见检测质子重新回到平衡态时所释放的能量,然后重建为影像。可获得多层面的影像而不会降低分辨率。增强扫描使用钆剂,是一种不含碘的顺磁性物质。高流速的区域显示为黑色,"流空效应"可观察动脉结构(如海绵窦内的颈内动脉虹吸管)。

### (一)眼科应用

1.MRI 检查对确定眼眶或中枢神经系统肿瘤的累及范围有重要作用,不同病理信号特点可以帮助明确诊断。

2.对骨骼疾病(如骨折)的诊断作用较差。

3.对诊断颅内、海绵窦、眶尖病变具有优势,这些病变均会影响视觉通路。

4.如果可疑神经源性肿瘤(脑膜瘤、胶质瘤),增强扫描可明确病变范围。

5.对于有临床症状或体征的视神经炎患者,如怀疑有脱髓鞘病变,应做颅脑 MRI 检查,液体衰减翻转恢复序列(FLAIR)图像有诊断价值。

### (二)MRI 检查指南

1.对于大多数眼眶检查,应用头颅线圈,扫描范围应覆盖双侧眼眶至视交叉。

2.眼球、眼眶和外周神经肿瘤应做增强扫描。

3.MRI 禁忌证:安装心脏起搏器患者及一些带有心脏瓣膜、可疑眼球内或眼眶内磁性异物、脊髓刺激器、迷走神经刺激器、镫骨植入物、乳腺或阴茎植入物者为 MRI 检查禁忌证,钛板和新型动脉瘤夹可安全进行 MRI 检查。如果不确定是否安全,请放射科医师查询 MRI 安全目录。任何有不明植入物的患者均不应进行 MRI 扫描。

## 三、磁共振血管造影

磁共振血管造影(MRA)是一项特殊的 MRI 技术,保留流动的血液信号而抑制静止组织的信号。

### (一)眼科应用

1.可疑颈动脉狭窄、阻塞或夹层动脉瘤。

2.可疑颅内和眼眶动脉瘤(如第Ⅲ脑神经麻痹所致瞳孔异常)、动静脉畸形、动静脉异常交通。

3.可疑眼眶或颅内血管病变,MRA 最擅长显示高速血流和大血管病变,如果病变血流速度低(如静脉曲张)则显示欠佳,显示海绵窦漏时 MRA 也受一定限制,彩色多普勒超声检查和传统的血管造影较之更为敏感。

### (二)MRA 检查指南

脑血管造影是诊断血管性疾病的金标准,但其并发症甚至可致患者死亡。目前 MRA 可对直径 2mm 以上的动脉瘤进行诊断。然而,要获得较高的敏感性依赖于以下因素:设备硬件、软件以及神经放射科医师的经验。尽管有这些局限性,MRA 依然是安全性和敏感性较高的检查方法,尤其是与 MRI 软组织成像联合应用时。而 CTA 在很多情况下可部分替代血管造影。

## 四、磁共振静脉造影

磁共振静脉造影(MRV)可帮助诊断静脉血栓症,对于双侧视盘水肿的患者 MRI 和 MRV 检查是必需的。

## 五、眼部超声检查

### 【A 超】

利用超声波(8～12MHz)产生的线性距离形成反射曲线评价眼及眼眶组织。基于反射曲线 A 超可用于测量和特征表示组织的形态结构。不是所有的 A 超仪器都是标准化的。

（一）眼科应用

1.常用于测量眼球轴长,这在计算白内障手术中使用的 IOL 度数时有意义。眼轴长测量还可用于某些眼病如真性小眼球、先天性青光眼等的明确诊断。

2.A 超检查还可用于明确眼球或眼眶内肿块的回声特征。

3.特殊 A 超检查(超声角膜测厚仪)还可用于测量角膜厚度。

（二）预约指南

1.用于测量 10L 度数时,需测量双眼,多数双眼轴长的差异应在 0.2mm 以内。

2.为使角膜曲率测量准确,应在 A 超扫描前或扫描后 30 分钟进行。

### 【B 超】

可获得从虹膜到眼球后节实时的二维图像。接触或水浴技术均可应用于 B 超检查,但接触方法有时不能很好地检查前房结构。

（一）眼科应用

1.在有屈光间质混浊时,检查眼球后节的解剖结构情况。

2.当屈光间质混浊影响直视检查时,B 超可用于后巩膜破裂伤的诊断。

3.明确眼球内异物,金属或玻璃异物(球形物体有特殊的回声影),木质或植物异物可有变异的回声影像,B 超检查也能为异物在眼球内的准确定位提供有益的帮助,如异物是否紧靠巩膜壁。

4.评价眼内肿瘤或肿物的性质,在视网膜脱离、脉络膜脱离(浆液性或出血性),以及视盘异常,如视盘玻璃膜疣或眼组织缺损的诊断中有意义。

（二）预约指南

1.用于明确外伤是否有巩膜破裂时,接触眼睑的探头沉浸在无菌的甲基纤维素中,未在眼球上施加任何压力。设置超过眼睑的超声衰减,眼球破裂是 B 超检查的相对禁忌证。

2.巩膜完整可进行 B 超检查,B 超的动态变化可帮助鉴别眼内的病理情况,如鉴别视网膜脱离与玻璃体后脱离。

3.明显的眼内钙化(如眼球痨时)影像图像质量。

4.硅油导致玻璃体的扫描图像变形,因此有硅油眼应在直立状态下检查。

### 【超声生物显微镜(UBM)】

用高频(50MHz)B 型超声检查眼球前 1/5 的横断面结构,其分辨率较高,需用水浴接触镜。

（一）眼科应用

1.可明确角巩膜缘病变,前房角情况,睫状体及虹膜的病理改变(如睫状体病变和囊肿,高褶虹膜)和小的前节异物。

2.不能解释的单侧房角变窄或关闭。

3.可疑睫状体分离。

（二）预约指南

眼球破裂是检查的禁忌证。

**【眼眶超声或多普勒检查】**

用 B 型超声模式加多普勒技术可检查眼球血管的血流动力学变化。

（一）眼科应用

1.眼上静脉的病变：海绵窦漏，眼上静脉血栓。

2.眼眶静脉曲张。

3.动静脉畸形。

4.血管疾病包括视网膜中央动脉阻塞、视网膜中央静脉阻塞、眼缺血综合征和巨细胞动脉炎。

# 六、核医学检查

核医学是利用放射性核素诊断和治疗疾病的学科。核医学诊断技术包括脏器显像、功能测定和体外放射免疫分析。在进行脏器显像和功能测定时，根据检查目的，给患者口服或静脉注射某种放射性示踪剂，使之进入人体后参与体内特定器官组织的循环和代谢，并不断地放出射线。在体外用专用探测仪器追踪探查，以数字、曲线、图像等形式显示患者体内脏器的形态和功能。

正电子发射断层显像术（PET）是利用加速器产生的超短半衰期同位素作为示踪剂注入人体，参与体内的生理生化代谢过程。利用其发射的正电子与体内的负电子结合，释放出一对 γ 光子，体外探测后经计算机对原始数据重建处理，得到高分辨率、高清晰度的活体断层图像，可显示人脑、心及其他器官、肿瘤组织的生理和病理状况及代谢情况。联合（CT 扫描可细致分析解剖变化。

**【眼科应用】**

1.闪烁扫描法（如与锝-99 联合）　用于评价泪道系统的功能，在泪道冲洗检查结果不确定的情况下可结合此项检查。

2.镓扫描　用于检测与眼部疾病相关的眼外结节病、类肉瘤病和干燥综合征等全身疾病。

3.锝-99 标记红细胞检查　偶尔用于鉴别眼眶海绵状血管瘤或血管周细胞瘤。

4.PET　PET 在眼科疾病的诊断作用仍存在争论。PET 技术在眼科领域应用的缺陷在于：与眼眶相邻的脑组织，较高的代谢活动可遮挡眼眶的异常结构。眼眶 PET 扫描的分辨率已达到病理切片的大小（最新 PET 扫描分辨率已达到 7mm）。眼眶淋巴瘤的 PET 信号密度降低，其组织代谢活动相对不活跃。PET 在诊断和监测全身病理改变（包括淋巴瘤和转移癌）时有意义。PET 在评价眼眶疾病的治疗方面也有一定的帮助。

# 七、X 线检查

X 线检查是对放射线无法穿透的组织通过曝光获得图像的一种检查。

**【眼科应用】**

可用于明确或除外眼眶或眼球内异物的检查。CT 因为具有更高的对比敏感度，其用于检查眼球内异物的敏感性超过 X 线检查。X 线平片检查可用于在 MRI 检查之前，筛查可疑的金属异物。X 线平片还可应用于眼眶骨折的诊断。

泪囊造影术是从泪小点注射造影剂（如碘化油），联合 X 线平片或 CT 检查记录泪道的引流情况。应用于：

1.可疑鼻泪管阻塞。

2.当泪道阻塞部位不明确时,可用于确定泪道系统的解剖变化情况。

3.可协助确定泪囊的泵功能。

## 八、脑动脉造影检查

检查时需动脉注射造影剂,获取一系列需评价区域的血管分布及结构的图像。不像 MRA 或 CTA,导管动脉 X 线摄影法是一项允许在检查的同时对病变部位进行血管内治疗的技术。动脉造影是诊断大脑动脉瘤的金标准。但已逐渐被 CTA 取代。

【眼科应用】

1.可疑动静脉畸形、海绵窦漏、血管病变(如血管瘤、静脉曲张)。

2.诊断颈动脉海绵窦漏。

3.评价眼缺血综合征或一过性黑矇,其病因可能是颈动脉粥样硬化,主动脉弓或眼动脉狭窄、阻塞所致。临床更多采用颈动脉多普勒超声检查,MRA、CTA 也可替代动脉造影做出诊断。

4.随年龄和系统性疾病(如糖尿病、血管性疾病)的出现,检查可能导致的死亡或伤残增加。在患者有可疑颈动脉夹层时,传统动脉造影是禁忌证。

## 九、眼部照相检查

【眼科的各种照相】

1.记录图像　外眼像、眼前节及眼底像。

2.特殊显微镜照相　接触镜和非接触镜照相技术用于显示角膜内皮情况,可用于评价角膜内皮的数量和质量。

## 十、共焦激光扫描眼底检查

共焦激光扫描眼底检查是非侵入性的、定量图像显示技术,可评价眼底结构,提供眼底的拓扑图形。从一系列焦平面的图像可获得眼底的三维图像(如 Heidelberg 视网膜拓扑仪 HRT)。

(一)眼科应用

1.可疑视神经疾病,包括青光眼和视盘水肿的定量评价。

2.可疑眼底疾病,如黄斑水肿和脉络膜色素痣。

(二)预约指南

1.患者有固视能力和相对清晰的屈光间质。

2.因这项特征性检查是通过一系列焦平面检查重建眼底三维图像,故需要每一焦平面扫描都是准确的,可提供有用的信息。

## 十一、共焦生物显微镜

共焦显微镜为非侵入性、获得角膜不同层次的结构和功能信息的检查,相当于角膜的显微病理切片。

【眼科应用】

可协助诊断棘阿米巴角膜炎、病毒性角膜炎、细菌性角膜炎、真菌性角膜炎和干燥综合征及对这些疾病进行随诊观察。

## 十二、角膜地形图

角膜地形图可检测角膜曲率半径,并将其转化为角膜的屈光度。角膜地形图的检测方法很多,包括 Placido 盘分析、裂隙光扫描和光栅立体照相。检测时将图像投射到角膜上,分析角膜反射以确定角膜的形态。角膜地形图可提供角膜前表面和角膜后表面的曲率以及角膜是否规则的信息,通过计算可获得角膜的屈光度。

通过两项新技术——前节 OCT 和 Scheimpflug 照相技术,可获得角膜前表面、后表面的图像,可精确测量角膜厚度。前节 OCT 是非接触性测量眼前节图像的技术,它也可精确测量角膜厚度。Scheimpflug 照相术记录眼前节图像(包括角膜后表面情况),它可精确测量角膜屈光手术后的角膜屈光度。

【眼科应用】

检查不规则散光如圆锥角膜、角膜边缘变性、角膜手术、角膜外伤、角膜接触镜扭曲、遗传性角膜营养不良、源于感染或炎症的角膜瘢痕等。在无法明确角膜病变的病因时,检查可帮助明确病变的性质。还可用于屈光手术前筛查角膜病变(如圆锥角膜),以及记录角膜屈光手术前后的角膜散光情况。

(李克东)

# 第十节　眼科其他检查

## 一、FFA 检查

荧光素眼底血管造影(FFA)是用于观察活体状态下人眼视网膜及脉络膜动态循环的重要技术。自 1959 年创始以来,一直为眼科学家广泛应用至今,在包括计算机技术在内的各种科技手段迅猛发展的今天,荧光素眼底血管造影仍然是认识视网膜及脉络膜血管疾病的不可替代的、重要的常规检查方法之一。

对视网膜及脉络膜循环的观察可追溯到 1910 年,Burke 曾以口服荧光素、在普通照明下观察到视网膜及脉络膜血管中有染料存在。1930 年 Kekai 将荧光素注射入动物静脉,在特殊滤光片下可以见到脉络膜及视网膜出现荧光。1954 年 Maumenee 采用静脉注射荧光素方法,见到瘤体出现荧光,诊断为"血管瘤",并以电凝治疗成功。随后,1959 年 Flocks 和 Chao 给猫的静脉血管内注射荧光素,配合电影照相机连续拍摄,记录下确实的视网膜循环时间的数据。

真正意义上的荧光素眼底血管造影技术的形成则是在 1959 年,由当时在美国印第安那大学就读的两位医学生 Alvis 和 Novotny 开创的。他们在协助其导师 Hickan 进行视网膜氧饱和度的研究中,使用静脉注射荧光素观察眼底组织的动态循环过程,拍摄下了染料充盈视网膜动脉、从静脉回流、最终从眼底消失的全过程,并对一些糖尿病、高血压视网膜病变的病例进行了检查,结果发表于 1961 年第 7 期的《循环》杂志。这是一篇具有划时代意义的文献,完美的技术取得了历史性的突破,清晰的图像震惊了各国的眼科工作者。尽管造影技术和设备不断更新和完善,但是由 Alvis 和 Novotny 提出的荧光素眼底血管造影技术的基本原则——必须有一组理想的滤光片组合、充足的照明、高敏感度胶片及快速拍摄照相机等,一直为眼科学家遵循沿用至今,基本没有变动。然而,需要提出的是,1996 年是数码照相技术发展具有里程碑意义的一年,此后数码照相机的更新换代日新月异。2005年后,荧光素眼底血管造影中使用的光学照相机也基本被数码照相机所替代,再结合计算机技术,从而改变了造影过程中拍摄以及之后读片的习惯。传统的光学照相机拍照一次完成,相片效果在冲印后才能看到,读片时读的是胶片,为负片,不能随意放大影像,使用背景灯箱和放大镜。而数码照相可以即时成像,便于及时补照以弥补影像的不足,读片时为呈现在显示器上的放大的正片,再结合各种计算机图像处理软件,造影图片可以进行荧光强度增益、局部放大、图片对比、增加标注等修改,并可随时重拍,有利于对重点病灶有针对性地观察和发现微小病灶。但是,同时也带来了容易造成图像失真的问题。因此,在读片时还是要强调以原始图片为标准。

1965年之后荧光素眼底血管造影技术在临床上得到了广泛应用。当时 Maumenee 和 Norton 等用其观察黄斑部疾病。1967年 Gass 将其大量用于各种眼底疾病的观察,并结合病理学研究视网膜、脉络膜血管结构、功能及病理改变。1969年鹿野信一和清水泓一的《荧光血管造影图谱》,Wessing 的《视网膜的荧光血管造影》以及 Rosende《眼的荧光照相》等专著相继问世,大大推动了此项技术的普及和应用。我国于20世纪70年代后期逐渐开展此项技术,80年代原河北医学院出版了《荧光素眼底血管造影释义》一书,是我国首部系统介绍荧光素眼底血管造影技术和图像释义的专著。

荧光素眼底血管造影的重要意义在于:①将眼底病的诊断方法从主观观察转变为客观的科学鉴定,也就是从检眼镜下形态学的静态、主观的观察,转变为造影中对视网膜、脉络膜血液循环动力学的动态研究。例如通过造影,可以得悉视网膜动静脉的充盈时间是否正常,有无表示血循环障碍征候的存在(充盈迟缓或充盈缺损)。②造影对视网膜血循环的观察深达毛细血管的细微结构,在此以前只有在离体眼球上才能见到的循环结构,如今通过 FFA 可以在活体眼底上得到系统的观察,直到毛细血管水平。如毛细血管扩张、毛细血管无灌注区,以及一些异常的血管结构,如动静脉短路、新生血管和侧支血管等。③造影过程中可以直接反映视网膜血管功能的改变。比如,病理学概念里的血管壁通透性增加,通过造影可以证实。荧光素从血管壁中渗漏的部位和程度也都一目了然。色素上皮细胞的屏障功能损害,也可以见到荧光素随着脉络膜来源的液体从 RPE 损害处漏入视网膜下。上述都是造影优于检眼镜的特点,大大地丰富了人们对眼底疾病的认识。因此,荧光素眼底血管造影可以成为了解研究眼底疾病的常规检查方法之一。

## 【原理和方法】

### (一)基本原理

FFA 的基本原理是将荧光素钠作为造影剂注入静脉,随着血流进入眼底血管时,在蓝色光的激发下,荧光素发出黄绿色荧光,从而提高底血管的可见度和清晰度,再将荧光素在血管内循环的过程用照相机记录下来,进而得以了解眼底血管的微细结构和微循环的变化,以及血管组织的病理生理改变。

### (二)方法

#### 1.染料和设备

(1)荧光素钠:荧光素钠是一种活体染料,是自然界中能发出荧光的物质中最富有荧光特性的化合物。分子式为 $C_{20}H_{10}O_5Na_2$,分子量376.3。在 pH8 时荧光最强。荧光素在血液中约60%与血清白蛋白结合,少量与血细胞结合,其余为游离状态。与蛋白结合的荧光素,荧光强度减弱,而游离的则发出很强烈的荧光。

荧光素是比较安全的一种活体染料。它进入血液后,并不参加体内代谢,不被人体吸收,也不与组织牢固结合。24小时内从体内完全排出,很少有不良反应。

尽管如此,造影过程中仍有少量患者出现不良反应,临床常见的有注射后发生的恶心、呕吐,常出现在注射后1分钟之内,多为一过性反应,一般不需要特殊处理。比较少见的是过敏反应,如荨麻疹、血管神经性水肿等。文献报道有极个别病例发生休克甚至死亡,发生率在1/100000左右。鉴于以上情况,造影室应当准备有急救药品和器械,如血压计、听诊器、静脉输液器、吸氧设备及肾上腺素、地塞米松,以备万一。

关于注射荧光素前的过敏试验:由于过敏反应是较严重的不良反应之一,因此有人提出注射造影剂前做过敏试验。目前临床常用两种方法,一是静脉注射稀释的荧光素(10% 0.1ml 加入 5ml 生理盐水),观察 1 分钟;二是在腕部做皮肤划痕并滴上一滴荧光素原液,观察 15~30 分钟后,如无不良反应出现,再注射造影剂进行造影。但是,过敏试验是否可以降低不良反应的发生率,尤其是严重的不良反应,目前并无确切的临床证据。因此,过敏试验是否有必要还没有定论,也没有标准的操作规范存在。

(2)滤光片:在眼底照相机中装有的滤光片主要有两种:

1)激发滤光片:血液中的荧光素受波长 490nm 蓝色光照射后能发出最强烈的荧光。因此,应选用只能让蓝色光通过而不让其他波长光线通过的滤光片。此滤光片称为激发滤光片,安装在光源前方。

2)屏障滤光片:当荧光素随血液循环到眼底血管时,受蓝色光激发而发射出波长为 520nm 的黄绿色荧光。造影时由眼底发出的光除荧光外还有从眼底反射出来的蓝色发光,因此需要在胶片前放置一滤光片,只允许荧光通过而不让其他波长的光线通过。此滤光片称为屏障滤光片。

除了上述两种滤光片之外,还应有红色与绿色(无赤光)滤光片,提供特殊目的的眼底照相时使用(如观察脉络膜组织和视网膜神经纤维层等)。

(3)眼底照相机:有光学照相机和数码照相机两种,目前多用的是数码照相机。无论哪种相机,都必须具备以下装置和性能:①快速连续拍照;②有性能良好的滤光片组合;③计时装置;④拍摄角度大小可变;⑤照明功率大小可供选择。

眼底血管内荧光素循环时间很短,所以为了能捕捉到动态影像,必须采用高速连续拍照。经过多年临床实践,发现拍摄速度也并非越快越好,以每秒 2 张为宜,目前的多为每秒 1~2 张。

眼底照相的范围有 30°、45°和 60°角。角度越大,拍摄的眼底范围越广,但局部图像越小;反之,范围窄,图像大。所以,要根据拍摄的需求调整拍摄角度。但是,再大的角度也不能做到在一个画面中包括整个视网膜范围,尤其是周边部。因此,造影时需要转动照相机的角度,从后极到周边连续分段拍摄,再将图像予以拼接组合,才能得到由视盘到周边部的完整图像。目前的数码照相机可以借助图像处理软件快捷方便地完成这种拼接。

(4)胶片:光学照相机需要选用高敏度的胶片才能获得满意的效果。一般选用 135mm 27DIN(ASA.400)的胶卷。数码照相机无须胶片,在屏幕上读片,结果可以使用打印机打印出来。

2.荧光素眼底血管造影方法 造影的医师应熟悉所有眼底照相机的各种性能,熟练掌握各种照相技巧,才能获得满意的造影图像。

(1)造影前的准备工作

1)造影前详细询问病史,特别是有无过敏史或是否为过敏体质。对严重高血压、心脑血管疾患、肝肾功能损害者,应慎重,避免出现意外情况;过敏体质者与孕妇为造影禁忌。由于造影属于有创性检查,应做有关的全身检查,并签署知情同意书。

2)眼科的常规和必要的特殊检查的资料应齐全,以供造影图像释义的参考。同时应在充分散瞳下详查眼底,确定造影时重点要拍摄的部位和时间的分配,做到有的放矢。

3)造影前向患者解释操作步骤,消除顾虑,取得合作。术前可以酌情给予抗过敏药和止吐药。

(2)造影步骤

1)注射荧光素前,首先拍摄彩色眼底照相、无赤光眼底照相(黑白)以及放置滤光片后的对比照片,以排除自身荧光及假荧光。

2)荧光素注射部位通常选择肘前静脉,一般使用剂量,成人静脉注射最大剂量为 1g,相当于 15~

20mg/kg,常用的荧光素钠为浓度 10％ 5ml 或 20％ 3ml,推注速度 4～6 秒为宜。从推注药物起始时,按下计时器开始计时。在推注完成时,照下第一张照片,可记录推注时间。对于不能合作的儿童患者,可采用口服荧光素的方式,口服剂量 25～30mg/kg,空腹服用 5 分钟后可以拍照。

3)荧光素从肘前静脉注入后,到达眼底的时间为 10～15 秒,年轻者可能要早 1～2 秒。操作者必须连续拍摄下造影早期的照片(即动脉前期到静脉早期这一段),每秒 1～2 张为宜。在静脉管腔完全充盈后,便停止连续拍照,改为选择性拍照,同时转动镜头,观察周围区域,重点拍下有病变的部位。以后根据病变情况于注射后 5 分钟、10 分钟、20 分钟拍摄。重点要拍 F 有病变的部位,依据病情在最合适的时间(侧重早期或晚期)拍摄到最有价值的荧光图像。对有意识要观察的后期图像(如黄斑囊样水肿、色素上皮下或视网膜下的染料积存等)应在 10～15 分钟之后,如停机过早,往往看不到造影后期的典型荧光。个别患者可能要等 20 分钟以上,才能见到要观察的后期荧光。

造影时能否在短暂的荧光素循环行至眼底的时间内,捕捉到最有价值的荧光图像,与造影者对眼底病知识的深浅和造影经验是否丰富有极大关系。初学者往往只注重荧光最强烈的动静脉期阶段的拍摄,而忽略了某些疾病对很早期的微弱荧光或很晚期的残余荧光观察的需求。例如睫状血管系统充盈与视网膜中央动脉开始充盈之间的时间有无延长,需要观察动脉前期及动脉早期的暗淡荧光,若只拍摄了动脉晚期以后的清晰荧光,即使图像再好,对诊断也无济于事。又如,病变以周围区为主,而所拍下图像都是视盘与黄斑的后极部区域,则诊断也无从考虑。

4)对注射荧光素后有反应的患者应注意处理。多数患者的反应,只有一过性恶心,有时呕吐,持续几分钟,稍作休息便可以恢复,一般不影响继续拍摄。但是有少数患者可有恶吐甚至晕厥,应立即停止造影,及时观察并作相应处理。对严重反应的患者需要及时请内科会诊,协同紧急治疗。造影室内必须有急救药品和设备以备不时之需。

5)如使用光学照相机拍摄,所拍造影胶卷必须用高反差显影剂冲洗。药剂温度要保持恒定。照片冲洗后,可置于读片灯箱下,用放大镜详细观察图像,并作记录。目前使用的多为数码照相机,因此并不需要重印过程,在电脑屏幕上就可以将图像放大、增益,可以供读片时使用。更有图像拼接、剪切等软件功能,供图像的全面观察或重点阅读。

6)出具造影报告。造影报告要重点突出,切忌千篇一律。如循环障碍的患者,早期患者应注意其循环动态,如血管充盈时间有无变化、充盈是否完全,有无充盈缺损或无灌注,以及管壁的损害等。对晚期病例则要注意,因长期循环障碍引起的继发性疾病,如缺血区大小、侧支循环、新生血管和黄斑水肿等。以简练的描述,供临床参考。应知道造影只是临床检查的一个方面,既不能代替其他检查,更不能仅凭造影就最终定论。要反复强调的是,真正的最后诊断,只能在综合临床各项全身和眼部检查资料,全面分析之后,才能得出。

荧光素在眼底所发出的是单色(绿)光,为看清细节,必须摒除其他色调的干扰和烘托,所以都采用黑白照片,曾有人试用过彩色荧光血管造影,虽然能使普通眼底图像的荧光图像共同展现在一个画面上,但荧光血管造影细节,如毛细血管的改变,末梢血管的轻微渗漏,色素上皮的改变和深层新生血管形态等,都被其他颜色所淹没而难于观察。因此,到目前为止,一直沿用黑白图像,普通眼底照相采用彩色的。

3.造影图像的释义    分析荧光眼底血管造影图像,需要遵循以下几个原则:

(1)以读片为主,镜下观察为辅:初学造影者常在照相机观测目镜下或观察屏幕上观察眼底荧光的变化,看到需要记录时再拍片,从而失去了宝贵的早期资料记录。须知早期荧光素循环,动脉前期只有 0.5～1.5 秒,动脉充盈时间不超过 2 秒,此种瞬间的变化,肉眼很难分辨,只能靠快速的拍片记录。而且,视网膜毛细血管变化细节,在一般较弱的观察光源下是无法辨认的,只有在强的闪光拍照下,才能记录下来。所以强调在造影早期阶段(从动脉前期到静脉早期)必须连续拍照(每秒 1～2 张)不要中断,直到静脉后期才可改为选择性拍片。只有记录到照片上,才能不失去造影客观记录动态循环的意义,那种不注重拍片而只靠观察的做法应该避免。

(2)系统地记录下从早期到后期的全部造影过程,观察完整的动态变化:有经验的医师往往可以依据患者年龄、病情等因素,估计荧光素可能循环到眼底的时间,捕捉到最早期的淡弱荧光,并系统地记录下荧光素循环变化每一阶段的代表性图像和后期的残余荧光形态。忽略早期拍摄固然不对,而过早停止拍摄,没有记录下重要的后期征候,也是一个重大损失。因为读片要读造影全过程,不能仅靠某几张图片贸然判断病情。例如静脉期照片上见到的荧光斑点,就要注意它在动脉期是否已经存在,荧光形态在造影过程中有无形态大小的变化,后期是随着背景荧光消退而消失,还是有后期增强或残留荧光。如果不观察全过程,就连"透见荧光(窗样缺损)"和"染料渗漏"都无法区分。

(3)提倡读原始照片:以往使用光学照相机为主,国内外的眼科学家都提倡"读负片",即看底片,不要冲印成放大的正片再观察,以免在冲印过程中,损失细节和淡弱的荧光影像。如今,随着科技的进步,数码照相机几乎完全替代了光学相机,在屏幕终端呈现的均为放大的正片,为了使造影结果尽可能客观、真实并具有可比性,在读片时不能过分使用放大、增益、剪接等图像处理软件,以免造成过多的"假象",干扰读片的真实性。并且要在电脑屏幕上读片,不要将照片打印后再读,这一过程也会损失图像的细节造成影像失真,影像结果的判断。

(4)读片时的对照观察原则:有些眼底征候在造影片上是看不出来的,只有参照彩色眼底照相(彩色与黑白对照)对照观察才能确切了解。比如造影片上见到一处荧光遮蔽,究竟是出血还是色素斑块,抑或是纤维增殖,只有通过普通彩色眼底照相才能分辨。尤其在回顾性地复习造影片时,没有机会再检查患者眼底情况,此时最重要的参考资料莫过于眼底照相了。所以,造影与眼底照相的对照观察对于判断病变的性质有很大帮助。

(5)造影检查应与全身和眼部其他检查资料相结合,综合分析:荧光素眼底血管造影对于观察视网膜血循环有着极其重要的作用,但是也有不足之处。因此,造影不能作为判断眼底疾病唯一的依据,必须结合其他检查资料、联系病史,分析比较,才能得出客观的结论。

## 二、OCT 检查操作及图像解读

1991 年,相干光断层扫描(OCT)技术在美国问世,作为划时代的非侵入性影像学诊断技术,能够直观动态地提供清晰的活体视网膜结构成像,在眼底病及青光眼临床工作中具有较高的诊断应用价值。OCT 基于弱相干干涉测量法的基本原理,由弱相干光源和 Michelson 光纤干涉仪组成。其成像主要是从仪器发出射入患者眼内的探测光经屈光间质达视网膜,被眼内不同组织的界面反射,因此所形成的反射光可以提供各种眼内组织厚度与距离的信息。目前眼科临床使用的频域 OCT 仪器操作便捷、重复性稳定、数据可靠、分辨率高且安全无创;弥补了其他传统眼底成像手段如眼底照相、眼底血管造影成像等平面成像技术的缺陷;能反映视网膜各组织层面的形态学改变,测量视网膜厚度、容积和神经纤维层厚度;并能结合微视野检查与自发荧光(FAF)检查反映视功能及视网膜功能学改变。由于轴向分辨率的提高及成像技术的升级,甚至使黄斑裂孔各期演变过程中及手术后感光器细胞内外节解剖位置及形态的精细变化均一览无遗,使活体视网膜及黄斑病变检测接近组织病理学检查水平。但其同时也存在局限,如影像摄取主要在黄斑区或后极部相对较小的区域,对视网膜周边部成像临床价值低;组织显像的分辨率处于光波强弱的显示,其精细程度尚不能完全体现活体组织学水平等。因此,我们应充分识其长短,正确采集与判读图像信息。

### （一）OCT 检查操作、影响因素及注意事项

眼科 OCT 利用发出不可见光波来进行检查，因此若瞳孔过小、屈光间质混浊以及眼内填充物等探测光路径中任何部位和性质的遮挡或阻碍都会干扰光学信号的接收，减弱信号强度而降低图像质量。影响扫描质量的几种常见原因包括：患者的姿势（头位、眼位或如帕金森病患者的不自主颤动等）、眼睑因素（疲累乏力、上睑下垂或眼睑痉挛等）、角膜（水肿、炎症、干眼、瘢痕或角膜表面不规整）、晶状体（浑浊、脱位/半脱位或眼科术后后发障等）、前房与后房（炎症、出血、浮游物或残留的玻璃体）、视网膜（出血，巨大裂孔或萎缩等）、高度屈光不正及任何影响固视能力的眼部疾病。

频域 OCT 虽然可以在瞳孔为正常大小的情况下获取图像。但由于充分散瞳利于入射光的进入，既可将人为因素干扰产生的误差减至最低，又可避免入射光的瞳孔阻滞而造成虚影。因此除有散瞳禁忌的患者外，应常规以短效散瞳剂滴眼，待瞳孔充分散大后再进行检查，能获得较为理想的检查结果。充分散瞳前应详细询问全身病史及药敏史，常规测量眼压，观察周边前房，避免因散瞳而诱发或加重其他疾病。需告知患者瞳孔散大后会有些许不适感如视物模糊、畏光等。

在检查开始前，应叮嘱患者适度眨眼或必要时使用人工泪液使眼表形成平滑且利于成像的光学表面；操作者应适当选择最佳光路进入瞳孔区获取最佳景深与检查视野；引导患者保持舒适且正确的头位及眼位，使眼位始终固定保持在扫描焦点与景深内。总之，最大限度降低屈光间质的干扰，才能获得最佳的图像采集效果。

### （二）OCT 图像的表现形式及其解读

OCT 图像的色彩呈现主要有两种形式：伪彩及灰度图。伪彩图中使用不同颜色代表不同结构的光学特性：红色（偶见白色）表示最强反光，代表对光的反射性或反向散射较强的区域，以黑色表示最弱反光，代表对光的反射性弱的区域。表现为强反射的正常视网膜及脉络膜组织有以下几层：视神经纤维层（RNFL）、视细胞内段/外段连接层（IS/OS）、视网膜色素上皮（RPE）与脉络膜毛细血管复合体等；表现为中反射的正常视网膜组织主要为丛状层等；而表现为弱反射的包括双极细胞层等内外核层和视细胞层。

玻璃体视网膜交界面在伪彩色图中表现为黑色的无反射性玻璃体暗区，与强反射性的视网膜表面形成鲜明对比。而入射信号经过视网膜后显著衰减，所以脉络膜毛细血管层之后的深层脉络膜和巩膜返回相对较弱的散射，表现为蓝色和黑色弱反射区，大的脉络膜血管呈弱反射的管腔。

此外，伪彩图虽易于观察 RPE 的完整性，但有时过度的信号噪声会干扰成像细节。频域 OCT 使得视网膜黄斑区可视性增强，有文献指出灰度图较能清晰分辨细节。灰度图中，灰阶代表了由最暗到最亮之间不同亮度的层次级别。这中间层级越多，所能呈现的画面效果也就越细腻。伪彩图像需要表现很多层次色彩的过度，因此灰度图的黑白图像看起来要比伪彩图像更细腻。比如纤维化组织在伪彩色中常表现为红色，用灰阶来表示时常表现为炽白色。无论使用哪种色度表示，均要了解不同病变组织产生的反射强度。

正是由于可视性增强，眼球后段从内而外，如视网膜玻璃体交界区有无玻璃体后界膜的牵引。黄斑中央视网膜厚度与容积变化已成为很多疾病预后及随访时的重要指标。又如视网膜外界膜的完整性和视细胞 IS/OS 的缺损对于外层视网膜变性性疾病和黄斑孔术后黄斑功能的恢复愈来愈多的引起重视；甚至对于更深层的脉络膜层厚度也能定量分析，这些观察都颇具价值。此外，其他功能包括黄斑区厚度和容积、神经纤维层厚度及视盘各种参数测量等在现有主流频域 OCT 均能体现。有些 OCT 设备在递交国家食品药品监督管理总局审批时已将正常人群的测试值输入到设备中，因此所得测量数据可与正常人群参考值资料库做统计学差异分析，其考虑到了种族群体之间的差异，正在逐步完善，深具实用意义。

OCT 图像或数据的临床分析主要有定性分析及定量分析两种。前者包括视网膜、脉络膜厚度，容积及

地形图;后者主要包括视网膜形态与反射性质分析。临床工作中应根据 OCT 检查所提供的丰富信息,结合患者病史和其他辅助检查结果进行综合分析,从而对疾病作出准确的判断。我们可利用频域 OCT 的这些功能与优势,结合其他有效的辅助检查结果,早期发现病变、评估疗效、量化病变的厚度和容积、追踪疾病的进程,进而在临床及科研领域提高对眼部疾病的认识及应用,最终使医患双赢。

### (三)正常和病理状态下的 OCT 图像分析

想要正确地解读分析 OCT 图像,首先应在熟悉正常黄斑区 OCT 图像的基础上对主要的病理性 OCT 图像有根本的掌握。

频域 OCT 产生的黄斑图像已非常接近真实黄斑的组织形态学水平,因此熟悉正常黄斑形态及组织结构至为关键。首先必须了解黄斑区的横断面图像特征,认识视网膜血管的影像。黄斑区正常整体轮廓包括剖面图、地形图和平面图。黄斑中心凹处因只有光感受器细胞层,视网膜极薄,中心微凹呈斜坡状,呈现较低的光反射。位于 RNFL 浅层的视网膜动静脉在 OCT 图像中往往难以清晰显示,但可见血管后方的影缺现象。视盘边缘的静脉平均直径 $120\mu m$,中周部的动脉平均直径大约 $50\mu m$,静脉平均直径大约 $60\mu m$,视网膜毛细血管平均直径为 $5\sim10\mu m$。

而病理性 OCT 图像主要是从形态学和反射性质两方面的异常来判读。形态学方面可以提示黄斑区厚度变化及病变部位。其中,黄斑区增厚主要见于水肿或牵引导致的黄斑中心凹隆起或变形,玻璃体视网膜牵拉导致视网膜隆起或变形,黄斑中心凹消失。有时也可见于部分黄斑前膜、视网膜皱襞及全层或板层黄斑裂孔的孔缘。黄斑区变薄主要见于各种原因所导致黄斑中心凹厚度降低,如慢性青光眼所致损害或病理性近视等。从病变部位来看,分别有视网膜前:如玻璃体液化袋,黄斑部视网膜前膜;视网膜内:视网膜硬性渗出;视细胞层:如视细胞 IS/OS 断裂常合并视力下降;视网膜神经上皮脱离、视网膜神经上皮脱离合并 RPE 脱离、RPE 脱离;视网膜下:如息肉样脉络膜血管病变(PCV)。病理情况下出现的反射性质变化主要包括强反射、中反射、弱反射三种情况。常见的视网膜相关组织病变强反射包括视网膜前膜、硬性渗出、脉络膜新生血管膜(CNV)、瘢痕及纤维组织、RPE 萎缩、出血及脉络膜色素痣等;中反射包括出血性 RPE 脱离腔内有液体和血球形成以及视网膜水肿;弱反射包括液体或层间组织脱离形成的囊腔、囊肿、软性玻璃膜疣及光影屏蔽区等。

### (四)OCT 检查报告组成

一份有临床价值的 OCT 报告应至少包括以下几个部分:

1.患者的基本信息及检查的日期。

2.扫描所采用的模式及位置标注。

3.检查的光学成像质量指标。

5.清晰的图像、参数表格或相关随访数据分析。

经验丰富的临床医师能据此纠正仪器可能出现的误差,或参照其他相关辅助检查作出意见评估。需要指出的是,书面 OCT 报告能提供的信息仍有其局限。时至今日,各种供临床使用的频域 OCT 均能在电脑上直接实现各种图像参数的随诊对比分析及动态观察精确的病灶所在,对疾病的发生发展认识也就更加深刻。因此临床医师若能直接在电脑上阅片及进行各种功能操作,将充分彰显频域 OCT 的临床价值。最终或通过多种眼底影像及功能学检查后,将资料进行整合分析,作为治疗的依据,从而更全面了解眼底疾病的特征机制及转归,这将是今后眼底病检查与诊断的发展方向。

### (五)展望

眼科 OCT 集成了半导体激光技术、光学技术和计算机图像处理技术等,实现了对人体进行非接触性、非损伤性的活体形态学检测,获得生物组织内部微结构的横断面图像。除前述的临床应用外,近来的研究显示,脉络膜厚度的测量已成为可能。如 OCT 证实了在中心性脉络膜视网膜病变患者的脉络膜厚度增加。中心凹下脉络膜最厚,中心凹周围脉络膜较薄,而中心性浆液性脉络膜视网膜病变患者黄斑区脉络膜增厚。此外,频域 OCT 对视盘周围、RNFL、与黄斑区神经节细胞的测量;多普勒频域 OCT 对视网膜血流的测量都使血流相关的视神经和视网膜疾病,如青光眼及糖尿病视网膜病变的早期监测与诊断能力也正稳步提高。

频域 OCT 能在更短的时间采集更丰富的眼底信息。也同时具备更佳的可重复性和更接近精确的解剖学测量。持续更新的软件可以对更多区域进行测量。多元信息的综合评估与单一参数相比,能协助临床医师作出更准确的诊断。不断完善的视网膜示踪定位技术提高了诊断的准确性与检测能力。OCT 已成为医学临床诊断与科研的利器。

(董冠斌)

# 第二章 眼科治疗学与低视力康复

## 第一节 抗感染药物在眼科的应用

### 一、抗细菌药

#### (一)青霉素和头孢菌素

青霉素和头孢类抗生素含有 β-内酰胺,β-内酰胺能够抑制细菌细胞壁的合成,从而杀灭细菌。有些细菌具有 β-内酰胺酶(青霉素酶、头孢菌素酶),可破坏 β-内酰胺的结构,因此具有抗药性。

#### (二)青霉素

分为 5 类,分类标准是其抗菌谱和对 β-内酰胺酶的抵抗性

1.青霉素 G,青霉素 V,苯氧乙基青霉素 对大多数革兰阳性及阴性球菌、厌氧菌、李斯特菌、放线菌、螺旋体和密螺旋体高度有效。但某些金葡菌、表皮葡萄球菌、厌氧菌和淋病奈瑟菌具有青霉素酶,有抗药性。肠球菌的抗药性是由于改变了青霉素结合蛋白。青霉素 V 和苯氧乙基青霉素耐酸可口服,而青霉素 G 需注射给药。

2.耐酶青霉素 甲氧西林、乙氧萘青霉素、苯唑西林、氯唑西林、双氯西林、氟氯西林对敏感致病菌的效力不如青霉素 G 强,但对耐药金葡菌有效。甲氧西林和乙氧萘青霉素不耐酸,需注射给药,其他几种可以口服。

3.广谱青霉素 氨苄西林、阿莫西林、盐酸巴卡西林可抗某些 $G^-$ 菌,例如流感嗜血杆菌、大肠埃希菌、沙门菌和志贺菌、奇异变形杆菌,但越来越多的流感嗜血杆菌出现了抗药性。耐酸不耐酶,可以口服。

4.羧苄青霉素、替卡西林 可以抗假单胞菌、肠杆菌属和吲哚阳性的变形杆菌。不耐酶,不耐酸,需注射给药。对革兰阳性菌和李斯特菌效力偏弱。

5.哌拉西林、美洛西林和阿洛西林 对假单胞菌和克雷白菌特别有效,同时对很大一部分 $G^+$ 菌和李斯特菌也有效。不耐酸不耐酶,需注射给药。

#### (三)头孢菌素

分为四代,分类标准也是抗菌谱和对 β-内酰胺酶的抵抗性。

1.一代头孢菌素 头孢噻吩、头孢氨苄、头孢唑林、头孢羟氨苄、头孢拉定,抗菌谱与青霉素 G 相似,对 $G^+$ 菌(包括耐药金葡菌)作用较二、三代强,对螺旋体有效,对 $G^-$ 菌作用较弱,对铜绿假单胞菌无效,对金葡菌产生的 β-内酰胺酶较稳定,但可被 $G^-$ 菌产生的 β-内酰胺酶破坏。头孢噻吩对金葡菌产生的 β-内酰胺酶抵抗力最强。头孢唑林对 β-内酰胺酶抵抗力最弱,但对 $G^-$ 作用相对较强,半衰期长。头孢氨苄、头孢羟

氨苄和头孢拉定耐酸,可口服。

2.二代头孢菌素　头孢呋辛、头孢孟多、头孢西丁,对 $G^+$ 菌作用与第一代相仿或略弱,对多数 $G^-$ 菌作用明显增强,体内分布广,对部分厌氧菌有高效,对铜绿假单胞菌无效,对多种 β 内酰胺酶稳定,主要针对大肠埃希菌、克雷白菌及部分变形杆菌,肾毒性较一代弱。头孢呋辛对耐酶的淋病奈瑟菌和流感嗜血杆菌作用明显。

3.三代头孢菌素　头孢噻肟、头孢哌酮、头孢曲松、头孢他啶、头孢唑肟对 β 内酰胺酶稳定性更高,对 $G^+$ 菌有抗菌活性,但不及一、二代,对 $G^-$ 菌包括肠杆菌属、厌氧菌均有较强作用,头孢他啶和头孢哌酮抗铜绿假单胞菌,组织穿透力强,可透过血脑屏障,基本无肾毒性。头孢噻肟穿透血脑屏障作用强,可能也穿透血眼屏障。

4.四代头孢菌素　头孢吡肟、头孢匹罗。抗 $G^+$ 菌谱与三代头孢类似,但对 β 内酰胺酶抵抗力更强。

目前尚没有一种头孢菌素能抗肠球菌、李斯特菌、军团菌和耐甲氧西林的金葡菌。

### (四)氟喹诺酮类

作用机制:抑制细菌 DNA 的正常合成。

眼科常用的有氧氟沙星、左氧氟沙星、环丙沙星、莫西沙星和加替沙星,广谱抗菌药,对眼科常见 $G^+$ 菌和 $G^-$ 作用均较强。眼组织穿透力强,一次用药有效抑菌浓度可保持 12 小时,可杀灭 87%～100% 的眼表致病菌,眼表毒性小。较高的安全性和有效性使其成为目前最常用的抗生素眼药。

### (五)磺胺类

1.作用机制　抑制细菌叶酸合成。

2.抗菌谱　肺炎链球菌、白喉棒状杆菌、流感嗜血杆菌、放线菌、沙眼衣原体。

3.副作用　可引起严重的过敏反应,如中毒性表皮坏死松解症、Steven-Johnson 综合征。

### (六)四环素类(抑菌药)

1.作用机制　与细菌核蛋白体 30S 亚基结合,抑制氨基酰 β-tRNA 与 mRNA 结合,从而阻止肽链延伸及蛋白质合成。

2.常见药　四环素、多西环素、米诺环素,为脂溶性。

3.抗菌谱　广谱抗菌药,对 $G^+$ 及 $G^-$ 菌、立克次体、肺炎支原体、衣原体有效,但很多克雷白菌、流感嗜血杆菌、变形杆菌、铜绿假单胞菌耐药。系统用药用于治疗衣原体感染、睑板腺炎。

4.注意事项　作为一种抑菌药,四环素类会减弱杀菌药(如青霉素类)的作用,因此不应同时使用。还会增强抗凝药作用和减弱避孕药的作用。可能导致牙釉质变色和抑制骨骼生长,孕妇及儿童禁用。增加光敏感性,用药期间应避免过多阳光暴露。过量服用可致肾毒性。

### (七)氯霉素类(抑菌药)

1.作用机制　与细菌核蛋白体 50S 亚基结合,阻止氨酰基-tRNA 与核蛋白体结合,从而阻止肽链的延伸及蛋白合成。

2.抗菌谱　大多数流感嗜血杆菌、脑膜炎及淋病奈瑟菌、厌氧菌。铜绿假单胞菌耐药。

氯霉素类局部应用时角膜上皮穿透力强,系统应用时血眼屏障穿透力强。但可能导致再障,限制了其应用,只有在其他药物无效时才用。

### (八)氨基糖苷类(杀菌药)

1.作用机制　与细菌核蛋白体 30S 和 50S 亚基结合,干扰蛋白合成。(青霉素破坏细菌细胞壁,有助于氨基糖苷类药物进入细胞内,两者联合应用有协同作用,尤其针对 $G^-$ 球菌。)

2.常见药　大观霉素、妥布霉素、卡那霉素和阿米卡星。

3.抗菌谱　厌氧菌、G⁻杆菌如奇异变形杆菌、铜绿假单胞菌、克雷白菌、肠杆菌、沙雷菌属。大观霉素和妥布霉素还可抗金葡菌和表葡菌。对结核杆菌、非典型分支杆菌也有效。阿米卡星耐药性最少。

4.给药方式　肌注、静脉、点眼、球周注射。系统性用药可能导致肾毒性、耳聋,应严格掌握适应证,监测血药浓度和肾功能。

### (九)万古霉素

用于治疗耐青霉素及头孢菌素的葡球菌感染。滴眼或眼内注射,治疗耐甲氧西林葡球菌引起的感染性角膜炎、眼内炎。

1.给药方式及剂量

(1)静脉:肾功能正常成人,500mg 每 6 小时或 1g 每 12 小时。

(2)滴眼:50mg/ml,治疗感染性角膜炎。

(3)玻璃体腔:1mg/0.1ml,联合氨基糖苷类药物,用于外源性细菌性眼内炎的初始经验性治疗。

2.副作用　静脉用药时可能导致耳毒性、肾毒性、皮疹、发热、"红人综合征"等。

### (十)大环内酯类

1.红霉素(抑菌药)　抗菌谱:G⁺球菌如肺炎链球菌、酿脓链球菌,G⁺杆菌如白喉棒状杆菌、李斯特菌,部分 G⁻菌如淋病奈瑟菌。40%的链球菌耐药。

给药途径:口服、静脉、点眼,穿透血脑屏障和血眼屏障能力差。

2.克拉霉素、阿奇霉素　半合成大环内酯类,与红霉素抗菌谱类似。克拉霉素对葡球菌、链球菌、麻风分枝杆菌更有效。阿奇霉素对流感嗜血杆菌、淋病奈瑟菌和衣原体更有效。这两种药对鸟胞内分支杆菌、非典型分支杆菌和弓形虫都有效。

### (十一)多黏菌素 B

1.作用机制　阳离子洗涤剂,融解磷脂,破坏细菌细胞膜。

2.给药途径　点眼、局部注射,治疗角膜溃疡。禁止全身应用(肾毒性强)。

3.抗菌谱　G⁻菌,如肠杆菌、克雷白菌、铜绿假单胞菌。

### (十二)杆菌肽

1.作用机制　抑制细菌细胞壁合成。

2.抗菌谱　奈瑟菌、放线菌、流感嗜血杆菌、大多数 G⁺杆菌球菌。

3.给药途径　点眼。

## 二、抗真菌药

1.多烯类

(1)作用机制:破坏真菌细胞膜,导致营养外流,同时有助于其他抗真菌药进入真菌内部,产生协同作用。

(2)常见药:那他霉素、两性霉素 B。

(3)抗菌谱:眼表应用可对抗多种丝状真菌、酵母菌。全身应用两性霉素 B 可治疗系统性丝状真菌、芽生菌、念珠菌、球孢子菌、隐球菌和组织胞浆菌感染。

(4)给药剂量:那他霉素滴眼液为 5%悬浮液,每 1 小时一次。两性霉素 B 为 0.25%～0.5%,30 分钟一次。这两种药角膜穿透力差。可全身应用,注意监测肾功能。

2.咪唑类和三唑类

(1)作用机制:增加真菌细胞膜通透性,破坏膜结合酶。

(2)抗菌谱:丝状真菌、球孢子菌、隐球菌和念珠菌。

(3)剂量:1%咪康唑可用于结膜下注射(5mg/0.5ml,1～2次/口),角膜穿透力差。

伊曲康唑、氟康唑抗菌谱广,毒性小,目前广泛应用。但这两种药都可能与其他药产生药物相互作用,使用需谨慎。

3.氟胞嘧啶

(1)作用机制:抑制真菌DNA合成。

(2)用法:口服50～150mg/(kg·d),每6小时服一次。本药血眼屏障穿透力强,但大多数丝状真菌和半数念珠菌耐药。

# 三、抗病毒药

1.阿昔洛韦　可点眼、口服或静脉应用。口服生物利用度仅15%～30%。口服或静脉应用可以很好地分布到全身各组织中。血浆半衰期为成人3.3小时,新生儿3.8小时。口服90分钟达峰值,0.6mg/ml,静脉应用峰值可达10mg/ml。阿昔洛韦用于治疗HSV和HZV眼病是适应证外用药,但对于预防HSV角膜上皮炎和角膜基质炎的复发是有效的,剂量为400mg每日2次。角膜移植术后预防复发性疱疹性眼病也用相同剂量。HSV虹睫炎应当在抗病毒眼药基础上联合口服阿昔洛韦。对于活动性HSV角膜基质炎,口服阿昔洛韦无效。

2.伐昔洛韦　是阿昔洛韦左旋缬氨酸酯,其生物利用度提高为54%,推荐剂量1g每日3次,7～14天。用于治疗HZV感染。不用于HSV,免疫抑制人群禁用(可导致血小板减少)。

3.泛昔洛韦　用于无并发症的急性HZV感染。可以缓解带状疱疹急性期症状,减轻疱疹后神经痛。推荐剂量500mg每日3次,7天。

4.更昔洛韦　用于治疗CMV视网膜炎、HIV及移植术后患者预防CMV感染。口服仅吸收5%,静脉给药推荐治疗剂量为5mg/kg每12小时一次,14～21天,感染控制后减量为6mg/(kg·d)。血浆半衰期3～4小时,90%以原形经肾脏排出。亦可玻璃体腔内注药或植入缓释设备。目前更昔洛韦植入物越来越多的应用于CMV视网膜炎的治疗。

副作用:系统用药时可出现骨髓抑制。

5.膦甲酸　用于治疗AIDS患者的CMV视网膜炎、免疫抑制患者的耐阿昔洛韦HSV感染。对耐阿昔洛韦和更昔洛韦的疱疹病毒及巨细胞病毒有效。

6.西多福韦　用于治疗CMV视网膜炎。静脉给药,细胞内半衰期长,起始阶段1周用药一次,以后减为2周一次。玻璃体腔内用药对以一小部分CMV视网膜炎患者有效,剂量为20μg/0.1ml。

副作用:肾毒性。眼部为葡萄膜炎、低眼压。

# 四、抗棘阿米巴药

一线用药为PHMB(0.02%溶液)。

其他药物包括氯己定、新霉素、多黏菌素B-新霉素-短杆菌肽混合制剂、5%那他霉素、咪康唑、全身应用咪唑类和三唑类、0.1%羟乙磺酸普罗帕脒、0.15%双溴丙脒。

(秦　洁)

# 第二节　眼科常用激素与免疫抑制剂

## 一、激素

眼科常用的激素是糖皮质激素,糖皮质激素是由人体肾上腺皮质分泌的,其合成直接受脑垂体前叶分泌的促肾上腺皮质激素(ACTH)的控制,而 ACTH 的分泌又受下丘脑的促肾上腺皮质激素释放因子(CRF)的调节,这个系统称下丘脑-垂体-肾上腺轴,通过正或负反馈,平衡人体肾上腺分泌糖皮质激素的水平。糖皮质激素的分泌有昼夜节律,清晨 7~8 点血中含量最高,之后逐渐降低,午夜处于最低水平。因此全身使用激素宜清晨顿服符合生理要求。

糖皮质激素按照作用时间的长短分为长效、中效和短效三大类,见表 2-1。

表 2-1　糖皮质激素的分类

| 药物 | 抗炎效力 | 等效剂量(mg) | 水钠潴留 | 半衰期(h) |
|---|---|---|---|---|
| 短效: | | | | |
| 氧化考的松 | 1 | 20 | ++ | 8~12 |
| 中效: | | | | |
| 强的松龙 | 4 | 5 | + | 12~36 |
| 甲基强的松龙 | 5 | 4 | - | 12~36 |
| 曲安西龙 | 5 | 4 | - | 12~36 |
| 长效: | | | | |
| 倍他米松 | 20~30 | 0.6 | | 36~54 |
| 地塞米松 | 20~30 | 0.75 | - | 36~54 |

眼科常用糖皮质激素的给药途径包括局部用药和全身用药。

局部糖皮质激素多用于眼睑、结膜、角膜、巩膜和前葡萄膜等的非感染性炎症、过敏的治疗,还有前后节手术的术后炎症控制。局部多用滴眼剂包括醋酸泼尼松龙、0.1%的地塞米松、氟米龙滴眼液以及酯型皮质激素氯替泼诺等,用药方法可以 3~6 次/天,炎症严重时可以每小时一次,3 天后减量,晚上可以用地塞米松眼药膏。必要时可以结膜下或后 Tenon 囊下注射地塞米松 2.5~5mg。

全身糖皮质激素多用于局部治疗无效的严重的巩膜炎、前葡萄膜炎、后葡萄膜炎、全葡萄膜炎、视神经炎、角膜移植术后、严重的术后反应等,以及合并全身免疫相关疾病者。用药多选择口服中效糖皮质激素泼尼松龙(或泼尼松),慢性眼内炎以 1mg/kg 为起始剂量,最大剂量 60~80mg/d,根据炎症控制情况逐渐减量,40mg 以上剂量宜每 1~2 周减 10mg,20~40mg/d 时宜每 1~2 周减 5mg,10~20mg/d 时宜每 1~2 周减 2.5mg,10mg 以下剂量时每 1~4 周减 1~2.5mg。减药过程中如果炎症有波动,可适当调整加用局部点眼药量。如果病情非常严重需要静脉给予冲击量的糖皮质激素,则多选用甲泼尼龙,可以 250~1000mg/d,三天后减量逐渐改为口服制剂。

全身使用糖皮质激素需要注意除外禁忌证,如高血压、消化道溃疡、糖尿病、结核、精神病、妊娠等。用药同时需要补充钙和钾。长期用药需要要测血压、血糖等。

## 二、免疫调节剂

免疫调节药物用于严重的炎症性眼病,如顽固性葡萄膜炎、坏死性巩膜炎应用糖皮质激素治疗无效或是因为全身疾病不能用激素或是激素依赖者,以及为减少长期应用激素(超过 3 个月,剂量大于 5～10mg/d)的副作用而加用这类药物。

常用的免疫调节剂包括抗代谢药物、烷化剂、T 淋巴细胞抑制剂以及生物制剂四大类。

1.抗代谢药物

(1)氨甲蝶呤(MTX):叶酸拮抗剂,抑制二氢叶酸还原酶,抑制 DNA 合成。可用于各种葡萄膜炎,包括青少年特发性关节炎相关性虹膜睫状体炎、结节病、全葡萄膜炎等,巩膜炎、角膜移植排斥反应等。

用法:可以口服、皮下、肌肉或静脉给药。起始量每周 7.5～10mg,逐渐增加到每周 15～25mg 的维持量。

副作用:常有消化道症状、疲劳、肝损害。需要给叶酸 1mg/d 以减少副作用。

(2)硫唑嘌呤(AZP):改变嘌呤代谢,干扰 DNA 复制年 RNA 转录。用于顽固性葡萄膜炎包括 Behcet 病、小柳原田病、中间葡萄膜炎、交感性眼炎等。

用法:口服,2mg/(kg·d),100～250mg/d,可持续 6～8 个月。

副作用:消化道症状、肝功能损害、骨髓抑制等。

(3)吗替麦考吩酯:抑制肌苷酸脱氢酶和 DNA 复制。

用法:口服 1～3g/d。

副作用:腹泻、恶心、消化道溃疡。

2.烷化剂

(1)环磷酰胺(CTX):抑制 B 淋巴细胞,通过与 DNA 交联导致细胞死亡。用于顽固性葡萄膜炎包括交感性眼炎、BehSet 病、角膜移植排斥等。

用法:2～3mg/(kg·d),可口服 50mg 每日 1～2 次。肌内注射 100～200mg,溶于 5ml 生理盐水中,每日或隔日一次。静脉注射 100～200mg 溶于 10ml 生理盐水中。

副作用:出血性膀胱炎、不育、致恶性肿瘤可能。

(2)苯丁酸氮芥:作用与环磷酰胺类似,抑制 B 淋巴细胞。用于顽固性葡萄膜炎包括交感性眼炎、BehSet 病、角膜移植排斥等。

用法:口服 0.1～0.2mg/(kg·d),或 5～10mg/d。

副作用:对血小板有抑制作用,需要监测血象。

3.T 淋巴细胞抑制剂　环孢素 A(CSA):可抑制淋巴细胞转化,特别是对辅助 T 淋巴细胞有特殊抑制作用。

用法:口服 2.0～5.0mg/(kg·d)。

副作用:肾损害、高血压、牙龈增生、消化道症状、感觉异常。

4.生物制剂　生物制剂是指通过抑制细胞因子而起到控制炎症的一类药物,称为生物反应调节剂,主要包括细胞因子抑制剂、受体拮抗剂、细胞特异性抗体等。目前是治疗免疫相关性疾病靶向性治疗的新手段,但是药物的有效性尚需要更多的临床试验和验证。

(1)肿瘤坏死因子(TNF-α)抑制剂

1)英夫利昔单抗:每周 3mg/kg,静脉点滴,第 0、2、6 周给药,之后每 6～8 周给药一次。主要用于青少年特发性关节炎相关性葡萄膜炎、强直性脊柱炎相关性葡萄膜炎、Behcet 病等。副作用:充血性心衰、狼疮样症状、感染(如结核)、浸润样反应等。

2)依那西普:0.4mg/kg,皮下注射,每周 2 次。用于青少年特发性关节炎相关性葡萄膜炎、类风湿性关节炎相关的葡萄膜炎。副作用:局部注射反应,上呼吸道感染,头痛、腹痛等。

3)阿达木单抗:每周或每 2 周 40mg。用于银屑病的治疗,眼部炎症的有效性尚需验证。可能的并发症:头痛、恶心、红斑、胃肠不适等。

(2)受体拮抗剂

1)Alefacept:结合 T 淋巴细胞上的 CD2 受体。每周 15mg,肌肉或静脉输注。用于牛皮癣的治疗,眼部炎症的有效性尚须验证。副作用:感冒样症状。

2)Efalizumab:结合 T 淋巴细胞的 CD11a 受体。每周 0.7mg,皮下注射,之后每周 1mg/kg(最大到 200mg)皮下注射。目前对葡萄膜炎的治疗正在进行临床试验。副作用:头痛、发热、恶心、呕吐。

3)Anakinra:结合巨噬细胞的 IL-1 受体。100mg/d 皮下注射。

(3)细胞特异性抗体

1)利妥西单抗:结合 B 淋巴细胞的 CD20 糖蛋白。

2)Daclizumab:结合 IL-2 受体的 α 亚单位。每 2 周 1.0mg/kg,共用 5 次。副作用很少。

(秦 洁)

# 第三节 常用眼科治疗操作

## 一、电解倒睫

### (一)适应证
以少数、分散、粗硬的倒睫而无明显睑内翻者为宜。

### (二)器械
倒睫电解器。

### (三)操作方法
1.结膜囊内滴 1%丁卡因,以 70%乙醇溶液消毒睑缘皮肤,注意勿触及角结膜。

2.沿睫毛根部皮下注入 2%利多卡因少许。

3.将电解器金属板用生理盐水纱布包裹放在患者额部,将电解针顺倒睫方向刺入毛囊 2~3mm,通电,待毛囊周围皮肤发白,并有气泡出现时拔出针头,然后用睫毛镊将倒睫拔出。若毛囊已破坏,倒睫很容易拔出,否则说明毛囊未被破坏,可再电解一次。

4.术毕,局部可涂少许抗生素眼膏,不必包扎。

### (四)注意事项
1.操作时必须将睑缘很好固定。

2.电解针刺入位置和方向必须与睫毛方向一致,以确保进入毛囊内。

3.若发生皮下血肿,局部压迫片刻即可。

## 二、泪道冲洗和探通术

### (一)适应证

1.流泪或泪溢:检查泪道是否通畅。

2.慢性泪囊炎:用生理盐水或抗生素溶液冲洗泪囊内粘脓液。

3.泪道或眼内手术前准备。

4.探通和扩张泪道,解除泪道内的轻度粘连阻塞,使之通畅。

### (二)器械

1.5ml 或 10ml 注射器,弯成直角的钝针头。

2.泪点扩张器,不同粗细的探针。

3.冲洗液:生理盐水或抗生素溶液。

### (三)操作方法

1.先用手指压迫泪囊,排出囊内脓液或黏液。

2.将冲洗空针吸入冲洗液,装上针头,患者头略向后仰,眼向上注视,操作者用一手食、拇指分开上下睑,并用拇指固定下睑缘,充分暴露下泪点,将冲洗针头垂直插入下泪小点约 1～2mm,急转 90°,朝内眦部顺沿下泪小管方向水平推进约 4～6mm,将下睑朝颞侧方向拉紧,以免针头被泪小管黏膜皱褶所挡,然后缓慢注入溶液,可有四种不同结果。

(1)冲洗液从前鼻孔流出或经后鼻孔流入咽部,表示泪道通畅,若有少量液体流入咽部,大部分从上或下泪小点反流,表示泪道狭窄。

(2)冲洗液从上泪小点反流,说明泪囊出口(鼻泪管上端)阻塞或泪总管阻塞。

(3)冲洗液自下泪小点反流,说明下泪小管阻塞,此时冲洗阻力较大。

(4)睑肿胀,说明冲洗液自假道进入眼睑皮下组织内,应立即停止注射。

3.若冲洗时发现泪道不通,可选用适当粗细的泪道探针作探通术,敏感的患者可预先用 1‰丁卡因棉棒麻醉泪点部位。探针向下泪点垂直插入 1～2mm 后转 90°成水平方向,朝鼻侧推进,抵触到骨壁后(此时患者有酸痛感)稍向后退,并以针头为支点将针竖起与睑缘呈直角,向下、后方顺骨性鼻泪道渐渐插入,直到针柄齐眉(约 30～50mm 长)而后止,留针 20 分钟后拔出,再按上法冲洗泪道,如探通成功,则冲洗应通畅无阻。

### (四)注意事项

1.慢性泪囊炎有黏液或脓液时,不能作探通术。

2.泪小点细小不清者,应先用泪点扩张器将泪点扩大后再冲洗。

3.对不合作患者(如儿童)冲洗时,必须将头部固定好,以保证安全。

4.当作探通术时,针头通过粘连狭窄处时可感到有阻力。若阻力较大,不要强行探通,以免形成假道。

5.冲洗时如出现局部皮肤肿胀,说明探通时发生"假道",应立即终止冲洗,并口服抗生素,以防感染。

## 三、结膜囊细菌培养及药物敏感试验

### (一)适应证

结膜炎寻找病原(细菌)或眼内手术前准备。

## （二）操作方法

1.清晨洗脸前进行。用一手示指、拇指撑开睑裂,拇指向下牵引下睑并固定之。嘱患眼向上注视,充分暴露下穹窿,用消毒的微蘸无菌生理盐水的棉棒揩取下穹窿分泌物,将棉棒插回消毒玻璃管内送细菌培养。

2.将棉棒上的标本接种于血平板培养基上后置温箱培养3天以上。

3.培养阳性者应做药物敏感试验,并进一步鉴定菌种。

## （三）注意事项

1.棉棒采取结膜分泌物时不要接触睑缘和睫毛。

2.采取标本后应及时接种培养。

# 四、角膜溃疡微生物涂片及培养的检查方法

## （一）适应证

角膜溃疡寻找病原(细菌或真菌)。

## （二）操作方法

1.涂片法　1％丁卡因做角结膜表面麻醉,尖头刀经火焰消毒冷却后,在溃疡面上轻轻刮取少许组织(约半粒芝麻大小)均匀地涂布于洁净的玻片上,干燥后做革兰染色,即可在显微镜下寻找细菌。若作真菌涂片,应先在玻片上滴一小滴10％氢氧化钾溶液,将刮取的角膜溃疡组织与之调和,覆以盖玻片,在高倍显微镜下寻找菌丝。

2.培养法

(1)细菌培养:表面麻醉后,用消毒棉棒卷取结膜囊内泪液或分泌物(勿触及睑缘和睫毛)然后在溃疡面揩擦1～2次,将标本接种在血平板培养基上,平板置于25～37℃温箱内,每天观察有无细菌生长,3～7d无生长者为阴性结果。

(2)真菌培养:按涂片法刮取溃疡面坏死组织并直接接种于斜面培养基(常用土豆、马丁、蔡氏及沙氏培养基)置于25～37℃温箱内,每天观察有无真菌生长,一周内无生长者为阴性结果。

## （三）注意事项

1.自溃疡面刮取标本时,尽量取近角膜缘侧,以免加重角膜中央区组织的伤害。

2.勿在溃疡深处刮取标本,以防穿孔。

3.作涂片用的玻片,必须干洁无尘,操作所用的尖头刮刀、棉棒等必须避免污染。

# 五、角膜异物剔除术

## （一）适应证

用湿棉棒不能擦去的角膜表层异物或锈质。

## （二）器械

消毒的针头、异物刀或11号尖头刀。

## （三）操作方法

1.消毒生理盐水冲洗结膜囊,滴1％丁卡因1～2次。

2.患者取坐或仰卧位,头部微向上仰并固定不动,嘱睁开双眼并注视一指定目标以使角膜充分暴露,操

作者左手持聚光灯照明,同时向上牵开上睑;右手持异物刀,以倾斜方向将刀头置于异物旁侧,轻轻将其向上剔出,如异物小,可在放大镜或裂隙灯下剔出异物(包括锈质)。

3.术毕滴抗生素滴眼液,并涂眼膏,将术眼包扎。若有继发感染可能,在异物剔除后,结膜下注射抗生素。

### (四)注意事项

1.剔除角膜异物所用药水和器械须定期严格消毒,操作时谨防污染。

2.异物剔除后应仔细检查有无细小碎屑或锈质残留,如有,应尽量剔除,但如残留物较深或难以剔净,不宜强行或反复剔刮,可待异物周围组织水肿松解后再剔除。

3.术后第一天必须复查是否有异物残留、角膜伤口愈合情况、是否有感染。若术后伤口有明显浸润并伴有剧烈持续疼痛,或伴分泌物增多时,应考虑继发感染可能,按角膜溃疡处理。

## 六、球结膜下注射

### (一)适应证

1.角膜病  感染性角膜溃疡,角膜基质炎。

2.巩膜炎。

3.前葡萄膜炎。

4.眼球化学伤。

### (二)常用药物及器械

1.抗生素类  林可霉素 50mg/次,多黏菌素 B 10mg/次,二性霉素 B 100μg(0.3ml)/次。

2.激素类  可的松或泼尼松龙(泼尼松龙)0.3ml/次,地塞米松 2.5mg(0.5ml/次,甲泼尼龙(甲基泼尼松龙)(40mg/支加注射用水 1ml)0.5ml 加等量 2%利多卡因。

3.其他  维生素 C 1ml/次,自血 1ml/次。

4.器械  1ml 或 2ml 注射器装皮内针头,如混悬液可用 6~7 号针头。

### (三)操作方法

1.结膜囊冲洗,滴 1%丁卡因 1~2 次,患者取仰卧位或坐位,头微仰。

2.操作者左手分开上下眼睑,嘱患眼向鼻上方注视,使充分暴露外下方球结膜,右手持注射器,使针头斜面向上,以轻微的倾斜角度使针头避开血管刺入球结膜,并略将结膜挑起,看清针头在结膜下,然后贴近巩膜表面伸入 4~5mm,徐徐注入药液。

3.注毕,闭目片刻,注意有无出血,然后滴抗生素滴眼液和眼膏,必要时将患眼包扎。

### (四)注意事项

1.注射部位以外下方球结膜为宜,但必要时亦可选用邻近病灶的球结膜注射。进针处应避开充血的血管和直肌附着处。

2.注射后结膜下出血,可正对出血部位用棉棒压迫数分钟,待血止后再包扎。

3.针头刺入球结膜下时阻力甚小,有时可透见结膜下的针头,如阻力很大,可能已刺入巩膜表层,此时切勿猛力推进,而应拔出重刺。

4.注射混悬液时,应将药液摇匀后再抽吸,注射后在结膜下留有白色块状物。如需再次注射,应待药质基本消退后进行。

## 七、球后和球旁注射

### （一）适应证

1.眼球后部疾病：如葡萄膜炎、视网膜中央动脉阻塞等。

2.眼部手术的麻醉。

### （二）药物

1.激素类　泼尼松龙 0.3～0.5ml/次，地塞米松 2.5～5mg/次。

2.血管扩张剂　血管舒缓素、妥拉苏林、山莨菪碱（654-2）等，每次 1/2～1 支。

3.麻醉药　普鲁卡因、利多卡因等，每次 2～3ml。

4.器械　2ml 或 5ml 注射器，3.5～4cm 长的 5 号针头。

### （三）操作方法

1.球后注射　患者取仰卧或平卧位，嘱患眼向上方注射，用碘酒及乙醇溶液消毒眼眶外下缘处的皮肤。在眼眶下缘的外 1/3 与中 1/3 交界处进针，针头沿眶缘向后垂直进针约 1cm 后，再将针头略斜向内上方缓慢推进，深达 3～3.5cm，试做抽吸无回血，再将药液徐徐注入。注毕慢慢抽出针头，并用棉球在进针处压迫数分钟。

2.球旁注射　在眼眶下缘的外 1/3 与中 1/3 交界处进针，针头沿眶缘向后垂直进针约 1.5cm，抽吸无回血，再将药液徐徐注入。

### （四）注意事项

1.注射前应固定好头部位置，并消除患者的恐惧心理，以取得合作。

2.进针时动作要轻巧，切忌针头在眶内反复捣动，以免损伤血管和神经。

3.注射要缓慢，同时密切观察眼部及患者全身情况，如有眶后急剧胀痛，眼球开始突出，球结膜下出现血肿等，为球后出血表现，应立即终止注射并拔出针头，用绷带加压包扎眼部 1～2 天，并应严密观察。

4.球后注射有时引起视力剧烈减退，甚至光感消失。如系眼动脉痉挛绝大多数在 2 小时内自行恢复，可给大量血管扩张剂；若视力不恢复，应考虑视神经的损伤或血管的痉挛性阻塞。故血管功能不佳或晚期青光眼患者，球后注射应慎重，尤其应避免注入含肾上腺素的药液。

5.注射当时或注射后即出现急性视力下降和眼痛者，要警惕刺破眼球。因此要严格掌握注射的适应证，对于可通过采用滴眼液治疗的疾病，不采用注射；而对确需注射者，尽可能采用球旁注射而少进行球后注射。尽量使用钝的针头进行注射，注射时针尖背离眼球，避免刺入眼内。

## 八、睑腺炎（麦粒肿）切开引流术

### （一）适应证

睑腺炎成熟期。

### （二）器械

11 号尖头刀片，眼科无齿小镊，小橡皮引流条。

### （三）操作方法

1.外睑腺炎　用碘酒及乙醇溶液消毒患处皮肤后用尖头刀迅速、准确地刺入脓腔，并与睑缘平行方向挑开脓头，轻压并拭净脓血，以能一次排空脓腔为度，如脓腔大、脓多，不能一次排空，应放置橡皮引流条，结膜囊内滴用抗生素滴眼液和眼膏后包扎,每天换药,直至伤口愈合。如有较多脓血随引流条排出,应每天更换引流条,直至无脓血排出为止。一般伤口在7R后或取出引流条后1～2天即可愈合。

2.内睑腺炎    滴1%～2%丁卡因作结膜表面麻醉。用11号尖头刀在睑结膜脓头处作小切口,切口与睑缘垂直,排出脓液并用生理盐水或抗生素滴眼液冲洗结膜囊,涂眼膏包扎,次日换药,并除去眼垫。

**(四)注意事项**

1.睑腺炎未成熟时忌切开排脓。

2.操作时勿用力挤压脓肿,否则可引起眼眶蜂窝组织炎,甚至败血症或海绵窦血栓形成等严重并发症。

## 九、睑板腺囊肿(霰粒肿)切开刮除术

**(一)适应证**

较明显的睑板腺囊肿,直径超过2mm。

**(二)器械**

消毒的弯盘,内盛眼科小弯头剪刀、眼科有齿镊、霰粒肿刮匙、霰粒肿镊子、11号尖头刀各1把。

**(三)操作方法**

1.结膜囊内滴1%丁卡因,皮肤消毒后在睑部皮下及穹窿部结膜下注少量利多卡因。

2.用睑板腺囊肿镊夹住囊肿部位,翻转眼睑,在囊肿处睑结膜作一垂直于睑缘的切口,然后用小匙刮除囊内容物,再用尖头剪刀剥离囊壁并剪除之,撤去霰粒肿镊,以手掌垫纱布加压止血5min。

3.如无出血,切口不需缝合,滴用抗生素滴眼液和眼膏后包扎,次日换药,即可除去眼垫。

**(四)注意事项**

1.手术切口的深度要适宜,太深会损伤血管,甚至穿透眼睑全层。并且注意不要损伤睑缘。

2.囊壁应尽量剪除,有过感染的睑板腺囊肿,囊壁不易辨认时,应将囊肿边缘的肉芽组织清除。

3.40岁以上的患者,如睑板腺囊肿术后复发或发现囊壁肥厚粗糙,应将内容物及囊壁一并送病理检查,以确定有无睑板腺癌的可能。

4.术后如出现伤口出血,可先用手掌垫纱布加压止血;无效者,用绷带加压包扎;若仍无效,应探查伤口,寻找出血点加以烧灼或结扎之。

5.睑板腺囊肿合并感染时不能手术,应按内睑腺炎处理。

## 十、睑板腺囊肿(霰粒肿)内激素注射

**(一)适应证**

肿块明显者(直径>3mm,尤其是儿童),巨大睑板腺囊肿,以及近泪点或睑缘处睑板腺囊肿不宜手术者。

**(二)药物及器械**

1.药物    确炎舒松或泼尼松龙0.2ml左右。

2.器械    1ml或2ml注射器,6号针头。

**(三)操作方法**

滴1%丁卡因1～2次。翻转眼睑,暴露睑板腺囊肿,将针头经结膜面刺入囊肿内,加压注入激素,直至肿块处组织变苍白饱满,注射后滴用抗生素滴眼液和眼膏即可。

（四）注意事项

1.合并感染者,暂缓注射。

2.年老患者睑板腺囊肿多次复发或表面粗糙等,宜手术刮除并做病理检查。

# 十一、眼部表浅组织冷冻术

## （一）适应证

眼睑皮肤或结膜表面的良性赘生物、小血管瘤、春季结膜炎、蚕蚀性角膜溃疡等。

## （二）器械

致冷器用氧气或二氧化碳(干冰)作为致冷剂,温度−40℃左右。液氮致冷可低达−70℃以下,需通过调温装置,否则可引起正常组织的严重冻伤。

## （三）操作方法

暴露冷冻部位(结膜冷冻应先滴1%丁卡因做表面麻醉),将冷冻器头子直接放在组织表面,并与之紧密接触,冷冻时间根据冷冻部位的不同而异,一般在30s左右。在眼球表面冷冻,每点冷冻的时间不超过20s,并应在病变结膜与冷冻头子黏结时提离巩膜。

## （四）注意事项

1.在充分解冻前勿强行提拉冷冻头子,如急需立即将头子与组织分离,可用血管钳挟开冻结处,切忌用生理盐水冲洗。

2.避免冻伤周围健康组织,尤其是角膜和巩膜组织。

3.冷冻后组织有渗血水肿,一般3天内可消退。如需再次冷冻,应在组织反应消退后施行。

# 十二、玻璃体腔内注射

## （一）适应证

化脓性眼内炎。

## （二）操作方法

表面麻醉后,选用21或22号一次性注射针头,经颞下象限距角膜缘后3.5~4mm(无晶状体眼为3.0mm)向玻璃体腔中央刺入,深度为10~12mm。使针头斜面向上抽吸玻璃体液0.2ml,然后更换抽好药液的注射器经原穿刺口缓慢注入0.1~0.2ml的规定剂量药物。如病情需要,可在2~4天后再次注药。抽出的玻璃体液分别送细菌和真菌涂片、培养。

## （三）注意事项

1.注射针头刺入玻璃体腔的深度和方向均要控制好,以防损伤晶状体或视网膜。

2.更换注射器时,应用血管钳在贴近穿刺口处将针体固定住,不让针头在玻璃体腔内晃动而伤及眼内组织。

3.药液要缓慢注入,以避免对视网膜、脉络膜和视神经的影响。

（李克东）

# 第四节  低视力与低视力康复

低视力是指患者减退的视功能不能满足日常生活的视功能需求的一种状态。通过验配适当的助视器具和适当的视觉技术训练，低视力患者可以最大限度地利用其残余的视功能，提高其在工作和日常生活中解决困难的能力。这个过程，称之为低视力康复。

## 一、低视力的法定概念

通常情况下，低视力是一个特定的医学概念。不是所有的视力低下都可以称为低视力。有些视力障碍可以通过药物、手术或一般眼镜进行有效治疗或矫正，有些患者，虽然有一只眼的最佳矫正视力已经降低到 0.3 以下，但另一只眼的最佳矫正视力仍可达到 0.3 以上，这些情况下的视力障碍不属于法定低视力的范畴。

### （一）世界卫生组织（WHO）的定义（1973 年）

1.手术、药物或一般验光配镜无法改善的视功能障碍。

2.主要包括视力下降和视野缩小。

3.双眼中好眼最佳矫正视力<0.3，≥0.05。

### （二）1992 年曼谷儿童低视力研讨会、1996 年马德里老年人低视力研讨会的修订

1.视力小于 0.3 到光感，或视野半径小于 10 度。

2.对于儿童，强调近视力和功能视力，包括对比敏感度、暗适应下降而致残的低视力。

### （三）中国的定义

将各种原因致的双眼视力低下且不能矫正，或视野缩小，影响患者日常生活和社会参与的状况定义为视力残疾，将视力残疾分为 4 个等级。

## 二、实践中的低视力康复

在临床实践中，许多患者在其视功能损伤达到低视力诊断标准之前，就已经存在对助视器的需求。因此，低视力的诊断标准并不是视力障碍患者进行助视器验配和低视力康复训练的标准。

从改善患者视觉质量的角度理解，低视力的实质是患者减退的视功能不能满足日常生活视功能需求的状态；而低视力康复的实质，则是帮助低视力患者改善视功能，提高日常生活中解决困难的能力。在临床实际工作中，低视力康复的服务人群要远多于法定低视力人群；医院低视力门诊的服务对象，是这个广泛的视觉障碍人群，而不是仅限于法定低视力人群。

例如：早期原发性视网膜色素变性患者，在达到法定低视力状态前即已存在夜盲和眩光，部分早期老年性白内障患者可出现眩光和对比敏感度异常等，这些情况都可以通过低视力康复技术获得帮助。

因此，从单纯康复的角度，即使患者的视力状态低于或高于低视力的诊断标准，只要我们的康复技术能够帮助患者改善视觉质量和生活质量，都属于低视力康复服务的范畴。

## 【病因】

任何影响视觉的疾病,都可能是低视力的病因。最常见的低视力病因包括:

1.先天性眼病。

2.老年性黄斑变性。

3.糖尿病视网膜病变。

4.原发性视网膜色素变性。

5.高度近视。

6.色素膜炎。

7.眼外伤。

## 【临床表现】

无论造成患者低视力的原发病性质如何,低视力患者有一些共同的临床表现,包括:

1.辨识他人脸部特征困难,认不出熟人。

2.阅读困难,文字看上去中断、扭曲或不完整。

3.看细节困难,在实际生活中看不清小的物体或细节。

4.独自行走或辨别方向困难。

5.对可导致伤害的潜在危险识别困难,如台阶、路沿、围墙、不平的表面和家具。

6.在昏暗、明亮的灯光下或炫目的光线下视物有严重困难。

低视力患者通常采用下列方式应对他们的视觉困难:

1.不愿意承认或否认存在困难。

2.设法回避可能出现困难和窘境的情形。

3.依赖他人。

4.进行一些不切实际的努力。

这些情形可以导致患者依赖、孤独、逆来顺受、精疲力竭,甚至使患者失去生活的乐趣和生活的勇气,严重影响患者的生活质量和自我认知。

## 【临床体征】

低视力是由各种眼病引起的视觉状态,表现为各种原发疾病的临床体征。

## 【临床筛查】

1.所有患者的低视力都是由各种疾病引起的,因此,眼科医师对于发现低视力和引导患者的低视力康复具有无可替代的作用;社会团体组织的人群筛查活动可作为低视力筛查的辅助措施。在实际工作中,不需要所有眼科医师都掌握低视力康复的技术,但需要所有眼科医师都承担低视力筛查的责任。对于有视觉康复需求的患者,应给予转诊指导和帮助。

2.低视力患者的首诊应转介到医疗机构的低视力门诊而不是非医疗性专业康复机构。低视力门诊的专科医师需要对患者进行医学评估,并针对患者的低视力康复给出指导意见。患者到非医疗性康复机构进行康复训练,应当在眼科医师的随诊和指导下进行。

## 【低视力康复】

低视力的康复是一个系统的工程,低视力康复的内容包括医学康复、功能康复、心理康复、教育、职业康复、家庭环境及市政公共设施建设等不同的内容,需要全社会不同类型机构的参与。

医疗机构的责任是医学康复和功能康复。医学康复是指通过常规医疗技术进行的疾病医疗。通常所讲的低视力康复是指针对患者视觉功能障碍的功能康复。低视力康复通常包括如下步骤:

1.医学评估　任何眼病或系统性疾病都可能是造成患者低视力状态的原因。患者低视力的康复,需要在充分了解原发疾病的基础上进行。眼科医师根据医学评估的情况,为患者的低视力康复提供指导意见。

2.视功能评估　充分了解患者的剩余视功能状况是助视器验配和康复训练的基础。视功能评估的内容通常包括患者的生活视力、最佳矫正视力、视野、视觉对比敏感度、色觉、立体视觉、阅读能力、定向与行走能力等不同方面。

3.康复需求分析　低视力康复是以患者需求为导向的;通常采用量表分析的方法对患者的康复需求进行分析。

4.助视器验配与康复训练　助视器的验配需要根据患者的疾病状况、医疗状况、剩余视功能状况和患者的康复需求分析结果进行。根据患者的康复需求,患者可能需要同时验配多种助视器。

助视器验配后,患者可能需要长时间的反复训练才可能有效地掌握和使用助视器。

助视器的验配和康复训练可以在低视力门诊专科医师的指导下,由视光师或专业康复技术人员完成。

【医疗随诊与康复随诊】

许多引起低视力的原发疾病是变化发展的,相应地,患者的低视力状态也是变化的。因此,低视力康复也是一个不断变化的过程,是动态的。患者在接受低视力康复训练的过程中,需要按照眼科医师的要求进行医疗随诊;根据患者的病情变化,患者的康复方案可能需要相应调整。

【自然病程和预后】

低视力的自然病程和预后决定于其原发疾病的变化。低视力康复训练的早期开始和持续进行有助于患者适应低视力及其康复方案的变化,最大限度地帮助患者维持较好的生活质量。

【患者教育】

目前有一种比较普遍的观点,认为低视力康复需要在疾病不再活动的情况下才可以进行。这种观点是不正确的。很多导致低视力的疾病,例如:原发性视网膜色素变性、老年性黄斑变性、糖尿病视网膜病变、原发性开角型青光眼等,可能长期不能停止变化发展。一味等待所谓的疾病稳定,可能会严重延误患者接受低视力康复训练的时机,给患者造成难以挽回的损失。

另一种比较普遍的错误认识,是认为寻求低视力康复的患者,其原发病已无从通过医疗措施获得改善,因此无须再寻求眼科医师的帮助。这种观点可延误患者的医疗,会给患者带来不可挽回的健康损失。一个常见的例子是原发性开角型青光眼患者可能永远需要医疗随诊。

由于疾病的复杂性,所有患者的低视力康复过程都应当在专业眼科医师的指导下进行。

【特别提示】

1.低视力康复必须以患者的实际需求为导向。

2.低视力康复需要有效:使用低品质的助视器具会严重影响低视力康复的结果,伤害患者对医师的信任,并可能使患者失去生活的信心。

3.康复需求需要教育和引导:眼科医师需要帮助低视力患者建立正确的医疗观点,理解和接受其低视力状态,放弃对不切实际的医疗奇迹的寻求。只有在患者主动学习和使用低视力康复器具的情况下,才能实现低视力康复的目标。

（吴俊伟）

# 第五节 助听器的验配与康复训练

**【概述】**

可以改善低视力患者活动能力的任何一种装置或设备,均称为助视器。助视器的验配需要遵循以患者康复需求为导向的原则。

**【助视器基本原理】**

常用助视器的工作原理可以归结为三类,即放大、改善对比度和调整光线或照明。

1.放大 就是增大目标在视网膜上的成像。有四种方法可增大视网膜成像,产生放大作用。

(1)相对体积放大作用:目标的实际体积或大小增大了。当外界目标增大时,视网膜成像亦随之增大,两者的关系成正比。如大字印刷品。

(2)相对距离放大作用:将目标向眼睛移近而产生放大作用。当目标向眼睛移近时,视网膜成像亦随之增大。眼镜助视器主要利用相对距离放大作用。

(3)角放大作用:指远处目标射出的平行光线通过光学系统后的出射角较入射角增大,从而使视网膜成像增大。最常见的光学设备是望远镜;如远处目标不能自行放大或移近眼前时,患者可以应用望远镜的角放大作用而看清目标。

(4)投影放大作用:即把目标放大投射到屏幕上,如电影、幻灯以及闭路电视等。

2.改善对比度 指通过增强对比度帮助低视力患者看到目标。在低视力患者的生活环境中,通过增强相邻物品间的对比度,可以方便低视力患者辨识。

3.调整光线、照明 黄斑病变、视神经萎缩等疾病的患者需要较强的照明,而白化病、先天性无虹膜的患者需要较暗的照明控制照明对低视力患者的帮助很大。

**【助视器的验配】**

需求在明确患者的残余视功能状态和康复需求的基础上,根据不同助视器的特点为患者选择适宜的助视器。

每一位低视力患者都可能有多种不同的康复需求。由于每种助视器具都有其优点和局限性,因此,每一位低视力康复都可能需要学习、使用几种不同的助视器具。单一的辅具很难满足患者多方面的需求。

1.阅读(近用)助视器的验配

(1)确定阅读近视力:通常可采用中文阅读视力表检查。

(2)确定所需助视器的放大倍数:通常可根据阅读近视力和阅读标的物的倍比关系计算出所需放大倍数。

(3)确定助视器的屈光度:可按 25cm 阅读距离使用＋4.0D 屈光度计算所需屈光度。

举例:患者需要阅读字号为 8 点的报纸。其最佳屈光矫正情况下的最小阅读视标是 32 点,因此,所需近用助视器的放大倍率则为 4 倍(32/8),可选择＋16.0D 的眼镜助视器或放大镜。

(4)适配:可首先按理论值为患者试用放大镜或眼镜式助视器。

由于患者可能同时有对比敏感度的损害,患者需要眼镜的放大倍数可能会比理论估算值的要大,或需要使用带内置光源的放大镜来改善对比敏感度。

(5)助视器训练:患者需要通过训练才能正确掌握助视器的使用。

(6)助视器处方:需要根据患者的使用效果开具助视器处方。

2.远用助视器的验配

(1)确定最佳远视力:建议使用 LogMAR 视力表检测,通过移动视力表的距离可计算所需放大倍数。

(2)望远镜适配:通常能够以可看清相当于 0.3 视标的望远镜放大倍数为参照。

(3)训练:主要包括望远镜的正确握持姿势、目标定位、注视训练、跟踪训练、追踪训练、搜寻训练等内容。

(4)助视器处方:根据患者能掌握的操作技术、放大倍数和物镜大小开具处方。

3.闭路电视助视器(电子助视器 CCTV)的验配

(1)康复需求:学生看书写作业。

(2)演示 CCTV 的使用并训练:各个功能钮的位置和作用,定位训练、搜寻扫描训练、追踪训练等。

4.滤光镜的验配　针对有眩光、畏光症状的患者,在户外阳光下试用不同颜色、滤光率的滤光镜。选择哪种颜色或透光率的滤光镜主要根据患者试戴的反应;其中黄色滤光镜能滤去大部分波长在 500nm 以下的光线,消除眩光的同时,戴镜者感觉亮度增强,临床应用较多。

【康复训练】

1.即使使用最简单的助视辅具,也需要鼓励可康复训练。训练的内容主要包括助视器的正确使用方法、注视训练、定位训练、搜寻或扫描训练,追踪训练等。每次训练时间不宜太长,循序渐进,使患者逐步能够自如地使用助视器达到他们的康复目标。

2.生活技能技术培训:包括家庭环境改造、生活技巧培训等。

【注意事项】

助视器的使用需要正确的培训,否则患者很难从助视器的使用中获益。

(崔迎春)

# 第六节　视网膜色素上皮病变的低视力康复

【概述】

原发性视网膜色素变性(RP)是一组常见遗传相关性眼病,可表现为显性、隐性或 X 性连锁遗传。目前已经发现了 150 个与 RP 相关的基因。

【临床症状】

1.夜盲　由患者的视杆细胞的变性改变所致,是患者在疾病早期的明显症状之一。

2.畏光　患者在晴朗的天气下可能存在明显的畏光。

3.视野缩小及定向行走困难　在中心视力出现明显受损之前,患者的视野就可以出现显著缩小。视野缩小可影响患者对周围物体的感知能力,影响患者的定向和行走能力,容易造成患者摔倒和受伤。

4.视力减退或失明　晚期 RP 患者可出现严重视力减退,部分患者可仅存光感甚至完全失明。

【医学评估】

原发性视网膜色素变性的医学评估,主要是明确原发病的诊断及疾病程度,发现及治疗白内障、青光眼等并发症、伴随症。

【视功能评估】

主要针对患者的视力、视野、眩光、对比敏感度的情况进行评估。

【康复需求分析】

RP 患者的康复需求通常与患者的夜盲、畏光、视野缩小、视力下降四个方面的问题有关。

## 【助视器验配与康复训练】

1.照明 夜盲是RP患者的早期即可出现的症状。家庭或工作场所良好的照明改造,随身携带一个照度较强、照明均匀的手电筒,可以显著改善患者夜间的生活质量。

2.滤光镜的验配 夜盲与畏光是RP患者的两个矛盾的症状。在阳光普照的时间,患者常常会有显著的畏光现象。验配可滤过蓝光的滤光镜,可以显著改善患者的眩光、畏光的改变,并改善患者的视觉对比敏感度。

3.放大镜的验配 对于视力出现障碍、具有阅读需求的患者,可验配不同类型的放火镜。

4.定向行走训练 视力尚好的患者,可以学习倒置使用望远镜扩大视野范围。对于严重视野缩小的患者,无论患者的视力好坏,都应当习惯于使用盲杖行走,这样可以显著改善患者的定向行走能力和行走安全。

## 【医疗随诊】

患者在接受康复训练的同时,应定期进行医疗随诊。

针对RP,目前尚没有明确有效的药物或手术治疗措施。医疗随诊的主要目的,是要及时发现患者的病情变化,特别是要及时发现和治疗白内障、青光眼等严重并发症、伴随症,避免这些并发症造成的进一步损害。

## 【康复随诊】

针对RP患者,康复随诊的主要目的是:

1.了解患者掌握和使用助视器的情况,强化患者正确使用助视器的能力。

2.随着患者病情的变化和医疗措施的改变,或因为工作、生活环境或需求的变化,患者可能需要适时验配不同的助视器,并进行相应的低视力康复训练。

## 【自然病程和预后】

原发性视网膜色素变性表现为进行性发展病程,最终可导致患者低视力或盲。早期掌握和使用低视力康复技术,并在疾病进展过程中适时调整康复方案,可以最大限度地帮助患者适应疾病的进展变化,提高患者的生活能力和生活质量。

## 【患者教育】

1.心理辅导是RP患者医疗及低视力康复训练的重要内容,正确理解疾病的特性,接受疾病的存在和发展规律,避免不当医疗伤害,是RP医疗和康复的基本内容。

2.应鼓励患者早期使用助视器,提高生活质量和生活安全。

(崔迎春)

# 第七节 青光眼的低视力康复

## 【概述】

根据发病的原因不同,青光眼可分为原发性青光眼、继发性青光眼、先天性青光眼、外伤性青光眼等类型。根据青光眼发病与患者前房角状态的关系,又可分为闭角型青光眼和开角型青光眼。就疾病的结果而言,青光眼是一类以眼压升高、视神经萎缩和视力下降、视野缩小为特征的疾病。所有类型的青光眼晚期都可以导致患者失明。

## 【临床症状与低视力康复】

各种类型青光眼的症状均与患者的疾病状态有关。

1.疼痛　包括眼痛、眼眶疼痛、头痛等症状,严重的疼痛多与急性眼压升高有关;慢性眼压升高者可存在钝性的眼球胀痛感。

2.视力下降或视物模糊　急性视力下降见于青光眼急性发作,多与急性眼压升高引起的角膜水肿和视神经损伤有关。青光眼急性发作控制后的视力下降多与持续性角膜水肿(角膜失代偿)、瞳孔散大、晶状体混浊和视神经损伤有关。慢性眼压升高的青光眼患者直至疾病的晚期也可不表现为视力下降。

3.畏光及眩光　多见于原发性闭角型青光眼急性发作后。多与瞳孔散大有关;部分患者可由持续性角膜水肿(角膜失代偿)和晶状体混浊所引起。

4.视野缩小　是所有出现青光眼性视神经损害的共同症状。

## 【医学评估】

针对青光眼患者的医学评估,需要着重说明下列几个方面的医疗问题:

1.患者当前的疾病状态和医疗随诊要求。

2.患者的角膜状况　是否存在水肿和混浊。

3.瞳孔情况　是否存在瞳孔的异常散大或缩小。

4.晶状体情况　说明晶状体混浊的特性和程度。

5.视野情况　重点说明视野缺失的情况或剩余视野的情况,包括视野的大小,是否存在中心暗点或旁中心暗点等。

## 【视功能评估】

需要重点注意如下几点:

1.患者的剩余视力和视野情况。

2.眩光测定:主要针对眩光、畏光主诉,或有角膜水肿、瞳孔散大、晶状体混浊者。

3.阅读能力测定。

4.定向与行走能力测定。

## 【康复需求分析】

青光眼患者的主要问题通常是由视野缩小引起的行走困难。部分患者可能因为畏光、眩光,存在着对滤光镜的需求。

## 【助视器验配与康复训练】

1.滤光镜的验配　可能需要普遍降低光通量或遮挡某一波长光线的滤过。

2.放大镜的验配　青光眼患者对放大镜的需求相对较小。

3.望远镜的验配　对于视力较好的患者,倒置使用望远镜解决扩大视野范围的问题。

4.定向行走训练　重点是盲杖的使用训练。

## 【医疗随诊】

青光眼是终生疾病,需要终生进行医疗随诊。

## 【康复随诊】

在原发病获得良好控制、患者视功能稳定的情况下,患者通常不需要经常更换助视器。早期康复训练、掌握助视器的使用技能是康复随诊的重点。

如果患者的病情出现变化,患者可能需要更换助视器,并接受新的康复训练。

## 【自然病程和预后】

根据青光眼类型的不同和医疗控制的情况,青光眼的自然病程和预后可有很大变化。

原发性闭角型青光眼、先天性青光眼、继发性青光眼等,在眼压获得良好控制的情况下,患者的病情可以长期稳定,所使用的康复器具也不需要经常更换。

原发性开角型青光眼的病因复杂,部分患者即使眼压控制良好,其疾病仍可呈进行性发展趋势,此类患者在坚持规律医疗随诊治疗的同时,也需要定期进行康复随诊,及时适配合适的助视器器具。

**【患者教育】**

1.对于严重视野缺失的患者,应至少随身使用盲杖,提高其行走的能力和行走安全性。

2.对于大多数青光眼患者,尤其是对于大多数原发性开角型青光眼的青壮年患者,在心理上接受和使用盲杖是一件十分困难的事情。这是青光眼低视力康复工作中最为重要、也最为困难的环节。

(崔迎春)

# 第八节　糖尿病视网膜病变的低视力康复

**【概述】**

糖尿病视网膜病变我国当前最重要的致盲性疾病之一。糖尿病视网膜病变导致视力损害的原因包括视网膜本身破坏产生的视觉障碍、视神经萎缩、继发性青光眼导致的视野损害和视力障碍等。在接受过玻璃体视网膜手术后的糖尿病视网膜病变患者中,超过60%的患者处于低视力状态。

**【临床症状】**

糖尿病视网膜病变导致的低视力常常表现为:

1.视力下降　通常与糖尿病视网膜病变的黄斑损害或视神经萎缩有关。

2.视物不清或视觉敏感度普遍下降　是患者视网膜结构和功能广泛损害的表现。也可由不同程度的白内障引起。

3.视野狭窄　可由继发性青光眼引起,也可由玻璃体视网膜手术时或术后的短暂性眼压升高引起。全视网膜激光光凝治疗也可损害相应区域的视网膜视觉敏感度。

**【医学评估】**

重点进行如下几个方面的评估:

1.患者当前的疾病状态　特别是视网膜、视神经、黄斑和晶状体的情况。

2.并发症的情况　发生的历史及目前的状况。

3.说明医疗随诊要求。

**【视功能评估】**

重点注意如下几个方面的评估:

1.患者的剩余视力和视野情况。

2.眩光测定:主要针对眩光、畏光主诉。

3.对比敏感度测定。

4.阅读能力测定。

**【康复需求分析】**

糖尿病视网膜病变患者的主要康复需求可能包含如下几个方面:

1.阅读需求。

2.部分患者可能因为畏光、眩光,存在着对滤光镜的需求。

3.部分严重视力障碍或视野严重受损的患者可能存在定向行走康复需求。

**【助视器验配与康复训练】**

1.放大镜的验配    主要满足患者的阅读需求。

2.滤光镜的验配    解决眩光和对比敏感度降低带来的视觉困难问题。

3.定向行走训练    重点是盲杖的使用训练。

**【医疗随诊】**

糖尿病视网膜病变患者需要终生规律随诊。

**【康复随诊】**

重点随诊患者掌握和使用助视器的困难,不断加强训练使用助视器的能力,提供助视器对患者的帮助作用。

**【自然病程和预后】**

控制良好的糖尿病视网膜病变可保持稳定。医疗的变化,如补充激光治疗、白内障手术等,可能要求对助视器和康复计划进行调整。

**【患者教育】**

晚期糖尿病视网膜病变患者多缺乏对生活的积极乐观的态度,患者常常会选择放弃工作,甚至放弃阅读和一些基本的生活活动。通过适配恰当的助视器和低视力康复训练,帮助患者重新获得生活和工作的能力,引导患者重建积极的生活态度、恢复正常生活和工作活动,是糖尿病视网膜病变低视力康复训练的重要过程。

（李　娟）

# 第三章　眼的激光治疗

## 第一节　眼科激光的种类及发展史

激光来源于激发的光辐射(LASER),激光输出平行伸展呈束状,单色性好,方向性好,激光广泛的用于眼科临床治疗。人的可见光范围为 400~780nm,不同波长激光在眼内有特异性靶组织反应。

### 一、眼科激光的种类

眼科临床用于治疗的激光大致可以分为光热效应激光治疗机,光电离效应激光治疗机和光化学效应激光治疗机。光热效应激光特指靶组织在吸收了激光能量后局部升温,使组织的蛋白质变性凝固,称为光凝固效应。主要用于治疗眼底病。光电离效应激光是一种高能巨脉冲激光(Q 开关,$10^{-9}$ 秒)瞬间照射组织后,可使组织发生电离,产生等离子体,其强大冲击波可使组织裂解,从而达到切割的目的。主要用于眼前段疾病的治疗,如虹膜造孔、晶状体后囊膜切开。光化学效应指激光照射到组织后,使其分子键被打断,从而达到切割组织的目的。如准分子激光行角膜切削术治近视等即为此效应。

从发射激光的工作物质有气态,如氩离子($Ar^+$)、氪红激光、He-Ne 激光;固体,如 Nd:YAG、红宝石晶状体;半导体,如 810 眼科激光、532 眼科激光等。半导体激光由于体积小,不需要制冷,造价低,近几年的市场占有率越来越高。

准分子激光,是指受激二聚体(惰性气体和卤素)所产生的激光。基态下的惰性气体原子,其电子壳层全部被填满,故化学性能比较稳定,不可能和其他原子结合成为稳定的分子,但是当它们受到激发时,由于电子被激发到更高轨道上而打破最外层的满壳层电子分布时,则可和另一原子形成一个短寿命的分子,这种处于激发态的分子被称为受激准分子,简称准分子。现在用于激光屈光性角膜手术所用工作气体为氩氟(ArF)混合物,所产生的波长为 193nm,它是一种超紫外线光波,其光子能量很大,与生物组织作用时发生的不是热效应而是光化效应,每一发激光到组织时,可以断裂分子之间结合键,使组织分子气化,因此它的准确度非常高,而且因为它是一种冷激光,所以对于被照射部位旁边的组织不产生热效应,靠着这种准确的气化,可以把眼角膜精确地切去一层,但对周围组织无影响。其原理是通过准分子激光光脉冲准确地击中细胞的分子键,每脉冲移除约 $0.2\mu m$ 深度,以校正角膜的曲率,达到重塑角膜弯曲度的目的。例如角膜中央部分被削薄,可以得到凹透镜的效果,用于治疗近视;周边部被削薄,中央保留,则可造成凸透镜的效果,治疗远视;椭圆形的切割可治疗散光。

## 二、眼科临床激光的发展史

临床眼科激光的诞生起源于视网膜的阳光烁伤,1949 年 Meyer-Schwickerath 使用各种仪器利用阳光在视网膜上产生治疗性的凝固斑。1950 年 Moran-Salas 论证了 Meyer-Schwickerath 的发明。1956 年 Meyer-Schwickerath 和 Zeiss 公司合作,制作了高压氙光(Xenon 光)的光凝固机,氙光通过直接检眼镜发射到眼内需要治疗的部位。

1960 年 Maiman 制作了光学的微波发射器,使用红宝石产生 200 微秒脉冲的红光能量,波长649.3nm,光斑很小,光强可变。1961 年 Zeiss 公司生产了红宝石光凝机并用于动物眼,第二年用于人眼。

1965 年纽约哥伦比亚大学 L'Esperance 开始考虑用氩离子激光作为光源,1968 年用于人眼试验,1971年进入市场销售。

1971 年哥伦比亚大学研制了 YAG 倍频激光,次年又研制了氪红激光。以后又出现了氪氖组合激光。

1971 年 Beckman 制作二氧化碳($CO_2$)激光在动物眼上作角膜切开和巩膜切开术。利用 $CO_2$ 激光产生的光雾化作用切除肿物,以及在青光眼患眼上作激光环钻术(1979)。

1973 年 Krasnov 在青光眼治疗中引入 Q-开关的红宝石激光进行小梁网的治疗,Hager 使用氩激光进行相同的治疗,1979 年发展为激光小梁成形术。那时氩激光和红宝石激光还分别用于进行激光虹膜切除术。但是上述两种激光均为热效应激光,只能在小光斑和高能量下产生的微小穿通孔达到治疗目的,由于孔小加上热效应,孔很容易闭合。

1981 年 Q-开关的掺钕钇铝石榴石激光(Nd:YAG)把眼科激光带入了新的领域。用极短的激光能量脉冲对膜性组织进行爆破或切开,替代了很多手术。

多波长激光是一种波长连续可调的激光,1975 年 Burlamacch 开始从事有关的研究,最初的染料激光性能不稳定,直到 20 世纪 90 年代初科以人公司生产了目前各医院普遍使用的多波长激光治疗仪。

20 世纪 90 年代初,利用半导体将波长 1064nm 的 Nd:YAG 激光倍频后制成热效应的 532nm 激光和810 激光。同时各种热效应激光适合玻璃体手术的发展增加了眼内激光光导纤维,通过玻璃体手术的巩膜切口,引入眼内进行光凝。半导体 810 激光还增加了透巩膜的睫状体激光和视网膜激光光纤。810 激光的光纤还可以通过眼内镜从眼内对睫状体进行光凝。

准分子激光于 1983 年由哥伦比亚大学的 M.D.Stephen Trokel 首先开始,用 193nm 紫外辐射的氟氩准分子激光切割小牛的角膜组织,发现此激光可精确地切削角膜而邻近组织无热损伤反应,并设想用 ArF 准分子激光改变角膜的前表面曲率来矫正近视、远视和散光,为现代激光眼屈光外科手术奠定了基础。1989 年,McDonald 及 Seiler 分别首次用波长为 193nm 的准分子激光开始准分子激光屈光性角膜切削术(PRK)。美国 FDA 随诊 2 年的临床验证表明其安全有效。

(吴俊伟)

# 第二节　眼底病的激光治疗

## 一、眼科激光室的一般规定

1.激光室门前必须有明显的标志。

2.激光室应设在防水、防潮、防尘和通风良好的房间内。

3.激光室必须配备专用电力线。

4.激光工作时,无关人员不得进入激光室。

5.进入激光室的工作人员必须佩戴激光防护眼镜。

6.激光器操作人员必须经过严格专业的培训方能上岗。

## 二、眼底病的激光治疗

### (一)视网膜裂孔激光光凝治疗

【适应证】

1.任何部位的无视网膜脱离的视网膜裂孔。

2.只有少量视网膜下积液的视网膜裂孔。

3.视网膜脱离复位术后或玻璃体切除术,视网膜裂孔封闭欠佳者。

4.脉络膜缺损区内的视网膜裂孔。

5.周边部视网膜变性区内的小裂孔,并有玻璃体牵拉者。

【禁忌证】

1.急性结膜炎。

2.黄斑部裂孔未经任何方法治疗前。

3.视网膜裂孔合并广泛视网膜脱离。

【术前准备】

1.检查远近裸眼和矫正视力,必要时检查视野。

2.常规检查眼部,包括瞳孔大小和对光反应、眼压、角膜、前房、虹膜和晶状体,以直接、间接检眼镜检查玻璃体、视网膜、视神经乳头等。

3.充分散大患眼瞳孔。

5.向患者及家属解释治疗目的、可能出现的并发症,征求同意,并签署知情同意书。

【麻醉】

眼球表面麻醉。

【操作方法及程序】

1.设定激光能量、时间和光斑直径。选用激光参数:能量 $100\sim500mW$,时间 $0.1\sim0.3$ 秒,光斑直径 $100\sim300\mu m$。

2.将患者头部安置于裂隙灯上。

3.透明眼用黏稠液体填充角膜接触镜后,安放于患者角膜前结膜囊内。

4.较大裂孔需 $2\sim3$ 排光凝斑包围,小的裂孔作 1 排光凝斑即可。若裂孔周围有视网膜浅脱离,可适当增大激光能量。

【术后处理】

1.取下角膜接触镜后,眼部滴用抗生素滴眼液。若角膜上皮有擦伤者,眼部滴用抗生素滴眼液或眼膏,并双眼遮盖 1 日。

2.周边部视网膜裂孔光凝时,激光可能会烧灼虹膜,光凝后眼部应滴用糖皮质激素滴眼液,每日 $3\sim4$ 次,持续 3 天。

**【注意事项】**

1.仔细检查眼底,发现和封闭全部视网膜裂孔。

2.术后定期检查眼底,注意视网膜裂孔是否封闭。

3.未行虹膜切除的原发性闭角型青光眼患者和浅前房者,应谨慎散瞳。如有条件,应先行虹膜切除术后再行散瞳。

## (二)全视网膜激光光凝

**【适应证】**

1.增殖前期糖尿病性视网膜病变。

2.增殖性糖尿病性视网膜病变。

3.缺血型视网膜中央静脉阻塞。

4.眼底缺血性病变导致的新生血管性青光眼。

5.Eales病等各种眼底疾患出现大面积视网膜无灌注区者。

**【禁忌证】**

1.全身情况不佳,血糖失控,或肾功能衰竭。

2.仅有糖尿病性黄斑病变。

3.眼缺血综合征。

**【术前准备】**

1.检查远、近裸眼视力及矫正视力。

2.检查眼压、角膜、瞳孔、前房、虹膜及晶状体。

3.照眼底彩色像及眼底荧光素血管造影。

4.可行视野检查。有条件时检查 ERG、对比敏感度、暗适应等。

5.向患者或家属解释激光治疗的目的在于巩固或改善现有视力,降低视功能进一步恶化的风险。说明治疗中或治疗后视力可能有波动,并有轻微眼痛。病情可能复发。光凝后仍需长期复诊。

6.患者签署知情同意书。

7.充分散大瞳孔。

8.清洁和消毒所用接触镜。

9.调试激光机及患者体位,固定其头部。

**【麻醉】**

眼球表面麻醉。

**【操作方法和程序】**

1.光凝范围:采用播散性光凝,光凝范围为视神经乳头外 1DD 至赤道附近的大宽环形区,保留视神经乳头黄斑束与颞侧上下血管弓之间的后极部不作光凝。视网膜光凝斑形成一椭圆形圈,距黄斑中心上、下与颞侧各 2DD,距视神经乳头鼻侧 1DD,往周边至赤道。

2.光斑应分布均匀,两个相邻光斑之间间隔 1 个光斑直径。在视神经乳头鼻侧 4~5DD 范围内的光凝斑,尽量平行神经纤维的走向。当治疗的视网膜内微血管不正常、出血和(或)有微血管瘤时,可局部调整光斑的分布,以免多个(5~10 个)光斑重叠融合。

3.根据病变,选择不同的激光波长,如氩绿、氪黄或氪红等。大面积播散性光凝的光斑直径为 $500\mu m$,光凝 1200~1600 个点。屈光间质不清时则用 $200\mu m$。颞侧血管弓内以 $200\mu m$ 为宜。所用的激光功率为 $300~400mW$,时间为 0.1~0.2 秒。以视网膜出现中白外灰反应(中度)时为度。

**【术后处理】**

1.同"视网膜裂孔激光光凝治疗"。

2.术后一般勿提重物。

**【注意事项】**

1.术后定期检查眼底,注意视网膜病变的变化。

2.全部PRP需3~4次完成,一次光凝点数太多,则脉络膜渗出性反应严重。

3.未行虹膜切除的原发性闭角型青光眼患者和浅前房者,应谨慎散瞳。如有条件,应先行虹膜切除术后再行散瞳。

## (三)部分视网膜激光光凝

**【适应证】**

1.非增殖性糖尿病性视网膜病变。

2.视网膜半侧静脉阻塞。

3.视网膜分支静脉阻塞。

4.视网膜静脉周围炎。

**【禁忌证】**

1.新鲜眼内出血。

2.眼内活动性炎症。

3.因屈光间质混浊看不清眼底。

**【术前准备】**

1.请患者或家属签署知情同意书。

2.复习近两周内眼底荧光素血管造影片,确定毛细血管无灌注区的位置和范围。仔细查看有无早期新生血管。

**【操作方法及程序】**

1.通常用氩绿或氪激光,在毛细血管无灌注区域,全面予以播散性光凝。对于新生血管除播散的光斑外,还用密集光凝从其远端四周包围。

2.对周边部眼底光凝时,可用较大的光凝斑,如$500\mu m$。后部眼底光凝时,应用较小光凝斑,如$100\sim200\mu m$。光凝时间为0.1~0.2秒,功率300~500mW,以视网膜出现中白外灰反应(中度)为宜。

**【注意事项】**

1.视网膜光凝不宜过度,以免伤及Bruch膜或引起血管反应而致出血。

2.新生血管在视网膜平面内者,一般于光凝后3~4周开始退缩。如仍然开通的新生血管,可在仔细鉴别供养血管后,谨慎地予以直接光凝,光凝斑需大于供养动脉的管径,光斑$500\mu m$,时间0.2~0.5秒,功率300~500mW,使管径变窄但血流不易立即中断,2~3周后,供养动脉可狭窄或节段,最后可萎缩。

3.对于玻璃体视网膜增生性膜或条带上的新生血管,不宜采用激光封闭,否则不仅血管不易封闭,反而可能加重纤维血管膜的收缩,甚至导致牵拉性视网膜脱离。

## (四)黄斑水肿激光治疗

**【适应证】**

1.轻、中度非增殖性糖尿病性视网膜病变合并黄斑水肿。

2.视网膜静脉阻塞合并黄斑水肿。

3.高危险征的增生性糖尿病性视网膜病变合并黄斑水肿。

【禁忌证】

1.肝、肾功能严重损伤。

2.瞳孔不能充分散大。

3.眼部有活动炎症。

4.继发于眼内肿瘤的黄斑水肿,需先考虑肿瘤的治疗。

【麻醉】

眼球表面麻醉。

【操作方法及程序】

1.黄斑局部水肿

(1)对黄斑区微血管瘤及其他局部渗漏处作局部光凝,氩绿或氪黄、氪绿激光均可。对于散在孤立的微血管瘤逐一光凝,光斑 $100\sim200\mu m$,时间 $0.1\sim0.2$ 秒,功率 $200\sim250mW$。可直接光凝,使瘤体发暗或发白。对成簇的微血管瘤,可用较大的 $200\sim500\mu m$ 光斑。以后需要补充治疗单个微血管时,可用 $100\mu m$ 左右光斑,使瘤体发暗或发白。

(2)对靠近黄斑中心凹 $500\mu m$ 附近的病灶,需慎重处理。若视力<0.5,且视网膜水肿与渗漏持续不减,可谨慎地予以光凝。

2.黄斑弥漫性水肿

(1)水肿或无灌注区距黄斑中心 2DD 内,可作格栅样或大 C 形光凝。光斑 $100\mu m$,功率 $100\sim150mW$,时间 0.1 秒,以看不出光凝反应或仅见淡灰色光斑(轻度弱)为宜。每两个光凝斑间距约为一个光凝斑。光凝斑位于视神经乳头黄斑束,距黄斑中心凹勿近于 $500\mu m$。

(2)用 810 红外激光以中心凹为中心作 4 圈同心圆,共 48 点阈值下低能级光凝。

【术后处理】

1.眼部滴抗生素和散瞳滴眼液药。但原发性闭角型青光眼者慎用散瞳剂。

2.术后定期复查视力、视野和(或)荧光素眼底血管造影,如有需要再补充激光光凝。

【注意事项】

1.缺血性黄斑水肿有旁中心凹毛细血管闭锁,不适于光凝治疗,以免加重病情。

2.术后全身治疗不能间断,保持血压血糖血脂在正常限度。

(五)脉络膜新生血管膜激光光凝治疗

【适应证】

年龄相关性黄斑变性、中心性渗出性脉络膜视网膜病变或其他原因所致脉络膜新生血管膜,而且该膜位于黄斑中心凹外 $200\mu m$。

【禁忌证】

1.患眼无注视能力,另眼视力更差。

2.年龄相关性黄斑变性尚未证实有脉络膜新生血管膜者。

3.Stargardt 青年性黄斑变性。

4.高度近视眼有大后葡萄肿者。

5.近视眼黄斑病变。

6.中心凹下脉络膜新生血管膜。

【术前准备】

1.复习近两周内患眼荧光素眼底血管造影片,需要时还应做眼底吲哚青绿血管造影,以便准确定位。

2.散瞳查眼底,对照荧光素眼底血管造影和视野中心暗点,将脉络膜新生血管膜相对应于视神经乳头或视网膜血管的位置看清并熟记。

3.调试激光机确认无误。

**【麻醉】**

眼球表面麻醉。

**【操作方法及程序】**

1.清洁和消毒接触镜,安放于角膜表面。

2.激光参数一般为光斑100～300μm,时间0.2～0.5秒,功率300～500mW,以使灰白光凝斑覆盖整个脉络膜新生血管膜上。有时,光凝范围应稍大,光凝斑涉及其边缘外一圈正常视网膜。

**【术后处理】**

1.眼部滴抗生素和散瞳滴眼液1～2日,每日3～4次。但原发性闭角型青光眼者慎用散瞳剂。

2.术后定期复查视力、视野和(或)荧光素眼底血管造影。

**【注意事项】**

1.光凝治疗的同时要查产生脉络膜新生血管的原因,应用相应药物进行治疗,特别是炎症类疾病所致的脉络膜新生血管膜。

2.光凝能使视网膜下新生血管膜封闭,但远期后光凝瘢痕可有扩大,其边缘也可能还有新生血管生长,故需定期复诊。

## (六)光动力学疗法

**【适应证】**

1.各种原因引起的典型为主的脉络膜新生血管,如年龄相关性黄斑变性、病理性近视、特发性脉络膜新生血管形成、眼底血管样条纹症等。

2.息肉状脉络膜血管病变、中心性浆液性脉络膜视网膜病变、后极部脉络膜血管瘤。

3.视神经乳头血管瘤。早期脉络膜黑色素瘤的辅助治疗。

**【禁忌证】**

1.卟啉症或对血卟啉过敏者。

2.肝病活动期。

3.近期用过其他光敏剂。

4.患有心血管疾病,病情不稳,高血压未能控制。

**【术前准备】**

1.检查视力和矫正视力。

2.详细检查眼底并进行荧光素眼底血管造影或联合吲哚青绿血管造影,确定脉络膜新生血管的分型和病变部位。

3.测量并计算病变大小、体表面积,计算所需光敏剂的量。

4.详细交待该治疗益处和风险,签署治疗的知情同意书。

5.无散瞳禁忌。

**【麻醉】**

眼部表面麻醉,以便安放角膜接触镜。

**【操作方法及程序】**

1.按照治疗要求和所选取的光敏剂,配制光敏剂。

2.选取肘静脉穿刺,用输液泵按照预定的速度,将光敏剂注入体内。

3.设置好光敏激发仪的各项参数,如光斑大小、照射时间、能量密度等。

4.选择并放置适当的角膜接触镜。

5.启动光敏激发仪,进行治疗。

**【术后处理】**

1.治疗后必须按规定时间(一般为治疗后48小时)避强光。

2.可以辅以维生素类药物及促进水肿和渗出吸收的药物。

**【注意事项】**

1.选取合适的适应证,以取得更好的疗效。

2.治疗当日戴墨镜、手套、帽子,穿长袖衣裤。

3.如有在注射时有药液渗漏,局部应包扎,严格避光48小时。

4.该项治疗费用昂贵,有的患者可能需要多次重复治疗,应事先交代清楚。

5.配制药物和治疗必须在暗光中进行。

6.定期随诊眼底,一般为3个月复查1次,必要时作荧光素眼底及吲哚青绿血管造影检查,以确定是否要重复治疗。

## (七)经瞳孔温热疗法

**【适应证】**

1.年龄相关性黄斑变性合并脉络膜新生血管膜。

2.中心性渗出性脉络膜视网膜病变。

3.近视眼合并脉络膜新生血管膜。

4.脉络膜血管瘤。

5.脉络膜骨瘤。

6.某些视神经乳头血管瘤。

7.某些小的脉络膜黑色素瘤。

**【禁忌证】**

1.脉络膜转移癌。

2.增殖性糖尿病性视网膜病变。

3.高度近视眼合并后葡萄肿。

**【术前准备】**

1.检查视力。

2.裂隙灯检查眼前节,应用接触镜、直接或间接检眼镜查眼底。

3.进行眼底彩色照相、荧光素眼底/吲哚青绿血管造影,眼底相干光断层扫描。

4.以 Amsler 方格表或视野计检查视野。

5.向患者及家属解释病情和治疗目的,并请其在知情同意书上签字。

6.调试810nm半导体激光治疗机,确定安装、连接和输出均无误。

7.调整患者坐位,固定头额。

8.清洁消毒激光治疗用的全视网膜镜或 Goldmann 三面镜。

**【麻醉】**

眼球表面麻醉。

**【操作方法及程序】**

1.年龄相关性黄斑变性、中心性渗出性脉络膜视网膜病变及近视眼合并脉络膜新生血管膜

(1)治疗主要针对脉络膜新生血管膜。根据荧光素眼底血管造影所示其全部大小,确定用不同大小的光斑(1.2mm、2.0mm 或 3.0mm)。如果 1 个最大光斑不够,可接联 2～3 个,原则是将新生血管膜全部包纳在治疗圈内。

(2)最初一个光点照射时间为 60 秒,能量为 160、260 或 360mW,以照射区域无可见视网膜损伤(即无可见的颜色变化)至轻度发灰为准。如果视网膜稍发白,即将能量降低 100mW,再继续治疗。

(3)术毕取下接触镜或三面镜,滴用抗生素滴眼液。

2.脉络膜血管瘤

(1)激光能量为 600～1200mW。根据血管瘤的直径选择 2mm 或 3mm 光斑 1 至数个,每一光斑照射 1～3 分钟,激光覆盖全部血管瘤表面。

(2)治疗开始时应用的激光能量为 600mW,时间为 1 分钟,并逐渐增大能量,每次增大 100mW,直到出现灰色光斑。持续 1～3 分钟。

3.视神经乳头血管瘤　参照脉络膜血管瘤的激光参数,但接近视神经的部分,宜分次以小能量治疗,以减轻对视神经乳头神经组织的损伤。

4.脉络膜骨瘤　应用的激光能量为 600～800mW,根据血管瘤的直径选择光斑 2～3mm,或几个 3mm 光斑,使骨瘤全部面积均被激光覆盖。每一次被照射持续 1～3 分钟。

**【术后处理】**

1.术后当日勿拿重物,不饮酒。

2.术后滴用散瞳剂 3 日,每日 3 次。

3.有眼内出血者继续服药,如维生素 C、路丁等。

4.预约定期复查。

**【注意事项】**

1.年龄相关性黄斑变性、中心性渗出性脉络膜视网膜病变及近视眼合并脉络膜新生管膜治疗后每月复查,项目同术前检查。如果病灶仍有活动渗漏,可重复经瞳孔温热疗法(TTT)治疗。一疗程最多为 3 次。以后每 3～6 个月随诊。如有复发或新病灶出现再进行治疗。

2.脉络膜血管瘤治疗后 1、2、3 和 6 个月复查。如果透照脉络膜血管瘤还出现红光,荧光素眼底/吲哚青绿造影显示渗漏,则重复 TTT 治疗。重复 TTT 治疗时应用低能量激光,切勿过量。

3.如脉络膜血管瘤合并明显的浆液性视网膜脱离,妨碍肿瘤接受 TTT 治疗,可行手术放液,联合激光或 TTT 治疗。

4.脉络膜骨瘤合并黄斑部脉络膜新生血管膜者,激光照射黄斑中心的能量宜减低,以免增加出血的可能性。

5.强调 TTT 治疗仍然会有一定的热损伤,必须严格掌握好激光的能量和照射时间,如有可能尽量避免高能量长时间照射黄斑区,可选择光动力疗法。

(李元元)

# 第三节　青光眼的激光治疗

## 一、激光周边虹膜切除术

**【适应证】**

1.由于原发的或继发的瞳孔阻滞所引起的闭角型青光眼。

2.一只眼确诊为原发性闭角型青光眼的对侧眼。

3.恶性青光眼对侧眼。

4.手术虹膜切除术后未将虹膜全层切透者。

5.窄前房角的原发性开角型青光眼进行激光小梁成形术之前,可先行激光虹膜切除术,以便容易地观察前房角,提供施行激光小梁成形术的条件。

6.混合性青光眼。

7.无晶状体眼虹膜与玻璃体粘连。

8.硅油眼因硅油引起瞳孔阻滞。

9.先天性小眼球合并早期闭角型青光眼。

10.色素性青光眼中,激光虹膜切除术可使前、后房房水的压力平衡,消除了逆向瞳孔阻滞引起的虹膜两侧压力差所导致的虹膜面后凹。

**【禁忌证】**

1.角膜混浊,无法看清周边虹膜结构者。

2.周边前房极浅。

3.精神极度紧张不能合作者。

4.前房角广泛粘连者。

5.眼内活动性炎症的闭角型青光眼。

6.典型的高褶虹膜闭角型青光眼。

**【术前准备】**

1.向患者或家属解释治疗目的,取得患者配合。

2.检查视力、眼压、眼前节、眼底、前房角和前房深度。

3.继续使用原有的降眼压药物。

4.对未曾滴用毛果芸香碱滴眼液的患者,术前1小时滴用1%～2%毛果芸香碱滴眼液1～2次,瞳孔缩小至瞳孔对光反射消失。

5.开启激光器。可选用 Nd:YAG 激光、氩激光或联合应用这两种激光进行治疗。

**【麻醉】**

眼球表面麻醉。

**【操作方法及程序】**

1.患者坐于激光器之前,将头部安放于下颌托架上。

2.安放激光虹膜切除用的角膜接触镜。

3.虹膜切除部位选择在 10～11 点或 1～2 点虹膜周边部。

4.常用激光参数

(1)Nd:YAG 激光参数:每脉冲 4～10mJ。

(2)氩离子激光参数:功率 800～1000mW,光斑大小 50μm,时间 0.1～0.2 秒,击射次数 30～50 次。

(3)联合应用氩激光和 Nd:YAG 激光。

5.虹膜穿透时可直接见到其后的晶状体或睫状突,可见到后房水涌向前房。

**【术后处理】**

1.术毕时滴用抗生素滴眼液。

2.术毕后每 5 分钟滴用 1 次糖皮质激素滴眼液,共 6 次。1 小时后测量眼压。如果眼压正常,将糖皮质激素滴眼液改为每日 4 次,持续 1～2 周。如果眼压高,则眼部应用降眼压药物,待眼压降至安全范围后方可离去。

**【注意事项】**

1.原发性闭角型青光眼急性发作后角膜水肿会妨碍完成激光虹膜切除术。应当先用药物控制眼压,解除角膜水肿。有时残留的角膜水肿可将甘油滴入眼部来解除。

2.可有前房积血,以 Nd:YAG 激光进行治疗时多见。出血多发生在击射部位。用接触镜轻压眼球即可止血。

3.术后眼压可能暂时升高。一般激光治疗后 1～2 小时内达到高峰,数小时后下降。术后可有短暂视力减退,一般术后一小时能恢复。

4.术后降眼压药物可根据病情,逐渐减少或停用。

5.术后注意虹膜孔洞是否穿通,必要时再次治疗。

6.术后注意周边前房深度和前房角。如果周边前房极浅,前房角有关闭可能,则可行激光周边虹膜成形术。

7.术后激光虹膜孔洞可能关闭,主要见于应用氩激光治疗的病例,可再次治疗。


## 二、氩激光周边虹膜成形术

**【适应证】**

1.急性闭角型青光眼时角膜水肿、前房浅和严重炎性反应,不宜进行激光虹膜切除术时。

2.高褶虹膜综合征。

3.与晶状体有关的闭角型青光眼,如睫状环阻滞、晶状体膨胀、晶状体半脱位,以及各种原因引起的睫状体水肿所致的晶状体向前移位所致的闭角型青光眼。

4.激光小梁成形术前的辅助治疗。

5.激光虹膜切除术后周边前房仍浅,前房角仍有可能关闭者。

6.急性闭角型青光眼急性发作期,常规药物治疗无法控制眼压,可以试行虹膜周边成形,部分患者可以缓解急性发作。

**【禁忌证】**

1.因全身情况不能耐受手术者。

2.严重角膜水肿或混浊者。

3.无前房者。

4.眼部有传染性炎症者。

**【术前准备】**

1.向患者或家属解释治疗目的,取得患者配合。

2.检查视力、眼压、眼前节、眼底、前房角和前房深度。

3.术前滴 2% 毛果芸香碱眼药水,将虹膜尽量拉紧。

4.继续使用原有的降眼压药物。

5.开启和调节氩激光器。

**【麻醉】**

眼球表面麻醉。

**【操作方法及程序】**

1.患者坐于激光器之前,将头部安放于下颌托架上。

2.安放前房角镜或接触镜。

3.产生虹膜收缩灼伤的主要氩激光参数为光斑 500μm,曝光时间 0.5 秒,功率 200～400mW。

4.将瞄准光束对准虹膜最周边部,击射后即刻可见虹膜收缩反应。

5.在 360°范围的虹膜周边部做 24～36 个烧灼点,相邻两个烧灼点之间的间隔为 1～2 个烧灼点直径。

**【术后处理】**

1.取下角膜接触镜后滴用抗生素滴眼液。

2.术后立即滴用糖皮质激素。术后 1 小时测量眼压,若眼压升高及时处理,基本同钕:YAG 虹膜周切。

3.术后滴用糖皮质激素滴眼液 3～5 日。

**【注意事项】**

1.一般淡色虹膜比深色虹膜需要更强的能量。开始治疗时,对褐色的虹膜用 200mW,淡色的虹膜用 300mW。以后调整氩激光能量直至见到虹膜基质收缩。在淡灰色虹膜中有时用 200μm 的光斑就可有很明显的虹膜基质收缩。用较小的光斑,则需要更多的激光灼伤才能达到相同的效果。尽量避免出现焦化的虹膜反应。

2.治疗时尽可能避免烧灼可以见到的放射状血管。如果相邻的烧灼点太靠近,虹膜可能发生坏死。

# 三、氩激光小梁成形术

**【适应证】**

1.原发性开角型青光眼经药物治疗不能控制病情者。

2.继发性开角型青光眼,如假性晶状体囊膜剥脱性青光眼、色素性青光眼,虽经药物治疗,仍不能控制病情者。

3.低眼压性青光眼,特别是眼压在正常范围的较高值时,氩激光小梁成形术(ALT)有一定的降眼压效果。

**【禁忌证】**

1.不合作者。

2.角膜水肿及屈光间质混浊的患者。

3.前房角完全关闭者。

4.继发于葡萄膜炎的青光眼。

5.青少年型青光眼和年龄小于 35 岁的青光眼患者。

**【术前准备】**

1.向患者或家属解释治疗目的,取得患者配合。

2.检查视力、眼压、眼前节、眼底、前房角和前房深度。

3.继续使用原有的降眼压药物。

4.开启和调节氩激光器。

**【麻醉】**

眼球表面麻醉。

**【操作方法及程序】**

1.安放激光用的镀有抗反射膜的前房角镜。

2.激光通过镜面击射到对面前房角小梁前缘。先从下部小梁开始,裂隙灯光聚集在反射镜中央,一边光凝,一边缓慢转动房角镜,以确保光凝点的衔接。瞄准光线对准色素性和非色素性小梁的交界处,一般位于小梁网的前半部。击发的激光光束应垂直于小梁,以便更好地聚集。

3.氩离子激光参数功率 600～700mV,光斑大小 50μm,曝光时间 0.1 秒,击射点数为 180°房角 50 个点,或 360°房角 100 点。良好的激光反应包括击射点变白,小气泡形成或轻微的组织收缩、脱色素。

**【术后处理】**

1.激光治疗后滴用糖皮质激素,如 1% 泼尼松龙滴眼液,每 5 分钟 1 次,共 6 次,术后 1 小时测量眼压,超过 30mmHg 应加用全身降眼压药物。

2.次日将滴用 1% 泼尼松龙滴眼液改为 4 次/日,共 7 天。

3.原用的降眼压药物不变,以后随诊时根据眼压情况减少或停用。

**【注意事项】**

1.术前一小时应滴用降眼压药物,以避免术后眼压升高。

2.影响氩激光小梁成形术疗效的因素有,年龄、种族、房角色素、术前眼压、青光眼类型及病情等。

3.激光小梁成形术降压效果是暂时作用,随时间延长作用有下降趋势。


# 四、选择性小梁成形术

**【适应证】**

与氩激光小梁成形术相同。

**【禁忌证】**

1.先天性青光眼禁用。

2.继发于炎症的青光眼慎用。

**【术前准备】**

与氩激光小梁成形术相同。

**【麻醉】**

眼球表面麻醉。

**【操作方法及程序】**

1.角膜前放置 Goldmann 三面镜或前房角镜。

2.将激光束聚焦于色素小梁网,光斑大小为 400mm。

3.为了确定每只眼适宜的能量水平,开始时将 Nd:YAG 激光能量设在 0.5mJ,作为初始能量,然后以 0.1mJ 为单位逐渐增加,直至达到小梁网内气泡形成所需的临界能量。如果在初始能量时或已经设定的能量时可见小梁网内气泡形成,则将激光的能量以 0.1mJ 为单位逐渐递减,直到看不到气泡形成。这一能量就是"治疗能量"。

4.治疗时采用单脉冲模式,在前房角 180°的范围内击射(50±5)个激光斑,激光斑之间邻接,但不相互重叠,整个小梁网宽度范围均被照射。每次击射后都要注意小梁网内是否有气泡产生。

**【术后处理】**

激光治疗后,眼部滴用 1％泼尼松龙滴眼液,每日 4 次,持续 4～7 日。

**【注意事项】**

1.已用最大量的药物治疗仍不能控制眼压或曾施行 ALT 但失败的开角型青光眼病例,采用选择性小梁成形术(SLT)仍有较好的疗效。

2.并发症很少,其中包括治疗眼轻微疼痛不适、眼红、一过性眼压升高。术后可有一过性前房炎症反应,一般情况下 24 小时后即可消失。此外,还可能发生视力模糊、角膜水肿、角膜损伤,但极少发生。经过适当的药物治疗后均可消失。

3.治疗前滴用 1％阿普可乐定或 0.2％溴莫尼定滴眼液可防止激光治疗后眼压升高。

# 五、经巩膜睫状体激光光凝术

**【适应证】**

1.青光眼终末期,出现眼痛、头痛、角膜失代偿症状严重影响生活。

2.小梁切除术、硅管植入术或其他睫状体破坏手术失败,最大量抗青光眼药物仍不能控制眼压的难治性青光眼。

3.最大量抗青光眼药物治疗不能控制眼压且手术预期效果不佳的难治性青光眼,包括新生血管性青光眼、与硅油填充有关的继发青光眼、外伤性青光眼、角膜移植术后青光眼、青少年性青光眼等。

**【相对禁忌证】**

治疗具有视力下降风险,视力大于 0.3 的患者需谨慎对待。

**【术前准备】**

1.了解患者基本情况,包括年龄、性别、青光眼类型、患病时间、既往抗青光眼手术史、目前抗青光眼用药、目前视力。

2.使用 Goldmann 压平眼压计测量眼压。

3.眼前节检查,了解角膜缘的位置,观察结膜有无瘢痕、激光位置的巩膜有无变薄、角膜水肿情况、前房有无活动性炎症、有无晶状体等。

4.向患者及家属解释病情和治疗目的,并请其在知情同意书上签字。

5.患者平卧,微抬下颌,令额头和下颌连线基本处于水平位置。

6.将 G-probe 探头连接于 810nm 半导体激光治疗机,开机后调整输出能量至 1500mJ(如 G-probe 探头为重复使用,可适当调高初始能量设定),调整脉冲时间为 2000 毫秒,将计数器重置为零,将脚踏放置在便于操作的位置。

7.如 G-probe 探头为重复使用,需要使用 95％酒精浸泡消毒,在使用前使用无菌生理盐水冲洗。

8.操作医师应佩戴防护镜。

**【麻醉】**

球后麻醉。

**【操作方法及程序】**

1.开睑器撑开眼睑,结膜囊滴无菌生理盐水,使眼表保持浸润状态。

2.在角膜缘后 1.5mm 位置放置探头,探头方向与眼轴平行。

3.踩下脚踏,完成一次光凝后,探头位置平行移动 1/2 探头直径,再次进行光凝。光凝的范围一般为270°,颞侧 90°避开不进行光凝。

4.操作完成后眼表滴抗生素眼药水,取下开睑器。

**【术后处理】**

1.操作完成后数小时,接受治疗的眼睛可能出现明显的胀痛并伴头痛,必要时给予镇痛药物。

2.术后需要使用醋酸泼尼松龙滴眼液,每日 6 次,控制术后炎症反应,以及阿托品眼膏,每日 3 次,缓解睫状体刺激症状。醋酸泼尼松龙滴眼液需根据眼部炎症情况逐渐减量。

3.停止使用治疗前口服或静脉用高渗剂,但治疗眼需继续使用降眼压滴眼液,眼压下降后根据情况逐渐减少或停止使用降眼压滴眼液。

4.定期复查眼压和前后节情况,如单次治疗后不能将眼压控制在满意范围,可给予重复治疗。

**【注意事项】**

1.遵循宁少勿多原则。睫状体激光光凝是破坏性治疗,治疗不足可以再次进行治疗,治疗过度可能造成眼球萎缩而无有效挽救措施。

2.治疗时避开 3 点、9 点位,以免损伤睫状后长血管。

3.治疗效果与患者年龄、青光眼类型、既往青光眼手术史、有无晶状体等因素相关,应根据患者情况制定个体化治疗方案。

4.单次治疗不能控制眼压在合理范围内,可以多次重复治疗。重复治疗的指征无共识,经验性的方案为合并使用降眼压药物情况下眼压在 30mmHg 以上可重复治疗。

(崔迎春)

# 第四节　角膜屈光手术

眼的总屈光力(非调节状态下)为+60D。眼屈光系统中最重要的屈光成分是角膜和晶状体。角膜的屈光力约为+43D,占眼总屈光力的 2/3。晶状体的屈光力约为+19D,所以角膜和晶状体屈光力的改变都能有效地改变眼球的屈光状态。

角膜屈光手术就是在角膜上施行手术以改变眼的屈光状态,依据手术时是否使用激光,分为激光性手术和非激光性手术。

激光性角膜屈光手术依据所用激光分为准分子激光、飞秒激光、钬激光等,其中准分子激光根据切削部位又分为准分子激光屈光性角膜切削术(PRK)、准分子激光上皮瓣下角膜磨镶术(LASEK)、机械法准分子激光上皮瓣下角膜磨镶术(Epi-LASIK)、准分子激光原位角膜磨镶术(LASIK)、前弹力层下激光角膜磨镶术(SBK)、飞秒激光制瓣的 LASIK 等。

非激光性角膜屈光手术包括放射状角膜切开术(RK)、角膜表面镜片术、角膜基质环植入术(ICRS)、传导性角膜成形术(CK)等。

准分子激光角膜手术是目前屈光手术的主流术式,"Excimer"由 Excited Dimer 两个字合起来产生,原意是"受激发的二聚体"。Dimer 所指的二聚体是惰性气体和卤素两种元素,不同的惰性气体和卤素的短暂性的结合混合物于解离时会释放出不同波长的光,产生光化反应。现在用于激光近视手术的是氩氟混合物(ArF)。所谓光化反应,是指组织受到远紫外光激光作用时,会断裂分子之间结合键,将组织直接分离成挥发性的碎片,从而达到切削组织的目的。

用于角膜组织切削的激光必须具备两个最重要的条件:一是切削精确度;另一个是对周围组织基本不产生热效应。ArF 混合气体产生的准分子激光波长为 193nm,属于超紫外的冷激光。它的切削工作原理是直接作用于角膜组织的化学键。由于每个脉冲具有高达 6.4eV 的能量,远远超过角膜分子结合键的能量 3.5eV,所以光子可以轻易打断分子间结合键,将组织分解成挥发性碎片。这一过程称为光化学效应,而非激光热效应。由于其作用于分子键,所以切削可以达到很高的准确性;另外它的冷激光特性使得它只作用于被照射部位,而对周围组织影响非常小,安全性高。正是由于 ArF 混合气体产生的准分子激光所具有的准确性和安全性的特性,才使其成为角膜屈光手术最为理想的一种激光。

# 一、准分子激光屈光性角膜切削术

准分子激光屈光性角膜切削术(PRK)是眼科最早应用激光矫治屈光不正的方法。1983 年美国 Trokel 等人首先提出用氟化氩(ArF)准分子激光治疗近视的构想,并在动物角膜上开始实验。20 世纪 90 年代初,美国 FDA 开始 PRK 的临床实验,开启了激光治疗近视之先河。

PRK 手术是利用准分子激光的特点在角膜浅表组织进行切削,改变角膜前表面曲率,使角膜表面重新塑形而达到矫正近视、远视、散光等不同性质屈光不正的目的。激光切削的量和切削方式根据不同患者的屈光不正性质设计有所不同,屈光不正度数高的,激光切削的量就大,反之就小。如果是治疗近视眼,准分子激光在角膜中央区浅表组织切削,使角膜中央曲率变小,以达到矫正近视的目的;反之,如果是治疗远视眼,准分子激光主要切削旁中央区角膜,使角膜中央区变凸,屈光力增强,矫正远视。

## (一)适应证

1.患者本人有摘掉眼镜的愿望,对手术效果有合理的期望值。

2.年龄应在 18 周岁以上(除特殊情况)。

3.屈光度已稳定 2 年以上(每年变化不超过 1.00D)。

4.角膜厚度>460$\mu$m。

5.特殊职业需要,如对抗性运动较强的运动员等。

6.角膜偏薄、睑裂偏小、眼窝偏深等特殊解剖条件,不宜行 LASIK 术者。

7.行屈光手术后出现欠矫或过矫,需再次手术者:①已行 RK 手术:应距上次手术时间 2 年以上;②已行 PRK 手术:应距上次手术时间 1 年以上;③已行 LASIK 手术:应距上次手术时间 6 个月以上。

8.眼部检查无器质性眼病者。

9.身体健康(无全身结缔组织疾病、自身免疫性疾病等)。

10.其他适应证

(1)LASIK 术中角膜瓣异常,无法正常完成 LASIK 手术,可以考虑 PTK 去上皮后 PRK 手术。

(2)如果因各种原因不能采用 LASIK 手术进行补矫,可改成 PRK 手术。

(3)PRK、LASEK 和 Epi-LASIK 手术后补矫。如果有混浊,可考虑 PTK 后 PRK。

(4)角膜外伤、手术、炎症后前表面的不规则散光,如角膜移植手术后散光的矫正。

（5）作为 LASEK 和 Epi-LASIK 手术上皮瓣制作失败的一种补救措施。

## （二）禁忌证

1.绝对禁忌证

（1）眼部活动性炎症及病变。

（2）眼周化脓性病灶。

（3）确诊圆锥角膜。

（4）严重的眼附属器病变,如眼睑缺损、变形,慢性泪囊炎等。

（5）角膜过薄者。

（6）瘢痕体质。

（7）全身结缔组织病及严重自身免疫性疾病,如系统性红斑狼疮、类风湿性关节炎、多发性硬化、较严重的糖尿病等。

2.相对禁忌证

（1）超高度近视。

（2）暗光下瞳孔直径过大。

（3）曾患单纯疱疹性角膜炎。

（4）可疑圆锥角膜。

（5）轻度角膜内皮营养不良。

（6）妊娠期、哺乳期。

（7）焦虑症、忧郁症等精神异常。

（8）对手术期望过高者。

## （三）术前准备

1.病史及动机　了解病史包括近视眼、青光眼家庭史,了解屈光度是否稳定,配戴角膜接触镜历史,眼部(包括眼干燥、青光眼病史)及全身病史(包括瘢痕体质及糖尿病)等。同时应了解受术者的手术目的。

2.戴用角膜接触镜者　软镜停戴 1 周以上,硬镜停戴 3 周以上,OK 镜停戴 3 个月以上,角膜上皮正常,角膜地形图稳定。

3.术前检查

（1）患者术前必须作下列检查

1)常规眼科检查,包括视力、裂隙灯和散瞳眼底检查,必要时查三面镜。

2)屈光状态检查。

3)眼压测量。

4)超声角膜测厚。

5)角膜地形图检查。

6)瞳孔直径测量:包括暗光下瞳孔直径。

7)泪液检查:如泪膜破裂时间(BUT),泪液分泌试验,泪河宽度测量、角膜荧光素及虎红染色等。

8)优势眼的检查。

9)眼位、Kappa 角与眼球运动检查。

（2）有条件应作下列检查

1)角膜前、后表面形态及眼前节测量分析系统检查。

2)对比敏感度及眩光检查。

3）眼轴测量。

4）波前像差检查。

5）眼调节幅度检查。

4.术前应向患者详细说明以下问题,并由患者签署《手术知情同意书》。

(1)手术基本原理。

(2)手术过程及需患者注意的问题。

(3)手术的局限性。

(4)术后恢复过程。

(5)手术可能出现的并发症及可能采取的预防治疗措施。

(6)针对每个患者的检查结果,进行评估及特别交代。

(7)其他可供选择的治疗手段。

### (四)手术方法

1.术前应认真核对输入电脑的手术参数,包括患者姓名、眼别、切削量、切削区大小等。

2.按内眼手术常规清洁消毒眼周皮肤及清洗结膜囊,手术应在无菌条件下进行。

3.按常规铺手术巾,粘贴睫毛,开睑器开睑。

4.麻醉表面麻醉,结膜囊滴用表面麻醉剂 2～3 次。

5.去除角膜上皮,主要有三种方法。

(1)机械方法:用角膜上皮刀刮除上皮,范围不小于治疗区。

(2)激光方法:用准分子激光治疗性角膜切削程序(PTK)直接照射角膜中央区域,均匀切削角膜上皮,深度 $50～60\mu m$,范围不小于治疗区。

(3)化学方法:用 4% 可卡因或 20% 乙醇棉片,覆盖于角膜表面约 15 秒,松解角膜上皮,然后刮除。

6.确定切削中心:将术眼调整到显微镜视野中心,嘱术眼注视指示灯,调整激光焦平面之中心点于瞳孔中心所对应的角膜前表面。

7.激光切削

(1)仔细核对激光切削的各项技术参数。

(2)切削过程使用自动跟踪系统,增加切削的精确性。

(3)吸干角膜前表面,保证角膜前表面干湿适宜,均匀一致。

(4)将激光焦平面调整到角膜前表层切削中心水平。

(5)启动激光扫描,提醒患者注视,必要时用器械予以辅助。

(6)激光切削结束,4℃ BSS 或生理盐水冲洗角膜碎屑。

8.切削结束,术眼点抗生素滴眼液,配戴绷带型角膜接触镜。PRK 术中丝裂霉素(MMC)的应用:丝裂霉素是一类阻断 DNA 合成的抗代谢药物,能降低 PRK 术后 haze 的形成。MMC 浓度为 0.02%,浸润时间为 10～60 秒。MMC 的使用应十分慎重,一般仅用于－6.00D 以上近视,而且应用 MMC 后需用大量 BSS 彻底冲洗。如应用不当,可能出现角膜内皮损伤、角膜基质坏死、虹膜萎缩等严重并发症。

### (五)并发症

PRK 手术后的并发症有一些是准分子激光屈光手术共有的,有一些是 PRK 特有的。

1.上皮愈合延迟　绝大多数患者术后 3 天内上皮愈合,但少数愈合延迟。多与个体差异有关。

处理:除抗生素外,局部停用任何刺激性或可能影响角膜上皮愈合的药物。可戴角膜接触镜。可应用角膜上皮生长因子等辅助治疗,促进上皮愈合。

2.角膜上皮下雾状混浊(haze)　角膜上皮下雾状混浊是指准分子激光屈光性角膜手术后手术区域出现的角膜上皮和其下方基质的混浊。一般在手术后 1～3 个月显著,术后 6 个月时逐渐减轻。少数患者在 6 个月后出现严重的迟发性角膜混浊。

(1)发生因素

1)角膜切削深度:角膜切削过深,创面愈合反应明显。

2)角膜上皮愈合情况:角膜上皮延迟愈合,上皮糜烂将增加角膜雾状混浊的发生。

3)眼表功能:眼表功能会影响上皮愈合以及角膜混浊概率。

4)个体因素:与组织愈合过程中的异常反应有关。

(2)分级:0 级:角膜完全透明;1 级:仅在裂隙灯下仔细检查方能发现的细微混浊;2 级:在裂隙灯下较易发现的角膜混浊,轻度影响观察虹膜纹理;3 级:角膜明显混浊,中度影响观察虹膜纹理和晶状体;4 级:角膜重度混浊,不能窥见虹膜纹理。

(3)预防

1)尽早促进上皮愈合。

2)改善眼表环境,可用人工泪液。

3)选择好适应证,瘢痕体质患者不选择 PRK。

4)度数高,切削深的患者要慎重选择 PRK。

5)合理使用糖皮质激素。

6)对于 -6.00D 以上高度近视,手术中可使用 MMC。

7)术后避免紫外线照射。

(4)治疗

1)在严密监测眼压的情况下,应用高频率、高浓度糖皮质激素眼水,可以使角膜雾状混浊消退。

2)非激素类抗炎药物的应用。

3)抗代谢药物的合理应用。

4)激光再次切削:慎行,再次切削同样存在发生 haze 的可能,甚至比首次手术更重。

3.激素性高眼压　PRK 手术后需要较长时间应用糖皮质激素,部分患者出现眼压升高到一定程度称激素性高眼压,如果出现视神经损害和视野缺损,则称为激素性青光眼。

眼压的测量值与角膜厚度关系密切,PRK 手术后角膜厚度低于正常值,因此评估术后的眼压是否正常,不能简单地把 21mmHg 作为标准。

高眼压的发生与激素的种类、浓度、用药次数、时间以及青光眼家族史等个体因素有关。

激素性高眼压的防治:

(1)手术前详细询问青光眼家族史。

(2)手术后严格检查眼压,及时调整激素用量和种类。

发生激素性高眼压后应停用或减少糖皮质激素用量,必要时应用眼局部或全身降眼压药物,并密切监测眼压。发生激素性青光眼药物控制不佳者可考虑抗青光眼手术。

4.回退与欠矫

(1)鉴别:屈光回退指术后数月(常为 6 个月以上)屈光状态较早期有近视化趋势(如果术前是远视者是远视化趋势)。

(2)原因

1)角膜伤口愈合反应过强,出现 haze。

2)切削区过小。

3)高度近视程度,尤其是角膜比较薄者,角膜膨出也表现为屈光回退。

4)手术后糖皮质激素用药中断或不合理应用。

5)个体因素。

6)远视,特别是中高度远视。

(3)屈光欠矫指手术后屈光矫正不足,矫正度数低于预期矫正值1.00D。屈光欠矫的原因有:

1)验光因素,手术前验光度数低于实际屈光度数。

2)设备因素,激光能量不足。

3)医师技术因素,切削面水化过多。

4)预设计,如高度近视或薄角膜者,将手术后屈光设计为欠矫状态。

5)个体因素。

屈光回退还需要和近视度数加深相鉴别,近视度数加深一般角膜地形图没有改变,改变的是眼轴长度,据此可以鉴别。

欠矫可以根据情况是否采取手术补矫。回退必须待屈光状态稳定并分析其原因后,可配戴眼镜或根据眼部情况是否采取补矫手术。

5.最佳矫正视力下降　矫正视力较术前下降2行以上,多为各种并发症达到一定程度后的结果,极少发生。常见的原因包括出现2级以上的haze、术后感染、严重的偏中心切削、不规则散光、青光眼等。预防和处理原则:主要针对相关的并发症进行。

其他并发症如对比敏感度下降、眩光、术后散光、感染、病毒性角膜炎复发、偏心切削、屈光过矫等,并非PRK所特有,也见于LASIK、LASEK、EpiLASIK等。

## 二、准分子激光原位角膜磨镶术(LASIK)

随着准分子激光屈光性角膜切削术(PRK)的兴起,近视矫治效果取得了突破性进展。但由于PRK手术后易出现角膜上皮下雾状混浊等并发症,且术后患者疼痛明显,而且为预防或治疗haze反应,需长时间使用糖皮质激素滴眼液,可导致眼压升高、激素性青光眼及其他糖皮质激素相关性并发症。

1990年希腊的Pallikaris将板层角膜屈光手术与准分子激光切削相结合,发明了准分子激光原位角膜磨镶术(LASIK)。所谓LASIK是先在角膜上用特制的显微角膜板层切开刀或飞秒激光作一个带蒂的角膜瓣,掀开后在暴露的角膜基质床上进行准分子激光切削,以矫正近视、远视、散光及所伴有的高阶像差。由于手术保留了角膜上皮及前弹力层,可以避免或减少PRK术后的一些并发症,如haze、屈光回退等,手术后无明显的眼部不适、视力恢复快,因此目前已经成为所有屈光矫治手术中开展最多、应用最为广泛的一种手术方式。

### (一)适应证

1.本人有摘镜需求,对手术过程及疗效有比较充分的认识。

2.年龄在18周岁以上。

3.近2年屈光度稳定(每年变化在1.00D之内)。

4.中央角膜厚度大于460mm。

5.屈光度矫治范围:近视-1.00~-14.00D(-8.00D以下者效果最理想);远视+1.00~+6.00D(+3.00D以下者效果最理想);散光6.00D以下。

6.特殊情况下的屈光矫治,如穿透性角膜移植术后、白内障摘除人工晶状体植入术后的不规则散光、屈光不正、屈光参差等,往往需要借助角膜地形图引导或波阵面像差引导,进行个体化的准分子激光切削。

## (二)禁忌证

1.眼部有活动性感染及炎症性病变。

2.眼睑形态异常如睑裂闭合不全、内翻倒睫等。

3.严重干眼症。

4.亚临床期及临床期圆锥角膜。

5.瘢痕体质、糖尿病、胶原病患者。

6.精神疾病患者。

## (三)术前准备

1.了解病史及手术动机 了解病史包括近视眼、青光眼家族史,屈光度是否稳定,配戴角膜接触镜历史,眼部及全身病史等,同时应了解受术者的手术目的。

2.软镜停戴1周以上,硬镜3周以上,OK镜3个月以上,角膜地形图无明显异常。

3.术前检查

(1)常规眼科检查,包括视力、裂隙灯眼前节检查和散瞳眼底检查,必要时查三面镜。

(2)屈光状态检查(包括客观及主觉验光,主视眼的判断)。

(3)眼压测量。

(4)中央角膜厚度测量:术前超声测厚如在460mm以下,一般建议不宜做LASIK手术。

(5)角膜前、后表面形态检查:目的为排除临床期及亚临床期圆锥角膜。亚临床期圆锥角膜的角膜前表面地形图的基本特征为:①角膜中央平均屈光力大于47D;②下方角膜比上方角膜显著变陡(IS≥1.26D);③同一个体双眼角膜中央屈光度差值大于1D。

(6)瞳孔直径测量:包括暗光下瞳孔直径。

(7)对比敏感度及眩光检查。

(8)泪液检查:如:泪膜破裂时间(BUT),泪液分泌试验,泪河宽度测量、角膜荧光素及虎红染色等。对于有比较严重的干眼症者,不建议做LASIK。

(9)优势眼的检查。

(10)波前像差检查。

4.术前应向患者详细说明以下问题

(1)手术基本原理。

(2)手术过程及需患者注意的问题。

(3)手术的局限性。

(4)术后恢复过程。

(5)可能出现的手术并发症及可能采取的预防治疗措施。

(6)针对每个患者的检查结果,进行评估及特别交代。

(7)其他可供选择的治疗手段。

## (四)手术方法

1.术眼局部皮肤和结膜囊的清洁消毒。

2.眼部麻醉:一般使用表面麻醉。

3.患者平卧位,调整头位。铺无菌孔巾,暴露术眼;开睑器撑开眼睑。

4.用标记笔在角膜表面角膜瓣蒂对侧做标记,便于术后角膜瓣准确复位。

5.放置负压吸引环,启动负压吸引泵,负压吸引眼球压力达到要求时,推进显微角膜板层切开刀制作角膜瓣。

6.掀开角膜瓣,暴露基质床面,吸干水分。

7.令受术者注视眼球固定指示光源,术者瞄准瞳孔中心,聚焦后按设计好的各项治疗参数开始做激光切削。

8.激光切削完成后,将角膜瓣复位,瓣下用 BSS 液轻轻冲洗,按所作标记对位。随后,用海绵吸除瓣缘溢出的水液,并用头部涨开的扇形吸血海绵在瓣上向周边作放射状轻柔按压,以消除皱褶。

9.小心移除开睑器,注意勿触及角膜瓣以免移位,去掉眼睑手术贴膜。结膜囊内点广谱抗生素眼液及糖皮质激素滴眼液,嘱患者自然眨眼数次,待确信角膜瓣没有移位、裂隙灯显微镜下检查角膜瓣下没有明显异物后点一滴较为黏稠的人工泪液并盖上透明眼罩。

### (五)并发症

1.术中并发症

(1)与角膜瓣制作相关的并发症:术中并发症多与角膜瓣的制作有关,随着医师操作经验的积累以及显微角膜板层刀的不断改进,术中并发症尤其是严重并发症已变得越来越罕见。理想的角膜瓣应该符合以下几个标准:厚度 $130\sim160\mu m$(薄瓣可达 $90\mu m$,且无破损);直径 $8.0\sim10.0mm$;蒂宽约 30 弧度;切割面光滑整洁,位置居中。术中如遇角膜瓣制作不良,一般来说,都应该立即复位角膜瓣,最好等 3 个月后再次手术。

1)角膜瓣过薄及破损:角膜瓣过薄主要是指角膜瓣厚度不足 $90\mu m$,掀开有困难或发生破碎。发生原因主要与负压吸引不足或刀片质量不良有关。

处理:如果角膜床的大小足以进行切削,手术可继续进行,仔细展平角膜瓣;如果角膜瓣仅为上皮层,应立即将瓣复位,3 个月后再次手术。

2)"纽扣"状角膜瓣:指刀片部分切入角膜基质,而部分未切入,角膜瓣中央区变薄形成圆形或条状破孔。术前角膜曲率大于 48D 或曾进行过其他角膜手术者容易产生"纽扣"状角膜瓣。其处理原则与角膜瓣过薄及破损相同。

3)角膜瓣过小:理想的角膜瓣直径应该在 8.0mm 以上,当角膜瓣直径小于激光切削直径时,则为角膜瓣过小。其原因主要是负压吸引不足及角膜前表面屈光力过低。

如角膜瓣过小,一定不要随便采用缩小光学切削区的办法进行激光切削,以免术后产生眩光、光晕等并发症,而是应该将角膜瓣复位,3 个月后,根据情况选择再次制作新的角膜瓣或改成 PRK 或 LASEK 术式(角膜前表面过平)。

4)不完全角膜瓣:由于机械性阻挡或患者过度挤眼等,使显微角膜板层切开刀推进过程中造成"卡刀""跳刀"而使角膜瓣制作不完全。假如所暴露的角膜基质床已超过激光切削区,则可继续按常规完成手术;假如所暴露的角膜基质床未超过激光切削区,则应重新复位角膜瓣,等 $1\sim3$ 个月后再次手术。

5)游离角膜瓣:其产生原因主要有:负压吸引环选择错误;小角膜或角膜前表面较平;板层刀终止器未安装或安装后脱落。

假如游离的角膜瓣大小及厚度符合要求,则不影响继续手术,可先将角膜瓣湿润保存于刀头原位或湿房内,待激光切削完成后,再将其复位而无须缝合。复位时应正确识别角膜瓣的正反面,按原先标记仔细对位。

6)角膜瓣边缘出血:在 LASIK 术中最为常见,尤其是长期配戴角膜接触镜、角膜缘形成新生血管者。

对于出血较少、未进入激光切削区者,可先不做处理,等激光切削完毕后再将角膜瓣下出血冲洗干净。对于出血较多者,可在出血部位放置吸血海绵片,防 IE 出血进入激光切削区。

7)角膜瓣偏中心:角膜瓣较小且其中心显著偏离瞳孔中心,虽然光学切削区中心与瞳孔中心重合,也可产生术后不规则散光。放置负压吸引环时,要注意环中心与瞳孔中心重合,刚产生负压时,不要让负压吸引环移位。

8)角膜上皮损伤:多由频繁使用表面麻醉药、抗生素眼水或术前冲眼方法错误有关,可导致术后眼部不适症状加重,视力恢复速度减慢,还可增加术后弥漫性层间角膜炎以及角膜层间上皮植入的发生率。对于术中角膜上皮损伤范围超过 3mm 者,术毕应戴治疗性角膜接触镜 1 天。术后局部滴用抗生素眼水及促进角膜上皮修复的滴眼剂,待角膜上皮完全修复后,局部再滴糖皮质激素眼液。

9)角膜穿孔:是 LASIK 术中最严重的并发症,由于早期使用的板层刀刀具安装错误造成。目前 LASIK 术中使用的角膜板层刀通常为固定式刀头,可避免角膜切穿。

(2)准分子激光切削相关并发症

1)激光治疗参数错误:数据输入人员粗心或操作不当,如将近视屈光度输入为远视屈光度、散光轴向数据错误等。发射激光前术者及技术人员应注意数据核对,在激光切削过程中通过显微镜可随时观察激光切削的大致形态:如近视球镜为中央圆形、远视球镜为周边环形。

2)光学区偏中心:光学区中心与瞳孔中心未重合,尤其是偏差在 1mm 以上者,可造成术后不规则散光、欠矫、眩光及单眼复视。

视轴偏离瞳孔中心过远即 kappa 角大、术中瞳孔缩小偏向鼻侧、患者未注视指示光源是产生光学区偏中心的主要原因。

对于严重的光学切削区偏中心造成最佳矫正视力下降 2 行以上者,最好的治疗措施是重新掀开或制作角膜瓣,在角膜地形图或波阵面像差引导下进行准分子激光个体化切削。

3)不规则切削:激光束能量不均匀、角膜含水量不均匀、激光切削过程中产生的组织碎屑和烟雾可造成激光对角膜的不规则切削,影响术后视觉质量。因此在术前应检测激光能量分布;掀开角膜瓣前擦干边缘液体,掀开角膜瓣后避免在角膜床上滴水;激光切削过程中使用激光器附设的抽气装置。

2.术后并发症

(1)角膜瓣移位或丢失:发生原因有:术中角膜瓣下水液未完全排除致角膜瓣贴合不良;术后外伤或揉眼史等;蒂位于鼻侧的角膜瓣较蒂位于上方的角膜瓣更容易移位。

假如发现角膜瓣移位应及时处理,将角膜瓣重新复位。

(2)角膜瓣皱褶:发生原因有:角膜瓣偏薄或水肿,角膜瓣在水肿消退后遗留皱褶;高度近视矫正术后由于激光切削过深,角膜瓣与基质面贴合不良更容易产生角膜瓣皱褶;术中过度按压角膜瓣或吸血海绵擦除水液时方向不正确;撤除开睑器时接触角膜瓣;术后早期患者用力揉眼。

轻微的角膜瓣皱褶可无自觉症状且不影响视力者,无须作任何处理。明显的角膜瓣皱褶,引起最佳矫正视力下降者,一旦发现则应及早重新掀开角膜瓣,展平复位,术后戴治疗性角膜接触镜。

(3)角膜瓣下异物残留:多为术中冲洗不彻底所致。

虽然个别位于周边的异物残留不会影响手术的效果,无须任何处理,但有些也可引起角膜组织的炎症反应,局部浸润混浊和角膜瓣皱缩。少数情况下,假如用药物不能控制炎症反应,则需掀开角膜瓣,冲洗异物。

(4)弥漫性层间角膜炎(DLK):又称为撒哈拉综合征。

DLK 通常在 LASIK 术后 1～6 天发生,个别迟发性者多与角膜上皮损伤、眼外伤、头面部及眼睑接触性皮炎等有关。可以无自觉症状或仅有轻微或中度眼部疼痛、异物感、畏光流泪;无明显的结膜充血或睫状充血;角膜基质内浸润弥散,局限于角膜瓣层间,无相应位置的上皮病损;不伴有前房内炎症反应,或反应轻。

DLK 属于非感染性炎症,可能是角膜板层之间的一种非特异性过敏性或毒性反应,是手术过程中抗原或毒素进入层间所引起的急性反应。进入层间的物质包括:手套上的滑石粉、刀具上的金属碎屑、细菌内毒素、睑板腺分泌物、血液及消毒液等。

可局部使用糖皮质激素和抗生素眼水治疗,严重者需掀开角膜瓣,用抗生素及皮质类固醇混合液做瓣下冲洗。

(5)感染性角膜炎:为最严重的术后并发症之一。可因角膜的解剖屏障被破坏,致病菌直接侵入到角膜层间所致,或病毒性角膜炎、睑缘炎、泪囊炎、干眼等内在因素造成。

患者表现为视力下降、异物感、畏光、流泪、眼部疼痛、分泌物增多;检查可见结膜睫状充血或混合充血、角膜层间单个或多个白色浸润可蔓延至角膜瓣和角膜床深部、角膜水肿、上皮缺损、角膜瓣融解、前房反应与积脓。

诊断依据包括:LASIK 手术史、典型的症状和体征,实验室检查如刮片染色、细菌培养等。

由于 LASIK 术后感染病灶位于角膜瓣下,使用常规抗生素滴眼液治疗往往难以奏效,因此,一旦怀疑为术后感染,需积极抢救。可掀开角膜瓣,刮除病灶,并进行涂片染色,以及细菌培养加药敏试验,给予敏感抗生素点眼并全身应用。如感染难以控制则去除角膜瓣,甚至需行穿透性角膜移植手术。

(6)角膜瓣下上皮细胞内生或植入:是指角膜上皮细胞从角膜瓣边缘在瓣下向中央生长或角膜瓣下种植的角膜上皮细胞在原位生长。发生率可达 14.7%,但绝大多数仅局限于角膜瓣边缘,无须任何治疗。

发生原因为:术前或术中角膜上皮损伤;术后角膜瓣下炎症反应;再次行 LASIK 手术。

裂隙灯显微镜下检查,角膜瓣下灰白色上皮珍珠样混浊,严重者呈乳白色"树枝状"或"地图状",也可产生明显的不规则散光甚至角膜瓣自融。

对于局限无进展的角膜瓣边缘上皮细胞植入可不用处理。进行性上皮内生,造成不规则散光及视力下降者,应及早掀开角膜瓣,在瓣下充分刮除植入并增殖的上皮细胞,然后仔细复位。

(7)角膜瘢痕:多见于角膜瓣过薄、破碎、不规则时强行继续做激光切削。预防的关键在于术中制作良好的角膜瓣,一旦发生角膜瓣过薄、破损或不规则,即应复位角膜瓣暂时中止手术。对于术后形成的角膜瘢痕,如角膜厚度足够且瘢痕较表浅,可于 1 年后行 PTK 术。

(8)干眼症:是目前 LASIK 术后最常遇到的问题。从目前技术角度看,LASIK 术后早期出现干眼症或干眼症状加重不可避免,如果加以重视,可以在一定程度上缩短病程或缓解症状。

1)发生原因:①LASIK 制作角膜瓣时切断角膜知觉神经,导致术后角膜知觉迟钝,反射性泪液分泌减少;②负压吸引环损伤结膜杯状细胞,影响泪膜的黏液层;③术后角膜曲率改变,瞬目时睑结膜与角膜的贴附性减弱,影响泪膜的分布;④表面麻醉剂、长期使用抗生素滴眼液或含防腐剂滴眼液等的毒副作用。

通常 LASIK 术后 1～12 个月内出现干眼症或原有干眼症状加重,眼部可有异物感或烧灼感,由于泪膜不稳定,视力在一天之内经常波动,点人工泪液后可以改善视力或干眼症状。

2)预防及处理:在 LASIK 术前,应排除一些较严重的干眼症或有干眼症潜在可能的患者。对于较严重的干眼症,伴角膜点状染色,则不宜做 LASIK。

术后应用不含防腐剂且较黏稠的人工泪液;对于严重干眼症,采用泪点栓塞治疗。

(9)神经营养性上皮病变:发生率为 1%～2%,术前存在干眼症的患者,术后发生神经营养性角膜上皮病变的可能性更大。它是由于角膜知觉神经切断后出现的暂时性角膜上皮缺损,多位于角膜中、下方呈粗大的点状荧光素染色。治疗方法同干眼症,一般在术后 3～6 个月自愈,个别病程迁延可达 12 个月以上。

(10)屈光回退:术后早期的裸眼视力及屈光度往往正常,但术后随着时间的推移(数月甚至数年后),屈光度逐渐向术前同种屈光度转变,其最佳矫正视力多数正常。

屈光回退的发生机制尚不完全明确,可能包括基质合成、角膜扩张、代偿性上皮过度增殖等。

与准分子激光表面切削术后不同,糖皮质激素对于 LASIK 术后屈光回退无治疗作用。此时,可以使用降低眼压的滴眼液,起到阻止角膜扩张的作用。在预矫屈光度相同的情况下,选择较大直径的光学区切削,其术后的屈光回退率低于选择较小直径的光学区切削。

对于屈光回退者,在除外角膜扩张的因素及屈光度稳定后,假如角膜厚度足够可以考虑再次行 LASIK 手术。假如不适合再做手术,则应重新验光配镜。

(11)过矫和欠矫:即激光矫治结果与目标值相比偏高或偏低。

迄今为止,还没有一种确定的普遍适用的最佳 LASIK 激光治疗软件,即使是同一种激光器,不同的环境(温度、湿度、洁净度)和术者操作习惯,都会对治疗结果产生不同的影响。患者个体间也存在一定的差异。因此术者应根据自己的经验,参照厂家提供的治疗软件稍作调整后进行手术,以提高精确性。对于过矫、欠矫,可等屈光度稳定后(一般在 3～6 个月后),重新掀开角膜瓣,再次作激光切削。假如原先的角膜瓣质量差,则可在第一次手术 3 个月后再次制作角膜瓣或行准分子激光表面切削术。

(12)角膜扩张、继发性圆锥角膜:LASIK 术后角膜扩张及继发性圆锥角膜的发生率为 0.04%～0.66%,通常在术后 1～12 个月发生,个别也可在数年之后发生。大多数患者为术后角膜厚度不足 400mm 或角膜瓣下厚度不足 250mm。但也有少数患者在术后角膜及角膜瓣下厚度足够的情况下发生角膜扩张及继发性圆锥角膜,则多与术前即存在亚临床期圆锥角膜或有圆锥角膜遗传倾向有关,因此术前注意严格筛选非常重要。

继发性圆锥角膜的临床表现为裸眼视力特别是最佳矫正视力进行性下降,裂隙灯显微镜下可见角膜中央局部变薄隆起,角膜地形图检查发现不规则散光或角膜中央异常隆起。

其治疗是配戴硬性角膜接触镜(RGP),目前也有尝试进行角膜基质内环植入术,以及角膜胶原交联治疗,在严重情况 F 则需进行穿透性角膜移植手术。

(13)眩光及夜驶困难:眩光是指由于光线在眼内视网膜成像产生重叠,使成像的对比度下降,因而视觉效果及清晰度降低。

过高的矫正屈光度、过小的切削区或偏中心以及暗光下瞳孔直径大,是术后产生夜间视力差和眩光、光晕的主要原因。

扩大光学区并增加过度区,使其超过暗光下瞳孔直径可改善术后视觉质量。术后早期轻度的眩光及光晕,可随着时间推移而逐渐减轻或适应。对于自觉症状重,明显影响生活及工作学习、角膜地形图及波阵面像差检查提示有可对上述症状进行合理解释的患者,可考虑进行角膜地形图或波阵面像差引导下的个体化切削术。

(14)视网膜并发症:包括视网膜脱离、视网膜裂孔及黄斑破孔等,视网膜脱离的发生率为 0.02%～0.06%。目前尚无证据表明这些视网膜并发症与 LASIK 有关。但有推测认为,角膜瓣制作时负压吸引扰动玻璃体基底部是引发术后视网膜裂孔的诱因,但未得到进一步证实。总体上分析,近视 LASIK 术后视网膜并发症的发生率,与未曾进行 LASIK 的近视患者视网膜并发症的发生率一致。因此,在术前充分散瞳进行详细的眼底检查非常重要。

(15)最佳矫正视力下降:常见原因主要有角膜瘢痕、不规则散光、继发性角膜扩张及圆锥角膜、视网膜脱离、黄斑出血等。

# 三、准分子激光治疗性角膜切削术(PTK)

准分子激光治疗性角膜切削术(PTK)是一种治疗角膜浅层病变的外科手段,由 Stark 在 1988 年首先应用于临床。它具有高度精确的切削性能、良好的可控性、安全性及副损伤小等生物特性,已逐步在临床上开展,在治疗浅层角膜病变上具有独特的优势,可部分替代板层角膜移植术。

## (一)适应证

1.前部角膜营养不良    包括角膜上皮及基底膜营养不良(地图状、一点状、一指纹状营养不良、Meesman 营养不良),角膜前弹力层营养不良(Reis-Buckler 营养不良),格子状营养不良,颗粒状营养不良等。

2.复发性角膜上皮糜烂。

3.角膜瘢痕    角膜基质浅层瘢痕,包括感染性、疱疹病毒性、外伤性、Stevens-Johnson 综合征及角膜接触镜导致的相关病变。

4.角膜表面不规则    如角膜上皮营养不良、Reis-Buckler 营养不良、带状角膜变性、圆锥角膜晚期导致的顶部瘢痕、翼状胬肉切除后遗留致视力明显受损的角膜表面不规则。

适合 PTK 治疗的病变应位于角膜前弹力层和浅基质层,以深度不超过 1/3 角膜厚度最为适宜。对于刮除上皮后切削面不规则的情况,可给予阻滞剂填充使角膜表面光滑后再进行激光切削。像 PRK 一样,切削后剩余的基质层厚度至少应该在 $300\mu m$ 以上,以防止手术后发生医源性圆锥角膜。

## (二)禁忌证

1.角膜内皮功能失代偿导致的角膜水肿混浊。

2.角膜病变深度大于角膜厚度的 1/3。

3.活动性、感染性角膜病变致角膜混浊。

4.角膜中央区基质层厚度明显变薄($<250\mu m$)的晚期圆锥角膜。

5.角膜内皮功能不良。

6.未控制的色素膜炎。

7.患有影响角膜伤口愈合的全身疾病如胶原血管性疾病、自身免疫性疾病、严重的糖尿病等。

## (三)术前准备

术前应对术眼进行详细检查,对病变性质、部位、深度、范围及预后作出评估。

术前检查包括:

1.了解患眼的屈光状态    包括裸眼视力,最佳矫正视力等。

2.裂隙灯检查    了解病变性质、部位、深度、范围及瞳孔中心的距离。

3.散瞳后眼底检查。

4.瞳孔检查    了解暗光及自然光下瞳孔大小、形态及其与病变的位置关系。

5.角膜地形图检查    了解术眼的地形特征。

6.角膜超声测厚及角膜病变厚度测估。

7.角膜内皮功能检查。

8.眼压检查。

## (四)手术方法

1.表面麻醉    术前 10 分钟表面麻醉眼水点眼三次。

2.患者仰卧位,常规眼部周围皮肤消毒,铺无菌巾,开睑器开睑。

3.确定角膜中心,使角膜保持水平,与激光束垂直相交。

4.去除角膜上皮　直接用激光切削去除上皮或使用机械方法去除上皮。

5.阻滞剂的使用　在 PTK 治疗中,要选择阻滞剂来填补角膜凹面,使激光仅切削角膜凸起的部分,使术后形成一个光滑的角膜面。

6.激光切削　根据病变部位设定激光参数。激光切削过程中,随时通过改变患者头位来调整切削部位,通过调整阻滞剂来控制切削面,手术中应在裂隙灯下观察和判断角膜切削深度。PTK 的主要治疗目的是去除角膜光学区的大部分病变组织,切勿为了清除所有病变而致角膜切削过深。

7.角膜混浊的处理　为避免治疗角膜雾状混浊后的复发倾向,建议在激光切削后用一浸有 0.02% 丝裂霉素的棉片(尺寸与切削区一致)留置角膜切削床 0.5~2 分钟后迅速用平衡液充分冲洗净,以减少其潜在的毒性作用。

8.术毕　局部应用抗生素眼液 4 次/日点眼、促进角膜修复的营养类眼膏涂眼,同时应用人工泪液以保持健康的眼表功能。也可戴软性角膜接触镜至角膜上皮修复。

### (五)并发症

1.角膜上皮延迟愈合　通常在术后 7 天内绝大多数的患者角膜上皮完全愈合。超过 7 天不愈合的,应视为延迟愈合。角膜上皮延迟愈合可导致严重的角膜上皮下雾状混浊、复发性角膜上皮糜烂、角膜感染及角膜溃疡。PTK 术后角膜上皮愈合时间比 PRK 术后长,可能与所伴发的原发角膜疾病有关。因此术后要保护角膜上皮,可以使用治疗性角膜接触镜,局部推荐使用不含防腐剂的人工泪液。

2.远视眼　PTK 术后的主要问题之一是远视移动,且对视力恢复影响较大。PTK 术后角膜进一步变平,从而加深远视屈光度。所以术前可选择伴有近视的病例,术中合理使用阻滞剂并改良切削方式,使中央切削与周边切削深度一致,可减轻或消除术后远视。而对于合并远视的患眼,应根据患者的年龄、调节力、双眼屈光状态,以及角膜病变影响视力的程度进行综合分析,以决定是否进行 PTK 手术及合理设计手术方案。

3.角膜表面不规则　可影响视力恢复,甚至出现眩光、光晕及复视等症状。术前按个体合理设计切削方案,术中合理选用阻滞剂可减轻这一并发症。

4.不完全切削或过度切削　PTK 对于致密的角膜瘢痕较难完全切除干净,需要更多的激光脉冲数才能获得相同的治疗效果。术中用裂隙灯显微镜监控切削深度并合理使用阻滞剂以避免不完全切削,并保护周围组织不被过度切削。

5.原有角膜病变复发　对于既往患病毒性角膜炎者尤其要注意静止的单疱病毒性角膜炎,PTK 术后可诱发其复发甚至加重病情。PTK 术后建议继续使用抗病毒药水可以减少复发的可能。此外,某些角膜营养不良者在 PTK 术后也可复发。如果复发,病变表浅,角膜厚度足够,可在 1 年后进行再次 PTK 手术。

## 四、准分子激光上皮瓣下角膜磨镶术(LASEK)

乙醇法准分子激光上皮瓣下角膜磨镶术(LASEK)于 1999 年由意大利医师 Camellin 率先报告。这是融合 PRK 浅层切削与 LASIK 的上皮生理屏障保护的一种术式,稀释至 20% 浓度的乙醇浸润、松解角膜上皮与前弹力层间的连接,应用上皮铲制作上皮瓣,在对角膜行准分子激光切削后再把上皮瓣复位并置角膜接触镜保护。

LASEK 和 LASIK 的不同在于瓣的不同:全层角膜上皮层构成的 LASEK 上皮瓣(50~70μm)相对于

包含角膜浅基质层的 LASIK 瓣(90～180$\mu$m),激光切削是在不同"瓣"下进行的。LASEK、PRK 都是典型的表层切削术式,其不同点在于:LASEK 具有活力上皮瓣。其特点是:术后不适在 2～8 小时内减轻,术后12～24 小时术眼安静、光学区内的上皮在裂隙灯下和术前一样完整、清晰、无水肿。

LASEK 和 PRK 对角膜生物力学完整性的维护,凸现了角膜屈光手术的安全性要素。LASEK 具有表层切削的本质属性,且从 PRK 发展而来,因此对于低中度近视、散光、远视和老视具有安全、有效、简捷、稳定的特点,对于薄角膜的安全性大于 LASIK,但是对于高度近视的矫正,仍存在表层切削共同的风险,比如haze、术后糖皮质激素眼药水应用时间较长等局限性。LASEK 手术并发症及其预防和处理的原则,是与PRK 一致的,术后随访与视觉质量的检测,也与 PRK 相同。

## (一)适应证

1.精神及心理健康、具备合理的摘镜愿望和合适的术后期望值。

2.年龄≥18 周岁。

3.屈光状态相对稳定＞2 年(每年递增＜1.00D)。

4.角膜中央厚度≥450$\mu$m。

5.近视≤－8.00D,散光＜5.00D;远视≤＋6.00D。

6.老视。

7.角膜地形图引导和像差引导的个体化切削。

8.符合激光角膜手术适应证但 LASIK 高风险者,如小睑裂、视网膜或视神经病变不适合 LASIK 负压吸引者。

9.LASIK 术中角膜瓣异常,可行 PTK 联合 PRK。

10.各类激光手术的补矫,可单独行 PRK,或 PTK 联合 PRK,或 LASEK。

11.角膜外伤、手术、炎症后前表面的不规则散光,如角膜移植术后散光的矫正。

12.人工晶状体植入术后的残余屈光不正。

13.玻璃体手术、视网膜手术后的屈光不正(包括屈光参差)。

14.患者特殊职业要求,由于 LASIK 术具有潜在术后角膜瓣受伤移位的可能,可以考虑做 LASEK。

## (二)禁忌证

1.绝对禁忌证

(1)心理或精神异常及未签署手术同意书者。

(2)眼及眼附属器活动性炎症、感染。

(3)进行性圆锥角膜。

(4)全身患有结缔组织疾病和自身免疫系统疾病,如系统性红斑狼疮、类风湿关节炎、多发性硬化和糖尿病等。

(5)重度睑裂闭合不全。

(6)严重眼表疾病包括干眼症、角膜内皮营养不良等。

(7)妊娠期和哺乳期。

2.相对禁忌证

(1)患者对手术认识欠缺或期望值过高,但经过医患反复交流才达成共识者;忧郁症等精神心理异常经治疗后痊愈者。

(2)近视＞－8.00D,远视＞＋6.00D。

(3)初次手术角膜曲率在 38～49D 区间以外。

（4）暗瞳直径＞7.5mm。

（5）独眼。

（6）病毒性角膜炎（2年内未复发者）。

（7）晶状体密度增加。

（8）视网膜脱离手术史，黄斑出血史。

（9）轻度干眼。

（10）轻、中度睑裂闭合不全。

（11）药物可控的高眼压、青光眼。

**（三）术前准备**

检查项目包括：

1.常规眼科检查　裸眼远、近视力、最佳矫正视力、眼压、角膜荧光素染色、裂隙灯显微镜检查角膜情况。

2.屈光检查　综合验光、像差检查。

3.角膜地形图检查　评估角膜前、后表面形态，监测有无角膜扩张。

4.角膜厚度检查。

5.对比敏感度及眩光对比敏感度检查。

6.40岁以上检测老视进展及晶状体密度变化情况。

**（四）手术方法**

1.常规消毒铺巾。

2.表面麻醉。

3.置上皮环钻。

4.乙醇浸润：置18％～22％乙醇于环钻内，浸润时间10～30秒，棉签吸干。

5.平衡盐溶液（BSS）充分冲洗。

6.应用上皮铲（或上皮钩）沿环形痕迹轻轻分离上皮，上皮瓣可用上皮钩、大小上皮铲相互结合的方法，用钩、拨、铲等动作分离制作而成。上皮分离至蒂部时，将上皮瓣翻转恰如LASIK瓣一样。

7.棉签轻拭基质面，再行准分子激光切削。对于有haze的高危因素者在术中需应用0.02％丝裂霉素，浸润时间为10～60秒，可根据所矫屈光度调整。

8.复位上皮瓣：BSS冲洗基质面，"水复位"上皮瓣，干棉签修整上皮瓣边缘至沟缘清晰，力求使上皮瓣匀称覆盖于基质面上。

9.角膜接触镜覆盖于上皮瓣。

10.裂隙灯显微镜下复查上皮瓣和接触镜配戴情况。

**（五）并发症**

1.疼痛等刺激症状　80％～90％的病例角膜刺激症状与LASIK相近。通常不会有明显的疼痛。LASEK由于保存了有活性的上皮瓣，比PRK的疼痛等不适显著减轻，愈合时间也缩短。但上皮瓣有部分细胞在制作或复位过程中受创，疼痛不适比LASIK明显，时间介于LASIK与PRK之间，通常为2～8小时。

2.术后戴接触镜期间视力波动　术后第2～3日视力不如LASIK术后稳定。视力波动太大、角膜刺激症状持续或角膜皮有新的水肿，需要更换镜片。

3.角膜上皮瓣异常　轻、中度瓣异常包括上皮水肿、皱褶、滑动、小碎片，以及术后出现的迟发性上皮瓣局限缺损等,是上皮瓣脆弱的表现。瓣游离、瓣融解是中、重度异常。LASEK 上皮瓣的脆弱性远大于 LASIK 角膜基质瓣,仔细处理每一环节是保证良好上皮瓣的关键。

4.haze 与屈光回退　分级和处理见 PRK。

5.欠矫　LASEK 矫正低、中度近视屈光回退不明显,但高度或超高度者仍有一定回退,因此较少用于高度数者。

6.激素性青光眼　是长期使用糖皮质激素眼液的潜在风险之一,预防为主。术后应定期测量眼压,一旦发现眼压升高,及时停用激素眼液。若出现青光眼,按青光眼常规治疗。

7.感染　细菌或真菌感染为严重并发症,与手术中的无菌操作不当有关,也与角膜接触镜及护理不当有关。及时做细菌、真菌涂片和培养,按抗感染原则进行治疗。

## 五、微型上皮刀法准分子激光上皮瓣下角膜磨镶术(Epi-LASIK)

机械法准分子激光上皮瓣下角膜磨镶术是 Pallikaris 于 2003 年首次报告的,该手术方式是应用微型角膜上皮刀钝性分离角膜上皮层与前弹力层之间的连接,制作带蒂的上皮瓣,在准分子激光切削后将上皮瓣复位,并置角膜接触镜保护,这一术式的特点是机械方法制作上皮瓣,有别于 LASEK 的乙醇浸润分离方法。

### (一)适应证、禁忌证、术前准备

Epi-LASIK 的适应证、禁忌证、术前准备及并发症等,与乙醇法 LASEK 类似,但与乙醇法 LASEK 相比,以下情况不宜首选机械法 LASEK 手术:

1.小睑裂、视网膜或视神经病变不适合负压吸引者。

2.PRK 或 LASEK 的补矫。

3.角膜外伤、手术、炎症后前表面的不规则散光,如角膜移植术后散光的矫正。

4.人工晶状体植入术后的残余屈光不正。

5.玻璃体手术、视网膜手术后的屈光不正。

6.角膜表面存在薄翳、瘢痕者。

### (二)手术方法

在 Epi-LASIK 刀架上安装好合适的上皮刀后,进行试机运刀 1~2 次,无异常后,准备手术。

1.常规消毒铺孔巾。

2.表面麻醉。

3.放置负压吸引环并启动负压,负压确认到位后进刀制作上皮瓣。

4.掀起上皮瓣,充分暴露基质面。

5.准分子激光扫描:在矫正有 haze 的高危因素者时,可应用 0.02% 丝裂霉素浸润 10~60 秒。

6.复位上皮瓣:BSS 冲洗基质面,"水复位"上皮瓣。干棉签修整上皮瓣边缘至缘沟清晰,瓣匀称覆盖于基质面上。

7.置角膜接触镜,勿存留气泡。

8.裂隙灯显微镜下复查上皮瓣和接触镜情况。

### (三)并发症

1.上皮刀相关并发症

(1)角膜缘出血渗入上皮瓣下:长期配戴角膜接触镜致角膜缘新生血管多者或上皮瓣偏大者。

（2）上皮瓣游离：选环错误或进、退刀时对上皮瓣的牵拉等均可能发生上皮瓣游离，这样的上皮瓣直径通常偏小或蒂过小。

（3）浅切或深切：浅切会使上皮瓣不完整，发生上皮纽扣或边缘锯齿状，以 PRK 方法刮除上皮即可继续激光扫描。但若深切到角膜基质，熏要的原则是复位瓣，3～6 个月后行 PTK＋PRK。不规则地深切或者瓣的碎裂，术后将无法避免术源性散光。

2.表层切削的共同并发症　与 LASEK 一样，Epi-LASIK 不能完全避免 haze 以及较长时间应用糖皮质激素所致的高眼压风险。特别是高度近视的病例，必须注意术后的定期随访与检查。

# 六、准分子激光前弹力层下角膜磨镶术（SBK）

无论是国外还是国内的文献报道，角膜扩张及继发性圆锥角膜都是 LASIK 术后最严重的并发症之一，可严重影响矫正视力及患者的满意度。其发生原因，目前认为与角膜生物力学衰竭，不足以抵御眼压的作用有关。LASIK 术后，角膜瓣对于维持角膜生物力学的贡献非常少，角膜形态的维持主要依赖于角膜瓣下基质床的厚度及其纤维强度。因此，大家致力于研究在保证安全的前提下制作超薄的角膜瓣，以保留尽量多的残余角膜基质床。目前角膜瓣总体发展趋势是制作一个均匀的，一致性好的超薄角膜瓣，这样既能为再次手术留有一定的空间，也能减少术后角膜扩张及继发性圆锥角膜的发生。

2007 年 Durrie 提出前弹力层下激光角膜磨镶术（SBK），即薄瓣 LASIK 技术。SBK 手术的定义为：利用飞秒激光或特殊设计的机械式显微角膜板层切开刀（如 One Use-Plus SBK），制作厚度介于 90～110μm 之间、直径约为 8.5mm 的角膜瓣（远视治疗可相应大些），角膜瓣各径向的厚度均匀呈"平板"形、每次切割间的误差小于 10μm。

薄瓣 LASIK 保留了大部分角膜比较坚固的区域，与厚瓣相比，角膜生物力学结构更稳定，且有利于减少术后的像差，干眼症也有一定程度的减轻。

## （一）适应证、禁忌证
与常规 LASIK 的适应证与禁忌证基本相同，尤其适合角膜偏薄又倾向于做 LASIK 者。

## （二）术前准备
同常规 LASIK 手术，包括角膜直径的测量。

## （三）手术方法
与常规 LASIK 手术方法基本相同，但薄瓣 LASIK 需用改良的显微角膜板层刀或使用飞秒激光制作薄角膜瓣。

在角膜瓣下冲洗过程中不要太用力，不要反复冲洗；角膜瓣的复位要轻柔、自然。薄瓣 LASIK 术后更容易形成角膜瓣皱褶，在瓣复位时要注意充分吸收瓣下的水分使其干燥。假如角膜瓣有水肿或上皮破损，术后可戴绷带型角膜接触镜 1～2 天。

## （四）并发症
与常规 LASIK 相比，薄瓣 LASIK 术后角膜组织增殖现象及反应更加显著，甚至可出现类似于表层切削手术后的 haze 反应和屈光回退，术后可适当延长使用糖皮质激素滴眼液的时间，一般用到 14～20 天。

1.角膜瓣上方出血　使用 OneUse-PlusSBK 制作角膜瓣时易出现，会影响激光切削，特别是远视的切削，需待止血后再继续手术。

2.游离瓣　调整合适的负压吸引环止动位可避免发生，制瓣前常规做角膜标记十分必要。

3.不全瓣　特别是小睑裂患者更易出现。一定要确保负压吸引稳定后再走刀制瓣。

4.上皮植入　特别注意角膜瓣的回复与对位,可避免发生。

# 七、飞秒激光屈光手术

飞秒激光是过去20年间由激光科学发展起来的最强有力的新工具之一,是一种以脉冲形式运转的红外激光,波长为1053nm。其脉冲持续时间非常短,能量可在瞬间释放。由于其超短的脉冲持续时间,从而能够在聚焦点产生极高的瞬间功率,而对周边的角膜组织不会产生热传导或者震荡波作用。利用飞秒激光的这种光爆破原理,目前在眼科已被应用于切割角膜组织,如用于飞秒激光制作角膜瓣联合基质面行准分子激光切削、飞秒激光制作隧道的角膜基质环植入术、飞秒激光角膜基质透镜切除术(全飞秒激光角膜屈光手术)、飞秒激光老视手术以及角膜移植手术等。近年来飞秒激光不仅应用于屈光性角膜手术、治疗性角膜手术及晶状体手术,而且也拓展应用到巩膜、小梁网等组织,可在抗青光眼手术中发挥作用。

由于飞秒激光极短的脉冲作用时间,因此可以聚焦于角膜基质内,产生巨大的能量,使组织电离。飞秒激光以极低的能量瞬间在极小的空间产生极高的能量密度,使角膜组织电离并形成等离子体,而等离子体超高速地持续膨胀,使角膜组织通过光裂解爆破作用将组织分开,此过程将形成含有$CO_2$和$H_2O$的微小气泡,形成微腔切面,可聚焦$2\sim3\mu m$直径的空间区域,精确到$1\mu m$的切割;成千上万紧密相连的激光脉冲产生数以万计的小气泡连在一起,形成一个分开的平面,这些平面可以定位在不同的方位,产生水平、垂直或倾斜的角膜切口,从而达到极其精密的角膜组织切割效应。

与传统机械板层刀相比,飞秒激光制作角膜瓣的预测性更好,其制作角膜瓣的厚度不受术前角膜曲率、角膜厚度的影响,瓣的厚度更加均匀。飞秒激光制作角膜瓣时,可以完全按照预先设置的参数在计算机程序的精确控制下完成。所制瓣的大小、厚度、边缘角度、蒂的宽度和位置都可以根据实际需要或术者的设计要求选定。飞秒激光使LASIK手术更精确、更安全、更稳定、更完善,因此不易发生瓣游离、不规则瓣、"纽扣"瓣、偏中心瓣等并发症。飞秒激光还使得整个手术过程对操作者的依赖性进一步减少,从而进一步提高了制瓣的安全性。

## (一)适应证

飞秒激光的手术适应证与机械性角膜板层刀基本相同,但由于其在精确度和安全性上的优势,适应范围进一步扩大,还包括以下一些特殊情况:

1.更高的屈光度(近视或远视)。

2.薄角膜(预计在机械板层刀制瓣后,角膜基质床厚度在激光切削后不能保留在安全值范围内)。

3.角膜偏小或偏大者。

4.角膜曲率偏陡或偏平坦者。

5.对"刀片"或者"切瓣"恐惧的患者。

6.需要更多个性化参数设计的。

## (二)禁忌证

与常规LASIK类似,但要注意:

1.曾经接受RK手术患者慎用飞秒制瓣。

2.前弹力层缺失者慎用飞秒制瓣。

3.陈旧性表面瘢痕患者。

4.符合常规LASIK手术的不必强求都做飞秒LASIK,要综合考虑患者的经济能力和现实要求。

5.飞秒LASIK不适合做为超高度近视的首选,即使是飞秒薄瓣LASIK。

6.飞秒激光老视矫正的适应证需要考虑单眼视的因素。

**(三)术前准备**

1.患者术前准备　包括术前宣教、固视训练和术前用药。术前停戴软性角膜接触镜1周。

(1)术前3日应用广谱抗生素眼水滴眼,每日4次。

(2)术前可应用人工泪液滴眼每日4次。

(3)术前进行单眼注视训练。

2.术前检查　同 LASIK 手术。

**(四)手术方法**

角膜飞秒激光术式主要包括:①飞秒激光 LASIK;②全飞秒激光术式。飞秒激光老视矫正术也属全飞秒激光手术的类型。

1.飞秒激光 LASIK　飞秒激光仪在手术前务必提前开机、输入密码、初始化,自动检测能量后进入主界面。

准分子激光仪开机,按要求测试能量和定中心。飞秒 LASIK 患者准备与机械板层刀 LASIK 基本一致。仔细核查患者资料与数据,按手术常规进行。

(1)定制角膜瓣直径,选用与角膜直径和切削区域相称的瓣大小(7.9～8.8mm)、角膜瓣厚度(80～140μm)、边角设置如90°,瓣蒂位置以12点位置为宜(也可在鼻侧或颞侧)。

(2)定中心,在患者保持注视时,正对视轴与角膜交点为中心轻轻升高术床,使负压锥镜准确压到角膜上,启动负压。

(3)负压到位,在提示音后,启动飞秒激光扫描,需观察压力维持情况直至扫描结束。

(4)角膜制瓣完成后,将患者转移于准分子激光仪的手术床上,常规无菌操作,掀角膜瓣。可用显微铲掀瓣或显微镊掀瓣。

(5)进行准分子切削;切削后的冲洗、瓣复位等与传统 LASIK 一致,可置角膜接触镜。

2.全飞秒激光术式

(1)飞秒激光角膜基质透镜切除术(FLEx)为代表:通过取出飞秒激光制作的基质内镜片实现改变眼屈光状态的一种角膜屈光手术。飞秒激光在角膜基质层间进行两次不同深度的扫描,两次扫描按照预设的角膜瓣深度和需矫正的屈光度数进行,相当于切除了一个透镜式的片状角膜组织,掀开角膜瓣,分离并取出该片状角膜组织,将角膜瓣复位即可。

(2)小切口飞秒激光角膜基质透镜切除术(SMILE):SMILE 是指飞秒激光在角膜基质层间进行两次不同深度的扫描,分别为制瓣和透镜切除,所不同的是角膜瓣的边缘仅仅作4mm弧度的侧切口,对于整个瓣周而言基本保持无切口。顺着小切口分离并取出透镜式片状角膜组织,整个过程不掀开角膜瓣。

目前 FLEx/SMILE 还存在局限性:通常近视<−3.00D 不首先考虑,因为飞秒激光矫正低度近视所需切除透镜较薄,经小切口完整取出的技术难度较大;而近视>−10.00D 或散光>−6.00D 当前也不考虑;对需不规则切削或二次切削者尚不宜选用该手术。

**(五)并发症**

飞秒激光角膜制瓣的优越性主要体现在 LASIK 手术角膜瓣厚度具有很高的均一性、精确性和重复性,能有效避免机械式显微角膜板层刀制瓣相关的医学并发症。飞秒激光按照预设的厚度、直径与边角形成均匀一致的角膜瓣,瓣的质量不受角膜曲率、硬度、大小及厚度的影响,即角膜的个体差异不会对飞秒激光角膜瓣质量带来影响。更进一步,根据屈光度、瞳孔直径、角膜直径等来设计角膜瓣的厚度、直径、中心位置、蒂部位置和边缘角度,个体化定制角膜瓣将更有助于获得更佳临床效果。

飞秒激光术中安全性好,中、重度的角膜瓣异常均少见。通常不会发生脱环并发症等所致的手术改期,因飞秒激光可在数分钟内再次扫描,而不需要机械刀一样等待3个月以上。

飞秒激光术中使用的吸引环压力(35mmHg)比机械刀(60mmHg)低,减少了由于眼压变化引起的相应并发症的发生,同时减少了患者术中及术后的不适。

飞秒LASIK术后角膜知觉减退、干眼、眩光等与常规机械刀LASIK基本相近。术后诱导高阶像差少,感染机会减少。

尽管用飞秒激光制作角膜瓣几乎不出现像机械性板层角膜刀那样的严重角膜瓣相关并发症,如碎瓣、游离瓣、不全瓣、纽扣瓣等,但是也会出现一些其他并发症。

1.负压吸引环移位或脱环    因吸引环位置不正确、包埋了睫毛、吸引环放在水肿的结膜上、小眼裂、眼睑挤压或眼球转动所致。处理:即使在制瓣过程中负压丢失,飞秒激光仍然可以使用原参数,在负压恢复后重新进行制瓣,而无须患者等待数月后再次进行。

2.镜面异常    由于结膜囊液体浸入或眼表脂性分泌物较多可出现镜面不洁或纤维黏附等。处理:清洁镜面。必要时换负压锥镜。

3.前房气泡    抽吸系统产生的压力使得角膜基质内微小气泡汇聚成较大气泡,经房角Schlemm管进入前房。这些气泡可能出现在瞳孔区域,如果气泡很小,患者能通过气泡周围注视固定光束,这样可以继续治疗;如气泡过大,干扰眼球跟踪与定位,需待吸收后开始准分子激光切削。前房气泡多在15~30分钟内消失。

4.上皮下气泡    非常少见,与角膜瓣较薄、激光聚焦于前弹力层有关。掀开角膜瓣时应避免上皮破损。

5.角膜瓣掀开困难    偶尔会出现,由于界面切割不充分,难以将角膜瓣与基质床实施分离,如强行打开界面,可能导致瓣撕裂、瓣不光滑或表面不规则。处理:调整参数后再行飞秒激光扫描。

6.角膜内不透明气泡层(OBL)    可致眼球跟踪困难。需待OBL吸收后再予准分子激光扫描。

7.暂时性光敏感综合征    使用飞秒激光制瓣的LASIK术后,个别患者(约1.3%)在2~6周会出现对光极度敏感,但视力正常,眼科常规检查也无明显异常。糖皮质激素滴眼液一周后症状明显改善,不遗留任何异常或不适症状。

8.DLK的发生    发生率较低,可能与制瓣时产生的微小气泡有关,由于气体在角膜瓣与基质间的聚集,可能增加了抗原成分以及更多的浸润空间,这些因素刺激了无菌性炎症反应导致DLK。处理原则与常规LASIK一致。

9.上皮植入    飞秒激光制瓣的瓣沿切口呈垂直锐利的边缘,瓣不易移位,同时也不易引起角膜上皮内生。

10.角膜瓣形成不全    少见。对于有瘢痕的角膜,可能导致在瘢痕部位角膜瓣不能与基质分开,从而在起瓣的时候造成纽扣瓣或者瓣撕裂等并发症。处理:如果能暴露足够光学区进行准分子扫描,可以继续手术。对于瘢痕在表浅部位的,可将瓣厚度设置得更厚以避开瘢痕组织;否则,需换用角膜刀制瓣。

# 八、传导性角膜成形术

1889年,Lans对兔角膜放射状烧灼,发现角膜局部被加热后胶原收缩,可改变角膜曲率。1975年,Gasset和Kaufman用角膜热成形术治疗圆锥角膜,使圆锥区角膜变扁平,部分病例获得成功。1993年,Mendez开始研究使用的传导性角膜成形术(CK),是一种使用射频能使角膜胶原收缩,在治疗远视、老视及散光方面具有应用前景。

胶原为角膜组织的主要组成成分,其显微结构为链状,断面为紧密的螺旋胶原纤维结构组成。角膜热成形术的原理是通过对角膜局部加热,使局部角膜胶原纤维的螺旋结构断裂,引起胶原纤维收缩,结果使受热部位的角膜胶原皱缩,并引起相应角膜表面曲率发生改变。

传导性角膜成形术(CK)将探针插入角膜周边,当特定频率和强度的射频能电流通过探针周围的角膜组织时,角膜对射频能电流的阻力会产生热能,这样探针周围区域的胶原会发生变性皱缩,同时在治疗点间形成皱纹线,产生紧缩带样的作用,使该部位的角膜表面变平,而中央角膜曲率增加,达到矫正远视的目的。

### (一)适应证

1.+3.00D 以下远视。

2.平光性老视。

3.远视性散光、不规则性远视散光对治疗散光(屈光手术或角膜移植术后角膜不规则散光)、白内障术后及屈光术后的过矫。

### (二)禁忌证

1.角膜旁中央区 6mm 直径处的角膜厚度低于 $560\mu m$。

2.眼前节活动性炎症疾患;眼内疾病;眼睑疾患;角膜异常;未能控制的青光眼;进展性远视。

3.糖尿病、自身免疫性疾病、结缔组织性疾病、免疫抑制状态、长期口服激素或免疫抑制剂类药物可能会影响伤口愈合者、已形成瘢痕疙瘩者、顽固性角结膜干燥症、孕妇、体内植入电子设备等。

### (三)术前准备

术前检查包括:显然验光、散瞳验光、裸眼视力、最佳矫正视力、近视力、裂隙灯检查及检眼镜检查、主导眼检查、角膜地形图检查、中央及 6mm 圈超声角膜测厚、眼压测量、中央角膜曲率的测量。必要时还可行像差检查、对比敏感度检查等。

硬性或透气性隐形眼镜摘镜 3 周,软性隐形眼镜摘镜 2 周才能行术前检查。

### (四)手术方法

首先需确定手术方案,决定术后的屈光状态,如:双眼正视,还是单眼轻度近视状态。

1.手术通常在表面麻醉下进行。

2.放入 CK 专用的开睑器,充分暴露角膜;用 CK 专用的标记器标记角膜,8~32 个对称的治疗点均匀分布在视轴外直径为 6~8mm 的 1~3 个环上。

3.先行 7mm 圈的治疗,如需要再行 6mm 圈及 8mm 圈的治疗。按标记将探针垂直插入角膜基质深部直至触及绝缘止端。

4.按照机器的设置参数踩下脚踏板释放射频能。在每一个治疗点上,将探针刺入后应保持在原位不动直至治疗预设时间结束,拔出探针,然后再进行下一个点的治疗,直至按手术计划将所有的治疗点进行完毕。

### (五)并发症

无威胁视力的术中并发症发生。术后 48 小时内有眼内烧灼感、异物感及畏光感,治疗点处有轻微上皮缺损、点染及白色基质水肿区域,部分出现角膜后弹力层皱褶。术后可有屈光回退和裸眼视力下降。

## 九、角膜基质环植入术

角膜基质环植入术(ICRS)是近年来兴起的新的角膜屈光手术。1987 年 Fleming 等设想在角膜周边植入一环形物体,以矫正近视,即为现今角膜基质环植入术的雏形。2000年,Colin等人用ICRS矫正圆锥角膜。

　　ICRS的治疗原理是通过在角膜旁中央基质的2/3深度植入一对半环或一个圆环,使该区角膜局部隆起,通过力的扩张作用,导致角膜中央区变扁平,角膜曲率减小,屈光力减弱,从而达到矫治近视的目的。ICRS植入后,角膜中央视区弧长缩短,导致角膜屈光力减低,弧长缩短效应与ICRS的厚度有关,厚度是ICR造成角膜中央变平的原因,ICRS厚度与角膜屈光力矫正程度之间呈密切的正相关。

### (一)适应证

1.年龄≥21岁。

2.屈光度在$-6.00D$以内(散光在$-1.00D$以内),2年内屈光度稳定。

3.角膜曲率在40~49D之间。

4.中央角膜厚度$>480\mu m$及周边角膜厚度$>570\mu m$。

5.患者知情同意,术前应向患者详细介绍手术原理、效果及预后。

### (二)禁忌证

1.角膜屈光力高$>50D$或角膜屈光力低$<40D$。

2.眼压$>21mmHg$。

3.有内眼手术史;眼部外伤史。

4.复发性角膜上皮糜烂;角膜营养不良;葡萄膜炎。

5.自身免疫性疾病;妊娠或哺乳期女性。

6.有心理疾患者。

### (三)术前准备

　　术前检查包括:显然验光、散瞳验光、裸眼视力、最佳矫正视力、暗室瞳孔直径、裂隙灯检查以排除角膜的不规则和其他异常、排除晶状体硬化和核混浊、检眼镜检查、眼压测量、角膜地形图检查、超声角膜厚度测量。

　　佩戴RGP至少摘镜4周,软性隐形眼镜摘镜2周才能行术前检查。

### (四)手术方法

1.消毒铺巾,表面麻醉。

2.定角膜中心和角膜测厚:定位器定位,在角膜几何中心做标记;切口和隧道标记;超声测厚仪测量切口处角膜厚度。

3.作角膜基质环隧道:将真空中心定位器依据事先已标记的角膜几何中心为参照,放置在角膜缘处,并通过负压吸引固定眼球。然后,用调好深度的钻石刀切入角膜厚度约2/3的放射状切口,旋转隧道分离器钝性分离角膜周边部基质,形成角膜隧道。

4.植入角膜基质环:将ICRS自角膜放射状切口处旋转放入隧道内,鼻颞侧对称分布。

5.缝合切口。

6.涂抗生素眼膏,并加眼罩。

### (五)并发症

1.术中并发症

(1)角膜隧道不规则无法植入基质环,原因有:负压吸引固定眼球欠佳;术中患者配合欠佳突然转动眼球等。

(2)角膜切口过深:角膜厚度的测量尤其重要,过深的切口往往导致术后散光,视力变化大,需要取出

ICRS。

2.术后并发症

(1)ICRS移位：角膜切口过深是常见原因，角膜外伤或患者用力揉眼也易致ICRS移位。严重者可突入前房，应立即取出。

(2)术后散光：有学者认为，散光与角膜切口缝线过紧有关，拆除缝线可改善。

(3)角膜感染：需要及时选用足量、有效的眼药水和全身用广谱抗菌药物，如不能控制则取出基质环。

(4)角膜隧道内沉淀物：对屈光状态无影响，无须处理，有自然恢复的倾向。

(5)欠矫或过矫：可以根据患者的屈光状态，选择较厚的或更薄的环更换。

（崔迎春）

# 第四章  视功能障碍

## 第一节  盲

**【概述】**

盲是指一种视觉状态,不论何种原因所致的严重视力损伤直至失明,导致不能独自行走者,就称为盲。他们通常需要职业和社会的扶持。

**【临床表现】**

1.一个人双眼中较好眼的最好矫正视力为 0.02～0.05,或者即使较好眼的中心视力没有损害,但视野以注视点为中心,半径<10°,但大于5°时,为3级盲。

2.一个人双眼中较好眼的最好矫正视力为<0.02～光感,或者即使较好眼的中心视力没有损害,但视野以注视点为中心,半径<5°时,为4级盲。

3.一个人双眼中较好眼为无光感时,为5级盲。

4.世界上不同国家采用不同的诊断盲的标准。例如在美国以一个人较好眼最好矫正视力为 0.1,或者最大视野直径不大于 20°,作为法律盲的标准。

**【注释】**

1.盲指双眼而言,若双眼视力不同,则以视力较好的一眼为准。

2.如仅有一眼为盲,而另一眼的视力达到或优于 0.3,则不属于视力残疾范围。

3.最佳矫正视力是指以适当镜片矫正所能达到的最好视力,或以针孔镜所测得的视力。

4.视野<5 度或<10 度者,不论其视力如何均属于盲。

**【诊断】**

根据最好矫正视力和视野检查结果,可以判断患者是否是盲,以及盲的程度。

**【鉴别诊断】**

1.低视力    不论何种原因所致的一定程度的视力损伤,导致应用框架眼镜和角膜接触镜后双眼中较好眼的最好矫正视力为<0.3～0.05 者。

2.屈光不正    当眼在调节松弛状态下,来自 5m 以外的平行光线经过眼的屈光系统的屈光作用,不能在黄斑中心凹形成焦点,此眼的光学状态即为屈光不正。

3.弱视    在视觉发育期间,由于各种原因引起的视觉细胞有效刺激不足,导致单眼或双眼最好矫正视力低于同龄正常人,而这种视力下降又不能直接归因于眼球的结构和视路异常的一种视觉状态。

**【治疗】**

1.目前我国盲的主要原因为白内障、角膜混浊、青光眼、沙眼、维生素 A 缺乏、儿童盲、老年性黄斑变性、糖尿病性视网膜病变等,其中 80% 是可以预防和治疗的。例如对于白内障盲和角膜盲应采用手术复明,对于沙眼应采用手术治疗、抗生素治疗、清洁脸部和改善环境卫生等手段控制其发病和严重程度,降低致盲率。对于青光眼等不可逆致盲眼病应强调早期发现、早期治疗,避免发展到盲的状态。糖尿病性视网膜病变、黄斑变性可以通过早期发现、早期干预而避免发展到盲。

2.对于虽然经积极治疗,但仍处于盲状态的患者,应当积极采取康复措施,使其尽快适应生活,或者采用光学助视器和非光学助视器来改进其视觉活动能力,使他们充分利用其残余视力工作和学习,以便获得较高的生活质量。

【临床路径】

1.询问病史　重点注意引起盲的原发疾病,有无经过积极治疗。

2.体格检查　注意原发疾病的目前状态,是否有恢复视功能的可能。

3.辅助检查　根据其原发疾病选用。在确定盲时,需进行视野检查。

4.处理　根据患者具体情况处理。属可治盲者,应及时安排治疗。属不可治盲者,尽早采用助视器。

5.预防　一些致盲性眼病是可以预防的,如沙眼、维生素 A 缺乏。一些眼病致盲后是可以复明的,如白内障盲和角膜盲。一些眼病致盲后是不可逆的,如青光眼,但通过早期发现、早期治疗可阻止其发展到盲的状态。对于糖尿病视网膜病变应提高糖尿病患者的保健意识、控制血糖、定期查体,必要时激光或手术治疗。防盲治盲是关系我国 13 亿人民健康的大事。积极开展防盲治盲工作人人有责。

(秦　洁)

# 第二节　低视力

【概述】

低视力是指一种视觉状态,不论何种原因所致的一定程度的视力损伤,经过治疗或标准的屈光矫正术后仍有视功能损害,包括视力下降,视野缩小,或视野中有大的暗点。

【临床表现】

1.一个人双眼中较好眼的最好矫正视力为 0.1～0.3,为 1 级低视力。

2.一个人双眼中较好眼的最好矫正视力为 0.05～0.1,为 2 级低视力。

3.新的定义是指患者即使经过治疗或标准的屈光矫正后仍有视功能损害,其视力小于 0.3 到光感,或视野半径小于 10°,但仍能应用或有潜力应用视力去做或准备做各项工作。对于儿童,应强调近视力和功能视力,即包括了对比敏感度、暗适应下降而致残的低视力。

【注释】

1.低视力指双眼而言,若双眼视力不同,则以视力较好的一眼为准。

2.如仅有一眼为低视力,而另一眼的视力达到或优于 0.3,则不属于视力残疾范围。

3.最佳矫正视力是指以适当镜片矫正所能达到的最好视力,或以针孔镜所测得的视力。

【诊断】

根据最好矫正视力,可以判断患者是否是低视力及其程度。低视力检查的:目的是设法使低视力患者能够充分利用残余视力,帮助低视力患者提高生存质量及增强独立生活的能力。检查程序为:

1.查裸眼远近及矫正视力。

2.常规内外眼检查、常规验光。

3.视力≤0.3→验光→戴镜好眼视力≤0.3→初诊低视力→经手术、药物、弱视等治疗后好眼视力仍≤0.3→确诊低视力→低视力专科验配助视器及视功能康复训练。

【鉴别诊断】

1.盲　是指一种视觉状态,不论何种原因所致的严重视力损伤,双眼中较好眼最好视力低于0.05或视野<10°。他们通常需要职业和社会的扶持。

2.屈光不正　当眼在调节松弛状态下,来自5m以外的平行光线经过眼的屈光系统的屈光作用,不能在黄斑中心凹形成焦点,此眼的光学状态即为屈光不正。

3.弱视　在视觉发育期间,由于各种原因引起的视觉细胞有效刺激不足,导致单眼或双眼最好矫正视力低于同龄正常人,而这种视力下降又不能直接归因于眼球的结构和视路异常的一种视觉状态。

【治疗】

1.导致低视力的主要原因是高度近视、视神经萎缩先天性小角膜及小眼球、原发性视网膜色素变性、黄斑变性、青光眼、先天性眼球震颤、老年性白内障及先天性白内障术后无晶体眼等。目前我国导致低视力的原因主要为白内障、角膜混浊、青光眼、屈光不正、沙眼、儿童盲、老年性黄斑变性、糖尿病性视网膜病变等,其中极大部分是可以预防和治疗的。例如对于白内障所致的低视力可采用手术复明。对于青光眼等不可逆损伤的眼病应强调早期发现、早期治疗,避免发展到低视力的状态,对于糖尿病患者应定期进行眼底检查,发现病变及早干预治疗。

2.对于虽然经积极治疗,但仍处于低视力的患者,应当积极采用光学助视器和非光学助视器来改善其视觉活动能力,使他们充分利用其残余视力工作和学习,以便获得较高的生活质量。

【临床路径】

1.询问病史:重点注意其引起低视力的原发疾病,有无经过积极治疗。

2.体格检查:注意原发疾病的目前状态,是否有恢复视功能的可能。

3.辅助检查:根据其原发病选用。

4.处理:根据患者具体情况处理。属可治低视力者,应及时安排治疗。属不可治低视力者,尽早采用助视器。

5.预防:大量导致低视力的眼病可以预防和恢复视功能的,如白内障导致的低视力可采用手术治疗。一些眼病致低视力后是不可逆的,如青光眼,应积极采取治疗措施,防止视功能进一步恶化,阻止其发展到盲的状态。

6.既要向患者介绍各种助视器的功用、优缺点,更要为他们选配适合的助视器及安排相应的使用技巧训练。

7.康复训练:低视力儿童的康复训练包括:视觉训练、听觉、触觉或触-运动知觉、嗅觉与味觉、自我照顾或独立生活能力、运动发育等方面的训练。老年低视力者的康复训练包括:日常生活能力的训练、定向和活动的训练、助视器的使用与保养。

8.心理康复。

（秦　洁）

# 第三节　弱视

【概述】

弱视是指在视觉发育期间,由于各种原因引起的视觉细胞有效刺激不足,导致单眼或双眼最好矫正视力低于同龄正常人或不能达到 0.8(4.9)者,而这种视力下降又不能直接归因于眼球的结构和视路异常的一种视觉状态。

**【临床表现】**

1.可以为单眼或双眼。

2.导致弱视的原因为:

(1)屈光不正性弱视是指双眼视力相等或接近,由于屈光不正,患者看近看远都不能获得清晰的物像。由于传入大脑的视觉冲动或信息较少,黄斑中心凹的视细胞长期得不到充分的刺激,造成向中枢传导发生障碍,所以两眼都形成了弱视,多见于远视性屈光不正。

(2)先天性弱视是指眼内某些先天病变而引起的视功能障碍。这些病变包括视网膜或视路出血,黄斑部发育不良与眼球震颤等。先天性弱视原因有妈妈孕期妊娠反应大或早产、迟产、难产、出生后窒息吸高压氧等。

(3)斜视性弱视是由于视轴不正引起。斜视物像不能同时落到两眼对应点上,引起复视。这时大脑皮层为了清除复视而抑制由斜视眼传来的信号,使黄斑区的功能长期被抑制而形成了弱视。

(4)屈光参差性弱视是由于两眼屈光参差明显,在两眼黄斑形成的物像大小不等或清晰度相差太多,使大脑中枢无法把两个物像融合为一个。视皮质中枢就抑制了屈光不正较高的物像,使该眼导致弱视。屈光参差越大,发生弱视的可能性越大,弱视的程度越深。

(5)形觉剥夺性弱视是指眼的视物功能被剥夺。视网膜缺乏光刺激,因而视功能发育受到限制而导致弱视。常见的病因:角膜浑浊,先天性白内障,上睑下垂等,致使光线不能充分进入眼球,剥夺了黄斑部接受正常性刺激的机会,产生功能性障碍。

3.视力下降,与弱视程度相关。

4.阅读时出现拥挤现象,即患眼对大小相同、排列成行字母的识别能力比同样大小的单个字母的识别能力小得多。

5.对比敏感度检查显示全频段降低,高峰左移。

6.图形视诱发电位显示 P100 波振幅降低,潜伏期延长。

7.固视异常:弱视较深者由于黄斑固视能力差,常以黄斑旁的网膜代替黄斑作固视。

8.多发生于幼儿,>9 岁,即使有上述原因也不会发生弱视。

9.只发生于单眼视患者,若交替使用双眼不会发生弱视。

**【弱视的分度】**

轻度弱视:视力=4.8～4.9。

中度弱视:视力=4.5～4.7。

重度弱视:视力 4.0 及 4.0 以下。

**【诊断】**

根据病史、视功能和眼部伴发病变可做出诊断。

**【鉴别诊断】**

1.屈光不正　当眼在调节松弛状态下,来自 5m 以外的平行光线经过眼的屈光系统的屈光作用,不能在黄斑中心凹形成焦点,此眼的光学状态即为屈光不正。

2.低视力　不论何种原因所致的一定程度的视力损伤,导致应用框架眼镜和角膜接触镜后双眼中较好眼的最好矫正视力为 0.05～<0.3 者。

**【治疗】**

1.早期发现、早期治疗是获得良好疗效的关键。

2.应针对引起屈光介质混浊的疾病进行治疗,如先天性白内障应尽早手术治疗。

3.行睫状肌麻痹下屈光检查,佩戴合适的矫正眼镜。

4.进行弱视训练,可采用以下方法:

(1)健眼全遮盖疗法。

(2)压抑疗法:用正镜片或滴0.5%～1%阿托品滴眼液压抑健眼功能,弱视眼戴用矫正眼镜。

(3)视觉刺激疗法:如采用视刺激仪进行训练,包括使用弱视治疗仪;精细目力训练;电脑弱视训练软件。

5.手术矫正斜视,应在弱视治疗后双眼视力相等或弱视眼获得最大矫正视力后进行。

6.对于年龄大于12岁的儿童,尚无特效疗法。如果没有采用过遮盖疗法,可试行之。

**【临床路径】**

1.询问病史:重点询问儿童期有无眼病,特别是斜视、遮盖眼部及做过斜视手术。

2.体格检查

(1)诊断弱视的关键在于检测视功能:在出生后数月即可进行。不同年龄的儿童检测方法有所不同:①出生不久的婴儿:通过眼球对光的反应、红光反射、瞳孔检测和眼底检查等方法,了解婴儿眼部的总体健康状况。②婴儿至2周岁:可采用交替遮盖双眼,观察患儿反应。若无弱视,遮盖一眼后,另一眼能保持中心注视,头部基本不动。若一眼弱视,当遮盖健眼后,患儿会表现出反抗行为,如移动头位、发出反抗声音等。也可通过移动一个有趣注视目标,观测患儿眼部是否随目标移动。③2～4或5岁:图形视力表可用于检测2、3岁儿童的视力。大多数3岁的儿童可使用E字形视力表检测视力。这一年龄段儿童的正常视力可能达不到1.0,但只要达到0.5以上而且双眼视力均等,表明视觉发育正常。④4或5岁:可使用视力表检查视力。还可采用摄影验光仪,可发现屈光不正、斜视、屈光参差和屈光介质混浊等。

(2)屈光检查。

(3)进行斜视检查,采用遮盖-去遮盖试验评价眼位。

(4)固视性质检查。

(5)外眼及眼底检查。

(6)双眼单视检查。

(7)视网膜对应检查。

(8)融合功能检查。

(9)立体视觉检查。

(10)对比敏感度检查。

3.辅助检查:必要时可采用视觉电生理检查来评价视觉功能,如P-VEP和ERG。

4.处理:健眼全遮盖疗法对于弱视治疗是重要的,但治疗过程中应注意遮盖眼的情况,避免因遮盖引起形觉剥夺性弱视。

5.预防:早期发现、早期诊断和早期治疗是预防弱视眼视功能进一步下降的重要方法。

6.由于各种治疗方法机制不尽相同,所以综合疗法比单一疗法优越,弱视治疗是长期过程,一定要坚持进行弱视训练才有效果。

(秦　洁)

# 第四节　色觉障碍

**【概述】**

色觉是视网膜锥体细胞的一种功能,可识别自然光谱中的各种颜色。如果患者丧失辨色力,则为色盲。如果患者对颜色辨别能力降低,则为色弱。如果患者对不应有色泽的物体看成各种颜色,则为色视症。

**【临床表现及原因】**

1.先天性色觉障碍是一种遗传病,属于 X-性连锁隐性遗传。

(1)全色盲:又称视杆细胞单色视,完全性锥细胞功能障碍。患者全无色感,只有明、暗和黑、白的感觉。常伴有畏光、眼球震颤和视力低下。

(2)红色盲:又称第一型色盲,对红色及其补色(青绿色)都不能分辨。看光谱时,感到红色端显著缩小,而呈灰色。对绿色感觉也不正常。光谱中最明亮处为黄绿色段。

(3)绿色盲:又称第二型色盲,对绿色及其补色(红紫色)都不能分辨。看光谱时,不能分辨红、绿色,但红色段并不缩短。光谱中最明亮处为橙色段,而将绿色段看成一中性带,无颜色感觉。由于绿色盲与红色盲性质接近,因此常合称为红绿色盲。

(4)黄蓝色盲:又称第三型色盲,较少见。看光谱时,不能看出黄和蓝紫一段,而且该色段缩短,把光谱中黄色及蓝色紫色段均看作为中性无色带,光谱中最明亮处仍为黄色段。

(5)色弱:有红色弱(第一型色弱)、绿色弱(第二型色弱)、蓝黄色弱(第三型色弱)和红绿色弱,全色弱等,以红绿色弱为多见,全色弱少见。全色弱的色觉障碍比全色盲程度要低,视力无任何异常,也无全色盲的其他并发症。红绿色弱对红绿色感受力差,照明不良时,其辨色力接近于红绿色盲;如果物体颜色深而鲜明,以及照明度好时,其辨色力接近正常。

(6)色觉疲劳:检测色觉时,患者开始时能迅速辨别颜色,但如果辨色时间较久,或颜色复杂、对比强烈、耀眼眩目时就不能辨认或否定开始时辨认结果。如休息片刻后又能辨认。

(7)隐色盲:患者面对一系列色觉检查,特别是对颜色差别较小的试标,反应不够敏捷可靠,识别颜色的过程是由犹豫不决而逐渐正确,经过反复考虑才能决定。这可能是由于视网膜感光化学物质产生不足所致。

2.后天性色觉障碍是后天获得的,属于继发性,即原来色觉正常者由于视网膜、视神经、脉络膜直到大脑中枢任何一处发生病变或受到严重损伤引起的色觉异常。见于视神经病变,如烟酒中毒性弱视、球后视神经炎、Leber 家族性视神经病变、铊中毒等,常为红绿色觉障碍。也见视网膜和脉络膜病变,常为黄蓝色觉异常。

3.色视症

(1)黄视症:见于核性白内障,或洋地黄、链霉素、磺胺、巴比妥、水杨酸等中毒。

(2)蓝视症:见于白内障摘除术后、洋地黄中毒或过敏、一氧化碳中毒、蘑菇中毒。

(3)红视症:见于无晶状体眼、雪照、虹膜缺损、瞳孔散大、玻璃体积血、烟中毒、碘氰化合物中毒、白化病、杂技飞舞时。

(4)绿视症:见于使用洋地黄或巴比妥后、视网膜脉络膜炎。

(5)其他色视症:视网膜中央动脉阻塞恢复期、山道年中毒可有紫视症。

**【诊断】**

根据病史、色觉检查可做出诊断。

**【鉴别诊断】**

针对引起色觉障碍的各种原因进行鉴别诊断。

**【治疗】**

1.对于先天性色觉障碍无特殊治疗。

2.对于后天性色觉障碍,应针对病因给予不同治疗。

**【临床路径】**

1.询问病史　注意出现色觉障碍的时间,有助于判断是由于先天性病变还是后天性病变所引起。

2.体格检查　重点注意眼底的改变。

3.辅助检查　进行色觉检查。

(1)应用假同色图(色觉检查图)进行检查。

(2)应用 FM-100 色彩试验及 D-15 色盘试验。

(3)应用色觉镜进行检查。

4.处理　针对后天性色觉障碍的原发病进行治疗。

5.预防　先天性色觉障碍,由于先天性色盲与遗传有关,婚前可进行优生检查。

(秦　洁)

# 第五节　夜盲

**【概述】**

夜盲是指患者暗适应能力差,在光线昏暗处出现视觉障碍、行动困难,但在明亮处视力仍比较好或可保持正常的一种症状。

**【临床表现及原因】**

1.先天性静止性夜盲　是一种遗传性眼病,属常染色体显性遗传或隐性遗传。

2.进行性夜盲　常并发其他遗传性视网膜疾病,如原发性视网膜色素变性、结晶样视网膜变性等。

3.继发性夜盲　由于后天性眼病损害视细胞,影响视功能,导致夜视力障碍,例如青光眼、视神经炎、视神经萎缩、视网膜脉络膜炎、高度近视、出血性视网膜病、铁质沉着症和铜质沉着症等。

4.全身病引起的夜盲　发生于维生素 A 缺乏的情况下,如有患营养不良性疾病、消耗性疾病、人工喂养的婴幼儿、肝病和消化道疾病时,早期即发生夜盲,继而发生结膜、角膜干燥,严重者角膜糜烂、溃破和穿孔。

**【诊断】**

根据病史、眼部检查和暗适应检查,可做出诊断。

**【鉴别诊断】**

对引起夜盲的各种原因进行鉴别诊断。

**【治疗】**

1.对于先天性夜盲,一般无特殊治疗,屈光矫正。

2.对于继发夜盲,应针对病因给予不同治疗,可有程度不等的疗效。对于维生素 A 缺乏者,及时补充维生素 A 可获得满意的效果。

**【临床路径】**

1.询问病史　注意出现夜盲的时间,有助于判断是由于先天性病变还是后天性病变所引起。

2.体格检查　重点注意眼底的改变。

3.辅助检查　进行暗适应检查,ERG,视野等。

4.处理　针对不同的原因分别进行针对性治疗。

5.预防　对于各种可能发生维生素 A 缺乏的疾病,应适时补充维生素 A,可预防发生夜盲。

（秦　洁）

# 第六节　昼盲

**【概述】**

昼盲是指在光线明亮的环境下,视力反较光线昏暗时为差的一种反常现象。

**【临床表现及原因】**

1.黄斑部中心凹或与中心凹处的锥体细胞相连系的传导途径上的任何病变,可引起昼盲,如全色盲、黄斑变性、轴性视神经炎后的视神经萎缩等患者。

2.角膜或晶状体中央部混浊而周边部仍然透明的一些眼病,如核性白内障、先天性绕核性白内障或前、后极白内障、角膜中央部小白斑等。

3.病理性瞳孔散大时,因白昼强光下畏光,视力差。

**【诊断】**

根据病史和眼部检查,可做出诊断。

**【鉴别诊断】**

对引起昼盲的各种原因进行鉴别诊断。

**【治疗】**

1.因视网膜或视神经引起的昼盲,一般不易治愈。

2.因角膜或晶状体病变引起的昼盲,可采用手术治疗。

3.对于因病理性瞳孔散大患者,可戴太阳镜来缓解。

**【临床路径】**

1.询问病史　注意出现昼盲的时间,有助于判断是由于先天性病变还是后天性病变所引起。

2.体格检查　重点检查角膜、晶状体、瞳孔和眼底的改变。

3.辅助检查　针对需要排除的器质性眼病,可选用适当的辅助检查。

4.处理　针对不同的原因分别进行针对性治疗。

5.预防　无特殊预防发生昼盲的措施。

（秦　洁）

# 第七节 复视

**【概述】**

观察一个物体时能看到两个影像时称为复视。对于一个物体,用双眼看到两个影像时称为双眼复视,用单眼看到两个影像称为单眼复视。

**【临床表现及原因】**

1.双眼复视常是一眼发生偏斜,致使一个物像同时落在双眼视网膜非对应点上,即一个像落在注视眼的黄斑中心凹,另一个落在偏斜眼的黄斑中心凹周围的视网膜上引起的。健眼所见的为真像,患眼所见的为虚像。根据真像与虚像的位置和方向不同,复视又分为水平性复视、垂直性复视和旋转性复视。根据眼球偏位的方向不同,复视又分为交叉性复视和非交叉性复视。病理性复视常见于:

(1)双眼单视功能建立后眼轴发生偏斜,最常见于集合功能不足和麻痹性斜视。

(2)已形成视网膜异常对应,由于斜视手术使眼位改变产生复视。

(3)黄斑病变、屈光参差、中枢性病变等造成双眼后天性融合功能障碍。

(4)眼眶骨折或眶内病变、睑球粘连、视网膜脱离复位术后眼球运动障碍。

(5)配镜不合适,镜片光学中心与视轴不符。

2.单眼复视是由于一个物像同时落在视网膜上两个不同部位所引起。常见于晶状体脱位或半脱位、早期白内障、虹膜根部离断、角膜混浊等眼病,使光线分散。

3.麻痹性斜视所致复视时可出现的眩晕、恶心等不适和视觉紊乱。

**【检查方法】**

1.眼球运动受限 眼球向麻痹肌作用相反方向偏斜。眼球向麻痹肌作用方向运动受限或不能。检查采用6个诊断位即鼻侧、颞侧、鼻上方、鼻下方、颞上方、颞下方。

2.代偿头位 头向麻痹肌作用方向偏斜(尽量不用麻痹肌)。

3.复像检查(红玻璃片方法) 患者右眼戴红玻璃片,头不动,双眼注视检查者手持光源眼球随之转动,检查9个方位的复视像。

**【诊断】**

根据病史、仔细的眼部检查眼位、眼球运动,特别是复视检查,一般能做出诊断。

**【鉴别诊断】**

对可能引起复视的各种眼病进行鉴别诊断。

**【治疗】**

1.针对病因治疗。

2.暂时遮盖一眼可消除复视引起的眩晕、恶心等不适和视力紊乱。

3.经非手术治疗半年后,如病情保持稳定,但不再好转时可考虑手术治疗。术后仍有轻度复视者,可再佩戴棱镜片。

**【临床路径】**

1.询问病史 重点注意复视出现的时间,以及发生的症状。

2.体格检查 应对眼部,特别是眼肌,进行仔细检查。

3.辅助检查 进行复视像检查。

4.处理　针对引起复视的原发病进行治疗,斜视引起的复视,稳定半年后可手术治疗。

5.预防　无特殊预防措施。

（秦　洁）

# 第八节　视物变形症

**【概述】**

视物变形症是指患者观看某一物体时,物像扭曲畸形、拉长变扁,以至于无法辨认物体的真实形态。

**【临床表现及原因】**

视物变形症可出现物像放大、缩小或变形,多与视网膜病变有关:

1.小视症　所看物体的图像比实物小,见于黄斑部的病变。视网膜中央部的水肿、肿瘤、出血都可以使锥体分散较远,出现小视。颞叶皮质病变也有一过性视物变小的症状。

2.大视症　与小视症病因相似。当锥体因病变被挤在一起时,表现为大视症。

3.视物扭曲　除大视症、小视症伴有视物扭曲外,还有黄斑部病变,如水肿、渗出物、出血、扁平脱离时,常可见于中心性视网膜脉络膜病变、黄斑盘状变性、黄斑裂孔等病变。视网膜脱离、瘢痕、出血、血管瘤、寄生虫和视网膜脉络膜新生物等也有同样症状。无晶体眼配戴高度凸透镜片也有严重视物扭曲现象。

**【检查方法】**

1.Amsler图表检查法　该表是检查中心部视神经视野的一种方法,是检查黄斑部早期病变最精确的方法,往往用平面视野屏不能发现的暗点,用该表可证实已有暗点。用此表检查时如有老视、远视或睫状肌麻痹者,应先用凸球镜片矫正视力。被检者注视中央小白点,线条变弯曲是黄斑部水肿的独特症状,线条中断或变暗可证明有黄斑病变。用此表检查前避免眼底及使用扩瞳剂。被检者距离黑底板28~30cm。

2.用棱镜片致变像时检查小视症　被检者戴好眼睛架,在右框架上插入 $8^\triangle$ 或 $10^\triangle$ 棱镜片,底向上或向下均可。再看白纸板上一个圆,这时纸面上会出现两个圆(变像)。被检者距离为30cm。正常时两个圆大小一样。不正常时就会出现大小不等或一个变形的圆。根据棱镜片的原理,两个圆分别代表两只眼睛能看到的物像。右眼镜架插入棱镜片, $^\triangle$ 向下时,右眼的物像在上,左眼的物像在下, $^\triangle$ 向上时,右眼的物像在下,左眼的物像在上。依次给予对照鉴别哪只眼视物变小或变形,哪只眼睛物象正常,通过此比较来判断。

**【诊断】**

根据病史、眼部检查和 Amsler 表检查,可做出诊断。

**【鉴别诊断】**

对可能引起视物变形症的各种眼病进行鉴别诊断。

1.中心性浆液性脉络膜视网膜病变　多见于 20~45 岁男性,通常表现为自限性疾病。表现为眼前有暗影,视物变形,如变小、变远,视力下降。眼底可见黄斑有一圆形反光轮,中心凹暗红,光反射消失,可有灰白色视网膜下纤维素沉着,在双目间接检眼镜下,黄斑呈圆顶状盘状脱离区。荧光血管造影,在静脉期于黄斑部有一个或数个荧光素渗漏点,逐渐呈喷射状或墨迹样,扩大为强荧光斑。

2.年龄相关性黄斑变性　是发达地区 50 岁以上常见的致盲眼病。分为干性和湿性两型。可能与黄斑长期慢性的光损伤、遗传、代谢、营养等因素有关。

3.黄斑囊样水肿　不是一种独立的疾病,常由其他病变引起。病理特征是视网膜内水肿含有蜂巢样囊腔。FFA 显示,水肿来自中央凹周围通透性异常的视网膜毛细血管,呈现出多数小的渗漏点,及荧光在囊腔的积聚,由于 Henle 纤维的放射状排列而形成花瓣状。表现为视力减退或视物变形,或症状不明显。眼底检查中心凹光反射消失,黄斑部视网膜反光增强呈毛玻璃状。有时检眼镜下很难判断。在三面镜下,偶见视网膜呈囊样改变。FFA 可确诊,OCT 可检查出很小的黄斑水肿。

4.黄斑和色素上皮营养不良　主要表现为黄斑和 RPE 出现黄色物质沉着,及细胞逐渐丧失。

5.黄斑裂孔　可因外伤、变性、长期慢性黄斑囊样水肿(CME)、高度近视、玻璃体牵拉等引起。眼底表现为黄斑有一 1/4～1/2PD 大小的、边界清晰的暗红色孔,孔底可有黄色颗粒。中心视力明显下降。高度近视眼的黄斑裂孔,发生视网膜脱离的机会很大,需行视网膜脱离复位手术或玻璃体手术治疗。

6.黄斑视网膜前膜　发生在视网膜内表面上,是由于视网膜胶质细胞、RPE 的移行、增生而形成的纤维化膜。可发生于多种病变。在视网膜脱离术后形成的黄斑前膜较厚,呈灰白色,影响视力。还可见于视网膜静脉闭塞(RVO)、慢性黄斑囊样水肿、眼内炎症、视网膜色素变性等眼底疾病、眼外伤和光凝、冷凝术后。膜的收缩可使黄斑发生皱褶、变形,黄斑水肿,引起视力下降和视物变形。在 ERM 较厚并遮挡中心凹,视力明显下降或变形时,可采用玻璃体手术剥除前膜。

【治疗】
找出引起视物变形症的原发病,给予针对性治疗。

1.药物治疗可采用中西医结合疗法。

2.光动力学治疗激光治疗 PDT 光动疗法治疗眼底病变无创伤、准确率高、选择性好、适应性强,还可以协同其他疗法灵活应用。

3.抗 VEGF 药物玻璃体腔注射治疗抗 VEGF 药物对于眼内新生血管的治疗效果显著,但需要把药物注入玻璃体腔,也存在一定风险。

【临床路径】
1.询问病史　重点注意视物变形的特征。

2.体格检查　重点对眼底进行仔细检查可应用三面镜,OCT,FFA 检查手段,明确病因。

3.辅助检查　Amsler 表检查及用棱镜片致变像时检查小视症。

4.处理　针对引起视物变形症的原发病进行治疗。

5.预防　无特殊预防措施,主要在于早期发现,早治疗,可延缓病情的进展。

(秦　洁)

# 第九节　闪光视觉

【概述】
闪光视觉是一种眼前出现闪光样感觉的自觉症状。

【临床表现及原因】
引起闪光视觉的原因可分为:

1.有器质性病变的闪光视觉

(1)视网膜脱离:在视网膜受玻璃体牵引,或将发生视网膜裂孔,或视网膜孔洞趋向扩大时,均可有明显的闪光视觉。

(2)急性脉络膜炎、脉络膜视网膜炎时可有闪光视觉。

(3)外伤性无晶状体或晶状体脱位时,可有虹膜震颤,引起闪光视觉。

(4)眼球外伤时患者眼前有闪光、光星、光点或光环。

(5)脑外伤、脑瘤或脑动脉硬化症也可出现闪光视觉。

(6)老年人或近视眼玻璃体液化、后脱离时牵拉视网膜可出现闪光视觉,多与飞蚊症同时出现。

2.无器质性病变的闪光视觉

(1)晕厥发生时,眼前出现银色或有色泽的光闪烁。

(2)偏头痛发生前,眼前出现闪烁光点、光线,持续时间较长。

(3)循环性虚脱、低血压、低血糖时常先发生闪光视觉。

(4)过于疲劳、体质虚弱者,或精神受强烈刺激后,也会出现闪光视觉。

(5)体位突然变化时也可出现闪光视觉。

【诊断】

根据病史,和仔细的眼部检查,一般能做出病因诊断。

【鉴别诊断】

对可能引起闪光视觉的各种眼部和全身性疾病进行鉴别诊断。

【治疗】

1.尽量找出引起闪光视觉的原因,并给予针对性治疗。

2.在排除了眼部器质性病变后,应针对患者全身情况进行治疗和解释。

【临床路径】

1.询问病史　重点注意与闪光视觉相关疾病的病史。

2.体格检查　应对眼部进行仔细检查。

3.辅助检查　针对可能引起闪光视觉的眼部和全身疾病,选用适当的辅助检查。

4.处理　处理的关键是针对引起闪光视觉的原发病进行治疗。

5.预防　无特殊预防措施。

（秦　洁）

# 第十节　虹视

【概述】

虹视是指在灯光周围看到彩虹一样的色环的症状。

【临床表现及原因】

1.眼压突然升高,角膜上皮发生水肿,进入眼内的光线经角膜上皮细胞内过多水分折射,由于分光作用产生红、橙、黄、绿、蓝、靛、紫七种颜色,形成虹视。

2.急性结膜炎分泌物多较黏稠,加之眼泪水对光线的折射作用,也可出现一过性虹视。

3.非眼压升高引起的角膜上皮水肿或小点状混浊,如 Fuchs 角膜上皮内皮营养不良等。

4.初期白内障,晶状体皮质发生水隙或水裂,在视轴中间时可产生光线折射现象,而引起虹视。

5.眼镜片上蒙有水气时。

6.内眼手术的患者,术中角膜内皮损伤,引起内皮失代偿,角膜上皮大疱样改变,也可产生虹视。

【诊断】

根据病史和仔细的眼部检查,包括测量眼压,一般能做出病因诊断。

**【鉴别诊断】**

对可能引起虹视的各种眼部和非眼部原因进行鉴别诊断。

**【治疗】**

根据引起虹视的原因进行针对性治疗。

**【临床路径】**

1.询问病史    重点注意与虹视相关疾病的病史及伴随症状。

2.体格检查    应对眼部进行仔细检查。

3.辅助检查    测量眼压。

4.处理    关键是针对引起虹视的原因进行治疗。

5.预防    对于闭角型青光眼尽早行激光虹膜切除术,可有效地防止眼压突然升高。　　　　（秦　洁）

# 第十一节　幻视症

**【概述】**

幻视症是指患者在主观上"见到"光亮、色泽或图像,但客观上并不存在光源或实物的一种虚幻视觉,大多是在闭眼的情况下看到的。

**【临床表现及原因】**

1.单眼光幻觉:为视网膜受刺激所引起。如玻璃体后脱离在体位发生变化时,脱离的玻璃体可撞击视网膜而使患者有闪光或光环飘动的感觉。又如玻璃体牵拉视网膜或压迫闭着的眼睛时,也可有同样感觉。

2.双眼光幻觉:可分为不成形性幻视和成形性幻视。

(1)不成形性幻视:"见到"的不是图像,而是闪光、亮点或色幻觉。常因大脑枕叶或顶枕叶的病变引起。副纹状体 18 区可产生彩色薄片及环的感觉。

(2)成形性幻视:可"见到"具体的景物,顶枕叶皮质病变产生的幻觉包括人和动物。大脑颞叶或颞顶部病变可感觉到记忆中的人、风景等。小脑病变可感受一过性视物颠倒。精神障碍,如癔症,也可出现各种各样成形性幻视。

3.一般不产生成形性幻视,视网膜感光细胞受到刺激可产生不成形性幻视,如视网膜脱离前或复位手术后出现的闪光与玻璃体对视网膜牵引有关。视网膜出血、视网膜脉络膜炎、对视网膜机械性或电刺激,都可以出现闪光感。闪辉性暗点中出现的锯齿形光幻觉,与供应枕叶部的动脉痉挛有关。

4.飞蚊幻视是眼科常见自觉症状,多见于青壮年,多为胚胎残留组织细胞或少数生理细胞漏到玻璃体而投影到敏感的视网膜上的结果。

**【诊断】**

根据病史,特别是神经、精神方面的病史,以及眼部检查结果,可做出诊断,必要时应为患者做头颅 CT 或 MRI 检查,排除大脑枕叶、顶叶、颞叶病变。

**【鉴别诊断】**

针对引起幻视症的各种原因进行鉴别诊断。

**【治疗】**

针对引起幻视症的各种原因进行治疗。

**【临床路径】**

1.询问病史    注意出现幻视的时间,有无神经、精神方面的症状。

2.体格检查　除了眼部检查外,应进行神经、精神方面的检查。

3.辅助检查　确定神经、精神疾病诊断时,可选用适当的辅助检查,如头颅 CT,MRI 等。

4.处理　针对不同的原因分别进行治疗。

5.预防　治疗引起幻视症的各种原发病,可防止幻视的发生。

（秦　洁）

# 第十二节　视疲劳

## 【概述】

视疲劳又称视力疲劳,是一种常在用眼后发生的眼部和眼眶周围的感觉模糊但又确实存在的不适感。患者的症状多种多样,常见的有近距离工作不能持久,出现眼及眼眶周围疼痛、视物模糊、眼睛干涩、流泪等,严重者头痛、恶心、眩晕。它不是独立的疾病,而是由于各种原因引起的一组疲劳综合征。

## 【临床表现及原因】

1.轻度患者用眼后自觉眼部不适、视物模糊、眼部发干、烧灼感、眼部有压迫感、轻度钝痛、鼻根部或颞部酸胀感、畏光、流泪、视物双像等。

2.重度自觉眼痛、头痛,甚至胸部胀满、面色苍白、心动过缓、肩部酸痛、恶心、眩晕或呕吐。常有精神萎靡、思睡、记忆减退和失眠等精神症状以及颈肩腰背酸痛和指关节麻木等全身症候群。

3.少数患者可出现复视、立体视觉功能障碍、眼压升高、角膜损害等。

4.青少年还可以出现近视眼或加深原有近视程度。

5.有青光眼、眼表面或眼前节疾患者还可因眼的过度疲劳而引发或加重原有眼病。

6.导致视疲劳的原因可能为:

(1)眼部因素:①屈光性视疲劳:包括远视性视疲劳、近视性视疲劳、老视前期视疲劳。②双眼视觉平衡问题:肌性视疲劳、调节集合性视疲劳、视像不等视疲劳。③症状性视疲劳:疾病所致的视力不良,如结膜炎、角膜炎、原发性开角型青光眼早期可以视疲劳为主要症状。④干眼症引起单一目标注视过久:在正常情况下,人每次眨眼之后,都能形成一层泪膜,可以保持眼睛湿润和舒服,因此不易产生眼干、疲劳等症状。但如果长期盯着一个目标,持续时间太长,眨眼反射比较少,不能及时形成泪膜,就会导致眼表面干燥,引起视疲劳。

(2)全身因素:身体虚弱、久病恢复期、内分泌紊乱、哺乳期、更年期、神经衰弱、神经功能症、过度疲劳等。

(3)其他疾病:如鼻窦炎、癔症等。

(4)环境因素:光线过强或过暗、光源分布不均匀或闪烁不定、阅读材料过于细小、字体与背景对比度低、视标不稳定、长期工作在显示器前(显示器终端综合征)等。

(5)精神(心理)因素:如紧张,忧郁,性格,人际关系。

## 【诊断】

根据病史,以及除屈光、调节和眼肌方面眼病外,眼部无其他器质性病变的情况,可做出诊断。

## 【鉴别诊断】

因一些眼病的早期可有视疲劳的主诉,因此做出诊断之前必须排除眼部器质性病变。

【治疗】

1.尽量找出引起视疲劳的原因,并给予针对性治疗。

2.排除了器质性病变后应对患者进行解释,消除其疑虑,必要时辅以镇静药物。

3.适时可滴用人工泪液或减充血剂类滴眼液。

4.应合理用眼,阅读或工作时间不能过长。尤其对于青少年出现视疲劳症状应高度重视,排查病因及早治疗。

5.改善工作环境。

6.加强体育锻炼,保持身心健康。

【并发症】

如果长时间处于疲劳状态,得不到缓解和调整,就容易导致睫状肌痉挛,从而挤压眼内毛细血管,导致微循环障碍,最终成为近视。

【临床路径】

1.询问病史　重点注意出现的症状与用眼的关系,并注意患者是否有精神症状、全身疾病、工作环境、性质时间等。

2.体格检查　重点注意有无屈光、眼肌和调节以及视物不等方面的异常,根据情况请有关科室检查,有无器质性或功能性变化。

3.辅助检查　针对需要排除的器质性眼病,可选用适当的辅助检查。

4.处理　关键是针对引起视疲劳的原因进行治疗。

5.预防　及时矫正屈光、眼肌和调节等异常,合理用药,有助于防止视疲劳的发生。随着电脑应用的普及,视疲劳更加常见。长时间伏案,近距离工作,过度使用眼的调节能力,都会加重视疲劳。解除视疲劳最好的办法依次是:运动、远眺、滴抗疲劳眼液。改善工作及生活环境,避免干燥或污染,对于干眼症要积极治疗。进行心理疏导解除患者对视疲劳的精神压力,增强自我调整,有助于增强治疗效果。

(秦　洁)

# 第十三节　功能性视觉丧失

【概述】

功能性视觉丧失也称非生理性视觉丧失,是指患者主诉的视力丧失程度明显重于客观检查所估计的程度。一些患者可能因为经济方面等特殊目的,故意地谎称实际上健康的一眼或双眼视力高度减退或完全"失明",这是伪盲。但也有患者并不清楚自己所称的视觉丧失是非器质性的,相信自己真的丧失了视力,这些患者可能具有潜在的精神方面的疾病,如癔症。

【临床表现及原因】

1.患者主诉视力严重减退,但眼科和神经科的检查结果正常,瞳孔对光反应正常。

2.除了视觉丧失,患者常有复视、疼痛等主诉。

【诊断】

1.仔细了解病史,注意视力减退或丧失的时间、发病的诱因、精神状态、既往治疗经过、有无屈光参差和斜视等。

2.对伪盲患者应慎重诊断,应做多次反复检查,除了眼部外,还应除外视路疾病,必要时请神经科医师会诊,除外皮质盲等神经系统疾病。

3.进行详细眼部检查,包括视力、屈光、前节、眼底、视野等。怀疑微小内斜视时应做基底向外的棱镜片试验。

4.进行必要的客观检查,如电生理和影像学检查视网膜电图(ERG)、视诱发电位(VEP)、荧光素眼底血管造影(FFA)、头颅 CT 或 MRI。

5.通过对患者行为的观察,了解其视觉状态在问病史或检查的同时,观察患者是否能做一些需要视力的行动和注视一些物体。在室内移动时,真盲者通过障碍物时不会躲避而被绊倒,但伪盲者一般不会被绊倒,或者即使碰到障碍物或绊倒时也是很轻的,极少伤害他们自己。

6.对于主诉"无光感"的患者观察每眼的瞳孔对光反应。虽然一眼"无光感",但双眼直接和间接对光反应均灵敏,遇强光有闭眼反射时,应考虑是功能性视觉丧失。

7.对于视力为"手动-无光感"的患者

(1)如果单眼视力下降到"手动-无光感"的程度,应出现传入性瞳孔反应障碍。如果没有出现这一障碍,可以做出功能性视觉丧失的诊断。

(2)镜子试验:如果患者主诉单眼视觉丧失,用眼罩遮盖视力好的一眼;如果主诉双眼视觉丧失,则双眼均不遮盖。检查者请患者睁眼向前看,然后将一面大镜子缓慢地从患者眼前的一侧向另一侧倾斜,并将镜子后退到视力为手动所能看到的距离之外,如果患者的眼部仍有运动,表明患者的视力比"手动"要好。

(3)视动性眼球震颤法:单眼"视觉丧失"者,遮盖未受累眼;双眼受累者,双眼交替进行试验。请患者向前注视,在受检眼前转动黑白条纹相间的视动转鼓或移动条栅带,如能诱导出眼球震颤,表明该眼的视力比"手动"好。

(4)视野检查法:检查健眼视野时不遮盖"视觉丧失"眼,如周边视野鼻侧大于 60°,或中心视野无生理盲点,表明"视觉丧失"眼是有视力的。

(5)立体镜检查法:用立体镜或同视机进行检查,如果存在同时知觉或立体视觉者必有双眼视觉,表明"视觉丧失"是功能性的。

8.对于视力为"0.05~0.5"的患者

(1)采取变换距离或字型大小的方法检查患眼,注意结果是否矛盾。如在不同距离检测结果都是相同的,则该眼"视觉丧失"是功能性的。

(2)如果近视力是正常的,则可能是功能性视觉丧失或是近视眼。

(3) Goldrnann 视野或视野屏检查时发现几次结果明显不一致,或呈螺旋状的。

9.高度怀疑是功能性视觉丧失,但又不能证实时,应在 1~2 周后复查。

【鉴别诊断】

1.弱视　指在视觉发育期间,由于各种原因引起的视觉细胞有效刺激不足,导致单眼或双眼最好矫正视力低于同龄正常人,而这种视力下降又不能直接归因于眼球的结构和视路异常的一种视觉状态。

2.皮质盲　外侧膝状体以上包括双侧视放射和枕叶病变时发生的双眼全盲,但眼底视神经乳头无异常。

3.球后视神经炎　由于球后视神经的急性或慢性炎症所致的视力障碍。早期眼底无异常发现。

4.视锥-视杆细胞营养不良　可出现牛眼样黄斑改变,有显著的色觉异常和特征性 ERG 改变。

5.视交叉病变　由于视交叉部位的肿瘤压迫或血管性病变所致的视功能障碍,早期眼底无异常发现。

【治疗】

1.明确地告诉患者未发现任何导致视力下降的眼部异常。

2.对癔症患者可采用暗示疗法,告诉他们一切都将正常,下次复诊时视力将会恢复。但应当请精神科医师进一步诊治。

【临床路径】

1.询问病史　耐心询问,重点注意出现的"视觉丧失"是否与外伤或其他特殊事件有关联。

2.体格检查　仔细全面地检查眼部,并观察行走、生活和阅读等行为。

3.辅助检查　选择必要的电生理和影像学检查。

4.处理　如诊断没有十分把握,应进行随诊观察。

5.预防　无特殊预防措施。

（秦　洁）

# 第五章　眼眶疾病

## 一、概述

### 【症状】

眼睑肿胀、眼球突出、复视,疼痛或视力下降。

### 【体征】

主要表现为眼球突出、眼球运动受限、眼球抵抗感增强。

### 【鉴别诊断】

主要与假性眼球突出鉴别:眼球径线增大,如高度近视;对侧眼球内陷,如眼眶眶壁骨折后。

### 【病因】

1.炎症　甲状腺相关眼眶病、特发性眼眶炎性假瘤、肉样瘤病。

2.感染　眼眶蜂窝组织炎、眶骨膜下脓肿。

3.肿瘤　皮样囊肿、毛细血管瘤、横纹肌肉瘤、转移癌、淋巴管瘤、视神经胶质瘤、神经纤维瘤、白血病、淋巴瘤、神经鞘瘤、黏液囊肿等。

4.外伤　眼眶爆裂性骨折、眼球后出血、颈动脉-海绵窦瘘。

5.畸形　先天性、血管性病变等。

### 【诊断过程】

1.病史　了解发病时间和症状缓急,是否伴随有眼部及全身症状,是否有肿瘤病史或眼、头部外伤史。

2.外眼检查

(1)观察眼球突出的方向和突出程度,用 Hertel 眼突计测量眼球突出度。

(2)观察眼球及上睑运动状况。

(3)沿眶缘触诊眼眶是否有肿块,其大小、硬度、表面情况、活动度、有无触痛;检测眼球抵抗感。

(4)耳前、颌下淋巴结是否有肿大。

3.眼球内检查　瞳孔、眼底、眼压、视野等。

(4)影像学检查:根据病情不同,可选择做 CT 或 MRI 检查,必要时可辅以 B 超或彩色超声多普勒等检查。

(5)实验室检查:$T_3$、$T_4$、TSH、全血象、血沉(ESR)、抗核抗体(ANA)、尿素氮、肌酐、快速血糖、血培养等。

(6)眼肌牵拉试验。

(7)眼眶病变活检。

(8)必要时请相关科室会诊检查,例如神经外科、耳鼻喉科、儿科、外科、内科等。

## 二、甲状腺相关眼眶病

本病是以上眼睑退缩、下落迟缓和瞬目反射减少,眼睑闭合不全;单眼或双侧眼球进行性突出;眼球运动受限,甚者可出现复视或斜视等一系列由眼肌肌腹肥大所引起的病变。重者可导致视力下降或视力丧失,发生暴露性角膜炎等。部分患者可伴有甲状腺功能亢进症,以中青年发病率较高,女性多于男性。

【症状】

早期:非特异性的主诉:眼部异物感,眼红,流泪,畏光和晨起眼睑水肿。晚期:眼睑和眼眶症状:突眼,持续的眼睑水肿,复视,眼球有抵抗感,单眼或双眼的视力下降。

【体征】

眼睑退缩,上睑迟落,兔眼征。单眼或双侧眼球突出伴有眼球抵抗感。当眼外肌受累时,一般会出现眼球上转和外展受限,眼眶 MRI 成像可以显示眼外肌肌腹肥厚。尽管双侧眼眶病变常见,但是单眼或不对称的甲状腺相关眼眶病(TRO)也经常发生。

其他体征:瞬目减少,球结膜水肿,明显的眼压升高,上方角膜缘角结膜炎,浅层点状角膜炎,或由于暴露性角膜炎进展所导致的角膜浸润和溃疡。

全身表现:甲状腺功能亢进常见,部分患者甲状腺功能减退或者甲状腺功能正常。甲状腺功能正常者应当每隔 6~12 个月检查甲状腺功能,其中很大一部分会发展成为甲状腺功能异常。

【病因】

本病是一种器官特异性自身免疫疾病,在多基因遗传缺陷基础上,由多种环境因素诱发的自身免疫功能紊乱所致。

【鉴别诊断】

应与眼睑退缩进行鉴别:既往有眼睑手术史,严重的对侧上眼睑下垂、第Ⅲ脑神经麻痹伴随异常增生等。

应与眼外肌炎、眶内炎症、颈动脉-海绵窦瘘等相鉴别。

【诊断过程】

1.CT　水平位结合冠状位扫描可显示肥大的眼外肌病变部位,以及眶内其他病变。

2.MRI　$T_1WI$ 为低或等信号,$T_2WI$ 病变处为较高信号;其他显示同并优于 CT。

3.B 型超声　可显示眼外肌的厚度,但对眶尖部及眶内其他部位相关病变不能显示。

4.实验室检查

(1)放射免疫法:血清中总 $T_3$ 和 $T_4$,甲状腺功能亢进者 90% 该检测结果升高。

(2)血清 TSH 测定:轻度原发甲状腺功能减退症时下降。

(3)抗甲状腺球蛋白抗体(TGAb)、促甲状腺激素受体抗体(TRAb)、甲状腺微粒体抗体升高(TMA)可升高。

【治疗】

1.伴有甲状腺功能亢进及其他甲状腺疾病者请内分泌科会诊治疗。

2.干眼症状,白天用人工泪液,晚上用润滑眼膏,泪点栓塞。

3.眼睑退缩的治疗:5% 硫酸胍乙啶滴眼液;肉毒毒素 A 眼睑注射;上下睑退缩矫正术。

4.眼球突出角膜暴露:眼罩,湿房,眼睑缝合,肉毒毒素 A 眼睑注射。

5.眼球突出、压迫性视神经病变:大剂量激素全身应用,局部用药(球后注射激素如地塞米松、曲安奈德等)。减轻眼眶组织水肿对视神经的压迫。必要时可行视神经减压术。长期大量应用糖皮质激素应注意并发症的发生。

6.斜视、复视:小角度斜视的患者可用三棱镜中和复视。遮单眼避免复视。肉毒毒素 A 眼外肌注射可以缓解复视症状和眼外肌挛缩。多数患者仍需手术。

7.眼眶放射治疗:适用于中到重度眼眶炎症,眼球突出,危及视力者。破坏眼眶成纤维细胞或淋巴细胞。可有短暂的炎症加重。在开始治疗的几周内应用激素维持。副作用:白内障、放射性视网膜病变及放射性视神经病变。

8.手术

(1)眼眶减压术:指征:眼球突出致暴露性角膜炎角膜溃疡,压迫性视神经病变药物治疗无效时,严重的浸润性突眼和不能接受的突眼外观。

(2)斜视手术:通常延迟直到 TAO 病变静止,斜视度已经稳定至少 6 个月。手术目的:第一眼位和阅读位置将复视降到最低。可能需要多次斜视手术和配三棱镜。

(3)眼睑手术:延长眼睑,改善眼睑退缩,减少角膜暴露。可用 Muller 肌切除术,提上睑肌腱切断术,提上睑肌后退术。下睑延长术+异体睑板移植。

## 三、特发性眼眶炎性假瘤

为特发性慢性增殖性病变,在眼眶内呈肿块表现,多见于中年人,主要侵犯眶内软组织,如泪腺、眼外肌、球筋膜、脂肪等。可分为四期:急性期、亚急性期、慢性期和复发期。

**【症状】**

可表现为急性、复发性或慢性。暴发性疼痛是眶部炎性假瘤的标志性开始。眼部疼痛、眼球突出、眼睑红肿,复视或视力下降在急性眶部炎性假瘤中非常常见。儿童可伴随有全身症状(发热、头痛、呕吐、腹痛、嗜睡),而这些症状在成年人中并不典型。

**【体征】**

眼球突出和(或)眼球运动受限,通常为单侧,典型者具有暴发性开始。在影像学检查中,在炎性假瘤肌炎病例中可见眼外肌增厚,相应肌腱亦受累。

成年人可以发生双眼眶炎性假瘤,但应进行仔细评估,以除外系统性疾病(如结节病、Wegener 肉芽肿、乳腺癌转移、淋巴瘤)。约有 1/3 的儿童可发生双侧病例,并且很少与全身疾病有关。

**【鉴别诊断】**

眶部蜂窝织炎和(或)眶内脓肿、TRIO、其他炎症性疾病(如结节病)、Wegener 肉芽肿、淋巴细胞增生性疾病(包括淋巴瘤)、转移癌、横纹肌肉瘤、皮样囊肿破裂、淋巴管瘤伴有急性出血等。

**【诊断过程】**

1.病史 既往发病情况、其他系统性疾病或症状、癌症病史、吸烟史、乳腺 X 线片和胸片、结肠镜检查、前列腺检查、呼吸疾病病史,需要进行细致的全身症状回顾、全面的眼部检查,包括眼球运动、眼球突出度测量、眼压及视神经检查。

2.生命体征 主要是体温。

3.眼眶增强 CT 扫描 可能提示后巩膜增厚,眶脂肪或泪腺受累,或眼外肌增厚(包括肌腱增厚)。

4.如需要可考虑进行血液检查(如双眼或不典型的病例)   血沉、全血细胞分类计数、抗核抗体、尿素氮、肌酐(以排除血管炎)等。

5.当诊断不清时可行活检(细针穿刺或切除活检)   特别是针对非典型或复发病例,患者有癌症病史,或急性起病但对全身激素治疗无反应的病例。

## 【治疗】

1.泼尼松 80~100mg 口服,每日一次,同时服用抗胃溃疡药物。

2.当患者对于系统性糖皮质激素治疗无反应,当激素减量时疾病复发或激素治疗给患者带来明显危险时可考虑行低剂量放射治疗。

## 四、眼眶蜂窝织炎

### 【症状和体征】

眼部红、肿、热、痛。眼眶前部炎症可有肿胀性上睑下垂;眼眶后部炎症可有眼球突出,眼球运动受限等。

### 【诊断过程】

1.血象   可有白细胞增高。

2.体温   可增高。

3.眼眶部及鼻窦 CT 检查   确认诊断并排除异物、眼眶部或眶骨膜下脓肿,鼻旁窦疾病或海绵窦血栓形成。

4.MRI 检查   眼眶部有脓肿者 $T_1WI$ 呈低信号,$T_2WI$ 呈高信号或不均匀信号。增强扫描,脓肿壁可强化。

### 【鉴别诊断】

本病要与横纹肌肉瘤、特发性炎性假瘤、眼眶深部异物等相鉴别。

### 【病因】

鼻窦感染、眼睑、局部眶内感染、口腔感染、眼眶手术外伤并发症、感染血行播散。

### 【治疗】

静脉注射广谱抗生素,有脓肿者可切开引流。经以上治疗不见减轻者,或减轻后又反复者,要注意考虑副鼻窦、眼眶深部异物、眼眶部真菌感染以及全身其他疾患。

## 五、泪腺肿块

### 【症状】

上睑外 1/3 持续性或进行性肿胀,可伴有疼痛、复视。

### 【体征】

眼睑慢性潮红肿胀,主要位于上睑外 1/3 部位,可伴有眼球突出和眼球移位。其他体征:上睑外 1/3 可触及肿块,眼外肌运动可受限,可出现球结膜水肿。

### 【病因】

1.类肉瘤病   可为双侧性,可并发肺部、皮肤或眼球病变。可见淋巴结肿大、腮腺肿大、第Ⅶ脑神经麻痛。以黑种人更多见。检测血清血管紧张素转换酶(ACE)水平可增高。

2.泪腺慢性炎症。

3.眼眶炎性假瘤。

4.良性泪腺混合瘤(泪腺良性多形性腺瘤)　病变进展缓慢,无痛性眼球突出,眼球移位,多见于中年人。CT 检查显示肿块边界清晰,加压可变形,泪腺窝增大,无骨质破坏。

5.皮样瘤　典型病例为无痛的皮下囊实性肿块,多见于儿童,缓慢增大。多为卵球形,表面光滑,基底与眶骨缝相连,偶有破裂,可引起局部急性肿胀和肉芽肿性炎症反应。CT 检查显示边界清晰、位于肌圆锥外的肿块。

6.淋巴瘤　缓慢进展的眼球突出和眼球移位,多见于中年人。近穹隆部结膜下可见淡粉色弥漫扁平增厚浸润生长的肿物。CT 检查显示与眼球和泪腺窝相一致的不规则形占位性病变,通常无骨质破坏。

7.泪腺腺样囊性癌　常有疼痛和眼球突出,发病急,进展迅速。常见眼球移位、上睑下垂、眼球运动障碍。该肿瘤为高度恶性肿瘤,常向眶深部浸润性生长,可侵犯视神经周围。CT 检查显示不规则肿块,常合并有眶骨质破坏。

8.恶性泪腺混合瘤(泪腺恶性多形性腺瘤)　主要见于老年患者,急性发病,疼痛,进展迅速。常为长期存在的泪腺良性混合瘤发生恶变,或既往切除的泪腺良性混合瘤复发。CT 表现与腺样囊性癌相似。

9.泪小管囊肿(泪小管积液)　常为无症状性肿块,大小可发生变化,常见于中青年。

10.其他　肺结核、梅毒、白血病、腮腺炎、黏液性表皮样瘤、浆细胞瘤等。

## 【诊断过程】

1.病史　确定病程和进展速度,有无疼痛、触痛、复视,有无乏力、体重下降、发热或其他全身恶性病变体征,有无呼吸困难、皮疹、葡萄膜炎病史(类肉瘤病),有无其他内科疾病,是否有泪腺或组织活检及手术史。

2.全面的眼科检查　尤其是检查有无类肉瘤病造成的角膜后 KP、虹膜结节及虹膜后粘连、陈旧性视网膜静脉周围炎。

3.眼眶 CT 检查　轴位和冠状位扫描,一般无需行 MRI 检查。

4.胸片或胸部 CT 检查　可辅助诊断类肉瘤病,偶尔亦可用于诊断结核病。

5.病史提示有特殊病因　可考虑全血细胞计数加分类、快速血浆反应素(RPR)、FTA-ABS、PPD 加无反应性反应板试验。

6.怀疑淋巴瘤　请内科、血液科或肿瘤科医师进行全身体检,如腹部和颅脑 CT 检查、骨髓活组织检查。

7.怀疑恶性肿瘤,或诊断不明确,考虑可能是恶性病变或炎症时,可行泪腺组织活检。临床怀疑为淋巴瘤,全身检查已经确诊时,不需做组织活检。

## 【治疗】

1.类肉瘤病　全身应用糖皮质激素。

2.眼眶炎性假瘤　全身应用糖皮质激素。

3.良性泪腺混合瘤　要求手术时完整切除肿瘤。

4.皮样囊肿　需手术完整切除肿物。

5.淋巴细胞增生性病变

(1)病变局限于眼眶内:可行眼眶放射治疗。

（2）病变累及全身：全身化疗。在化疗对眼眶病变起效之后，再行眼眶放疗治疗。

6.泪腺腺样囊性癌　可考虑行眶内容摘除术及术后放疗。一般很少应用化疗。

7.恶性泪腺混合瘤　治疗同泪腺腺样囊性癌。

8.泪腺导管囊肿　如有症状，可行囊肿切除术。

【随访】

可依据具体病变而定。

## 六、眶内静脉曲张

【病因】

由眶内静脉先天发育异常所致。主要是指眶内静脉呈不规则囊状、蜂窝状、条状扩张等。

【症状体征】

成人多见，眼球可突出、正常或后陷。低头、堵鼻鼓气或增加腹压动作时出现眼球突出，坐位或仰卧时可恢复原位。重者可导致眶内出血，甚或视力丧失。病程长者可出现眼球后陷。

【诊断过程】

1.B型超声　回声图像，一般仰卧时不能探及异常回声，压迫颈内静脉或低头时可探及无回声区或不匀低回声区，有"静脉石"者可有强回声。

2.CT　可显示本病的范围、形态、位置，有"静脉石"者显示高密度影。Valsalva动作时可见眶内静脉增粗。

3.MRI　本病 $T_1WI$ 呈低或等信号，$T_2WI$ 呈高信号。"静脉石"呈低信号。

【鉴别诊断】

本病要与毛细血管瘤，动、静脉瘤等相鉴别。

【治疗】

轻者可观察，重者可行介入性栓塞治疗或手术切除。

## 七、颈动脉-海绵窦瘘

为颅内海绵窦内的颈内动脉或颈内、外动脉之分支破裂，导致动脉血向眼上静脉引流，致使眶内眼上静脉扩张、迂曲。

【病因】

可由外伤、动脉硬化及动脉瘤管壁破裂、先天性动静脉交通或先天性动脉壁薄弱等引起。

【症状】

患者自己耳旁可感受到吹风样杂音。

【体征】

可有麻痹性内斜视，外展受限，眼球搏动性突出，球结膜血管迂曲、扩张、充血、水肿，眼眶扣诊有与脉搏同步血管搏动。如行眼球听诊，可闻及眼眶杂音。

【诊断过程】

1.B型超声　回声图像为眶内视神经暗区上方有管道状暗区。

2.CDI　可见眼上静脉扩张,其内血液逆流和涡流,并呈低阻力动脉化频谱。

3.CT　可见眶内有条形稍高密度影(眼上静脉增粗),可伴眼外肌肥大。颅内鞍旁有海绵窦区扩大影,增强扫描,有明显强化。MRA 或 CTA 可见眼上静脉反向流向动脉化血液。

4.MRI　$T_1WI$ 和 $T_2WI$ 扩张的眼上静脉和海绵窦均无信号显示,增强扫描,有明显强化。

5.DSA　选择性颈动脉造影在动脉期可显示扩大的眼静脉和海绵窦,并且可显示动脉之瘘口位置。

【鉴别诊断】

本病要与眶内非化脓性炎症所引起的眶内静脉扩张、海绵窦栓塞性静脉炎相鉴别。

【治疗】

可做介入性栓塞治疗。

## 八、眼眶骨膜下脓肿

【症状和体征】

类似眼眶蜂窝织炎,但在程度上有所加重。如果患者有眼眶蜂窝织炎在 48～72 小时静脉给予抗生素治疗后症状仍无好转或加重者,应考虑眼眶骨膜下脓肿可能。

【鉴别诊断】

眼眶内脓肿,海绵窦血栓形成。

【诊断过程】

同眼眶蜂窝织炎检查,此外,增强 CT 扫描可更容易确认脓肿及其范围。

【治疗】

对脓肿行手术切开引流。

## 九、先天性小眼球合并眼眶囊肿

【病因】

由于胚胎发育过程中胚裂未能闭合,神经上皮通过裂口向眼外生长而引起。常为小角膜小眼球,角膜部分或全部被发育异常之白斑样组织所侵占,部分可通过透明角膜看到虹膜睫状体缺损,虹膜前粘连于角膜,无瞳孔或无晶状体,大部眼底看不清。

【诊断过程】

1.B 型超声　回声图像可见小眼球及其后下部之囊性暗区,其二者之间可有沟通。

2.CT　可见钙化小眼球及其后部囊性病变等。

【治疗】

有视力,或眼球近正常大小,可只摘除囊肿;若眼球太小不可能恢复视力者,可将其同囊肿一并切除,并可安装义眼。

## 十、其他眼眶疾病

1.颅眶沟通性疾病　颅内肿瘤侵袭,需进行影像学检查,最好是 MRI 检查。

2.颅内海绵窦血栓　呈眼眶蜂窝织炎体征,第Ⅴ脑神经三叉神经分布区域感觉下降,瞳孔扩大,对光反应迟钝,第Ⅲ、Ⅳ、Ⅴ脑神经受累功能障碍程度与眼眶水肿程度不成比例,意识障碍,恶心、呕吐。常双侧发病,进展迅速。

3.眼眶血管炎　如 Wegener 肉芽肿、结节性多动脉炎。血管炎的全身症状和体征,尤其是海绵窦、肾、肺和皮肤。表现为发热和血沉增快。

4.眼眶硬化性炎性假瘤　不类似眶内炎症或炎性假瘤。患者有慢性疼痛、眼外肌麻痹和视神经病变。需进行活检诊断。

5.眼眶淀粉样变　首发或继发于全身疾病,患者需进行全身检查。诊断需进行眼眶活检。

（李海燕）

# 第六章　泪器病

## 第一节　解剖生理等相关基础

泪器分泪腺和泪道两大部分。泪腺包括眶部和睑部泪腺及副泪腺。泪腺分泌的泪液中含有溶菌酶，并形成泪膜。泪膜分三层：①浅层为类脂层，阻止泪液蒸发；③中层为水样层；③深层为黏液层。泪膜扩散覆盖于眼球表面以润湿和保护眼球。泪道由泪点、泪小管、泪总管、泪囊及鼻泪管组成，其功能主要是引流泪液入鼻腔。从生理角度，结膜囊和睑缘都和泪液的循环有关，从解剖上说，则泪道主要指从泪小点起经过泪囊，鼻泪管至鼻腔为止。泪液不仅润湿结膜囊，还形成角膜前液体膜的第二层以保护角膜。

### 一、泪腺病（含结构组成和解剖和生理）

#### （一）急性泪腺炎

**【概述】**

急性泪腺炎不常见。可以一侧或双侧发病。侵犯睑部泪腺者较侵犯眶部者为多，有时两者同时受累。原发性者感染可由结膜囊经泪腺管侵入，有的发病前有上呼吸道感染症状。继发性者可由外伤、面部感染、病灶转移如中耳炎，或全身疾病等引起。临床上眶部泪腺炎重于睑部者。

**【症状】**

典型症状是眶上缘外 1/3 处发红、肿胀和疼痛，部分伴复视。

**【体征】**

睑缘呈横 S 形下垂，水肿可扩散至颞侧颊部，耳前淋巴结肿大，有压痛。分开眼睑见颞上结膜充血水肿，红色泪腺组织突起，触诊有包块从外侧眶骨缘下突出。

**【辅助检查】**

1.实验室检查血常规、红细胞沉降率

2.影像诊断眼眶 CT

**【鉴别诊断】**

需与睑腺炎相鉴别。

**【治疗】**

针对不同病因进行治疗，合理使用抗菌药物。局部热敷，结膜囊滴抗生素液。若已化脓，宜早期切开引流，眶部者从上睑外侧皮肤切口，睑部者则从上穹隆外侧结膜切口。

### （二）慢性泪腺炎

**【概述】**

慢性泪腺炎病程进展缓慢,多为双侧发病,病因有多种,有时为急性泪腺炎的后遗症:结膜慢性炎症如沙眼可以引起;更多的是由全身疾病所致,如结核、梅毒等。

**【症状】**

上睑外上方肿胀,上睑下垂,不痛,触时有压痛。严重时眼球向下内移位,产生复视。

**【体征】**

在眶上缘外侧下方可触到分叶状包块,质硬可活动。

**【辅助诊断】**

1.实验室诊断血常规、红细胞沉降率、C反应蛋白、类风湿因子、补体成分、抗核抗体、抗中性粒细胞胞浆抗体(ANCA)等。

2.影像诊断眶部CT。

**【鉴别诊断】**

需与泪腺肿瘤相鉴别。必要时进行活检。

**【治疗】**

需针对病因的治疗。

### （三）特发性泪腺萎缩

**【概述】**

泪液分泌减少伴发口咽干燥为其特征,又称干眼综合征,多发生在40～60岁的女性绝经期以后。病因尚不完全清楚,目前多认为本病属于泪腺与涎腺的自身免疫性疾病。常伴发一些结缔组织病,如结节性动脉炎,特别是类风湿关节炎。

**【症状】**

双眼发病,自觉痒,畏光,异物感,干燥以至烧灼感。常有稠厚的黏液胶样分泌物。口腔干燥,干燥症还表现在鼻、咽、喉甚至皮肤。

**【体征】**

泪液减少,睑缘泪液条(泪河)宽度小于0.5mm(正常为1mm)。Schirmer试验Ⅰ和Ⅱ均低于10mm。滴1%虎红溶液,角膜和结膜变性细胞染成鲜红色。泪膜不完整,泪膜破裂时间(BUT)少于10秒。泪液溶菌酶减少,泪液渗透压增加。

**【辅助诊断】**

1.实验室诊断　血常规、红细胞沉降率、C反应蛋白、类风湿因子、补体成分、抗核抗体、抗中性粒细胞胞浆抗体(ANCA)、抗SSA抗体、抗SSB抗体。

2.影像诊断　腮腺导管造影、四肢X线片、骶髂关节X线片或CT。

**【鉴别诊断】**

需与一般的干眼症相鉴别,请口腔科会诊、免疫科会诊有助于诊断及治疗。

**【治疗】**

本病局部治疗以眼用润滑剂(人工泪液)为主。上皮剥脱严重时加用抗生素眼用制剂预防感染,或戴软性角膜接触镜配以人工泪液。使用激素或免疫抑制剂控制合并的全身病变不容忽视,特别对合并类风湿关节炎者。重者可以手术封闭泪小点。

### （四）Mikulicz 综合征

【概述】

Mikulicz 综合征是一种少见的疾病，又称唾液腺肥大征，由波兰医师 Mikulicz 在 1888 年首先报道，病因至今不清。双侧对称性泪腺和腮腺慢性炎症性肿大，发展缓慢，以 30 岁以上者为多。很多病例伴有全身病，如网状细胞增多症、肉样瘤病、结核、梅毒、流行性腮腺炎、葡萄膜腮腺热、甲状腺病和 Waldenstrom 巨球蛋白血症等。

【症状】

双眼上睑外上方肿胀，上睑下垂，不痛。眼干、口感、鼻干。

【体征】

肿大的泪腺软而有弹性，无压痛，在眶缘下和皮下可以移动。

【辅助诊断】

1.实验室诊断　血常规、红细胞沉降率、C 反应蛋白、类风湿因子、补体成分、抗核抗体、抗中性粒细胞胞浆抗体（ANCA）、抗 SSA 抗体、抗 SSB 抗体

2.影像诊断　眶部 CT 或 MR。

【鉴别诊断】

需与干燥综合征、其他慢性泪腺炎及泪腺肿瘤相鉴别。

【治疗】

治疗主要针对伴发病症，可联合使用激素和抗生素，也可试用放射治疗或手术部分切除。

## 二、泪腺肿瘤

泪腺肿瘤少见，但在泪腺疾病中比例较高，睑部洞腺瘤较眶部者更少见。泪腺肿瘤的种类很多，如泪腺混合瘤、腺癌、纤维瘤、肉瘤、血管瘤、浆细胞瘤等，以泪腺混合瘤和腺癌较常见。

### （一）泪腺混合瘤

【概述】

泪腺混合瘤约占泪腺肿瘤的 50%，有良性和恶性两种，良性者约占 80%。常发生在 35～50 岁之间，单侧发病。肿瘤为圆形，分叶状，各叶结构常不一致。包膜厚薄不一。瘤组织为多形性，故存混合瘤之名。来源于泪腺上皮组织，其内层细胞转化，排列成岛状、腺管状或囊状；外层细胞转化成类似结缔组织的不同成分：黏液组织，透明组织，纤维组织，甚至软骨组织或骨组织。

【症状】

早期常无自觉症状，进展缓慢。起自睑部者，上睑外侧皮肤隆起。起自眶部者，可引起复视。少数出现视力减退。恶性者常伴有疼痛感。

【体征】

起自睑部者，肿块位于睑皮下，无眼球突出。起自眶部者，在眶上外缘下可以触到包块，眼球突出并向内下方移位，眼球运动障碍，引起复视。

【辅助诊断】

影像诊断：眼眶 CT、MRI。

【鉴别诊断】

需与泪腺炎及其他泪腺肿瘤鉴别。

**【治疗】**

常需手术切除。根据肿瘤侵犯的范围和大小,选择手术的进路:从上穹隆结膜、睑外上皮肤或眶外侧壁切开。务必不要破损包膜而完整切除。包膜薄者,难于切除干净,容易复发,恶性者常浸润周围组织,破坏眶骨壁,或蔓延至颅内,需作眶内容摘除术,并辅以放射治疗。

### (二)泪腺癌

**【概述】**

泪腺癌或称泪腺圆柱瘤,发生率仅次于泪腺混合瘤,中年人多,女多于男。此瘤来源于泪腺导管上皮,痛细胞密集成群,核染色深,胞质少,有些病例上皮细胞排列成条索状,故有圆柱瘤之名。瘤组织常沿神经和血管浸润周围组织,破坏骨壁。

**【症状】**

进展快。起自睑部者,上睑外侧皮肤隆起。起自眶部者,可引起复视。少数出现视力减退。常伴有疼痛感。

**【体征】**

起自睑部者,肿块位于睑皮下,无眼球突出。起自眶部者,在眶上外缘下可以触到包块,眼球突出并向内下方移位,眼球运动障碍,引起复视。

**【辅助诊断】**

影像诊断:眼眶 CT、MRI。

**【鉴别诊断】**

需与泪腺炎及其他泪腺肿瘤鉴别。病程较快,多有疼痛,压痛和粘连,这是与泪腺混合瘤的区别。

**【治疗】**

唯一的治疗是早期行眶内容物摘除术,彻底切除后,再行放射治疗。

## 三、泪腺先天性异常

泪腺先天性异常有多种,如先天性无泪腺、先天性无泪液、先天性泪液分泌过多;食物时或味觉刺激时引起一侧或双侧大量流泪,即所谓"鳄鱼泪"。先天性泪腺异位,泪腺脱垂至上睑内或伴有睑皮松垂症,先天性泪腺囊肿、先天性泪腺瘘等,但均极为少见。

(高　静)

# 第二节　泪道病

泪道病是最常见的眼病,泪溢是患者感到极为痛苦的症状。泪道任何部位的阻塞或狭窄,都会引起泪液经睑缘溢出,称为泪溢。泪溢应与泪腺分泌过多所致的流泪相区别。Schirmcr I 试验可以确定泪液分泌量是否正常。泪小管、泪总管、泪囊和鼻泪管是否通畅,其检查可采用滴有色液如荧光素液于结膜囊内,观察其是否进入鼻腔或咽部;冲洗和探通泪道,泪道 X 线或造影等方法。

## 一、下泪点外翻

**【概述】**

下泪点外翻常见,原因很多,如先天性异常、眼睑痉挛、瘢痕性睑外翻、老年性睑皮弛缓或面神经麻痹。由于泪点离开眼球和泪湖,泪液不能进入泪小管而外溢。

**【症状】**

溢泪。

**【体征】**

眼睑外翻。

**【辅助诊断】**

冲洗泪道。

**【鉴别诊断】**

注意与泪道阻塞鉴别。

**【治疗】**

治疗首先针对其原因,病因去除后眼睑仍外翻者需手术矫正眼睑及泪点的位置。

## 二、泪道阻塞

**【概述】**

泪道阻塞多发生在泪点、泪小管、泪囊与鼻泪管交界处以及鼻泪管下口,治疗方法很多,但确有的效果尚不理想,是今后要进一步研究的课题。泪点阻塞可以是先天性的,或由于创伤、烧伤或炎症后瘢痕形成。泪小管阻塞很常见,特别是内侧段泪小管,泪总管或其进入泪囊处。原因有先天性畸形,泪小管及其周围组织炎症后瘢痕,创伤,包括不适当的探通等。鼻泪管阻塞常发生泪囊与鼻泪管连接部位。主要原因有先天性畸形,多位于鼻泪管下口;泪囊炎,瘢痕形成;以及创伤、肿瘤等。

**【症状】**

溢泪或迎风流泪。

**【体征】**

泪小点狭小或闭塞,而泪小管或泪总管、鼻泪管阻塞者可能外观无明显异常。泪河高度常常增加,少数患者眼睑皮肤可能有湿疹样改变。

**【辅助诊断】**

影像诊断,泪道造影或 CT 或 MRI。

**【鉴别诊断】**

不同阻塞部位应相互鉴别。

**【治疗】**

药物治疗往往无效。手术治疗的方式根据阻塞的部位有多种形式。轻度泪小点狭窄可用泪点扩大器反复扩大,如不能维持畅通,可将其连同泪小管垂直部后壁切开,或切除一小三角片。如泪点完全闭塞,有时在该处有一白色小突起,可从此处用针刺入泪小管,再行切开。如表面无泪点痕迹可见,可从泪囊用探子逆行探查,再行切开。

泪总管阻塞治疗上较困难。一般用探通法,并逐步加大探子以扩张之,但难于维持长期通畅。阻塞短,又接近泪点者,可以作泪小管切开术。如近泪囊段或泪总管阻塞,外端尚有 8mm 以上正常泪小管,可以切除阻塞部分,将泪小管与泪囊作端侧吻合。如阻塞段很长,可以切除之,用结膜作成上皮向内的小管或移植一段静脉,行泪小管重建术。如上、下泪小管大部分阻塞,泪囊以下泪道正常,还可以行泪囊移植术,即将泪湖结膜切开与游离的泪囊底吻合;或用一个颊黏膜管作桥,吻合泪湖结膜与泪囊侧壁。近年有多种置线或置管的方法,即强行探通阻塞部位,留置聚乙烯小管 3～6 个月,使阻塞部形成管道,然后拔出小管,可有一定疗效。留置材料还有硅胶管、尼龙线、丝线、马尾等。

鼻泪管阻塞治疗可用探通法。反复探通并逐步增大探子以扩广大鼻内管是常用的方法,对轻度的、膜性或纤维蛋白性粘连有效,已有固定瘢痕组织者,难以维持通畅。探通后可留置丝线、肠效、马尾、聚乙烯或硅胶管等,保留 3～6 个月使形成管道,仍难维持远期疗效。还有多种切开或切除阻塞的方法,采用特制的刀或环钻,电解或电凝,从上路或逆行切开阻塞,效果亦不够满意。鼻泪管义管疗法有多种,探通扩大鼻泪管,置入一内径 1.5～3mm 义管,其材料可以是金、银、铂合金、丙烯酸脂、硅胶等,有时奏效,但并发症较多。目前较理想的方法是泪囊鼻腔造口术。若鼻泪管阻塞合并泪小管阻塞,可行结膜泪囊鼻腔造口术。全泪道阻塞可行结膜鼻腔造口术,或从泪湖通过鼻泪管置管,也有作结膜上颌窦造口者。

（李海燕）

# 第三节　泪道炎症

## 一、泪小管炎

### 【概述】

泪小管炎多由放线菌感染所致,常合并泪小管凝结物(泪石),表现为反复的慢性卡他性结膜炎,常常被误诊误治。

### 【症状】

主要表现为泪溢、眼红及多脓性分泌物

### 【体征】

泪点处充血,可隆起;泪小点狭小或扩张,有时可见黄白色成型分泌物于泪小管开口。冲洗泪道可能通畅,有时可见米渣样碎屑自泪道返出。

### 【辅助诊断】

1.实验室诊断　分泌物或凝结物微生物培养

2.影像诊断　泪道造影,泪小管处常常扩张。

### 【鉴别诊断】

与其他原因导致的慢性结膜炎及慢性泪囊炎相鉴别。

### 【治疗】

药物治疗效果欠佳,易复发。泪小管切开是目前最有效的治疗手段。泪道内镜可能为治疗提供了新的手段。

## 二、慢性泪囊炎

**【概述】**

慢性泪囊炎为常见眼病,多见于成年和老人,女多于男,主要由鼻泪管狭窄或阻塞引起。开始时可由于鼻腔疾病致鼻黏膜水肿,影响到鼻泪管黏膜水肿而阻塞。泪囊内容物滞留,细菌繁殖引起炎症,黏膜更加充血水肿,形成一个恶性循环。此外,沙眼、外伤、结核和梅毒也可以引起。培养常有肺炎双球菌或葡萄球菌生长,是角膜外伤后引起严重的匐行性角膜溃疡和内眼手术后球内感染的重要原因。

**【症状】**

临床表现主要是溢泪,严重时出现眼红、眼部多脓性分泌物。

**【体征】**

一般外观正常,无红、肿或触痛,但压迫泪囊有黏液脓性分泌物溢出。可伴有结膜充血及眼睑皮肤湿疹样改变。部分患者出现泪囊区隆起,可触及囊性包块。

**【辅助诊断】**

1.实验室诊断分泌物培养

2.影像诊断泪囊造影(X 线片或 CT)

**【鉴别诊断】**

注意与泪小管炎相鉴别。

**【治疗】**

治疗的目的,一是除去感染病灶;二是重建泪液引流的通道,如前述鼻泪管阻塞的治疗。滴抗生素液可以减少脓性分泌物,不能解除阻塞和滞留,只是作为手术前的准备。用盐水冲洗干净泪囊内脓液后,注入 0.3~0.5ml 抗生素液,清除感染效果较好,但并不能根治。探扩鼻泪管,对于轻的膜性或纤维蛋白阻塞,可望治愈,但探通 2~3 次无效者,应行泪囊鼻腔造口术。泪囊摘除术可以除去病灶,但却断了泪液引流通道,仍有溢泪症状,现多用于不能作鼻内引流手术者,如结核、肿瘤等。

## 三、急性泪囊炎

**【概述】**

由于毒力强的细菌如链球菌或肺炎双球菌感染所致,多为慢性泪囊炎急性发作。也可以无溢泪史而突然发作。

**【症状】**

泪囊区红、肿、热和疼痛。疼痛放射至额部及牙齿,局部压痛。肿胀蔓延至鼻根部,并沿下睑到本侧颊部。可有耳前淋巴结肿大,严重者肿痛加剧,皮肤似丹毒,全身不适,体温升高。

**【体征】**

早期泪囊区红、肿,数日后脓肿形成,有波动,皮肤可破溃。

**【辅助诊断】**

实验室诊断,血常规。

**【鉴别诊断】**

需与局部的粉瘤感染相鉴别。

**【治疗】**

治疗早期局部热敷,全身用抗生素。如肿胀局限有波动,证明已化脓,可切开引流。待急性炎症完全消退后,及早作泪囊摘除术或泪囊鼻腔造口术。在急性期期间进行手术治疗存在一定争议,有报道采用内镜手术取得了不错的临床疗效。

## 四、新生儿泪囊炎

**【概述】**

又称先天性泪囊炎,较常见,多为慢性,是鼻泪管下端有先天性膜性阻塞所致。一般从生后 6 周开始,常误诊为结膜炎。

**【症状】**

先是溢泪,逐步变为脓性分泌物。

**【体征】**

压迫泪囊区有脓性分泌物回流。

**【辅助诊断】**

少数需要行泪道 crr 或 MRI。

**【鉴别诊断】**

需与感染性结膜炎鉴别。

**【治疗】**

清洁局部,合并结膜充血时,滴抗生素液控制感染。每日多次向下按摩泪囊区,促使自身管道化,多数病例有效。加压冲洗效果亦佳。如还不能治愈,可施行探通术。因其多为膜性阻塞,探通效果良好。方法是感染控制后,用细探子从上泪点进入,动作要轻柔,穿破鼻泪管下端的膜性阻塞,进下鼻道。为了判断探子是否进入鼻腔,可用另一探子进入鼻前孔触摸。如果再失败,可滴抗生素液控制感染,待患儿年龄稍大,再作鼻腔引流手术。

(李海燕)

# 第四节　泪道先天异常

包括先天性无泪道或泪道扩张,极为罕见。

1.先天性泪点闭锁　不少见,泪小管正常,泪点开口甚小或被上皮完全覆盖,表现为一小凹陷或突起。泪点开口小者,可用泪点扩大器反复扩大;无开口者,可在睑缘后面相当于泪小管部位切开;无泪小管者,可作结膜泪囊造口术。

2.额外泪点和泪小管　有时一个眼睑有两个或更多的泪点,有的各有一泪小管通入泪囊。部分病例有家族性。

3.先天性泪囊瘘　较常见,可为单侧或双侧,开口于鼻外侧,在内眦韧带下方,与泪囊相通,常流出清液。可用热烙或硝酸银烧灼封闭瘘管,或行手术切除。

(李海燕)

# 第七章　眼睑病

## 第一节　解剖生理等相关基础

　　眼睑分上睑和下睑,上、下睑的游离缘称睑缘,睑缘宽约 2mm,分前唇和后唇。前唇钝圆,后唇呈直角,与眼球紧贴,有利于泪液沿眼球表面流入泪道。睑缘部富含腺体,包括皮脂腺、变态汗腺和睑板腺。睑板腺分泌的睑脂构成泪膜的脂质层,具有重要的生理功能,包括防止泪液外流;延缓泪膜水分蒸发;防止泪膜被皮脂腺分泌物污染;提供光滑平整的光学界面;防止睑缘皮肤被泪水浸渍及抗菌作用等。正常人的眼睑睑缘处常有表皮葡萄球菌、类白喉杆菌、微球菌等寄生。

　　1.组织学　眼睑分五层,由前向后为:①皮肤层:是人体皮肤最薄之处,易形成皱褶。②皮下组织层:由疏松结缔组织构成,易形成水肿。③肌层:包括眼轮匝肌、提上睑肌和 Muller 肌。眼轮匝肌由面神经支配,可眼睑闭合,其肌纤维呈环行,故眼睑手术时切口应与肌纤维平行;眼轮匝肌尚有部分纤维分布于泪囊部,收缩时可使泪囊有规律地收缩与扩张,使泪液排出。提上睑肌起自视神经孔处的总腱环,沿眶上壁向前呈扇形展开,分别止于上睑板上缘、眼睑皮肤、眼轮匝肌和结膜上穹隆部,由动眼神经支配,司上睑提起的作用。Muller 肌分别起自提上睑肌下面和下直肌的筋膜,止于上、下睑板缘。Muller 肌受交感神经支配,收缩时使睑裂增大。④纤维层:由睑板和眶隔组成。睑板由致密结缔组织组成,类似软骨,为眼睑的支架组织。上睑板较下睑板宽而厚,呈半月形,两端通过内、外眦韧带固定于相应的眶骨膜上。睑板内有大量与睑缘垂直排列的睑板腺。眶隔为一弹性结缔组织膜,一面与眶缘骨膜相连,另一面与睑板附着。⑤睑结膜层:紧贴于睑板后面。

　　2.眼睑的血管　眼睑的血供来自两个系统,浅部来源于颈外动脉系统,包括面动脉、颞浅动脉和眶下动脉;深部来源于颈内动脉的眼动脉分支,包括泪腺动脉、额动脉、眶上动脉及鼻梁动脉。眼睑深部动脉组织有三个动脉弓,一般上睑有睑缘动脉弓和周围动脉弓,下睑只有睑缘动脉弓。从睑缘动脉弓发出分支分布于眼轮匝肌、睑板腺和睑结膜。静脉则汇入眼静脉、颞静脉及面静脉中。由于这些静脉皆无静脉瓣,因此眼睑的化脓性炎症可能蔓延至海绵窦而致严重后果。

　　3.眼睑的淋巴　眼睑外侧淋巴组引流至耳前淋巴结和腮腺淋巴结,眼睑内侧淋巴组引流至颌下淋巴结。

　　4.眼睑的感觉神经　来自第Ⅴ对脑神经的第Ⅰ、Ⅱ分支。

(陈　欢)

# 第二节　眼睑遗传性和先天性疾病

## 一、双行睫

双行睫为睫毛发育异常。通常在正常睫毛后方,相当于睑板腺开口处另长出一排睫毛。大多数双行睫是先天性的,有时也会出现在 Steven-Johnson 综合征、眼睑类天疱疮、严重外伤后,有作者认为属于异型发育,Begle(1912)及 Szily(1923)认为是远祖遗传征象之一。此种现象常在动物中发生。

【病因】

为显性遗传。有研究报告母子女三人均有双行睫,有学者曾报告一家四代人中有 6 例患双行睫。近来研究显示,双行睫与 FOXC2 基因突变有关。

【临床表现】

在正常睫毛后方睑板腺开口处另长出一行睫毛,数目少者 3～5 根,多者 20 余根。可见于双眼上下眼睑,也有只发生于双眼下睑或单眼者。此副睫毛细软短小,色素少,亦有与正常睫毛相同者。睫毛直立或向内倾斜,常引起角膜刺激症状。因副睫毛较细软,角膜上皮长期受刺激已能适应,所以有的儿童直到 5～6 岁因外观上有轻度"红眼"症状,才引起家长的重视。裂隙灯检查时角膜下半部可被荧光素染色。

【病理】

发现本病的睑板腺缺如,该处被睫毛囊所代替。

【本症合并的其他先天异常】

眼部异常可见畏光、外斜视、上睑下垂、先天性睑内翻、先天性白内障等。全身异常包括肢体淋巴水肿、心脏结构缺如、腭裂、硬膜外囊肿等。

【治疗】

如副睫毛少可行电解术。有学者曾对 7 例(14 眼)患者行毛囊摘除术,系将毛囊随同副睫毛一并摘除,远期效果符合眼睑生理的功能与外观。Vaughn(1997)报告一种手术方式,即将睑缘劈开,暴露双行睫睫毛之毛囊,再逐个摘除,其认为符合生理和美容要求。

## 二、眼睑缺损

先天性眼睑缺损为较少见的先天性眼睑全层结构缺损畸形,文献报告中女多于男。多单眼受累,也可累及双眼,但双眼眼睑缺损程度往往不同,多见于上睑缺损,偶见于下睑及上下睑同时受累者。缺损部位以中央偏内侧为多,其缺损形状多为三角形,范围可从小切迹状至大于 1/2 眼睑的缺损。

【病因】

其发病原因不明,可能为多种原因导致的胚胎发育期内角膜上下方的外胚叶组织发育不全所致;亦可能为遗传性疾病,患儿可伴有染色体异常。

【临床表现】

本病可单侧或双侧发病,女性多见,缺损的大小和形状各异,轻者仅为睑缘部分缺损,较大者累及整个眼睑的全层组织。多数眼睑缺损的部位为中央偏内侧,形状为三角形,基底在睑缘。也有呈梯形或横椭圆形者。当上下睑同时受累时，缺损多位于上睑内侧和下睑外侧。一般情况下，缺损部位的结膜和皮肤形成较光滑、圆钝的边缘，但亦有缺损边缘与球结膜或角膜形成条带状黏连，严重者影响眼球运动。

【本症合并的其他先天异常】

1.眼部合并畸形　多数患儿伴有眉畸形，包括眉毛位置异常、眉毛缺失等。大部分患儿伴有不同程度的睑球黏连，眼睑缺损部皮肤呈条索状向角膜移行。可伴有角膜皮样肿及角膜混浊等，合并先天性小角膜、小眼球及虹膜脉络膜缺损等。也可伴有泪小点缺如或闭锁。

2.全身合并畸形　可合并兔唇，头部及耳鼻畸形，如杯状耳畸形、智力发育延迟等。

【治疗】

主要为手术整形。有所争议的是手术时机的选择，大多数学者主张早期手术，以防止角膜损害，手术可提早在1～3个月内施行，但有人认为由于患儿视功能发育不完善，过早手术可能会因手术而诱发弱视，所以在家长完全配合及医生密切观察下，手术可推迟至患儿2岁左右再施行。

# 三、先天性内眦赘皮

内眦赘皮是发生在内眦部垂直方向的一片半月形皮肤皱襞，一般多由上睑向下睑发生，少数由下睑向上睑发生。

内眦赘皮遮挡内眦角和部分泪阜结膜，显示双眼内眦间距离加宽，影响眼及容貌美观，甚至误诊为内斜视。正常人两侧内眦间距男性为33.55mm，女性为32.84mm，平均为33.99mm。估计内眦间距是否加宽，比较简单的方法是内眦间距恰好等于1/2瞳孔间距。

内眦赘皮在不同种族的发生率是不同的。白种人群中只有2%～5%长期存在内眦赘皮，而亚洲人种较多见。我国10岁以下儿童79.5%有内眦赘皮，随着鼻骨逐渐发育，内眦赘皮逐渐减轻，至青春期内眦赘皮的发生率男性为3.3%，女性为2.6%。因此，没有特殊情况，10岁以前不建议行内眦赘皮矫正。

【分类】

内眦赘皮可分为先天性和后天性，临床上以先天性内眦赘皮为多见。先天性内眦赘皮一般为双侧性。若伴有睑裂狭小、上睑下垂、内眦间距增宽等先天异常，则称为睑裂狭小综合征。先天性内眦赘皮按部位可分为：

1.眉型内眦赘皮　由眉部开始向下止于内眦部皮肤。

2.睑型内眦赘皮　起自上睑，向下延伸经内眦部止于下睑，有时与鼻颊皱襞相连。

3.睑板型内眦赘皮　起自上睑皱襞，止于内眦部，中国人以此型为多见。

4.倒向型内眦赘皮　起自下睑皮肤，向上延伸经内眦角止于上睑。

后天性内眦赘皮多因外伤、烧伤或感染所致的瘢痕引起，多为单侧，常合并有眦角移位、泪道系统异常、内眦韧带断裂等。

【病因】

内眦赘皮的病因过去认为是由于内眦部皮肤过多，形成了水平皮肤过剩，内眦部轮匝肌异常等，因此采用切除赘皮的手术方法，但效果并不理想。

目前认为内眦赘皮是由于内眦部垂直方向的皮肤缩短和张力过大所致，故治疗原则以加大垂直方向皮肤长度，缓解垂直向张力为主。

【治疗】

单纯的轻度内眦赘皮，无临床症状，亦不影响外观者，无需治疗。成年人行双重睑术，若同时处理内眦赘皮,应特别注意内眦部术后产生的瘢痕。

大多数婴幼儿和儿童的内眦赘皮,随着年龄的增长、鼻骨及面部的发育,内眦赘皮逐渐减轻甚至消失。因此不宜过早进行手术,一般需待 10 岁以后。伴有下睑内侧睫毛受压内翻,损伤角膜,可应用抗生素眼药水及眼膏预防感染,用胶带向下牵引下睑。合并上睑下垂、小睑裂者,则不会自行消失,多主张早期手术。一般建议 4～6 岁后、学龄前手术。若症状严重,遮挡视轴,在麻醉安全的前提下可在 2 岁左右手术。

手术方法:

治疗内眦赘皮的最终目的是缓解垂直向张力。内眦赘皮矫正手术的基础是"Z"成形和"Y-V"成形,临床上使用的各种手术方法均是在此基础上补充设计,以增强手术效果。

## 四、小睑裂综合征

小睑裂综合征又称睑裂狭小综合征,是一组以独特的眼睑异常为特征的先天性疾病。小睑裂综合征可以散发,也可以由常染色体显性遗传引起,其典型特征包括睑裂狭小(睑裂横径及高度均狭小)、上睑下垂、内眦间距增宽及倒向型内眦赘皮,又称 Komoto 四联征。可伴有下眶缘发育不全和下睑外翻。

### 【病因】

近十几年来,借助于分子遗传学的方法,研究者对睑裂狭小综合征的发病机制进行了广泛而深入的研究。最近的研究进一步将睑裂狭小综合征的致病基因范围缩小到位于 3q22-23 区域的 FOXL2、RBP1、C30rf5、BPESC1 等几个蛋白的编码基因上,尤其是 FOXL2。FOXL2 的作用在于通过调节转移生长因子 β (TGF-β)的信号传导途径来促进睑发育和卵巢功能。FOXL2 编码基因的突变造成 FOXL2 组成氨基酸的减少或增加,破坏了其正常生物学功能的发挥,从而引起眼睑畸形等发育异常的产生。另外,鉴于睑裂狭小综合征常伴发其他诸多的发育异常,有学者推测它也可能是一种相邻基因综合征。

### 【治疗】

小睑裂综合征以手术治疗为主,包括内、外眦角成形术、上睑下垂的矫正以及下睑外翻的矫正等。一般主张分两期手术,先行内眦成形术(包括内眦赘皮矫正术、内眦韧带缩短术)和外眦开大成形术,待半年后再行上睑下垂矫正术。

## 五、先天性睑缘黏连综合征

先天性睑缘黏连综合征首次由 Von Ammon 在 1841 年报道,为眼睑部分融合引起的睑裂水平横径缩短的病例。睑缘融合经常发生在外眦角,给人以外斜视的错觉(假性外斜视)。偶尔也可发生内眦的睑缘黏连,产生"假性内斜视"。先天性睑缘黏连还可伴随其他异常,如无眼畸形、小眼球畸形、眼结核等。

发病机制认为由于发育迟缓所致内外眦畸形。有些病例表现出遗传特性,通常占主导地位,但散发病例也有。

治疗方法为切开融合的睑缘,使结膜和皮肤恢复正常的解剖结构。

## 六、隐眼综合征

1872 年 Zehender 和 Manz 首次报道了隐眼综合征,描述了非常罕见的症状,睑裂皱褶未形成(由于中胚层和外胚层分化不全引起),睑裂消失。该综合征分为 3 个亚型:①典型的或完全隐眼综合征:眼睑完全消失,前额部皮肤光滑地通过正常人的睑裂位置至面颊,将其下的眼球完全覆盖并与之紧密黏连,眉毛和睫毛均缺失;②部分(不完全)隐眼综合征:内侧眼睑消失,被前额部延伸下来的皮肤取代,外侧眼睑正常;③先天性(早产儿)。

睑球黏连:上睑与眼球上半部融合,角膜表面覆盖多层角化扁平上皮,上睑凹陷消失,导致继发性干眼症。

### 【病因】

这种疾病一般对称发生,不对称发病也有报道。该病为常染色体显性遗传。

### 【临床表现】

小眼球、前房狭窄或消失,小梁网和 schlemm 管缺失、晶状体半脱位、虹膜与晶状体缺失或与角膜内皮黏连、睫状体萎缩、脉络膜缺损或上腔消失、皮样囊肿、眉毛部分或全部缺失、毛囊消失、泪腺或副泪腺缺乏。由于这些症状的出现,视功能预后极差。暴露于强光下可因眼轮匝肌收缩而产生反射性皮肤皱褶。结膜囊部分或全部消失、发育不全或钙化。多数患者尚伴有其他畸形:无眼球、皮样囊肿、腭裂、兔唇、耳鼻畸形、喉闭锁、脑膜膨出、生殖系统畸形、腹疝、声嘶和手指、足趾畸形。

### 【病理学检查】

这类患者的角膜出现皮肤样化生,眼轮匝肌和提上睑肌结构存在,睑板和结膜发育不全或消失。

### 【治疗】

重点在于眼睑功能和美容上的重建。婴儿期就应手术形成部分睑裂,应用软骨、黏膜等组织进行眼睑重建,可改善外观,挽救潜在的或已形成的视力。在分离睑裂时,应保护其下的眼球避免损伤。开口应在眼睑融合处。如果这个界限不清楚,应沿着下眶缘和内外侧眶缘交界处的水平连线上。

## 七、宽睑综合征

宽睑综合征是一种先天性疾病,表现为眼睑水平宽度的匀称增大,但不包括由先天性青光眼,葡萄肿或眼球突出引起的睑裂宽度增大。此类疾病虽然罕见,但眼科文献也有病例报道。Desmarrers 在 1854 年首次报道,描述了一种反常的双侧对称的睑裂长度对患有宽睑综合征的父女施行了手术,Shannon 和 Flanagan 描述了在同一家族中数位轻度患者。

### 【临床表现】

大多数患者具有延长的睑缘,缩短的眼睑皮肤和向外下移位的外眦角。以眼球和眼眶作为参照,睑缘的增大特别明显。明显的睑外翻,眼球和外眦角之间出现空缺。眼睑闭合时睑缘外翻更加明显。通常情况下病变累及双侧上、下眼睑,但也有报道仅上睑、下睑或单条眼睑受累。有报道认为症状轻的患者,随着身体发育,病变逐渐变得不明显。

### 【病因学】

宽睑综合征的发病机制还不明确。遗传学的研究至今尚未明确该病是常染色体遗传或伴性遗传,也有学者认为它属于 Down's 综合征的一个临床表现。许多理论曾经被提出:异常的皮肤张力,颈阔肌的牵引和眼睑缺陷性分离导致局部的外眦错位和异常的睑裂增宽。眼轮匝肌先天性发育不全或缺损可以解释这个综合征的许多现象。另外,眼睑皮肤的水平向缩短导致皮肤与睑缘连接处的缺损,是引起睑裂畸形的主要原因。

### 【手术矫正】

1.对于轻度的宽睑综合征,仅做外侧睑缘融合术就可以充分矫正。如果外眦向下或外侧移位非常明显,就有必要做外眦成形术来矫正畸形。

2.如果同时有眼睑皮肤缺损引起的继发性眼睑闭合不全,耳后皮片游离移植可以增加眼睑前层的长度。

3.如果患者以下睑畸形为主,应首先矫正下睑畸形。如果没有暴露性角膜炎,上睑畸形矫正待术后6个月进行,可以进行皮肤移植联合外眦成形术。

4.对于严重畸形的患者,重建手术可分阶段进行。首先进行游离睑板移植和外眦成形术重建外眦角,接着耳后游离皮片移植可以延长眼睑前层的垂直长度。

(陈 欢)

# 第三节 眼睑水肿、充血和出血

## 一、眼睑水肿

**【概述】**

眼睑水肿又称眼睑肿胀,为局部或全身疾病所致的眼睑皮下组织内液体的积聚。可分为炎症和非炎症性水肿两类。前者由眼睑本身或邻近组织炎症所致,常见于眼睑部疖肿、睑腺炎、丹毒、皮下蜂窝织炎、皮炎、湿疹、急性泪囊炎、泪腺炎、眼眶或眼内炎症、外伤等。后者由眼部或全身静脉和淋巴循环障碍、血液状态异常所致,常见于心脏病、肾病、贫血、营养不良、血管神经功能失调等疾病。

**【临床表现】**

1.眼睑皮肤紧张、光滑、界限不清、睁眼困难等。

2.炎症性水肿时局部皮肤充血、肿胀、皮温升高,有时有硬结和压痛,甚至剧烈疼痛、体温升高。

3.非炎症性水肿时眼睑皮肤苍白、发凉、光滑肿胀,无疼痛感。有时出现局部皮肤干燥、发痒或伴有全身其他部位水肿。

**【诊断】**

1.根据眼睑改变可以诊断。

2.判断性质,寻找原因。

**【鉴别诊断】**

眼睑肿瘤:眼睑局部或弥漫隆起,一般界限清楚。如无继发感染,则没有炎症的表现。

**【治疗】**

1.炎症性水肿积极进行抗炎治疗。早期足量使用敏感的抗生素,加以热敷、理疗等辅助治疗。

2.非炎症性水肿针对原发病治疗。

**【临床路径】**

1.询问病史 重点注意眼睑水肿发生的时间、诱因、肿胀范围、单眼或双眼。询问有无心脏病、肾病、内分泌系统疾病等。

2.体格检查 注意眼睑和周围组织的情况。

3.辅助检查 根据情况选用尿常规和血常规检查。

4.处理 区分炎性和非炎性水肿,进行针对性治疗。

5.预防　控制眼睑和周围组织的炎症。如有心脏病、肾病、内分泌系统等疾病,应积极治疗。

## 二、眼睑充血

【概述】

眼睑充血可分为自动性和被动性充血两类。前者是由于动脉扩张和血流过于旺盛引起,可见各种高热性疾病,眼睑皮肤、皮下组织、睑板、眼睑各种腺体及结膜的急性炎症,热辐射,虫咬,过敏和其他理化物质的刺激,邻近组织或器官的炎症等。后者是指静脉过度充盈或回流障碍而扩张,可见于全身性疾病,如心、肺疾病或恶病质后,或眼周围组织严重损害,如眶静脉栓塞、海绵窦血栓、眼动静脉瘤、眼内肿瘤、搏动性眼球突出、甲状腺相关性眼病等。

【临床表现】

1.自动性充血时眼睑皮肤呈鲜红色、血管扩张。

2.被动性充血时眼睑皮肤呈深紫色,伴有程度不同的水肿。双眼被动性充血大多与全身病变有关,单侧性被动性充血常与局部血循环障碍有关。

【诊断】

根据患者眼睑皮肤发红、血管扩张可做出诊断。

【鉴别诊断】

眼睑出血:眼睑呈现暗红色、紫色、青蓝色等。

【治疗】

1.积极寻找原因。

2.如因急性炎症引起的充血应积极抗炎,早期足量使用敏感抗生素,控制炎症蔓延,加以热敷、理疗等辅助治疗。

3.如因全身疾病引起的充血,应针对全身病进行治疗。

【临床路径】

1.询问病史　重点注意眼睑充血发生的时间、诱因、范围、单或双眼、有无全身性疾病。

2.体格检查　注意眼睑和周围组织情况,有无局部触痛、压痛点。

3.辅助检查　如怀疑急性炎症引起的充血,应检查周围血象。如怀疑眼眶部病变引起的血循环障碍,应进行超声、CT 或 MRI 等影像学检查。

4.处理　根据引起眼睑充血的原因进行相应治疗。

5.预防　及时治疗引起眼睑血循环障碍的全身或眼眶局部疾病。

## 三、眼睑出血

【概述】

眼睑出血指眼睑血管破裂后所发生的血液外溢。常见于眼睑外伤、眼睑和邻近组织手术后,或出血性疾病、血液恶病质、维生素 C 或 K 缺乏、剧烈的呕吐、百日咳、高血压动脉硬化或胸部机械性挤压伤等。眼眶、鼻部或颅底骨折引起的出血也可渗透到眼睑皮下。

【临床表现】

眼睑呈现暗红色、紫色、青蓝色等。

## 【诊断】

根据临床表现可做出诊断。

## 【鉴别诊断】

1.眼睑充血:眼睑皮肤发红、血管扩张。

2.应注意颅底骨折引起的眼睑出血与眼睑局部钝伤引起的眼睑出血的鉴别。前者常首先出现于下睑鼻侧,伤后数小时才会发生,出血局限于眶缘的圆形区内,眼睑水肿不明显,合并结膜下出血,出血的后界不清楚,早期出血即呈紫红色。后者出现于眼睑受伤处,伤后就会发生,出血不局限于眶缘的圆形区内,常有眼睑皮肤损伤,眼睑水肿明显,合并结膜内出血,出血后界清楚,早期出血呈鲜红色。

## 【治疗】

1.一般无需特殊治疗,待其自然吸收。

2.大量出血时可在出血 24 小时内局部冷敷;超过 24 小时可局部热敷。

3.如因全身疾病、颅底或鼻部骨折引起的眼睑出血,应请有关科室会诊处理。

## 【临床路径】

1.询问病史　注意有无外伤、手术史或血液病史等。

2.体格检查　重点注意眼睑和周围组织情况,有无局部压痛。

3.辅助检查　如怀疑全身疾病引起的眼睑出血,应进行全身凝血功能等检查。如怀疑颅底、鼻部或眼眶骨折引起的出血应做 X 线、CT 等检查。

4.处理　根据出血发生的时间进行处理。

5.预防　治疗引起眼睑出血的原发疾病。

(陈　欢)

# 第四节　眼睑皮肤病

## 一、眼睑湿疹

## 【概述】

眼睑湿疹又称眼睑湿疹性皮炎,是由于眼睑部慢性炎症或致敏物质引起的急性或慢性眼睑皮肤炎症。也可为全身或面部湿疹的一部分,可单独出现在眼睑。

## 【临床表现】

1.有致敏物质接触史。

2.患处奇痒、烧灼感。

3.急性者眼睑突然红肿,继而出现丘疹、水疱、糜烂、结痂、脱屑等。

4.亚急性者表现为眼睑皮肤暗红斑块,伴有结痂、鳞屑、少量丘疹、渗出等。

5.慢性者起病缓慢,眼睑皮肤增厚,表面鳞屑脱落,也可伴有结膜和角膜炎症表现。

6.多见于过敏体质者。

## 【诊断】

根据致敏物质接触史、患处奇痒,及临床表现可以诊断。

**【鉴别诊断】**

1.眼睑疱疹　常发生于感冒、高热或身体抵抗力下降时。病变多发生在下眼睑三叉神经眶下支分布的范围内,患处刺痒和烧灼感,出现多个或成群的针尖大小、半透明的疱疹,结痂脱落后通常不留痕迹。严重者耳前淋巴结肿痛。

2.眼睑脓疱病　金黄色葡萄球菌或溶血性链球菌感染引起的眼睑皮肤脓疱病。眼睑出现鲜红色丘疹、水疱、黄色脓疱,脓疱破溃后形成一层黄色的痂皮,脱落后不留瘢痕。

**【治疗】**

1.仔细询问病史,寻找致敏原,去除病因,避免接触外界刺激因素。

2.急性期可应用生理盐水或 2%～3% 硼酸溶液湿敷,每次 30 分钟。待炎症控制后改用糖皮质激素软膏、氧化锌油剂或糊剂局部涂用,每日 3～4 次。

3.全身应用抗组胺药物,如口服苯海拉明、阿司咪唑(息斯敏)、特非那定(敏迪)等,可减轻局部反应。

4.严重病例可口服或静脉给予糖皮质激素,以便迅速控制症状。

5.如有继发感染应给予敏感的抗生素治疗。

**【临床路径】**

1.询问病史　注意过敏史、特殊物质接触史。

2.体格检查　注意眼睑部湿疹形态、分布、大小等。

3.辅助检查　一般不需要。严重或复发病例可进行过敏原检查。如有继发感染,应进行细菌培养和药物敏感试验。

4.处理　根据病情及病变严重程度选择治疗,主要措施为避免过敏原、抗过敏治疗,必要时应用糖皮质激素。

5.预防　积极寻找过敏原。避免接触外界刺激因素。

# 二、单纯疱疹病毒性睑皮炎

**【概述】**

本病是由单纯疱疹病毒感染所引起的眼睑部病变。多发生于感冒、高热或身体抵抗力降低时,易复发,也可并发单纯疱疹病毒性角膜炎。

**【临床表现】**

1.常有感冒发热史。

2.自觉眼睑患处刺痒和烧灼感。

3.病变多发生在下眼睑的三叉神经眶下支分布的范围内。

4.眼睑或睑缘部出现多个或成群的针尖大小、半透明的疱疹,多在 7 日后结痂脱落,通常不留痕迹。

5.鼻翼皮肤以及口唇部也可出现疱疹。

6.严重者耳前淋巴结肿痛。

**【诊断】**

1.根据病史和典型的眼部表现,可做出诊断。

2.实验室检查,如疱液涂片检查、疱液病毒培养与接种、间接荧光抗体检查、血清抗体测定等,有助于诊断。

**【鉴别诊断】**

1.眼睑脓疱病　金黄色葡萄球菌或溶血性链球菌感染引起的眼睑皮肤脓疱病。眼睑出现鲜红色丘疹、水疱、黄色脓疱,脓疱破溃后形成一层黄色的痂皮,脱落后不留瘢痕。

2.眼睑湿疹　急性或慢性过敏性睑皮炎症。多有过敏史。局部皮肤潮红、水疱、奇痒、皮肤增厚。

**【治疗】**

1.保持局部清洁,防止继发感染。

2.结膜囊内滴用抗病毒滴眼液如阿昔洛韦。皮损处涂敷更昔洛韦眼膏。

3.支持疗法。多饮水,适当休息。

4.可酌情选用干扰素。

**【临床路径】**

1.询问病史　注意眼部症状是否出现于受凉、感冒、上呼吸道感染后。

2.体格检查　全身检查,尤其是呼吸系统检查。测量体温。注意眼睑的改变。

3.辅助检查　一般不需要。如不能确定诊断,可进行实验室检查,以便确定是否是单纯疱疹病毒感染。

4.处理　主要为眼部抗病毒治疗。

5.预防　预防病毒感染。

# 三、带状疱疹病毒性睑皮炎

**【概述】**

本病是由带状疱疹病毒感染三叉神经半月神经节或三叉神经第一支所致。多见于老年人或体弱者。

**【临床表现】**

1.多有发热、乏力、全身不适的前驱症状。

2.随后病变区出现剧烈的神经痛和皮肤知觉减退或消失。

3.数日后可出现相应部位额部和眼睑皮肤潮红、肿胀,出现成簇的透明小泡。小泡基底有红晕,疱疹间可见正常皮肤。随之水疱破溃、结痂、色素沉着及皮肤永久性瘢痕。

4.病变通常局限于单侧,以颜面正中为分界线。

5.带状疱疹除侵犯眼睑前额皮肤外,常合并角膜炎、虹膜炎等。

6.炎症消退后,皮肤感觉数月后才能恢复。

**【诊断】**

根据病史和典型的眼部表现,可做出诊断。

**【鉴别诊断】**

1.单纯疱疹病毒性睑皮炎　为单纯疱疹病毒感染所引起的眼睑部病变。多发生于感冒、高热或身体抵抗力下降后。眼睑或睑缘部出现多个或成簇的针尖大小的疱疹,多在 7 日后结痂脱落,通常不留痕迹。

2.眼睑湿疹　为急性或慢性过敏性睑皮肤炎症。多有过敏史。局部皮肤潮红、水疱、奇痒、皮肤增厚。

**【治疗】**

1.一般治疗适当休息,提高机体抵抗力,必要时给予镇痛剂和镇静剂。

2.疱疹未溃破时,局部无需用药治疗。

3.疱疹破溃无继发感染时,患处可涂敷 3%阿昔洛韦眼膏或 0.5%疱疹净眼膏。

4.患处如有继发感染,加用抗生素滴眼液湿敷,每日 2～3 次。

5.滴用 0.1%阿昔洛韦滴眼液,防止角膜受累。

6.对重症患者应全身应用阿昔洛韦、抗生素及糖皮质激素。

7.伴有角膜炎、虹膜睫状体炎患者,除抗病毒治疗外,应滴用睫状肌麻痹剂。

**【临床路径】**

1.询问病史　重点注意全身情况,有无发热、乏力、不适等前驱症状。患处是否有明显的神经痛。

2.体格检查　患处是否有成簇水疱,是否单侧性,病变是否沿三叉神经分布区域分布。

3.辅助检查　一般不需要。如对诊断有怀疑,可在皮损处刮片查细胞核内包涵体。

4.处理　对症处理,以及眼部抗病毒治疗。

5.预防　增强体质,预防病毒性感染。

## 四、眼睑丹毒

**【概述】**

眼睑丹毒是由溶血性链球菌感染所致的眼睑皮肤及皮下组织的急性炎症。常因眼睑擦伤、伤口感染、面部或其他部位丹毒蔓延而来。常同时累及上下眼睑。

**【临床表现】**

1.眼睑局部剧烈疼痛和压痛。

2.常有高热、寒战、乏力等全身中毒症状。

3.眼睑皮肤呈鲜红色、充血、肿胀、隆起、质硬,表面光亮、紧张,病灶边缘与正常组织之间分界清楚,周围有小疱疹包围。严重者皮肤呈黑色,深部组织坏疽。

4.炎症可向眶内或颅内蔓延,导致蜂窝织炎、视神经炎、海绵窦炎或脑膜炎。

5.耳前和颌下淋巴结常肿大。

6.血常规检查可见白细胞特别是中性粒细胞升高。

**【诊断】**

根据急性发病过程和临床表现,可以确诊。

**【鉴别诊断】**

1.眼睑麻风　是麻风杆菌感染的眼部表现。皮肤主要累及眉部及眼睑。皮肤涂片可查到麻风杆菌。

2.鼻窦炎眼睑丹毒合并有眶蜂窝织炎患者应拍X线片除外鼻窦炎。

**【治疗】**

1.积极抗感染治疗,早期、足量、有效使用敏感的抗生素。

2.眼部热敷或理疗,涂抗生素软膏,局部紫外线照射。

3.炎症控制1周后,皮肤颜色逐渐恢复正常,但仍需继续给药,以防复发或转为慢性。

4.支持疗法:尽量卧床休息,补充维生素。

5.寻找眼睑附近的原发病灶,如鼻窦炎、咽炎、口腔疾病等进行治疗。

**【临床路径】**

1.询问病史　眼睑有否擦伤和伤口感染,面部或其他部位丹毒史。

2.体格检查　重点注意眼睑皮肤的改变。

3.辅助检查　进行血常规检查,可发现中性粒细胞升高。

4.处理　选择敏感的抗生素进行眼部和全身早期、足量的治疗。

5.预防　积极治疗眼睑擦伤,防止伤口感染,治疗眼睑附近病灶如鼻窦炎、咽炎、口腔疾病等。

## 五、眼睑脓疱病

**【概述】**

眼睑脓疱病是由金黄色葡萄球菌或溶血性链球菌感染所致的眼睑皮肤脓疱病。病变位于真皮内,为广泛的皮肤表层化脓性炎症。

**【临床表现】**

1.眼睑出现鲜红色丘疹及水疱,水疱很快变成黄色脓疱,破溃后形成一层黄色的痂皮,脱落后不留瘢痕。

2.新生儿的脓疱病称为新生儿脓疱病,多发生在颜面并常伴有全身症状。

3.成人眼睑脓疱病常波及眉弓部、面部、头部等。

**【诊断】**

根据临床表现可以诊断。

**【鉴别诊断】**

1.单纯疱疹病毒性睑皮炎    是由单纯疱疹病毒感染所致的眼睑病变。多发生于感冒、发热之后。在下睑三叉神经眶下支分布的范围内出现成簇的半透明疱疹,1周左右结痂脱落,不留痕迹。严重者伴有耳前淋巴结肿大及压痛。

2.眼睑湿疹    是由于致敏物质引起的急性或慢性眼睑皮肤炎症。眼睑红肿、丘疹、水疱、糜烂、结痂、脱屑或眼睑暗红斑块等。

**【治疗】**

1.局部治疗    用3％～4％硼酸溶液或1：5000高锰酸钾溶液清洗局部,除去皮痂,涂抗生素眼药膏。

2.全身治疗    选择敏感的抗菌药物进行治疗。较大的脓疱可切开排脓。

**【临床路径】**

1.询问病史    有无全身或眼睑感染史。有无糖尿病等易导致机体抵抗力下降的疾病。

2.体格检查    注意眼睑和全身的感染情况。

3.辅助检查    一般不需要。

4.处理    选择敏感的抗菌药物进行早期、足量的治疗。

5.预防    增强体质。

## 六、眼睑疖

**【概述】**

眼睑疖又称毛囊炎,是由葡萄球菌感染所致的眼睑毛囊及毛囊周围的急性或亚急性化脓性炎症。皮肤有轻微擦伤或体质虚弱者容易发生。

**【临床表现】**

1.毛囊口处发炎,其周围逐渐形成硬结。

2.硬结周围皮肤肿胀充血,数日后疖的顶端形成脓栓。

3.脓栓和坏死组织脱落、溃疡形成、结疤。

4.眼睑患病处局部明显触痛。

5.可伴有全身发热、耳前淋巴结肿大。

**【诊断】**

根据临床表现可以做出诊断。

**【鉴别诊断】**

1.单纯疱疹病毒性睑皮炎　是由单纯疱疹病毒感染所致的眼睑病变。多发生于感冒、发热之后。在下睑三叉神经眶下支分布的范围内出现成簇的半透明疱疹,1周左右结痂脱落,不留痕迹。严重者伴有耳前淋巴结肿大及压痛。

2.眼睑湿疹　通常有致敏物接触史。急性起病者眼睑突然红肿,继而出现丘疹、水疱、糜烂、结痂、脱屑等。亚急性者表现为眼睑暗红斑块,伴有结痂、鳞屑、少量丘疹、渗出等。

**【治疗】**

1.局部热敷或理疗。大脓点可切开排脓,避免挤压以免感染扩散。局部涂抗生素眼膏。

2.全身应用抗生素、磺胺药物。

3.给予支持疗法及局部超短波治疗。

**【临床路径】**

1.询问病史　眼睑局部皮肤擦伤史。

2.体格检查　毛囊口处发炎、硬结,硬结周围皮肤肿胀充血。

3.辅助检查　一般不需要。

4.处理　以抗感染治疗为主。

5.预防　注意皮肤清洁。

# 七、眼睑炭疽

**【概述】**

眼睑炭疽是炭疽杆菌经损伤的皮肤或黏膜进入眼睑皮下组织所引起的急性、无痛性皮肤坏疽性炎症。患者多为畜牧、屠宰场等工作人员。

**【临床表现】**

1.有畜牧类接触史,潜伏期2～3天。

2.眼睑皮肤炎性丘疹迅速发展为含脓或血的大疱,周围组织红肿,很快中央坏死形成黑色结痂,周围有珍珠样透明紫色水疱。

3.数日后,轻者水疱结痂、痂皮脱落、遗留瘢痕,重者焦痂腐烂、化脓、肉芽性溃疡,逐渐缓慢愈合,形成较大瘢痕,常导致眼睑畸形、外翻,甚至眼睑闭合不全。

4.耳前淋巴结肿大、疼痛,发热、乏力等全身不适症状。

**【诊断】**

1.根据畜牧类接触史、发病急和临床表现,可以诊断。

2.局部病变组织或水疱涂片检查可找到炭疽杆菌。

**【鉴别诊断】**

1.眼睑丹毒　由溶血性链球菌感染所致的眼睑皮肤及皮下组织的急性炎症。眼睑部剧烈疼痛和压痛。常有高热、寒战、乏力等全身中毒症状。眼睑皮肤呈鲜红色,充血、肿胀、隆起、质硬,表面光亮、紧张。严重者皮肤呈黑色,深部组织坏疽。耳前和颌下淋巴结常肿大。血常规检查可见白细胞特别是中性粒细胞升高。

2.眼睑脓疱病　由金黄色葡萄球菌或溶血性链球菌感染所致的眼睑皮肤脓疱病。病变位于真皮内,为广泛的皮肤表层化脓性炎症。眼睑出现鲜红色丘疹及水疱,水疱很快变成黄色脓疱,破溃后形成一层黄色的痂皮,脱落后不留瘢痕。

**【治疗】**

1.充分休息,隔离治疗。

2.局部双氧水或1∶5000高锰酸钾溶液洗涤,以保创面清洁,涂抗生素油膏。

3.严禁切开、挤压,以防炎症扩散。

4.全身抗生素治疗,如应用青霉素或磺胺类药物。原则为足量、长期(10天以上),待全身症状消失且皮肤局部反复查菌阴性后方可以停药。

5.病情严重者同时可加适量糖皮质激素治疗。

**【临床路径】**

1.询问病史　有无病畜接触史。

2.体格检查　病变部位多个含脓血的水疱,黑色坏死的溃疡。

3.辅助检查　病变组织涂片检查找到炭疽杆菌。

4.处理　清洁皮肤,以药物来清洗。全身应及时、足量应用敏感抗生素。

5.预防　注意工作环境卫生。早期发现皮肤受损处并及时治疗。

# 八、眼睑麻风

**【概述】**

眼睑麻风为麻风杆菌感染所致的一种慢性全身性传染病的眼部表现,主要累及眉部及眼睑。

**【临床表现】**

1.全身性麻风感染可分为结核样型、界限类偏结核样型、中间界限类、界限类偏瘤型和瘤型五种。

2.眼睑皮肤出现对称性边界不清的淡色斑或红斑。以后斑疹可转变为浅黄色或浅褐色圆形的疙瘩或肥厚斑块。晚期皮肤增厚,凹凸不平,使面貌丑怪,呈假面具状。

3.眉毛发白、脱落,甚至脱光。

4.早期眼睑感觉敏感,晚期感觉消失。

5.瞬目运动减少。

6.眼轮匝肌麻痹,眼睑闭合不全,睑外翻。

7.可发生眼球萎缩。

8.伴有面神经麻痹时可出现暴露性角膜炎,甚至角膜穿孔等。

9.眼睑及附近可有粗大的皮神经。

**【诊断】**

1.根据典型的皮肤改变、感觉障碍等临床表现,可以诊断。

2.皮肤涂片查出麻风杆菌,可以确诊。

3.组织病理的典型改变及发现麻风细胞。

**【鉴别诊断】**

1.眼睑结核　由结核杆菌感染所引起的慢性眼睑皮肤疾病。溃疡灶直接涂片找结核杆菌。

2.丹毒　全身症状明显,周围血白细胞增多,周围浅神经不粗大,检查抗酸杆菌阴性。

3.结节病　无感觉障碍,周围浅神经不粗大,病损处查不到麻风杆菌。

**【治疗】**

1.原则　终止麻风传播,有效治疗,防止耐药,减少复发。

2.应用抗麻风药物　如氨苯砜、醋氨苯砜、氯苯酚嗪、利福平等,通常两种以上联合用药。

3.免疫治疗　如麻风疫苗、转移因子等。

4.局部治疗　清洁眼睑,局部涂抗麻风药物。必要时清创、引流以清除溃疡组织。

5.面神经麻痹者应做上下眼睑缝合。

**【临床路径】**

1.询问病史　有否麻风患者或环境接触史。

2.体格检查　注意全身情况,皮肤结节状或结核样变化。

3.辅助检查　胸部 X 线检查,皮肤涂片查菌,麻风病免疫学检查。

4.处理　全身联合抗麻风药物治疗;局部对症处理。

5.预防　预防为主,避免与麻风病患者及环境接触。

# 九、眼睑结核及眼睑寻常狼疮

**【概述】**

眼睑结核及眼睑寻常狼疮均是由结核杆菌感染所引起的慢性眼睑皮肤疾病。

**【临床表现】**

1.眼睑结核表现为结核性溃疡,多发生于睑缘,呈小结节,逐渐形成溃疡。溃疡底部凸凹不平,疼痛,溃疡逐渐愈合,形成瘢痕,导致睑外翻。

2.眼睑寻常狼疮初期表现皮肤小而软的结节,红色或褐色,半透明,周围有红圈,表面有细小鳞屑的苹果酱样软性结节。结节逐渐扩大形成狼疮红斑,最终导致严重的瘢痕性眼睑外翻,甚至失明。

**【诊断】**

1.根据其缓慢的病程、典型的临床表现,可以诊断。

2.溃疡灶直接涂片找结核杆菌。

3.结核菌素试验阳性可辅助诊断。

**【鉴别诊断】**

1.眼睑麻风　为麻风杆菌感染的眼部表现。皮肤主要累及眉部及眼睑。皮肤涂片可查到麻风杆菌。

2.睑板腺囊肿　结核性溃疡的初发期眼睑极小的结节,类似睑板腺囊肿。应注意结节周围及全身情况加以鉴别。

3.睑板腺癌　眼睑结核性溃疡表现为睑缘逐渐扩大的结节及边界不整齐的溃疡,类似睑板腺癌的溃疡,必要时需要溃疡灶直接涂片找结核杆菌进行鉴别。

**【治疗】**

1.全身抗结核药物治疗。

2.辅助治疗:口服或肌内注射维生素 D,特别是维生素 D2。可服用钙制剂。

3.病变周围皮下注射链霉素及普鲁卡因混合液。局部涂抗结核药物如 5% 的链霉素软膏。

**【临床路径】**

1.询问病史　有无眼睑皮肤外伤史,全身其他部位结核病史。

2.体格检查    注意眼睑皮肤的改变。

3.辅助检查    拍摄 X 线胸片,进行细菌学检查、结核菌素试验。可应用聚合酶链反应(PCR)鉴别皮肤损伤处结核杆菌的 DNA。

4.处理    及时、足量、规则、联合、全程抗结核药物治疗。

5.预防    增强机体抵抗力,预防结核菌感染。

# 十、眼睑真菌感染

## 【概述】

眼睑真菌感染是指由真菌引起的眼睑皮肤病变;由于真菌类型不同,临床表现也有差异。临床上分为浅层型和深层型。浅层感染多由念珠菌、小孢子菌等引起。深层感染多由孢子丝菌引起。

## 【临床表现】

1.有眼部长期应用抗生素、糖皮质激素史或全身长期应用糖皮质激素史。

2.皮肤表层感染时,表现为睑缘充血水肿、眼睑部皮癣,病变逐渐扩大,病灶互相连接成环行。炎症大多限于表层,个别病例也可由化脓转为溃疡。睫毛脱落,逐渐再生。患处皮肤瘙痒、烧灼感。

3.皮肤深层感染时,表现为逐渐扩大的炎性结节,肉芽组织增生,溃疡形成。疼痛症状往往不明显。但感染可向深层如眼眶骨、眼球发展。

4.刮取鳞屑直接镜检可发现大量菌丝。真菌培养可鉴定出菌种。

## 【诊断】

根据临床表现和实验室检查,如直接刮片或涂片检查,真菌培养、真菌荧光反应,免疫试验及组织病理检查等,可以诊断。

## 【鉴别诊断】

眼睑湿疹是由于致敏物质引起的急性或慢性眼睑皮肤炎症。表现为眼睑红肿、丘疹、水疱、糜烂、结痂、脱屑或眼睑暗红斑块等。

## 【治疗】

1.尽可能停用抗生素及糖皮质激素。

2.局部涂碘酊及抑制真菌的软膏,0.05%氯己定溶液局部湿敷后以 0.01%克霉唑霜涂患处。必要时全身抗真菌治疗,两性霉素 B 对于念珠菌有较强的抑制作用,伊曲康唑或酮康唑对深浅部真菌都有抑制作用。

3.支持疗法:加强营养,适当休息,增强抵抗力等。

## 【临床路径】

1.询问病史    有无眼部或全身长期应用抗生素或糖皮质激素史。

2.体格检查    注意眼睑部皮肤有无鳞屑、癣。

3.辅助检查    刮片镜检可发现菌丝。

4.处理    眼睑部抗真菌治疗为主。反复发作的眼睑感染或合并全身症状者可联合全身抗真菌药物治疗。

5.预防    注意合理应用糖皮质激素。保持皮肤清洁卫生。

## 十一、眼睑寄生虫感染

**【概述】**

眼睑寄生虫感染少见。可通过蚊虫叮咬传播或毛囊蠕螨造成眼睑感染。也可因阴虱侵犯而致眼睑感染。

**【临床表现】**

1.多无自觉症状。但少数患者可有眼睑红肿、奇痒、皮肤丘疹、眦部结膜充血、溃疡或泪道受累等。

2.病程缓慢。

3.镜下可见蠕螨或成虫阴虱。

**【诊断】**

根据临床表现和镜下可见寄生虫,可以诊断。

**【鉴别诊断】**

1.眼睑湿疹　是由于致敏物质引起的急性或慢性眼睑皮肤炎症。眼睑红肿、丘疹、水疱、糜烂、结痂、脱屑或眼睑暗红斑块等。

2.睑缘炎　睑缘皮肤、结膜、睫毛毛囊及其腺组织的炎症。睑缘充血、肿胀或肥厚,分泌物增多或糜烂或鳞屑。

**【治疗】**

1.针对感染寄生虫治疗。

2.去除病因,局部清洁。

**【临床路径】**

1.询问病史　有无寄生虫感染史。

2.体格检查　局部检查发现丘疹或寄生虫。

3.辅助检查　病灶组织直接镜检。

4.处理　注意睫毛根部的清洁,必要时拔掉病变睫毛。针对感染的寄生虫治疗。

5.预防　讲究卫生。

（陈　欢）

# 第五节　睑腺病

## 一、睑腺炎

**【概述】**

睑腺炎是化脓性细菌侵入眼睑腺体而引起的一种急性炎症。多数致病菌为葡萄球菌,特别是金黄色葡萄球菌。眼睑皮脂腺或汗腺的感染称外睑腺炎;睑板腺的感染称内睑腺炎。

**【临床表现】**

1.患处有红、肿、热、痛等急性炎症表现。

2.外睑腺炎

(1)炎症主要在睫毛根部的睑缘处。

(2)初起时眼睑红肿范围较弥散,剧烈疼痛,有硬结,压痛明显。

(3)如病变靠近外眦部,可引起反应性球结膜水肿。

(4)同侧淋巴结肿大和触痛。

(5)一般2～3日后局部皮肤出现黄色脓点,硬结软化,可自行溃破。随后炎症明显减轻、消退。

3.内睑腺炎

(1)受紧密的睑板组织限制,一般范围较小。

(2)患处有硬结、疼痛和压痛。

(3)睑结膜面局限充血、肿胀,2～3日后其中心形成黄色脓点,多可自行穿破睑结膜而痊愈。

4.若患者抵抗力低下,或致病菌毒力强,则炎症反应剧烈,可发展为眼睑脓肿。

【诊断】

根据眼睑的急性炎症的表现,可以诊断。

【鉴别诊断】

1.睑板腺囊肿　是睑板腺无菌性慢性肉芽肿性炎症,无疼痛,也无压痛,界限清楚,相应结膜面呈慢性充血。

2.眼睑慢性肉芽肿　常由外睑腺炎迁移而来,无明显疼痛,常见睫毛根部慢性局限性充血、隆起,边界清楚。

3.眼睑疖　多发于眉部附近皮肤毛囊的化脓性感染。

4.眼睑蜂窝织炎　眼睑弥漫性潮红肿胀、皮温升高;病变界限不清,无局限性压痛和硬结;毒血症状较重。

5.急性泪囊炎　病变发生于泪囊区。有泪道阻塞和黏液脓性分泌物的病史。

6.急性泪腺炎　病变在上睑外上方,同侧外上方穹隆部可见泪腺突出。

7.急性结膜炎　眼睑各部并无硬结和压痛。睑球结膜充血显著而弥漫;结膜囊可有黏液脓性分泌物。

【治疗】

1.早期局部热敷,每日3次,每次15～20分钟。滴用抗生素滴眼液或涂用抗生素眼膏。

2.局部炎症反应明显,或有全身反应或反复发作者,可口服抗生素类药物。

3.脓肿形成时,切开排脓。外睑腺炎的切口需与睑缘平行,内睑腺炎的切口与睑缘垂直。

【临床路径】

1.询问病史　有无眼睑的急性炎症病变。

2.体格检查　重点注意眼睑的改变。

3.辅助检查　如有全身反应,应检查外周血白细胞数和分类。

4.处理　应用抗生素治疗。在脓肿未成熟前,切忌挤压,以免感染沿静脉途径扩散到颅内,引起海绵窦栓塞、败血症等严重并发症。

5.预防　注意卫生,预防感染。


# 二、睑板腺囊肿

【概述】

睑板腺囊肿是睑板腺排出口阻塞,腺体分泌物潴留在睑板内,对周围组织产生慢性刺激而引起的特发性无菌性慢性肉芽肿性炎症。

**【临床表现】**

1.多见于青少年或中年人。

2.一般无明显症状。偶有患者开始时出现轻度炎症表现和触痛。

3.一般不影响视力。但较大病变可压迫眼球,产生散光而使视力下降。

4.囊肿大时可有沉重不适感。

5.眼睑皮下无痛性近圆形硬性结节,单个或多个,大小不等,无压痛,与皮肤无粘连。其表面皮肤正常,相应的睑结膜面呈限局性暗红色充血。

6.病程缓慢,硬结可停止生长或自行缩小,也可逐渐增大、变软后自睑结膜面破溃,其内容物排出后形成息肉样肉芽组织,称为肉芽肿。少数患者的睑板腺囊肿表面皮肤变薄、充血,从皮肤面破溃。

7.发生继发性细菌感染可呈内睑腺炎的表现。

**【诊断】**

根据患者无明显疼痛的眼睑硬结可做出临床诊断。

**【鉴别诊断】**

1.睑腺炎　为细菌感染所致,有急性炎症的表现。

2.皮脂腺癌　老年多见,常先见于睑缘部,结膜面较粗糙,肿块形态不定,表面结节状,质硬,相应淋巴结可肿大。

**【治疗】**

1.小而无症状者,无需治疗,待其自行吸收。

2.大者或有症状者,可行热敷。

3.对不能消退的睑板腺囊肿,应在局部麻醉下行手术切除。

**【临床路径】**

1.询问病史　重点注意无明显炎症和疼痛。

2.体格检查　注意发病部位和无压痛的特点。

3.辅助检查　一般不需要。但对于复发性或老年人的睑板腺囊肿,应将切除物进行病理检查,以便除外皮脂腺癌。

4.处理　根据病变大小选择治疗方案。

5.预防　无特效的预防措施。

## 三、睑板腺梗塞

**【概述】**

本病是睑板腺排泄管闭塞,分泌物积存日久钙化成硬块,形成小结石。多见于老年人。

**【临床表现】**

1.睑结膜下可透见黄色沉着物。

2.一般无不适。当小结石之尖锐棱角突出于结膜面时则引起异物感。

**【诊断】**

根据睑结膜所见,可以诊断。

**【鉴别诊断】**

1.结膜结石　睑板腺梗塞的黄点比结膜结石位置深、体积稍大且边界不很清楚。

2.睑板腺囊肿　是睑板腺排出口阻塞,腺体分泌物潴留在睑板内,对周围组织产生慢性刺激而引起的特发性无菌性慢性肉芽肿性炎症。眼睑皮下无痛性近圆形硬性结节,无压痛,与皮肤无粘连。其表面皮肤正常,相应的睑结膜面呈限局性暗红色充血。

## 【治疗】

1.不引起症状的睑板腺内小结石无需治疗。

2.对突出于结膜面的小结石,应在表面麻醉下加以剔除。

3.对位于睑板腺开口处的梗塞物,可用玻璃棒将其挤出。

## 【临床路径】

1.询问病史　有无眼部不适。

2.体格检查　通过睑结膜观察睑板腺的改变。

3.辅助检查　一般不需要。

4.处理　如无症状可不处理。如果梗塞物突出于结膜面,在表面麻醉下剔除。

5.预防　无有效措施预防。

## 四、眼睑脓肿

## 【概述】

多为葡萄球菌或链球菌感染所致的眼睑化脓性炎症。常因外伤后感染、睑腺炎、眶蜂窝织炎、眼眶骨膜炎、泪腺炎或鼻窦炎症扩散所致。个别病例是由全身感染转移而来。

## 【临床表现】

1.病变处可呈剧烈的跳动性疼痛。早期病变界限不清,数日后形成脓肿。

2.眼睑和球结膜显著充血水肿。

3.同侧耳前或颌下淋巴结肿大、压痛。

4.全身反应较显著,畏寒、发热。

5.少数病例的感染会蔓延至眶内深部或颅内。

## 【诊断】

1.根据眼睑的急性炎症,可以诊断。

2.外周血白细胞数增高,有助于确定急性炎症。

## 【鉴别诊断】

1.眶隔前蜂窝织炎　眼睑红肿疼痛比较弥漫,一般没有局限的压痛点,毒血症状较重。

2.眶蜂窝织炎　眼球突出、眼球转动疼痛和受限、球结膜水肿、三叉神经第一分支分布区感觉减退、视力下降。

3.睑腺炎　比较局限,可触及肿物,病变处可有脓点。

4.过敏性眼睑水肿　起病突然,发展迅速,眼睑呈粉红色。痒而不疼,无触痛。有接触过敏史或新近眼部用药史。

5.病毒性结膜炎　有眼部刺激症状、异物感及眼痒,黏性或水性分泌物,结膜有滤泡,耳前淋巴结肿大。眼睑无压痛。

6.丹毒链球菌性蜂窝织炎　迅速发病,常有清晰的皮肤界线。可伴高热和寒战。

7.海绵窦栓塞　引起眼球突出,第Ⅲ、Ⅳ、Ⅵ脑神经支配区的不同程度的轻瘫和眼球运动障碍,伴眼睑肿胀及三叉神经第 1、2 支分布区感觉下降。

**【治疗】**

1.局部治疗　脓肿初起和未成熟前可给予物理治疗或者局部热敷,每日 3 次,每次 15～20 分钟。脓肿成熟后切开排脓、引流。若伴有结、角膜炎,应滴用抗生素滴眼液。

2.全身治疗　及早全身给予抗生素,根据病情轻重选用抗菌药物和给药方式(口服或全身输液)。对于治疗效果不显的耐药菌株感染的患者,应及时根据细菌培养及药物敏感试验选择用药。

**【临床路径】**

1.询问病史　重点注意在发病前有无外伤史、眼部和其他部位的感染史。

2.体格检查　注意发病部位皮肤有无红、肿、热、痛等急性炎症表现,局部有无硬结、包块、脓肿,结、角膜有无受染,耳前和颌下淋巴结是否肿大,患者有无发热、寒战。

3.辅助检查　血常规检查。尽可能做细菌培养和药物敏感试验。

4.处理　积极抗感染治疗,以防扩散或转为慢性。

5.预防　及时治疗眼睑附近和全身的感染病灶。

(陈　欢)

# 第六节　眼睑位置与功能异常

正常眼睑位置:①眼睑与眼球表面紧密接触;②上下睫毛应充分伸展指向前方,排列整齐,不与角膜接触;③睁眼时睑裂开大,上方遮盖角膜上缘 2mm,不影响注视,闭眼时上下睑缘应紧密闭合,不暴露角膜,保持眼球湿润;④眼睑内面与眼球表面形成一窄的间隙-结膜囊,泪液在结膜囊内自颞上向鼻侧泪湖部流动。上下泪小点贴靠在泪阜基部,以保证泪液顺利进入泪道。

维持上下睑位置正常有:

1.睑板起到支架作用　睑板的疾病如肥厚、变形则会影响眼睑的位置,睑板或睑缘的瘢痕可致倒睫、内翻等。

2.内外眦韧带　内外眦韧带分别附着于前后泪嵴及颧骨的眶结节。如韧带断裂或松弛则可引起睑裂横径变短或下睑外翻。

3.眼轮匝肌作用是闭合眼睑　如肌肉麻痹可引起眼睑闭合不全,造成兔眼或引起暴露性角膜炎,如肌肉抽搐则产生眼睑紧闭。

4.提上睑肌作用是提举上睑　发育不良、麻痹、外伤可造成上睑下垂。

此外眼球突出,眼球萎缩不能在后方支撑眼睑也可造成眼睑位置异常,如产生内翻、倒睫、外翻等。

## 一、倒睫

倒睫是指睫毛的位置不是向外下或外上,而是向后方生长,可以刺激角膜及眼球造成损伤。不规则的乱生则称为乱睫。倒睫可以一根、数根或多数,细而短小的需仔细检查才能发现。

**【病因】**

常见于沙眼、睑缘炎、睑外伤、皮肤及结膜瘢痕。

1.自觉畏光、流泪、异物感。

2.睫毛刺激角膜可引起外伤性浅层点状角膜炎,角膜上皮脱落,荧光素染色可见点状着染,长期摩擦刺激角膜可出现角膜混浊或继发感染角膜溃疡、血管新生、角膜角化等。

【治疗】

1.少数倒睫可作电解术。单纯拔除倒睫可再生,新生长的倒睫刺激可能更明显。

2.有多数倒睫需手术矫正。有内翻者可作内翻矫正术。靠近外眦部无内翻者,可自灰线切开,将倒睫作 Z 形皮瓣转移手术。

## 二、睑内翻

眼睑内翻是指由各种原因引起的睑缘变形内卷、位置异常的一类疾病。由于睫毛与眼球的接触和刺激,病变轻者产生异物感、疼痛、溢泪,角膜粗糙、着染;病变重者可出现角膜浸润、溃疡、血管翳甚至混浊失明。

根据病因分以下 4 种:先天性、急性痉挛性、退行性、瘢痕性。

1.先天性睑内翻　发生于婴幼儿,多见于下睑,近内眦部的睑缘内翻致睫毛倒向眼球刺激角膜,尤以眼球下转时症状明显,与下睑内侧皮肤过多、内眦赘皮、睑缘及睑板前轮匝肌肥厚有关。患儿多伴有肥胖、鼻根发育欠佳。由于睫毛较为细软,多数患儿并不出现明显的损伤和症状。角膜在睫毛刺激部位发生上皮损伤,有流泪、畏光、球结膜充血等症状方引起注意,角膜下方可见薄层混浊,裂隙灯检查时可被染色。偶见上睑内翻者。

先天性眼睑内翻轻者随年龄增长可自愈。个别角膜刺激症状重或角膜损伤者可考虑手术,行穹隆部—眼睑皮肤穿线术,是利用缝线牵拉的力量,将睑缘向外牵拉以矫正内翻。

2.急性痉挛性睑内翻　常见于眼部创伤、炎症和内眼手术以后。由于眼部炎症和疼痛的刺激,造成眼轮匝肌痉挛,睑缘内卷。急性痉挛性睑内翻仅发生于下睑,眼睑多无器质性病变。此种改变为暂时性,可随眼部疾病的控制而消失。

3.退行性睑内翻　又称为老年性睑内翻、慢性痉挛性睑内翻。其病因与下睑缩肌无力或断裂、眶隔和下睑皮肤松弛、眶隔前轮匝肌与睑板前轮匝肌的重叠和干扰、眶脂肪萎缩、眼球内陷减弱了对眼睑的支撑等有关,多为综合因素所致。

下睑缩肌与眶隔一起将下睑向后、下牵引,使下睑能与眼球表面密切接触,保持下睑适当的张力,以对抗睑板前轮匝肌收缩使睑缘内卷的作用。随着年龄的增长,皮肤、浅筋膜和肌肉变得松弛,特别是下睑缩肌的松弛,减少了对下睑的支持作用。加上眼球的内陷,使下睑不能和眼球保持密切的接触,因此在睑板前轮匝肌收缩时出现下睑缘内卷。另外退行性睑内翻的患者还有一共同体征,即下睑膨凸,这是由下睑缩肌、眶隔及皮肤松弛造成的。

4.瘢痕性睑内翻　由于睑板和结膜的瘢痕收缩造成眼睑内层明显短于外层而致睑缘内卷。病因可为炎症(沙眼)、创伤(热灼伤、化学伤、眼睑全层裂伤)、手术等。瘢痕性睑内翻是持久性的,可造成严重的眼球结构及视功能的损害。

【症状】

1.自觉症状同倒睫,但较之为重。

2.睑缘常钝圆,睫毛内卷刺激角膜,引起外伤性点状角膜炎,甚至角膜溃疡,血管新生。瘢痕性者睑结膜可见到瘢痕形成。

【治疗】

1.根据原因治疗。先天性睑内翻为暂时缓解刺激症状,可用胶布将下睑牵拉或在患儿睡眠时以手指将内翻明显部位睑缘向下轻柔按摩,将睑缘外翻。在发育过程中常可自行消失,不能恢复者做内眦赘皮成形手术或缝线术。

2.老年性可做缝线术、皮肤轮匝肌切除术或眼轮匝肌折叠术等手术。目的是通过手术增强下睑水平、垂直方向的张力,加强睑板前轮匝肌等达到治疗效果。

3.瘢痕性睑内翻做睑板切断术、Horz 术、睑板结膜游离移植术等。

## 三、睑外翻

### 【病因】

睑外翻是睑缘离开眼球向外翻转的反常状态,下睑比上睑更常见。轻者仅睑缘和泪小点离开眼球,破坏了眼睑与眼球之间的毛细管作用而导致泪溢,眼睑皮肤受泪液刺激,患者不断手拭,更加重睑外翻。中度者则可见部分睑结膜暴露,重者全部睑结膜及部分穹隆结膜暴露,常出现眼睑闭合不全。临床上可分为5类:

1.瘢痕性睑外翻　在临床上最常见,它是由于眼睑皮肤、眼轮匝肌、睑板和眶隔广泛瘢痕粘连收缩所致,也可能是大片眼睑皮肤缺损或睑板变形。常见原因有:①感染、炎症:如急慢性睑腺炎、化脓性睑缘炎、眶蜂窝组织炎和骨髓炎、骨膜炎等;②外伤:如车祸伤、爆炸伤、热烧伤后遗症等;③眼睑和眼眶术后:如眼袋矫正术切皮过多,眶肿瘤摘除或眶骨折修复术后分层缝合不正确,上睑下垂矫正时肌肉垂直张力过强及缝合位置不良,也易导致上睑外翻和眼睑成角。

2.老年性睑外翻　因老年人的皮肤和眼轮匝肌张力减退所致。眶隔松弛导致眶脂肪前赘,以及长年不合理擦拭,也加重眼睑外翻。该病仅发生在下睑。

3.麻痹性睑外翻　由于面神经瘫痪导致眼轮匝肌收缩障碍而形成的,临床表现除眼睑外翻外,多合并歪口角、鼓腮困难等。

4.痉挛性睑外翻　常见于幼儿和青少年,上、下睑常同时发生,是由于眼表及眼球急性炎症导致眼轮匝肌痉挛,而眶内组织对眼睑的支撑、皮肤弹性均良好。眼球突出及角巩膜葡萄肿患者发生角结膜急性炎症时,更易导致上、下睑痉挛性睑外翻。

5.先天性睑外翻　在临床极为少见,病因不甚明确。有人认为与产伤或子宫过度收缩有关。该病发生在新生儿,常伴有其他眼部先天性异常,多见于上睑。临床表现除一侧或双侧上睑外翻外,球结膜不同程度的水肿或嵌顿于睑裂外,可诱发不同程度的眼轮匝肌痉挛,加重外翻。

### 【症状】

1.轻度外翻产生泪溢,眦部皮肤湿疹。重度者睑结膜暴露、充血、粗糙、干燥、肥厚。

2.眼睑闭合不全者可使角膜暴露、干燥、上皮脱落,引起兔眼性角膜炎。

### 【治疗】

1.根据原因治疗　瘢痕性眼睑外翻的处理是消除瘢痕的垂直牵引,修复眼眶及眼睑的缺损,恢复眼睑的形态和位置,治疗和保护角膜。主要手术方法有"Z"成形术,"V-Y"成形术,旋转皮瓣术和游离植皮术等。

2.老年性睑外翻可作 Kuhnt-Szymanowski 手术。

3.麻痹性睑外翻　首先治疗面神经麻痹。为防止发生暴露性角膜炎,可作外眦部睑缘缝合术。

4.痉挛性眼睑外翻治疗　首先积极治疗眼表面的急性炎症,对于轻度的痉挛性睑外翻无需处理眼睑,但是对于外翻眼睑嵌顿,引起明显结膜水肿者,行外眦切开。

5.先天性睑外翻的治疗　视病情而定,在出生后 1 周内如无结膜水肿脱垂可暂时性睑缘缝合,如结膜脱垂明显,可用透明质酸酶(750~1500)IU 行结膜下注射再缝合睑缘。为预防弱视,睑缘缝合术后 2 天需拆线,对于病程长而反复者,则行眼睑部分全层切除术。

不论何种原因造成的睑外翻,在未矫正外翻前均应注意保护角膜,涂大量消炎眼药膏,睡前可将患眼遮盖。

## 四、上睑下垂

### 【病因】
上睑下垂是由于提上睑肌或 Muller 肌功能不全或丧失,以致上睑不能提起或提起不全,而使上睑呈下垂的异常状态,遮盖部分或全部瞳孔,可能引起视力障碍。

### 【发病率】
发病率各家报道不一,Berke 在 200 例连续病例中发现 88% 是先天性的。Beard 报道 62% 为先天性。Fox 报道 90% 为先天性。Mayo 医院 150 例连续病例中 75 例为先天性。总之,先天性上睑下垂占有较大比例。

### 【分类】
上睑下垂从不同角度有多种分类方法,无论何种分类各有优缺点。

根据病因分类比较系统地对上睑下垂的特征、发病机制进行论述和分析,有助于对此病的全面认识、诊断和治疗。以下是综合的分类方法。

**(一)先天性上睑下垂**

1.单纯性上睑下垂  是提上睑肌发育异常而致其功能减弱,甚至丧失,不伴有眼外肌功能障碍以及眼睑或其他部位畸形的上睑下垂。临床所见大部分先天性上睑下垂属于此类。

2.上睑下垂伴有上直肌部分麻痹  文献报道有 5%~6% 提上睑肌发育不良伴有上直肌功能下降,这是因为提上睑肌和上直肌在胚胎时来自同一种胚叶胚芽,个别患者还伴有下斜肌麻痹。

3.上睑下垂伴腱膜分离。

4.上睑下垂综合征  除上睑下垂外还伴有小睑裂、倒向型内眦赘皮、内眦间距增宽(Kohn-Romamo 综合征),也有人称为小睑裂综合征或 Komoto 四联症,还见有小眼球、睑缺损、多指(趾)、并指(趾)等。

5.协同性上睑下垂

(1)下颌瞬目综合征(Macus-Gunn 综合征):静止时一侧眼睑下垂,当咀嚼、张口或下颌朝向对侧移动时,下垂的上睑突然上提,甚至超过对侧高度。以往认为其原因可能是由于三叉神经核的翼外神经部分与提上睑肌的神经核区间存在异常联系,或三叉神经与动眼神经之间发生运动支的异常联系,但现在认为是中枢性的。

(2)Duane 综合征:又称眼球后退综合征,是一种累及水平眼外肌的疾患,内转时,眼球向眶内轻度退缩,睑裂随之缩小;外转时睑裂恢复正常或轻度开大。睑裂缩小是由于眼球后退眼睑失去支撑所致。

(3)动眼神经错位再生性上睑下垂:眼球和眼睑运动随着注视方向改变存在着分离关系。典型病例是在原位注视时有 1~3mm 上睑下垂,向某方向注视时下垂更为明显,而向另一方向注视时(多为内转),上睑下垂可消失。

**(二)后天性上睑下垂**

1.神经源性

(1)动眼神经麻痹:因动眼神经麻痹所致。多为单眼。常合并动眼神经支配的其他眼外肌或眼内肌麻痹,可出现复视,瞳孔异常。其病变的性质可以是发育异常,也可以是外伤、肿瘤、炎症、血管病变以及内分泌或代谢性疾病如糖尿病等。

(2)后天获得性 Horner 综合征:为交感神经麻痹的部分症状,多见颈部手术、外伤与甲状腺疾病患者。因 Muller 肌的功能障碍,上睑轻度下垂,下睑略高形成小睑裂,眶内平滑肌麻痹,眼球后陷,因瞳孔开大肌麻痹,合并瞳孔缩小,颜面无汗、皮肤潮红、温度升高称为 Horner 综合征。

(3)偏头痛性上睑下垂:在偏头痛发作时或发作后出现轻度的肢体瘫痪或眼肌麻痹上睑下垂,头痛缓解后,可持续一段时间。

(4)多发性硬化症:为中枢神经系统原发性脱髓鞘疾病。少数患者可有动眼神经、外展神经麻痹,而致上睑下垂、眼肌麻痹等症状出现。

2.肌源性

(1)慢性进行性眼外肌麻痹:为少见的累及提上睑肌和眼外肌功能的进行性疾患。其特征为双上睑下垂和双眼向各方向运动受限。病因不明。一般 30 岁以前发病,先有上睑下垂,以后眼球运动逐渐障碍,尤以上转肌受累明显。

(2)重症肌无力:较常见,可以是单侧或双侧,伴有或不伴有眼外肌运动障碍。上睑下垂有典型的"昼轻夜重"和"疲劳"现象,新斯的明或 Tensiiori 试验可作鉴别。

(3)肌强直综合征:多有家族史,全身横纹肌受累,提上睑肌、眼外肌偶可受累,而致上睑下垂,眼外肌麻痹。

(4)进行性肌营养不良症:是一种由遗传因素引起的慢行进行性疾病,临床可分为 5 型。眼外肌型较少见,呈进行性双眼睑下垂和眼外肌麻痹。

3.腱膜性上睑下垂 各种原因引起的提上睑肌腱膜的损伤而造成的上睑下垂,统称为腱膜性上睑下垂,是临床上较为多见的一种上睑下垂,常见原因有外伤、退行性变、机械性(肿瘤)眼睑松弛症、长期戴接触镜、医源性(重睑术后等)、甲亢、过敏致慢性水肿等。

(三)假性上睑下垂

外观显示上睑呈下垂状态,但客观检查提示提上睑肌功能正常,上睑的真实位置也正常,常见于以下几种情况:

1.上睑皮肤松弛 上睑皮肤松垂,重者可遮挡瞳孔影响视力,但提上睑肌肌力正常。通过去除多余皮肤可使外观改善。

2.上睑缺乏支撑 在小眼球、眼球萎缩、眼球内陷、眼球摘除情况下,由于眼睑后面失去支撑力量,致使眼睑塌陷,睑缘低于正常。

3.特发性眼睑痉挛 由于眼轮匝肌痉挛,使睑裂变小显示睑下垂外观,长期眼睑痉挛可引起腱膜性上睑下垂。

4.眼位异常 有上斜视的患者,眼球上转瞳孔可被上睑遮挡,易被认为存在上睑下垂,应对照健眼,并检查提上睑肌肌力鉴别。

5.保护性上睑下垂 光亮度改变致反射性半闭睑裂,或在风尘吹拂中半闭睑裂,或儿童为避免复视而强烈收缩眼轮匝肌等,均系保护性闭眼的假性上睑下垂。

【症状】

1.睑裂变窄。压迫眉弓阻断额肌作用,上睑部分或完全不能上举。因要皱缩额肌借以提高眉部使睑裂开大,因此常呈现耸眉皱额现象,额部皱纹明显。单眼或双眼发生,如为双眼患者,常需抬头仰视。先天性上睑下垂常合并其他先天异常如内眦赘皮、斜视、小睑裂及眼球震颤等。

2.动眼神经麻痹者因可伴有其他动眼神经支配的眼外肌麻痹,产生复视。

3.肌源性上睑下垂休息后症状好转,连续瞬目立即加重,一般早晨轻、下午重。甲基硫酸新斯的明0.3～0.5g皮下或肌内注射后,15～30分钟症状明显减轻或缓解。

**【治疗】**

1.先天性上睑下垂不伴有上直肌麻痹者(闭眼后眼球上转,即 Bell 现象)需手术治疗。

(1)一般情况,以 2 岁后手术为宜,年龄过小患儿不合作,眼轮匝肌收缩力量过强,手术不易获得满意效果。

(2)严重的上睑下垂在麻醉安全的情况下,可提早在 1 岁左右手术,以避免头向后仰伸、脊柱后弯等畸形产生。

(3)如不伴有斜视、屈光不正、屈光参差,由于向下注视不会受下垂的上睑干扰,很少产生弱视,所以对单侧或双侧不严重(上睑未遮盖瞳孔)的上睑下垂,考虑在学龄前手术或能在局麻下完成时手术,效果会更好。

(4)伴有眼外肌麻痹的要考虑术后是否会发生复视,应先矫正斜视再矫正上睑下垂。

(5)其他如 Macus-Gunn 综合征,大部分患者随着年龄增长,症状逐渐减轻或消失,至青春期后仍明显者才考虑手术治疗。小睑裂综合征最好分期手术,首先做内外眦成形术,半年后再行上睑下垂矫正。

2.神经麻痹者应根据原因治疗,加用神经营养药物如维生素 B1、B12 及 ATP(三磷酸腺苷)等肌内注射。如无效病情稳定后再考虑手术。

3.重症肌无力所致上睑下垂,药物治疗效果不佳,上睑下垂较为固定,1 年后可考虑手术。

4.外伤性上睑下垂一般在创伤愈后 1 年,提上睑肌功能恢复已经处于稳定水平以及局部瘢痕软化后手术。如确定系提上睑肌撕裂或断离,可立即手术修复。

5.腱膜性、机械性等在治疗原发病的基础上,根据具体情况手术治疗。

**【手术方式的选择】**

任何一种矫正上睑下垂的手术方式都不可能适合所有上睑下垂病例。因此,在认真做好术前检查、掌握好手术时机的基础上,更重要的是选择一种最适合患者的手术方式。手术方式的选择主要根据患者的提上睑肌肌力,参考下垂量来决定。

1.提上睑肌肌力＜4mm 时,应选择利用额肌力量的手术。目前最常采用额肌瓣悬吊和阔筋膜悬吊术。

2.提上睑肌肌力 4～9mm 时,应选择提上睑肌缩短术。

3.提上睑肌肌力≥10mm 时,既可做提上睑肌缩短术也可做提上睑肌折叠术,如下垂量≤2mm 者,还可以选择做睑板-结膜-Muller 肌切除术、睑板-腱膜切除术或结膜 Muller 肌切除术。

4.腱膜性上睑下垂,应首选提上睑肌腱膜分离修复术,或提上睑肌折叠术等。

# 五、眼睑闭合不全

**【病因】**

眼睑闭合不全又称兔眼,是指睡眠或企图闭眼时,部分角膜、结膜不能被眼睑覆盖而暴露在外。

常见原因有:

1.面神经麻痹而致眼轮匝肌麻痹。

2.睑外翻、眼睑皮肤瘢痕、先天性眼睑缺损。

3.严重眼球突出如眶内肿物、甲亢、牛眼、角膜葡萄肿等。

4.重症昏迷病人及全身麻醉时睑裂不能完全闭合。

有的正常人睡眠时,睑裂不能完全闭合,暴露出下方的球结膜,称为生理性兔眼症,无临床意义。

【症状】

1.轻者闭眼时留有窄的裂隙,能闭合眼睑,或睡眠时暴露下方眼球,Bell 现象阳性,角膜一般不致受累。

2.重者暴露的球结膜充血、干燥、睡眠时眼睑不能闭合,角膜因而干燥、混浊,发生暴露性角膜炎,继发感染角膜溃疡、甚至角膜穿孔。

【治疗】

1.首先保护好眼球,涂以大量的油膏或戴亲水角膜镜。

2.按原因治疗。重症者可作睑缘缝合术。

3.皮肤瘢痕所致者应切除瘢痕组织进行植皮术或眼睑再造术。

# 六、睑痉挛

【病因】

睑痉挛属于原发性肌张力障碍,病因不明,指眼轮匝肌的痉挛性收缩,它以眼睑间歇性或持续性不随意紧闭为特征。多发生于中、老年人,为眼科常见的疾病之一。

【临床分类】

1.眼病性睑痉挛。

2.特发性眼睑痉挛。

3.脑炎后眼睑痉挛。

4.反射性眼睑痉挛。

5.周围面神经刺激性损害。

【症状】

1.轻者眨眼次数增多,眼轮匝肌阵发性、不自主的、频繁的小抽搐,不影响睁眼。

2.重症者抽搐明显,持续性眼睑闭合,以致睁眼困难,影响视物。隐匿起病,在精神紧张、情绪不佳时病情加重。

【治疗】

1.轻者采用地西泮、卡马西平、苯妥英钠等药物,以及中药针灸、理疗,效果尚不明确。

2.重症者可用肉毒杆菌毒素 A 小剂量在眼轮匝肌肌肉内注射,或手术治疗。

方法:取肉毒杆菌毒素 A 注射于上、下眼睑内、外侧及外眦部眼轮匝肌内,以及眉头、眉梢分 7 个点注射,每个点注射 0.1ml,含(2.5～5)U(单位),注射后短期内(2～7 天)痉挛迅速缓解见效,总体疗效持续 4 个月(3～6 个月)复发者需重复注射,但注射不能过于频繁,最多 3 个月使用一次,而且重复使用时采取低剂量。

【作用机制】

肉毒杆菌毒素 A 为厌氧梭形芽孢杆菌属,是神经毒素,有抑制周围运动神经末梢神经肌肉连接点释放乙酰胆碱的作用,而起到肌肉松弛性麻痹。但其会被机体逐渐代谢,作用逐渐减弱以至消失。

【副作用】

上睑下垂、复视、干眼症、暴露性角膜炎、瞬目减少、畏光、溢泪等,在注射后 1～6 周渐消退。

## 七、眼睑退缩

眼睑退缩是指原位注视时,上睑缘或下睑缘超过正常位置,致使上方角膜缘或巩膜暴露。

正常人原位注视时,上睑覆盖上方角膜1.5～2mm,如果上睑缘位置在这上方,为上睑退缩,正常人下睑缘中央位置与角膜缘处于同一水平或略低,如果下睑缘超过下方角膜缘致使下方巩膜暴露,则为下睑退缩。

### 【症状及病因】

1.多见于上睑,也可上下睑合并出现,眼睑退缩必须与其他眼睑病变如瘢痕性睑外翻所致的眼睑闭合不全、巩膜暴露相鉴别。

2.常见于甲状腺功能亢进或眼型Graves病,为甲状腺相关眼病最常见也是最早出现的体征;累及结膜、Muller肌以及提上睑肌的瘢痕性病变、眼睑或结膜手术后所致的瘢痕牵引、先天性提上睑肌和上直肌纤维化、面神经麻痹都可以出现眼睑退缩。

### 【治疗】

上睑退缩的矫正手术繁多,但手术基本原则是将提上睑肌延长,甲亢所致的眼睑退缩,如果有指征需做眶减压术或眼外肌手术者,应在眶减压手术后再做眼睑退缩矫正术。

（黄晓静）

# 第七节　眼睑肿瘤

## 一、眼睑色素痣

### 【概述】

眼睑色素痣属常见良性肿瘤,可同时与身体其他部位色素痣并存。色素痣是先天性扁平或隆起的病变,境界清楚,由痣细胞构成。可在幼年即有色素,或直到青春期或成人时才有色素。

### 【临床表现】

1.以睑缘多见,开始时肿物小,色素少,边界清楚,类似于乳头状瘤。

2.青春期逐渐长大,色素增加,以后静止。

3.位于表皮和真皮交界处的交界痣,有少数会发生恶变。

4.根据组织学,色素痣可分为:

(1)交界痣:一般为扁平状,呈均匀的棕色,痣细胞位于表皮和真皮交界处。有低度恶变趋势。

(2)皮内痣:最常见,一般为隆起状,有时为乳头瘤状。色素很少,如有则为棕色至黑色。痣细胞完全在真皮内,可能无恶性趋势。

(3)复合痣:常为棕色,由前两型成分结合在一起。有低度恶性潜势。

(4)蓝痣:一般呈扁平状,几乎出生时就有色素,呈蓝色或石板灰色。无恶性趋势。

(5)先天性眼皮肤黑色素细胞增多症:又称太田痣,是围绕眼眶、眼睑和眉部皮肤的一种蓝痣。好发于东方人和黑人,无恶性趋势。如发生于白人,则有恶性趋势。

**【诊断】**

根据睑缘或眼睑带有色素的小肿物,可以诊断。

**【鉴别诊断】**

1.眼睑黑色素瘤　来源于原先存在的交界痣、复合痣,也可自行发生。开始时呈扁平的斑状,边界不规则,颜色不等,以后发展为结节。当色素痣的颜色、大小、表面特征、质地、形状、周围皮肤有改变,以及出疼痛、发痒或压痛的感觉时,应当考虑有恶变的可能。

2.乳头状瘤　是常见的眼睑良性肿瘤。好发于睑缘,为圆形隆起小肿物,常有蒂。肿物表面可有色素,常有角化蛋白痂。生长缓慢或静止。

3.眼睑基底细胞癌　初起时为小结节,表面可见毛细血管扩张。因富含色素,可被误为色素痣或黑色素瘤,但它隆起较高,质地坚硬。它生长缓慢,患者无疼痛感。病程稍久肿瘤中央部出现溃疡,其边缘潜行,形状如火山口,并逐渐向周围组织侵蚀,引起广泛破坏。

**【治疗】**

1.一般不需治疗。

2.为美容可局部切除,但必须完整和彻底地切除。

3.色素痣出现迅速增大、变黑及破溃出血等恶变迹象时,应立即彻底切除,并进行病理学检查。

**【临床路径】**

1.询问病史　注意眼睑色素痣发生的时间。

2.体格检查　注意眼睑的改变。

3.辅助检查　不需特殊的辅助检查。除非怀疑恶变时需进行病理学检查。

4.处理　无需处理,随诊观察。

5.预防　无有效措施预防。


## 二、睑黄色瘤

**【概述】**

本病是很常见的眼睑良性肿物,多发生于中、老年人中,女性多于男性。部分患者合并遗传性高脂血症、糖尿病和其他继发性血脂过高,但多数患者的血脂是正常的。

**【临床表现】**

1.病变位于上睑近内眦角皮肤面,有时下睑也有。常为双侧。

2.为黄色扁平状肿物,表面有皱褶。

3.病理检查可见眼睑真皮内有含脂细胞聚集。

**【诊断】**

根据上睑内眦上方黄色扁平状肿物,可以诊断。

**【鉴别诊断】**

无特殊疾病与其鉴别。

**【治疗】**

1.为美容,可进行全厚皮肤和肿物切除,如果切除范围大,应植皮。

2.冷冻治疗,但有复发可能。

3.激光光凝治疗,也有复发倾向。

**【临床路径】**

1.询问病史　注意病变发生的时间,有无高脂血症。

2.体格检查　注意眼睑的改变。

3.辅助检查　不需特殊的辅助检查。

4.处理　无需处理。为美容可手术切除。

5.预防　控制高脂血症。

# 三、眼睑传染性软疣

**【概述】**

本病是由痘病毒感染所致的传染性眼睑疾病,通过直接接触或污染物传染,好发于青少年和儿童,可呈暴发流行。

**【临床表现】**

1.眼睑或睑缘皮肤上一个或数个灰色或白色小的扁平状柔软结节。

2.结节中央轻度凹陷,呈脐状。部分可被睫毛遮挡。

3.对结节加压可挤出一堆灰黄色皮脂样皮质。

4.结节一般在 3～12 个月吸收。

5.如果软疣长入结膜囊内,可伴发结膜炎、角膜炎。

**【诊断】**

1.根据睑缘和眼睑出现的小结节,可以诊断。

2.病理学检查有助于确诊。

**【鉴别诊断】**

眼睑色素痣:属良性肿瘤,是先天性扁平或隆起的病变,境界清楚,由痣细胞构成。可在幼年即有色素,或直到青春期或成人时才有色素。

**【治疗】**

1.激光光凝治疗,但有可能出现皮肤脱色素。

2.烧灼病变区。

**【临床路径】**

1.询问病史　注意病变发生的时间。

2.体格检查　注意眼睑的改变。

3.辅助检查　必要时进行病理学检查。

4.处理　手术切除为主,辅以烧灼。

5.预防　预防病毒感染。

# 四、眼睑鳞状细胞乳头瘤

**【概述】**

本病是常见的眼睑良性肿瘤。

**【临床表现】**

1.发生于眼睑皮肤,好发于睑缘。

2.为圆形隆起的小肿物,常有蒂。

3.肿物表面可有色素。

4.表面常有角化蛋白痂。

5.生长缓慢或静止。

6.依据病理检查可分为两种类型:①鳞状细胞型;②基底细胞型(皮脂溢性角化)。

【诊断】

根据眼睑肿物的形态,可以诊断。

【鉴别诊断】

眼睑色素痣:因为眼睑鳞状细胞乳头瘤表面有色素,应与色素痣鉴别。后者属良性肿瘤,是先天性扁平或隆起的病变,境界清楚,由痣细胞构成。

【治疗】

手术切除,但过多切除可造成睑缘瘢痕。

【临床路径】

1.询问病史　注意发生的时间。

2.体格检查　注意肿物的形状和颜色。

3.辅助检查　必要时进行病理学检查。

4.处理　手术切除。

5.预防　无有效的预防措施。


# 五、眼睑皮样囊肿

【概述】

本病为比较常见的眼睑良性肿瘤,因先天性发育异常引起。

【临床表现】

1.为发生于眼睑及内外眦部的囊样肿块。多发于眼睑颞上方,邻近眶缘处。

2.为圆形囊状隆起,大小不一,质软。

3.部分病例伴有眶缘缺损,甚或与颅内相通。

4.一般不与周围组织粘连,但可与骨膜黏附在一起。

5.囊肿缓慢生长,少数自行破裂,导致炎症和肉芽肿形成。

【诊断】

1.根据自幼发生于眼睑的囊性肿物,可以诊断。

2.病理学检查可显示囊壁有皮脂腺,囊腔内有角蛋白和毛发,有助于诊断。

【鉴别诊断】

睑板腺囊肿:为睑板腺排出口阻塞,腺体分泌物潴留在睑板内,对周围组织产生慢性刺激而引起的特发性无菌性慢性肉芽肿性炎症,不属于先天性病变。

【治疗】

1.肿物较小时应随诊观察。

2.手术切除。术中应注意囊肿与颅内的关系,避免发生意外。

【临床路径】

1.询问病史　注意肿物发生的时间。

2.体格检查　注意肿物的形状。

3.辅助检查　必要时进行病理学检查。

4.处理　手术切除。

5.预防　无有效的预防措施。

# 六、眼睑血管瘤

## 【概述】

血管瘤是眼睑常见的良性肿瘤,为先天性血管组织发育畸形而引起。分为:①毛细血管瘤,系毛细血管内皮细胞增生所致,属先天性。②火焰痣,又称葡萄酒色痣,因先天性毛细血管壁薄弱、扩张而形成。肿物由扩张的窦状血管组成,出生时就已存在。③海绵状血管瘤,为发育性病变,其周围有纤维血管膜包绕,病变多在真皮深层或皮下组织内,由不规则的血管窦组成。

## 【临床表现】

1.毛细血管瘤

(1)出生时或生后2～6周出现,生长较快。1岁后生长变慢,逐渐停止生长。有时可于1～5岁中完全消失。

(2)毛细血管瘤接近皮肤表面时为淡红色,因此又称"草莓痣";病变位于深层时呈蓝紫色,可向眶内蔓延。

(3)如果肿瘤大,压迫眼球,造成散光性弱视。

2.火焰痣

(1)出生时即有,静止不变。

(2)呈紫色扁平斑状肿物,边缘不规则,不像毛细血管瘤那样明显生长和退缩。常与 Sturge-Weber 综合征有联系。

3.海绵状血管瘤

(1)患者年龄较大,多在10岁左右发生。

(2)眼睑结节状淡紫色肿块,柔软,略具弹性,压之可消失,哭时迅速增大,颜色加深,有搏动感。

## 【诊断】

根据发生眼睑肿物的年龄、肿物的颜色和形态,可以诊断。

## 【鉴别诊断】

根据发生血管瘤的年龄、病变的颜色和形态,可对3种眼睑血管瘤做出鉴别诊断。

## 【治疗】

1.由于血管瘤为良性肿瘤,一般不需急于治疗。

2.毛细血管瘤有自行退缩的趋向,因此可观察一段时间,到5岁后治疗。如果因肿瘤引起眼睑不能睁开,阻挡瞳孔,则不能等待,以免造成弱视。首选治疗方法是向血管瘤内注射长效糖皮质激素。治疗时注意不要将药液注入全身血循环。如果治疗失败,可改用冷冻或注射硬化剂,可采用手术切除肿物,但因肿物无包膜,手术有一定困难。

3.对于火焰痣,如为美容可考虑激光或手术切除,常需植皮。如行冷冻治疗,则常有瘢痕。

4.对于海绵状血管瘤,可行放射治疗或手术切除。

## 【临床路径】

1.询问病史　注意肿物发生的时间。

2.体格检查　注意肿物的形状、颜色等改变。

3.辅助检查　必要时进行病理学检查。

4.处理　宜观察一段时间，当血管瘤消退到最后遗留下的残骸时，再行手术切除。

5.预防　无有效的预防措施。

## 七、眼睑基底细胞癌

【概述】

本病为我国最常见的眼睑恶性肿瘤，约占眼睑恶性肿瘤 95%。多见于中老年人。好发于下睑近内眦部。

【临床表现】

1.初起时为小结节，表面可见小的毛细血管扩张。

2.富含色素。

3.隆起较高，质地坚硬。

4.生长缓慢，患者无疼痛感。

5.病程稍久的肿瘤中央部出现溃疡，其边缘潜行，形状如火山口，并逐渐向周围组织侵蚀，引起广泛破坏。

6.罕有转移。如发生转移，最常转移至肺、骨、淋巴结、肝、脾和肾上腺。

【诊断】

1.根据老年人眼睑无痛性结节，可以诊断。

2.病理学检查有助于确诊。

【鉴别诊断】

1.眼睑色素痣　属良性肿瘤，是先天性扁平或隆起的病变，境界清楚，由痣细胞构成。

2.眼睑黑色素瘤　本病恶性程度高，来源于原先存在的交界痣、复合痣，也可自行发生。可为扁平斑状改变，边界不规则，有不同程度的色素沉着，或发展为结节。

【治疗】

1.此肿瘤对放射治疗敏感，因此应早期切除后再行放射治疗。

2.肿瘤应彻底切除，手术切除范围应足够大，最好应用冰冻切片检查切除标本的边缘。

3.光化学治疗:静脉注射光敏剂血卟啉衍生物，再进行激光照射。

4.冷冻治疗:对于有凝血功能障碍者，或患者不同意，或全身情况不允许手术，肿瘤位于内眦部时，可行冷冻治疗。

【临床路径】

1.询问病史　注意肿物发生的时间，是否疼痛。

2.体格检查　重点检查肿物的形态。

3.辅助检查　病理学检查要确定诊断。

4.处理　手术彻底切除和放射治疗。

5.预防　无有效预防措施。

## 八、眼睑鳞状细胞癌

### 【概述】

本病是发生眼睑的恶性眼睑肿物,发病率低于基底细胞癌。好发于老年人,常见于睑缘皮肤与结膜交界处,上睑及外眦部易受累。鳞状细胞癌可以自发,也可发生于原先存在的病变,如上皮内癌、光射性角化病和放射治疗后。

### 【临床表现】

1.眼睑无痛性结节,生长缓慢。

2.开始是过度角化的结节,以后出现溃疡。溃疡有一外翻的不规则边缘,坚实隆起。

3.肿瘤可渐向邻近组织蔓延,后期可通过淋巴系统转移,最后破坏眼球。

4.全身转移少见。患者可因颅内蔓延、继发感染、贫血、衰竭、恶病质而死亡。

### 【诊断】

1.根据老年患者、眼睑出现结节,并有溃疡等特点,可以诊断。

2.病理学检查有助于确诊。

### 【鉴别诊断】

1.假性上皮瘤增生症　可发生于眼睑任何部位。可因一些真菌感染、虫咬、药物或烧伤所致,呈现慢性炎性过程。表面隆起不规则,可有溃疡或痂皮,好似鳞状细胞癌或基底细胞癌。组织病理学特征:真皮内有不连接的鳞状细胞岛侵入。细胞显示有丝分裂,但无角化不良。核深染或不典型有丝分裂。在鳞状增生间常有白细胞浸润。炎性浸润可围绕鳞状细胞或在其下,但炎性细胞几乎不直接浸润癌细胞。

2.眼睑基底细胞癌　好发于下睑近内眦部。初起时为小结节,富含色素。隆起较高,质地坚硬。生长缓慢,患者无疼痛感。病程稍久肿瘤中央部出现溃疡,其边缘潜行,并逐渐向周围组织侵蚀。组织病理学检查可以鉴别。

3.眼睑皮脂腺癌　多发于中老年妇女,好发于上睑。最常见起源于睑板腺和睫毛的皮脂腺。肿瘤初起时为眼睑皮下小结节,与睑板腺囊肿相似。以后逐渐增大,睑板弥漫性斑块状增厚。相应的睑结膜呈黄色隆起。

### 【治疗】

1.广泛局部切除。

2.发现有眶内侵犯时应行眶内容摘除术,但是预后差。

3.放疗不敏感。

### 【临床路径】

1.询问病史　注意肿物发生的时间,是否疼痛。

2.体格检查　重点检查肿物的形态。

3.辅助检查　病理学检查确定诊断。

4.处理　手术彻底切除。

5.预防　无有效预防措施。

## 九、眼睑皮脂腺癌

### 【概述】

本病占我国眼睑恶性肿瘤的第 2 位。多发于中老年妇女，好发于上睑。最常见起源于睑板腺和睫毛的皮脂腺。

### 【临床表现】

1.如起源于睑板腺，肿瘤初起时为眼睑皮下小结节，与睑板腺囊肿相似。以后逐渐增大，睑板弥漫性斑块状增厚。相应的睑结膜呈黄色隆起。

2.如起自皮脂腺，则在睑缘呈黄色小结节。

3.表面皮肤正常。当肿块逐渐增大后，可形成溃疡或呈菜花状。

4.可向眶内扩展，侵入淋巴管，并发生肝、肺、纵隔等全身转移。

### 【诊断】

1.根据中老年人睑缘类似睑板腺囊肿的硬结，或睑板腺囊肿手术后多次复发的病变，可以诊断。

2.组织病理学检查有助于确诊。

### 【鉴别诊断】

睑板腺囊肿：是睑板腺排出口阻塞，腺体分泌物潴留在睑板内，对周围组织产生慢性刺激而引起的特发性无菌性慢性肉芽肿性炎症。眼睑皮脂腺癌与其相似，但前者病变多近睑缘，结膜面不像睑板腺囊肿那样光滑。切开时组织硬，不见囊肿内容物流出。对于老年人复发性睑板腺囊肿，都应将切除的组织送病理学检查。

### 【治疗】

1.彻底切除肿瘤，进行病理检查，确定边缘有无肿瘤。

2.对放射治疗和化疗均不敏感。

### 【临床路径】

1.询问病史　注意肿物发生的时间，是否有复发性睑板腺囊肿。

2.体格检查　重点检查肿物的形态。

3.辅助检查　病理学检查确定诊断。

4.处理　手术彻底切除。

5.预防　无有效预防措施。

## 十、眼睑黑色素瘤

### 【概述】

本病发病率低，但恶性程度高，来源于原先存在的交界痣、复合痣，也可自行发生。分为 4 型：①恶性小痣黑色素瘤；②表浅扩散性黑色素瘤；③结节性黑色素瘤；④起自痣的黑色素瘤。

### 【临床表现】

1.恶性小痣黑色素瘤

(1)恶性小痣是黑色素瘤的前质病变，为扁平斑状改变，边界不规则，有不同程度的色素沉着。

(2)主要发生于老年人的曝晒区。可向周边蔓延，为水平生长期。

(3)当发生向真皮侵犯时为垂直生长期,病变隆起,形成深棕色至黑色结节。

2.表浅扩散性黑色素瘤

(1)多见于中年人,病变较小。

(2)典型病变为表现扩散的色素斑,颜色不等,以后发展为结节。

3.结节性黑色素瘤

(1)多见于中年人,男多于女。

(2)为蓝黑色带蒂的小结节。

(3)此类型恶性程度高,预后差。

4.起自痣的黑色素瘤由色素痣暗示恶性变的预兆性体征

(1)颜色改变,特别变为红、白、蓝色调,或突然变深变暗。

(2)大小改变。

(3)表面特征的改变,如结痂、渗出、出血或溃疡。

(4)质地改变,如变软变脆。

(5)出现痛、痒或压痛的感觉。

(6)形状改变,如原先扁平病变迅速隆起。

(7)周围皮肤改变,如出现红、肿或卫星病变。

## 【诊断】

1.依靠临床表现可做出诊断。

2.组织病理学检查有助于确诊。

## 【鉴别诊断】

1.眼睑色素痣　为眼睑常见的良性肿瘤,是先天性扁平或隆起的病变,境界清楚,由痣细胞构成。以睑缘多见,开始肿物小,色素少,边界清楚。青春期逐渐长大,色素增加,以后静止。位于表皮和真皮交界处的交界痣,有少数会发生恶变。

2.乳头状瘤　是常见的眼睑良性肿瘤。好发于睑缘。为圆形隆起小肿物,常有蒂。肿物表面可有色素,常有角化蛋白痂。生长缓慢或静止。

## 【治疗】

手术彻底切除肿瘤。

## 【临床路径】

1.询问病史　注意肿物发生的时间。

2.体格检查　重点检查肿物的形态。

3.辅助检查　病理学检查确定诊断。

4.处理　手术彻底切除。

5.预防　无有效预防措施。

(宋宗艳)

# 第八章　巩膜病

## 第一节　巩膜解剖和生理

### 一、巩膜应用解剖

巩膜居眼壁后部,约占眼球壁外层的 5/6。角、巩膜在眼壁外层中所占比例数值应以角、巩膜表面积之比值为标准,即在眼球壁外层的总表面积中,角膜约占 1/11,巩膜约占 10/11。巩膜壳是不完全的球形,直径约 22mm,曲率半径为 12mm。巩膜由致密的纤维组织构成坚韧而具弹性的眼球外膜,是保护眼球内容物及对眼球起支撑作用的组织。巩膜外观呈白色,小儿巩膜较薄,可透露葡萄膜色调而稍呈蓝白色。在前部睫状血管穿过巩膜处,常见色素细胞由色素层移至眼外,在巩膜表面呈现青黑色斑点。此外在巩膜前、中、后部尚有神经、血管进出的小孔道多处。巩膜前方与占前 1/6 的角膜相接,后方偏鼻侧稍上方有视神经的出口——巩膜筛板。巩膜的厚度因部位及作用不同而异,最厚部分距后极约为 1mm,向前则逐渐变薄,赤道部为 0.3～0.4mm,直肌下最薄,只有 0.25～0.3mm,与直肌腱融合后的厚度也只有 0.6mm,前部角膜缘部则近 0.5～0.6mm。

前巩膜表面为眼球筋膜囊所包囊,两者之间形成巩膜上腔;巩膜的里面是脉络膜,两者之间的间隙为脉络膜上腔。巩膜占完整的眼球纤维层的大部,其前部与角膜相接称前巩膜孔,相接处称角巩膜缘,其后部视神经纤维出口处形成筛状板称后巩膜孔。由于前部的角巩膜缘及后部的巩膜筛状板纤维结构均较薄弱,抵抗力弱,故具有重要的临床意义。

1.前巩膜孔　前方与角膜相接,不规则的巩膜纤维在角膜缘处移行到排列整齐的角膜基质中,两者接合处恰如手表表面的玻璃嵌入表壳向内侧倾斜的槽内,在两者重叠部分,巩膜在前面伸展,遮盖角膜上下缘比左右缘稍宽。巩膜掩盖角膜的部分表现为新月形半透明巩膜缘。此区域在临床上内眼手术角膜缘切口的决定方面,具有重要定位作用。角巩膜交界处的外缘稍向下凹,形成外巩膜沟,相对在内面正对角巩膜连接处也形成有内巩膜沟。内巩膜的后缘稍隆起形成巩膜突,是睫状肌的附着处,即色素层的前附着环。内巩膜沟的基底部有 Schlemm 管,沟的本身有小梁网。角巩膜缘部结构精细,角巩膜的弯曲度各不同,生理功能复杂,故比较脆弱,当眼球受到暴力打击时容易发生破裂。

2.后巩膜孔　视神经的出口,位于眼球后部偏鼻侧,距后极约 3mm 且稍高于后极。孔呈漏斗形,内口直径为 1.5～2.0mm,外口直径为 3～3.5mm,其内缘突出如脊嵌入视神经内,并与脉络膜相连成为血管膜的后附着环。此处巩膜的 2/3 组织沿视神经向后延续到视神经硬脑膜鞘中,从胚胎学角度分析巩膜是硬脑膜的延伸。其内 1/3 横过巩膜孔形成网眼状薄板,板内的筛状孔为视神经纤维小束穿过,称巩膜筛状板。筛状板是巩膜壁最薄弱的部分,当眼压增高时,此处抵不过眼内高压而向后突,即出现病理性视乳头凹陷。另因视神经纤维密集于此孔中,孔壁不易扩张,在视神经炎症或水肿时,经过筛板小孔的视神经纤维容易受孔壁的压迫而萎缩。巩膜组织坚韧,但有很多神经与血管穿过的小孔道,形成薄弱处。这些小孔因位置不同可分为前、中、后三部分。

(1)后部孔:在视神经周围,有睫状后长、短动脉和神经通过,睫状后长动脉和神经通过的孔道呈斜向走行。

(2)中部孔:在赤道部后 4mm 处起有 4 条涡状静脉通过,它们在巩膜内的径路很长(约 3mm),且管腔异常粗大,一般排列成上下两对或三对且多位于上下直肌两侧,口径斜行长约 3mm。

(3)前部孔:距角膜缘约 2～4mm 有睫状前动、静脉由此通过,管孔与巩膜面垂直而短。在巩膜面上有时可发现黑色素斑点,此系色素细胞通过管孔而达于巩膜表面。在临床上眼内肿瘤可以经过这些孔道向外扩展,而在高眼压长期作用下,进入眼内的血管受孔道的束缚,可出现壶腹状扩张。

巩膜的组织结构比较一般,但从外向内也有一定程度的变化,一般分为三层。

1.巩膜上组织　是覆盖巩膜表面的一层疏松的纤维组织和弹力组织,前部连接球结膜,表面与眼球筋膜(Tenon 膜)的疏松小带相连接,深部逐渐致密移行到巩膜基质。虽然巩膜本身血管很少,但浅层巩膜组织则有较丰富的血管,有炎症时则易呈现充血。而前部的毛细血管扩张时,临床上称"睫状充血"。巩膜上组织中含有丰富的感觉神经纤维,故巩膜外层炎时常有疼痛。

2.巩膜基质层　由致密的纤维组织束构成,其中基本上不含血管,由平行的胶原纤维集合而成。纤维束表面互相平行,内面则相互交错,有的则互相移行。束的内部含有大量弹性纤维,弹力纤维在赤道部、前部及后部分布较多。弹力纤维在出生后逐渐发育,随年龄的增长而增多,到老年则逐渐减少。外眼肌腱也含有同样的胶原纤维,唯弹力纤维较粗且纤维束平行排列,故呈丝样光泽。而巩膜纤维排列则不规则,故呈瓷白色调。巩膜基质外层纤维束的排列及走行符合眼球张力及眼外肌牵引的力学要求,故部位不同其排列方向各异。在角膜周围及视神经出口处呈环形走行,其他部位则主要平行子午线方向,并互相交错。

巩膜纤维束与束之间有固定细胞,这些细胞为扁平形,细胞核在纤维束之间被压迫扭曲变形。此外,还有少量色素细胞及网状内皮细胞等。它们的胞质突起相互连接,形成合体细胞,与角膜基质内的角膜细胞相似。

3.棕黑板层　为脉络膜上腔的巩膜内面,是巩膜的最内层,此层纤维束较柔细,并含有多数弹力纤维及大量色素细胞,致巩膜内面呈棕黑色。棕黑板层与巩膜实质层相延续,二者不能分开,棕黑板层的胶原纤维又进一步分支形成更细微的纤维束,与睫状体上腔的纤维束相连接,使巩膜的最内面还有一层内皮细胞覆盖,其内部为脉络膜上腔的潜在空腔。

巩膜的超微结构:电子显微镜下巩膜是由纵横交错斜行其间的纤维原纤维束组成,此原纤维保持着胶原的性质,但胶原小纤维粗细不均,排列也不像角膜小板那样整齐,而且缺少细胞外基质黏多糖。

巩膜的血管和淋巴:巩膜的血管很少,仅分布于上巩膜组织中,在直肌附着点以后的巩膜部,由来自睫状后短动脉的细小分支供应。而在直肌附着点以前的巩膜部分,则由睫状前动脉形成的表层血管网供应。此血管网可分为上巩膜浅层血管丛及上巩膜深层血管丛。识别此血管丛,对鉴别巩膜炎症充血的深浅及性质有一定参考价值。

角膜缘部附近血管较丰富,动、静脉之间形成角膜缘血管袢。在后部视神经出口处,绕视神经周围巩膜中有视神经动脉环或称 Zinn 动脉环。巩膜基质除了穿行而过的血管以外,几乎不见血管。

巩膜内几乎无淋巴管。

巩膜的神经:巩膜受睫状神经(三叉神经眼支)支配,巩膜后部直接受睫状短神经支配。睫状长神经在视神经周围穿入巩膜,与睫状后长动脉一起通过巩膜下腔到达睫状体。一部分进入睫状体,多数分支由角膜缘部后方进入巩膜内,其中一部分也由此进入角膜。有的分支返回脉络膜,这样的分支在前端较多,特别是在肌腱附着部。此种神经丛在巩膜有多处,有似 Krause 小体知觉终末,粗大一点的神经有髓鞘,而细小的则脱失髓鞘。总之,巩膜内感觉神经极少,痛觉很不敏感,但对压力有一定的感受。

巩膜的特殊结构:与巩膜有关的特殊结构还有 Schlemm 管、小梁网,以及后部的筛状板、Zinn 动脉环等,这些结构均极精细复杂,对临床均有重要意义。

## 二、巩膜生理和病理

巩膜的主要生理功能为维持眼球的固有形态,保护眼球内容,保持视器官的屈光学功能。巩膜的形态一生中改变不多。

1.巩膜的化学成分　巩膜是一种分化的结缔组织,含有 70% 的水分,其他 30% 固体中,主要为胶原蛋白,占其干重的 75%,其他蛋白占 10%,以及较角膜含量为少的黏多糖等。巩膜基质是由原纤维组成,它以胶原纤维的形式存在,并组成基质的支架,其他化学成分组成与肌膜胶原及皮肤胶原并无大的差别。

2.巩膜的物理学性质　除巩膜纤维在解剖学上符合力学排列外,巩膜的机械强度也很高。原胶原蛋白具有分子量为 3 万的三股螺旋,这种结构是胶原蛋白所特有的,靠氢键结合在一起的三条多肽链彼此缠绕交联,并排成纤维,因此使其具有很高的坚韧性。

3.巩膜的光学性质　巩膜与角膜组织有类似的组成,因生理功能不同,巩膜是不透明的。巩膜胶原纤维与角膜的"格子理论"排列不同,其排列及走行不规则。在其基质中,亲水性强的黏多糖含量少于角膜,可能是巩膜不透明的重要原因。角膜透过率最高值在 600pm 处已达 93.8%。巩膜的双折光现象始于胚胎第 3 周,正常巩膜在偏光显微镜下显示其纤丝的固有排列,但与角膜相比则有较大的差异。当巩膜肉芽肿时,巩膜纤丝则失去其偏振光下的双折光现象。

4.巩膜药物透过性　已知人眼角膜缘的药物透过性最高,其次是角膜、前部巩膜,最后为后部巩膜。人们在测压计上见到,当离体人眼除去内衬后与测压计水柱连接,以检测眼压值时,随着水柱的升高则见巩膜渗漏加强,其机制可能与贯穿巩膜的血管周围间隙及直接通过巩膜外渗实现的,这可说明巩膜在去掉内衬后也有由内向外的透过性。

巩膜组织主要由胶原构成,以往认为它是一种结构单一的支架填充蛋白,缺乏生物学活性,故伤口的愈合和修复比较缓慢。当巩膜纤维被切断后,断端不发生水肿反而收缩,使创口裂开。另外,巩膜基质内含有少量活跃的纤维细胞,也不利于愈合。近年来随着细胞外间质生物化学的研究进展,认为胶原对伤口的修复及病理过程均起着积极影响,它有促进组织增生、分化的作用。据研究发现,人眼纤维细胞具有重建和取代损耗组织的功能。在胶原和蛋白多糖的合成和吸收之间,存在着动态平衡。所有的结缔组织都具有一种更新作用。如果纤维细胞失去补充胶原的能力,则会发生严重的胶原丧失而招致眼球毁灭性扩张。一般情况下,巩膜在创伤反应过后,在创缘周围即开始出现纤维细胞活跃,成纤维细胞合成胶原,交联、沉积,又不断被降解和改造,形成结缔组织修复。数周后在新形成的瘢痕中纤维已接近正常,但较密集且排列欠规整。一部分纤维采取子午线方向走行,形成"巩膜胖胀"而异于正常巩膜。

5.巩膜的病理　巩膜葡萄肿是当巩膜因外伤、手术或炎症后,其纤维束遭到严重破坏,被从葡萄膜起源的瘢痕组织代替,或造成巩膜纤维束的退行性改变,出现巩膜变薄,并逐渐脱落。巩膜变薄或瘢痕处往往只有一层色素上皮覆盖。全巩膜葡萄肿常常见于先天性青光眼;部分巩膜葡萄肿,如常见的高度近视、后巩膜葡萄肿、坏死性巩膜炎的局限性巩膜葡萄肿,也有先天性前巩膜葡萄肿的报道。最易发生葡萄肿的部位是角巩膜缘。Focaldermal hypoplasia(FDH)病时可发生巩膜性角膜。巩膜炎的组织病理观察,大体分为二型:

结节型:此型是典型的局灶性和坏死性肉芽肿炎症,结节周围有栅栏状排列的纤维母细胞和多梭病灶密集,有的近于融合,围绕大小不同的巩膜胶原碎片。这些胶原碎片吸收后,巩膜变薄,形成巩膜葡萄肿。

弥漫型:炎症反应弥漫,为大面积巩膜胶原被肉芽肿炎症围绕,引起巩膜增厚。

巩膜组织还可发生钙化,其结果是因局部营养不良所造成。另外,巩膜组织内还可发生囊肿,多为外伤植入性囊肿。

高度近视眼后葡萄肿的巩膜与正视眼的巩膜在电镜下观察比较,主要差异有三个方面:胶原束结构、纤维直径分布和纤维形态。近视眼巩膜多为板层结构,相互交织少,且比正常薄;纤维明显变细,直径大小差别变大;锯齿样、星状纤维明显增多。胶原纤维进行性破坏是近视眼巩膜结构的主要变化。开始是微原纤维分裂,使小部分胶原纤维受损。随着近视程度的加深,胶原纤维分裂更为明显,且后极部较赤道部破坏重。在此基础上,由于蛋白多糖键破坏导致微原纤维分解,使巩膜变薄。巩膜生化成分中,高度近视眼巩膜后极部及赤道部的胶原胱脯氨酸含量降低,减弱了胶原的抵抗力,使巩膜易于扩张;基质金属蛋白酶(MMPs)明显增多,影响巩膜主动生长和重新塑形,破坏了基质合成与降解的平衡,促进基质降解,导致近视眼的发生与发展。

（黄晓静）

# 第二节　巩膜先天性异常

## 一、蓝色巩膜

蓝色巩膜是巩膜发育停顿在胚胎状态所致,其巩膜纤维减少,纤维间黏多糖基质增多,致巩膜透明度增加,比较罕见。通常透见葡萄膜色素,使除邻接角巩膜部1～2mm区外的全部巩膜外观呈均匀亮蓝色或蓝灰色,在新生儿特别是早产儿,易见到半透明的巩膜下可隐约显露葡萄膜色调,呈均匀的蓝色。但只有在生后3年巩膜仍持续为蓝色时,才被视为病理状态。多为双眼发病,但也有单眼者。

此病虽可单独出现,但多与其他全身发育异常,与全身的支持组织发育异常相伴发,如骨脆症、关节脱臼和耳聋等。Vander Hoeve(1917)等作了比较全面的描述,以后即称其为 Vander Hoeve 综合征。本征患者大多数有蓝巩膜,其次可出现骨脆症及耳聋。骨脆症可分为三型:①成骨不全:在出生前及出生后即有自然骨折倾向或多处骨折。②骨脆症:常见婴儿早期出现骨折。③缓慢型:又称 Spurway 病。骨脆症发生于2～3岁,青春期后可发生耳硬化症。上述多种类型可出现于同一家庭的同一代人。耳聋的症状多发生于20岁以后,为耳硬化所致,也有因迷路病变导致耳聋者,有耳硬化者其巩膜蓝色常较重。

蓝色巩膜-脆骨综合征,常并发颅骨变形、关节脱位、牙齿畸形、胸廓异常、指(趾)愈着、韧带弛缓、下肢不全麻痹等。在眼部可并发角膜幼年环、绕核性或皮质性白内障、大角膜、小角膜、圆锥形角膜、小眼球、眼球震颤、青光眼、眼睑下垂、眼睑畸形、青年性脉络膜硬化、部分性色盲等。

认为本例可能与甲状旁腺功能亢进有关,目前无特殊治疗。

## 二、巩膜黑变病

巩膜黑变病是在巩膜前部约距角膜缘 3.5mm 处,有紫灰色或蓝灰色境界鲜明的着色斑块,斑块不隆起,形状呈不规则花斑状,特别多见于睫状血管穿过处。病侧眼虹膜呈深褐色,眼底也可见色素增多。多数为单眼,仅 10% 为双眼。同时伴有同侧颜面,特别是眼睑皮肤范围较广的色素斑,视功能一般不受影响。

【病因】

有些病例有遗传倾向,遗传方式多为常染色体显性遗传,但也有隐性者。

【病理】

巩膜棕黑层一般正常,中层色素减少,色素主要集聚于表层和上巩膜层胶原纤维之间。可见典型的载色细胞,其长突在巩膜纤维束之间缠绕。

【治疗】

本病一般无特殊疗法,但应注意观察眼压及眼底改变,如发现异常,对症处理。

## 三、先天性巩膜扩张

先天性视神经乳头周围巩膜扩张,使眼球后极部向深部凹陷。凹陷区的边缘清楚,并有一萎缩的脉络膜晕环,有时在环内暴露出白色巩膜。这种先天异常并非眼组织缺损,主要由于中胚叶形成眼球后极致密巩膜的发育延误。这种异常有时还见于某些小眼球。也有的影响到黄斑区或偏颞侧而不累及视乳头者。

（黄晓静）

# 第三节　巩膜炎

巩膜因血管和细胞少,又没有淋巴管,绝大部分由胶原组成,其表面为球结膜及筋膜所覆盖,不与外界环境直接接触,因此巩膜自身的疾病很少见。绝大部分巩膜炎是由相邻的组织或全身疾病而引起。据统计其发病率仅占眼病总数的 0.5% 左右。巩膜炎具有以下临床特征:①病程较长,易复发;②与眼部邻近组织或全身自身免疫性疾病相关;③对特异性及综合性治疗个体反应的差异较大。

巩膜炎的发病率女性多于男性,女性约占 70% 以上,双侧巩膜炎占 50% 左右,而后巩膜炎占 10% 左右。发病年龄常见于中年,35 岁以上者多见。

## 一、巩膜炎的病因

巩膜炎的病因多不明,尤其与全身疾病有关的巩膜炎,原因更难确定,甚至连炎症的原发部位是在巩膜、上巩膜、球筋膜或是在眶内其他部位也不清楚。

1.外源性感染　临床不多见,可为细菌、真菌和病毒等通过结膜、眼内感染灶、外伤口、手术创面等引起感染。

2.内源性感染　临床上很少见,如全身的脓性转移灶或非化脓性肉芽肿(结核、麻风、梅毒等)。

3.自身免疫性疾病　特别是血管炎性免疫病,是最常见引发严重巩膜炎的病因。

此类型巩膜炎的发生、发展与病变程度与自身免疫性疾病的性质、持续状态和严重程度有关。如常见的原发性中、小血管炎性病变，并伴结缔组织炎的疾病，如：①类风湿性关节炎；②系统性红斑狼疮；③复发性多软骨炎。另一类为血管炎症伴肉芽肿性疾病，如：①结节性多动脉炎；②Behcet 病；③Wegener 肉芽肿病等。另外还有与皮肤或代谢有关的疾病，如酒糟鼻、痛风等。所以临床上医生要诊断巩膜炎时，需要对患者眼及全身做全面的检查，找出可能的全身病因，以便眼病和全身病同时治疗，以达到良好的疗效。

## 二、巩膜炎的组织病理

巩膜炎的组织病理学研究不多，目前的结果多见于摘除眼球和术中切下病变组织的观察结果。巩膜炎时出现的浸润、肥厚及结节是一种慢性肉芽肿改变，具有炎性纤维蛋白坏死及胶原纤维破坏的特征。常在血管进出部位见局限性炎症。

肉芽肿性炎症表现为被侵犯的巩膜为慢性炎症，有大量的多核白细胞、巨噬细胞和淋巴细胞浸润，这些细胞与炎症组织形成结节状及弥漫性肥厚的病灶。肉芽肿被多核的上皮样巨细胞和血管包绕，有的血管有血栓形成。类风湿性结节性巩膜炎除表现为有巩膜肉芽肿样改变外，血管周围炎表现突出；而非风湿结节性巩膜炎，则表现为巩膜明显增厚，结缔组织反应性增生，但很少坏死，血管周围炎表现不明显，而以淋巴细胞浸润为主。

浅层巩膜炎表现为浅层巩膜血管充血，淋巴管扩张，炎症控制后多不留痕迹。前巩膜炎常会波及角膜，而近角膜缘的角膜基质炎也常累及前段巩膜。

坏死性巩膜炎时，病灶中央区出现纤维蛋白坏死，严重时见炎症细胞浸润中心有片状无血管区，造成组织变性坏死，继而可出现脂肪变性或玻璃样变性、钙化等。坏死组织逐渐吸收，此局部巩膜变薄而扩张。眼内色素膜组织膨出，形成巩膜葡萄肿样改变，有的则形成纤维增生，形成"肥厚性巩膜炎"。

## 三、巩膜炎的临床类型及临床表现

巩膜炎的临床类型，按侵犯巩膜的部位分为前部、后部及全巩膜炎三大类。按病变性质又分为单纯性、弥漫性、结节性、坏死穿孔性四大类，而临床上的诊断是把病变部位和病变性质这两种分型结合起来进行分类，如以弥漫性前部巩膜炎最为常见，约占50%，其次为结节性前部巩膜炎，前部坏死穿孔性巩膜炎相对较少，后巩膜炎约占10%。由于后部巩膜炎易被临床医生忽视，实际发病率可能高于10%。

### （一）表层巩膜炎

1.单纯性表层巩膜炎　常见于睑裂区靠近角巩膜缘至直肌附着之间的区域，表现为表层巩膜及其上方球结膜发生弥漫性充血，充血为暗红色，巩膜表浅血管怒张、迂曲、无深层血管充血的紫色调，也无局限性结节。常有眼胀痛、刺痛感，不影响视力，本病可周期性发作，一般发作时间较短，有的女患者与月经周期有关。

2.结节性表层巩膜炎　较常见，以局限性巩膜充血、结节为特征的一种表层巩膜炎，结节可为1个或数个，直径约2～3mm，结节位于巩膜表层组织内，可被推动，同时病灶处的球结膜充血、水肿。病程约2周左右，结节由红色变为粉红色，形态也由圆形或椭圆形隆起逐渐变小和变平，最后可完全吸收。一般不影响视力。结节在反复发作时可出现于不同部位，最后可形成环绕角膜、巩膜的环形色素环。

有些患者可引起周边部角膜基质炎或虹膜睫状体炎。

### （二）巩膜炎

巩膜炎比表浅巩膜炎严重，也少见，是巩膜本身的炎症。常发病急，伴发角膜和葡萄膜的炎症。由于反复发作,常导致巩膜变薄及相邻组织的炎症而引起并发症,故预后不佳。

巩膜炎主要与全身血管性自身免疫病、胶原和代谢性疾病关系密切。免疫反应的类型以Ⅲ、Ⅳ型抗原抗体复合物或迟发性超敏反应为主,如原发坏死性前巩膜炎患者对巩膜可溶性抗原是迟发型超敏反应,但多数患者难找出原因。

### (三)前巩膜炎

病变位于赤道前,可分为结节性、弥漫性和坏死穿孔性巩膜炎三种。

1.弥漫性前巩膜炎  本病是巩膜炎中最良性的一种,只有约20％合并有全身性疾病。临床上也可见病变处巩膜弥漫性充血,上方球结膜常轻度充血,但水肿较明显,在结膜充血、水肿看不清下方巩膜时,滴1∶100肾上腺素收缩球结膜血管后,便易发现下方巩膜血管的充盈情况和巩膜的病变范围。病变范围可局限于一个象限,严重者也可占据全眼前段。

2.结节性前巩膜炎  临床上起病缓慢,但逐渐发展。眼胀痛、头痛、眼球压痛为最常见症状。炎性结节呈深或暗色完全不能活动,但与上方浅层巩膜组织分界清楚。结节可单发,也可多发,有的可以形成环形结节。病程较长,有的可达数年。常合并有角膜基质炎或前葡萄膜炎,而影响视力。

3.坏死性前巩膜炎  亦称坏死穿孔性前巩膜炎,是最具破坏性的一种,也常是全身严重血管性疾病或代谢病的先兆,病种迁延,常累及双眼。临床上早期表现为巩膜某象限局灶性炎症浸润,可见病变区充血、血管怒张迂曲,典型表现为局限性片状无血管区,在此无血管下方或附近巩膜表现为水肿。病变的区域开始很小,随着病程进展,可见大面积坏死或从原发病处向周围扩展,也可见几个不同象限同时有病灶存在,最后可侵及全巩膜。当炎症控制后巩膜仍继续变薄,可见到下方的葡萄膜色素。当眼压升高时,易出现巩膜葡萄肿。Foster(1992)观察的172例巩膜炎患者中,有34％为坏死性前巩膜炎,其中4例为成人类风湿患者。巩膜炎的加重与类风湿的活动有密切关系,从弥漫性或结节性巩膜炎向坏死性巩膜炎进展时,也通常意味着身体其他部位有类风湿血管炎。坏死性巩膜炎还可见于巩膜外伤后。系统性红斑狼疮患者中有1％出现巩膜炎,其出现是系统性红斑狼疮全身活动期的体征。全身疾病恶化时,巩膜炎同步加重有复发性,有时可见到弥漫性或结节性前巩膜炎转化成坏死性巩膜炎。

### (四)后巩膜炎

系指发生于赤道后部及视神经周围巩膜的炎症。著名巩膜炎专家Watsor指出:"后巩膜炎是眼科中最易误诊而又具可治性疾病之一。"由于临床表现变化多样,常导致临床上误诊或漏诊。本病在未合并前巩膜炎,外眼又无明显体征时,最易造成漏诊。在检查一些被摘出的眼球后,发现患过原发性后巩膜炎或前巩膜炎向后扩散的眼球并不少见,表明后巩膜炎在临床上的隐蔽性。

【临床表现】

1.症状  后巩膜炎最常见的症状有眼胀痛,视力下降,眼部充血等,疼痛程度与前部巩膜受累程度成正比。有些患者除主诉眼球痛以外还放射到眉部、颞部等。也有一些患者没有症状或仅有这些症状中的一种。严重患者可伴有眼睑水肿,巩膜表面血管怒张、迂曲,球结膜水肿,眼球突出或出现复视。有时症状和体征与眼眶蜂窝组织炎难以区别。其鉴别为巩膜炎的球结膜水肿较蜂窝组织炎明显,而眼球突出又较蜂窝组织炎轻。

视力下降是最常见的症状,其原因是巩膜的炎症引起相应视网膜的炎症,有时可造成渗出性视网膜脱离,黄斑部的后巩膜炎性渗出,可致黄斑囊样水肿,还可直接导致视神经炎发生。由于后巩膜弥漫性增厚导致眼轴缩短。有些患者主诉近视度数减轻或远视明显增加,而引起视疲劳。

临床和病理方面的研究结果显示,后巩膜炎患者常有前部巩膜受累,表现有高隆部浅层巩膜血管扩张,弥漫或结节性前巩膜炎。在重症后巩膜炎的患者,同时伴有巩膜周围炎。这些炎症常扩散到眼外肌或眼眶,导致眼球突出,上睑下垂和眼睑水肿等表现。由于眼外肌炎症,也可见有眼球转动痛或复视。

2.体征　除部分有前巩膜炎的表现外,大部分为眼底的改变,如视盘水肿,黄斑囊样水肿,浆液性视网膜脱离,视神经炎或球后视神经炎的表现。概括起来有以下5个方面:①局限性眼底肿胀,常见于结节性后巩膜炎引起的脉络膜隆起,有些患者并无明显症状,只是在检查时才被发现,有些患者有眼眶周围痛。隆起处视网膜色泽一般与正常眼底网膜无差异,但常见为周边的脉络膜皱褶或视网膜条纹。②脉络膜皱褶、视网膜条纹和视盘水肿。这是后巩膜炎的主要眼底表现。③环形脉络膜脱离。在邻近巩膜炎病灶处可见略显球形的脉络膜脱离,但环形睫状体脉络膜脱离更常见,易导致虹膜隔前移,致房角前移造成眼压升高。④渗出性黄斑脱离常见于年轻女性患者。后巩膜炎可致后极部血-视网膜屏障破坏,而出现渗出性视网膜脱离,这种脱离只限于后极部。眼底荧光血管造影可见多处小的荧光渗漏区,超声波检查可助于诊断。因此,对原因不明的闭角型青光眼、脉络膜皱褶、视盘水肿、局限性眼底肿块、渗出性视网膜炎等患者,均应想到此病的可能。

## 四、巩膜炎的眼部合并症

巩膜炎的眼部合并症较多,常见于坏死或穿孔性巩膜炎,在炎症或继发眼内炎症时,合并有周边角膜炎(37%)、白内障(7%)、葡萄膜炎(30%)、青光眼(18%)、巩膜变薄(33%)等。

前节巩膜炎症扩散引起前节葡萄膜炎,后巩膜炎则常造成后葡萄膜炎。虽然有1/3的巩膜炎患者有巩膜变薄,巩膜玻璃体变性等,但只有严重坏死型和巩膜软化症时才可见到巩膜穿孔的发生。

1.硬化性角膜炎　常为女性发病,年龄较大,多累及双眼,反复发作,可波及全角膜及虹膜、睫状体,造成闭角型青光眼的发作。

临床表现为病变的边缘角膜白色纤维化样混浊,脂质沉着,相应的巩膜血管怒张,巩膜与发病角膜之间边界不清。角膜纤维化混浊区可见较强的反光和似有棉花颗粒的聚积。随着病情的进展,角膜混浊区逐渐扩大,并向角膜中央延伸,病变的角膜区常为新生血管化。结节性巩膜炎表现为较局限的角膜炎症,这些角膜炎也常伴有角膜的带状疱疹感染。

还有的表现为角膜中央的表面或浅中基质层混浊,与巩膜部位无关系,角膜混浊区开始呈灰白色或灰黄色,以后变为白色,典型的呈舌状或三角形,尖端向角膜中央。炎症控制后,在角膜基质板层内常残留线状混浊,外观如陶瓷状。这些混浊一般不消失,严重患者的角膜混浊可以逐渐发展成环状,仅角膜中央留有透明区,进而发展成全角膜混浊。

2.前葡萄膜炎　巩膜炎可造成葡萄膜炎,其炎症几乎都是由巩膜的炎症扩散或伸延而造成的。Foster报道了32例类风湿性巩膜炎患者中,14例有前葡萄膜炎。并发前葡萄膜炎的患者中,7例为坏死性巩膜炎,5例为弥漫性巩膜炎,2例为结节性前巩膜炎。还有些患者可同时伴有后葡萄膜炎。

3.青光眼巩膜炎　尤其前巩膜炎的各阶段,均可发生眼压升高,类风湿巩膜炎青光眼的发生率为19%,而摘除眼球的组织学研究发现其发生率可增加到40%以上,其原因为:①睫状体脉络膜渗出导致虹膜-晶状体隔前移致房角关闭;②房水中炎症细胞浸润阻塞小梁网及房角;③表层巩膜血管周围炎症浸润后组织增厚,致巩膜静脉压上升;④Schlemm管周围淋巴管增生,影响房水流出速度;⑤全身及眼局部长期应用糖皮质激素,诱发皮质激素性青光眼。

4.视网膜和视神经炎　后巩膜炎时常伴发后极部视网膜水肿、渗出性脱离,视乳头水肿和黄斑部水肿,还可见眼底网膜上有絮状渗出。还有报到见双侧坏死性巩膜炎与双侧缺血性视神经病变和边缘性角膜溃疡同时发生。

5.眼球运动障碍 约有10%的巩膜炎患者有眼球运动障碍,主要为后巩膜炎症波及眼外肌所致,主要症状和体征为疼痛、视力下降、复视,检查时常见眼睑水肿和球结膜水肿,为炎症累及眼肌致运动受限性眼位的表现。

## 五、巩膜炎的全身检查及实验室检查

由于巩膜炎常与自身免疫性疾病有关,在诊断时除全身与局部的特征外,进行全身和实验室检查是十分必要的。

### (一)全身检查
胸、脊柱、骨骼关节 X 片。

### (二)实验室检查

1.血常规 如类风湿性关节炎有贫血、血小板增多,嗜酸性粒细胞增多等。血沉加快是巩膜炎的共同表现,还可表现为补体水平下降。肝肾功能,血清肌酐和尿素氮检查也有助于鉴别诊断。

2.免疫学指标

(1)类风湿因子是一种自身抗体,通常为IgM,约80%的典型类风湿性关节炎患者血清类风湿性因子阳性,尤其在坏死性巩膜炎的患者,抗体溶度明显升高。

(2)循环免疫复合物,与类风湿性巩膜炎等有密切关系,有时类风湿因子阴性的患者循环免疫复合物可为阳性。

(3)抗核抗体,约40%的类风湿性关节炎患者的血清抗核抗体为阴性,在巩膜炎患者中约有10%表现为此抗体阳性。

(4)其他如补体,冷球蛋白等也可作为血清学的辅助诊断。

### (三)特殊检查

1.荧光血管造影 ①典型的弥漫型或结节型巩膜炎,荧光血管造影显示血管床的荧光增强与通过时间减低,血管充盈形态异常,异常吻合支开放,血管短路,深部巩膜组织中早期荧光素渗漏。②荧光眼底血管造影,早期可见脉络膜背景光斑,继而出现多个针尖大小的强荧光区,晚期这些病灶的荧光素渗漏。但这些表现并不是后巩膜炎的特异性表现。

2.超声波检查 主要用于后巩膜炎的诊断,一般认为厚度在 2mm 以上考虑异常。另外可见球后组织水肿、视盘水肿、视神经鞘增宽和视网膜脱离等。对于后巩膜炎,眼前节无任何炎症体征者,B 型超声波的检查尤为重要,是诊断的重要手段。

3.CT 扫描 此项检查的特异性不如超声检查,但 CT 除可显示巩膜厚度外,还可显示视神经前段和相邻眼外肌的变化。

4.MRI 扫描 有报告此项检查在诊断后巩膜炎时不如 CT 可靠,目前正在研究中。

## 六、诊断和鉴别诊断

根据病史、眼部及全身表现、试验室和特殊检查,一般诊断并不困难,但应与以下的疾病进行鉴别。

1.眼眶炎性假瘤 尤其眼眶急性炎性假瘤,有许多症状和体征与后巩膜炎相似,如均有急性发作,中或重度疼痛,眼睑水肿,上睑下垂,结膜充血和水肿,眼球运动障碍等,B 型超声波检查均显示巩膜增厚和结膜囊水肿。但 CT 显示眼眶炎性假瘤时眶内多可见到炎性肿块,还可从 B 型超声波检查和CT 检查结果判断是巩膜增厚还是眼球壁周围炎症引起的水肿。

2.脉络膜黑色素瘤　除了较典型的眼底表现外,超声显示肿块呈低反射,无球后水肿等。有后巩膜炎误诊为脉络膜黑色素瘤摘除眼球的报告。

3.脉络膜皱纹和黄斑水肿　如甲状腺相关眼病,眶肿瘤等也可出现这些体征。

## 七、巩膜炎的治疗

巩膜炎的治疗原则,首先应明确病因,对因治疗的同时进行眼部对症治疗。

1.表层巩膜炎　是一种良性复发性眼病,有自限性,如不行治疗,1~2周可自愈,如局部应用糖皮质激素或非甾体类眼药可迅速缓解症状,减轻炎症,如巩膜炎合并虹膜睫状体炎时,按虹膜睫状体炎的治疗原则进行处理。

2.巩膜炎　局部和全身应用糖皮质激素或非甾体激素抗炎药物常可使炎症迅速减轻和控制。但对深层巩膜炎,结膜下注射糖皮质激素类药物后可造成巩膜穿孔,应视为禁忌。目前眼用制剂工艺已有很大改善,药物对眼球的穿透性较好,故完全可用滴眼药水的方法来取代结膜下注射。

局部应用糖皮质激素眼水。首次应用时,需较高浓度的激素眼水并频繁滴眼约15分钟~半小时一次,共4~6次。当结膜囊内药物达到一定浓度后,改为2小时一次,1~3天如症状明显控制后,改为每天四次。为巩固疗效和防止发生糖皮质激素青光眼,用低浓度的眼药水如0.02%氟美瞳等以维持和巩固疗效。当局部用药效果不佳或巩膜炎较严重时,则应联合全身应用糖皮质激素,如强的松1~1.5mg/kg,视病情变化,1~2周后开始逐渐减量。在口服糖皮质激素时,均应采用生理疗法,即在早上8点钟左右一次性口服,并且适当补钾及钙,以减少全身的副作用。

严重病例,如坏死性巩膜炎,为单眼发病时,进展较缓慢,可每周2次加用环磷酰胺联合糖皮质激素治疗。而当坏死性巩膜炎为双眼发病,病情进展快时,在严格检测肾功能后,加大环磷酰胺的药量,每天2mg/kg。用药期间,一定要注意血象的变化。

环孢素A作为一种强效免疫抑制剂,开始主要用于组织和器官移植术后的抗免疫排斥,并已用于治疗自身免疫性疾病,包括眼葡萄膜炎,视网膜血管炎等眼部疾病,近10年有很多应用环孢素A治疗巩膜炎成功的报道。其作用机制为选择性作用于CD4细胞、抑制抗原诱导下的T细胞激活过程,因此能中断T细胞的早期激活反应,而对已激活的T杀伤性细胞影响较小,且无骨髓毒性。眼科应用,有1%环孢素眼水,2%眼膏,严重患者可口服环孢素胶囊2~3mg/(kg·d),还有报道糖皮质激素联合环孢素A治疗重度巩膜炎比联合环磷酰胺疗效好,副作用少。

手术治疗:只适用于坏死穿孔性巩膜炎时,切除坏死组织行同种异体巩膜修补术,术后还需行全身和局部的药物治疗。

(黄晓静)

# 第四节　特殊类型的巩膜病

特殊类型的巩膜炎几乎均与全身的某些疾病有关,很多为全身病在眼部的一种表现,如类风湿性关节炎,其巩膜炎的发病率为10%~30%,系统性红斑狼疮的巩膜炎发生率在1%。另外复发性多软骨炎、关节炎、结节性多动脉炎、Behcet病等均报道与巩膜炎的发病有关,以下重点叙述发病率较高,病程较重的几种特殊巩膜炎。

## 一、Wegener 肉芽肿病

Wegener 肉芽肿（WG）是一种病因不明的全身性疾病，主要为全身胶原血管病的眼部表现，最初可为眼部表现。全身表现为上、下呼吸道肉芽肿性炎症，全身坏死性血管炎及肾小球肾炎三大主征。本病发病率并不高，为散在性，发病年龄多在 40～60 岁。

### 【病因与发病机制】

近年的研究显示，Wegener 肉芽肿可能是一种由 T 细胞介导的迟发性超敏反应，发病机制主要为免疫复合物，抗血管内皮细胞抗体淋巴细胞和抗溶酶体抗体介导的组织损伤，其中淋巴细胞介导的损伤可导致形成离合 T 细胞和巨噬细胞的肉芽肿，且对软组织损伤的作用较大。

组织病理改变主要为：实质性组织损伤、小血管炎和肉芽肿性炎症，还有报道认为此病与某些病毒感染造成的病理损坏有关。

### 【临床表现】

Wegener 肉芽肿病眼部表现较多，包括巩膜炎、角膜炎、缺血性视神经病变、视网膜血管阻塞及全葡萄膜炎等，严重者还有眼眶炎性假瘤、眶蜂窝组织炎等表现，多为双眼先后发病，伴有眼部疼痛。

坏死性巩膜炎和边缘性角膜溃疡是 Wegener 肉芽肿最严重的眼部表现，常引起眼球穿孔，许多本症的角膜损害在开始很难与 Mooren 溃疡相区别，特别是 Mooren 溃疡（恶性型）就更难区别。一般来说后者的角膜溃疡为主要发病过程，而 Wegener 肉芽肿则以巩膜的炎症为主。大约 10％的 Wegener 肉芽肿患者双眼视力丧失，其原因有严重角、巩膜炎症致眼球穿孔，全巩膜炎致的葡萄膜炎，视网膜炎，新生血管性青光眼等，还有呼吸道肉芽肿侵入眶内等一系列病理损坏所致。

由于自身免疫导致的实质性组织损伤和广泛的小血管炎，可以导致肾小球的严重损害，故早期可检查到尿中有红细胞，后期可有肾功能异常。由于全身的抵抗力减低，再加上全身应用免疫抑制剂，肺部容易继发其他感染，而被误诊为肺炎或肺结核病。鼻部的软骨破坏，可以形成鼻梁塌陷和马鞍鼻。

有学者报告 1 例 Wegener 肉芽肿，除双眼角巩膜缘溃疡，还合并两下肺大小不等斑片状密度增生阴影，双肘及膝部皮肤对称性结节。还有学者报告 2 例 Wegener 肉芽肿，初诊被误诊为 Mooren 溃疡而 10 余次行板层角膜移植手术，当发现患者鼻梁塌陷和出现明显肺部似其他感染的症状和体征时才确诊此病。

### 【诊断】

根据：①临床上有眼部特异性表现；②鼻或口腔炎症，胸部 X 片异常；③肾功能异常；④受累组织活检可见典型实质性组织损伤、血管炎和肉芽肿改变等。进行综合判断。近年有报道，抗中性粒细胞胞质全身抗体的增高与 Wegener 肉芽肿的发病关系密切，所以应用对此抗体的检测是目前诊断本病一种较为敏感的实验室手段。

### 【治疗】

1.全身和局部应用免疫抑制剂治疗：全身应用环磷酰胺和糖皮质激素，或环孢素 A 联合糖皮质激素，均可以获得一定疗效。局部用 1％ CSA 眼水或眼膏，同时滴用糖皮质激素。为了防止组织的自溶和感染，配合应用 3％半胱氨酸眼水和抗生素眼水滴眼。

2.对疗效欠佳者，可以行结膜切除术联合板层角膜移植术，手术原则同 Mooren 溃疡。

## 二、类肉瘤病

类肉瘤病又名结节病,是一种病因不明的侵犯多系统的全身病。主要侵犯胸内脏器,占90%。眼部受累约占本病20%～50%,眼部首发结节病症状者较少见,而巩膜受累者则更为罕见。一般预后较好,但也有预后不良者。

**【病因与发病机制】**

近年免疫学研究发现,本病可能是属于迟发型变态反应,T细胞无反应性和细胞免疫障碍,淋巴细胞增生伴B细胞活性增高,体液免疫亢进。这种类型的肉芽肿性改变,可能与个体免疫机制失调的自身免疫病有关。病变组织表现为肉芽肿性改变。主要由类上皮细胞构成的结节,无干酪样变和周围淋巴细胞浸润。

**【临床表现】**

眼结节病中眼球各部分组织均可受累,其中葡萄膜炎是主要的表现,约占40%～72%。急性前部葡萄膜炎的特征为羊脂状KP,约1/4患者可见虹膜结节及脉络膜大而粉红的结节。视网膜蜡样渗出或小圆形结节,视神经乳头也可受累。玻璃体病变呈雪球样混浊。严重病例,晚期可继发青光眼及后巩膜炎而失明。

全身体征:皮肤病变多见于女性,面部红斑、丘疹、结节、涎腺肿大,但此病主要为肺部病变及肺门淋巴结肿大等。

**【诊断】**

可依据全身的特征性表现、胸片、化验室免疫指标、组织活检,眼部B超,CT扫描等检查有助于诊断。

**【治疗】**

尚无特异疗法,因部分患者有自愈倾向。局部对症治疗及全身免疫抑制剂,或全身应用环孢素A,FK-506等免疫抑制剂,可能会使病情缓解。

(黄晓静)

# 第九章 结膜病

## 第一节 结膜的解剖生理

结膜为一层薄而透明的黏膜,覆盖在眼睑内面和巩膜前面。按其不同的解剖部位分为睑结膜、球结膜和穹隆结膜三部分。

组织学上结膜分为上皮层和固有层。睑缘部为复层鳞状上皮,表层有角化现象;睑缘后唇为非角化的鳞状上皮,睑板至穹隆部结膜由立方上皮过渡到圆柱状上皮,球结膜上皮为扁平形,无角化现象,在角膜缘部上皮变为复层鳞状上皮。结膜的固有层又分为浅层腺样层和深层纤维层。腺样层由纤细的结缔组织组成,结构疏松,富含淋巴细胞,易形成淋巴滤泡。纤维层由致密的纤维结缔组织和弹力纤维构成,睑板部结膜无此层。各部结膜均含杯状细胞,以穹隆部和半月皱襞处最多,其功能为分泌黏液以湿润结膜和角膜。此外,穹隆部结膜含有 Krause 和 Wolfring 副泪腺,分泌泪液。

结膜的血液供应来源于周围动脉弓、睑缘动脉弓和睫状前动脉。由于供血的不同,临床上充血可表现为结膜充血和睫状充血。

结膜的静脉来自睑结膜、穹隆结膜的静脉大部回流于睑静脉;相当于上睑周围动脉弓的静脉丛则回流于提上睑肌和上直肌的静脉内,然后汇入眼静脉,角膜周围的球结膜内有一 5~6mm 的静脉网,回流于肌静脉。

结膜的淋巴:结膜有 2 个淋巴系统,即位于上皮下的浅层淋巴网和位于纤维层的深层淋巴网。睑结膜来的淋巴注入睑皮内的淋巴管。角膜周围淋巴网注入睑连合的淋巴管。深浅两层淋巴管中外侧的回流于腮腺淋巴结,内侧来的淋巴回流入颌下淋巴结。

结膜的神经:上睑结膜鼻侧、半月皱襞和泪阜由滑车下神经的睑支支配;下睑结膜由眶下神经支配;球结膜由浅层的结膜神经丛和角膜缘部的角膜周围神经丛支配;穹隆结膜的神经支配来自睑结膜和球结膜的神经支配。

(宋宗艳)

# 第二节　细菌性结膜炎

## 一、急性卡他性结膜炎

**【病因】**

俗称"红眼"。

主要致病菌有葡萄球菌、肺炎球菌、柯-魏(Kock-Week)杆菌、流感杆菌等。

**【诊断】**

1.起病急,双眼同时或先后发病,一般2～3天达高峰,10～14天痊愈,重者则可持续2～4周。常有与"红眼"患者的接触史。

2.患眼异物感或灼热感,伴轻度畏光流泪,但视力一般不受影响。

3.分泌物多,呈黏液脓性,晨起时上下睑缘常被分泌物粘合。

4.典型的结膜充血,重症者可伴角膜周边部点状浸润。肺炎球菌或柯-魏杆菌感染时,可出现球结膜高度充血水肿和结膜下点片状出血等表现。

5.儿童病例常有眼睑红肿,血性分泌物,睑结膜面可有假膜(伪膜)形成,呈乳白色膜状组织,易于擦去而露出结膜的绒状充血或渗血表面,并可伴有发热及上呼吸道感染等症状。

**【鉴别诊断】**

本病需与急性虹膜睫状体炎及急性闭角型青光眼相鉴别。

**【预防】**

1.积极开展卫生宣教,普及结膜炎的防治知识。

2.患者的面盆、毛巾、手帕等物,应予煮沸消毒,并与健康人分开使用。

3.避免脏手或不洁的毛巾、手帕等揉眼,接触患者后要洗手,防止医源性感染。

4.患者不得进入公共游泳池,健康人在游泳后应滴抗生素眼药水预防感染。

**【治疗】**

以局部治疗为主。

1.清除分泌物　常用生理盐水或3%硼酸溶液洗眼。

2.局部使用抗生素　常用的抗生素眼药水有0.3%氧氟沙星,0.5%左氧氟沙星,0.3%妥布霉素以及0.3%加替沙星等眼药水,根据病情选1～2种,每1～2小时滴眼一次。儿童可以使用局部抗生素眼膏。禁忌包扎患眼。

3.对假膜性结膜炎　应先将假膜擦去(可再度形成),再滴眼药。

## 二、淋病性结膜炎

**【病因】**

淋球菌感染所致,多由于接触淋菌性尿道炎、阴道炎或结膜炎患者局部分泌物而发病。

**【诊断】**

1.潜伏期数小时至2～3天不等,单眼或双眼均可发病。

2.疼痛,分泌物多,初为浆液性,不久转为脓性。

3.眼睑高度红肿,结膜充血、高度水肿,伴小出血点和假膜。

4.角膜可发生溃疡,发展迅速,可在 24 小时内溶解,以致穿孔。

5.分泌物涂片和结膜刮片中可见到上皮细胞内外聚集成对的革兰阴性双球菌。

6.新生儿淋病性结膜炎与成人相似,多在分娩后 3～5 天出现。

【预防】

1.洁身自好,防接触传染。

2.全部新生儿应常规滴用 1％硝酸银眼药水预防。

【治疗】

1.全身注射抗生素:青霉素、先锋霉素如头孢曲松。

2.用生理盐水冲洗结膜囊,清除结膜囊内的分泌物。

3.局部滴抗生素眼药水:可用 0.3％氧氟沙星,0.5％左氧氟沙星,0.3％加替沙星,莫西沙星等眼药水,开始 5～10 分钟一次,经 2 小时后,每 1 小时滴一次,直至痊愈。

4.如发生角膜并发症,应按角膜溃疡治疗。

# 三、慢性卡他性结膜炎

【病因】

1.感染性因素　　可由细菌感染所致,最常见的是金黄色葡萄球菌和莫拉菌,部分急性结膜炎如未彻底治愈亦可转为慢性。

2.物理性因素　　如烟灰,尘土,风沙,强光,高温以及刺激性气体等因素对眼部的长期刺激。

3.其他因素　　如泪道阻塞、睑缘炎、倒睫或因屈光不正而致视力疲劳等,皆可引起慢性结膜炎。

【诊断】

1.双眼或单眼持续四周以上的结膜炎。

2.患眼有发痒,异物感,干涩感等不适。

3.上睑结膜轻度充血,血管轮廓清晰,呈网状,眦部常有白沫状分泌物。

4.长期慢性炎症刺激者,睑结膜充血、肥厚、乳头增生,可呈天鹅绒样。

5.金黄色葡萄球菌感染引起的患者可伴有睑缘炎,边缘性角膜炎。

【鉴别诊断】

与干眼症相鉴别。

【治疗】

1.针对病因治疗。

2.局部用药可选择 3％洁霉素,0.3％氧氟沙星,0.5％左氧氟沙星,0.3％加替沙星,0.5％莫西沙星以及 0.5％硫酸锌等眼药水。

3.对病情顽固不愈或伴有酒渣鼻的患者可以口服强力霉素,100mg,每日 1～2 次,需持续用药数月之久。

（宋宗艳）

# 第三节 病毒性结膜炎

## 一、急性流行性出血性结膜炎

**【病因】**

由微小核糖核酸病毒（RNA病毒）中的肠道病毒70型引起。传染性极强，常在夏季爆发流行。

**【诊断】**

1.起病急剧，潜伏期短，大多数在接触后12～24小时内发病，且侵犯双眼。

2.患眼灼痛，畏光，流泪，有水样分泌物，一般不影响视力。

3.除有典型的结膜充血外，70%患者发生结膜下点状或片状出血，时有眼睑红肿，结膜假膜或水肿等表现，结膜刮片可找到单核细胞。

4.严重者裂隙灯检查可发现角膜浅层细点状浸润或上皮剥脱，一般在角膜下方多见。

5.部分病例出现结膜滤泡增生，严重者伴有耳前淋巴结肿大及病毒性上呼吸道感染的症状。

6.个别患者（约1/10000）合并下肢运动麻痹。

**【预防】**

同细菌性结膜炎。

**【治疗】**

应用抗病毒滴眼液，如三氮唑核苷、更昔洛韦或干扰素等。为预防细菌混合感染，可加用抗生素类眼药水。病程初期不宜使用激素，但后期为减轻症状可同时滴用激素类眼药水。冷敷和人工泪液可以缓解症状。

## 二、流行性角结膜炎

**【病因】**

主要是由腺病毒Ⅷ型引起，为接触传染，传染性强。

**【诊断】**

1.潜伏期5～12天，常为双侧，可先后发病。

2.此病症状与急性流行性出血性结膜炎相同，根据角膜受累程度，视力可有不同程度减退。

3.典型的表现，在发病1～2周后，角膜上皮下发生较大圆点状浅在性浸润，以中央部较多，最后留下不同程度的点状瘢痕性薄翳。

4.多数病例在下睑结膜或穹窿部结膜出现滤泡，有时也可以见到点状出血。

5.儿童者一般不发生角膜炎，但结膜炎往往较重，且有假膜，多伴体温升高。

## 【鉴别诊断】

临床上常见的 3 种急性结膜炎的鉴别诊断见表 9-1。

表 9-1　急性结膜炎的鉴别

| 临床表现 | 流行性出血性结膜炎 | 急性卡他性结膜炎 | 流行性角结膜炎 |
|---|---|---|---|
| 病原体 | 微小 RNA 病毒 | 细菌 | 腺病毒(第Ⅷ型) |
| 潜伏期 | 24 小时左右 | 1～2 天 | 5～12 天 |
| 症状 | 明显异物感,怕光、流泪、眼痛,有黏性分泌物,视力一般无影响 | 轻度异物感,大量黏液脓性分泌物,轻微怕光流泪,但无眼痛,视力不受影响 | 明显的异物感,怕光流泪、眼痛,视力可有减退 |
| 角膜病变 | 肉眼检查正常,荧光素染色结合裂隙灯检查,有时可见细点状上皮脱落 | 正常(严重感染可引起角膜边缘浸润) | 经常有角膜病变,在起病后 7～10 天常出现圆形角膜上皮下浸润 |
| 结膜刮片 | 单核细胞 | 多形核白细胞 | 单核细胞 |
| 病程 | 一般 7～10 天 | 5～7 天 | 角膜病变可持续数月以至数年 |
| 抗生素 | 无效,但可防止继发感染 | 有效 | 无效,但可防止继发感染 |

## 【治疗】

同急性流行性出血性结膜炎。

# 三、咽-结膜热

本病为急性传染性结膜炎,常见于儿童。其特点是同时存在发热、咽炎及急性滤泡性结膜炎。

## 【病因】

主要为腺病毒Ⅲ型所引起。

## 【诊断】

1.滤泡性结膜炎,下睑滤泡尤为明显。

2.伴有咽炎、发热。

3.平均病程 7～10 天,长者可达 3 周。

## 【治疗】

同急性流行性出血性结膜炎。

# 四、急性发疹性热病性结膜炎

在麻疹、水痘、天花等急性发疹性热性病过程中,均可并发结角膜病变。

## 【诊断】

1.麻疹　麻疹初期有羞明、流泪,同时伴有结膜充血、水肿,并有多量黏性分泌物。在麻疹后期可引起结膜和角膜粟疹(疱疹性变化)。

2.水痘　结膜上可引起疱状变化,疱易破裂,愈后不留瘢痕。角膜缘部也可出现疱状结节,甚至引起角膜穿孔。

## 【治疗】

同急性流行性出血性结膜炎。

(宋宗艳)

# 第四节　衣原体性结膜炎

## 一、沙眼

### 【病因】

由沙眼衣原体感染所致。衣原体以"包涵体"形态存在于患者结膜上皮细胞内。1955 年有学者利用鸡胚卵黄囊内接种方法,首次分离出沙眼衣原体。衣原体存在于患眼的分泌物中,通过污染的洗脸用具、手帕、衣物及手指等传染。

### 【诊断】

1.上睑结膜滤泡。

2.角膜缘滤泡或滤泡消退以及坏死后遗留的 Herbert 小凹。

3.典型的睑结膜瘢痕。线状或网状的白色瘢痕。最初出现在睑结膜的睑板下沟处,呈水平的白线(Arlt's line)。

4.角膜血管翳。多位于上方角膜缘。

具备上述 2 个或以上特点即可临床诊断为沙眼,病原学诊断则需结膜刮片,找到沙眼衣原体。

### 【并发症】

1.睑内翻倒睫　因睑结膜大量瘢痕收缩所致。

2.角膜溃疡　为病变侵犯角膜及倒睫摩擦引起。

3.角结膜干燥症　由于病变侵犯结膜,使泪腺出口闭塞,副泪腺及杯状细胞遭受破坏,结膜囊内泪液减少而造成干燥。

4.上睑下垂　上睑睑板及结膜因浸润性肥厚,使上睑产生重力性下垂。如同时伴有上睑提肌浸润性变化,则加重下垂程度。

5.泪道阻塞　因泪囊或(和)泪小管上皮的炎性浸润形成瘢痕,引起阻塞。

### 【预防】

积极开展卫生宣教,普及沙眼的防治知识,并使患者认识到沙眼的危害性,从而坚持治疗,树立战胜疾病的信心。防止接触传染,诸如不用脏手擦眼,提倡一人一巾,公用毛巾、脸盆用后要煮沸消毒。

### 【治疗】

1.局部用药　常用喹诺酮类眼药水、15％磺胺醋酰钠眼药水、0.1％利福平眼药水以及金霉素眼膏。用药需持续 1～3 月。

2.全身用药　口服四环素 1.5～2g/d,连续 3 周,四环素疗效不佳的患者可用红霉素。此外阿奇霉素 1g 顿服亦有较好疗效。

3.并发症的治疗。

## 二、包涵体性结膜炎

### 【病因】

主要由沙眼衣原体中眼-生殖泌尿型即 D-K 型衣原体感染所致。常通过生殖泌尿系统感染或污染的游泳池水感染,新生儿通过母亲产道时感染。

**【诊断】**

1.新生儿患者潜伏期5～14天,成人患者潜伏期3～4天,常双眼发病。

2.分泌物常为黏脓性。

3.结膜充血,滤泡增生,以下睑结膜尤甚(新生儿早期无滤泡出现),一般不累及角膜。

4.结膜上皮刮片,找到多形核白细胞及包涵体。

**【治疗】**

1.局部用药 常用喹诺酮类眼药水、15%磺胺醋酰钠眼药水、0.1%利福平眼药水以及红霉素眼膏。用药需持续3～4周。

2.全身用药 红霉素或磺胺制剂。

(宋宗艳)

# 第五节 结膜变性病

## 一、翼状胬肉(攀睛)

**【病因】**

可能与风沙、灰尘、紫外线暴露等长期刺激有关,故野外工作者,特别是渔民和农民的发病率较高。

**【诊断】**

1.一般无自觉症状或稍有异物感。如胬肉长入角膜,侵及瞳孔区时,视力可有明显减退。肥厚胬肉,尤其是手术的复发者,常可因瘢痕收缩和牵引,而影响眼球运动,并造成角膜散光。

2.睑裂部结膜肥厚隆起,略成三角型,其底部朝内眦或外眦,尖端向角膜中央部伸展,称为头部,跨越角膜缘部分称为颈部,其余为体部,一般可按发展情况而分为两类。

(1)进行性胬肉:头部向角膜中央伸展速度较快,呈灰白色胶状隆起,其前方之角膜出现浸润,体部充血肥厚。

(2)静止性胬肉:头部平坦,无进行迹象,体部轻微充血或不充血,组织菲薄。

**【鉴别诊断】**

1.睑裂斑 睑裂斑的底部与翼状胬肉相反,朝向角膜,无充血,呈黄白色,不向角膜发展。

2.假性胬肉 为边缘部角膜表面溃疡或外伤的创面,与邻近肿胀的球结膜组织形成继发性的组织粘连,形态与胬肉相似,但可出现于任何方位,静止而无发展倾向。典型者,在角膜缘处构成一拱形隧道,探针可在其下面通过,而在真性胬肉则无法通过。

**【治疗】**

以手术为主。

1.手术适应证

(1)进行性胬肉,头部已明显长入角膜者。

(2)胬肉已长入瞳孔区而影响视力者。

(3)胬肉生长妨碍眼球运动者。

(4)美容需要。

2.手术方式　常用以下几种。

(1)单纯胬肉切除。

(2)胬肉头部转向。

(3)胬肉切除联合自体结膜移植。

手术时既要尽量清除胬肉组织及结膜下的变性组织,又要防止过多角膜损伤,避免内外直肌的损伤,术后要注意角膜创面的保护,防止继发感染,而形成角膜溃疡。

# 二、结膜干燥症

又称干眼症。

## 【病因与分类】

1.水液缺乏型干眼　由于泪液分泌不足引起,可分为 Sjogren 综合征和非 Sjogren 综合征两大类。

2.蒸发过强型干眼　可由睑板腺功能异常,眼睑缺损或位置异常,睑裂扩大,接触镜佩戴,长时间视频终端工作等原因造成。

## 【诊断】

1.眼部干燥、异物感、痒、红、刺痛等症状。

2.泪膜破裂时间缩短。小于 10mm 为泪膜破裂时间缩短。

3.泪液分泌减少。Schirmer Ⅰ试验小于 10mm 为泪液分泌不足。

4.眼表上皮损伤。可表现为角膜上皮荧光素染色和角结膜上皮虎红染色。

## 【治疗】

1.病因治疗,例如治疗眼睑异常,睑板腺病变等。

2.局部人工泪液,如 0.5％羟甲基纤维素钠,0.3％羟丙基甲基纤维素,0.1％玻璃酸钠以及 0.3％卡波姆凝胶等。

3.泪点栓塞。使用泪点栓子以减少泪液的流失,亦可烧灼泪小点,使形成瘢痕性粘连而永久性闭塞。

4.对于中重度的干眼,尤其是 Sjogren 综合征相关干眼,可短期使用皮质类固醇激素眼药水,或使用环孢霉素眼药水。

# 三、结膜结石

## 【病因】

为结膜上皮凹陷内堆集细胞变性产物所致。

## 【诊断】

1.一般无症状,有时结石突出结膜表面时出现异物感。

2.在睑结膜面呈黄色小点,质硬,多少不一。

## 【治疗】

一般不需治疗。对突出于结膜表面而引起异物感的结石,可在表面麻醉下剔除。

(宋宗艳)

# 第六节 结膜肿瘤

## 一、结膜囊肿

**【病因】**

由先天、炎症、外伤、上皮潴留及寄生虫等原因所致。上皮潴留性囊肿,由于克劳斯(Kraruse 腺)副泪腺分泌物潴留所致,多见于沙眼患者。寄生虫性囊肿常由豚囊虫引起。

**【诊断】**

1.一般无不适,但随着囊肿逐渐增大,可有异物感,视力无影响。

2.球结膜上见到囊样透明隆起,裂隙灯下看到囊肿的囊腔腔体内含透明或淡黄色半透明液体,其周围有结膜血管伸入。整个囊肿可随球结膜移动。

3.上皮潴留性囊肿多见于上穹窿部结膜,而寄生虫性常通过囊壁见到白色的虫头。

**【治疗】**

1.可行手术摘除。

2.如囊肿过大,不易摘除时,抽出囊肿内液体,注入 5％碘酊或 30％三氯醋酸,随即吸出药液,注入生理盐水反复冲洗。

## 二、皮样瘤

**【病因】**

系先天发育异常,随年龄而增大。

**【诊断】**

1.好发于外下方角膜缘,呈小圆型,边界清楚的实质性肿块,外观如表皮样,可有毛发伸出。亦有位于中央角膜者。

2.肿块单个或多个,偶可呈巨大型,而露出睑裂之外。

3.可同时伴有其他先天异常,如附耳,脊柱畸形等,称为 Goldenhar 综合征。

**【治疗】**

及早手术切除,病灶较深者需联合板层角膜移植。

## 三、皮样脂肪瘤

**【病因】**

为先天异常,随年龄而增大。

**【诊断】**

1.多发生在外眦部球结膜下。为浅黄色扁平隆起,形似结膜皱襞。

2.瘤组织由纤维及脂肪构成,有时表面有皮样组织,但无包囊,其基底部与眶内脂肪相连。

**【治疗】**

必要时行手术切除,但不易彻底。手术时须注意,尽量保留结膜组织,并避免损伤眼外肌。范围大者同时作黏膜移植。

## 四、血管瘤

**【病因】**

结膜血管瘤属先天发育畸形,多见于球结膜,而睑结膜上少见。

**【诊断】**

结膜下肿块由许多粗细不等的弯曲血管组成,呈紫红色,其周围有时可有出血。

**【治疗】**

手术切除。较小的可考虑冰冻或激光治疗。

## 五、乳头状瘤

**【病因】**

人乳头状瘤病毒感染。

**【诊断】**

1.好发于下穹窿,以及睑结膜、球结膜或泪阜部。

2.呈乳头状,灰白色或淡红色,形似草莓,质脆,可有蒂或无蒂。

3.可恶变为鳞癌或乳头状癌。

**【治疗】**

1.手术切除,做病理组织检查,手术须彻底,以免复发。

2.手术联合冰冻治疗。

## 六、痣与黑色素瘤

**【病因】**

痣为先天性,但也有成年后始出现。

**【诊断】**

1.痣为表现为局限性黑色斑块或弥漫散布的色素沉着,随年龄增长而缓慢发展。

2.黑色素瘤多由痣或色素沉着症恶变而来,见于中年或老年人。在典型的病例,痣在角膜缘表现为色素很浓的肿块,如突然增大或有出血等现象时,则应考虑有恶变可能。

3.结膜黑色素瘤的恶性程度高,且易复发及转移。

**【治疗】**

1.痣一般无须处理,如有恶变可能,可考虑手术切除。

2.黑色素瘤应及早彻底切除,必要时需行眼球摘除术,范围广泛的尚须作眶内容挖出术。

## 七、鳞状上皮癌

**【病因】**

可能与紫外线照射、病毒感染以及基因等有关。

**【诊断】**

1.好发于角膜缘,初起为小型灰色隆起,状似疱疹或胬肉,逐渐向球结膜及角膜表面蔓延,外观菜花状生长,触之易出血。

2.肿瘤一般在表面发展,较少入侵至前弹力层和巩膜。

**【治疗】**

1.如范围较小,未侵犯深部组织,可先作局部切除。切除范围为距肿瘤边缘4mm的区域。必要时肿瘤下方板层巩膜切除。病灶边界可联合冷冻治疗。

2.范围较深较广者,需行眼球摘除,累及穹窿部者应做眶内容挖出术。

(宋宗艳)

# 第七节 非感染性结膜炎

## 一、过敏性结膜炎

全球约20%的人患过敏性结膜炎,其中急性过敏性结膜炎最常见,占80%～90%,包括季节性过敏性结膜炎、常年性过敏性结膜炎和接触性结膜炎,慢性过敏性结膜炎占10%～20%,包括春季角结膜炎,巨乳头性结膜炎和特应性角结膜炎。

### (一)季节性过敏性结膜炎

**【概述】**

该病季节性发作,其致敏原主要为室外抗原,如植物花粉、草叶及真菌孢子等。

**【症状】**

眼痒、异物感、烧灼感、流泪、畏光等,高温环境下症状加重。

**【体征】**

双眼结膜充血、球结膜水肿,水样分泌物,少量黏性分泌物。常并发过敏性哮喘、过敏性鼻炎等。

**【辅助诊断】**

实验室诊断:结膜刮片可有嗜酸细胞阳性。

**【鉴别诊断】**

1.常年性过敏性结膜炎。

2.干眼。

3.细菌性结膜炎。

**【治疗】**

1.非药物治疗 包括脱离过敏原、眼睑冷敷和生理盐水冲洗结膜囊。

2.药物治疗　轻度者,埃美丁,每日 3 次,联合色甘酸钠或吡嘧斯特钾,每日 4 次,或单独使用帕坦诺,每日 2 次,中度者可加用安贺拉等非甾体类抗炎药,每日 4 次;重症者,可加用后部低浓度糖皮质激素点眼,每日 3~4 次,共 1~2 周。所有患者均配合人工泪液滴眼。有过敏性哮喘或鼻炎者,应转相关科室治疗。

### （二）常年性过敏性结膜炎

#### 【概述】

比季节性过敏性结膜炎少见,致敏原主要为室内抗原,如动物的皮毛、粉尘、虫螨等。

#### 【症状】

与季节性过敏性结膜炎相似,但较轻。

#### 【体征】

结膜充血,乳头,滤泡少,眼睑水肿多为一过性等。

#### 【辅助诊断】

实验室诊断:结膜刮片可有嗜酸细胞阳性。

#### 【鉴别诊断】

1.季节性过敏性结膜炎。

2.干眼。

3.细菌性结膜炎。

#### 【治疗】

基本同季节性过敏性结膜炎,但需长期治疗。

### （三）春季卡他性结膜炎（VKC）

#### 【概述】

约占过敏性结膜炎的 0.5%,主要影响儿童和青少年,男性多见,发病年龄在 10 岁前,持续 2~10 年的时间,青春期可自愈,11% 的患者持续到 20 岁以后。常合并角膜并发症,损害视力。

#### 【症状】

奇痒难忍、畏光、异物感、流泪和黏性分泌物增多。

#### 【体征】

1.睑结膜型　病变局限于上睑结膜,巨大乳头呈铺路石样排列,乳头形状不一,扁平、色粉红,分泌物为黏液性、乳白色,位于乳头之间及其表面。

2.角膜缘型　角膜缘处结膜变宽增厚,多由上方角膜缘处开始,可逐渐扩展到整个角膜缘,呈黄褐色或污红色胶样增生。

3.混合型　同时兼有以上两种病变。

30%~50% 可有角膜受累,表现为弥漫性点状上皮角膜炎、盾形角膜溃疡、角膜黏液斑;部分患者可见角膜缘 Horner-Trantas 结节。

#### 【辅助诊断】

实验室诊断:结膜刮片 Gimsa 染色可见嗜酸性粒细胞或嗜酸性颗粒,患者泪液 IgE 增加。

#### 【鉴别诊断】

1.巨乳头性角结膜炎。

2.特应性角结膜炎。

#### 【治疗】

1.冷敷。

2.0.1%帕坦洛：每日 2 次，或埃美丁每日 3 次联合研力双每日 3 次。

3.如有盾形角膜溃疡，局部加 0.5%氯替泼诺或 1%泼尼松龙或 0.1%地塞米松，每日 4～6 次，散瞳剂每日 2～3 次。

4.如病情严重或对上述治疗效果不佳，可加局部和口服环孢素。

5.眼睑皮肤受侵时需用妥布霉素地塞米松眼膏，每日 1 次。

6.人工泪液每日 4 次。

### （四）巨乳头性结膜炎

【概述】

本病多见于戴义眼、戴角膜接触镜和手术后缝线暴露者，可能与异物的机械性刺激及对蛋白的超敏反应有关，无季节性，无年龄和性别差异。

【症状】

刺激症状、视力模糊、轻度瘙痒及接触镜不耐受。

【体征】

睑结膜充血，上睑结膜巨乳头形成伴粘丝状分泌物，角膜通常不受累。

【鉴别诊断】

春季卡他性角结膜炎

【治疗】

1.首先除去接触镜或义眼，拆除缝线。

2.人工泪液（均不含防腐剂）频繁点眼，可缓解瘙痒和冲刷相关抗原的积存。

3.0.1%帕坦洛每日 2 次。

4.急性期可局部短期用糖皮质激素减轻眼睑充血和炎症。

### （五）特应性角结膜炎（AKC）

【概述】

较少见也是较严重的过敏性结角膜炎，多发于 30～50 岁男性患者，双眼慢性发病，常伴有全身或眼部特应性疾病，如特应性皮炎、白内障、圆锥角膜、视网膜脱离等。

【症状】

眼痒、眼涩、眼睑沉重感。

【体征】

眼睑湿疹，下睑乳头增生比上睑更常见，严重时下穹隆结膜收缩、瘢痕形成，75%病例伴角膜上皮病变或角膜溃疡，严重者甚至角膜穿孔。

【鉴别诊断】

1.春季卡他性角结膜炎。

2.巨乳头性结膜炎

【治疗】

同春季卡他性角结膜炎

## 二、泡性角结膜炎

【概述】

本病是由微生物蛋白导致的Ⅳ型变态反应，常见致病微生物有葡萄球菌、结核杆菌、白色念球菌、球孢子菌属,以及 L1、L2、L3 血清型沙眼衣原体等。本病多单眼发病,以女性、儿童及青少年多见,春夏多发。

【症状】

眼红、眼痛、异物感。

【体征】

1.泡性结膜炎:球结膜单个或多个隆起的红色结节,1～4mm 大小,多位于角膜缘,呈三角形,尖端指向角膜,顶端易溃烂形成溃疡。

2.泡性角结膜炎病变骑跨于角膜缘处,可单发或多发,多发者呈粟粒样结节,可形成溃疡。病变愈合可遗留瘢痕,使角膜缘呈齿状,并有浅层血管长入。

【鉴别诊断】

1.浅层巩膜炎。

2.边缘性角膜炎。

【治疗】

1.氟米龙或氯替泼洛点眼,2～3 天即可缓解。

2.局部抗菌药预防感染。

3.全身补充维生素,并注意营养。

# 三、自身免疫性结膜炎

## (一)Sjogren 综合征(SS)

【概述】

本病是一种累及全身多系统的疾病,角结膜干燥、口腔干燥和全身结缔组织损害,表现为角结膜干燥和口腔干燥者为原发性,伴全身结缔组织损害者为继发性。多发年龄 40～50 岁,男女比例为 1∶9,患病率低于 0.6%。

【症状】

眼干涩、口干。

【体征】

睑裂区结膜充血、泪膜破裂时间缩短(<10 秒)、Schirmer 实验异常、角结膜荧光素或虎红或丽丝氨绿染色阳性,粘丝状分泌物,严重者可表现为丝状角膜炎。

【辅助诊断】

实验室诊断:唾液腺组织活检有淋巴细胞和浆细胞浸润及血清学检查类风湿因子、抗 SS-A、抗 SS-B 及抗核抗体有助于继发性 SS 的诊断。

【治疗】

1.人工泪眼　每日 4～6 次,病情较重者最好选择不含防腐剂者,或戴湿房眼镜或行泪小管栓塞。

2.中重度患者　可短期局部应用糖皮质激素控制炎症,或 0.05% 环孢素,每日 4 次。

3.治疗全身系统性疾病。

## (二)Stevens-Johnson 综合征

【概述】

本病与免疫复合物在真皮和结膜实质中的沉积有关,多见于青年人,女性多于男性,常见诱因为药物(如磺胺,抗惊厥药,水杨酸盐,青霉素,氨苄青霉素和异烟肼)和感染(单纯疱疹病毒、金黄色葡萄球菌和腺病毒）。43%～81%的患者出现眼部病变。

**【症状】**

起病时突然发热、关节痛、呼吸道感染症状,数天内出现皮肤和黏膜损害。急性期眼部为严重的双侧弥漫性结膜炎,晚期因瘢痕形成导致内翻倒睫、干眼等并发症。

**【体征】**

1.皮损　红斑、丘疹和水疱。皮损在四肢呈对称分布,躯干部皮损较少。

2.黏膜损害　包括结膜、口腔、生殖器和肛门黏膜的损害。

3.急性期结膜　充血、大量分泌物、出血性渗出膜或假膜形成。

4.晚期结膜　瘢痕化、倒睫、睑内翻、干眼、角膜缘干细胞缺乏等。

**【治疗】**

1.全身治疗　急性期需在重症监护病房或皮肤科治疗,包括温暖的环境、纠正电解质紊乱,防止败血症等,全身使用糖皮质激素可延缓病情进展,但尚有争议。

2.局部治疗　清除分泌物,保持眼表卫生,用无防腐剂的人工泪液润滑眼表;涂抗菌眼膏预防感染;激素对控制眼部损害无效,并可导致角膜融解、穿孔。

3.手术治疗　主要针对并发症治疗,应在炎症完全消退后进行。

### (三)瘢痕性类天疱疮

**【概述】**

眼部瘢痕性类天疱疮(OCP)是黏膜类天疱疮的一个亚类。OCP相对罕见,发病率估计1/20000～1/46000之间,发病年龄可见于20～87岁,通常见于老年患者(平均发病年龄70岁),女性多见,约1.6:1。在OCP早期临床表现常难以与慢性结膜炎鉴别,常易误诊,可伴有口腔、鼻腔、瓣膜和皮肤病。

**【症状】**

初期表现为不明原因的双眼非对称性慢性结膜炎症状,如眼红、异物感、干涩、分泌物。

**【体征】**

慢性进行性结膜瘢痕形成、穹隆缩短、睑球粘连、睑内翻倒睫、干眼和角膜混浊,可伴有全身其他部位的皮肤或黏膜损害。

**【辅助诊断】**

实验室诊断:结膜活检或其他受累部位活检发现基底膜有线状免疫复合物(IgG、IgM、IgA、补体C3)沉积可帮助诊断,其阳性率可达79.6%,但阴性者不能除外OCP,多次活检可提高阳性率。在某些患者的血清中可检测到抗基底膜循环抗体。

**【鉴别诊断】**

1.假类天疱疮。

2.Steven-Johnson综合征。

3.Sjogren综合征。

4.特应性角结膜炎。

**【治疗】**

应多学科联合治疗。

1.药物治疗

(1)局部对症处理:人工泪液,每日4～6次;戴湿房眼镜,有睑缘结膜炎时,可热敷、清洁眼睑,局部涂抗菌眼膏,局部环孢素,每日4次,糖皮质激素的应用尚有争议。

（2）全身：糖皮质激素和免疫抑制剂的应用，建议在皮肤科或免疫科指导下应用。

2.手术治疗　　主要是针对眼部并发症的处理。对于内翻倒睫，应采用电解或冷冻破坏毛囊，以解除倒睫对眼表的刺激；对睑球粘连者行睑球粘连分离及羊膜覆盖术或组织工程细胞移植术或角膜缘干细胞移植术；角膜受累者可行角膜板层移植或穿透移植。由于眼表损害严重，晚期结膜穹隆消失和眼表面上皮角化的患者，可使用人工角膜以提高视力。切忌，上述手术治疗要在完全控制结膜炎症情况下进行，并且要联合全身免疫抑制治疗。

（黄晓静）

# 第十章  角膜病

## 第一节  角膜病的概述

角膜和巩膜一起构成眼球最外层的纤维膜,同时角膜也是重要的屈光间质,外界光线进入眼内在视网膜成像的必经通路。从前到后角膜可分为上皮层、前弹力层、基质层,后弹力层和内皮层等五层结构。上皮层表面还覆盖有一层稀薄的泪膜。上皮层厚度为 0.05mm,占整个角膜厚度的 5%,由 4～6 层非角化鳞状上皮细胞组成。角膜缘部上皮基底层含有角膜缘干细胞,可逐渐分化为瞬间扩充细胞及终末分化上皮细胞,是角膜上皮增殖和修复的来源,角膜上皮细胞的生命周期大约 7～14 天。浅表上皮细胞之间的紧密连接可阻止泪液中的水分进入基质层,角膜上皮大范围缺损时,角膜的厚度比正常增加 200%,基底上皮细胞的持续分泌,在其下形成了由 IV 型胶原纤维层黏连蛋白和其他蛋白组成的 50nm 厚的基底膜。

角膜基质层约占角膜厚度的 9/10,由 200～250 层平行排列的纤维小板构成,前部基质层的纤维小板短且窄并且有广泛的层间交织,而后部基质层的纤维小板宽且厚,从角膜缘的一端延展到对侧,在正常眼压的情况下纤维束仅可在原长度基础上延展 0.25%。这些纤维小板主要为 I 型胶原也有 III、V 型胶原,胶原直径一致,排列规则,胶原纤维束间有稀疏的角膜基质细胞。

后弹力层是角膜内皮细胞的基底膜,由内皮细胞分泌形成,主要为 IV 型胶原,其厚度出生时约为 $3\mu m$,成年后增加至 $10～12\mu m$。内皮层由六角形细胞构成,这些细胞以镶嵌的形式相互交错紧密地排列在一起。角膜内皮细胞层的机械屏障,以及特有的离子泵功能是维持角膜相对脱水状态的关键。人类角膜内皮细胞出生后在体内不能再生。靠邻近内皮细胞的扩大及移行来填充衰老与受损死亡的细胞留下的位置。损伤超过一定限度时,则导致角膜内皮细胞密度小于临界功能密度(500～800 个/$mm^2$),从而引起角膜内皮失代偿,导致角膜持续水肿失去透明性。

完整的角膜上皮细胞和泪膜、基质层胶原纤维的规则排列、角膜无血管以及"脱水状态"共同维持角膜透明性。

角膜病是我国的主要致盲眼病之一,角膜疾病主要有炎症、外伤、先天性异常、变性、营养不良和肿瘤等。其中感染性角膜炎症占有重要地位,肺炎球菌较易直接感染角膜,其他病原菌则需要大量局部侵袭或机体抵抗力下降时才易致病。角膜缘血供丰富,角膜周边部和中央部之间在免疫相关的细胞和活性因子的分布上存在显著差异,角膜周边部或角膜缘的淋巴细胞以及补体成分含量高于角膜中央部。此外角膜的周边和角巩膜含有抗原提呈细胞——树突状细胞(表达 MHC-II 和共刺激分子,能有效的活化 T 细胞)。周边上皮层和角膜前基质层,存在少量的淋巴细胞。血管黏附分子和细胞因子也可以把血管内不同类别的白细胞吸引到角膜缘。因此,临床上角膜周边部或角膜缘易发生免疫性角膜病(如蚕食性角膜溃疡、泡性角结膜炎和边缘性角膜溃疡等),而一些感染性角膜病则易发生于角膜中央区。

(苏绍磊)

# 第二节　细菌性角膜炎

　　细菌性角膜炎是 20 世纪 60 年代最主要的感染性角膜疾病,70 年代以后病毒性角膜炎、真菌性角膜炎、棘阿米巴性角膜炎迅速增多,但细菌性角膜炎仍是当前发病率和致盲率最高的感染性角膜病。细菌性角膜炎的发展趋势是机会感染、混合感染及耐药菌感染不断增多,给该病的诊断和治疗带来一定困难,眼科医生必须给予高度警惕和重视。

　　随着时代的变迁,细菌性角膜炎的致病菌也发生了很大变化,文献统计当前最常见(约占 70% 左右)的致病细菌有四种,即革兰阳性球菌中的肺炎链球菌(S)和葡萄球菌(S)革兰阴性杆菌中的绿脓杆菌(P)和莫拉菌(M)简称 SSPM 感染。此外,比较常见的致病菌还有链球菌、分枝杆菌、变形杆菌、黏质沙雷菌等,有增多倾向的致病细菌有厌氧性细菌、不发酵革兰阴性杆菌、放线菌等。

## 一、肺炎链球菌性角膜炎

　　肺炎链球菌性角膜炎是最常见的革兰阳性球菌所引起的急性化脓性角膜炎。具有典型革兰阳性球菌所特有的角膜体征,局限性椭圆形溃疡和前房积脓,故亦称匍行性角膜溃疡或前房积脓性角膜溃疡。

　　【病因】

　　1.致病菌　肺炎链球菌,是革兰阳性双球菌,大小约 0.5～1.2μm。

　　2.危险因素

　　(1)有角膜上皮外伤史,如树枝、谷穗、指甲、睫毛等擦伤,或有灰尘、泥土等异物病史。

　　(2)长期应用糖皮质激素。

　　(3)慢性泪囊炎和配戴角膜接触镜也是引起本病的主要因素。

　　发病以夏、秋农忙季节为多见,农村患者多于城市。多发生于老年人,婴幼儿或儿童少见。

　　【临床表现】

　　1.症状　起病急,表现为突然发生眼痛及刺激症状。角膜缘混合充血,球结膜水肿。

　　2.体征

　　(1)角膜损伤处(多位于中央)出现粟粒大小灰白色微隆起浸润灶,周围角膜混浊水肿。1～2 天后,病灶扩大至数毫米,表面溃烂形成溃疡,向周围及深部发展。其进行缘(溃疡的浸润越过溃疡边缘)多潜行于基质中,呈穿凿状,向中央匍行性进展,另一侧比较整齐,炎症浸润较静止。

　　(2)有时浸润灶表面不发生溃疡,而向基质内形成致密的黄白色脓疡病灶。伴有放射状后弹力膜皱褶形成。

　　(3)当溃疡继续向深部发展,坏死组织不断脱落,可导致后弹力膜膨出或穿孔。一经穿孔,前房将失去原先的无菌性,造成眼内感染,最终导致眼球萎缩。

　　(4)严重的虹膜睫状体炎反应也是本病特征之一,由于细菌毒素不断渗入前房,刺激虹膜睫状体,可出现瞳孔缩小,角膜后沉着物、房水混浊及前房积脓。

　　【诊断】

　　1.发病前有角膜外伤、慢性泪囊炎或局部长期应用糖皮质激素病史。

　　2.起病急,大多从角膜中央部出现浸润病灶。

3.灰白色局限性溃疡呈椭圆形匍行性进展,很快向基质层发展,形成深部脓疡,甚至穿孔。

4.常伴有前房积脓,病灶区后弹力层皱褶。

5.病灶刮片发现有革兰染色阳性双球菌。结合角膜溃疡的典型体征,大体作出初步诊断。确诊仍需细菌培养证实有肺炎球菌感染。

**【治疗】**

1.首选青霉素类抗生素(1％磺苄青霉素)、头孢菌素类(0.5％头孢氨噻肟)等滴眼液频繁滴眼。氨基糖苷类抗生素(0.3％庆大霉素)容易产生耐药性,治疗中必须加以注意。重症病例可加上结膜下注射或全身给药。

2.如存在慢性泪囊炎,应及时给予清洁处置或摘除。

3.药物治疗不能控制病情发展或角膜穿孔者,应施行治疗性角膜移植术。

## 二、葡萄球菌性角膜炎

葡萄球菌性角膜炎是最常见的革兰阳性细菌感染性角膜病,临床表现多样,分为金黄色葡萄球菌性角膜炎、表皮葡萄球菌性角膜炎、耐药金黄色葡萄球菌性角膜炎、耐药表皮葡萄球菌性角膜炎及葡萄球菌性边缘性角膜炎等。

**【病因】**

1.致病菌　葡萄球菌广泛分布于自然界、空气、水、土壤以及人和动物的皮肤与外界相通的腔道中,菌体呈球形,直径约为 $0.8\sim1\mu m$,细菌排列呈葡萄串状,革兰染色阳性。细菌无鞭毛,缺乏运动能力,不形成芽胞。根据色素、生化反应等不同,分为金黄色葡萄球菌和以表皮葡萄球菌为代表的凝固酶阴性葡萄球菌。前者可产生毒素及血浆凝固酶,故其毒力最强;后者毒性较小、不产生血浆凝固酶,一般不致病,但近年来已成为眼科感染的重要条件致病菌之一。

2.危险因素　同肺炎链球菌性角膜炎,一般有外伤或其他眼表病病史(如干眼症、单疱病毒性角膜炎等)。

**【临床特征】**

1.金黄色葡萄球菌性角膜炎

(1)是一种急性化脓性角膜溃疡,临床上与肺炎链球菌所引起的匍行性角膜溃疡非常相似。

(2)具有革兰阳性球菌典型的局限性圆形灰白色溃疡,边缘清楚,偶尔周围有小的卫星灶形成,一般溃疡比较表浅,很少波及全角膜及伴有前房积脓。进展较肺炎球菌性角膜炎缓慢。

2.表皮葡萄球菌性角膜炎又称凝同酶阴性葡萄球菌性角膜炎

(1)是一种医源性角膜感染病,多发生于眼局部免疫功能障碍的个体,如糖尿病、变应性皮肤炎、长期滴用糖皮质激素及眼科手术后的患者。

(2)发病缓慢,临床表现轻微,病变一般较局限,溃疡范围小而表浅,与金黄色葡萄球菌性角膜炎相比,前房反应较轻。很少引起严重角膜溃疡及穿孔。

3.耐甲氧西林金黄色葡萄球菌性角膜炎(MRSAK)和耐甲氧西林表皮葡萄球菌性角膜炎(MRSEK)

(1)近来由于广泛使用抗生素,耐甲氧西林金黄色葡萄球菌逐年增多,80％～90％的金黄色葡萄球菌可产生青霉素酶,使青霉素 G 水解失活。几乎对每一种抗生素均可产生耐药性,对磺胺类及氨苄青霉素耐药者占 95％～100％;对氯霉素占 64％～71.4％;对四环素占 36％～40％。

(2)MRSA 或 MRSE 角膜炎其临床表现与金黄色葡萄球菌所致的角膜炎相同,多为机会感染,常发生于免疫功能低下的患者,如早产儿或全身应用化疗后发生;眼部免疫功能低下者,如眼内手术(角膜移植术、白内障等)后、眼外伤、干眼症、配戴角膜接触镜等。

4.葡萄球菌边缘性角膜炎又叫葡萄球菌边缘性角膜浸润

(1)多发生于葡萄球菌性眼睑结膜炎患者,是葡萄球菌外毒素引起的一种Ⅲ型变态反应(免疫复合物型)。

(2)中年女性较多见,时重时轻,反复发作,常伴有结膜充血及异物感。

(3)浸润病灶多位于边缘部2、4、8、10点处(即眼睑与角膜交叉处,该处免疫复合体容易沉积),呈灰白色孤立的圆形、串珠形或弧形浸润,位于上皮下及浅基质层。病灶与角膜缘之间有一透明区。反复发作后,周边部可有浅层血管翳长入浸润灶。很少引起角膜溃疡发生。

【治疗】

1.葡萄球菌性角膜炎　一般采用头孢菌素类0.5%头孢氨噻肟、青霉素类(1%磺苄青霉素),或氟喹诺酮类(0.3%氧氟沙星)眼液频繁滴眼。特别注意表皮葡萄球菌性角膜炎对于氨基糖苷类药物治疗效果较差。

2.MRSAK 或 MRSEK　可采用二甲胺四环素和头孢甲氧氰唑进行治疗。近来文献推荐的方法采用5%万古霉素溶于以磷酸盐作缓冲液的人工泪液中频繁滴眼,或万古霉素25mg结膜下注射,每日一次,同时每日两次口服,每次1g,对早期病例有较好疗效。

3.葡萄球菌边缘性角膜炎　主要采用糖皮质激素0.1%氟米龙和1%磺苄青霉素或0.3%氧氟沙星眼液交替滴眼,一般1周左右即可明显好转。重度患者除清洁眼睑缘外,还应联合结膜下注射或口服糖皮质激素。

4.药物治疗　不能控制病情发展或病变迁延不愈、有穿孔倾向者,应早期施行治疗性角膜移植术。

# 三、绿脓杆菌性角膜炎

绿脓杆菌性角膜炎是一种极为严重的急性化脓性角膜炎,具有典型革兰阴性杆菌所引起的环形脓疡的体征,常在极短时间内累及整个角膜而导致毁灭性的破坏,后果极其严重。一经发生,必须立即抢救。

【病因】

1.致病菌

(1)绿脓杆菌属假单胞菌属,革兰阴性杆菌,大小为(0.5～1.0)$\mu$m×(1.5～3.0)$\mu$m 的直或微弯杆菌,有产生色素的性能,引起蓝绿色脓性分泌物,故又称为铜绿色假单胞菌。该菌广泛存在于自然界的土壤和水中,亦可寄生于正常人皮肤和结膜囊,有时还可存在于污染的滴眼液中,如荧光素、地卡因、阿托品、匹罗卡品滴眼液等。有时甚至可在一般抗生素滴眼液(如磺胺)中存活。

(2)绿脓杆菌具有很强的致病性,主要致病物质是内毒素(菌细胞壁脂多糖)和外毒素(弹力性蛋白酶、碱性蛋白酶及外毒素 A)。实验证明,动物实验接种后,迅速在角膜繁殖,放出毒素和酶,并同时引起以中性粒细胞为主的浸润,导致角膜组织溶解及坏死。

2.危险因素　绿脓杆菌毒性很强,但侵袭力很弱,只有在角膜上皮损伤时才能侵犯角膜组织引起感染,最常见的发病危险因素有:

(1)角膜异物剔除术后,或各种原因引起的角膜损伤(如角膜炎、角膜软化、角膜化学烧伤及热烧伤、暴露性角膜炎等)。

(2)配戴角膜接触镜时间过长,或使用被绿脓杆菌污染的清洁液或消毒液。

（3）使用被污染的眼药水和手术器械。

**【临床表现】**

1.症状：发病急，病情发展快，潜伏期短（6～24小时）。患者感觉眼部剧烈疼痛、畏光流泪、视力急剧减退，检查可见眼睑红肿，球结膜混合性充血、水肿。

2.起病急、来势猛，溃疡发生快。

3.典型的环形浸润或环形溃疡形态及前房积脓。

4.大量的黄绿色黏脓性分泌物。

5.涂片检查发现有革兰阴性杆菌，培养证实为绿脓杆菌。

**【治疗】**

1.局部　首选氨基糖苷类抗生素（如庆大霉素、妥布霉素、丁胺卡那霉素）或氟喹诺酮类抗菌药（氧氟沙星、环丙沙星）频繁滴眼，也可采用第三代头孢菌类抗生素（头孢氨噻肟、头孢磺吡苄、头孢氧哌唑）频滴或交替滴眼。白天每30～60分钟1次滴眼，晚上改用氧氟沙星眼膏或磺苄青霉素眼膏每3～4小时1次涂眼。

2.重症病人　可采用结膜下注射或全身用药。待获得药敏试验的结果后，应及时修正使用敏感的抗生素或抗菌药进行治疗。

3.糖皮质激素的应用　在大量有效抗生素控制炎症的情况下，适当应用糖皮质激素可以减轻炎症反应和瘢痕形成。口服泼尼松10mg，每日3次或地塞米松15mg加入抗生素及葡萄糖中静脉点滴。但溃疡未愈合，荧光素染色阳性时局部忌用糖皮质激素治疗。

4.其他治疗　用1%阿托品散瞳，用胶原酶抑制剂和大量维生素对症治疗。病情重者在药物治疗24～48小时后，有条件则彻底清除病灶进行板层角膜移植。术后每天结膜下注射敏感抗生素可缩短疗程，挽救眼球。后遗角膜白斑者，则作穿透性角膜移植。

（苏绍磊）

# 第三节　真菌性角膜炎

真菌性角膜炎是严重的致盲眼病，由于发病率高又多与植物外伤有关，所以在我国这个农业大国里，农民患病率占首位。统计资料表明，真菌性角膜炎行穿透性角膜移植治疗者中，农民占85.2%。由于临床上缺乏有效的抗真菌药物，因此，患者的病程长，角膜感染严重，有的甚至合并穿孔。近年来，角膜真菌感染有增加趋势，1997年前在北方进行的穿透性角膜移植术中，HSK占首位，为40.5%，真菌性角膜炎占33.2%；而1999年，真菌性角膜炎行穿透性角膜移植术占45%，而HSK占15%。

## 一、致病菌

真菌性角膜炎的主要致病真菌，国外报告主要是白色念珠菌、曲霉菌和其他丝状菌，而国内对真菌性角膜炎培养和菌种鉴定结果，主要是镰刀菌占70%，曲霉菌占10%，白色念珠菌占5%，其他占15%。真菌感染角膜有三种途径：①外源性：常有植物、泥土外伤史；②眼附属器的感染蔓延；③内源性：身体其他部位深部真菌感染，血行扩散。大多数学者认为真菌是一种条件致病菌，因为正常结膜囊内培养出真菌，检查阳性率高达27%，但不发病，只有长期使用抗生素，致结膜囊内菌群失调或长期应用糖皮质激素，使局部免疫力低下,角膜的外伤等情况下,才引起真菌性角膜炎。根据真菌性角膜炎的临床表现结合相应的病理学改变,目前可以把真菌性角膜炎大体上分为两种形式:①水平生长型,真菌为表层地毯式生长,对抗真菌药物效果好,刮片阳性率高,是板层角膜移植的适应证。②垂直和斜行生长型,为临床较严重的真菌感染,有特异的真菌感染伪足、卫星灶等,抗真菌药物往往无效,板层移植为禁忌,PKP 时要尽可能切除病灶外 0.5mm 范围以上,才能有把握控制炎症。

## 二、发病机制

目前对真菌在角膜内感染的发病机制缺乏系统深入的研究,零星的研究表明真菌本身的毒力即侵袭力和机体防御异常是真菌感染发生的两大因素。目前认为真菌的黏附,特别与宿主上皮的黏附是真菌感染角膜的第一步,最近的研究结果表明,不同感染中真菌对角膜上皮有不同的黏附力。一些研究还发现真菌在感染宿主的过程中,通过分泌一些特异性酶降解破坏宿主细胞膜,达到侵袭和扩散的目的。病原性真菌分泌的酶类目前研究较多的有磷酸酯酶和降解肽类的金属蛋白酶。对几种常见致病真菌的蛋白酶进行研究,发现不同真菌在感染的不同时期分泌蛋白酶的量是不一样的。

## 三、临床表现

相对细菌感染性角膜炎,真菌性角膜炎发病和进展缓慢。早期描述其临床性时,多表现为角膜上相对静止的病灶,但目前临床上滥用抗生素、抗病毒及糖皮质激素类药物后,典型病程的真菌性角膜炎已少见,而临床常见到的真菌性角膜炎的浸润、溃疡发展已较快,有的 1 周内可感染到全角膜,所以不能以病程作为一个主要临床指标来判断是否为真菌感染。

真菌性角膜炎典型的角膜病变有:①菌丝苔被:表现为角膜感染病灶呈灰白色轻度隆起,外观干燥,无光泽,有的为羊脂状,与下方炎症组织黏连紧密。②伪足:在感染角膜病灶周围有伪足,像树枝状浸润。③卫星灶:为角膜大感染灶周围,出现与病灶之间没有联系的小的圆形感染灶。④免疫环,常表现为感染灶周围的环形浸润,此环与感染灶之间有一模糊的透明带。⑤内皮斑,约有 50% 患者可见到角膜内皮面有圆形块状斑,常见于病灶下方或周围。⑥前房积脓,是判断角膜感染深度的一个重要指标,有前房积脓时说明感染已达角膜基质层,有的甚至是部分菌丝已穿透后弹力层。前房的脓液在角膜穿孔前,只有 15%~30% 脓中有菌丝,大部分为反应性积脓,当出现角膜穿孔,前房脓液中高达 90% 有真菌菌丝存在。

根据对不同感染真菌性动物模型的研究,不同感染真菌在角膜的感染方式不同,也存在不同的临床表现,如白色念珠菌性角膜炎早期显示浅层角膜病变,轻度隆起,病情发展缓慢,病变区灰白色,可见伪足和卫星灶,病变周围有明显的细胞浸润。茄病镰刀菌性角膜炎显示毛玻璃样增厚,呈现表面隆起的干燥的灰白色病灶,病灶周围浸润不明显。曲霉菌性角膜炎,角膜病灶显示徽章样改变,周边病变浓密而中央稍淡,病情发展迅速,3 天时即出现前房积脓。

## 四、诊断

1.病史　角膜常伴有植物、泥土等外伤史,眼及全身长期应用糖皮质激素及广谱抗生素史。

2.典型的临床表现,主要是眼部的典型体征。

3.实验室检查

(1)刮片染色法

1)10%～20%氢氧化钾湿片法。

2)Gram 染色:①刮片方法同上;②染液和染色方法同细菌学检查。

(2)组织病理检查

1)角膜活检组织或行角膜移植取下的组织片。

2)过碘酸雪夫(PAS)染色,光学显微镜下见丝状菌,类酵母菌染为红色。

(3)真菌培养和鉴定

1)常用培养基:沙氏培养基、土豆葡萄糖培养基、巧克力琼脂平板培养基。

2)培养温度:22～28℃,湿度40%～50%。

3)pH 值:pH 4.0～6.0。

4)时间:20 天～1 个月。

结果分析:依据真菌生长速度,菌落外观丝、孢子或菌细胞形态特征等进行鉴别。

(4)共焦显微镜检查:共焦显微镜是一种新型、无创伤性检查设备,它可以在活体上对角膜行三维水平扫描,并提供高清晰和放大倍率的角膜各层面图像。从细胞水平上对活体角膜的病理生理进行直接观察。对真菌性角膜炎的诊断研究结果显示,可达到96%的阳性率,并能对真菌性角膜炎抗真菌药物治疗的效果进行监控,对真菌性角膜炎的诊断和研究的很有帮助。

# 五、治疗

1.药物治疗

(1)二性霉素 B:是从链丝菌培养液中分离得到的多烯类抗真菌药物,体外实验证实多烯类是目前抗真菌(丝状菌、酵母菌)活性最高的药物。多烯类药物与真菌细胞膜中的麦角固醇结合,使细胞膜通透性和电解质平衡改变,导致真菌停止生长。由于哺乳动物细胞(如红细胞、肾小管上皮细胞等)的细胞膜含固醇,故全身应用时可导致溶血和肾脏等器官的毒性反应。

二性霉素 B 在临床上应用已久,静脉注射后血中的二性霉素约90%以上与血浆蛋白结合,因此不能透过血-房水屏障,且全身应用毒副作用大,眼用制剂在角膜内穿透性差,对深部角膜感合并前房积脓者效果不佳。常用两性霉素 B 滴眼,感染严重时,每小时 1 次,晚上用两性霉素 B 眼膏。

(2)新型三唑类:三唑类药物通过与细胞内的细胞色素 P450 结合,抑制真菌细胞膜上麦角固醇的生物合成,从而损害真菌细胞膜的结构和功能,同时使细胞内过氧化物大量堆积,造成真菌死亡。

氟康唑是一种临床上广泛应用的广谱、高效、安全的三唑类药物,动物和临床实验证实口服氟康唑对眼部念珠菌、隐球菌、曲霉菌及球孢子菌感染有效。常用氟康唑眼水,眼部应用刺激小,连续滴眼 2 月,未见明显毒副作用。

伊曲康唑为粉蓝色胶囊,内含 100mg 伊曲康唑。真菌性角膜炎的应用为 200mg,每日一次,总疗程不超过 3 周。最常见副作用有肝功能损害及胃肠道反应。

(3)那他霉素:那他霉素是从链丝菌培养液中分离的四烯类抗真菌药物,为广谱抗真菌抗生素,对曲霉菌、念珠菌、镰刀菌等均有效,抗真菌的原理与二性霉素 B 相同。由于那他霉素难溶于水。临床常用混悬液,但此液对角膜结膜通透性极差,因此,滴眼液仅用于治疗浅表的角膜感染灶。目前临床上常用的为 5%混悬液或 10%眼膏。

(4)免疫抑制剂:研究发现许多真菌的天然代谢产物具有对其他真菌的毒性作用,从而抑制共生真菌的竞争生长。环孢霉素 A(CsA),FK506 和西罗莫司(雷帕霉素),可作为免疫抑制剂抑制 T 细胞激活的信号传导途径,还能作为毒素抑制与其竞争的真菌的生长。

(5)其他:洗必泰葡萄糖酸盐已广泛应用于临床近 40 年,对许多革兰阳性、阴性细菌、阿米巴原虫、沙眼衣原体具有抑制作用。1996 年 Martin 通过体外、体内实验证实 0.2%洗必泰溶液具有良好的抗真菌作用。随后临床随机对照观察显示 0.2%洗必泰溶液治疗轻中度真菌性角膜炎效果优于 0.25% 和 0.5%那特真眼水,尤其对镰刀菌感染有效,对曲霉菌感染效果较差,眼局部耐受性良好,未见组织毒副作用,而且价格低廉易得。尤其对于病原菌尚不明确或可疑混合感染的患者,可将洗必泰溶液作为一线药物选择。

(6)联合用药:细菌感染时药物的选择及联合用药方案已研究得较为深入。对抗真菌药物联合应用的研究多限于体外实验和动物实验,人体试验观察极少。目前较为确定的是 5-氟胞嘧啶与二性霉素 B 或氟康唑联合应用有协同作用,能减少药物用量,降低毒副作用,并延缓 5-氟胞嘧啶耐药性的产生。分析为后两者破坏真菌细胞膜,从而利于前者穿透,进入真菌细胞发挥作用。利福平和二性霉素 B 合用亦有协同作用。伊曲康唑与二性霉素 B 或 5-氟胞嘧啶合用治疗念珠菌、曲霉菌和隐球菌感染有协同作用,伊曲康唑与氟康唑合用与单用伊曲康唑效果相同。

2.手术治疗

(1)板层角膜移植术:所有真菌性角膜炎,除非合并穿孔或有穿孔趋势者,都应先联合多种抗真菌药物进行治疗,并可辅以 1~2 次局部清创处理,然后根据治疗的转归、病灶的大小、部位、深度及视力等因素决定是否需行角膜移植手术及选择手术的方式。选择部分板层角膜移植手术的适应证为:

1)药物治疗一周以上无效,同时不合并前房积脓的中浅层溃疡;

2)对药物治疗有效,其中选择经治疗后前房积脓消失,病灶位于角膜基质的中浅层,视力严重下降至0.1 以下者,尤其适宜于溃疡直径较大或偏中心的中浅层角膜溃疡。

(2)穿透性角膜移植:真菌性角膜炎的穿透性角膜移植手术时机尚没有一个统一而明确的标准,术者多是根据当时的病情和结合自己的经验做出的。行穿透性角膜移植术基本掌握以下原则:①局部和全身联合应用抗真菌药物治疗 48~72 小时无明显疗效。②角膜溃疡直径>6mm,病变深度到达深基质层,视力低于 0.1,局部药物治疗疗效不明显或前房积脓不断增加者,或溃疡面有扩大趋势者。③角膜溃疡到达后弹力层或穿孔者。

(苏绍磊)

# 第四节　病毒性角膜炎

## 一、单纯疱疹病毒性角膜炎

单纯疱疹病毒(HSV)感染引起的角膜炎症称为单纯疱疹病毒性角膜炎(HSK)。它是由病毒感染、免疫与炎症反应参与、损伤角膜及眼表组织结构的复杂性眼病,也是当今世界上危害严重的感染性眼病之一,发病率占角膜病的首位,美国约有 50 万患者。此病的特点是多类型、易复发、发病与被感染的 HSV 株以及机体的免疫状态有关。由于抗生素和皮质类固醇的广泛应用,其发病率有上升趋势。往往因反复发作而严重危害视功能,临床尚无有效控制复发的药物,因而成为一种世界性的重要致盲原因。

**【病原学】**

HSV 分为两个血清型——Ⅰ型和Ⅱ型。Ⅰ型的感染部位是头颈部,大多数眼部疱疹感染是由此型病毒引起;Ⅱ型的感染部位是生殖器,偶或也引起眼部感染。近年的研究发现 HSV-1 型也可感染腰部以下部位,而 HSV-Ⅱ型也可感染腰部以上部位。人是 HSV 唯一的自然宿主。单疱病毒对人的传染性很强,人群中的绝大多数均被它感染过,血清抗体阳性率约为 90%,用分子生物学方法在 75%~94% 的人三叉神经节可发现病毒的潜伏。Ⅰ型的常见传播途径是带毒成人亲吻子女或与子女密切接触,青少年或成人间的接吻,偶可因性交而致生殖器感染。Ⅱ型则以性接触为主,同样也可因性交而致眼部感染,新生儿可经产道感染。新生儿的Ⅱ型感染除累及眼部,也可波及皮肤、血液、内脏和中枢神经系统,并可致命。两型病毒感染的潜伏期相似,为 2~12 日,通常为 3~9 日。

**【发病机制】**

原发感染是指病毒第一次侵犯人体,仅见于对本病无免疫力的儿童,多为 6 个月至 5 岁的小儿。在此之后,病毒终生潜伏在三叉神经节的感觉神经元内,在一些非特异刺激(感冒、发热、疟疾、感情刺激、月经、日晒、应用皮质类固醇、退翳治疗及外伤等)下诱发。

近年的研究发现,当角膜病变静止后,单纯疱疹病毒既可潜伏在三叉神经节的感觉神经元内,也可潜伏在角膜内,角膜是 HSV 的另一潜伏地。HSK 复发的详细机制尚不清楚,复发时,HSV 可能来源于潜伏在神经节细胞内的病毒再活化,通过轴浆运输到达角膜,或潜伏在角膜内的病毒再活化。

HSK 的发生复发以及疾病在临床的表现类型主要与感染机体的 HSV 株有关,同时与机体的免疫状态也有一定的关系,因而 HSK 的复发常与机体的免疫功能状态发生变化有关。

浅层型的发病是 HSV 直接感染角膜上皮细胞,在细胞内增殖导致细胞变性坏死,脱落形成上皮缺损,形成典型的树枝状角膜炎,如进一步扩大加深,则可形成地图状角膜炎。

深层型的发病并非病毒的持续增殖,而主要是一种宿主对单疱病毒抗原的免疫反应,以细胞免疫为主的迟发性超敏反应。HSV 由上皮或内皮进入角膜实质后,炎症细胞、抗原抗体复合物或角膜实质内不断复制的病毒,致胶原板层溶解,产生不同类型的深层炎症,主要有免疫型和基质坏死性角膜炎。

**【分类】**

单纯疱疹病毒性角膜炎目前仍无统一的分类方法,在不同的专著及文献其分类的方法不同,而且对同一病变的名称也不同。根据角膜的解剖及发病的病理生理分类对疾病的诊断及治疗均有较大的帮助,这种分类方法将 HSK 分为:①感染上皮性角膜炎,此型包括点状泡状角膜病变、树枝状角膜炎、地图状角膜炎及边缘性角膜炎。②神经营养性角膜炎,此型包括点状上皮糜烂及神经营养性溃疡。③角膜基质炎,此型包括坏死性或免疫性角膜基质炎。④角膜内皮炎,此型包括盘状、弥散或线状角膜内皮炎。根据机体的免疫状态及病毒的毒力,我们将 HSK 可分为:角膜上皮型、溃疡型、免疫反应型及变应型。

**【临床表现】**

1.原发感染　HSK 的原发感染主要表现为角膜上皮型,常有全身发热和耳前淋巴结肿痛,眼部主要表现为滤泡性或假膜性结膜炎,眼睑皮肤的水疱或脓疱,点状或树枝状角膜炎,其特点为树枝短、出现晚、存在时间短(1~3 日),偶也可导致盘状角膜炎。

2.复发感染　根据炎症的部位可分为浅层型和深层型。浅层型包括点状、树枝状、地图状及边缘性角膜炎;深层型包括角膜基质炎及角膜内皮炎。复发感染的特点是不侵犯全身,无全身症状。

(1)点状、树枝状和地图状角膜炎:在诱因之后的数日内,眼部出现刺激症状,根据病变的部位可影响视力或对视力影响较少。角膜上皮层出现灰白色、近乎透明、稍隆起的针尖样小疱,可表现为点状或排列成行或聚集成簇,是为角膜疱疹。此期为时甚短,一般仅数小时至十数小时,因此常被忽略,有些患者在就诊时已改变。有时误诊为"结膜炎"。如及时发现和处理,痊愈后几乎不留痕迹。排列成行的疱疹,不久即扩大融合,中央上皮脱落,形成条状溃疡,并向长度伸展,伸出分枝,末端有分叉,形成典型的树枝状溃疡。在溃疡的边缘,水肿的角膜上皮细胞有活的病毒存在。炎症继续发展,亦可形成边缘蜿蜒迂曲的地图样或星芒状溃疡。有时溃疡可有多个,排列成岛屿状。但不论形态如何,一般只作面的扩展,位于浅层。荧光素染色下,可清楚看到角膜溃疡上皮缺损处染成深绿色,而周围则被淡绿色渗透边缘所包围,说明这部分的上皮存在水肿、疏松现象,是为本病的特征。角膜感觉减退是疱疹性角膜炎的一个典型体征。感觉减退的分布取决于角膜病损的范围、病程和严重程度。病变部的角膜感觉常减低或消失,但其周围角膜的敏感性却相对增加,故主觉上有显著疼痛、摩擦感和流泪等刺激症状。多数浅层溃疡病例经积极治疗后,可在 1～2 周内愈合,但浅层实质的浸润需历时数周至数月才能吸收,留下极薄的云翳,一般影响视力较小。

树枝状或地图状溃疡愈合后,有时可见不透明的上皮细胞呈线条样或分枝嵴状堆积,这种假树枝是在愈合过程中,更多的上皮愈合被先后从不同方向向病损区伸延并最终汇合的结果,此处的角膜上皮轻度隆起,但荧光素染色一般为阴性。随着时间推移,假树枝可变光滑并消失。不要误认为感染而继续应用抗病毒药物,因为药物的毒性可使之加重。事实上,长期抗病毒药物的应用本身就可产生假树枝和角膜炎。

少数未经控制的病例,病变可继续向深部发展,导致角膜实质层发生混浊。混浊主要是角膜实质的水肿和浸润,一般从溃疡底部开始,逐渐向深部蔓延,直至后弹力层。其色灰白,半透明,有时略带灰黄色调。由于水肿和细胞浸润,角膜可明显增厚。后弹力层及内皮层亦出现肿胀粗糙或条状皱纹。常伴有虹膜炎反应,由于角膜混浊、房水混浊和 KP,常不能得到满意的观察,少数病例尚伴有前房积脓,此时瞳孔必须充分散大,防止后黏连。溃疡波及深部的病例,经积极治疗,溃疡愈合约需 2～4 周时间,实质水肿及浸润的吸收,可长达数月。角膜长期处于炎症状态,可逐渐变薄,甚至溃疡穿孔。在溃疡阶段,极少数病例尚可继发细菌或真菌感染,应该引起注意。

由 HSV 感染引起的边缘上皮性角膜炎的溃疡灶与树枝状角膜溃疡相似,只是病灶位于角膜边缘,表现为相应处角膜缘充血,角膜基质浸润,并可有新生血管形成。病人的症状较重且对治疗的反应不理想。

(2)神经营养性角膜炎:神经营养性角膜炎可能由感染病毒或免疫反应引起,此种类型患者常伴有角膜的神经功能障碍或泪膜不正常,一般不是病毒感染的活动期,有些患者表现为无菌性溃疡。病灶可局限于角膜上皮表面及基质浅层,也可向基质深层发展,溃疡一般呈圆形、光滑的卷边,长时间变化不大。处理不正确可能会引起角膜穿孔。它的形成是多因素的,包括基底膜损伤,基质内活动性炎症,泪液功能紊乱及神经营养的影响。抗病毒药物的毒性作用常是此种溃疡持续存在的原因。无菌性溃疡难以愈合,它的治疗首先是保护角膜上皮,最简单的方法是包扎患眼(或用治疗性软镜),停用所有药物,包括含有毒性防腐剂的各种人工泪液。必要时需要手术治疗。

(3)角膜基质炎:角膜基质炎虽然只占 HSK 初发病例的 2%,但占复发病例的 20%～48%。角膜基质可被多种因素影响,角膜上皮及内皮的病毒感染均会影响到角膜基质,引起角膜基质的水肿,对角膜上皮及内皮引起的角膜基质改变,其治疗主要是针对角膜上皮及内皮。角膜基质炎在临床的表现主要有两种类型,一种是由于病毒的直接感染引起的基质坏死性角膜炎,另一种主要为基质内的免疫反应(有些患者可能合并病毒的作用)引起的免疫性角膜基质炎。

基质坏死性角膜炎常见于那些多次复发的树枝状角膜炎,正在局部应用皮质类固醇治疗的盘状角膜炎,角膜表现为严重的基质炎症,伴有炎性细胞浸润、坏死、新生血管、瘢痕、偶尔变薄和穿孔。同时发生虹膜睫炎,偶尔有继发性青光眼。它的自然病程是 2～12 个月,病情重,目前尚无有效治疗方案,预后极差。

免疫性角膜基质炎的临床表现多种多样,主要表现为角膜基质的浸润及水肿,一般角膜上皮完整,可伴有免疫环,免疫环是抗原抗体复合物的沉积,对于反复复发病例会出现新生血管,由于一些病例的角膜基质病变表现为圆盘形,所以许多学者将此型称为盘状角膜炎。根据其病理生理机制,盘状角膜炎主要是由于角膜内皮的病变导致的角膜基质水肿,因此我们现将其放在角膜内皮炎中叙述。

(4)角膜内皮炎:角膜内皮炎主要表现为视力下降、畏光、疼痛,检查可见结膜充血、角膜后 KP、角膜基质及上皮水肿及虹膜炎,角膜内皮炎患者一般不伴有角膜基质的浸润,这是与角膜基质炎相鉴别的重要体征,同时此类患者也很少有角膜新生血管形成,只有病程长,反复发作的患者才会出现角膜的新生血管。根据角膜后 KP 的分布及角膜基质、上皮水肿的形态可将角膜内皮炎分为盘状、弥散形及线形三种类型。

盘状角膜炎:盘状角膜炎绝大多数是由 HSV 的直接侵犯和局部的免疫反应所引起,也可见于带状疱疹、水痘、牛痘、流行性腮腺炎或化学损伤性角膜炎。患者大多以往有过复发的病史,初次发作者较少。充血及刺激一般较溃疡型轻,甚至可以毫无症状。患者就诊时常主诉视力模糊,眼部略有发胀感。

盘状角膜炎是位于角膜中央或近中央处的圆形水肿,直径约为 5～8mm,通常以 6～7mm 者居多。灰白色,略带半透明,中央部位较淡,而边缘处较浓密,犹如"钱币"状。偶尔也可见到免疫环,是由中性粒细胞环绕盘状水肿的边缘形成。裂隙灯下检查,水肿在角膜实质深层为主,角膜增厚可达角膜厚度的 1/4 乃至一倍以上,伴有后弹力层皱纹及内皮粗糙增厚现象。大小不等的 KP 黏附于角膜内皮,少数病例尚有房水混浊或前房积脓。角膜上皮一般正常,荧光素不着色。但有些炎症严重的病例,角膜上皮呈现毛玻璃样水肿,滴荧光素后,在裂隙灯下检查,呈现细点状着色。除盘状混浊外,也可表面为地图形、弥漫性、局限性、环形、马蹄形等。形状虽有不同,但病理改变基本一致。

盘状角膜炎病程较长,通常为 2～6 个月。在炎症阶段,视力高度减退,但通过合理的使用抗病毒类药物与激素类药物,水肿大部分可以吸收,留下较淡的瘢痕,多数病例仍能保持有效视力。另一种情况是,在盘状角膜混浊的基础上,角膜表面可以出现树枝状或地图状溃疡,与深部炎症同时存在。有时,尚可并发单疱性葡萄膜炎,出现继发性青光眼,长期炎症的存在,又可促使新生血管长入。

弥散形及线形角膜炎的临床表现与盘状角膜炎基本相同,只是角膜后 KP 呈弥散分布或呈线形分布。

总之,HSK 的危害性在于炎症的反复发作和长期不愈。造成角膜细胞的严重破坏,最后为瘢痕组织所替代。大量的新生血管也是影响视力的主要因素。不恰当的使用激素,亦是促使病情恶化的另一原因。至于葡萄膜炎、继发性青光眼,和继发细菌或真菌感染等情况,它们的严重性更是不言而喻的。

【诊断】

目前 HSK 的诊断多依靠病史和角膜病变的形态做临床诊断,反复发作史是重要的诊断依据。实验室诊断不是必需的临床诊断条件,常用的实验室诊断技术有:

1.血清学检查 常用中和试验、补体结合试验。对原发感染可作肯定诊断,但不适用于复发感染。

2.免疫组织化学检查 使用 HSV-1 的单克隆抗体诊断药盒,进行包括免疫荧光染色和酶免疫测定,能在少于 4 小时内对上皮刮片作病原学快速诊断,结果极为可靠。

3.病毒分离 是本病最可靠的病因诊断,常用方法有泪液拭子或角膜病变组织刮片,进行兔肾细胞(RK)培养,进行病毒分离。

4.电镜技术寻找病毒颗粒。

5.核酸杂交技术 如 PCR 技术,敏感度较高,但有假阳性结果。

6.其他 尚有免疫功能状态和荧光素通透系数等检查。

【治疗】

不同的病变阶段,采用不同的治疗方法。在角膜疱疹或浅层炎症早期阶段,应迅速控制炎症。

1.药物

(1)抗病毒药物:目前对 HSK 的治疗主要还是以抗病毒药物为主,常用的有:

1)碘苷:又名疱疹净(IDU)。仅抑制 DNA 病毒,对 RNA 病毒无作用。1962 年首先应用于临床,只对浅层病变有效。该药毒性大、渗透性差,易产生耐药性,主要适用于初次发作病例。近年来新的抗病毒药物出现,使此药的应用减小。对多次复发病例,选用效果更好的药物为宜。

2)氟苷:又名三氟胸腺嘧啶核苷(F3T),抗病毒作用比阿糖胞苷及碘苷强,可用于治疗浅层及深层HSK,眼内通透性好,全身应用毒性较大,仅局部应用,1%氟苷局部应用可引起角膜上皮病变。

3)阿糖胞苷:主要抑制 DNA 病毒,对 RNA 病毒作用不大。治疗 HSK 有一定效果,但对正常细胞毒性大,故常用它的衍生物环胞苷(CC),眼水为 0.1%及 0.05%,眼膏 0.1%。

4)无环鸟苷:又名阿昔洛韦(ACV),为比较有效的选择性抗病毒药物,特别是对于疱疹病毒,有明显的抑制作用。1979 年起应用于临床,国内外文献报道,不但疗效好,且副作用小。常用剂型为 3%眼膏和0.1%无环鸟苷眼水。口服 ACV 是近年来研究较多的一种治疗方法,此方法不仅具有治疗 HSK 的作用,同时具有预防 HSK 复发的作用,一些作者在 HSK 患者行角膜移植手术后采用口服 ACV 一年以预防HSK 的复发。此外对于基质型 HSK,长时间口服 ACV 也能预防其复发。

5)丙氧鸟苷:又名更昔洛韦(GCV),对 HSV 的抑制作用与 ACV 相当,对于 HSK 具有较好的疗效,且对多种抗 HSV 药物产生耐药性病例也有治疗效果。眼药水的浓度是 0.1%~3%。

6)三氮唑核苷:又名病毒唑,为广谱抗病毒药,疗效较好,且对正常细胞毒性颇低。眼水为 0.1%及0.5%,眼膏 0.5%。

7)其他抗病毒药物:如阿糖腺苷(Ara-A)等,对治疗 HSK 也有一定效果,但临床尚需要观察。至于吗啉胍(ABOB),多数眼科医生认为疗效不佳。

(2)肾上腺皮质激素:因它有抑制角膜免疫反应和抗炎作用,常用于 HSK 的治疗,但应掌握如下原则:

1)感染上皮性角膜炎:此型包括点状泡状角膜病变、树枝状角膜炎、地图状角膜炎、边缘性角膜炎及神经营养性角膜炎禁用皮质激素,因其能激活病毒和胶原酶活性,促进病毒繁殖,使病变向深层发展。它还能抑制上皮再生,甚至造成溃疡穿孔。

2)坏死性或免疫性角膜基质炎:对于坏死性角膜基质炎应根据情况选择是否应用激素,如伴有免疫反应患者可应用激素,但以病毒感染引起者不应使用激素,如对此类患者使用激素可能会引起病情恶化。对于因免疫反应而导致的免疫性角膜基质炎患者,局部应用激素有治疗的意义。角膜内皮炎包括盘状、弥散或线状角膜内皮炎,此种类型 HSK 与免疫功能异常明确相关,可应用激素。但应用激素时应同时应用抗病毒药物。应用激素次数应根据病情的严重程度而确定,在发病的早期,抗病毒药及激素局部应用为每天4~5 次,当病情控制后,通常 7~10 天,将抗病毒药及激素用药的次数改为每天 3 次,用一周后改为 2 次,再一周后改为 1~2 次维持约 3 个月。应用皮质激素期间,最好 1~2 日用荧光素着色一次,如有溃疡出现,立即停用,按溃疡处理。当炎症完全消退后,抗病毒药物和皮质激素的次数需逐步减少,最后完全停用。

过量的使用抗病毒药,不但无助于预防炎症的复发,而且会产生耐药性,影响复发时用药的疗效,同时抗病毒药物还会对眼表产生毒性;过量的使用激素也会导致眼表上皮细胞的毒性,有时会出现浅层 HSK。局部应用的皮质激素有:1%地塞米松眼水、眼膏,均可每日 2~4 次。

(3)免疫调节剂:利用它试图调节机体的免疫功能或增强抵抗力,可用于治疗 HSK。常用药物有左旋咪唑、干扰素、转移因子等。

2.手术　对于 HSK 的手术治疗主要分为两种情况,一是药物治疗效果不明显、长时间不愈合或患者出现角膜明显变薄或穿孔,要进行治疗性角膜移植手术或用相应的手术方法促进愈合;二是角膜炎症已完全愈合,遗留角膜斑痕影响视力,应进行光学性角膜移植手术恢复视力。

在第一种情况下,可根据患者的病情及当地的医疗条件选择:①病灶清创术:其原理是通过物理或化学的方法来清除感染细胞和病毒。目前常采用的是机械清创,但注意尽量不要损伤 Bowman 膜,以减少瘢痕形成。化学清创目前已不提倡应用,因为它会损伤角膜基质,增加瘢痕组织,以及延缓上皮愈合和导致内皮变性。清创后,一般对患眼行加压包扎,这有利促进上皮愈合和减轻症状;此外,包扎升高了眼球表面温度,还能抑制病毒繁殖。②结膜瓣遮盖术:主要适用于患者长时间不愈合且溃疡灶位于光学区以外的患者,可很快使病情稳定。③羊膜覆盖手术:适用于病灶位于角膜中央及旁中央的长时间不愈合患者,羊膜覆盖手术能促进此类患者尽快愈合,但对于伴有细菌或真菌感染者不能用此方法。④治疗性角膜移植手术:当角膜已穿孔或将要穿孔时,应选用治疗性角膜移植手术,一般采用穿透性角膜移植,板层角膜移植只适合于周边极小穿孔患者。

对于第二种情况,采用光学性角膜移植手术恢复患者的视力,一般采用穿透性角膜移植,因为板层角膜移植不能完全清除角膜中的病毒。手术的时机一般在 HSK 病情稳定后进行,以炎症消退后 3 个月或以上较为稳妥。

无论是第一种情况还是第二种情况下进行手术,在手术前后均应全身应用抗病毒药物,如口服无环鸟苷,以减小炎症及预防 HSK 复发。

## 二、带状疱疹性角膜炎

眼部带状疱疹可合并眼睑炎、结膜炎、角膜炎、巩膜炎、葡萄膜炎、视网膜病变(急性视网膜坏死)、视神经炎、眼肌麻痹等。其中 60% 可发生带状疱疹性角膜炎。

**【病因】**
1.本病是由水痘带状疱疹病毒(VZV)复发感染所致、病毒潜伏于三叉神经节中。当机体细胞免疫功能下降或在其他外界刺激诱导下,病毒即被激活、繁殖而发病。
2.发病机制:是下列某一种因素或共同作用的结果:
(1)病毒对角膜的直接侵犯。
(2)宿主对完整病毒或病毒抗原在角膜内发生炎性反应。
(3)机体对改变了的自身组织发生自体免疫反应。
(4)由于角膜知觉减退,眼睑异常及角膜表面泪液膜改变,发生继发性改变。和 HSV 性角膜病变不同的是,VZV 性角膜炎未能做出满意的动物模型、妨碍了对其进行进一步的深入研究。

**【临床表现】**
1.全身表现 带状疱疹之前驱症状包括全身不适、发热、寒战及沿神经皮肤分布区疼痛,皮肤发生线状排列的小水泡;伴发神经痛,丛麻、刺感到极度持续疼痛。皮疹延续数月,神经痛可延续数年。带状疱疹与 HSV 不同,侵犯真皮,水泡治愈后残留永久性瘢痕。
2.角膜表现 眼带状疱疹中,大约有 60% 可引起角膜病变,VZV 对三叉神经第一支极易侵犯,角膜炎的发生多在皮疹出现以后发生,尤其是鼻尖或鼻翼出现带状疱疹,为鼻睫状支神经受侵犯的征兆,随后必发生角膜炎与虹膜炎。其角膜炎的表现多种多样,主要有以下几种类型:
(1)表层粗点状角膜炎:是带状疱疹性角膜炎的最早期表现,皮疹出现后数日内发生。角膜表面呈现粗大的、略高出角膜表面的混浊点,多发生于角膜周边部,表面常附有黏性分泌物,对荧光素呈现不规则着色,虎红染色更为明显,脱落后不形成溃疡。这些不规则的混浊点是混浊的上皮细胞聚集而成,可能是病毒侵犯的结果,也可能是病毒在上皮细胞内繁殖的结果。有的病例可在其细胞核内查到病毒包涵体。

(2)上皮下浸润及钱币状角膜炎:表层点状角膜炎可在几天之内自行消退,有的很快互相结合形成上皮下浸润,并进一步形成钱币状角膜炎。后者被认为是带状疱疹性角膜炎的典型病变。

(3)假树枝状角膜炎:伴随于眼带状疱疹出现的树枝状角膜炎,因其形态和 HSV 性树枝状角膜炎极为相似,其主要区别是:角膜病变轻微,略高起于角膜表面,轻、中度荧光素染色,而不像 HSK 呈沟状凹陷,染色明显;其树枝状病变的末端不像 HSK 那样有球形膨大。故称为假树枝状角膜炎而加以区别。

(4)黏斑性角膜炎:是一种慢性角膜炎的特殊类型,大约 5% 的带状疱疹患者会出现此种角膜病变。发病时间差异很大,从出疹后 7 天至 3 年均可出现,但多数在 2~7 个月之间出现。其典型改变的角膜表面由微隆起的黏液物质构成的斑点状病灶,有时可出现线状或树枝状病变,边缘清楚,通常是多发性的,可出现于角膜表面的任何部位,其大小和形状每天都可改变。乙酰半胱氨酸可将其溶解。荧光素呈中等着色,虎红染色鲜艳。发病机制不很清楚,可能与泪液膜异常、角膜感觉神经麻痹及眼睑闭合不全等因素有关。

(5)神经麻痹性角膜炎:在剧烈的三叉神经痛的同时,角膜感觉全部消失,病愈后可延续数月至一年之久,甚至长期不恢复。长期感觉障碍大约有 9% 的患者可引起神经营养性角膜炎的发生。严重者可导致角膜溃疡、继发细菌感染,出现角膜脓疡或前房积脓。

(6)盘状角膜基质炎:数月后上皮下浸润可向基质深部发展,形成富于新生血管的角膜基质炎或盘状角膜基质炎。裂隙灯显微镜检查角膜后弹力膜皱褶,光切面浸润水肿增厚,混浊区角膜后壁常留有类脂质沉积物,经久不吸收,可能是角膜基质细胞的异常代谢产物,此点可与 HSK 及牛痘病毒所引起的盘状角膜基质炎相鉴别。有时还可出现角膜葡萄膜炎或角膜内皮炎(用镜面反射法检查,可以发现角膜内皮有滴状的改变)。

## 【诊断】

1.临床诊断　出现皮肤、眼部和角膜的特有体征时,一般不难诊断。体征不典型、皮疹较少的病例,常误诊为 HSK。作者认为当出现角膜炎或其他眼部体征,同时具备下列各特征时,应怀疑 VZV 所致。

(1)既往有单侧颜面部皮疹病史;

(2)该区皮肤残留瘢痕或茶褐色沉淀物;

(3)虹膜萎缩;

(4)前房角色素沉着(较其他葡萄膜炎色素浓厚)。

2.实验室诊断

(1)急性期取结膜及角膜上皮刮片查巨噬细胞及核内嗜酸性包涵体,但不能和 HSV 相区别。

(2)必要时从结膜囊内和取水泡内液体作病毒分离。兔角膜接种不致病,此点可与 HSV 相鉴别。

(3)血清中和抗体的测定:病后 4 天可测出,2 周达高峰,一年后降至不能检测的水平。

(4)荧光抗体染色技术:取病变角膜上皮刮片,直接用荧光抗体染色检查,可证明被感染的细胞内有病毒感染。由于标记荧光抗体有特异性,故可与 HSV 相区别。

## 【治疗】

1.表层点状角膜炎和树枝状角膜炎　抗病毒药物无环鸟苷(阿昔洛韦、ACV、0.1% 眼水和 3% 眼膏)、丙氧鸟苷(更昔洛韦、GCV、0.1%~3% 眼水)频繁滴眼,但疗效尚不能肯定。对伴有较重结膜炎的患者,可并用糖皮质激素滴眼。此外,还应滴抗菌药眼膏,以防混合感染。

2.盘状角膜基质炎　主要应用糖皮质激素(0.1% 地塞米松、0.1% 氟米龙)滴眼或结膜下注射。滴眼以能控制症状的最低浓度、最少滴眼次数为原则。

3.角膜葡萄膜炎或虹膜睫状体炎　除阿托品散瞳及糖皮质激素外,还应口服消炎痛等非甾体激素消炎剂,长期局部和全身应用糖皮质激素,可抑制免疫反应,促使病情恶化或病毒扩散,故必须慎用。

4.神经麻痹性角膜溃疡　停止使用抗病毒药物和糖皮质激素眼液,各种抗菌药眼液中因含有防腐剂也应禁止使用。局部滴用不含防腐剂的人工泪液或上皮生长因子(EGF、bFGF)等,纱布绷带包扎、配戴软性角膜接触镜或暂时睑缘缝合均有一定效果。

5.黏斑性角膜炎　局部应用糖皮质激素药物可控制其进一步引起虹膜炎及角膜基质炎,同时应用胶原酶抑制剂滴眼(10%乙酰半胱氨酸)可融解黏斑,必要时局部滴用人工泪液或行睑缘临时缝合术。

（苏绍磊）

# 第五节　角膜营养不良

角膜营养不良(CD)是家族遗传性的双眼角膜混浊性疾病,大多为常染色体显性遗传,它需要与角膜变性相鉴别。角膜营养不良是原发于角膜的疾病,一般不伴有角膜以外的眼组织或全身疾病;作为遗传性疾病,常有家族史,为双眼对称性发病,不伴有炎症及角膜新生血管,病变呈进行性发展,好发于中央区角膜,病变具有某些特征性的形态。

## 一、前部角膜营养不良

### (一)Meesmann 角膜营养不良
【概述】

Meesmann 角膜营养不良足以双眼上皮内微小囊泡及表层点状角膜上皮病变为主要表现的常染色体显性遗传性角膜营养不良。其最早发现于一德国家系,1935 年由 Paimeizer 报告,1938 年 Meesmann 作了详细描述,故由其命名。本病为罕见的常染色体显性遗传病。

【症状】

很多情况下无症状。偶有眼部不适,眩光、畏光,由于反复的上皮糜烂会有眼部刺激症状。

【体征】

双眼对称性角膜上皮层多数大小均匀一致的微小囊样混浊,此即为含有特异物质的微小囊泡。微小囊泡始于角膜基底部,逐渐移向角膜表面,当到达角膜表面时,可形成点状角膜上皮糜烂。此时荧光素染色呈点状着色。

【鉴别诊断】

与其他角膜营养不良相鉴别。

【治疗和预后】

由于此病很少会引起视力下降,因此大多数无须治疗。针对异物感等角膜刺激症状可采用角膜保护剂、人工泪液点眼及治疗性角膜接触镜等对症治疗。晚期病例,若上皮混浊影响视力,可行病变上皮刮除、准分子激光角膜表层切除术(PTK)或板层角膜移植术,但术后有复发的可能。

### (二)上皮基底膜营养不良(地图-点状-指纹状营养不良)
【概述】

上皮基底膜营养不良是由于角膜上皮基底膜变性从而引起复发性角膜上皮糜烂的疾患。Vogt(1930)首先报告本病呈指纹样外观,以后 Cogan 等(1964)又描述为点状和地图状形态,故其又名地图状-点状-指纹状角膜营养不良。虽有部分病例表现为常染色体显性遗传,但大多数病例原因不明。

【症状】

多见于中年以后的白人女性,多数患者无自觉症状,但 30 岁以后易出现复发性角膜上皮糜烂。随着疾病的发展可表现反复糜烂综合征:反复发作的单眼或双眼疼痛,在深夜或醒来睁眼时发生。也可以在锐器伤如指甲、纸张的边缘损伤后发生。中央部角膜受累时可有视力下降。

【体征】

裂隙灯下可见双眼角膜上皮地图状、点状及指纹状病变,有时可见上皮内微小囊泡。这几种形态可单独存在,但多数患者同时存在两种以上病变形态,病变并可随时间的推移而变化。

【鉴别诊断】

干眼症和其他类型的角膜营养不良。

【治疗和预后】

当出现复发性角膜上皮糜烂时,应予以治疗。糜烂发作时可采用角膜保护剂、人工泪液点眼及治疗性角膜接触镜等对症治疗。

## (三)Reis-bucklers 角膜营养不良

【概述】

1917 年首先 FflReis 报告,1949 年由 bucklers 更加详细地加以描述。它是以伴有微纤维出现的前弹力膜变性为主征的常染色体显性遗传性疾患。根据角膜混浊的形态等临床表现的不同,又将其分为蜂窝型与地图型两类。

【症状】

两型均在早期即伴有反复发作的畏光、眼痛、异物感、充血等角膜上皮糜烂症状。每次发作约历时数周后症状始缓解,20～30 岁时因病情进展导致视力下降,严重病例可发生于 10 岁之内。

【体征】

Reis-bucklers 角膜营养不良的两种类型具有截然不同的临床表现。蜂窝型的角膜混浊呈蜂巢样,随着年龄的增加混浊逐渐加重,但在成人以后仍可具有较好的视力。地图型角膜营养不良在 5 岁左右即开始发病,在前弹力膜出现不规则网状、环状的混浊并逐渐扩大,早期出现视力低下。

【治疗和预后】

针对复发性角膜上皮糜烂进行对症治疗。南于病变并不累及角膜基质,在视力低下严重时可行准分子激光角膜表层切除术(PTK)或板层角膜移植术,但术后极易复发。

# 二、基质层角膜营养不良

## (一)颗粒状角膜营养不良

【概述】

颗粒状角膜营养不良是一种少见的疾病,造成年轻患者视力下降和复发性痛性角膜糜烂。1893 年首次由 Groenouw 报告,为常染色体显性遗传、双眼进行性发病的角膜营养不良疾患。颗粒状角膜营养不良也被分为 3 个亚型:颗粒状角膜营养不良、Avellino 角膜营养不良及表在变异型颗粒状角膜营养不良(Reis-bucklers 角膜营养不良地图型)。

【症状】

偶见痛性复发性角膜糜烂,可发生于视力受累之前。当角膜混浊灶融合时视力会下降。

**【体征】**

角膜中央前基质可见小的、分散的白色颗粒,颗粒间为透明角膜,随着病情的发展,病灶向深部基质发展,病灶变大,数量增多。最后在瞳孔轴线上见融合的病灶,严重影响视力。周边角膜不受累。

**【治疗及预后】**

轻者用润滑剂,较重病例需要软性角膜接触镜。如角膜混浊已造成视力低下,可行准分子激光角膜表层切除术(PTK)或板层角膜移植术。如混浊仅限于表层,应首选角膜表层切除或 PTK。如已经多次 PTK 治疗使角膜明显变薄,则应选择扳层角膜移植术。无论何种治疗都不可避免地会出现复发,应加以注意。

## (二)Avellino 角膜营养不良

**【概述】**

Avellino 为意大利的地名,由于此地区出生者较多罹患此病而得名。Avellino 营养不良是一种少见的颗粒状营养不良的变异形式,有明显的类似格子样营养不良的淀粉样沉积。因此又被称为颗粒-格子状角膜营养不良。

**【症状】**

发病初期往往无症状,随年龄的增加,混浊逐渐增大、数目增加,并向周边部及深层扩展。中年时视力下降,这时中央部角膜混浊灶融合。复发性角膜糜烂较颗粒状营养不良常见。

**【体征】**

裂隙灯下可见自角膜上皮下至基质中层灰白色结节轮状、颗粒状的混浊,还可见白色线状的混浊。线状混浊即为淀粉样沉着物,通常在 50 岁以后更加明显。与颗粒状角膜营养不良一样,如患者为纯合子发病(多见于双亲均患此病的近亲结婚),则在幼儿期即出现角膜混浊,10 岁左右出现视力障碍,虽经手术治疗仍可迅速复发,被认为是此病的重症亚型。

**【治疗和预后】**

与颗粒状角膜营养不良一样轻者用润滑剂,较重病例需要配戴软性角膜接触镜。在角膜混浊造成视力低下时,可进行外科手术治疗。如准分子激光角膜表层切除术(PTK)或板层角膜移植术。但患者往往会在数年内复发,尤其是纯合子型可在数月内复发,因此在选择治疗方法时,应根据混浊的深度,参考患者的年龄及基因型,断定复发的期间,选择最适当的方法予以治疗。

## (三)格子状角膜营养不良

**【概述】**

为 1890 年由 Biber 等首先报告的以双眼出现对称性网格状混浊、视力损害较重的常染色体显性遗传性角膜营养不良。结合患者的眼部表现、全身状况、发病年龄、基因变异位点等目前至少将其分为 4 型。Ⅰ型在角膜前部或中部角膜基质内有分支样、折光的细线;Ⅱ型为伴有家族性全身性淀粉样变性病的格子状角膜营养不良;Ⅲ型患者的角膜格子样改变为较粗的格子样混浊;最近又把无明显家族遗传史,高龄发病、角膜病变位于深基质层的角膜格子状营养不良定为Ⅳ型。

**【症状】**

常有复发性的角膜上皮糜烂,在糜烂发生时可引起患者剧烈的眼痛,常常与病毒性角膜炎相混淆。在 30 岁前即因角膜混浊的逐渐加重引起视力的低下。

**【体征】**

最常见的Ⅰ型格子状角膜营养不良多在儿时发病,前弹力膜及基质浅层出现不规则的丝状或细线状混浊,混浊互相交叉呈星状或蜘蛛网状。随病情的进展格子状混浊可累及基质全层,在格子状混浊的中间区域可见以上皮下为中心的弥漫性混浊。Ⅱ型格子状角膜营养不良合并全身性的淀粉样变性病,极少见,对视力影响较轻。Ⅲ型格子状角膜营养不良为常染色体隐性遗传,表现为粗大的角膜基质层内格子状混浊,发病年龄在 50 岁以后,因中央区较透明,对视力影响较小。呈常染色体显性遗传的ⅢA 型与Ⅲ型格子状角膜营养不良具有相似的临床表现,不同之处在于ⅢA 型可伴随复发性的角膜上皮糜烂,而Ⅲ型则不会。

**【鉴别诊断】**

格子状角膜营养不良的诊断可通过其双眼特征性的角膜所见比较容易地得出。但是,当我们遇到复发性角膜上皮糜烂的患者时,则需要与病毒性角膜炎以及其他可引起角膜上皮糜烂的疾病相鉴别。由于基因变异位点的不同,其发病年龄、视力预后存在较大不同,有必要进行基因水平的确诊。

**【治疗和预后】**

在角膜混浊造成视力低下或反复发作角膜上皮糜烂时,可行角膜移植术或准分子激光角膜表层切除术(PTK)。一般可作为全层角膜移植的适应证,但如病变仅限于下皮下或基质浅层,也可行板层角膜移植术。但因各种术式均存在复发的可能,应加以注意。

### (四)斑状角膜营养不良

**【概述】**

1890 年由 Groenouw 首次报告,故又称为 GroenouwⅡ型角膜营养不良。为伴有角膜基质细胞内以及其他部位酸性黏多糖沉积的常染色体隐性遗传性角膜营养不良。

**【临床表现】**

一般在 10 岁左右发病,角膜中央区表层可见弥漫性细小混浊,可有畏光等自觉症状。混浊逐渐向角膜深层发展,且出现境界不清的灰白色斑状混浊。于 20～30 岁之间出现明显的视力障碍,随病变的进行病变逐渐由中央区向周边部扩展,基质混浊逐渐加重,角膜厚可正常或略变薄。以血清中硫酸化硫酸角质素而分成的两型中,Ⅰ型病例的报告较多,约占总数的 2/3。与Ⅰ型病例相比,Ⅱ型病例的发病较晚,对视力的影响也相对较迟。

**【治疗和预后】**

由于混浊可深达角膜内皮,如果严重地影响视力时,应选择全层角膜移植术。如果混浊未达到内皮的话,可行深板层角膜移植术。一般术后复发的情况较少见。

### (五)胶滴状角膜营养不良

**【概述】**

胶滴状角膜营养不良为 1914 年由中泉首次报告的最严重的角膜营养不良。为常染色体隐性遗传,日本报告最多。

**【症状】**

多于 10 岁左右发病,可有异物感、畏光等角膜刺激症状,随着基质混浊的加重,出现高度的视力障碍。由于复发性的角膜上皮功能障碍,患者常伴随眼痛。多为双眼对称性病变,但可先后不一。

**【体征】**

可见弥漫性的上皮下混浊。随着疾病的进行双眼角膜中央部出现乳白色略呈黄色调的半球形胶滴状隆起,呈桑葚样或鹅卵石样外观,逐渐向角膜缘部扩展。作为本病的特征性病变,本病可侵犯角膜缘部并可伴随角膜新生血管。

**【治疗和预后】**

治疗应首选板层角膜移植术。但由于本病源于角膜上皮,通常在术后 1～2 年内出现复发,因此常需要数次的板层角膜移植术。另外,本病的角膜非常柔软,在缝合时要特别注意。应用准分子激光去除角膜表面沉着物的方法也同样存在复发的问题。为了减少本病的复发,采用配戴软性角膜接触镜或在角膜移植时合并角膜干细胞移植术可获得一定的效果。

### (六)中央结晶状角膜营养不良

**【概述】**

在幼年期发病的呈现双眼含针状混浊的圆盘状混浊的常染色体显性遗传性脂质代谢异常性疾患。本病较罕见,常伴有高脂血症,血清甘油三酯有时可见升高。常合并脊椎及手指的畸形及膝外翻。

**【症状】**

可有眩光,严重病例视力下降。

**【体征】**

多于10岁前出现角膜中央部基质浅层的细小针状白色结晶,20岁以后,可见周边部老年环样混浊。随年龄的增长,结晶样沉着物逐渐增加,呈地图状、环状、盘状混浊,可达基质深层,左右对称。角膜知觉低下,偶尔可伴有角膜上皮糜烂。

**【鉴别诊断】**

可根据角膜中央结晶样混浊及周边部老年环样改变而确诊。应注意与多发性骨髓瘤、氨基酸代谢病、角膜脂肪变性、带状角膜变性等伴有角膜结晶样混浊的疾病相鉴别。

**【治疗和预后】**

因对视力影响不大,很少需要治疗。当出现明显视力低下时,可考虑板层或全层角膜移植术。预后好。

## 三、角膜内皮与后弹力膜营养不良

### (一)Fuchs 角膜营养不良

**【概述】**

1910 年由 Fuchs 首次报告,为双眼角膜内皮面呈滴状变化的常染色体显性遗传性角膜内皮营养不良。滴状变化逐渐扩大、融合,末期可引起大疱性角膜病变。此病发病年龄多在 30~40 岁,男女比例为 1∶4,病情进行缓慢,通常需要 10~20 年。

**【症状】**

早期无症状,往往在体检时被偶然发现。后期由于角膜基质水肿,患者自觉雾视及畏光,有视力下降,病情进展引起上皮水肿时视力下降明显。患者常在晨起时视力差,数小时后有好转。角膜上皮水肿加剧形成大疱,一旦大疱破裂可引起严霞疼痛。

**【体征】**

本病的临床表现分为三个阶段。第一期角膜滴状赘疣:裂隙灯下可见角膜中央区的后表面,有多个细小的、向后突起的滴状赘疣及圆形的色素沉着,裂隙灯镜面反射法见滴状赘疣内皮面金褐色光泽。角膜内皮镜下可见几个到十几个接近圆形的大小不等的暗区,内皮细胞大小不等。第二期实质性与上皮性水肿期:角膜实质及上皮水肿,后弹力膜出现皱褶。上皮水肿最初由角膜表面小的滴状物质逐渐形成上皮下及上皮内较大的水疱,当水疱破裂时可引起剧烈的眼痛。第三期瘢痕期:由于长期持续的角膜基质层水肿,导致上皮下形成弥漫的结缔组织,角膜基质瘢痕化,周边新生血管长入,角膜完全混浊,视力显著降低至眼前指数或手动。另一方面,角膜结疤后知觉减退,上皮水肿减轻,异物感及眼痛反而较前缓解。

**【鉴别诊断】**

初期需与滴状角膜鉴别。家族史的了解,裂隙灯下角膜内皮面金褐色光泽的疣状物的发现,以及角膜内皮镜对于内皮面大小不同的暗区的发现可协助诊断。角膜水肿期应与无晶状体眼和人工晶状体术后的大疱性角膜病变鉴别。

**【治疗和预后】**

因第一期无症状,可临床观察,无须治疗。但由于许多病例合并前房浅及窄房角,有必要定期检测眼压。对于第二期较轻度的角膜上皮水肿,为了减轻睡眠中的水肿,提高日间视力,可用5%的高张盐水点眼(6~8次/日)。应用电吹风每日2~3次干燥角膜表面,也可获得一定的效果,还可应用降眼压药物来减轻角膜水肿。当形成上皮下水疱时,由于水疱破裂可引起剧烈眼痛,可配戴高含水软性角膜接触镜以减轻疼痛。对于第二期及第三期的大疱性角膜病变,保守治疗已非常困难,可考虑行角膜内皮移植术。合并白内障时,可采用白内障+人工晶状体植入+全层角膜移植术三联手术。手术成功率高,预后好。

## (二)后部多形性角膜营养不良

**【概述】**

后部多形性角膜营养不良是一种不常见的疾病,特点是双眼角膜基质深层至内皮细胞呈现多种形态的灰白色混浊的常染色体显性遗传性角膜营养不良。多于幼儿时发病,内皮细胞呈上皮样变,病变多为静止性。

**【症状】**

症状出生时即有,但大多数患者没有症状。主要的症状是由于角膜水肿而致视力下降,如果角膜发生大疱可引起疼痛。

**【体征】**

角膜病变位于后弹力膜上,其形态多样,包括单个或簇集的小囊疱,囊疱周围有灰白晕围绕;被较深的灰白色混浊围绕的地图样囊疱;角膜后部还可见到平行走行的透明隆起状宽带。角膜内皮镜下可见角膜内皮细胞两种不同的细胞形态,即较正常增大、大小不等、排列紊乱的近似正常内皮细胞的细胞群,以及与病变部位一致的细胞境界不清的黑色调区域。有些患者在40~50岁后可出现大疱性角膜病变。本病偶伴有虹膜与房角的异常,有时可见到虹膜萎缩及瞳孔偏位,有15%的患者可合并青光眼。

**【鉴别诊断】**

应注意与角膜后囊泡相鉴别。此病为单眼性、非遗传性疾患,一般不影响视力。角膜内皮面可观察到小水疱、带状、线状混浊。与虹膜角膜内皮综合征鉴别:单眼,非遗传性。

**【治疗和预后】**

无症状者无须治疗。角膜水肿早期,可选择50%高渗糖、软性角膜接触镜治疗。严重角膜水肿可行角膜内皮移植术或全层角膜移植术。移植后未见复发病例报告,预后好。

## (三)先天性角膜内皮营养不良

**【概述】**

先天性角膜内皮营养不良是一种极少见的疾病,患儿出生时或出生后不久即有角膜水肿。

**【症状】**

常染色体隐性遗传型:出生时就有症状,但不再进展,有眼球震颤,无疼痛。常染色体显性遗传型:生后1~2年内发病,进行发展,无眼球震颤,疼痛和畏光常见。

**【体征】**

双侧性全角膜基质水肿,使角膜呈现蓝灰色毛玻璃样外观。角膜增厚可达正常厚度的2~3倍。角膜直径不大,眼压不高。

**【鉴别诊断】**

先天性青光眼:角膜直径增大,眼压增高。产伤:单眼患病,有平行的、斜向的后弹力层破裂。

【治疗】

取决于角膜水肿的程度,影响视力可行角膜内皮移植或穿透性角膜移植术。

【预后】

因儿童角膜移植困难,预后一般,但术后很少复发。

(黄晓静)

# 第六节 角膜变性

## 一、角膜退行性改变

### (一)角膜环

【概述】

角膜环是非常常见的双侧性病变,可以是年龄相关性的,在年轻人则与高脂血症有关。

【症状】

一般无症状,常在体检时发现。

【体征】

脂质沉积在角膜下方,然后到上方即两侧,最后发展成环形,在角膜缘周形成 1mm 宽的白带。环外缘边界清晰,向中央模糊。环与角膜缘间有透明区域。环外透明区角膜可能有轻度变薄(沟槽样变性),但不发展。40 岁以下的患者检查血脂。如是单眼病变需检查对侧有无颈动脉疾病。

【治疗】

患者无症状无须治疗。

### (二)Vogt 白色角膜缘束带

【概述】

Vogt 白色角膜缘束带是非常常见的双侧性、良性的年龄相关性病变。

【症状】

患者一般无症状。

【体征】

沿着鼻侧和颞侧角膜缘旁有白色、半月形的沉积物(弹力纤维变性)。病变与角膜缘之间可有或没有透明带。

【治疗】

患者无症状,无须治疗。

### (三)鳄鱼皮样变性

【概述】

鳄鱼皮样变性的特点是角膜基质层内存灰白色,多角形的混浊,混浊间的角膜相对较透明。病变通常累及前部基质,但也可以在后基质发生。

【治疗】

患者无症状,无须治疗。

### （四）角膜面粉样变性

【概述】

角膜面粉样变性是相对常见的病变,特点是双眼深部基质,近后弹力膜有无关紧要的细小面粉样碎屑,似脂褐质的沉积,中央最明显。用红光反射后照法检查最清楚。

【治疗】

患者没有症状无须眼科治疗。

### （五）多形性淀粉样变性

【概述】

多形性淀粉样变性是相当常见的双眼良性角膜变性,常见于 50 岁后。

【体征】

特点是整个角膜基质层内一般多见于中央和后部有多形性、折光的点状、逗号形、丝状的淀粉样沉积。用视网膜反射后照法看得最清楚。不伴有任何全身病变。

【鉴别诊断】

角膜面粉样沉积和格子样角膜营养不良。

【治疗】

患者无症状,无须治疗。

## 二、角膜沉积物——非色素性

### （一）角膜带状变性

【概述】

角膜带状变性是一种常见的病变,特点是钙质沉积在上皮下、前弹力层和前基质。病因不清,但眼部慢性炎症(如虹膜睫状体炎、青少年风湿性关节炎,角膜水肿,角膜基质炎,眼球结核)、硅油眼(尤其是硅油进入前房)、代谢性疾病、高钙血症或高磷血症、痛风、慢性肾功能衰竭是常见的原因。也可见于遗传性疾病,或其他病因如长期接触有毒气体(如汞)及特发性(年龄相关)。

【症状】

通常无症状。如病变位于角膜中央,视力会受影响,较厚的钙化斑块会脱落,造成角膜上皮缺损会引起刺激症状。

【体征】

正对睑裂处的周边部钙质沉积斑,与角膜缘间有一狭窄的透明带。通常钙化斑块始于鼻侧和颞侧,然后向中央延伸。主要沉积于上皮基底膜、前弹力膜和浅层基质。钙化斑内常常有小孔和裂隙,为角膜神经穿过所致,外观如硬干酪。晚期钙化灶呈现斑块样,结节样并可隆起。

【治疗】

轻症可观察,或给予润滑剂如人工泪液。重症如有视力下降,由疼痛或影响外观可用 3％乙二胺四乙酸钠(EDTA-Na)来螯合钙质,或行表层角膜切除术。

【预后】

眼部钙质沉积的预后很好。如病因持续存在,角膜带状变性会复发。钙螯合治疗可重复应用。可能会有上皮愈合不良。常因眼部其他病变导致视力受损。

## （二）萨尔茨曼结节性角膜变性

**【概述】**

萨尔茨曼结节性角膜变性是一种不常见的病变，通常为单侧，特点是角膜上皮有灰白色隆起病灶，表面光滑。

通常有慢性角膜炎病史，如角膜基质炎、春季角结膜炎、角结膜干燥症、疱性角结膜炎及沙眼，但也有可能出现在正常眼球。

**【症状】**

通常无症状。如病变位于角膜中央可影响视力，极少的情况下由于结节隆起较高可引起异物感。

**【体征】**

角膜任何部位出现单个或多个分散的白色或灰白色隆起的结节。长期存在的结节其基底部可有铁质沉积。

**【鉴别诊断】**

球形角膜变性，角膜浅层基质出现小球状棕黄色颗粒。

**【治疗】**

轻症只需要观察或用润滑剂治疗。如有症状，可行表层角膜切削术或准分子激光治疗角膜切削术来去除结节。严重患者，可考虑行板层角膜移植。

# 三、角膜沉积物——色素性

## （一）Terrien 边缘性角膜变性（边缘性角膜变性）

**【概述】**

Terrien 边缘性角膜变性是一种不常见的、累及双眼的无痛性、缓慢进展的边缘角膜变薄的疾病。病因学不明。男性较女性多，通常发生于 20～40 岁。

**【症状】**

轻症患者无症状，晚期由于严重的不规则逆规性散光造成视力下降。

**【体征】**

无炎症反应，周边进行性角膜变薄、扩张。通常由上方开始，逐步发展成环状，但也有从下方开始的。变薄区域向中心区有脂质沉积，最薄处可仅有上皮与隆起的后弹力层。变薄区伴血管翳，角膜上皮保持完整。穿孔比较少见，通常在钝力伤后。一旦穿孔遗留边缘部虹膜脱出及粘连白斑。

**【鉴别诊断】**

蚕食性角膜溃疡亦表现为边缘角膜变薄，与边缘性角膜变性的鉴别点为同时伴有严重的炎症反应，眼部充血及剧烈的疼痛。

**【治疗】**

轻症可戴眼镜或软性角膜接触镜。中度病变戴透氧硬性角膜接触镜可获良好视力。重症可能需要新月形嵌入式板层角膜移植以重建角膜结构。

**【预后】**

轻中度病变预后好，重度病例预后差。

## （二）K-F 环

**【概述】**

双眼发生，肝豆状核变性是最常见的病因。该病是一种少见的常染色体隐性遗传病。由血浆铜蓝蛋白酶缺陷所致,特点是肝硬化和运动障碍。

【症状】

眼部通常无症状,发现全身其他异常时方检查眼部。

【体征】

角膜周边1～3mm宽,位于后弹力膜的棕绿色条带,主要见于肝豆状核变性(Wilson病)。条带最早出现在垂直径线上,逐渐延伸成环形累及整个角膜。早期病例可能需要用房角镜观察。肝豆状核变性患者可能伴有晶状体囊膜下铜沉积,形成葵花样白内障。

【治疗】

用铜螯合剂,如D-青霉胺等,角膜的沉积物有可能随后消失。

## 四、角膜扩张性疾病——圆锥角膜

【概述】

圆锥角膜是一种非炎症性的、进行性的角膜变薄,病因不清,通常发生在青春期。发病率约为54.5/10万。发病率无性别差异,各种族均有发病。

【症状】

早期无症状、随着病情的进展视力开始下降、视物扭曲,后期视力严重下降。

【体征】

角膜中央区向前突出,角膜基质变薄,角膜周围出现铁质沉着线(Fleischer环)部分或完全包围角膜。位于角膜基质和后弹力层当中的垂直线-Vogt线。Munson征指向下看时,下眼睑被突出的角膜压成V字形。Rizutti征指当从侧面照射角膜时,在鼻梁的边缘形成一条高度集中的光线,这种情况通常出现在进展期圆锥角膜的患者中。后弹力层破裂导致角膜中央区水肿及水肿消退后的角膜瘢痕。

【辅助检查】

角膜地形图是早期诊断圆锥角膜的重要检测方法,在临床症状出现前就会有角膜地形图的变化。早期表现为角膜中央曲率增大,如果角膜曲率>48D,同一经线的对应位置曲率差异>5D,考虑圆锥角膜的诊断。随着病情的进一步发展圆锥隆起区域的曲率会进一步增大。

【治疗】

1.框架眼镜矫正　适用于早期病例,以近视为主而角膜散光尚轻者。

2.硬性透氧性角膜接触镜(RGP)　角膜散光较重,框架眼镜难以矫正的病例。

3.手术治疗　深板层角膜移植术适用于无后弹力层破裂的病例。穿透性角膜移植术适用于角膜有全层瘢痕及后弹力层破裂的患者。角膜基质环植入术及角膜交联术是近年来开展治疗圆锥角膜的手术方法,远期疗效尚有待观察。

【预后】

早期配镜可获得良好的视力,如果需要手术,手术后效果好。

(宋宗艳)

# 第七节　角膜发育异常

## 一、大角膜

### 【病因】

大角膜为 X-性连锁隐性遗传。散发病例可能通过数代临床未曾发病但系基因携带者的女性遗传。

### 【临床表现与检查】

1.角膜横径超过 13mm,多双侧患病。

2.角膜透明,组织结构正常,部分病例角膜厚度低于正常眼,无后弹力层断裂。

3.前房深,房角结构正常。某些病例虹膜突和 schwalbe 线显而易见。

4.早期晶状体透明,常有半脱位或移位而引起虹膜震颤,虹膜有可能萎缩。中年后晶状体可发生白内障。

### 【诊断与鉴别诊断】

1.与生俱来的病史和典型的临床表现,一般可确诊。

2.主要与先天性青光眼鉴别,该病除大角膜外,有不同程度的水肿和混浊,后弹力层有断裂且眼压升高。

### 【治疗与预后】

无特殊治疗。预后稳定。

## 二、小角膜

### 【病因】

小角膜为先天性发育异常。推测为胎儿第 5 个月以后发育受阻滞的结果。

### 【临床表现与检查】

1.横径小于 9mm,但角膜透明,组织结构正常。视力多低下,常有眼球震颤或斜视。

2.眼球直肌附着点前移,角膜弧度增加,折光率相对增加,但因眼轴短,而致整个屈光状态呈正视或远视。

3.因眼前段结构缩短,至成年期可因晶状体增大诱发青光眼。

4.多合并小眼球和其他先天异常。

## 三、球形角膜

### 【病因】

球形角膜为先天发育异常,属常染色体隐性遗传。

### 【临床表现与检查】

1.常为先天性,出生后或不久发病,双侧对称。

2.视力低下或弱视。

3.角膜呈半球形扩张,弯曲度增大,角膜曲率计检查可达 50D。

4.角膜大小一般正常,偶可见到大于 13mm 的病例。

5.角膜基质均一性变薄,厚度仅及正常人的 1/5 至 1/3。个别病例周边部近角膜缘处最薄。

6.角膜透明,中央区可因后弹力膜破裂出现急性水肿。因角膜薄而脆,轻微钝伤可引起角膜破裂穿孔。

7.常合并蓝巩膜、关节延伸过长、齿脱色、听力减退、骨折和脊椎前移等结缔组织疾病。

8.组织学改变主要为基质变薄,周边部角膜前弹力膜可能缺失。有急性水肿史者后弹力膜有破孔。

## 【诊断与鉴别诊断】

球形角膜须和大角膜、婴幼儿青光眼鉴别,详见表 10-1。

表 10-1　球形角膜与大角膜、婴幼儿青光眼鉴别

| 临床表现 | 大角膜 | 原发性婴幼儿青光眼 | 球形角膜 |
| --- | --- | --- | --- |
| 遗传方式 | X-性连锁隐性遗传 | 散发 | 常染色体隐性遗传 |
| 眼别 | 双眼对称 | 单侧或双侧不对称 | 双侧对称 |
| 自然病程 | 非进行性 | 进行性角膜扩张 | 非进行性 |
| 角膜透明度 | 透明 | 弥漫性水肿,有后 | 透明,中央区角膜可因后弹力膜破裂产生急性水肿 |
| 角膜直径 | >13mm | 弹力层断裂>13mm | 正常大小,个别病例>13mm |
| 角膜厚度 | 正常 | 增厚 | 均一变薄,仅及正常厚度的/1/5 至 1/3 |
| 角膜曲率计 | 正常 | 扁平 | 陡峭,可达 50D |
| 眼压 | 正常 | 升高 | 正常 |
| 前房角 | 无明显异常 | 房角为中胚叶组织覆盖 | 正常 |
| 主要眼部合并症 | 晶状体脱位、中年以前发生白内障,继发青光眼 | 视神经损伤,角膜水肿 | 弱视,急性角膜水肿轻微 |
| 伴发全身病 | 偶有 Marfan 综合征和其他骨骼异常病变 | 无固定伴发全身病 | 创伤可致角膜穿孔,关节延伸过长,听力减退,齿脱色 |

## 【治疗与预后】

1.无确切有效疗法。可谨慎试行全角膜表面镜片术改善角膜厚度和屈光状态。术后宜特别注意植片愈合缓慢,避免伤口。

2.防止局部外伤,角膜破裂者预后不佳。

# 四、先天性角膜混浊

## 【病因】

常染色体隐性或显性遗传。有人认为与妊娠头 3 个月母体子宫内膜炎有关。

## 【临床表现与检查】

1.先天性角膜混浊与生俱来。混浊的浓密程度与范围因临床类型而异,其中先天性角膜白斑与后部圆锥角膜混浊主要在中央部,而硬化性角膜和先天性角膜葡萄肿为弥漫性角膜混浊。

2.角膜扁平与硬化性角膜或呈葡萄肿状扩张(先天性角膜葡萄肿),唯后部圆锥角膜中央或旁中央角膜

后表面向前方锥状突起伴混浊,前表面曲率正常。

3.弱视性眼球震颤。

4.小眼球小角膜,虹膜前粘连,房角不全闭锁,可有前极性白内障。

5.先天性角膜白斑和硬化性角膜多双眼患病,但双眼程度不等,而后部圆锥多单眼发病,常在体检中偶然被发现,各类型详见表10-2。

表 10-2　先天性角膜混浊的临床类型

| 类型 | 最常见的眼部解剖异常 | 遗传方式 | 相关的眼部病变 | 备注 |
|---|---|---|---|---|
| 先天性扁平角膜 | 角膜扁而薄 | 常染色体隐性遗传 | 硬化性角膜浅前房,继发青光眼 | |
| 硬化性角膜 | 周边型角膜扁平仅周边部混浊如巩膜,弥漫型全角膜混浊 | 常染色体显性或隐性遗传 | 小眼球小角膜,中央区后弹力层及内皮缺失,房角和晶状体发育不良 | |
| 先天性角膜白斑 | 中央性粘连白斑,混浊区后弹力层与内皮缺失 | 常染色体隐性遗传,可散发性 | 小眼球,房角不全闭锁,角膜晶状体粘连,白内障 | 早期自转性角膜移植 |
| 后部圆锥角膜 | 中央区后表面锥形前突,前表面弧度正常,混浊区后弹力层及内皮缺失 | 散发 | 前极性白内障,角膜后部多形性营养不良 | 自转或角膜移植,女性多 |
| 先天性角膜葡萄肿 | 角膜与虹膜、晶状体粘连、形成局限或全角膜葡萄肿,可能有新生血管 | | 继发性青光眼,局限或全角膜葡萄肿 | 多为先天性角膜白斑的重症者,发展之结果。也可由子宫内膜炎引起 |

**【治疗和预后】**

多数无特效治疗而为终生残疾。少数中周边与周边部有足够透明区的先天性白斑和后部圆锥,可根据技术和条件,考虑做自转性或同种异体穿透性角膜移植,手术宜早,成年后即使手术成功亦不可能纠正弱视。先天性白斑角膜厚薄不均,且前房浅又有虹膜前粘连,术后继发青光眼危险性很大;植片大小因受体角膜大小而定,一般可作4~5mm直径植片,过大则因靠近角膜缘,易发生排斥反应、继发青光眼等并发症。

(黄晓静)

# 第十一章　晶状体病

## 第一节　晶状体的解剖、生理和生化

晶状体为富有弹性的透明体,形似双凸透镜,位于虹膜之后,玻璃体之前。晶状体分为前后两面,两面相接的边缘被称为赤道部。晶状体前表面的曲度略小于后表面,曲率半径约为 9mm,前曲面的顶点即中心点称为前极。后表面的曲度较大,曲率半径为 5.5mm,后曲面的顶点即中心点称为后极。前后极间的直线距离为晶状体轴,轴的长度也即晶状体最大厚度为 4～5mm。晶状体的水平最大直径 9～10mm。晶状体借助韧带(晶状体悬韧带)与睫状突连接,保证其位置的相对稳定。晶状体赤道为圆环形,与睫状突相距约0.5mm。晶状体的组织结构组成有:

1.包围整个晶状体的囊膜　是一层透明的厚的基底膜,具有弹性,为上皮细胞的基底膜。它包绕着晶状体上皮及晶状体细胞。靠近赤道部的前囊与后囊的表面因为晶状体悬韧带的附着致使囊的表面不平。根据晶状体部位不同及年龄变化,晶状体囊的厚度有所不同,赤道部最厚,前囊较厚,晶状体前囊下有单层晶状体上皮细胞。后囊为胚胎期晶状体上皮细胞的基底膜,出生后上皮细胞转化为晶状体细胞,后囊不再增厚,所以后囊最薄。晶状体囊的完整使晶状体细胞保持一定的疏水状态,维持晶状体的双凸透镜形态、弹性及透明性。

2.晶状体上皮细胞　晶状体上皮位于晶状体前囊下,为单层排列。中央部(4～5mm)出生后正常情况下上皮不分化。晶状体上皮细胞呈立方形或矮柱状。赤道部的上皮细胞不断增生形成新的晶状体细胞。当外伤或手术创伤累及晶状体上皮细胞时导致其增殖,形成后发障。

3.晶状体细胞(晶状体纤维)　位于囊膜下,由晶状体上皮细胞发育转化而来。新的晶状体细胞不断形成,顺序加入晶状体皮质,晶状体核自赤道部起向晶状体中心排列为新月型的弯曲带(称为晶状体弓),随着细胞的老化,细胞核逐渐消失。晶状体细胞的有序排列与结构一致性,保持了晶状体透明与均一的屈光度。任何原因导致的晶状体上皮细胞变性、结构紊乱,都会影响进入眼内光线的折射,导致视力下降。晶状体上皮细胞终生增殖,导致晶状体密度不断增高,核心部分即晶状体核最早出现硬化,代谢障碍,造成晶状体透明性与可调节力的下降,临床上称为年龄相关性白内障。

4.晶状体悬韧带　又被称为第三级玻璃体。连接晶状体赤道部和睫状体,为粗细不等的纤维组织。晶状体悬韧带本身没有弹性,睫状肌收缩和舒张通过悬韧带牵拉晶状体赤道部囊膜,改变晶状体形状,使其发生屈光度的改变。

晶状体悬韧带连接晶状体赤道部及睫状体的睫状突,保证晶状体居中。同时,悬韧带对睫状突的牵拉,还对房水的生成产生影响。

(黄晓静)

# 第二节　晶状体先天异常

## 一、晶状体形成异常

### 【概述】

晶状体形成异常包括先天性无晶状体、晶状体形成不全等,属晶状体先天性异常。常伴有眼其他组织异常。

### 【临床表现】

1.先天性无晶状体　胚胎早期未形成晶状体板,为原发性无晶状体,极罕见。当晶状体形成后发生退行性变,使其结构消失,仅遗留其痕迹者为继发性无晶状体,多见于小眼球和发育不良的眼球。

2.晶状体形成不全　晶状体泡与表面外胚叶分离延迟时会发生角膜混浊和后部锥形角膜及晶状体前部圆锥畸形。晶状体纤维发育异常时可发生晶状体双核或无核或晶状体内异常裂隙。

### 【诊断】

根据裂隙灯下晶状体的形态可做出诊断。

### 【鉴别诊断】

无晶状体眼:一般为白内障囊内摘除术后。无先天性眼病史。

### 【治疗】

无晶状体眼可佩戴眼镜。

### 【临床路径】

1.询问病史　有无自幼发生的眼病史。

2.体格检查　散瞳后以裂隙灯检查瞳孔区及晶状体。

3.辅助检查　必须行眼部超声扫描。

4.处理　无晶状体眼可佩戴眼镜,预防弱视。

5.预防　无有效措施预防发生。

## 二、晶状体形态异常

### 【概述】

晶状体形态异常包括球形晶状体、圆锥形晶状体、晶状体缺损和晶状体脐状缺陷等,属晶状体先天性异常。

### 【临床表现】

1.球形晶状体

(1)多为双侧。

(2)晶状体呈球形,直径和体积小,前后径较长。

(3)晶状体悬韧带松弛,晶状体前移,易加重瞳孔阻滞。滴用缩瞳剂后可使睫状肌收缩,晶状体悬韧带更松弛,晶状体前移而加重瞳孔阻滞,可导致急性青光眼发作。

(4)球形晶状体屈折力增大可致高度近视。

(5)常发生晶状体不全脱位,有时可发生全脱位。

(6)由于晶状体悬韧带延长牵拉力减弱,因而无调节功能。

2.圆锥形晶状体

(1)晶状体前面或后面突出呈圆锥形或球形,通常为皮质突出。

(2)为少见的晶状体先天异常,前圆锥更为少见。

(3)可伴有不同类型的先天性白内障。

(4)常有高度近视,视力相当差。

3.晶状体缺损

(1)多为单眼,也可为双眼。

(2)晶状体下方偏内赤道部有切迹样缺损,形状大小不等。

(3)缺损处晶状体悬韧带减少或缺如。

(4)晶状体各方向屈光力不等,呈近视散光。

4.晶状体脐状缺陷　极少见。在晶状体前表面或后表面有一小的陷凹。

【诊断】

根据裂隙灯下晶状体的形态可做出诊断。

【治疗】

1.无症状和无并发症时一般不必治疗。

2.合并晶状体脱位时,可行手术治疗。

【临床路径】

1.询问病史　有无自幼发生的眼病史。

2.体格检查　散瞳后以裂隙灯检查瞳孔区及晶状体。

3.辅助检查　必须行眼部超声扫描。

4.处理　无症状和并发症时一般不必治疗。合并晶状体脱位时,可行手术治疗。

5.预防　无有效措施预防发生。对于球形晶状体者应用睫状体麻痹剂使晶状体悬韧带拉紧,晶状体后移,解除瞳孔阻滞,预防青光眼发生。

(黄晓静)

# 第三节　白内障

## 一、年龄相关性白内障

【概述】

年龄相关性白内障又称老年性白内障,是中老年发生的晶状体混浊,随着年龄增加患病率明显增高。它分为皮质性、核性和后囊下3类。病因较为复杂,可能是环境、营养、代谢和遗传等多种因素对晶状体长期综合作用的结果。一般认为氧化作用导致白内障的最早期变化。紫外线照射过多、饮酒过多、吸烟多、妇女生育多、心血管疾病、高血压、精神病、机体外伤等与白内障的形成有关。

**【临床表现】**

1.双眼患病,但发病有先后,严重程度也不一致。

2.主要症状为随眼球转动的眼前阴影、渐进性无痛性视力减退、单眼复视或多视、虹视、畏光和眩光。

3.皮质性白内障按其发展过程分为4期:

(1)初发期:晶状体皮质内出现空泡、水裂、板层分离和轮辐状混浊,如瞳孔区的晶状体未累及,一般不影响视力。

(2)膨胀期:又称未熟期,晶状体混浊继续加重,急剧肿胀,体积变大。

(3)成熟期:晶状体恢复到原来体积,前房深度恢复正常。晶状体逐渐全部混浊,虹膜投影消失。患眼视力降至眼前手动或光感。眼底不能窥入。

(4)过熟期:如果成熟期持续时间过长,经数年后晶状体内水分继续丢失,晶状体体积缩小,囊膜皱缩和有不规则的白色斑点及胆固醇结晶,前房加深,虹膜震颤。晶状体纤维分解液化,呈乳白色,棕黄色晶状体核沉于囊袋下方,可随体位变化而移动,上方前房进一步加深。晶状体悬韧带发生退行性改变,容易发生晶状体脱位。

4.核性白内障

(1)发病年龄较早,进展缓慢。

(2)混浊开始于胎儿核或成人核,逐渐发展到成人核完全混浊。

(3)初期晶状体核呈黄色混浊。

(4)可发生近视。

5.后囊膜下白内障

(1)晶状体后囊膜下浅层皮质出现棕黄色混浊,为许多致密小点组成,其中有小空泡和结晶样颗粒,外观似锅巴状。

(2)混浊位于视轴,早期出现明显视力障碍。

(3)进展缓慢。后期合并晶状体皮质和核混浊,最后发展为成熟期白内障。

**【诊断】**

应在散大瞳孔后以检眼镜或裂隙灯显微镜检查晶状体。根据晶状体混浊的形态和视力情况可明确诊断。

**【鉴别诊断】**

1.核硬化 是生理现象,由于晶状体终身生长,晶状体核密度逐渐增加,颜色变深,透明度降低造成,但对视力无明显影响。散瞳后用彻照法检查,核性白内障在周边部环状红色反光中,中央有一盘状暗影,而核硬化无此现象。

2.皮质性、核性和后囊下白内障的鉴别 根据混浊部位不同可做出鉴别诊断。

**【治疗】**

1.目前尚无疗效肯定的药物用于治疗白内障。

2.因白内障影响工作和日常生活时,可考虑手术治疗。通常采用白内障囊外摘除术(包括白内障超声乳化吸除术)联合人工晶状体植入术。在某些情况下也可行白内障囊内摘除术,术后给予眼镜、角膜接触镜矫正视力。

**【临床路径】**

1.询问病史 有无眼前阴影、渐进性无痛性视力减退、单眼复视或多视、虹视、畏光和眩光等症状。

2.体格检查 散瞳后以裂隙灯或检眼镜检查晶状体。

3.辅助检查 白内障手术前应进行全身检查,如血压、血糖、心电图、X线胸片、肝功能、血尿常规、凝血功能等,和眼部检查,如视功能、角膜、晶状体、眼压、角膜曲率半径和眼轴长度等。

4.处理 目前尚无疗效肯定的药物。因白内障影响工作和日常生活时应考虑手术治疗。

5.预防 目前尚无肯定有效的方法预防白内障的发生。

# 二、先天性白内障

## 【概述】

本病为出生时或出生后第一年内发生的晶状体混浊,是儿童常见眼病,可为家族性发病或为散发;可伴发其他眼部异常或遗传性、系统性疾病。其发生与遗传因素有关,常为常染色体显性遗传;也与环境因素有关,母亲孕期内,特别前3个月宫内病毒性感染、应用一些药物,或暴露于X线,孕期内患有代谢性疾病,如糖尿病、甲状腺功能不足、营养和维生素极度缺乏等,可使晶状体发生混浊。也有一些病例的原因不明。

## 【临床表现】

1.单眼或双眼发生。

2.多数为静止性的。少数出生后继续发展。也有直至儿童期才影响视力。

3.根据晶状体混浊部位、形态和程度进行分类。比较常见的有:

(1)前极白内障:晶状体前囊膜中央局限性混浊,多为圆形,大小不等。可伸入晶状体皮质内,或表面突出于前房内。多为双侧。对视力影响不大。

(2)后极白内障:晶状体后囊膜中央局限混浊,边缘不齐,可呈盘状、核状或花蕾状。多为双眼发生。少数为进行性的。对视力有一定影响。

(3)冠状白内障:晶状体皮质深层周边部有圆形、椭圆形、短棒状、哑铃状混浊,呈花冠状排列。晶状体中央部及极周边部透明。为双眼发生,静止性。很少影响视力。

(4)点状白内障:晶状体皮质有白色、蓝色或淡色细小点状混浊。发生在出生后或青少年期。双眼发生。静止不发展。一般不影响视力。

(5)绕核性白内障:数层混浊位于透明晶状体核周围的层间。各层之间仍有透明皮质间隔。最外层常有V形混浊骑跨在混浊带的前后。常为双眼发生,静止性。视力可明显减退。

(6)核性白内障:晶状体胚胎核和胎儿核均受累,呈致密的白色混浊,但皮质完全透明。多为双眼发病。瞳孔缩小时视力障碍明显,瞳孔散大时视力显著增加。

(7)全白内障:晶状体全部或近于全部混浊,有时囊膜增厚、钙化,皮质浓缩。可在出生时已经发生,或出生后逐渐发展,至1岁内全部混浊。多为双眼发生。视力障碍明显。

(8)膜性白内障:前后囊膜接触机化,两层囊膜间可夹有残留的晶状体纤维或上皮细胞,呈厚薄不匀的混浊。可单眼或双眼发生,视力损害严重。

(9)其他少见的先天性白内障还有缝性白内障、纺锤形白内障和珊瑚状白内障。

4.一些患者合并其他眼病或异常,如斜视、眼球震颤、先天性小眼球、视网膜和脉络膜病变、瞳孔扩大肌发育不良以及晶状体脱位、晶状体缺损、先天性无虹膜、先天性虹膜和(或)脉络膜缺损、瞳孔残膜、大角膜、圆锥角膜、永存玻璃体动脉等。

## 【诊断】

1.主要根据晶状体混浊形态和部位来诊断。

2.为明确诊断,应针对不同情况选择一些实验室检查。

**【鉴别诊断】**

白瞳症:先天性白内障的瞳孔区有白色反射,是白瞳症中最常见的一种。其他眼病也可引起白瞳症,但临床表现、治疗和预后不同,应注意鉴别。

**【治疗】**

1.治疗目标:恢复视力,减少弱视和盲目的发生。

2.对视力影响不大者,一般不需治疗,宜定期随诊观察。

3.明显影响视力者,应尽早选择晶状体切除术、晶状体吸出术、白内障囊外摘除术进行手术治疗。

4.因风疹病毒引起的先天性白内障不宜过早手术,以免手术时可使这些潜伏在晶状体内的病毒释放而引起虹膜睫状体炎,有可能因炎症而引起眼球萎缩。

5.无晶状体眼需进行屈光矫正和视力训练,常用的方法有:眼镜矫正、角膜接触镜、人工晶状体植入。人工晶状体的植入一般最早在2岁时进行。

**【临床路径】**

1.询问病史　注意有无家族史,母亲孕期有无病毒感染、特殊服药史等。

2.体格检查　散瞳后以裂隙灯检查晶状体。

3.辅助检查　先天性白内障合并其他系统畸形时,应进行染色体核型分析和分带检查。糖尿病、新生儿低血糖症者应进行血糖、尿糖和酮体检查。合并肾病者应检查尿常规和尿氨基酸。怀疑合并代谢病者应进行血氨基酸水平测定。此外,还可选做尿苯丙酮酸测定、同型胱氨酸尿的定性检查、半乳糖尿的筛选。

4.处理　根据视力受累程度而定。对视力影响不大者,可随诊观察。如明显影响视力,应尽早行白内障手术。术后注意屈光矫正的视力训练,以防发生弱视。

5.预防　母亲孕期内预防病毒感染,慎服药物,加强营养。


# 三、外伤性白内障

**【概述】**

本病为眼球钝挫伤、穿通伤和爆炸伤等引起晶状体混浊。多见于儿童或年轻人,常单眼发生。

**【临床表现】**

1.钝挫伤所致白内障根据挫伤轻重不同,可有晶状体前表面 Vossius 环混浊,相应的囊膜下混浊、放射状混浊、板层白内障、局限混浊或完全混浊。还可伴有前房积血、前房角后退、晶状体脱位、继发性青光眼等。

2.穿通伤所致白内障根据眼球穿通伤引起晶状体囊膜破裂伤口的大小,可形成局限混浊或晶状体全部混浊。

3.爆炸伤所致白内障爆炸时气浪可引起类似钝挫伤所致的晶状体损伤。爆炸物本身或掀起的杂物也可造成类似于穿通伤所致的白内障。

4.电击伤所致白内障可引起晶状体前囊及前囊下皮质混浊。多数病例静止不发展,也可逐渐发展为全白内障。

5.视力障碍与伤害程度和部位有关。瞳孔区晶状体受伤后视力很快减退。当晶状体囊膜广泛受伤时,除视力障碍外,还伴有眼前节明显炎症或继发性青光眼。

**【诊断】**

根据受伤史和晶状体混浊的形态和程度可做出诊断。

**【鉴别诊断】**

晶状体脱位：外伤除引起白内障外，还可使晶状体位置发生改变，在诊断时应注意鉴别。

**【治疗】**

1.影响视力不大的晶状体局限混浊，可随诊观察。

2.当晶状体皮质突入前房，可用糖皮质激素、非甾体抗炎药及降眼压药物治疗，待前节炎症反应消退后手术摘除白内障。

3.经治疗后炎症反应不减轻，或眼压升高不能控制，或晶状体皮质与角膜内皮层接触时，应及时摘除白内障。

4.当晶状体全混浊，但光觉和色觉仍正常时，应进行白内障摘除术。

5.由于外伤性白内障多为单眼，白内障摘除术后应尽可能同时植入人工晶状体。

**【临床路径】**

1.询问病史　应注意外伤种类、轻重。

2.体格检查　散瞳后以裂隙灯检查晶状体。

3.辅助检查　必要时进行眼部超声扫描，以了解外伤严重程度。

4.处理　对视力影响不大的局限混浊，可随诊观察。否则应进行白内障摘除术。

5.预防　外伤。

# 四、代谢性白内障

## （一）糖尿病性白内障

**【概述】**

白内障是糖尿病的并发症之一，可分为真性糖尿病性白内障和糖尿病患者的年龄相关性白内障。糖尿病时血糖增高，进入晶状体内葡萄糖增多，已糖激酶作用饱和，葡萄糖转化为 6-磷酸葡萄糖受阻。此时醛糖还原酶的作用活化，葡萄糖转化为山梨醇。山梨醇不能透过晶状体囊膜，在晶状体内大量积聚，使晶状体内渗透压增加而吸收水分，纤维肿胀变性而导致混浊。

**【临床表现】**

1.糖尿病患者的年龄相关性白内障较多见，与年龄相关性白内障相似，但发生较早，进展较快，容易成熟。

2.真性糖尿病性白内障

(1)多发生于 30 岁以下病情严重的幼年型糖尿病患者中。

(2)常为双眼发病，进展迅速，晶状体可能在数天、数周或数月内全混浊。

(3)开始时在前后囊下的皮质区出现无数分散的、灰色或蓝色雪花样或点状混浊。可伴有屈光变化。

**【诊断】**

根据糖尿病的病史和白内障的形态可做出诊断。

**【鉴别诊断】**

其他类型的白内障：根据有无糖尿病史和白内障的形态可以鉴别。

**【治疗】**

当白内障明显影响视力，妨碍患者的工作和生活时，可在血糖控制下进行白内障摘除术。

【临床路径】

1.询问病史　有无糖尿病史和视物模糊史。

2.体格检查　散瞳后以裂隙灯检查晶状体。

3.辅助检查　检查血糖和尿糖。

4.处理　当白内障影响视力以至于妨碍患者工作和生活时,可手术摘除白内障。

5.预防　在糖尿病性白内障早期应积极治疗糖尿病,晶状体混浊可能会部分消退,视力有一定程度的改善。

## （二）半乳糖性白内障

【概述】

本病为常染色体隐性遗传。患儿缺乏半乳糖-1-磷酸尿苷转移酶和半乳糖激酶,使半乳糖不能转化为葡萄糖而在体内积聚。组织内的半乳糖被醛糖还原酶还原为半乳糖醇。醇的渗透性很强,在晶状体内的半乳糖醇吸水后,晶状体囊膜破裂,引起晶状体混浊。

【临床表现】

可在生后数日或数周内发生。多为板层白内障。

【诊断】

对于先天性白内障患儿应先筛查尿中半乳糖。如测定红细胞半乳糖-1-磷酸尿苷转移酶的活性可明确诊断半乳糖-1-磷酸尿苷转移酶是否缺乏,应用放射化学法可测定半乳糖激酶的活性,有助于诊断。

【鉴别诊断】

其他类型的先天性白内障:根据晶状体的混浊形态和程度,及尿中半乳糖检查结果,可以鉴别。

【治疗】

给予无乳糖和半乳糖饮食,可控制病情的发展或逆转白内障。

【临床路径】

1.询问病史　白内障发生时间。

2.体格检查　散瞳后以裂隙灯检查晶状体。

3.辅助检查　对于先天性白内障患儿应筛查尿中半乳糖、测定红细胞半乳糖-1-磷酸尿苷转移酶的活性、应用放射化学法可测定半乳糖激酶的活性。

4.处理　给予无乳糖和半乳糖饮食。

5.预防　无有效措施预防。

## （三）手足搐搦性白内障

【概述】

本病又称低钙性白内障,由于血清钙过低引起。低钙患者常有手足搐搦,故称为手足搐搦性白内障。多由于先天性甲状旁腺功能不足,或甲状腺切除时误切了甲状旁腺,或因营养障碍,使血清钙过低。低钙增加了晶状体囊膜的渗透性,晶状体内电解质平衡失调,影响了晶状体代谢。

【临床表现】

1.患者有手足搐搦、骨质软化。

2.双眼晶状体前后皮质内有辐射状或条纹状混浊,与囊膜间有透明带隔开。囊膜下可见红、绿或蓝色结晶微粒。混浊可逐渐发展至皮质深层。

3.如果间歇发作低血钙,晶状体可有板层混浊,发展为全白内障。

**【诊断】**

有甲状腺手术史或营养障碍史,血钙过低,血磷升高,以及全身和眼部的临床表现可有助于诊断。

**【鉴别诊断】**

其他类型的白内障:根据晶状体的混浊形态和程度,及血钙过低的病史,可以鉴别。

**【治疗】**

1.给予足量的维生素 D、钙剂,纠正低血钙,有利于控制白内障发展。

2.当白内障明显影响视力时可进行白内障摘除术。术前应纠正低血钙。术中容易出血,应当予以注意。

**【临床路径】**

1.询问病史　有无甲状腺手术史或营养障碍史,有无手足搐搦史。

2.体格检查　散瞳后以裂隙灯检查晶状体。

3.辅助检查　检查血钙、血磷。

4.处理　给予足量的维生素 D、钙剂,有利于控制白内障发展。当白内障明显影响视力时应手术摘除白内障。

5.预防　有甲状腺手术时防止误切甲状旁腺。注意补充营养。

# 五、并发性白内障

**【概述】**

本病是指由于眼部疾病引起晶状体混浊。眼前后节的许多疾病可引起眼内环境改变,使晶状体营养或代谢发生障碍,而导致其混浊。常见于葡萄膜炎、视网膜色素变性、视网膜脱离、青光眼、眼内肿瘤、高度近视及低眼压等。

**【临床表现】**

1.患者有原发病的表现。

2.常为单眼发生。

3.由眼前节疾病引起的并发性白内障多由前皮质开始。

4.由眼后节疾病引起的并发性白内障先于晶状体后极部囊膜及囊膜下皮质出现颗粒状灰黄色混浊,形成较多空泡,逐渐向晶状体核中心部及周边部扩展,呈放射状,形成玫瑰花样混浊。继之向前皮质蔓延,逐渐使晶状体全混浊。以后水分吸收,囊膜增厚,晶状体皱缩,并有钙化等变化。

5.由青光眼引起者多由前皮质和核开始。

6.高度近视所致者多为核性白内障。

**【诊断】**

根据晶状体混浊的形态、位置和原发病,可以诊断。

**【鉴别诊断】**

其他类型白内障:根据有无原发病,以及晶状体混浊的形态、部位和程度,可以鉴别。

**【治疗】**

1.治疗原发病。

2.并发性白内障已影响工作和生活时,如果患眼光定位准确,红绿色觉正常,可进行手术摘除白内障。

3.各种炎症引起的并发性白内障对手术的反应不同,有的可引起严重的并发症,应根据原发病的种类,在眼部炎症很好控制以后,再考虑手术。

4.对白内障摘除后是否植入人工晶状体应慎重考虑。

【临床路径】

1.询问病史　有无引起白内障的原发病。

2.体格检查　散瞳后以裂隙灯检查晶状体。

3.辅助检查　选择适当的辅助检查确定原发病,如怀疑视网膜脱离和眼内肿瘤时应进行眼部超声扫描。

4.处理　术后局部或全身应用皮质类固醇的剂量比一般白内障术后大,使用的时间长。

5.预防　治疗各种原发病。

# 六、药物性白内障

【概述】

长期应用或接触对晶状体有毒性作用的药物或化学药品可导致晶状体混浊,称为药物性白内障。容易引起晶状体混浊的药物有糖皮质激素、氯丙嗪、缩瞳剂等,化学药品有三硝基甲苯、二硝基酚、萘和汞等。

【临床表现】

1.患者有与上述药物或化学药品的接触史。

2.糖皮质激素所致的白内障:用药剂量大和时间久,发生白内障的可能性大。开始时后囊膜下出现散在的点状和浅棕色的细条混浊,并有彩色小点,逐渐向皮质发展。后囊膜下形成淡棕色的盘状混浊,其间有彩色小点和空泡,最后皮质大部分混浊。

3.缩瞳剂所致的白内障:晶状体混浊位于前囊膜下,呈玫瑰花或苔藓状,有彩色反光。一般不影响视力。有些病例发现过晚,混浊可扩散到后囊膜下和核,停药后混浊不易消失,但可停止发展。

4.氯丙嗪所致的白内障:长期大量服用氯丙嗪后对晶状体和角膜产生毒性作用。开始时晶状体表面有细点状混浊,瞳孔区色素沉着。以后细点混浊增多,前囊下出现排列成星状的大色素点,中央部较密集,并向外放射。重者中央部呈盘状或花瓣状混浊,并向皮质深部扩展。当前囊下出现星状大色素点时,角膜内皮和后弹力层有白色、黄色或褐色的色素沉着。

5.三硝基甲苯所致的白内障:长期与三硝基甲苯接触有发生白内障的危险。首先晶状体周边部出现密集的小点混浊,以后逐渐进展为由尖端向着中央的楔形混浊连接成环形的混浊。环与晶状体赤道部有一窄的透明区。继之中央部出现小的环形混浊,大小与瞳孔相当。重者混浊致密,呈花瓣状或盘状,或发展为全白内障。

【诊断】

根据接触药物和化学药品史,及晶状体混浊的形态、位置等,可以做出诊断。

【鉴别诊断】

其他类型的白内障:根据药物和化学药品接触史,和晶状体混浊的形态、位置等,可以鉴别诊断。

【治疗】

1.停用药物,中止与化学药品的接触。

2.当白内障严重到影响患者工作和生活时,手术摘除白内障和植入人工晶状体。

【临床路径】

1.询问病史　有无药物或化学药品接触史。

2.体格检查　散瞳后以裂隙灯检查晶状体。

3.辅助检查　不需特殊的辅助检查。

4.处理　停止接触药物和化学药品。当白内障影响患者工作和生活时,摘除白内障。

5.预防　应注意合理用药。如长期接触一些可能致白内障的药物和化学药品时,应定期检查晶状体。少数病例在停用糖皮质激素和缩瞳剂后,晶状体的改变可逆转。

# 七、放射性白内障

## 【概述】

因放射线,如红外线、电离辐射、微波所致的晶状体混浊称为放射性白内障。

## 【临床表现】

1.红外线所致白内障　多发生于玻璃厂和炼钢厂的工人中。初期后皮质有空泡、点状和线状混浊,类似蜘蛛网状,有金黄色结晶样光泽。以后逐渐发展为盘状混浊。最后发展为全白内障。有时前囊膜下也有轻微混浊。

2.电离辐射所致白内障　中子、X线、γ线及高能量的β线照射晶状体后会导致白内障,发生白内障的潜伏期与放射剂量大小和年龄直接有关。剂量大、年龄小者潜伏期短。初期晶状体后囊膜下有空泡和灰白色颗粒状混浊,逐渐发展为环状混浊。前囊膜下皮质有点状、线状和羽毛状混浊,从前极向外放射。后期可有盘状及楔形混浊,最后形成全白内障。

3.微波所致白内障　微波来源于太阳射线、宇宙射线和电视、雷达、微波炉等。大剂量的微波可产生类似于红外线的热作用。晶状体对微波敏感,因微波的剂量不同可产生晶状体不同的损害,类似于红外线所致的白内障。晶状体出现皮质点状混浊,后囊膜下混浊和前皮质羽状混浊。

## 【诊断】

根据长期接触放射线的病史,及晶状体混浊形态、位置等,可做出诊断。

## 【鉴别诊断】

其他类型的白内障:根据放射线接触史,和晶状体混浊的形态、位置等,可以鉴别诊断。

## 【治疗】

当白内障影响患者工作和生活时,可手术摘除白内障和植入人工晶状体。

## 【临床路径】

1.询问病史　有无放射线接触史。

2.体格检查　散瞳后以裂隙灯检查晶状体。

3.辅助检查　不需特殊的辅助检查。

4.处理　停止接触放射线。当白内障影响患者工作和生活时,摘除白内障。

5.预防　接触放射线时应佩戴防护眼镜。

# 八、后发性白内障

## 【概述】

后发性白内障是指白内障囊外摘除术后或外伤性白内障部分皮质吸收后所形成的晶状体后囊膜混浊。成人白内障囊外摘除术后发生率高达 30%～50%,儿童则为 100%。

**【临床表现】**

1.视物变形和视力下降。

2.晶状体后囊膜出现厚薄不均的白色机化组织和 Elschnig 珠样小体。常伴有虹膜后粘连。

3.影响视力的程度与晶状体后囊膜混浊程度和厚度有关。

**【诊断】**

有白内障囊外摘除术或晶状体外伤史,及晶状体后囊膜混浊,可以确诊。

**【鉴别诊断】**

膜性白内障:为先天性白内障的一种类型,前后囊膜接触机化,两层囊膜间可夹有残留的晶状体纤维或上皮细胞,呈厚薄不匀的混浊。可单眼或双眼发生,视力损害严重。无白内障囊外摘除史。

**【治疗】**

1.后发性白内障影响视力时应以 Nd:YAG 激光将瞳孔区的晶状体后囊膜切开。

2.如无条件施行激光治疗时,可进行手术将瞳孔区的晶状体后囊膜刺开或剪开。

3.术后眼部滴用糖皮质激素或非甾体滴眼液,预防炎症反应。并注意观察眼压的变化。

**【临床路径】**

1.询问病史　有无白内障囊外摘除史。

2.体格检查　散瞳后以裂隙灯检查瞳孔区。

3.辅助检查　不需特殊的辅助检查。

4.处理　以 Nd:YAG 激光或手术切开晶状体后囊膜。

5.预防　白内障囊外摘除时应仔细清除晶状体皮质。

（王　乾）

# 第十二章　玻璃体病

## 第一节　玻璃体的解剖和生理

玻璃体是透明的凝胶体,容积约4ml,具有导光、支撑视网膜、阻止血管内的大分子进入玻璃体和抑制多种细胞增生的屏障作用。玻璃体与视网膜附着最紧的部位是玻璃体基底部、视盘周围、中心凹部和视网膜的主干血管。玻璃体后脱离是年龄性改变,脱离过程有时会引出不同的眼底疾病。近年来,玻璃体作为视网膜脉络膜疾病药物治疗的通道,为黄斑水肿、脉络膜新生血管膜、葡萄膜炎等疾病的治疗开辟了新的治疗途径。

玻璃体是透明的凝胶体,主要由纤细的胶原结构和亲水的透明质酸及很少的玻璃体细胞组成。球样玻璃体的容积约4ml,构成眼内最大容积。玻璃体周围由视网膜内界膜构成的基底层包裹。玻璃体表面与视网膜相连的是皮层玻璃体,厚100~200μm。玻璃体细胞位于玻璃体皮层。玻璃体视网膜的连接由玻璃体皮层和视网膜的内界膜组成。一些细胞外基质"胶"把玻璃体皮层和视网膜的内界膜胶连在一起。晶状体后的玻璃体前面的膝状凹,又称"环形膈"。

玻璃体与视网膜附着最紧的部位是玻璃体基底部,其次是后面的视盘周围,中心凹部和视网膜的主干血管部。玻璃体膝状凹前有一腔,玻璃体通过Wieger韧带附着到晶状体上。Wieger韧带断裂可导致vitreous前脱离,使膝状凹的玻璃体凝胶与房水接触。

玻璃体内细胞较少,主要有玻璃体细胞、星形胶质细胞和胶质细胞。玻璃体细胞位于玻璃体表面,合成透明质酸;星形胶质细胞位于神经纤维层。

Cloquet管是原始玻璃体的残余,它从视盘延伸到晶状体后极的鼻下方,位于膝状凹内。覆盖Cloquet管的凝胶极薄,并且容易受损,在玻璃体前脱离、晶状体囊内摘除术或Nd:YAG后囊切开术时,Cloquet管很容易断裂。Cloquet管宽1~2mm,如果它缩聚在晶状体后,可以在裂隙灯下看到,称Mittendorf点,另一端附着在视盘边缘的胶质上。如果玻璃体动脉退化不完全,持续存在视盘上,称Bergmeister视盘。

### 一、玻璃体的生理

玻璃体是眼内屈光间质的主要组成部分,具有导光作用;玻璃体为黏弹性胶质,对视网膜具有支撑作用,具有缓冲外力及抗振动作用;玻璃体构成血-玻璃体屏障:又称视网膜玻璃体屏障,能阻止视网膜血管内的大分子进入玻璃体凝胶;正常玻璃体能抑制多种细胞的增生,维持玻璃体内环境的稳定。

## 二、玻璃体分子组成

玻璃体内有Ⅱ型、Ⅳ型、Ⅴ型和Ⅵ型胶原,80%为Ⅱ型胶原,Ⅳ型胶原交联于胶原纤维的表面,Ⅴ型、Ⅺ型胶原组成玻璃体胶原纤维的核心部分。玻璃体不同部位,胶原密度不同。透明质酸是由 D-葡萄糖醛酸和 N-乙酰氨基葡萄糖组成的黏多糖,玻璃体凝胶是由带负电荷的双螺旋透明质酸分子和胶原纤维相互作用形成的网状结构。严重的炎症,热($>50℃$),pH 下降,胶原酶可破坏胶原纤维,导致透明质酸丧失和胶原塌陷,最终导致凝胶液化。

（彭　凯）

# 第二节　玻璃体发育异常

## 一、视盘前血管环(Bergmeister 视盘)

胚胎时期,神经纤维长入原始视乳头上皮,来自视乳头的细胞可以从视杯内层向玻璃体分离,这些神经外胚层细胞构成 Bergmeister 视盘。大约在妊娠第四个月时,Bergmeister 视盘胶质细胞增多,并产生胶质鞘包绕玻璃体内动脉。随后玻璃体动脉退化萎缩。如果退化不完全,在视盘上可残留胶质组织。

【症状】
视力较差。

【体征】
眼底检查可见视盘表面存在薄厚不一的胶质残留。可合并其他先天性异常,如视盘前血管环、玻璃体动脉残留、原始玻璃体增生症、牵牛花状视盘异常。

【诊断与鉴别诊断】
1.诊断　依据眼底表现。
2.鉴别诊断　牛牛花状综合征,视盘先天畸型的一种。表现为大视盘、大陷凹伴血管放射状排列,可有增厚的神经胶质层,有视功能障碍。

【治疗】
该病不影响视力,无须特殊治疗。

【随诊】
可不作随诊。

【患者教育】
向患者解释该病属于发育异常,目前没有治疗手段。

## 二、玻璃体动脉残留

胚胎 6～7 周时,玻璃体动脉从视盘经玻璃体到达晶状体。11 周时开始退化。胚胎 8 个月时玻璃体动脉萎缩蜷缩于玻璃体管中,少数人或早产儿该动脉萎缩不全,形成残留。

【症状】

患者可感觉眼前有条状黑影飘动。

【体征】

1.眼底检查 视盘前方有一灰白色半透明的条索状物向前伸向玻璃体,该条索随眼球运动而飘动,条索中有时可见到血细胞。

2.裂隙灯检查 有时可在晶状体后囊看到一个小环,这是玻璃体动脉的附着部,称为 Mittendorf 圆点。

【诊断与鉴别诊断】

1.诊断 依据眼底表现。

2.鉴别诊断 视盘前血管环。血管从视盘先进入玻璃体腔,然后回到视盘形成环后再开始向视网膜分支。血管环至少有一个上升支和一个下降支。80%～95%为动脉起源。约30%血管环上包有白色的神经胶质鞘。而玻璃体动脉残留仅有一个单一条索状血管,不具有上升支和下降支。

【治疗和预后】

一般不影响视力,无须治疗。

【随诊】

无须随诊。

【患者教育】

该病是玻璃体胚胎血管残留,不影响视力。

## 三、永存原始玻璃体增生症(持续存在的胚胎血管症)

"原始玻璃体持续增生症"(PHPV)又称为持续存在的胚胎血管症(PFV),是由于原始玻璃体没有退化所致。近几年推荐使用持续性胚胎血管症。90%的患者单眼发病,视力较差。有前部 PHPV 和后部 PHPV 两种表现,也有两种表现同时存在,称为"混合型"。

常无临床症状,前部 PHPV 合并青光眼时可出现畏光。

### (一)前部 PHPV

【体征】

前部原始玻璃体动脉残留,晶状体后血管化的纤维膜,小眼球,浅前房,晶状体小,合并白内障,围绕小晶状体可见被拉长的睫状突。出生时即可看到白瞳症,还可以合并青光眼。

自然病程多数患者黑矇,少数患者经手术可以保留部分视力。

【鉴别诊断】

前部 PHPV 应和视网膜母细胞瘤鉴别,后者很少发生在出生时,几乎不出现小眼球,很少有白内障,眼部超声和 CT 都可以发现钙化物质,能够鉴别这两种不同的疾病。

### (二)后部 PHPV 和混合型 PHPV

【体征】

后部 PHPV 可以单独存在,也可以与前部 PHPV 共同存在。小眼球,前房正常,晶状体透明,不合并晶状体后纤维增殖膜,玻璃体腔内花梗样组织从视盘发出,向前伸延,常常沿着视网膜皱襞,视网膜皱襞常被拉向颞下周边。这些花梗样组织呈扇面样向着前部玻璃体展开。

【鉴别诊断】

后部 PHPV 应和早产儿视网膜病变、家族渗出性玻璃体视网膜病变鉴别。早产儿视网膜病变要有早产和吸氧史,家族渗出性玻璃体视网膜病变很少有小眼球,周边存在无血管带。

【辅助诊断】

1.可用 Retcam 显示晶状体后囊 Mittendorf 圆点和伸长的睫状突,以及眼底视盘前伸长的玻璃体条索。

2.B超图像可显示后型的玻璃体腔内的条索。眼轴较对侧眼短。

【诊断与鉴别诊断】

诊断前型主要根据眼前节改变,后型主要根据眼底原始玻璃体胶质组织的存在。

鉴别诊断:白瞳症,特别是视网膜母细胞瘤。该病常累及双侧,从不合并小眼球或白内障。超声波检查有助于鉴别,检查时应特别注意判断眼轴的长度。

【治疗与预后】

目前尚无成熟的治疗手段,手术治疗继发性青光眼,常常不能控制眼压,玻璃体切除术可缓解对视网膜的牵拉,但不能改善弱视。

【患者教育】

该病为先天发育异常,目前尚无成熟的治疗手段。

(彭　凯)

# 第三节　玻璃体退行性病变

## 一、星状玻璃体病变

星状玻璃体病变,常发生在老年人。发病率 1/200,单眼患病占 75%。糖尿病患者的该病发生率高于非糖尿病患者。混浊物的主要成分是脂肪酸和磷酸钙盐。

【症状】

尤明显症状,视力不受影响。

【体征】

眼底检查:玻璃体内散在白色、大小不等的卵圆形小体。

【诊断与鉴别诊断】

不同于闪光性玻璃体液化症,星状玻璃体病变多为单眼发病,无玻璃体液化。当眼球突然停止转动时,白色小点轻微移动回到原位,而不沉于玻璃体下方。

【治疗和随诊】

一般无须治疗和随诊。

【患者教育】

告知患者视力不受影响。

## 二、闪光性玻璃体液化

闪光性玻璃体液化又名眼胆固醇结晶沉着症,比星状玻璃体病变少见。多为双侧。显微镜和化学检查玻璃体内混浊物为胆固醇结晶,病因不清,多发生在40岁以前,与玻璃体外伤性损害或炎症损害有关。

**【症状】**

无明显症状,视力无明显改变。

**【体征】**

裂隙灯或检眼镜检查,混浊物为金黄色的结晶小体。眼球转动时,混浊物自由漂动在液化的玻璃体腔内,眼球静止时,混浊物沉于玻璃体下方。闪光性玻璃体液化眼常合并玻璃体后脱离。

**【鉴别诊断】**

星状玻璃体病变。

**【治疗和随诊】**

无须治疗和随诊。

**【患者教育】**

告知患者视力不受影响。

(彭　凯)

# 第四节　玻璃体积血

玻璃体本身无血管,不发生出血。玻璃体积血多因内眼血管性疾患和损伤引起,也可由玻璃体后脱离、视网膜裂孔、视网膜新生血管破裂、眼肿瘤等以及全身性疾患引起。

**【病因】**

1.糖尿病视网膜病变导致的玻璃体积血占玻璃体积血的39%～54%。

2.视网膜裂孔和视网膜脱离占玻璃体积血的12%～17%。

3.玻璃体后脱离(PVD)时,一般出血量较小。

4.眼外伤睫状体损伤可以导致大量玻璃体积血。

5.视网膜血管性疾患伴缺血性改变:视网膜中央静脉或分支静脉阻塞(CRVO、BRVO)引起的玻璃体积血发生率仅次于糖尿病视网膜病变,此外还有视网膜静脉周围炎(Eale病)、镰状细胞病、未成熟儿视网膜病变。

6.视网膜血管瘤。

7.炎性疾患伴可能的缺血性改变:①视网膜血管炎;②葡萄膜炎包括扁平部炎。

8.黄斑部视网膜下出血,出血量大时,可以穿透视网膜进入玻璃体。

9.其他引起周边视网膜产生新生血管疾患:①家族性渗出性玻璃体视网膜病变(FEVR);②视网膜劈裂症;③视网膜毛细血管扩张症。

10.Terson综合征蛛网膜下腔出血合并玻璃体积血。

**【临床症状】**

玻璃体积血量少时患者眼前飘动红色烟雾。

**【临床体征】**

眼底检查可以看到视盘或部分视网膜;出血量入时患者视物发黑,整个眼底不能窥见。时间较长的玻璃体积血变为白色混浊。

**【辅助诊断】**

眼超声波:积血量大不能看清眼底时要进行眼超声波检查,确定有无视网膜脱离、眼内占位等病变。

**【诊断与鉴别诊断】**

依据症状和眼底检查进行诊断。患者应进行双眼眼底检查,以寻找病因。眼底不能窥见时应进行超声波检查,排除视网膜脱离和眼内肿瘤。也可令患者头高位卧床休息2天以后,再行眼底检查。

**【治疗和预后】**

1.出血量少的不需特殊处理,可等待其自行吸收。

2.怀疑存在视网膜裂孔时,令患者卧床休息,待血下沉后及时给予激光封孔或视网膜冷冻封孔。

3.大量出血者吸收困难,未合并视网膜脱离和纤维血管膜时的可以等候2~3个月,如玻璃体血仍不吸收时可进行玻璃体切除术,合并视网膜脱离或牵拉性视网膜脱离时,应及时进行玻璃体切除术。

**【随诊】**

玻璃体积血原因不明时要进行随诊,超声波检查可每周一次。

（彭　凯）

# 第五节　玻璃体炎症

玻璃体是细菌、微生物极好的生长基,细菌等微生物进入玻璃体可导致玻璃体炎,又称眼内炎。内源性眼内炎常发生在免疫功能低下的患者,大量使用广谱抗生素后常发生真菌性感染。手术后眼内炎最常见的致病菌为葡萄球菌。

**【病因】**

1.内源性　病原微生物由血流或淋巴进入眼内或由于免疫功能抑制、免疫功能缺损而感染。如细菌性心内膜炎、肾盂肾炎等可引起玻璃体的细菌性感染。器官移植或肿瘤患者化疗后或大量使用广谱抗生素后常发生真菌性感染,常见的致病菌为白色念珠菌。

2.外源性

(1)手术后眼内炎:手术后眼内炎可发生在任何内眼手术以后,如白内障、青光眼、角膜移植、玻璃体切割和眼穿通伤修复等。最常见的致病菌为葡萄球菌。病原菌可存在于眼睑、睫毛、泪道内,手术缝线、人工晶状体等也可以成为感染源。

(2)眼球破裂伤和眼内异物。

**【临床症状】**

内源性眼内炎症状为视力模糊;手术后细菌性眼内炎通常发生在术后1~7天,突然眼痛和视力丧失;真菌性感染常发生在手术3周后。

**【临床体征】**

1.内源性感染存在全身感染灶和相应的体征,眼部感染通常从眼后部开始,可同时存在视网膜炎症性疾患。病灶发白、边界清楚。开始是分散的,以后变大、蔓延到视网膜前产生玻璃体混浊。也可发生前房积脓。

2.手术后细菌感染常有眼睑红肿、球结膜混合充血。伤口有脓性渗出,前房积脓或玻璃体积脓,虹膜充血。不治疗视力会很快丧失。

3.手术后真菌感染常侵犯前部玻璃体,前部玻璃体表面积脓或形成膜,治疗不及时感染可向后部玻璃体腔和前房蔓延。

**【辅助诊断】**

1.影像诊断　超声波检查显示玻璃体腔内点状混浊,如果玻璃体腔内出现不规则团块状混浊,脉络膜增厚常提示玻璃体脓疡形成。

2.实验室诊断　怀疑眼内炎要抽取玻璃体液行革兰染色和细菌、真菌培养。

3.内源性眼内炎要行血液细菌培养,应存在菌血症。

【治疗】

1.抗生素或抗真菌药　取决于细菌培养和药物敏感测定的结果,但最初的给药可基于房水和玻璃体革兰染色结果。给药途径:

(1)玻璃体腔内注药:万古霉素 1.0mg 溶于 0.1ml;或阿米卡星 0.4mg 溶于 0.1ml;或头孢他啶 0.25mg 溶于 0.1ml。上述药联合地塞米松 0.4mg 溶于 0.1ml 内。

(2)结膜下注射:万古霉素 25mg 溶于 0.5ml;或阿米卡星 25mg 溶于 0.5ml;或头孢他啶 100mg 溶于 0.5ml。上述药联合地塞米松 6mg 溶于 0.25ml 内。

(3)结膜囊点药:各种抗生素眼水,可以不同抗生素眼水联合使用,并增加一些皮质激素眼水。

(4)静脉给药:同全身抗生素使用原则,内源性眼内炎的治疗主要通过静脉给药和玻璃体腔注药。

2.玻璃体切除术　玻璃体切割能排除玻璃体腔脓肿,清除致病菌,迅速恢复透明度,并且有利于前房内感染物质的排出,目前广泛用于眼内炎的治疗。手术开始时可先抽取玻璃体液进行染色和细菌培养染色包括革兰染色、吉姆萨染色和特殊真菌染色,以便确定致病菌。

【预后】

眼内炎的预后与致病菌的毒性和干预的是否及时、用药是否准确、细菌是否耐药等多种因素有关。自然病程会导致眼球萎缩。

【患者教育】

交代自然病程的结局,和药物选择的局限性,以及手术风险,术后后续治疗的可能性等。

(彭　凯)

# 第六节　玻璃体寄生虫

玻璃体猪囊尾蚴病在我国北方地区并非少见。绦虫的卵和头节穿过小肠黏膜。经血液进入眼内。猪囊尾蚴病首先停留在脉络膜,然后进入视网膜下腔,再穿透视网膜进入玻璃体。

【临床症状】

患者有时自己看到虫体变形和蠕动时的阴影,合并眼内炎时视力下降。

【体征】

眼底检查可见视网膜下或玻璃体内黄白色半透明圆形猪囊尾蚴,大小 1.5～6PD,强光照射可引起囊尾蚴的头部产生伸缩动作,头缩入囊内时可见有致密的黄白色圆点。猪囊尾蚴进入玻璃体后引起玻璃体混浊,有时引起视网膜脱离。

【辅助诊断】

1.影像检查　合并玻璃体混浊时进行眼超声波检查,有时可探及活动的头节。

2.实验室检查　绦虫抗体检测。

【诊断与鉴别诊断】

1.依据眼内虫体的存在,ELISA 绦虫抗体检查阳性。

2.鉴别诊断应排除视网膜囊肿,视网膜囊肿常合并陈旧性视网膜脱离,无头节。

**【治疗】**

存在于周边部视网膜下的猪囊尾蚴可通过巩膜侧取出,进入玻璃体腔的猪囊尾蚴可用玻璃体切除术取出虫体。

**【预后】**

虫体死亡者会导致眼内炎,使得视力损伤严重,手术时应尽量避免虫体破裂,遗漏部分组织于眼内。

**【随诊】**

患者手术后应随诊,以防手术并发症的出现。

**【患者教育】**

告知患者猪囊虫是食入患病的猪肉造成的,和猪囊虫的形态,避免再次食入。

（彭　凯）

# 第七节　白内障手术后玻璃体嵌塞

白内障手术是眼科数量最大的手术,尽管手术的成功率很高,但是有时仍会发生晶状体后囊破损或部分晶状体悬韧带断裂,导致玻璃体向前涌入。

**【临床症状】**

白内障术后视力逐渐下降。

**【临床体征】**

1.裂隙灯检查显示前房内有玻璃体。

2.眼底黄斑中心光反射消失,组织模糊。

**【辅助诊断】**

OCT可显示玻璃体黄斑牵引或黄斑水肿。

**【治疗和预后】**

采用玻璃体切除手术的方法吸回拖入前房的玻璃体,切断并清除玻璃体,及时的处理可以减少损伤甚至不损伤患者视力。

**【随诊】**

术后一段时间内复诊,以便及时处理术后的并发症。

（王　乾）

# 第十三章　视网膜疾病

## 第一节　眼球的组织解剖与生理

眼球近似球形。角膜表面的中点称为眼球前极；与前极相对应的，相当于后部巩膜表面的中心点，称为后极。沿着眼球表面连接前后极间的弧线为子午线，各子午线中央（与前后极等距之点）所连成的弧线（即与子午线相垂直的弧线为赤道。眼球前后的直径平均为24mm，水平方向的直径（宽度）为23.5mm，垂直径（高度）为23mm。

眼球位于眼眶前部，借眶筋膜与眶壁联系，周围有眶脂肪垫衬，以减少眼球的震动。眼球前面有眼睑保护。正常眼球向前平视时，突出于外侧眶缘约12～14mm，由于眶外缘较上、下、内缘稍偏后，使眼球外侧部分暴露在眼眶之外，故易受外伤。

眼球由眼球壁与眼球内容物所组成。

### 一、眼球壁

眼球壁分为三层，外层为纤维膜，中层为葡萄膜，内层为视网膜。

【纤维膜】

纤维膜主要由纤维组织构成，形成眼球的外膜。前1/6为角膜，后5/6为巩膜，二者之间的移行处为角膜缘。

1.角膜　角膜完全透明，约占纤维膜的前1/6。从后面看角膜为正圆形；从前面看为横椭圆形。成年男性角膜横径平均值为11.04mm，女性为10.05mm，竖径平均值男性为10.13mm，女性为10.08mm。3岁以上儿童，其角膜直径已接近成人。中央瞳孔区附近大约4mm直径的圆形区内近似球形，其符点的曲率半径基本相等，而中央区以外的中间区和边缘部角膜较为扁平，各点曲率半径也不相等。从角膜前面测量，水平方面曲率半径为7.8mm，垂直方向为7.7mm，后部表面的曲率半径为6.22～6.8mm。角膜厚度各部分不同，中央部最薄，平均为0.5mm，周边部约为1mm。角膜的表面积为1.3cm$^2$，为眼球总面积的1/14。

角膜分为五层：由前向后依次为上皮细胞层；前弹力层又称 Bowman 膜；基质层；后弹力层又称 Descemet 膜；内皮细胞层。

（1）上皮细胞层：厚约50μm，占整个角膜厚度的10%，由5～6层细胞所组成。角膜周边部上皮增厚，细胞增加到8～10层。

上皮细胞层为复层上皮，细胞分为三种：基底细胞；翼状细胞；表层细胞。在基底细胞与翼状细胞层间偶尔可见淋巴细胞及吞噬细胞。

1)基底细胞层:基底细胞层为一单层细胞,位置最深,细胞的底部紧接前弹力层,细胞的顶部与翼状细胞连接。每个细胞的大小及形状基本一致。细胞为多角形,高柱状。其高 $18\mu m$,宽 $10\mu m$。

2)翼状细胞:翼状细胞为多角形,在角膜中央区有 $2\sim 3$ 层,周边部变为 $4\sim 5$ 层。翼状细胞的前面呈凸面,其后面呈凹面,它向侧面延伸变细,形似翼状,与其相邻的细胞及基底细胞相连接。当基底细胞进行有丝分裂向前移入翼状细胞层时,仍保持多角形,但逐渐变细。细胞核变为扁平,且与角膜表面平行,细胞浆致密。

3)表面细胞:表面细胞分为两层。细胞长而细,细胞长约 $45\mu m$,厚度约 $4\mu m$。其细胞核扁平,长约 $25\mu m$。

假若细胞的表面层保护完好,其前面的细胞膜显示出许多小的微皱褶及微绒毛,微绒毛高 $0.5\sim 1.0\mu m$,粗约 $0.5\mu m$。微皱褶高 $0.5\mu m$,粗 $0.5\mu m$。微绒毛及微皱褶是表面上皮细胞正常结构的一部分,对角膜前泪膜的滞留起着重要作用。

(2)前弹力层:又名 Bowman 膜。过去认为前弹力层是一层特殊的膜,用电镜观察显示该膜主要由胶原纤维所构成。

前弹力层厚约 $8\sim 14\mu m$,由胶原及基质所构成。除了 Schwanncell 延伸到该层以外,前弹力层没有细胞成分。Schwanncell 的延伸部分沿着神经穿过的隧道到达角膜上皮层。前弹力层的前面是光滑的,与角膜上皮的基底膜相毗邻。其后面与实质层融合在一起。角膜周边部,前弹力层变薄,可出现细胞,甚至毛细血管。

(3)基质层:角膜基质层由胶原纤维所构成,厚约 $500\mu m$,占整个角膜厚度的 9/10。实质层共包含有 $200\sim 250$ 个板层,板层相互重叠在一起。每个板层厚 $2\mu m$,宽 $9\sim 260\mu m$,其长度横跨整个角膜。板层与角膜表面平行,板层与板层之间也平行。角膜板层由胶原纤维组成。胶原纤维集合成扁平的纤维束,纤维束互相连合,形成规则的纤维板,纤维板层层紧密重叠,构成实质层。

在板层中,除其主要成分胶原纤维以外,尚有纤维细胞及基质。还可以看到 Schwanncell,并偶见淋巴细胞,神经巨噬细胞及多形核白细胞。

(4)后弹力层:又名 Descemet 膜,后弹力层是角膜内皮细胞的基底膜。该膜很容易与相邻的基质层及内皮细胞分离,后弹力层坚固,对化学物质和病理损害的抵抗力强。当整个角膜基质层破溃化脓时,它仍能存留无损,故临床上可见后弹力层膨出。正常角膜,后弹力层可以再生,如有损伤撕裂为裂隙,将为内皮细胞形成新的后弹力层所修复。假若后弹力层被撕裂为大的裂口,则裂口的边缘向后卷曲进入前房,这显示后弹力膜有一定的弹性。

在角膜周边部:后弹力层增厚,向前房突起,其表面为内皮细胞所遮盖。这些突起在 1851 年和 1866 年分别由 Hassall 和 Henle 所发现,故称为 Hassall-Henle 小体或疣。这种疣起始于青年时期,随着年龄的增长而逐渐增多。

(5)内皮细胞层:角膜内皮为一单层细胞,约由 500000 个六边形细胞所组成。细胞高 $5\mu m$,宽 $18\sim 20\mu m$。细胞核位于细胞的中央部,为椭圆形,直径约 $7\mu m$。在婴幼儿,内皮细胞进行有丝分裂,但在成年后不再进行有丝分裂,当内皮细胞损伤后,其缺损区由邻近的内皮细胞增大、扩展和移行滑动来覆盖。

1)角膜的血管:角膜之所以透明,其重要因素之一是角膜组织内没有血管,血管终止于角膜缘,形成血管网,营养成分由此扩散入角膜。角膜缘周围的血管网由睫状前血管构成。睫状前动脉自四条直肌肌腱穿出后,在巩膜表层组织中向前,行至距角膜约 4mm 处发出分支穿入巩膜达睫状体,参与虹膜大环的组成。其本支不进入巩膜,继续前行至角膜缘,构成角膜缘周围的血管网。本支在形成血管网之前发出小支至前部球结膜,是为结膜前动脉,与来自眼睑动脉弓的结膜后动脉相吻合。

2)角膜的神经:角膜的感觉神经丰富。主要由三叉神经的眼支经睫状神经到达角膜。睫状神经在角膜缘后不远处,自脉络膜上腔穿出眼球,发出细支向前伸延互相吻合,并与结膜的神经吻合,在巩膜不同深度形成角膜缘神经丛。自神经丛有60~80支有髓神经从角膜缘进入角膜,进入角膜后神经鞘消失,构成神经丛分布于角膜各层。浅层的神经丛发出垂直小支穿过前弹力层,并分成细纤维分布于角膜上皮之间,所以角膜知觉特别敏感。

2.前房角　前房角是前房的周边部分,其前壁为角巩膜交界处,后壁为虹膜,介于前壁与后壁之间为前房角的顶部,称为房角隐窝。房角隐窝即为睫状体的底部所构成。所谓前房角,主要由上述三者所组成。

前房角是房水排出的主要通道。前房内的房水通过前房角的小梁网及Schlemm管外流。

(1)Schlemm管:Schlemm管是围绕着前房角的环形管状腔隙,也称Schlemm环管,位于内巩膜沟的基底部。管的外侧壁紧贴角巩膜缘的实质层;管的内侧壁与最深部的角巩膜小梁网毗邻;管的后界为深层巩膜组织;管的前面为角巩膜小梁网。

环形的Schlemm管其周径约36mm,其横切面为圆形、椭圆形或三角形,管腔直径变化很大,大约在350~500μm之间。Schlemm管并非一条规则整齐的管道,经过中分出若干分支,如同河流,时而分支,时而合流,但最终汇合归一。

Schlemm管由一层内皮细胞所衬覆,其周围包绕一薄层结缔组织。

外集合管起始于Schlemm管的外侧壁,约25~35条,房水由外集合管排出,直接注入巩膜深层静脉丛,经巩膜内静脉丛,再注入上巩膜静脉丛,最后流入睫状前静脉。有少数外集合管穿过巩膜,出现于巩膜表面,管内为房水,直接注入睫状前静脉,是为房水静脉。外集合管相互连接,并且与巩膜深层静脉丛连接,但与邻近的巩膜内动脉没有连接。

外集合管的组织结构与Schlemm管相似,外集合管衬覆的内皮及其周围的结缔组织外膜均为Schlemm管外侧壁的延续。在外集合管与巩膜静脉丛连接处,结缔组织的外膜消失。

内集合管也称Sondermann管。

Iwamoto及Hogan等借助电镜观察发现,内集合管起始于Schlemm管后部,向前弯曲形成分支,终止于内层的小梁网。内集合管没有贯穿整个小梁网厚度把Schlemm管与前房连接起来,也不是Schlemm管与小梁内间隙的通道,实际上内集合管为Schlemm管的膨大,也增加Schlemm管内侧壁的面积。内集合管的结构与Schlemm管相似,管腔覆盖一层内皮,其周围包绕着结缔组织。

(2)小梁网:小梁网位于Schlemm管以外的内巩膜沟中,介于Schlemm管与前房之间。子午线切面呈三角形,三角形的尖端向前,与角膜后弹力层纤维接近,基底部向后,与巩膜突相接。前部小梁网为3~5层,后部小梁网为15~20层。

Virchow首先将小梁网分为角巩膜部分及色素膜部分,前者占小梁网的大部,后者为一层疏松的网,覆盖于角巩膜小梁网的内表面。

1)角巩膜小梁网:角巩膜小梁网起始于角膜后弹力层终端及深部角膜的实质层,向巩膜、巩膜突及睫状体方向伸展,终止于巩膜突。有部分小梁穿过巩膜突与睫状体的基质及睫状肌的纵行纤维相连接。

角巩膜小梁网由许多扁平的小梁薄片所构成。薄片上带有孔洞并有分枝,薄片的分枝不仅在同一层次相互连接,而且层与层之间也有连接。薄片与薄片之间形成小梁内间隙,薄片上的孔洞与其邻近的小梁内间隙相交通。一层层小梁网重叠着,但小梁薄片上的孔洞并不重叠。房水从前房经沟通小梁内间隙的孔洞流入Schlemm管。薄片上的孔洞大小不等,其直径为12~20μm,小梁网的最内层至Schlemm管部孔洞逐渐变小。Schlemm管的内侧壁没有孔洞。

光镜观察,每个小梁薄片包括4种成分:①中央核心部为结缔组织,其纤维呈环形排列;②围绕结缔组织的核心为致密的弹力组织;③在弹力组织外为来自角膜后弹力层的玻璃膜;④薄片表面画着一层内皮,形成小梁内间隙。

2)葡萄膜小梁网:葡萄膜小梁网的小带起始于睫状体,向前伸延,附着于Schwalbe环附近。小梁网小带从睫状体向前延伸发出分支,小带之间的分支相互连接形成网状,并与外侧的角巩膜小梁网连接。小带的直径约 $4\sim6\mu m$,网眼的大小约 $30\sim40\mu m$。葡萄膜小梁网最多不超过 $2\sim3$ 层。

3)虹膜突(或称梳状纤维):有蹄动物的眼中,从虹膜至角巩膜交界处有跨越前房角的色素小梁,状如梳齿,故名为梳状纤维或梳状韧带。在人类,上述组织仅存在于 6 个月以前的胎儿,此后大部分消失,但用前房角镜检查,大多数成人眼中仍可见到为数不多的梳状韧带残余。由于该组织起源于虹膜,故又名虹膜突。

虹膜突为较大的突起,起始于虹膜,跨越前房角,终止于巩膜突部位,也有一部分终止于小梁网的中部。

(3)巩膜突:巩膜突是眼球内面巩膜最前突出的部分,位于 Schlemm 管的后端,构成内巩膜沟的后凹面,由巩膜纤维所组成,是小梁网后界的标志。角巩膜小梁网附着在巩膜突上,睫状肌的纵行纤维也附着在巩膜突上。所以睫状肌的活动可以通过巩膜突影响小梁的功能,因而可能改变房水的流畅度。

(4)Schwalbe 环:Schwalbe 环位于角膜后弹力层终端的外侧,相当于小梁网的最前端,故也称前界环。主要由胶原纤维构成,胶原纤维的方向呈环形排列。有些教科书描述,Schwalbe 环部位的组织增厚或者隆起突向前房,但组织学证实,这种增厚或隆起并非多见。Allen 等报道仅占 15%,Schwalbe 环这一名词主要用于前房角镜下描述小梁网前部的终末端。

(5)神经:小梁网的神经包括感觉、交感及副交感神经纤维,来自巩膜突附近的睫状神经丛及睫状体上腔神经丛。从上述神经丛发出的轴突向前向外伸延,其分支进入小梁网,分布于小梁网的各个部分。

3.巩膜　巩膜占纤维膜的后 5/6,质地坚韧,不透明,呈瓷白色,由致密相互交错的纤维所组成。其外表面为眼球筋膜所包裹,前面又被球结膜所覆盖,三者于角膜缘附近相连接。巩膜内面邻接脉络膜上腔,内有色素细胞分布,故呈棕色。儿童因巩膜薄,在白色的背景上透出葡萄膜的颜色而呈蓝色。老年人的巩膜可因脂肪物质沉着略呈黄色。巩膜向前与角膜相连,向后至视乳头部。

巩膜的厚度各个部位不同,最厚部分在后极部,约 1mm。从后极部向前逐渐变薄,赤道部约 $0.4\sim0.6mm$;在四直肌附着部,巩膜最薄,仅为 0.3mm。直肌腱的厚度,一般也为 0.3mm,附着部之前的厚度是二者厚度之和,约 0.6mm;过此前行,巩膜厚度又稍增加,接近角膜缘增厚为 0.8mm;至角膜缘由于巩膜内、外沟,巩膜再度变薄。

在眼球后极部的鼻侧,有巩膜后孔,又称巩膜管,为视神经的出口,管为漏斗形,内口直径较小,约 $1.5\sim2mm$,外口直径较大,约 $3\sim3.5mm$。形成内口的边缘向视神经方向突出,嵌着视神经,并与脉络膜相连。在这个区域,巩膜外 2/3 的组织沿视神经向后掺合到视神经硬脑膜鞘中;内 1/3 向巩膜后孔的中央扩展,形成薄板,被视神经纤维穿过,构成许多小孔,称为巩膜筛板,此外由于缺少巩膜,是眼球纤维层最薄弱的部分,青光眼病人中若筛板不能支持眼内压的升高而致后退,则形成病理凹陷,当然形成病理性凹陷的原因可能与筛板部位的缺血有关系。

在眼球前部,也有一个大孔,称为巩膜前孔。作为巩膜前孔,即角巩膜交界处,不规则的巩膜纤维掺合到角膜周边部的基质层。从后面看,巩膜前孔为圆形,其直径为 12mm;从前面看,巩膜前孔为横椭圆形,是由于上下方巩膜纤维的伸展多于水平方向之故,孔径为 $11\sim12mm$。

在角巩膜交界处,巩膜表面凹陷如沟状,称为外巩膜沟,与其相应的巩膜内侧面有相符的内巩膜沟。内沟的后唇向前突,称为巩膜突,为睫状肌的附着点。Schlemm 管位于内巩膜沟的基底部,在 Schlemm 管的内侧为前房角的小梁网结构。

巩膜被许多血管和神经穿过,但本身血管很少。在眼球后部视神经周围,有睫状后长和睫状后短动脉及睫状神经穿入眼内。睫状后短动脉和睫状短神经一部分直着穿入,另一部分斜着穿入;睫状后长动脉和睫状长神经斜着穿入,从后向前,向内把巩膜凿成小管,管中血管与神经之间有纤维组织分隔。在眼球赤道部之后约4～6mm处,有4～6个涡状静脉穿出眼球,上直肌两侧的一对静脉及F直肌两侧的一对静脉,自眼球内后斜着穿出眼球外壁,把巩膜凿成3～4mm的小管。眼球前节与角膜缘相距约2～4mm,有睫状前动脉和静脉穿入脑神经进入肌组织。胚14mm时已能分辨4条直肌和2条斜肌。胚胎55mm时,自上直肌又分化出上睑提肌。因而上睑提肌和上直肌可同时出现发育异常,如先天性上睑下垂常伴同上直肌功能不良。

## 二、眼球筋膜的发育

当胚达到80mm时,在眼外肌各附丽处的中胚叶组织密度增加,出现薄膜,逐渐由前向后分化,当胚到第5个月时在眼后部已可看出眼球筋膜。

当胚第4个月时,眶内容物已彼此处于一定的关系。外眼肌已完全形成,视神经鞘已能辨出。视神经加长,且弯曲,向上通过视神经孔,又由于眶轴的改变,稍转向内侧。此后眶内容物随胚胎增长而变大和分化,但彼此间的关系几乎不再发生明显变化。

## 三、眼眶的发育

由围绕眼球的中胚叶组织所形成。上壁是额骨,为前脑中胚叶囊所发生;外侧壁和下壁是颧骨和上颌骨(不包括额突),为脏层中胚叶的上颌突所发生;内侧壁是上颌骨额突、鼻骨、泪骨和筛骨,为侧鼻突所发生;后壁由颅底蝶骨的前部和眶部发生,视神经由两者之间穿过,蝶骨大翼的发育较晚。眼眶的骨壁,包括蝶骨大翼,都是膜性骨,只有蝶骨的前部和眶部是颅骨,由软骨发育而来。

早期眶为圆形,眶缘也较圆。当眼的附属器生长后,渐渐改变为成人的形状。胚胎在最初几个月时,眼球比眶生长快,胎儿6个月时眶缘仅在眼球的赤道部。眼眶一直生长到青春期。如果在小儿时期把眼球摘出,眼眶不能正常发育。

当胚胎7～9mm时,两眼朝向外侧。两视轴构成160°角。2个月时,两者间为120°角,最后为45°角。

(李杨林)

# 第二节 先天性和静止性视网膜病变

## 一、色觉异常

正常人具备三原色能够匹配出任意颜色称三色视,只具备三原色中的两种颜色去匹配颜色者称双色视。对具备三原色,但是比例异常称异常三色视。

**【色觉异常】**

分为两类,先天性和获得性。先天性色觉异常通常是性连锁红绿色觉异常,主要影响男性。后天获得性通常蓝黄色觉异常,男女影响均等。红绿色觉缺陷指原发红敏锥体色素丧失或异常,有红色盲,而绿敏锥体色素丧失或异常发生绿色盲。蓝黄色据缺陷发生蓝色盲。红绿色觉异常影响5%～8%的男性和0.5%的女性。色盲患者中大部分是色弱,如红色弱,绿色弱。色弱患者轻微的色觉异常,用lshihara板可以发现异常,但患者可通过D-15彩色棋子,可以顺畅说出颜色。

色盲是色觉分辨力的缺损,有2种类型:蓝,锥体全色盲和杆体全色盲。

**【症状和体征】**

两种类型均合并先天性眼震,视力较差,厌光,杆体全色盲是真正的色盲,常染色体隐性遗传。患者没有锥体功能,整个世界是在灰色中。视力0.3～1.0,儿童时期有眼震,随着年龄增长改善,眼底色淡,常误诊为眼白化病。

**【辅助诊断】**

1.ERG显示锥体反应的缺失。

2.暗适应检查暗适应曲线没有锥体平台,没有锥杆体膝。

**【鉴别诊断】**

1.白化病正常的ERG可鉴别。

2.蓝-锥体全色盲是性连锁隐性遗传先天锥体功能异常,如果没有家族史和色觉检查,临床上很难和杆体全色盲鉴别。这些患者只有蓝-锥体,男性患者性连锁隐性遗传,先天锥体功能缺失是最好的临床指征。病因是由于X-染色体上红-绿-锥体色素功能丧失。

# 二、夜盲症

## (一)先天性夜盲症合并正常眼底

先天性静止性夜盲症(CSNB)CSNB是终生稳定的夜盲症,遗传类型有性连锁、常染色体显性和常染色体隐性,其中性连锁最常见。

**【临床症状】**

1.很多患者从无夜盲的主诉。

2.视力可以从正常到0.1,多数患者视力下降。

**【临床体征】**

1.除合并近视者眼底有相应的变化,其余眼底检查正常。

2.儿童可以有眼震,或夜盲的行为,视力下降等。

**【辅助诊断】**

闪光ERG:Schubert-Bornschein型显示暗适应下大的a-波,小的或几乎没有的b-波;锥体ERG异常。极少的患者合并杆体a-和b-波的下降。

**【遗传诊断】**

性连锁CSNB的位点在Xp11,显性遗传发现视紫红质基因突变。

**【鉴别诊断】**

视网膜色素变性也有夜盲,但是视细胞丢失,所以闪光ERG明显下降甚至丢失。尽管CSNB的杆体功能较差,但光照后紫红质的产生和频率和量是正常的,视细胞和双级细胞之间交通显示异常,这一点是通过电生理研究锥体和杆体的on-和off-反应通道证实的。

**【患者教育】**

告知患者这种病属于遗传性疾病,但终生稳定,仅影响光线暗时的视功能。

## (二)先天性夜盲症合并异常眼底

### Ⅰ.白点状眼底

是指一种特定的病,强光照射后视色素的再生即视紫红质恢复到正常水平在较暗的环境下需要几小时,眼底后极部有明显的黄白色小点。

**【症状】**

视力和色视力可以正常,也可以稍稍下降。

**【体征】**

眼底后极部明显的黄白色小点状,较密集排列,从视网膜后极到周边部,但不累及中心凹。

**【辅助诊断】**

闪光 ERG:常规的 ERG 显示 a-波和 b-波下降,延长几小时暗适应后,a-波和 b-波恢复正常。

**【鉴别诊断】**

应和点状变白区视网膜炎鉴别,这是视网膜色素变性的一种,眼底显示黄白色斑点,血管变细,闪光 ERG 振幅明显下降,且不随暗适应时间延长恢复。一种较大的斑状黄白点、夜盲不著。

### Ⅱ.Oguchi 病

小口病即先天性夜盲兼眼底灰白变色为特征的遗传性眼病。本病由小口首先描述。临床罕见。表现为隐性遗传,其中有近亲联姻者占 60%。其发病与视网膜色素变性有一定的关系,有的表现为家系中有视网膜色素变性的患者,有的表现为病变远期发生了视网膜色素变性。

**【表现】**

患者男略多于女,均为双眼发病。视力白昼正常,昏暗中视力明显障碍。在暗环境中停留后视力可逐渐恢复。视野在明室正常,但在照明减弱时,出现向心性收缩。色觉多正常。

**【体征】**

1.先天性静止性夜盲。

2.眼底呈独特的灰白色,似磷光色,黑适应延长后眼底逐渐呈正常状态。此现象称水尾现象患者在黑暗中或用绷带包扎患眼 2～3 小时后,眼底的灰白色调立即消失而呈正常橘红色,称为水尾现象。若回到明处,眼底又变为灰白色。水尾现象为本病特点。但有些病例并非完全具备这一特点。

**【辅助诊断】**

1.ERG 检查的反应也是本病的特征,有诊断价值,即长时间暗适应后第 1 次光刺激时可见下降的 b-波,暗适应几小时后 b-波振幅恢复正常。

2.暗适应曲线无改变。

**【诊断与鉴别诊断】**

在诊断时应除外其他类似的视网膜变性疾病,如无色素性视网膜色素变性、遗传性黄斑变性等。此病还应与因缺乏维生素 A 而引起的夜盲鉴别。

**【治疗与预后】**

无特殊治疗。根据临床报告,有的病例经多年随访,病情始终稳定。

### Ⅲ.增强的短波长-锥体综合征(蓝色锥体综合征)

增强的短波长-锥体综合征中的 S-cone 是指蓝锥体或短波长,又称蓝色锥体综合征较罕见的隐性遗传,属于先天性夜盲症。特征性改变是明适应 ERG 反应类似杆体 ERG 反应。患者缺少杆体功能,仅有很弱的红-、绿-锥体功能,ERG 的行为像放大的蓝色锥体信号。

**【症状】**

夜盲。

**【体征】**

RPE 的环形变性区常位于血管弓部,可发生黄斑囊性水肿。

**【辅助诊断】**

明适应 ERG 反应类似杆体 ERG 反应。

**【鉴别诊断】**

与 Goldmann-Faver 综合征是一个病还是不同的病,目前尚有争议。

Ⅳ.Goldmann-Favre Syndrome

也有认为是蓝锥综合征。

**【症状】**

夜盲。

**【体征】**

1.蓝光敏感性增加,色素样视网膜变性。

2.后极血管弓部毯层样反光变性区。

3.中周到远周视野缺失。

4.黄斑劈裂。

**【辅助诊断】**

暗适应 ERG 在弱刺激光无反应,但强刺激光产生很大很慢的振幅,相同的反应也出现在明适应 ERG。蓝光刺激敏感性增强。

**【遗传诊断】**

常染色体隐性遗传,NR2E3 基因突变。源于异常细胞的死亡,引发其他视细胞亚型的过量表达。组织学研究报告没有杆体细胞,锥体 2 倍增多,92％为蓝敏锥体。

（李杨林）

# 第三节　视网膜血管性病变

## 一、视网膜动脉阻塞

### （一）视网膜中央动脉阻塞

**【概述】**

视网膜中央动脉阻塞是严重致盲性眼底血管性疾病。发病急,一旦发生阻塞,所供应的视网膜区域发生急性缺血、缺氧,引起不可逆的视力丧失。本病是眼科急症之一,诊治是否及时、正确,直接影响患者的视力预后。

**【临床表现】**

1.多见于老年人,男性多见。

2.视力突然完全丧失。部分患者有先兆症状,出现无痛性、一过性黑矇,数分钟后可缓解。反复发作数次后视力突然严重下降。

3.瞳孔散大,直接对光反应消失。

4.眼底所见

(1)视神经乳头颜色苍白。

(2)各支视网膜动脉显著细窄,小分支细至几乎不易看见;血柱颜色发暗,反光变窄或消失。视网膜静脉可能稍变窄、略有扩大或正常大小。血柱成节段状。

(3)视网膜呈灰白色,以后极部为显著。黄斑及其周围呈现乳白色。黄斑中心凹反光消失;在中心凹处有圆形暗红色的"樱桃红点"。

(4)如患者有睫状视网膜动脉,在其供应区呈现正常眼底颜色,多为舌形或矩形橘红色区。

5.视野为绝对缺损。根据阻塞的程度和范围有所不同,可保留部分周边视野。黄斑区如有睫网动脉供应,可保留小区中心视力。

6.少数患者出现视网膜出血及新生血管性青光眼。

7.荧光素眼底血管造影

(1)约有10%的患者脉络膜充盈时间延长。若脉络膜充盈时间显著延长,应考虑存在眼动脉或睫状动脉阻塞。

(2)视网膜动脉充盈迟缓,臂-视网膜循环时间延长,可>30秒。阻塞的动脉内荧光血柱普遍变细,且不均匀,甚至呈节段状或串珠状移动。小动脉呈钝形残端,黄斑周围小动脉呈断支状。

(3)视网膜静脉充盈迟缓。视神经乳头上静脉缓慢逆行充盈,仍限于视神经乳头附近。

(4)视神经乳头荧光:来自睫状动脉小分支的充盈。荧光素由视神经乳头上的毛细血管进入视盘处的中央静脉,于视盘上呈现逆行充盈。异常血管与毛细血管渗漏荧光素,管壁着染。

8.眼电生理检查:视网膜电图(ERG)b波下降,a波一般尚正常。除非脉络膜血循环也受累,眼电图一般均正常。

【诊断】

1.根据患眼黑矇,急性无痛性视力下降,相对性瞳孔传入障碍(RAPD)阳性、眼底改变,即可诊断并应立即给予治疗。

2.病情较陈旧者可作荧光素眼底血管造影、视野等其他检查。

【鉴别诊断】

1.眼动脉阻塞　急性视力丧失,无光感。全视网膜水肿严重,黄斑暗浊无樱桃红点。晚期视网膜与色素上皮层均萎缩。荧光素眼底血管造影显示视网膜与脉络膜血流均受阻。ERG显示a、b波均降低或无可记录。

2.先天性黑矇痴呆　眼底后极部乳白色黄斑现樱桃红点,但患者年纪小,出生后即视力低下,且智力弱,发育不良。

【治疗】

1.分秒必争　即刻给予作用快的血管扩张药物,如吸入亚硝酸异戊酯舌下含三硝基甘油。

2.间歇性指压眼球。

3.前房穿刺,迅速降低眼压。

4.静脉滴注血管扩张剂　如葛根素、丹参、前列地尔(凯时)等药物。

5.口服肠溶阿司匹林。

6.药物降低眼压。

7.介入溶栓治疗 经股动脉导管向眼动脉注入纤溶剂,如尿激酶等。

8.激光或手术治疗 激光击碎阻塞的栓子,玻璃体切除术中按摩视乳头使栓子流向远端。

9.相关病因检查和治疗 如治疗高血压、高血脂、糖尿病、自身免疫性等全身疾病;如有炎性疾病,可用抗炎药物与糖皮质激素等。

【临床路径】

1.询问病史 视力丧失是否为突然性、无痛性。

2.体格检查 眼前节检查,注意患眼瞳孔散大,直接对光反应消失。眼底检查,特别关注视神经乳头色泽淡白,后极部视网膜水肿,黄斑樱桃红点。

3.辅助检查 可行荧光素眼底血管造影。

4.处理 治疗原则是分秒必争,争取在视网膜缺血坏死发生不可逆损害前恢复血流。应用血管扩张剂、降低眼压等方法,注意防止再灌注损伤。

5.预防 控制相关全身疾病。

### (二)视网膜分支动脉阻塞

【概述】

视网膜分支动脉阻塞较中央动脉阻塞为少见,颞上支发病为多。

【临床表现】

1.视力下降程度与眼底表现取决于视网膜动脉阻塞的部位和程度。

2.患者主诉视力下降、视野缺损。

3.眼底所见

(1)通常在视神经乳头附近或在大的动静脉交叉处,视网膜分支动脉细窄,相应静脉亦略细。

(2)阻塞的视网膜动脉内可见白色或淡黄色发亮的小斑块。

(3)阻塞的动脉供应的区域内,视网膜水肿呈象限形或扇形乳白色混浊。若影响黄斑血循环供应,亦可出现樱桃红点。

4.荧光素眼底血管造影

(1)阻塞的动脉荧光充盈迟缓,动脉荧光充盈时间>17秒。动脉荧光充盈可见进行性前锋现象或荧光充盈不全。

(2)静脉回流慢。

(3)发病2～3周后视网膜水肿消退,阻塞的动脉变细并有白鞘。荧光素血管造影可恢复正常。

5.视野为相应的神经束样或扇形缺损。

6.视网膜电图正常或有轻度异常。

【诊断】

根据视力下降和眼底所见,可以诊断。

【鉴别诊断】

视网膜血管炎:某支动脉炎后管壁呈白线细窄,荧光素眼底血管造影受累动脉充盈迟缓,管壁荧光素染色与渗漏,但仍有灌注。无相应象限视野缺损。

【治疗】

1.治疗相关的全身疾病,如高血压、高血脂、糖尿病或内颈动脉粥样硬化等。

2.应用血管扩张剂,如葛根或丹参注射液,改善微循环药物,口服肠溶阿司匹林、羟苯磺酸钙等。

3.激光直接击碎栓子。

**【临床路径】**

1.询问病史 视力突然下降,有部分视野丧失。

2.体格检查 注意眼底的改变。

3.辅助检查 进行荧光素眼底血管造影,有助于诊断。视野检查,了解视功能损害程度。

4.处理 主要采用扩张血管治疗。查找病因。

5.预防 治疗高血压、高血脂等全身疾病。

### (三)睫状视网膜动脉阻塞

**【概述】**

供应黄斑及其附近睫状视网膜动脉发生阻塞,而视网膜中央动脉循环正常。多见于年轻患者。

**【临床表现】**

1.中心视力突然丧失。

2.眼底所见

(1)视神经乳头颞侧缘到黄斑区,于其供应区视网膜呈现一舌形或矩形乳白色混浊,中心可见樱桃红点。

(2)睫状视网膜动脉管径狭窄或限局性狭窄。其他视网膜血管正常。

3.荧光素眼底血管造影脉络膜循环期,阻塞的睫状动脉无充盈,其供应区呈低荧光区。

4.与病变区相应的视野缺损,包括中心注视点的大暗点,而周边视野正常。

**【诊断】**

根据中心视力突然丧失,周边视力和视野正常,以及眼底表现,可以诊断。

**【鉴别诊断】**

视网膜振荡:眼球钝挫伤后视网膜水肿,其黄斑中心凹相对红,类似睫状视网膜动脉阻塞后的眼底表现。其眼底虽为灰白色,但不是乳白色,其视力下降程度轻本病轻。荧光素眼底血管造影显示无睫状视网膜动脉阻塞和低荧光区。有眼外伤史。

**【治疗】**

同视网膜中央动脉阻塞的治疗。

**【临床路径】**

1.询问病史 中心视力丧失,但周边视野尚好。

2.体格检查 重点注意眼底的改变。

3.辅助检查 荧光素眼底血管造影可助于诊断。

4.处理 主要采用扩血管治疗。查找病因。

5.预防 及时治疗高血压、高血脂等全身病。

### (四)视网膜毛细血管前小动脉阻塞

**【概述】**

毛细血管前小动脉阻塞多为全身疾病,如高血压、糖尿病、胶原血管病、严重贫血、白血病及亚急性心内膜炎等病的眼底表现。也见于外伤性视网膜脉络膜病变。

**【临床表现】**

1.一般无视力下降的主诉。

2.眼底所见

(1)在毛细血管前小动脉阻塞处视网膜出现小片状混浊,即棉絮斑。一般于数周或数月后消退。

(2)急性期视野有相符的小暗点。由于受损区很小,不易查出并可能完全恢复。

3.荧光素眼底血管造影于毛细血管前小动脉阻塞区呈现斑片状无灌注,邻近毛细血管扩张,晚期荧光素渗漏。

【诊断】

根据眼底所见可以诊断。荧光素眼底血管造影可显示毛细血管前小动脉阻塞区呈现斑片状无灌注,有助于确诊。

【鉴别诊断】

1.有髓神经纤维视网膜出现小片状混浊,多呈羽毛状,但荧光素眼底血管造影无毛细血管前小动脉阻塞,也没有视网膜无灌注区。

2.放射性视网膜病变,头面部癌症经放射线照射治疗后,视网膜出现散在棉絮斑,排列无序,荧光素眼底血管造影呈现斑片状无灌注区,患者有面部癌症经放射线照射治疗病史。

【治疗】

1.主要治疗产生毛细血管前小动脉阻塞的全身病,如高血压、糖尿病、胶原血管病等。

2.针对眼部病变,可给予血管扩张剂等治疗。

【临床路径】

1.询问病史 有无高血压、糖尿病、胶原血管病等全身病。

2.体格检查 重点检查眼底。

3.辅助检查 荧光素眼底血管造影可有助于诊断。

4.处理 主要治疗原发病,给予血管扩张剂。

5.预防 治疗原发病。

### (五)眼动脉阻塞

【概述】

一旦眼动脉发生阻塞,其供养的组织急性缺血缺氧,可产生比视网膜中央动脉阻塞更严重的病变。在视网膜中央动脉阻塞病例中,约有5%患者为急性眼动脉阻塞。

【临床表现】

1.急性视力丧失,光感消失,黑矇。

2.全视网膜缺血、缺氧,严重水肿。黄斑部暗浊,无樱桃红点。晚期视网膜与色素上皮层均萎缩。

3.荧光素眼底血管造影显示脉络膜和视网膜血管荧光充盈均迟缓,甚至无荧光充盈。

4.视网膜电图(ERG)a、b波均降低或无波形。

【诊断】

1.根据患眼无痛性急骤失明、眼底出现比视网膜中央动脉阻塞更严重的改变时,可以诊断。

2.荧光素眼底血管造影有助于诊断。

【鉴别诊断】

视网膜中央动脉阻塞:视网膜灰白色水肿以后极部为重,黄斑部可见樱桃红点。荧光素眼底血管造影显示阻塞的视网膜动脉荧光充盈迟缓,呈进行性前锋现象及动脉荧光充盈不全。脉络膜荧光充盈正常。ERG显示b波降低。

【治疗】

同视网膜中央动脉阻塞。

【临床路径】

1.询问病史    有无视力突然丧失、无光感的病史。

2.体格检查    重点注意眼底缺血、缺氧改变较视网膜中央动脉阻塞更为严重。

3.辅助检查    荧光素眼底血管造影显示,脉络膜、视网膜血管均荧光充盈迟缓或无荧光充盈。

4.处理    治疗原则是紧急抢救,分秒必争。应用血管扩张剂、降低眼压等方法,争取阻塞的动脉尽早恢复血流。查找病因。

5.预防    治疗全身病,如有高血压、动脉硬化、自身免疫性疾病等病变。

# 二、视网膜静脉阻塞

## (一)视网膜中央静脉阻塞

【概述】

视网膜中央静脉阻塞是常见的可致盲的视网膜血管疾患。多发生于 50 岁以上的人群。男女发病无明显差异。

【临床表现】

1.无痛性视力下降,可降至数指或手动。也有于几天内视力逐渐减退者,或一过性视力减退。在安静情况下发生,睡觉后起来发现。

2.周边视野常正常或有不规则的向心性缩小,中心视野常有中心或旁中心暗点。

3.眼底所见

(1)视盘充血,轻度水肿,颜色红,边界模糊。

(2)视网膜静脉血流瘀滞,色紫暗;管径不规则,显著扩张,可呈腊肠状,甚至结节状。

(3)视网膜动脉因反射性功能性收缩或已有动脉硬化而呈现狭窄。

(4)整个眼底满布大小不等的视网膜出血斑。浅层较多,亦有圆形或不规则形的深层出血。较大静脉破裂时可发生视网膜前大片出血甚至进入玻璃体,形成玻璃体积血。视网膜水肿,隆起。视网膜血管好似出没于出血水肿的组织中。当积血开始吸收时,可见积血之间有不规则的灰白色斑块。

(5)黄斑弥漫或囊样水肿、出血。

4.荧光素眼底血管造影:分为缺血型与非缺血型。

视网膜静脉荧光充盈迟缓或缺损;视神经乳头边界不清,其上毛细血管扩张、荧光渗漏。眼底出血遮蔽背景荧光。视网膜静脉显著迂曲、扩张,管壁荧光渗漏、着染。出血稀疏处可透见视网膜静脉渗漏到组织的荧光。发病 2～3 个月后,出血大多吸收,可见小动脉狭窄,动静脉短路及侧支循环(V-V)建立,微血管瘤或新生血管形成。黄斑周围毛细血管渗漏。黄斑囊样水肿,造影晚期呈现花瓣样荧光积存。

缺血型显示毛细血管无灌注区;非缺血型无毛细血管无灌注区。

5.并发症与后遗症

(1)黄斑水肿:持续的黄斑水肿可发展为囊样变性,甚至局限性视网膜脱离,乃至视网膜破孔形成。出血可侵入囊样变性腔内,有时可见积血形成暗红色的水平面。

(2)新生血管:多见于视网膜中央静脉阻塞缺血型。

(3)新生血管性青光眼,或合并原发性开角型青光眼。

(4)玻璃体积血,增殖性玻璃体视网膜病变。

【诊断】

1.根据视力严重减退和眼底改变,可以诊断。

2.荧光素眼底血管造影可显示为缺血型或非缺血型。

3.OCT可协助黄斑水肿、黄斑前膜等的诊断。

【鉴别诊断】

1.糖尿病性视网膜病变　以视网膜微血管瘤、片状出血、硬性渗出和棉絮斑为主,同时合并有视网膜静脉迂曲充盈,黄斑水肿。患者有高血糖。荧光素眼底血管造影有助鉴别。

2.视神经乳头血管炎　视力较视网膜中央静脉阻塞为好,眼底病变位于视盘附近。荧光素眼底血管造影所见病变主要为视盘毛细血管扩张、渗漏。

【治疗】

1.全身治疗高血压、动脉硬化、高血脂、糖尿病、血液情况和感染病灶等。

2.静脉滴注扩张血管药物,如复方丹参注射液或前列地尔(凯时)。

3.肠溶阿司匹林可抑制血小板聚集,每晚1次,每次25～50mg,可长期服用。

4.尼莫地平、尼达尔或尼莫通30mg(20mg),每日3次。

5.中医中药结合全身辨证施治,以活血化瘀为主的治疗。常用药物为桃红四物汤、血府逐瘀汤加减。单味提纯中药复方丹芎片。

6.激光治疗缺血型视网膜静脉阻塞的毛细血管无灌注区,视病情可行全视网膜光凝术,防止新生血管及新生血管性青光眼。

【临床路径】

1.询问病史　是否视力突然下降。有无高血压、动脉硬化、高血脂、糖尿病等全身病变。

2.体格检查　重点检查眼底。

3.辅助检查　荧光素眼底血管造影可确诊为缺血型或非缺血型,OCT可协助诊断继发的黄斑病变。

4.治疗　以溶栓和抗凝为主。

5.如有全身病,应积极治疗。

## (二)视网膜分支静脉阻塞

【概述】

视网膜分支静脉阻塞较中央静脉阻塞多见。多发生在视网膜颞上分支静脉,在阻塞处可见动静脉交叉压迫征。

【临床表现】

1.视力轻、中度下降或正常。

2.眼底表现

(1)于动静脉交叉处发生阻塞。阻塞的静脉扩张、充血、迂曲,视网膜出血、水肿、渗出等,只限于阻塞静脉引流区域,呈三角形分布,其尖端指示阻塞所在处。阻塞可发生在不同的分支,使视网膜受累范围不等。

(2)与阻塞静脉相伴行的动脉常有硬化。

(3)黄斑受累时,可发生水肿。

(4)阻塞时间较长,有时可见新生血管像架桥样跨过阻塞部位或与邻近静脉支吻合形成侧支循环。

3.荧光素眼底血管造影

(1)早期静脉充盈时间延长。阻塞远端静脉荧光素渗漏,管壁及周围组织着染,受累区域位于黄斑水平分界的上或下半侧,受累的一侧因组织着染呈现一界线分明的强荧光区。

(2)阻塞如未累及黄斑中心凹,则黄斑无水肿或只有很轻的水肿。如中心凹外毛细血管受累,则该侧黄斑呈现囊样水肿。有时受累部位超过水平中线影响另一半侧。

(3)缺血型可出现毛细血管无灌注区。其内或周围可见微血管瘤及毛细血管扩张,造影过程中出现荧光渗漏。晚期可出现侧支循环。

4.视野出现相对或绝对中心暗点。周边视野向心性缩小。若合并视网膜动脉分支阻塞,则产生境界鲜明的扇形视野缺损。

5.阻塞相应区的暗适应可有减退,视网膜电图仍可表现正常。

【诊断】

1.根据患者视力改变和眼底所见,可以诊断。

2.荧光素眼底血管造影可确切了解静脉阻塞部位,明确是缺血型还是非缺血型。视野检查可了解视功能损害程度。

3.OCT可帮助了解黄斑水肿的情况。

【鉴别诊断】

1.糖尿病性视网膜病变　有视网膜静脉充盈,出血,水肿。但不限于某一分支,且有微血管瘤,硬性渗出,棉絮斑等病变。

2.静脉周围炎　一般好发于视网膜周边部较小支静脉。炎症早期,受累静脉旁有出血、水肿,较晚期,静脉旁有白鞘。荧光素眼底血管造影显示静脉荧光充盈正常,但管壁有明显渗漏和着染。

【治疗】

1.查找病因,溶栓和抗凝药物治疗。

2.缺血型采用激光治疗。

3.合并黄斑水肿,可给予曲安奈德玻璃体注药或格栅样激光光凝。

4.激光光凝后定期随诊。4～6周后仍有渗漏或新生血管不退,再补充激光。以后每3～6个月复查,注意新生血管复发或在其他区域出现新生血管。

【临床路径】

1.询问病史　有无视力下降、视力缺损。

2.体格检查　重点注意眼底的改变。

3.辅助检查　荧光素眼底血管造影可帮助诊断。视野检查可了解视功能损害程度。OCT可了解黄斑水肿的情况。

4.处理　给予溶栓和抗凝治疗。如荧光素眼底血管造影显示为缺血型,出现毛细血管无灌注区,应及时行激光光凝治疗。

5.预防　治疗视网膜动脉硬化等病变。

## (三)视网膜黄斑分支静脉阻塞

【概述】

视网膜黄斑分支静脉阻塞较为少见,由于病变邻近或已累及中心凹,视力会受到明显影响。

【临床表现】

1.视物变形,中心视力减退。

2.眼底表现

(1)整个黄斑区水肿、出血及外围环形渗出。

(2)病之初期,阻塞的分支小静脉往往被视网膜出血遮挡,又因位于黄斑,视网膜水肿严重,故不容易被发现。

(3)数月后,黄斑区视网膜组织长期水肿,营养不良和变性,脂性渗出增多,形成环形或弧形的沉积。仔细观察可发现邻近的小支静脉不规则。

3.荧光素眼底血管造影

(1)阻塞的黄斑支小静脉管径不均,管壁着染,其引流区视网膜出血、水肿。

(2)附近毛细血管无灌注,其外围毛细血管扩张、微血管瘤,晚期明显渗漏。

【诊断】

1.根据患者症状和眼底所见,可以诊断。

2.荧光素眼底血管造影有助于诊断。

3.OCT可以了解黄斑水肿的情况。

【鉴别诊断】

1.视网膜动脉硬化　出血一般发生于高血压、动脉硬化后,黄斑水肿不重,且与黄斑分支静脉无关。

2.老年黄斑变性或其他原因的脉络膜新生血管　常位于黄斑中心凹或附近,但不与某支视网膜静脉引流区域吻合。荧光血管造影和OCT有助于鉴别诊断。

3.Coats病　视网膜层间黄白色或灰白色大片渗出,眼底周边部粟粒状或蔓状血管瘤,视网膜毛细血管扩张、管径不规则及新生血管,晚期可出现渗出性视网膜脱离。

4.特发性黄斑中心凹毛细血管扩张症　黄斑中心凹颞侧有迂曲的毛细血管,黄斑有水肿及硬性渗出环。荧光素血管造影显示不同程度的黄斑旁中心凹毛细血管扩张和荧光素渗漏。

【治疗】

1.治疗原则与视网膜分支静脉阻塞相同。

2.视网膜水肿侵犯黄斑,视力受累重时,若予激光光凝应距中心凹500μm以外。

3.黄斑水肿,视力降至0.5以下可给予曲安奈德玻璃体注药。

【临床路径】

1.询问病史　有无中心视力突然下降,高血压和动脉硬化病史。

2.体格检查　重点鉴别病变部位与黄斑小分支静脉的关系。

3.辅助检查　荧光素眼底血管造影可发现黄斑附近黄斑小分支静脉被水肿、出血掩盖,其管壁荧光渗漏,晚期着染。

4.处理　查找病因,对因治疗。可给予抗炎、活血化瘀等治疗。如需激光光凝,应谨慎。

5.预防　治疗高血压、动脉硬化等全身病。

# 三、视网膜静脉周围炎

【概述】

又称为Eales病,以慢性和复发性静脉炎为主要表现,多见于青年男性,常双眼发病,邻近动脉也会累及。其病因仍不清楚。以往认为结核所致,用链霉素治疗,常导致听神经中毒而发生耳聋。有学者对患者眼球进行病理检查,未发现结核菌感染,因而提出过敏可能是本病的病因,采用糖皮质激素治疗后疗效显著。

**【临床表现】**

1.视力突然减退至数指、手动,甚至光感。有的在发病前数日先有视力轻度模糊或有眼前飞蚊症状。

2.多数患者只有单眼主诉,但详细检查眼底时可在其对侧眼发现视网膜周边血管病变。

3.眼底所见发病时因玻璃体内大量积血,看不见眼底。当玻璃体积血吸收,能看清眼底时才发现病变:

(1)玻璃体混浊积血:玻璃体积血遗留或多或少的不规则条状、块状或尘状混浊。

(2)视网膜血管:眼底周边部小静脉扩张、迂曲,管径不规则。静脉旁常伴有白鞘。在病变小静脉附近,有小点片状、火焰状视网膜出血、渗出,常形成边缘不清、宽窄不一的白色条带或白色结节,或不规则片块物覆盖于小静脉上或位于其邻近。

(3)开始时病变只限于眼底周边部,侵犯某支或某几支小静脉。以后逐渐增多,波及大支静脉。

4.荧光素眼底血管造影

(1)受累静脉曲张,亦有不规则变细,管壁有荧光素渗漏和组织着染。

(2)可见微血管瘤、毛细血管扩张,造影过程中出现荧光渗漏。

(3)周边眼底有不同程度的毛细血管无灌注区。

(4)黄斑水肿,晚期呈花瓣状荧光素积存。

5.OCT可帮助了解黄斑水肿的情况,眼B超对玻璃体积血、增殖性玻璃体视网膜病变以及牵拉性视网膜脱离有辅助诊断意义。

6.并发症:前、后葡萄膜炎(虹膜睫状体炎,或脉络膜炎);增殖性玻璃体视网膜病变;牵拉性视网膜脱离,如牵拉形成裂孔,可发展为孔源性视网膜脱离。晚期偶见并发性白内障和继发性青光眼。

**【诊断】**

根据反复性玻璃体积血,发病前数日视力轻度下降,或有眼前飞蚊症状,发病时视力突然减退,以及玻璃体和眼底,特别是周边部视网膜静脉的改变,可以诊断。

**【鉴别诊断】**

周边部葡萄膜炎:周边小血管边缘也可有出血、渗出,但还有灰白色斑块,玻璃体混浊云雾状。荧光素眼底血管造影显示的病灶不在视网膜静脉,而在深层脉络膜。吲哚青绿血管造影更可助诊断脉络膜炎症。

**【治疗】**

1.病因治疗。如有活动或陈旧结核病灶,或对旧结核菌素呈阳性反应者,应给予规范的抗结核治疗。

2.糖皮质激素治疗。控制全身病灶的同时,谨慎地加用糖皮质激素,降低机体高敏反应。

3.视网膜激光光凝治疗。激光封闭毛细血管无灌注及微血管瘤。

4.玻璃体积血、增殖性玻璃体视网膜病变或牵拉视网膜脱离,可行玻璃体切除手术联合眼内激光光凝等。

5.中医中药根据辨证,用清热凉血及止血药物,如白茅根、槐花、藕节、生地、山栀、茜草及三七等。待出血稳定后,可适当加用活血化瘀及理气药物,如赤芍、川芎、当归、红花及香附等。

**【临床路径】**

1.询问病史　有无结核史,有无眼内反复出血史。

2.体格检查　重点检查玻璃体和视网膜,特别是周边部视网膜。

3.辅助检查　荧光素眼底血管造影有助于确诊。OCT有助于了解黄斑水肿的情况。眼B超对玻璃体积血、增殖性玻璃体视网膜病变以及牵拉性视网膜脱离有辅助诊断意义。

4.处理 查找病灶,对因治疗,激光封闭毛细血管无灌注区,如合并增殖性玻璃体视网膜病变牵拉视网膜脱离,可行玻璃体切除手术。

5.预防 及时治疗结核菌感染等。

## 四、节段状视网膜动脉周围炎

**【概述】**

节段状视网膜动脉周围炎好发于青年男性,多数为单眼发病,通常伴有活动性葡萄膜炎。

**【临床表现】**

1.视物模糊,视力轻度或中度减退。伴有眼前黑影,有时视物变形。

2.有视网膜动脉分支阻塞者,在视野中有相应的缺损。

3.合并葡萄膜炎者,眼前节可有睫状充血,角膜后有灰白色点状沉着物,房水闪光阳性,陈旧病变可见虹膜后粘连。

4.眼底所见

(1)有活动性葡萄膜炎时,玻璃体高度混浊,眼底不能看清。

(2)视网膜动脉周围节段状排列指环或串珠样白色、灰色或黄色渗出斑,像指环套在动脉上。

(3)视网膜动脉管径狭窄,小支动脉呈白线。

(4)病变附近视网膜水肿和积血。

(5)少数静脉扩张,或亦受累而出现炎症改变。

(6)后极部眼底也可在其他部位出现急性渗出性脉络膜病灶。

5.荧光素眼底血管造影

(1)视网膜荧光充盈迟缓,视网膜各期循环时间延长。

(2)视网膜动脉管径不规则,充盈迟缓但血流仍通畅,管壁偶有荧光素着染,出现视网膜静脉病变时,管径不规则,可显著扩张,晚期有明显渗漏,管壁着染。

**【诊断】**

根据视力下降,眼底视网膜动脉节段状白色或黄白色渗出斑、像指环或串珠套在动脉壁上的临床表现,可以诊断。

**【鉴别诊断】**

1.视网膜血管炎 炎症以静脉为主,动脉上无节段状白色或黄白色渗出。

2.葡萄膜炎 玻璃体混浊,眼底有渗出、水肿,但视网膜动脉没有节段状白色或黄白色渗出。

**【治疗】**

1.活动期可口服泼尼松或球后注射地塞米松,以减轻视网膜动脉的渗出性反应。

2.查找病因,针对不同病因治疗。如发现结核,应采用正规的抗结核治疗。

3.非特异性抗炎措施如吲哚美辛、布洛芬、碘剂以及中医中药治疗等。

4.如有前葡萄膜炎,眼局部滴用糖皮质激素滴眼液和睫状肌麻痹剂。

**【临床路径】**

1.询问病史 有无葡萄膜炎史和结核感染等全身病史。

2.体格检查 重点检查眼底。

3.辅助检查　荧光素眼底血管造影有助于诊断。

4.处理　查找病灶,进行针对性抗炎治疗。

5.预防　积极治疗葡萄膜炎等眼病。

（彭　凯）

# 第四节　视网膜色素上皮病变

## 一、急性色素上皮炎

本病位于视网膜色素上皮水平,多发于中青年。可能与病毒感染有关。

**【临床表现】**

1.起病急,视力减退,伴有视物变形,常为双眼受累。

2.眼底所见急性病灶如灰白小斑,排列成簇或成串,数周后病变自行消退,遗留色素紊乱、脱失或少有增殖。

3.荧光素眼底血管造影显示"内黑外亮"呈葡萄串样的病变,色素增生处呈弱荧光,外围色素脱失处为强荧光。

**【诊断】**

1.根据中青年患者,有急性视力减退史,以及眼底改变,可以诊断。

2.荧光素眼底血管造影有助于诊断。

**【治疗原则】**

1.本病自限,视力预后好。

2.尚无特殊处理。

**【治疗目标】**

本病尚无特殊处理,可以自限。

## 二、急性后部多灶性鳞状色素上皮病变

急性后部多灶性鳞状色素上皮病变是由于脉络膜血管炎和缺血所致的疾病,视网膜色素上皮病变为继发性改变。主要发生于30岁以上成年人,无性别差别。

**【临床表现】**

1.起病急,50%患者有头痛、上呼吸道症状及结节性红斑。部分患者伴有脑血管炎,脑脊液中淋巴细胞增多,尿中可有管型。

2.多数为双眼同时受累。视力明显减退。50%患者有轻度前葡萄膜炎及玻璃体炎。

3.眼底所见

(1)眼底后极部,也可远至赤道部,出现较多多边形或鳞状灰白色云彩状或似奶油状病灶,边界不清,偶尔融合成片,甚至如地图状。

(2)病变多起自黄斑后极部位于 RPE 水平,一般于数日至 10 日内消退,形成脱色素斑块。在同一眼底

可见不同时期的病灶。陈旧者较为清晰,随之有色素沉着或(和)脱色素。

(3)有时伴有视神经乳头炎及视网膜血管炎。

(4)黄斑囊样水肿极少见。

4.荧光素眼底血管造影:急性期病变处早期为弱荧光,其后有弥漫强荧光出现。病灶边缘为色素上皮脱失所致窗样缺损强荧光。晚期病变色素增生明显,色素始终遮挡其下荧光。

5.急性期 EOG 及 ERG 均不正常。

**【诊断】**

1.根据急性期视力轻度减退或严重降低,眼前节可合并上巩膜炎、虹膜炎、角膜周边变薄等,以及眼底后极部多灶性病损呈鳞状黄白色斑,平复,大小不等,可以诊断。

2.急性期和晚期的荧光素眼底血管造影均各有特征性表现,可有助于诊断。

**【治疗原则】**

1.找寻病因,抗炎治疗。

2.急性期可合并应用糖皮质激素。

**【治疗目标】**

控制炎症,恢复视力。

# 三、特发性浆液性视网膜色素上皮脱离

单独存在的浆液性色素上皮脱离,即特发性浆液性色素上皮脱离,临床上较少见,经常伴发于浆液性神经上皮脱离。

**【临床表现】**

1.好发于成年人,视力一般不受影响。常因其他原因检查眼底或做荧光素眼底血管造影时偶然发现。

2.如病变正位于黄斑中心,视力亦可正常,或轻度减退。视物发暗或变形,很少有绝对性中心暗点。EOG 与对比敏感度可有轻度下降。

3.眼底所见

(1)本病好发于黄斑或附近,表现为单个或数个 1/4～1DD 大小的圆形隆起,呈一拱形屋顶状。裂隙灯光线不能通过隆起的视网膜色素上皮,光彻照病灶呈黄红色。

(2)病程久者,病灶处有脱色素及色素增生,有的如圈形饼或十字形色素沉着。

4.荧光素眼底血管造影:造影早期浆液性色素上皮脱离处出现与病灶形态大小完全一致的强荧光,并随即荧光增强呈积存现象,持续至晚期,仍保持原有形态和大小。

**【诊断】**

1.根据好发于成年人,一般无视力症状,眼底病灶局限,光彻照呈黄红色,病久有脱色素及色素增殖等特征,可以诊断。

2.荧光素眼底血管造影有助于诊断。

**【治疗原则】**

1.本病为一良性、慢性、可自愈病变。应积极找寻全身有无其他异常。

2.口服维生素 $B_1$、维生素 C、维生素 E 等药物,增强身体抵抗力,避免过度疲劳和精神紧张。

3.位于黄斑中心凹附近较大的浆液性色素上皮脱离,尤其旁中心凹呈一肾形者,要警惕中心凹下脉络膜新生血管的危险,勿轻易采用激光光凝治疗。

**【治疗目标】**

无视力受损时宜观察,不必急于行激光光凝治疗。

# 四、眼底黄色斑点症

眼底黄色斑点症是双侧进行性家族遗传性眼底病,与 Stargardt 病在本质可能是相同的眼病。为常染色体隐性遗传,少数为显性遗传。

**【临床表现】**

1.常发生于青少年,双侧发病。

2.早期的视力下降程度与眼底镜下所见改变不成比例。

3.眼底所见

(1)眼底后极部散布着黄色或黄白色斑点,形状与大小均可有变异。位于视网膜血管后色素上皮的水平。旧的斑点消退后,新的斑点还可出现,可伴有少许色素斑点。

(2)疾病早期,视神经乳头、视网膜血管与周边眼底均为正常。但在晚期病例,视乳头颜色变浅,视网膜血管狭窄。中周部也能发现黄色斑点,在远周边部,这些斑点形成网织状。

4.荧光素眼底血管造影

(1)脉络膜背景荧光发暗,包括整个眼底,且双眼对称。

(2)黄斑中心凹弱荧光,环以一圈窗样透见的强荧光有如"牛眼"外观。于中心区外有斑驳状窗样缺损。

(3)晚期,脉络膜毛细血管与视网膜色素上皮完全萎缩,可暴露出大脉络膜血管。

(4)在病变进行期,斑点不仅见于黄斑,也延至中周部及后极部。在远周边眼底,这些斑点形成网织状形态。荧光造影呈现出不规则的低荧光线条,外围以强荧光。

5.视功能:暗适应多正常或轻度减低。EOG 亦正常或稍低。

**【诊断】**

1.根据眼底改变,可以诊断。

2.荧光素眼底血管造影可有助诊断。

**【治疗原则】**

1.尚无特殊有效的治疗方法。

2.可给予血管扩张剂,维生素 B、维生素 C 与维生素 E 等支持药物。

**【治疗目标】**

无有效治疗方法和预防措施。

# 五、点状内层脉络膜病变

**【概述】**

点状内层脉络膜病变(PIC)是一种多灶性脉络膜视网膜炎症性疾病,多发生于青年女性患者,大多数患者有轻中度近视,双眼受累较为常见。表现为后极部散在分布的黄白色病变,位于视网膜色素上皮和内层脉络膜水平,通常不伴有眼前节和玻璃体炎症。病因及发病机制不清,可能与脉络膜毛细血管的阻塞或 RPE 的自身免疫反应有关。此病预后跟病灶部位有关,病灶位于黄斑区外者视力预后较好,位于黄斑区者如治疗不及时视力预后较差。此外 PIC 复发较多,可能需要多次治疗。

**【临床表现】**

1.患者主诉眼前黑影、闪光感、视力下降,无眼红、眼痛等表现。

2.典型的眼底改变为多发性散在的黄白色圆形病变,100～300μm 大小,位于视网膜色素上皮和内层脉络膜水平,多位于后极部。数月后病变消退,遗留萎缩斑,或脉络膜视网膜瘢痕。患者眼前节通常无改变,也不会出现玻璃体内炎症细胞。脉络膜新生血管膜的发生率可达 25%～40%,这是引起患者视力严重下降的主要原因。

**【诊断】**

主要根据典型的眼底改变,如散在多发性视网膜下黄白色圆形病灶,无眼前段和玻璃体炎症反应。荧光素眼底血管造影检查显示活动性病变早期呈强荧光,晚期荧光素渗漏,出现脉络膜视网膜萎缩伴色素增生者可见遮蔽荧光。吲哚青绿血管造影检查可以见后极部多发性弱荧光斑。

**【鉴别诊断】**

主要应与多灶性一过性白点综合征(MEWDS)、APMPPE、鸟枪弹样脉络膜病变、匐行性脉络膜病变、多灶性脉络膜炎并全葡萄膜炎(MCP)或拟眼组织胞浆菌病等疾病相鉴别。眼底散在多发性视网膜下黄白色圆形病灶是这类疾病的共有特征,但点状内层脉络膜病变不引起眼前节和玻璃体炎症反应。

**【治疗】**

1.常用的药物为糖皮质激素,对于其用法用量目前尚无共识。

2.对于合并脉络膜新生血管膜(CNV)者,可选择以下治疗方法。①光动力学治疗(PDT),对于黄斑区 CNV 尤为适用;②激光光凝治疗,主要用于黄斑区以外的 CNV;③玻璃体腔注射抗 VEGF 药物、曲安奈德治疗。

**【临床路径】**

1.询问病史　有无眼前黑影、闪光感、视力下降、眼红、眼痛等表现。

2.体格检查　散瞳后以裂隙灯或检眼镜检查眼前节、玻璃体、视网膜。

3.辅助检查　荧光素眼底血管造影、吲哚青绿血管造影、OCT。

4.处理　合并 CNV 者可选择 PDT 治疗、激光光凝治疗、抗 VEGF 治疗等方法。

5.预防　由于病因不清,目前尚无肯定有效的预防方法。

(李杨林)

# 第五节　视网膜脱离

## 一、孔源性视网膜脱离

**【概述】**

视网膜脱离是指视网膜神经上皮与色素上皮之间积聚液体而发生分离。由视网膜裂孔引起的视网膜脱离称为孔源性视网膜脱离。视网膜变性、玻璃体液化及后脱离所致的视网膜裂孔是形成孔源性视网膜脱离的主要原因。常见于高度近视眼和周边部视网膜格子样变性眼。

**【临床表现】**

1.眼前浮影漂动和闪光感。

2.视力不变或突然下降、视物变形。

3.视网膜脱离的相对应方向出现视野暗区。

4.玻璃体液化、混浊及后脱离。

5.视网膜隆起脱离,其表面光滑,并可见视网膜裂孔,但视网膜脱离时间较久则出现视网膜皱褶及增殖。

6.超声波检查提示视网膜脱离。

**【诊断】**

1.临床症状提示视网膜脱离。

2.眼底检查可发现视网膜脱离,并有裂孔,可明确诊断。

3.超声检查有助于诊断。

**【鉴别诊断】**

1.牵拉性视网膜脱离　脱离的视网膜由玻璃体视网膜增殖牵拉引起,可见到玻璃体视网膜增殖膜,常见于眼外伤和玻璃体视网膜手术后。

2.渗出性视网膜脱离　由炎症、肿瘤及视网膜屏障功能破坏等因素使液体大量渗出并积聚于视网膜下,常伴有玻璃体炎性混浊、眼底占位性病变、视网膜血管异常等。FFA可见病变部位荧光素渗漏。

**【治疗】**

1.无视网膜脱离或局限视网膜浅脱离可予以激光光凝或冷冻封闭视网膜裂孔。

2.施行巩膜外冷冻或电凝、放液、巩膜外加压手术,必要时可行玻璃体手术。

**【临床路径】**

1.询问病史　重点了解以往玻璃体视网膜情况、眼球屈光状态以及有无眼外伤及眼内炎症。

2.体格检查　检眼镜、三面镜或全视网膜镜检查玻璃体和视网膜状况,确定视网膜裂孔的位置。

3.辅助检查　眼部超声波检查。

4.处理　激光或手术封闭视网膜裂孔,巩膜外加压手术,必要时行玻璃体手术。

5.预防　眼前浮影漂动和闪光感应及时检查眼底,周边视网膜变性,尤其格子样变性予以激光治疗。日常生活中避免眼部受外伤。

# 二、牵拉性视网膜脱离

**【概述】**

牵拉性视网膜脱离常因视网膜玻璃体增殖牵拉视网膜而形成。常见于增殖性糖尿病视网膜病变、视网膜静脉周围炎及眼球穿通伤等。

**【临床表现】**

1.视力不变或减退。

2.玻璃体内和视网膜前可见增殖膜。

3.超声波检查玻璃体视网膜前有膜状物形成,且与视网膜粘连、视网膜脱离。

**【诊断】**

视力不变或不同程度减退,视网膜脱离伴玻璃体视网膜前增殖膜,合并有糖尿病、视网膜静脉周围炎、眼外伤或玻璃体视网膜手术后等均可诊断此病。

**【鉴别诊断】**

1.孔源性视网膜脱离　可见视网膜脱离伴有裂孔。

2.渗出性视网膜脱离　脱离的视网膜可随体位改变,无视网膜裂孔和玻璃体视网膜前增殖膜,同时伴有眼底占位性病变或视网膜脉络膜炎症是诊断渗出性视网膜脱离的可靠依据。

**【治疗】**

1.视网膜前或其下有增殖膜,牵拉视网膜浅脱离,可行巩膜外环扎术或局部加压来松解增殖膜对视网膜的牵拉。

2.玻璃体切除手术,剥离、切除或切断增殖膜,解除增殖膜对视网膜的牵拉。

**【临床路径】**

1.询问病史　了解全身情况与视网膜脱离的关系。

2.体格检查　重点检查玻璃体和视网膜。

3.辅助检查　B超检查了解玻璃体视网膜增殖及视网膜脱离情况。

4.处理　根据玻璃体视网膜增殖情况采用巩膜外扣带术或玻璃体切除手术。

5.预防　控制原发病的发展,减少眼球穿通伤和玻璃体视网膜手术后可增殖的因素。

## 三、渗出性视网膜脱离

**【概述】**

渗出性视网膜脱离是一种继发性视网膜脱离,主要因视网膜毛细血管和色素上皮屏障功能受到破坏,导致血浆和脉络膜大量液体渗出,积聚在视网膜下而形成视网膜脱离。常见于视网膜或脉络膜肿物、炎症及全身血液和血管性疾病等。

**【临床表现】**

1.视力减退、变形。

2.脱离的视网膜表面较光滑、无皱褶和裂孔,视网膜脱离可随体位改变。

3.超声波检查提示视网膜脱离及占位性病变。

4.眼底荧光素血管造影可见病变部位荧光素渗漏。

**【诊断】**

根据视力下降,玻璃体无增殖,脱离的视网膜表面较光滑,无视网膜裂孔,可随体位改变便可诊断。荧光素眼底血管造影可见病变部位或视网膜血管或色素上皮出现渗漏,并伴有全身或局部的原发病灶。

**【鉴别诊断】**

1.孔源性视网膜脱离　可见视网膜裂孔,视网膜脱离不随体位改变。

2.牵拉性视网膜脱离　脱离的视网膜由玻璃体视网膜增殖、牵拉引起,可见到玻璃体视网膜增殖膜。

**【治疗】**

1.主要针对病因治疗。若炎症引起的视网膜脱离在全身用药对糖皮质激素效果不佳的情况下可考虑玻璃体内注射长效激素曲安奈德。

2.若视网膜下液体长期不吸收可考虑手术治疗。

**【临床路径】**

1.询问病史　尤其有无全身、视网膜血管性疾病及视网膜脉络膜炎症。

2.体格检查　详细了解全身状况及眼底情况。

3.辅助检查　超声波检查可发现视网膜脱离及占位性病变。

4.处理　治疗原发病为主,必要时视网膜脱离采取手术治疗。

5.预防　积极控制全身疾病及炎症,改善视网膜血管状况以及视网膜激光光凝治疗视网膜血管性疾病。

(彭　凯)

# 第六节　视网膜变性疾病

## 一、视网膜色素变性

**【概述】**

视网膜色素变性为双眼视网膜慢性进行性遗传性营养不良性病变。主要遗传方式有常染色体隐性、常染色体显性、X连锁隐性、线粒体及双基因遗传。

**【临床表现】**

1.最早发生的症状是在昏暗光线下视力下降(即夜盲)。晚期中心视力下降和辨色困难。

2.进行性视野缩小。

3.检眼镜下可见视网膜骨细胞样色素改变。首先出现在视网膜赤道部,随病程延长范围增大。视神经乳头呈蜡黄色。视网膜血管一致性狭窄。这三种体征构成视网膜色素变性三联征。

4.非典型改变

(1)无色素性视网膜色素变性时色素较少,其余改变与典型的视网膜色素变性相同。

(2)单侧性视网膜色素变性,病变只累及单眼。

(3)象限性视网膜色素变性,病变只累及部分象限。

(4)中心性视网膜色素变性,色素改变在黄斑区内,患者畏光,视野表现中央部暗点。

5.视网膜电图:早期潜伏期延长,振幅进行性降低或消失。

**【诊断】**

1.根据患者夜盲、视力下降等病史和检眼镜下所见可以诊断。

2.电生理检查有助于确定非典型性病变。

3.OCT常有不同程度的IS/OS层和RPE层的萎缩变薄。

**【鉴别诊断】**

1.假性视网膜色素变性可引起眼底改变与视网膜色素变性相。

(1)酚噻嗪中毒:有服药史,色素异常位于视网膜色素上皮细胞水平。

(2)视网膜梅毒:梅毒血清学检查阳性。视野不对称,可有复发性葡萄膜炎史,无视网膜色素变性家族史。

(3)先天性风疹:眼底呈椒盐状改变,合并小眼球、白内障、耳聋、先天性心脏异常或其他全身异常。ERG多为正常。

(4)视网膜脱离复位后:有视网膜脱离史。

（5）色素性静脉旁视网膜脉络膜萎缩：视网膜色素上皮变性，色素沉着位于静脉旁，可以是非进行性的。

（6）严重钝挫伤后：常由于钝挫伤引起的视网膜脱离自发性恢复后造成的。

2.引起夜盲的其他疾病

（1）回旋形脉络膜萎缩：眼底出现界线清楚的扇形全层萎缩区，黄白色，萎缩区边缘薄，有色素。病变由视网膜周边向黄斑区发展。患者血、尿、房水和脑脊液中鸟氨酸水平高。ERG 异常，视野缺损，高度近视和白内障常见。

（2）无脉络膜症：脉络膜萎缩合并散在分布的色素颗粒。无骨细胞样结构。为 X 连锁隐性遗传。

（3）维生素 A 缺乏：常由营养不良而引起，显著夜盲，结膜出现 Bitot 斑，周边视网膜深层可见无数黄白色、境界清楚的小斑。补充维生素 A 后症状消失。

（4）先天性静止性夜盲：出生后就有夜盲，屈光不正，眼底可正常或异常，不进展。

【治疗】

尚无有效疗法，基因治疗和干细胞治疗有希望阻止病变进展。

【临床路径】

1.询问病史　有无双眼进行性视力下降及夜盲史。

2.体格检查　重点注意眼底改变。

3.辅助检查　ERG、暗适应和视野检查。

4.处理　无特效治疗方法。

5.预防　无有效预防措施。

## 二、结晶样视网膜病变

【概述】

结晶样视网膜病变又称 Bietti 结晶状视网膜营养不良。多于 20～40 岁发病。结晶样物质多位于眼底后极部及中周部，部分患者近角膜缘部角膜实质浅层也可见到沉积的结晶。多为常染色体隐性遗传。

【临床表现】

1.夜盲，进行性视力减退和视野缩小。

2.视网膜不同层次上可见较多不规则的黄色结晶样反光点，眼底后极部和黄斑区较密集。同时也可见色素的游离及增殖性改变。

3.视网膜电图（ERG）和眼电图（EOG）结果异常。

【诊断】

根据患者夜盲和眼底典型改变可以基本诊断，基因筛查可明确诊断。

【鉴别诊断】

与引起夜盲的其他疾病，如回旋形脉络膜萎缩、无脉络膜症、维生素 A 缺乏和先天性静止性夜盲相鉴别。这些疾病都没有眼底结晶样改变。

【临床路径】

1.询问病史　进行性视力下降及夜盲。

2.体格检查　重点注意眼底改变。

3.辅助检查　进行 ERG 检查。

4.处理　无特殊治疗方法。

5.预防　无有效预防措施。

# 三、眼底黄色斑点症

**【概述】**

眼底黄色斑点症与 Stargardt 病是本质相同的疾病,具有遗传性,多数为常染色体隐性遗传,少数为显性遗传。

**【临床表现】**

1.常发生于青少年,双侧发病。

2.早期的视力下降程度与检眼镜下所见改变不成比例。

3.眼底所见

(1)眼底后极部散布着黄色或黄白色斑点,形状与大小均可有变异。位于视网膜血管后色素上皮水平。旧的斑点消退后,新的斑点还可出现,可伴有少许色素斑点。

(2)疾病早期,视神经乳头、视网膜血管与周边眼底均为正常。但在晚期病例,视神经乳头颜色变浅,视网膜血管狭窄。中周部也能发现黄色斑点,在远周边部,这些斑点形成网织状。

4.荧光素眼底血管造影

(1)暗脉络膜背景荧光,且双眼对称。

(2)黄斑中心凹弱荧光,环以一圈窗样透见的强荧光有如"牛眼"外观。中心区外有斑驳状窗样缺损。

(3)晚期,脉络膜毛细血管与视网膜色素上皮完全萎缩,可暴露出脉络膜大血管。

(4)在病变进展期,斑点不仅见于黄斑,也延至中周部及后极部。在远周边眼底,这些斑点形成网织状形态。荧光造影呈现出不规则的低荧光线条,外围以强荧光。

5.视功能暗适应多正常或轻度减低。多数患者闪光视网膜电图(ERG)正常。EOG 亦正常或稍低。

**【诊断】**

1.根据眼底改变,可以诊断。

2.FFA 检查有助于诊断。

**【鉴别诊断】**

1.眼底白色斑点　常染色体隐性遗传,是静止型夜盲的一种。眼底白点斑点分布于赤道部。暗适应曲线异常,ERG 和 EOG 经足够长的暗适应后可变为正常。

2.白点状视网膜变性　临床表现与眼底白色斑点的改变相类似。但视力、视野和夜盲进行性地加重。ERG 明显异常。

3.显性玻璃膜疣　常染色体显性遗传,20 岁后眼底出现亮黄色斑点。40~50 岁可出现干性黄斑变性,视力下降,视物变形。

4.Kandori 斑点　常染色体隐性遗传,是静止型夜盲的一种。眼底可见少量不规则较大的黄色斑点,视功能特点与眼底白色斑点相同。

5.视锥或视锥-视杆细胞营养不良　可出现牛眼样黄斑病变,同时有显著的色觉异常和特征性的 ERG 改变。

6.氯喹或羟氯喹黄斑病变　有用药史,病变程度与用药剂量和疗程相关。

**【临床路径】**

1.询问病史　自幼患病,但无明显夜盲病史。

2.体格检查　重点注意眼底改变。

3.辅助检查　FFA检查可发现暗脉络膜背景。

4.处理　无有效治疗方法。

5.预防　无有效预防措施。

# 四、视网膜劈裂症

## （一）获得性视网膜劈裂症

### 【概述】

视网膜劈裂症是指视网膜神经上皮层层间裂开。获得性视网膜劈裂症发生于邻近内核层的外丛状层。有双眼对称发病的倾向。多见于老年人,发病与性别、屈光状况无明显关系。

### 【临床表现】

1.早期病变位于眼底颞侧周边部,进行期之前无症状出现。以后可出现眼前飞蚊幻视、闪光感及视力减退。

2.眼底所见

(1)早期:在视网膜劈裂前缘有一窄的囊变区将劈裂区与锯齿缘隔开。

(2)进行期:玻璃体内球形隆起的突出面为劈裂的内层,其上可见视网膜血管,常有白鞘伴随,受牵拉可破裂出血。可见大小与形态不一的蜂窝或筛孔样圆形或卵圆形的孔洞。

3.劈裂向后发展致黄斑受累,常出现绝对性视野缺损。

4.中心凹周围的视网膜劈裂常合并有周边的视网膜劈裂。劈裂腔位于中心凹的外周。

### 【诊断】

根据与眼底相应的视力症状,和眼底改变,可以诊断。

### 【鉴别诊断】

1.视网膜囊肿　多见于年轻人长期脱离的视网膜上,常位于近赤道的下方。视网膜囊肿的两层壁上均无裂孔,囊肿内积液似水一样。视网膜劈裂的内外层均可出现裂孔,劈裂腔内所含液较黏稠。

2.视网膜脱离　视网膜的透明度减低并形成皱褶,且有一定活动度。若球形视网膜脱离合并有马蹄形裂孔时,常为孔源性视网膜脱离,而非视网膜劈裂症。

3.脉络膜黑色素瘤　间接检眼镜下很容易发现视网膜下实体性隆起,光彻照检查不透光。视网膜劈裂症的内壁为半透明膜,腔内为液体,有时透过此膜可以见到脉络膜的纹理。

### 【治疗】

1.早期视网膜劈裂,只需每年随诊1~2次,复查眼底与视野,记录病变区是否扩大。当病变区不断扩大时,可考虑作预防性治疗。

2.光凝或冷凝整个劈裂区,促使进行性劈裂完全平复。

3.当劈裂外层有裂孔尚未隆起时,患者可定期复查,至少每半年一次。

4.若视网膜劈裂的内外层上均有裂孔,常有发生广泛视网膜脱离的危险,应立即手术。

### 【临床路径】

1.询问病史　有无眼前飞蚊幻视、闪光感及视力减退。

2.体格检查　重点检查眼底。

3.辅助检查　视野检查可了解视功能受损情况。

4.处理    根据病变的进展情况,分别采取观察、激光光凝或手术等治疗。

5.预防    目前本病原因不明,尚无有效措施可预防其发生。

### (二)先天性视网膜劈裂症

**【概述】**

先天性视网膜劈裂病变主要位于内层视网膜。常为双侧发病。主要为 X 连锁隐性遗传。

**【临床表现】**

1.绝大多数为男性。常在儿童期视力不佳病。

2.可合并斜视、眼球震颤等。

3.眼底所见

(1)玻璃体:非典型的细纤维凝聚、空泡形成、后脱离与浓缩。

(2)劈裂的内层上血管经常可见白鞘。该层上可出现多发性圆形与卵圆形裂孔。劈裂的外层上可能也有很小裂孔。双层均有裂孔时可能发生视网膜脱离。如劈裂仅局限于后极部,通常不发生裂孔。

4.黄斑区视网膜劈裂与获得性者相类似,OCT 可清晰显示劈裂的层次和程度。

5.相对性中心暗点或小环形暗点。

6.玻璃体积血常见于年轻患者进行期中。积血在玻璃体内机化、收缩与牵拉,可产生全层视网膜裂孔与固定的视网膜皱褶。

**【诊断】**

根据自幼患眼视力差,眼底所见及 OCT 检查,可以诊断。如有与眼底改变相符的视野缺损可证实诊断。如眼底不清,ERG 为负波形可协助诊断。

**【鉴别诊断】**

1.视网膜脱离    先天性视网膜劈裂的内层菲薄,常伴有圆形或椭圆形裂孔,又多位于周边眼底,往往仅能查见裂孔的内侧缘,故极易误诊为锯齿缘离断所引起的视网膜脱离。但仔细检查眼底,透过裂孔所见为变性的视网膜外层,呈颗粒样外观,而不是橘红色的脉络膜。且患者从无突然的视力障碍,无自觉的视野缺损。

2.获得性视网膜劈裂    一般发生于 50 岁后,非遗传性,早期无症状,黄斑受累少见,外层裂孔比内层多见,玻璃膜形成或出血少见,视功能常正常。

3.早产儿视网膜病变    为双侧性,在眼底形成局限性血管膜或局部视网膜脱离,有机化组织与之相连并延伸至周边眼底。多见于出生体重轻的有吸氧史的早产儿。

4.增生性玻璃体视网膜病变    当先天性视网膜劈裂内层与玻璃膜粘连,或膜增厚并向玻璃体内伸展,极似增生性玻璃体视网膜病变,但其上为视网膜血管,而非机化组织上不规则。

**【治疗】**

1.视网膜劈裂如无发展,可只定期随诊。

2.如有玻璃体积血,卧床休息几天,1 个月无吸收或出现机化牵拉视网膜,需手术治疗。

3.一旦发生视网膜脱离,需手术治疗。

**【临床路径】**

1.询问病史    是否自幼视力差。

2.体格检查    重点检查眼底。

3.辅助检查    检查 OCT 和 ERG。

4.处理 如病变进展,威胁视功能时应予治疗。

5.预防 无特殊预防措施。

（彭 凯）

# 第七节 视网膜母细胞瘤

【概述】

视网膜母细胞瘤(RB)是婴幼儿最常见的眼内恶性肿瘤。活产儿患病率大约为 1∶18000,无种族和性别差异。平均诊断年龄双眼患者为 10 个月,单眼患者为 2 岁,多数(约 90%)在 3 岁前诊断,7 岁以后少见,成年人发病非常罕见。目前已经确定 RB 的发生是由基因突变引起的,人类 RB 基因位于 13 号染色体长臂 1 区 4 带(13q14)。如 RB 基因突变发生在亲代的生殖细胞或早期胚胎,这样由此发育形成的个体中所有的细胞(包括生殖细胞)均有此突变,因此具有遗传性,为常染色体显性遗传;如突变发生于体细胞(视网膜细胞)则不具遗传性。遗传型约占 40%,非遗传型约占 60%。双眼患者一般是由生殖细胞变异引起,具有遗传性;单眼患者之中,约有 15%也是由生殖细胞变异引起。三侧性 RB 是指在双眼发病的基础上,蝶鞍或者松果体出现原发肿瘤,属于双眼发病的一种特殊类型。

【症状】

患儿多因眼外观异常来就诊,瞳孔区发白(白瞳症)和斜视是最主要的就诊原因,部分患儿会出现眼红和眼部不适(揉眼)。较大的患儿会主诉视力下降、眼前黑影等症状。三侧性 RB 可出现头痛、呕吐、发热、癫痫发作。

【体征】

早期病变扁平或隆起于视网膜表面,呈白色或半透明状,表面光滑边界清;随着病情发展,内生型肿瘤向玻璃体腔内突起,肿瘤细胞在玻璃体内播散种植引起玻璃体混浊。外生型肿瘤则在视网膜下形成肿块,常常引起明显的渗出性视网膜脱离;眼内较大的肿瘤会引起虹膜红变、继发青光眼、角膜水肿、玻璃体积血.等;有些坏死性 RB 会引起明显的眼周围炎症,呈眶蜂窝组织炎表现。晚期肿瘤侵犯到眼眶会引起眼球肿胀外突;弥散生长的肿瘤常见于发病年龄较大的患儿,在玻璃体腔和前房出现白色雪球样混浊,形成假性前房积脓,而眼底见不到明确的肿瘤,容易误诊为眼内炎。

【辅助检查】

B 超检查显示眼内占位病变中有因肿瘤钙化形成的斑点状高反射回声,可见到声影;CT 同样可显示眼内占位有钙化斑,并可显示肿瘤是否出现眼外生长以及在的颅内有无三侧性 RB。MRI 的检查意义与 CT 相似,其信号特点为:$T_1$ 加权 RB 为中低信号,相对于玻璃体为高信号;$T_2$ 加权为中等信号,低于玻璃体信号。通过细针穿刺或玻璃体手术取标本进行活检会极大增加肿瘤向眼外扩散的危险性,因而应尽可能避免。

【鉴别诊断】

能引起白瞳症的其他眼病均可与 RB 混淆,常见的有 Coats 病、永存增生性原始玻璃体(PHPV)、早产儿视网膜病变、眼弓蛔虫病、先天性白内障、家族性渗出性玻璃体视网膜病变、混合错构瘤、Norrie 病、脉络膜缺损等。对白瞳症患儿要注意详细询问病史及家族史,常规全身麻醉下散瞳行双眼检查,根据视网膜有占位性病变以及眼部超声波检查肿瘤有明显的钙化现象 RB 诊断不难。

【治疗】

视网膜母细胞瘤的治疗要根据不同的情况制订个性化的治疗方案。早期小肿瘤患者可选择眼局部治疗,如冷冻治疗、激光光凝治疗、经瞳孔温热疗法治疗(TTT)、局部放射治疗等;中期较大的肿瘤以及合并有明显渗出性视网膜脱离的肿瘤选择化学减容治疗联合眼局部治疗;晚期肿瘤患者选择眼球摘除和全身化疗;如果出现肿瘤眼球外生长,则行眼球摘除、全身化疗、放射治疗,出现肿瘤全身转移的患者还需通过强化的全身化疗联合自体干细胞移植的方法来治疗。

**【自然病程和预后】**

如不治疗 RB 患者几乎无生存可能。眼球摘除手术曾经是治疗 RB 的经典方法并挽救了大部分患者的生命。自 20 世纪后纪始,随着医学技术的发展,RB 的治疗理念发生了重大改变,治疗目的不再仅为挽救生命,还要尽可能地保留眼球和保存视力。目前发达国家 RB 患儿的存活率已达到 95% 左右,而在眼球保存率方面,早期和中期肿瘤眼在 90% 以上,小部分晚期肿瘤眼也得以保存。

(李兵兵)

# 第八节　黄斑疾病

## 一、中心性浆液性脉络膜视网膜病变

**【概述】**

本病多见于 20~45 岁青壮年。感冒、过劳和情绪波动可能为诱发因素。本病有自限的倾向但也容易复发。其发病机制尚不十分明了,目前认为脉络膜毛细血管的高灌注以及视网膜色素上皮(RPE)失代偿、屏障功能受损是该病的可能病因。双侧性病例不少见。

**【临床表现】**

1.自觉程度不等的视力下降,视物变形、变小,伴有色觉改变。

2.出现中心或旁中心相对或绝对暗点。

3.眼底改变　①黄斑部出现 1~3DD 的盘状浆液性视网膜浅脱离区。②相应视网膜下有灰黄色小点或玻璃疣样改变。③可伴有 RPE 脱离和(或)色素紊乱。④中心凹光反射消失或弥散。⑤病程长的病例中,眼底改变广泛,RPE 广泛色素变动,或有大小不等的 RPE 萎缩区。

4.荧光素眼底血管造影　①可见渗漏点,表现为圆点扩大型和墨渍弥散型,或喷出型,呈冒烟状。也有显示极缓慢的渗漏或极不明显的渗漏。②局限区域的 RPE 渗漏染色。③浆液性 RPE 脱离。④除上述改变外,伴发 RPE 萎缩带。

5.视野　急性期中心视野存在相对或绝对性中心暗点。

**【诊断】**

1.根据患者的症状、眼底改变,可以诊断。

2.荧光素眼底血管造影可确定诊断和了解病变范围。

3.OCT 可以帮助了解视网膜下积液的范围以及是否伴有色素上皮的改变,同时可了解脉络膜厚度改变。

**【鉴别诊断】**

1.湿性年龄相关性黄斑变性　患病年龄多为 45 岁以上。视力下降,眼底黄斑部色素紊乱,玻璃膜疣融合,色素脱失、增殖,视网膜和(或)色素上皮层浆液性或出血性脱离,荧光素眼底血管造影显示脉络膜新生血管,荧光素渗漏,及出血遮挡荧光等改变。

2.视神经乳头小凹　视盘的神经组织有小的缺损,呈一小凹陷。可出现连接视神经乳头的浆液性视网膜脱离。

3.孔源性视网膜脱离引起黄斑部视网膜脱离　散大瞳孔后仔细检查可发现视网膜裂孔。

4.脉络膜肿瘤　无论良性或恶性的脉络膜肿物,也无论其位于眼底后极部或周边部,有时会发生浆液性视网膜脱离,可以影响黄斑部。散大瞳孔后仔细检查可以鉴别。

5.出血性RPE脱离　是由于新生血管性病变所引起,病变呈暗红色,OCT检查可以鉴别。

6.黄斑囊样水肿　病变呈蜂窝样改变。荧光素眼底血管造影可以容易地与中心性浆液性脉络膜视网膜病变鉴别。

7.其他　如特发性脉络膜渗漏、炎症性脉络膜等疾患也会引起黄斑区视网膜浅脱离,应注意鉴别。

【治疗】

1.去除诱因,戒烟酒,适当休息,避免过分劳累。

2.如果渗漏点不在黄斑中心凹,适当时候(浆液性脱离持续4~6个月,或病变复发)可进行激光光凝治疗。可选用绿、黄、橙红、红光或半导体红外光治疗,推荐用黄色激光治疗。激光参数根据不同激光设备有所不同,一般光斑大小为100~200μm,曝光时间0.1~0.2秒,输出功率75~300mW,具体参数根据眼底激光斑反应选择。

如渗漏点位于黄斑中心或附近,或者为多个弥散性渗漏点,可采取半剂量光动力学治疗,即光敏剂剂量为标准剂量的30%~50%。

## 二、中心性渗出性脉络膜视网膜病变

发生于黄斑或其附近的脉络膜视网膜肉芽肿性炎症病变。其发病与弓形体病、组织胞浆菌病和莱姆病、结核杆菌和病毒感染等有关,但有的病例并不合并眼部其他异常或其他疾病。多见于20~40岁的青壮年。常单眼患病。

【临床表现】

1.中心视力下降,视物变形,或有中心暗点。

2.眼底改变可见黄斑部视网膜下一圆形灰白色膜状物,周围有出血,有时可见星芒状渗出病变部视网膜水肿,或有少量视网膜下液。

3.荧光素眼底血管造影显示典型的视网膜下新生血管渗漏荧光素,恢复期可见病变区透见荧光或色素遮挡荧光,机化膜荧光素染色。

4.OCT可见中心凹下新生血管膜形成的团块样中高反射信号。

【诊断】

1.根据患者的症状、眼底改变,可以诊断。

2.荧光素眼底血管造影、OCT有助于诊断和了解病变范围和活动程度。

【鉴别诊断】

1.湿性年龄相关性黄斑变性　患病年龄多为45岁以上。视力下降,眼底黄斑部色素紊乱,玻璃膜疣融合,色素脱失、增殖,视网膜和(或)色素上皮层浆液性或出血性脱离,荧光素眼底血管造影显示脉络膜新生血管,荧光素渗漏,及出血遮挡荧光等改变。

2.病理性近视伴发的脉络膜新生血管形成　患者有高度近视病史。

## 【治疗】

1.查找可能的病因　如做结核菌素（PPD）皮试,检查弓形体和某些病毒,如单纯疱疹病毒、巨细胞病毒等抗体。如有阳性发现可对因治疗。如没有阳性发现可进行适当的非特异性抗炎治疗。

2.视网膜激光光凝治疗　对位于黄斑中心凹 $200\mu m$ 以外的脉络膜新生血管膜可进行视网膜激光光凝治疗。中心凹下病变可进行光动力学治疗或经瞳孔温热激光治疗。

3.玻璃体视网膜下新生血管膜取出术　可以治疗中心凹下或中心凹旁的脉络膜新生血管膜,但远期疗效不肯定。

4.玻璃体腔注射抗血管生成药物和（或）糖皮质激素治疗。

# 三、年龄相关性黄斑变性

年龄相关性黄斑变性（ARMD）又称老年性黄斑变性,是致盲的重要眼病之一。多起病于 50 岁以上,发病率随年龄增加。其发病可能与遗传因素、环境影响、慢性光损害、营养失调、有毒物质侵害、免疫性和心血管疾病有关。根据临床表现可分为非渗出性（干性）和渗出性（湿性）两型。

## 【临床表现】

1.症状　非渗出型患者在早期无任何症状。以后中心视力进行性下降,Amsler 方格表显示视野缺损。渗出型患者双眼可先后发病。视力下降迅速,视物时直线或边缘扭曲,中心或周边视野出现暗点。

2.眼底改变

（1）非渗出型:几乎总是双眼发病。黄斑区色素紊乱,散在大小不等的玻璃膜疣,视网膜色素上皮增生和萎缩,视网膜和脉络膜毛细血管萎缩融合,出现地图状萎缩（GA）。

（2）渗出型:黄斑部玻璃疣融合,黄斑部脉络膜新生血管,视网膜和（或）色素上皮有浆液和（或）出血性脱离、视网膜下出血、渗出和机化瘢痕。

3.荧光素眼底血管造影

（1）非渗出型:造影早期,玻璃膜疣及色素脱色处窗样缺损的高荧光,随背景荧光而增强、减弱或消退。造影晚期荧光增强。脉络膜毛细血管萎缩、闭塞处呈低荧光区。

（2）渗出型:典型性脉络膜新生血管造影早期可显示边界清楚的高荧光,有时可见脉络膜新生血管的形态,造影过程中新生血管迅速渗漏荧光素,并互相融合。晚期背景荧光消退后,病变处仍呈现相对高荧光。有时在病灶区可见边界不清或伴有视网膜色素上皮脱离的高荧光,称为隐匿性新生血管。

4.OCT　检查特点由其病变性质不同而表现多样,如玻璃膜疣、出血、渗出、水肿、RPE 脱离、神经上皮脱离、CNV 及萎缩等。

## 【诊断】

典型者根据视力改变、眼底改变的特征、荧光素眼底血管造影和 OCT 的结果,可以诊断。对于隐匿性脉络膜新生血管,则需行吲哚青绿血管造影,以鉴别诊断和确定新生血管的位置。

## 【鉴别诊断】

1.息肉状脉络膜血管病变　有色人种多见。眼底可见橘红色结节样病灶,大片视网膜下或色素上皮浆液血液性脱离。吲哚青绿血管造影可见典型的脉络膜层血管瘤样扩张的结构及异常的脉络膜分支血管网。

2.视网膜血管瘤样增生　OCT、吲哚青绿血管造影常可见视网膜血管与新生血管的吻合。

3.中心性渗出性脉络膜视网膜病变　中青年发病较多,眼底的病变相对局限,很少见玻璃膜疣。

4.病理性近视　有高度近视病史。除黄斑区萎缩性改变外,还有视神经乳头周围的改变。

5.遗传性黄斑变性　患者常小于 50 岁,无玻璃膜疣,有家族史。

6.中毒性视网膜病变　如氯喹中毒,黄斑部有斑点状色素脱失,合并病变边缘色素沉着,无玻璃膜疣,有服药史。

**【治疗】**

1.一般认为补充含叶黄素的抗氧化复合制剂长期口服,有一定延缓病变向晚期发展的作用。

2.视网膜激光光凝治疗　位于黄斑中心凹 2000μm 以外的脉络膜新生血管膜可采用激光光凝治疗。

3.光动力学治疗(PDT)　对于中心凹下典型的脉络膜新生血管膜及病变面积较小的病灶可以选择光动力学治疗。

4.经瞳孔温热激光治疗(TTT)　对某些病例有一定效果。

5.玻璃体腔注射抗血管生成药物　对于湿性黄斑变性有较好疗效。

6.黄斑中心凹旁和中心凹下脉络膜新生血管膜　也可考虑手术治疗,可选择有黄斑转位术或视网膜下摘除脉络膜新生血管膜手术。视网膜移植术尚有待于进一步研究。

## 四、卵黄样黄斑变性

卵黄样黄斑变性又称为 Best 病,为常染色体显性遗传病,发病年龄为 3~15 岁(平均 6 岁),常合并远视、内斜视和屈光不正性斜视。

**【临床表现】**

1.视力轻度下降,可多年稳定于 0.4~0.6,低于 0.1 者少见。

2.视网膜电图(ERG)a、b 波正常,c 波下降或消失。眼电图(EOG)Arden 比值异常。

3.暗适应正常。

4.根据视力受损程度,出现不同程度色觉障碍。

5.视野早期有相对中心暗点,晚期为绝对暗点。

6.眼底表现,可分为 5 个不同阶段。

0 期:视网膜黄斑区表现相对正常,眼电图异常。

Ⅰ期:黄斑区表现为斑点状色素紊乱。

Ⅱ期:黄斑区出现典型的卵黄样病损,表现为圆形、均一、界限清晰、约 1DD 大小的黄色囊样病灶,后期可退变为"煎鸡蛋"样外观。

Ⅲ期:卵黄样病损囊内的黄色物质渐液化,出现液面,呈现假性积脓样外观。

Ⅳa 期:以上病变继续发展,出现黄斑区视网膜色素上皮萎缩。

Ⅳb 期:黄斑区纤维瘢痕形成。

Ⅳc 期:黄斑区脉络膜新生血管膜形成。

最终,本病发展为多灶性卵黄样病损,可合并黄斑裂孔和视网膜脱离。

7.荧光素眼底血管造影:由于卵黄样物质遮蔽,病灶区可表现弱荧光;卵黄样物质部分或全部吸收后,由于色素上皮萎缩,表现为透见强荧光。发生视网膜下新生血管膜时,可有荧光素渗漏。

8.OCT 检查:可以了解卵黄样物质的沉积的层次,脉络膜新生血管的情况等。

**【诊断】**

1.根据家族史、早期视力轻度下降,后期可明显减退,以及眼底特征性改变,可以诊断。

2.荧光素眼底血管造影、眼电图、视野、色觉检查有助于诊断。

**【鉴别诊断】**

黄斑区融合的玻璃膜疣:位于 RPE 细胞,为脂褐质聚集,但眼底不呈"煎鸡蛋"外观,视功能无改变。

**【治疗】**

本病视力预后较好,目前无特效治疗方法。如有脉络膜新生血管,可考虑 PDT 或玻璃体腔注射抗血管生成药物治疗。

## 五、黄斑囊样水肿

黄斑囊样水肿是致盲性黄斑病变之一,临床常见,可有多种眼病,如视网膜静脉阻塞、糖尿病视网膜病变或眼部手术,如白内障摘除术(Irvine-Gass 综合征)引起。

**【临床表现】**

1.中心视力缓慢减退,可有相对或绝对中心暗点。

2.早期,黄斑可以基本正常,多有中心凹光反射弥散或消失。病程发展中视网膜水肿区呈不同程度反光增强,视网膜增厚。晚期,黄斑水肿呈蜂窝状或囊状外观;囊壁厚薄不均匀,可见蜂窝状内部的分隔及血管暗影。有的小囊可以十分薄,甚至形成裂孔。

3.荧光素眼底血管造影

(1)造影早期,囊样水肿区遮挡脉络膜背景荧光,故黄斑水肿范围内呈较大的暗区。

(2)静脉期,黄斑区毛细血管能见度增加,可见毛细血管扩张,血管逐渐变得模糊且有染料渗漏,形成黄斑区强荧光。

(3)造影后期,荧光素积存于黄斑区各小囊内,形成特有的花瓣形或轮辐状荧光素积存。

4.OCT 表现为黄斑区视网膜外丛状层内一个或多个囊腔,囊腔有分隔,囊腔内为液性低反射信号。

5.视野中心相对或绝对暗点,Amsler 表中心暗点和变形更明显。

**【诊断】**

根据中心视力缓慢减退,可有相对或绝对中心暗点,以及眼底检查、荧光素造影和 OCT 检查,可以确诊。

**【鉴别诊断】**

1.中心性浆液性脉络膜视网膜病变　黄斑部有浆液性视网膜浅脱离和(或)色素上皮脱离。荧光造影有渗漏点、浆液性视网膜色素上皮脱离,和(或)视网膜神经上皮脱离。黄斑囊样水肿的荧光造影则是黄斑区花瓣状荧光染料积存;OCT 也有助于鉴别。

2.眼内肿瘤　无论良性或恶性肿物,尤其是脉络膜血管瘤经常伴发黄斑区视网膜浅脱离和(或)黄斑囊样水肿。眼底除黄斑囊样水肿外尚有视网膜下隆起的脉络膜肿物。

3.视网膜中央动脉阻塞　视力突然下降,眼底黄斑有樱桃红点,后极部视网膜呈乳白色。眼底荧光造影显示视网膜中央动脉不充盈或充盈迟缓和循环时间延长等表现。

**【治疗】**

1.药物治疗　局部(玻璃体腔、球侧、结膜下)使用糖皮质激素适于因炎症所致黄斑囊样水肿,玻璃体腔注射抗血管生成药物可以起到消除黄斑水肿的作用,但往往疗效不能肯定。

2.黄斑囊样水肿的治疗　对一些不明原因的黄斑囊样水肿,可试用乙酰唑胺口服,每次 125mg,每日两次,连续两周为一疗程。

3.手术治疗　一些玻璃体视网膜牵引引起的黄斑囊样水肿,尤其玻璃体黄斑牵拉综合征、Irvine-Gass综合征,或视网膜前膜引起的黄斑囊样水肿,可行玻璃体切除术和(或)视网膜剥离术治疗。

4.激光治疗

(1)白内障术后玻璃体巩膜伤口嵌塞引起的黄斑囊样水肿,可用 Q 开关的 Nd:YAG 激光断离牵引的玻璃体条索。

(2)脉络膜血管瘤引起的黄斑囊样水肿,可以激光治疗血管瘤。

(3)糖尿病性视网膜病变合并黄斑囊样水肿,行全视网膜光凝术后部分患者黄斑水肿消退。

(4)黄斑区激光治疗,黄斑区环形或 c 形格栅光凝,能量仅限于 I 级反应。光凝后 3～6 个月,荧光造影显示还存在水肿者,可以重复治疗一次。

## 六、黄斑裂孔

黄斑裂孔是指黄斑区的视网膜裂孔。如果黄斑区视网膜组织未完全缺损,称黄斑板层孔。根据发病原因,黄斑裂孔可分为特发性黄斑裂孔、高度近视黄斑裂孔和外伤性黄斑裂孔。

【临床表现】

1.中心视力下降。注视直线时有断开的感觉。

2.黄斑中心或中心凹旁可见新月形、椭圆形或圆形发红的视网膜裂孔。

3.视野有中心或旁中心暗点。

4.荧光素眼底血管造影术(FFA)可显示黄斑区视网膜裂孔处呈窗样缺损。

5.OCT 显示黄斑区神经上皮断裂或缺损。

【诊断】

1.根据中心视力下降,黄斑区发红的圆形或椭圆形视网膜裂孔,可以诊断。

2.OCT 检查特别有助于黄斑孔的诊断及分期。视野、FFA 可以用作辅助检查。

【鉴别诊断】

1.黄斑水肿　视力缓慢减退,黄斑区无裂孔,中心视野无缺损,FFA 可见黄斑区荧光素渗出,OCT 可见黄斑增厚、隆起。

2.黄斑前膜　中心视力减退程度不等,视物变形,黄斑区表面可见增殖膜,无视网膜裂孔。

3.黄斑下脉络膜新生血管膜　中心视力减退,视物变形,黄斑下可见出血和瘢痕组织。OCT 可见黄斑隆起,其下可见新生血管膜瘢痕组织。

【治疗】

1.随诊观察　无视力减退和视网膜脱离时不需要治疗,可随诊观察。

2.手术治疗　视力出现减退,或视网膜脱离,应行玻璃休切除手术。

## 七、黄斑部视网膜前膜

黄斑部视网膜前膜又称黄斑前膜,指黄斑部视网膜内表面生长的无血管性纤维增殖膜。根据发病原因常分为特发性黄斑前膜、继发性黄斑前膜和先天性黄斑前膜。

【临床表现】

1.不同程度视力减退和视物变形。

2.黄斑反光增强,有菲薄的半透明、灰白色增殖膜,常伴有视网膜细褶,视网膜血管迂曲。

3.黄斑水肿,FFA可见黄斑部荧光素渗漏。

4.OCT检查黄斑增厚,其表面有增殖膜生长。

## 【诊断】

根据临床症状和黄斑部改变,可明确诊断。

## 【鉴别诊断】

1.黄斑水肿视力减退,黄斑增厚,视网膜表面无增殖膜。

2.黄斑裂孔视力下降,注视直线时有断开的感觉,黄斑中心缺损或断裂

3.黄斑下脉络膜新生血管膜视力减退,黄斑下出血及灰黄色瘢痕组织。

## 【治疗】

1.轻度黄斑前膜不影响或轻微影响视力时,可随诊观察,不需手术治疗。

2.视力减退,黄斑前膜明显,伴有黄斑水肿时予以玻璃体手术剥离黄斑前膜。

（宋宗艳）

# 第十四章 葡萄膜病

## 第一节 葡萄膜先天异常

### 一、无虹膜

【概述】

先天性无虹膜是一种少见的、与常染色体显性遗传有关的先天性虹膜发育不良。

【临床表现】

1.几乎都是双眼受累。

2.视力差,通常低于0.1。

3.虹膜完全缺失或者仅残留少许根部虹膜组织,可直接看到晶状体赤道部边缘、悬韧带及睫状体。

4.常伴有其他的眼部异常,如角膜混浊、青光眼、白内障、黄斑和视神经发育不良,眼球震颤、斜视等。

【诊断】

根据典型临床表现可以确诊。

【鉴别诊断】

1.外伤性无虹膜 有外伤史。

2.虹膜缺损 只是部分缺损,一般位于下方。

【治疗】

1.为减轻畏光等不适可戴有色眼镜或角膜接触镜。

2.对伴发的青光眼可用降眼压药或者施行房角切开术、小梁切开术、房水引流装置植入术或睫状体冷冻术等。

3.白内障因为角膜透明度下降、虹膜的支撑又不够、悬韧带比较脆弱和不完整,白内障囊外摘除术和人工晶状体植入术难度较大。可选用带虹膜隔人工晶状体。

【临床路径】

1.询问病史 有无原发病。

2.体格检查 注意虹膜及其他组织的病变。

3.辅助检查 无特殊辅助检查。

4.处理 根据症状的轻重和并发症,来决定治疗方案。

## 二、虹膜缺损

【概述】

胚裂不闭合或闭合不全,会发生视网膜、脉络膜、睫状体和虹膜的缺损,为典型的视网膜脉络膜缺损。如果仅系视杯边缘部分未闭合,出现单纯性虹膜缺损。这种虹膜缺损为先天性的。此外,虹膜缺损也可为后天获得的。

【临床表现】

1.先天性虹膜缺损

(1)通常单眼发生。

(2)典型的缺损位于虹膜下方,瞳孔向下伸展到角膜边缘,并愈向周边愈窄,形成尖向下的梨形。也有形状为裂隙、三角形等。缺损的基底向着瞳孔。瞳孔缘的色素边缘和瞳孔括约肌一直由瞳孔缘沿缺损部延续到角膜缘。常伴其他先天畸形如睫状体或者脉络膜缺损。

(3)单纯性虹膜缺损不合并其他异常,表现为瞳孔缘切迹,虹膜的孔洞,虹膜周边缺损,虹膜基质和色素上皮缺损,不影响视力。

2.后天性虹膜缺损　可见于手术,变性,炎症,角膜虹膜内皮综合征等。

【诊断】

根据典型的体格检查可以确诊。

【鉴别诊断】

虹膜角膜内皮综合征:特别是原发性虹膜萎缩,也有虹膜孔洞,但同时有角膜的改变。

【治疗】

无特殊治疗,如有并发症可对症处理,如行瞳孔修补术,虹膜膈植入术,佩戴特殊的角膜接触镜等。

【临床路径】

1.询问病史　注意是先天性的还是后天获得的,并注意患者是否有症状及其严重程度。

2.体格检查　注意虹膜的形态。

3.辅助检查　无特殊检查。

4.处理　主要根据患者症状的严重程度决定是否治疗及采取何种治疗。

5.预防　对于先天性虹膜缺损无预防的措施。避免眼部外伤可减少因外伤引起的虹膜缺损。

## 三、先天性脉络膜缺损

【概述】

先天性脉络膜缺损与胚胎裂的发育异常密切相关。常为双侧发病,多数伴发其他发育异常。如眼球内陷、小眼球、小角膜、虹膜缺损、黄斑发育不良、视神经乳头发育不良等。

【临床表现】

1.视力较差,常伴有斜视或眼球震颤。

2.眼底所见

(1)常位于视神经乳头下方胚裂处,呈三角形、盾形或横椭圆形,缺少脉络膜层。大小不一,小者仅为1～2PD,大者超过一个象限。大的缺损区上部可包括视神经乳头,视神经乳头亦可有部分缺损或发育不良,缺损区的边缘划限,境界明显,常有不规则的色素沉着斑或有色素围绕。缺损区下部边界可有一宽窄不等的正常区带。有时缺损边界不清,逐渐移行入眼底的正常部分。

(2)相应视网膜组织菲薄,厚薄不匀,可透见其下巩膜的颜色,呈白或淡蓝色调。表面可见到视网膜血管,行径大致正常或有中断现象,亦有沿缺损区的边缘绕行。

(3)缺损区内看不到脉络膜毛细血管,有时可见残存的脉络膜大血管。偶尔,缺损区包括黄斑,有时伴发永存玻璃体动脉。

(4)当脉络膜缺损发生在眼底非胚裂位,是非典型的脉络膜缺损,一般范围较典型者为小,多为单独一块缺损,不涉及视神经乳头,经常显出低凹而边缘划限的暴露巩膜区。如果发生在黄斑区,无异于黄斑缺损。

3.视野检查 与缺损区相对应的相对性或绝对性暗点。因缺损边缘及近边缘处尚有较正常功能的视网膜,所以视野缺损的范围较眼底所见的病变区为小。

【诊断】

根据视力较差、典型的眼底改变,可以诊断。

【鉴别诊断】

1.陈旧性脉络膜视网膜炎 有残存的葡萄膜炎的表现。

2.外伤后眼底萎缩斑 有外伤史,仔细的眼底检查即可鉴别。

【治疗】

1.黄斑正常,视力尚好者,定期观察。

2.并发视网膜脱离后,需早行手术治疗。

(1)脉络膜缺损合并局视视网膜脱离、网膜下积液较少时,可用激光沿缺损区外有色素的视网膜上光凝包围脉络膜缺损区。其视网膜裂孔往往在缺损区内,形成堤坝式色素性激光瘢痕可将裂孔限制在缺损区内。

(2)视网膜下积液较多的视网膜脱离,可行玻璃体手术和眼内光凝。

【临床路径】

1.询问病史 注意有无视力下降。

2.体格检查 重点进行眼底检查,合并视网膜脱离者需在缺损区内查找裂孔。

3.辅助检查 视野检查有助于了解缺损范围和程度。

4.处理 有视网膜脱离者,应进行激光光凝治疗或手术治疗。

## 四、瞳孔残膜

【概述】

瞳孔残膜又称永存瞳孔膜,是由于瞳孔部的第一和第二中央动脉弓及其伴同的中胚叶组织在胚胎发育过程中萎缩和消失不全所引起的,临床上多见。

【临床表现】

1.瞳孔残膜与虹膜连续 可表现为一两根细丝在瞳孔区浮游,或者多根细丝从虹膜小环区出发,末端互相缠绕如花环;或者几根细丝,两端与虹膜小环相连,横跨瞳孔区,瞳孔缩小时细丝放松,瞳孔扩大时细丝牵拉紧张;或者多条细丝进入瞳孔区,组成细网或薄膜。

2.虹膜瞳孔板增厚 虹膜小环区组织延展跨越瞳孔缘,在虹膜前编织成网状,或者增厚的虹膜瞳孔板没入肥厚的虹膜基质,环绕瞳孔,似在正常瞳孔之上又形成另一瞳孔,但不收缩。

3.瞳孔残膜与晶状体附着　来自虹膜的膜或条索黏在晶状体前囊上,在黏附处晶状体可有局限性混浊;或者晶状体前囊上有色素残迹,色素颗粒分布于瞳孔区如星状,与虹膜不相连续。

4.虹膜残膜黏着于角膜　细丝从虹膜小环发出,在前房内互相交织如网,最后黏附在角膜内表面;或者残膜厚,向前附着于角膜,附着处角膜混浊。

5.虹膜残膜　脱落的色素浮游于前房中。

【诊断】

根据典型的临床表现可以确诊。注意虹膜残膜与虹膜的表层中胚叶组织前面的虹膜小环相连续。

【鉴别诊断】

虹膜睫状体炎时瞳孔缘后粘连。

【治疗】

无特殊治疗。如瞳孔残膜稠密,可考虑以激光或手术切除瞳孔残膜。

【临床路径】

1.询问病史　是否出生后就已发生。

2.体格检查　注意虹膜的形态。

3.辅助检查　无特殊检查。

4.处理　一般无需治疗。如严重影响视力可考虑激光或手术治疗。

（罗慧娟）

# 第二节　葡萄膜炎

## 一、前部葡萄膜炎

【概述】

前部葡萄膜炎是指累及虹膜和睫状体的炎症,包括虹膜炎、虹膜睫状体炎和前部睫状体炎 3 类。虹膜炎指炎症局限于虹膜和前房,有前房细胞和房水闪辉,但前玻璃体内无细胞存在。前部睫状体炎是指炎症仅局限于前部睫状体,表现为前玻璃体内有细胞存在。虹膜睫状体炎指炎症累及虹膜和睫状体,表现为前房和前玻璃体内细胞和房水闪辉。前部葡萄膜炎可表现为急性(持续时间一般不超过 3 个月)、慢性(持续时间 3 个月以上)、肉芽肿型和非肉芽肿型炎症。前部葡萄膜炎是临床上最常见的葡萄膜炎,其病因多为原发性或与 HLA-B27 相关性,少数可合并眼内其他疾病或全身性疾病。

【临床表现】

1.症状　眼红、眼痛、畏光、流泪及视物模糊,慢性期患者可无任何症状或症状轻微。

2.体征

(1)球结膜睫状充血或混合性充血。

(2)角膜后有沉着物(KP)。

(3)房水闪辉及房水中有浮游细胞。

(4)虹膜结节:Koeppe 结节出现于肉芽肿和非肉芽肿型前葡萄膜炎,Busacca 结节出现于肉芽肿型前葡萄膜炎。虹膜肉芽肿是虹膜内在的结节,不透明,呈粉红色,可有新生血管,多见于结节病。

(5)虹膜色素脱失和实质的萎缩。

(6)前房积脓:多见于外源性或内源性革兰阳性细菌感染者,也见于 HLA-B27 相关性急性前葡萄膜炎和 Behcet 病。

(7)虹膜后粘连、周边前粘连和瞳孔改变。

(8)前房角改变:包括前房角结节(多见于结节病)、新生血管、幕状周边虹膜前粘连。

(9)眼压升高。

(10)晶状体前囊色素沉着。

(11)前玻璃体细胞和混浊。

(12)眼底:重症前葡萄膜炎可引起反应性黄斑区放射状皱褶及视盘充血。

3.并发症　可有并发性白内障、继发性青光眼、低眼压和眼球萎缩等。

【诊断】

1.根据症状和体征,可以诊断。

2.实验室检查为明确病因,应作相关辅助检查,如 HLA-B27、骶髂关节像、抗核抗体等。如果怀疑是感染因素所致的葡萄膜炎,可做相关的病原体检查,必要时行前房穿刺取房水做相关病原学检查。

【鉴别诊断】

1.全葡萄膜炎　如 Behcet 病、Vogt-小柳原田病(VKH)、急性视网膜坏死等均可出现前葡萄膜炎的表现,应散瞳后详查眼底,同时询问有无相关的全身症状。

2.急性原发性闭角型青光眼　患者有眼红、眼痛,有时也会出现前房反应,但是青光眼患者具有前房浅、前房角关闭、眼压急剧升高的特征。多数急性前葡萄膜炎患者眼压偏低或正常。

3.眼内肿瘤　一些原发于眼内的肿瘤或转移癌,前房可出现浮游体或前房积脓。应询问患者有无肿瘤病史,散瞳详查眼底,必要时行眼部超声波、CT 或磁共振检查。

【治疗】

1.睫状肌麻痹和散瞳剂　应根据临床需要选择药物,如阿托品、托吡卡胺、后马托品滴眼液等。混合散瞳剂(阿托品＋肾上腺素)结膜下注射可以拉开新鲜的虹膜后粘连。

2.糖皮质激素滴眼液　常用制剂有 1％醋酸泼尼松龙、0.5％醋酸泼尼松龙,0.1％氟米龙或氟美瞳,还有地塞米松滴眼液等。根据炎症轻重选择滴药浓度及频率,根据炎症控制情况逐渐减量,浓度由高到低,滴药频率由多到少。

3.非甾体类抗炎药　如普拉洛芬、双氯芬酸钠等,主要用于手术后或外伤后的抗炎。

4.糖皮质激素全身应用　前葡萄膜炎时一般不需要,如果前房出现成形性或纤维素样渗出时,可给予泼尼松口服,首次剂量为 1mg/kg,逐日递减 20mg,一般 3 天后即可停药。

【临床路径】

1.询问病史　有无眼红、眼痛、畏光、流泪及视物模糊的症状,有无类似发作史。

2.体格检查　眼前、后节均要检查。

3.辅助检查　可进行 HLA-B27、骶髂关节像、抗核抗体等检查。如果怀疑是感染因素所致的葡萄膜炎,可做房水的相关病原体检查。这样有助于确定病因和针对性治疗。

4.治疗　滴用糖皮质激素和睫状肌麻痹剂,可辅以非甾体类抗炎药滴眼,特别是手术后和外伤后的抗炎。使用糖皮质激素滴眼期间应监测眼压。

5.若患者合并致葡萄膜炎的全身疾病,应该到相关科室进行诊治。

## 二、中间葡萄膜炎

【概述】

中间葡萄膜炎是累及睫状体平坦部、玻璃体基底部、周边视网膜和脉络膜的一种炎症性和增殖性疾病。病因尚不完全清楚,可能是一种自身免疫病。它可伴发其他全身疾病。其发病无性别、种族及遗传的差异。好发于儿童及青壮年,多数病例累及双眼。

【临床表现】

1.症状　发病隐匿,可无任何症状,或有眼前黑影、视物模糊。偶可出现眼红、眼痛等。

2.体征

(1)下方玻璃体雪球样混浊,偶见下方睫状体平坦部雪堤样改变,雪堤一般表现为前缘锐利,后缘不整齐,常增厚或形成指样突起伸入玻璃体内。

(2)前节炎症轻微,可有角膜后沉着物、前房闪辉、少量房水细胞、虹膜周边粘连、前房角凝胶状沉积物和粘连、虹膜后粘连。少量儿童患者可出现急性虹膜睫状体炎的表现。

(3)周边部视网膜可有白色渗出灶,周边视网膜有血管炎、血管周围炎。

3.并发症　黄斑囊样水肿、后囊下白内障较常见。此外可出现视神经乳头水肿、视网膜新生血管、视网膜脱离、玻璃体积血等。

【诊断】

1.根据症状和体征,特别是下方睫状体平坦部雪堤样改变,可以诊断。

2.荧光素眼底血管造影可明确视网膜血管炎、黄斑囊样水肿及视神经乳头水肿等改变。

【鉴别诊断】

1.Behcet病　可引起中间葡萄膜炎,但它不仅表现为中间葡萄膜炎,还有口腔溃疡、生殖器溃疡、皮肤病变等全身性改变。

2.Fuchs异色性睫状体炎　可伴有中间葡萄膜炎的表现,但患者还出现典型的角膜后沉着物及虹膜脱色素,而不出现雪堤样改变及黄斑囊样水肿。

3.慢性前葡萄膜炎　出现前房炎症反应和玻璃体内炎症细胞及混浊,但细胞和混浊主要限于晶状体后间隙,不出现下方玻璃体内雪球样混浊和雪堤样改变。

4.玻璃体炎症　多种原因可引起玻璃体炎症反应,如视网膜炎、视网膜血管炎、淋巴瘤等,根据临床表现和必要的辅助检查可将这些疾病与中间葡萄膜炎鉴别。

5.感染性疾病　如弓形体感染、人免疫缺陷病毒感染、结核、梅毒、莱姆病等均可伴发中间葡萄膜炎。根据全身或局部的特征性表现、相应的实验室检查及对特异性治疗有良好反应可予鉴别。

【治疗】

根据病情决定治疗方案。对视力≥0.5,且无黄斑水肿或眼前节炎症者可不予治疗,定期观察。当视力<0.5、出现黄斑水肿、雪堤样改变或玻璃体内有大量漂浮物,应给予下述治疗。

1.糖皮质激素　口服泼尼松,$1\sim1.2mg/(kg \cdot d)$。根据炎症控制情况逐渐减量,维持量一般为20mg/d。在泼尼松减量过程中,如果炎症复发致视力明显下降,可给予眼周注射醋酸甲基强的松龙(每次40mg)或加用其他免疫抑制剂。对于有眼前节炎症时可滴用糖皮质激素滴眼液。应用糖皮质激素应注意眼部和全身的不良反应。

2.免疫抑制剂　在糖皮质激素减量过程中炎症复发,或糖皮质激素治疗效果不满意时,可加用免疫抑制剂。常用药物有环磷酰胺[2mg/(kg·d)]、环孢素 A[3~5(mg/kg·d)]、硫唑嘌呤[1~2.5mg/(kg·d)]。免疫抑制剂与小剂量糖皮质激素联合应用可提高疗效。

3.手术治疗 对于出现雪堤的患者,如果药物治疗不满意或周边视网膜出现新生血管,可采用睫状体冷凝治疗。尽量采用激光光凝封闭新生血管。对于持续密集的玻璃体混浊、玻璃体积血、牵拉性视网膜脱离等,可行玻璃体切除手术。

【临床路径】
1.询问病史 有无眼前黑影、视物模糊、眼红、眼痛等情况。
2.体格检查 重点检查下方玻璃体和黄斑情况。
3.辅助检查 荧光素眼底血管造影可明确视网膜血管炎、黄斑囊样水肿及视神经乳头水肿等。
4.治疗 如视力<0.5或出现黄斑水肿时,给予糖皮质激素和(或)免疫抑制剂治疗。

# 三、后葡萄膜炎

【概述】
后葡萄膜炎是一组累及脉络膜、视网膜、视网膜血管和玻璃体的炎性疾病。由于炎症的原发位置不同,在临床上可表现出多种类型,如视网膜炎、视网膜血管炎、脉络膜炎或几种炎症类型同时存在的情况。其病因有 4 类:④感染,如病毒、细菌、真菌、寄生虫等;②合并全身性疾病,如 Behcet 病、Vogt-小柳原田病、Crohn 病、溃疡性结肠炎、结节病、结节性多动脉炎、Wegener 肉芽肿、系统性红斑狼疮、多发性硬化等;③原发于眼部疾病,如交感性眼炎、鸟枪弹样视网膜脉络膜病变、地图状脉络膜视网膜炎、急性后极部多灶性鳞状色素上皮病变、急性视网膜色素上皮炎、多灶性易消散性白点综合征、全葡萄膜炎等;④恶性肿瘤,如淋巴瘤、白血病、转移癌等。

【临床表现】
1.症状 眼前黑影漂动、视物变形或视力下降。偶有眼红、眼痛。有些患者无明显症状。
2.体征
(1)玻璃体内炎症细胞和混浊。
(2)局灶性视网膜或脉络膜浸润灶。
(3)视网膜血管炎的表现,如血管旁出血、渗出,血管白鞘、白线等。
(4)黄斑水肿。
(5)眼前节炎症轻微。

【诊断】
1.根据症状和眼底的改变,可以诊断。
2.荧光素眼底血管造影有助于明确病变位置和范围。
3.实验室检查确定一些后葡萄膜炎的病因有重要价值,包括:
(1)血液学检查:血清弓形体滴度测定、血管紧张素转化酶(ACE)水平、血清荧光密螺旋体吸附试验(FTA-ABS)、快速血浆反应素(RPR)、血沉(ESR)、抗核抗体(ANA)、HLA-B5、弓蛔虫滴度、Lyme 免疫荧光测定或酶联免疫吸附测定(ELISA)。对于新生儿和免疫缺陷者,进行巨细胞病毒、单纯疱疹、水痘带状疱疹抗体滴度检查。如果怀疑感染性疾病,应进行血培养。
(2)结核菌素试验(PPD)。
(3)胸部 X 线片。

(4)怀疑淋巴瘤或 HIV 相关的机会性感染时应进行头颅 MRI 和腰穿检查。

(5)如有必要,可进行诊断性玻璃体切除术。

**【鉴别诊断】**

1.孔源性视网膜脱离　常伴前玻璃体少量色素性混浊和前葡萄膜炎。

2.视网膜色素变性　玻璃体内细胞,黄斑水肿,伴有视网膜骨细胞样色素沉着,视网膜血管变细,眼电生理检查有助于鉴别。

3.眼内异物　眼球穿通伤后可有持续炎症,或有虹膜异色。超声扫描和眼球 CT 检查有助于鉴别。

4.后巩膜炎　玻璃体炎,视网膜下斑块样改变,视网膜增厚,或有渗出性视网膜脱离,视网膜脉络膜皱褶。

5.视网膜母细胞瘤　常见于儿童。可有假性前房积脓,玻璃体细胞。眼底可见一个或多个视网膜白色隆起病灶。

6.白血病　可有单眼视网膜炎和玻璃体炎。

7.星状玻璃体混浊　在玻璃体中有白色反光小颗粒漂浮,常无症状,无临床意义。

8.淀粉样变性　玻璃体无炎症表现,血清蛋白电泳和诊断性玻璃体切除可以诊断。

9.淋巴瘤　50 岁以上患者持久有玻璃体细胞。应用糖皮质激素治疗无效。

**【治疗】**

1.治疗目的是消除炎症,保存视力,预防并发症和复发。

2.针对病因进行治疗。

3.对于非感染因素引起的后葡萄膜炎,当存在威胁视功能的炎症时,应采用糖皮质激素/免疫抑制剂治疗。常用口服药有:泼尼松(0.5～1.2mg/kg)、环孢素 A(3～5mg/kg)、硫唑嘌呤(50～150mg/d)、环磷酰胺(50～150mg/d)、氨甲蝶呤(7.5～15mg/w)、苯丁酸氮芥(5～10mg/d)。免疫抑制剂的选择要根据病种及患者对药物的敏感性,联合用药时可减少每种免疫抑制剂的用量,从而减少其副作用并增加疗效,一般可两种或 3 种药联合应用。

4.前节有明显活动性炎症时,可加用糖皮质激素滴眼液及睫状肌麻痹剂。

**【临床路径】**

1.询问病史　有无感染、全身性疾病、眼部疾病和恶性肿瘤的病史,有无眼前黑影漂动、视物变形或视力下降等症状。

2.体格检查　重点检查玻璃体和眼底。

3.辅助检查　荧光素眼底血管造影有助于明确病变位置和范围。实验室检查对确定一些后葡萄膜炎的病因有重要价值。

4.治疗　针对病因进行治疗,应用糖皮质激素/免疫抑制剂。

# 四、与强直性脊柱炎相关的葡萄膜炎

**【概述】**

强直性脊柱炎(AS)为主要累及轴骨骼的慢性炎症性疾病,多发生于 20～40 岁成人,其病因尚不完全清楚。约有 25% 的患者并发急性前葡萄膜炎。

**【临床表现】**

1.绝大多数患者伴发急性、非肉芽肿型前葡萄膜炎,极少数患者可出现后葡萄膜炎。

2.患者绝大多数为男性。

3.可为双眼受累,但发病有先后。

4.易复发,双眼往往交替发作。

5.葡萄膜炎一般发生在 AS 之后。

6.X 线检查可发现骶髂关节和脊椎的软骨下骨板模糊、骨侵蚀、骨硬化、关节间隙纤维化、钙化、骨化及骨性强直等改变。

**【诊断】**

1.根据骶髂关节和脊椎的改变及葡萄膜炎的临床特征,可以诊断。

2.HLA-B27 阳性对诊断有一定帮助。

**【鉴别诊断】**

1.Reiter 综合征　典型表现为结膜炎、葡萄膜炎、尿道炎和关节炎,易与 AS 鉴别。

2.牛皮癣性关节炎　本病常有典型的皮肤改变,较少脊椎受累。

3.炎症性肠道疾病　常有明显的腹痛、腹泻、便血等胃肠道表现。虽然也引起脊椎炎,但发生率较低。除引起葡萄膜炎外,还可引起巩膜炎、角膜病变。X 线检查、肠道内镜检查及活检易于与 AS 鉴别。

**【治疗】**

1.尽早扩瞳治疗。应用阿托品或混合散瞳剂(阿托品＋肾上腺素)拉开虹膜后粘连及缓解疼痛,当患者疼痛症状缓解后,改为复方托吡卡胺散瞳。

2.在前葡萄膜炎急性期,应频繁滴用糖皮质激素滴眼液,如 1% 醋酸泼尼松龙,严重病例应每 10 分钟滴眼一次,对于前房有成形性渗出者,可全身给予糖皮质激素,并迅速减量。

**【临床路径】**

1.询问病史　是否有强直性脊柱炎的临床表现。

2.体格检查　重点注意眼前节炎症情况。

3.辅助检查　对骶髂关节和脊椎进行 X 线检查,检查 HLA-B27 有助于诊断。

4.处理　针对前葡萄膜炎进行扩瞳、抗炎等治疗。

5.预防　积极治疗 AS。

# 五、Vogt-小柳原田病

**【概述】**

Vogt-小柳原田病(VKH)是一种累及全身多系统的炎症性疾病,主要表现为双侧肉芽肿型全葡萄膜炎。本病多发于 20～50 岁成人。病因仍未完全清楚,可能与自身免疫反应有关。HLA-DRB1 * 0405-DQA1 * 0301-DQB1 * 0401 是我国北方汉族 VKH 患者的易感单倍型。

**【临床表现】**

1.眼部表现

(1)前驱期:有类似病毒感染的表现,如发热、恶心、乏力、头痛、颈部强直、眼眶疼痛、畏光流泪、头晕等,甚至颅神经麻痹和视神经炎。

(2)葡萄膜炎期:约持续数周。突然双眼视物模糊,患者最初表现为后葡萄膜炎,出现脉络膜增厚,视神经乳头充血、水肿,视神经乳头周围视网膜脉络膜水肿隆起。脉络膜炎常为多灶性,伴有视网膜色素上皮损害,多发性视网膜下积液可导致多发性浆液性视网膜脱离。如果炎症不能得到及时有效控制,则炎症累及眼前节形成全葡萄膜炎。

(3)恢复期:活动性葡萄膜炎症逐渐消退,视网膜色素上皮和脉络膜色素脱失,眼底呈现晚霞状改变,并出现 Dalen-Fuchs 结节和相应的萎缩灶。

(4)复发期:恢复期患者在劳累、感冒、精神刺激、过敏时可使葡萄膜炎复发,并呈慢性迁延不愈。出现慢性肉芽肿型全葡萄膜炎,并伴有肉芽肿型前葡萄膜炎的急性发作。虹膜出现 Bussaca 结节和 Koeppe 结节,局灶性萎缩。可出现多种并发症,如继发性青光眼、白内障、脉络膜新生血管、视神经萎缩而导致视力严重下降或丧失。

2.眼外表现

(1)皮肤和毛发改变:前驱期头发和皮肤对触摸敏感;恢复期出现毛发和皮肤的脱色素,表现为眉毛、睫毛和头发变白,皮肤白癜风。

(2)神经系统改变:可出现颈部强直、头痛、意识模糊。脑脊液淋巴细胞增多。

(3)听觉系统的改变:发病时可出现听力下降,持续数月甚至数年。也常有耳鸣。

3.辅助检查

(1)荧光素眼底血管造影:活动期:早期多发性高荧光点,以后逐渐扩大,融合成片,形成多湖状染料积存;有些患者可形成脉络膜皱褶。恢复期:弥漫性色素移行和视网膜色素上皮萎缩。

(2)B超检查:可见到视网膜脉络膜增厚或渗出性视网膜脱离。

(3)OCT检查:可见到黄斑区神经上皮脱离或黄斑囊样水肿。

(4)UBM检查:可见到睫状体脱离或睫状体炎性改变。

【诊断】

根据典型的病史和临床表现,辅以荧光素眼底血管造影,可以诊断。

【鉴别诊断】

1.交感性眼炎  有眼球穿通伤或内眼手术史。可表现为肉芽肿型葡萄膜炎,但脉络膜毛细血管受累、浆液性视网膜脱离少见,皮肤、毛发和听力的改变也少见。

2.原发性非霍奇金淋巴瘤  可表现为慢性葡萄膜炎伴有神经系统症状和体征。眼底为多灶性视网膜下和视网膜色素上皮下隆起病变,呈黄白色和分叶状,主要累及后极部。也可有视网膜脱离。但本病不出现晚霞状眼底,也无皮肤和毛发的改变。玻璃体切除物或脑脊液组织病理学检查可发现肿瘤细胞。

3.眼莱姆病  可表现为双侧肉芽肿型虹膜睫状体炎,也可发生中间葡萄膜炎,偶尔可引起双侧全葡萄膜炎伴有渗出性视网膜脱离。而在 Vogt-小柳原田病中,一般为全葡萄膜炎,有典型的脉络膜视网膜萎缩灶、晚霞状眼底改变。

4.结节病  常表现为慢性肉芽肿型葡萄膜炎,也可表现为急性非肉芽肿型葡萄膜炎,但一般不发生像 Vogt-小柳原田病的渗出性视网膜脱离,且视网膜血管炎血管鞘和蜡烛泪样改变非常明显,而 Vogt-小柳原田病不出现这种改变。

5.急性多灶性后极部鳞状色素上皮病变  患者在病毒感染后中心视力突然丧失,眼底后极部出现多发性黄白色扁平鳞状损害,常自发消退伴视力恢复。无皮肤毛发的改变,脑脊液细胞正常。糖皮质激素治疗有效。

6.后巩膜炎  多发于女性,通常为双侧。可有疼痛、畏光、眼红、视力丧失,玻璃体内可见炎性细胞,眼底改变为环状团块、脉络膜皱褶、视网膜条纹、视神经乳头水肿、环状脉络膜脱离、弥漫性或局限性脉络膜增厚。超声检查显示脉络膜高反射性增厚,眼球后面扁平,后巩膜和巩膜上组织增厚和水肿。

7.多发性一过性白色点状综合征(MEWDS)  常发生于年轻女性,多为单侧,视力突然下降至0.1以下,伴有传入性瞳孔障碍,后极部出现位于外层视网膜或视网膜色素上皮的浅色点状病变,孤立不融合,具有自限性。常于 6 周后视力恢复。无前房反应,但可有玻璃体细胞,不出现脉络膜增厚。

8.葡萄膜渗出综合征　可引起浆液性视网膜脱离,但呈亚急性或慢性进展性,可自行恢复。很少或有很轻的炎症表现,无皮肤、毛发、神经系统等改变。

9.狼疮性脉络膜病变　系统性红斑狼疮偶可引起浆液性视网膜色素上皮和视网膜脱离,但患者有明显的血管和肾损害,眼前节一般无炎症。

## 【治疗】

1.早期大剂量全身糖皮质激素治疗,主要以泼尼松口服,开始剂量可为 1～1.5mg/(kg·d),于 10～14 天开始减量,维持量为 20mg/d。治疗可能需 8 个月以上。

2.若有前葡萄膜炎表现,滴用糖皮质激素滴眼液。

3.对于复发患者,应用其他免疫抑制剂,如环磷酰胺 1～2mg/(kg·d)、苯丁酸氮芥 0.1mg/(kg·d)、硫唑嘌呤 1～2.5mg/(kg·d)、环孢素 A 3～5mg/(kg·d),可与糖皮质激素联合应用。

4.眼部滴用睫状肌麻痹剂。

5.针对继发性青光眼、白内障和视网膜下膜等并发症进行治疗。

## 【临床路径】

1.询问病史　是否有视力突然下降、听觉和神经系统的改变,慢性葡萄膜炎患者是否有皮肤、毛发的改变。

2.体格检查　对眼前后节仔细检查。

3.辅助检查　荧光素眼底血管造影有助于诊断,必要时行 OCT、B 超、UBM 检查。

4.处理　对于初发病例,应用大剂量糖皮质激素。对于糖皮质激素不敏感及复发病例,应用免疫抑制剂,如环孢素 A、环磷酰胺、苯丁酸氮芥、硫唑嘌呤等。

5.预防　及时有效地控制炎症且疗程≥8 个月,有可能减少炎症的反复发作。

# 六、Behcet 病

## 【概述】

本病是一种以葡萄膜炎、口腔溃疡、皮肤损害和生殖器溃疡为特征的多系统受累的疾病。其发病可能是 T 细胞介导的自身免疫反应,其自身抗原不明。

## 【临床表现】

1.眼部反复发作的非肉芽肿型全葡萄膜炎,主要表现为眼红、眼痛、畏光、流泪、视力下降、尘状角膜后沉着物、房水闪辉及细胞、前房积脓、虹膜后粘连,偶尔有前房积血。眼后节主要表现为视网膜血管炎,后期出现视网膜血管闭塞。常见并发症为并发性白内障、继发性青光眼、视神经萎缩。

2.口腔溃疡:反复发作,疼痛明显,多发性。

3.皮肤损害:呈多形性改变,表现为结节性红斑、痤疮样皮疹、溃疡性皮炎、脓肿等。皮肤针刺处易出现结节和疱疹。

4.生殖器溃疡:疼痛明显,愈合后可遗留瘢痕。

5.其他:可出现关节红肿、血栓性静脉炎、神经系统损害、消化道溃疡、附睾炎等。

## 【诊断】

根据眼部损害、口腔溃疡、皮肤损害、生殖器溃疡等临床表现可以诊断。

国际 Behcet 病研究组的诊断标准(1990 年):

1.复发性口腔溃疡(1 年内至少复发 3 次)。

2.下列 4 项中出现两项即可确诊:①复发性生殖器溃疡或生殖器瘢痕;②眼部损害(前葡萄膜炎、后葡萄膜炎、玻璃体内细胞或视网膜血管炎);③皮肤损害(结节性红斑、假毛囊炎或脓丘疹或发育期后的痤疮样结节);④皮肤过敏反应阳性。

**【鉴别诊断】**

1.感染性眼内炎　有外伤、手术或全身感染史,发病急,玻璃体混浊迅速加重,出现眼内炎或全眼球炎。血、房水或玻璃体细菌培养阳性。

2.结节病　表现为慢性肉芽肿型葡萄膜炎,有羊脂状角膜后沉着物、虹膜和前房角结节、周边虹膜幕状前粘连、玻璃体雪球状或念珠状混浊、结节状视网膜静脉周围炎等改变。而 Behcet 病表现为复发性急性非肉芽肿型炎症,两者易于鉴别。

3.强直性脊椎炎　可引起急性前葡萄膜炎,一般不累及眼后节。炎症消退较慢,而 Behcet 病较快。

**【治疗】**

1.对于眼前节受累者,滴用睫状肌麻痹剂。

2.糖皮质激素

(1)眼前节受累时,滴用糖皮质激素滴眼液。

(2)眼后节受累者,全身应用糖皮质激素＋免疫抑制剂。

3.免疫抑制剂:可选用苯丁酸氮芥、环磷酰胺、环孢素 A、硫唑嘌呤、FK506 等。

4.针对出现的并发症,如白内障和继发性青光眼,进行治疗。

**【临床路径】**

1.询问病史　是否有眼部、口腔黏膜、皮肤、生殖器损害的表现。

2.体格检查　重点注意眼前、后节炎症情况。

3.辅助检查　荧光素眼底血管造影、皮肤过敏反应性试验、HLA-B51、血沉(ESR)、C 反应蛋白(CRP)、血常规、尿常规、肝肾功能等检查有助于诊断及全身用药前的评估。

4.处理　针对葡萄膜炎进行抗炎、扩瞳等治疗。

5.预防　预防葡萄膜炎的复发是保护视功能的关键所在,应嘱患者避免突然减药或停药,按时随诊,生活规律,尽量避免感冒或过劳。

(罗慧娟)

# 第三节　葡萄膜的囊肿和肿瘤

## 一、眼内囊肿

**【概述】**

眼内囊肿是一种较为常见的眼内良性肿瘤。从病理上可分为原发性囊肿和继发性囊肿。

1.原发性囊肿　病因不明,根据病变起源可分为:

(1)虹膜色素上皮囊肿:该囊肿可位于瞳孔缘、虹膜的中部区域或周边。

（2）非色素性睫状上皮囊肿：病变多位于睫状体平坦部。

（3）虹膜基质囊肿：囊肿位于虹膜基质内，囊壁由变异的上皮细胞组成，含有杯状细胞。

2.继发性囊肿　亦称为植入性囊肿，通常由手术或外伤致角膜或结膜等上皮细胞植入眼内所致，根据囊腔内容物的特性可分为浆液性囊肿和珍珠样囊肿。

另外，还有一种罕见的情况是眼内游离囊肿，该囊肿可起源于睫状上皮细胞、睫状体髓上皮瘤和腺瘤等。

【症状】

眼内囊肿一般无临床症状，多在眼部常规检查中被发现。少数病例因引起白内障、晶状体移位、葡萄膜炎、继发性青光眼等而出现相关的症状。

【体征】

1.虹膜色素上皮囊肿　单眼或双眼发病，病变单发或多发，因色素含量多而呈棕色。位于瞳孔缘的囊肿较小，部分饱满鼓起，部分塌陷扁平。虹膜中部的囊肿位于虹膜和晶状体之间，常引起瞳孔散大，病变表面光滑，在眼球活动时出现颤动。周边部的囊肿女性多见，只有在瞳孔充分散大的情况下观察到，部分可因色素少而呈透明状。

2.非色素性睫状上皮囊肿　肿瘤位于睫状体平坦部，呈透明状。

3.虹膜基质囊肿　常见于婴幼儿，表现为虹膜表面充满透明液体的囊肿，部分囊腔内出现碎片，液体平面。囊肿生长较快，常引起低视力、弱视、囊肿与角膜内皮接触所致内皮失代偿、白内障、晶状体移位及继发性青光眼等。

4.植入性囊肿　部分病例可见角膜、巩膜等伤痕。浆液性囊肿囊壁菲薄，囊腔充满清亮液体因此囊肿透明。珍珠样囊肿因充满角蛋白而呈瓷白色。

【辅助检查】

多数病例依据裂隙灯显微镜、房角镜或三面镜检查可作出诊断。眼部超声检查特别是超声生物显微镜（UBM）对本病的诊断与鉴别诊断可以提供非常有价值的临床资料。

【鉴别诊断】

虹膜和睫状体的其他肿瘤如恶性黑色素瘤、髓上皮瘤等可有与本病相似的临床表现，但前者多为实性病变，通过 UBM 检查可帮助鉴别。

【治疗】

1.原发性上皮囊肿多为静止性可以观察，如出现症状可通过氩激光或 Nd-YAG 激光击穿囊壁。

2.虹膜基质囊肿因生长较快，常引起并发症，因而要及早治疗。穿刺抽吸联合冷冻治疗、囊肿局部切除是常用的治疗方法。治疗后囊肿容易复发，常需要重复治疗。

3.植入性囊肿通常通过局部切除进行治疗，术中要完整地切除囊肿，不要弄破囊壁，否则容易复发。

【自然病程和预后】

原发性上皮囊肿多为静止性，预后好，一般不影响视力。虹膜基质囊常见于婴幼儿，囊肿生长较快，如不及早治疗常引起低视力、弱视、角膜内皮失代偿、白内障、晶状体移位及继发性青光眼等并发症。部分囊肿由于多次复发和反复治疗，引起眼部损伤而影响视力，严重者可造成视力丧失。

## 二、脉络膜血管瘤

【概述】

脉络膜血管瘤是一种较少见的眼内良性肿瘤，因脉络膜血管发育异常引起。发病年龄多在 10～40 岁之间。该肿瘤常引起渗出性视网膜脱落、色素上皮损害、黄斑水肿、继发性青光眼等并发症,对视功能损害较大。肿瘤分局限型和弥散型。局限型肿瘤一般发病较晚,与全身疾病无关。弥散型肿瘤发病早,常合并其他部位的血管瘤如脑部血管瘤、眼眶血管瘤、眼周颜面皮肤血管瘤等,称为 Sturge-Weber 综合征。

【症状】

患者常因视力下降、视物变形、眼前黑影遮挡等症状就诊。晚期因继发青光眼而有眼痛症状。Sturge-Weber 综合征还会出现软脑膜病变引起的癫痫、智力障碍、视野缺损等。

【体征】

早期肿瘤为脉络膜轻度隆起的病变,局限型肿瘤边界清楚,常位于后极部,而弥散型肿瘤边界不清,常围绕视盘生长,肿瘤颜色呈现出特有的橘红色,此时诊断较容易。随着病情的发展,肿瘤常合并有渗出性视网膜脱离、色素上皮损害、黄斑囊样病变等,使诊断变得较难。另外 Sturge-Weber 综合征还表现出与患眼同侧的颜面部皮肤血管瘤(火焰样痣),结膜、眼睑、上巩膜血管扩张等。

【辅助检查】

伴有软脑膜病变者视野检查可出现同侧视野缺损。眼底荧光素血管造影(FFA)在动脉前期和动脉期瘤体出现弥散的强荧光,静脉期瘤体有弥漫的荧光渗漏。吲哚青绿荧光血管造影(ICGA)在早期和中期瘤体出现强荧光,晚期瘤体出现排空现象,即瘤体处的荧光较周围正常脉络膜荧光更低。超声检查瘤体表现为高反射波。CT 和 MRI 检查无太多特征性表现,但可检查出眼眶和脑部的病变。

【鉴别诊断】

主要和脉络膜黑色素瘤、脉络膜转移癌、脉络膜骨瘤等鉴别。早期脉络膜血管瘤呈特有的橘红色,另外脉络膜血管痛的 FFA 和 ICGA 特点可帮助诊断并与其他脉络膜肿瘤鉴别。

【治疗】

小肿瘤如无视力异常可定期观察;如果肿瘤生长,出现视力下降则需治疗:中小肿瘤可选用 PDT、放射敷贴器近程放射治疗、TTT、激光光凝等;大肿瘤合并,严重的渗出性视网膜脱离选择放射敷贴器近程放射治疗或远程放射治疗。

【自然病程和预后】

脉络膜血管瘤生长比较缓慢,但随着病变发展常引起渗出性视网膜脱落、色素上皮损害、黄斑水肿、继发性青光眼等并发症,对视功能损害较大。早期治疗效果及预后较好。

# 三、脉络膜骨瘤

【概述】

脉络膜骨瘤是一种少见的脉络膜良性骨化肿瘤,女性多见,单眼居多,双眼可同时发病。瘤体由成熟骨构成,发病机制尚不清,有人认为是一种先天性迷离瘤,即中胚层组织残存在脉络膜组织内,后发展成为骨瘤,亦有认为与眼内炎症、外伤、钙代谢异常等因素有关。脉络膜骨瘤生长很缓慢,但可诱发新生血管而损害视功能。

【症状】

早期可无症状,随着病变发展可出现无痛性视力渐降、视物变形、眼前固定黑影等。亦可因玻璃体积血而出现视力突然下降。

【体征】

肿瘤扁平状,边界清,呈黄白色或浅橘黄色,多位于视盘旁或环视盘生长。约 25% 的病例双眼发病。

**【辅助检查】**

超声波和 CT 检查对诊断本病具有特征意义,B 超显示病变区为强回声,其后可见声影,CT 示病变区为骨样高密度影。眼底荧光素血管造影(FFA)和吲哚青绿荧光血管造影(ICGA)在本病无特征性改变.但可显示有无视网膜下新生血管。

**【诊断与鉴别诊断】**

超声波和 CT 检查对本病与脉络膜黑色素瘤、血管瘤、转移癌等的鉴别诊断帮助很大,后者不会出现类似骨瘤那样的高密度影。临床上要注意与巩膜脉络膜钙化症相鉴别,该病与脉络膜骨瘤非常相似,多为老年发病,多发病灶,常累及双眼,病变呈扁平黄白色位于颞侧血管弓下,钙化症可为原发性或伴有全身其他异常如钙磷代谢异常等。

**【治疗】**

本病生长缓慢,多不需要治疗。出现视网膜下新生血管可进行激光治疗,出现明显的玻璃体积血可行玻璃体切割手术。

**【自然病程和预后】**

本病虽然发展缓慢,但如果病变累及黄斑部或出现视网膜下新生血管、黄斑变性等并发症,可对视力造成严重损害。

# 四、葡萄膜黑色素瘤

葡萄膜黑色素瘤是成年人最常见的原发性眼内恶性肿瘤,中老年人多见,但 10 岁以上各年龄组均可发病。发病率与种族有关,白种人发病率较有色人种高,有报道白种人的发病率为 5/1000000～8/1000000,而亚洲人中同本人为 0.0025/10000。本病发病原因不详,患有眼部及眼周皮肤黑色素细胞增多症、皮肤黑色素瘤、Ⅰ型神经纤维瘤等疾患的人群,发生葡萄膜黑色素瘤的概率显著增大。对于葡萄膜黑色素瘤的分类,临床上按肿瘤的起源分为:①脉络膜黑色素瘤(占 80%);②睫状体黑色素瘤(占 12%);③虹膜黑色素瘤(占 8%)。另外,病理上根据肿瘤的细胞成分分为:①梭形细胞(占 45%);②上皮样细胞(占 5%);③混合型细胞(占 45%),即含有不同比例的梭形细胞和上皮样细胞;④坏死型(占 5%),该型因肿瘤坏死明显而难以对肿瘤细胞进行分类。一般认为梭形细胞分化较好,恶性程度相对较低。

## (一)脉络膜黑色素瘤

**【症状】**

视物不清、视物变形、视野缺损、闪光感等是本病的常见症状。症状出现早晚与肿瘤生长部位有很大关系,一般位于周边的肿瘤症状出现较晚,病情易被耽误。

**【体征】**

肿瘤有弥漫型和局限型两种表现。弥漫型肿瘤在脉络膜层间内生长并向周边扩展,边界不清,极少侵犯 Bruch 膜,临床少见。临床上最多见的是局限性肿瘤,其典型的表现为:肿瘤呈棕黑色半球形隆起,边界较清,表面有橘红色色斑,常伴有不同程度的渗出性视网膜脱离,如肿瘤突破 Bruch 膜生长则呈具特征性的蕈状。另外,临床上肿瘤可呈扁平、半月、椭圆、分叶及不规等形状;因肿瘤表面视网膜色素上皮层的完整程度及肿瘤色素含量差异,肿瘤的颜色可为淡黄色、灰白色、棕灰色、灰黑色等,对于无色素型肿瘤,可观察到瘤体内粗大的血管;如肿瘤穿透视网膜向玻璃体腔生长,引起玻璃体积血。

**【辅助检查】**

肿瘤超声波检查中,A 超为中等和低反射波幅,前部反射较高,往后逐渐降低;B 超肿瘤呈低回声,可见脉络膜凹陷征。眼底荧光素血管造影(FFA)和吲哚青绿荧光血管造影(ICGA)在本病无特征性改变,主要用于鉴别诊断。CT 检查亦无特征性表现,但可显示肿瘤是否出现眼外生长。MRI 检查特点为:$T_1$ 加权相对于玻璃体为高信号,$T_2$ 加权则为低信号。对于疑难病例可通过细针穿刺或玻璃体手术取标本进行活检。

**【鉴别诊断】**

1.脉络膜色素痣　呈灰黑色,色素分布均一,扁平状,厚度多小于 2mm,直径一般不大于 6mm,定期观察病变变化不大。

2.先天性视网膜色素上皮增生　小而非隆起的晕圈样病变,通常比脉络膜色素痣和恶性黑色素瘤颜色深,色素分布不均呈蚕食状,定期观察病变无变化。

3.脉络膜转移癌　无色素性肿物,常位于后极部特别是黄斑部,约 25% 的病例为双眼或多病灶发病,部分病例和脉络膜黑色素瘤的鉴别较难,详细的全身体检可发现原发肿瘤。

4.脉络膜骨瘤(见脉络膜骨瘤)。

5.黑色素细胞瘤　为良性肿物,常在视盘旁,和脉络膜黑色素瘤的鉴别较难,但本病可双眼发病,生长缓慢,对视力影响较小。少数病例可恶性变。

6.脉络膜血管瘤(见脉络膜血管瘤)。

7.其他　脉络膜脱离、脉络膜出血、视网膜下出血、淋巴瘤、视网膜神经胶质瘤、后巩膜炎等也可误诊为脉络膜黑色素瘤,要注意根据病变的特点加于鉴别,如一时难以鉴别可密切观察,必要时借助活检明确诊断。

**【治疗】**

传统的治疗方法是眼球摘除手术,然而自 20 世纪中叶开始,眼球摘除已逐渐被各种保留眼球的治疗方法所替代。大量回顾性研究表明,接受眼球摘除的患者其存活率和接受其他局部治疗的患者比较并无明显差异,因而现代治疗脉络膜黑色素瘤多首选保留眼球的治疗方法。

治疗方法的选择主要依据肿瘤大小、生长部位及生长情况等综合考虑:厚度小于 3mm、基底部直径小于 10mm 的小肿瘤选择 TTT 或放射敷贴器作近程放射治疗;厚度 3～5mm,基底部直径 10～15mm 之间的中等大肿瘤选择近程放射治疗;厚度大于 5mm,基底部直径小于 16mm 的大肿瘤选择近程放射治疗、经内眼切除联合近程放射治疗(肿瘤位于后部)或经巩膜外切除联合近程放射治疗(肿瘤位于前部);大肿瘤如基底部直径大于 16mm、累及视盘或出现严重玻璃体积血、肿瘤突破巩膜壁等情况则行眼球摘除。

### (二)睫状体黑色素瘤

**【症状】**

早期多无症状,晚期可因肿瘤压迫晶状体而出现视力下降、视物变形等症状,如肿瘤引起青光眼可出现眼胀痛。

**【体征】**

肿物位于睫状体并可累及虹膜,肿瘤色素含量可多可少。弥漫型肿瘤可沿睫状体生长形成环形肿瘤,并容易累及前房角引起继发青光眼。结节型肿瘤常挤压晶状体而引起晶状体半脱位和白内障。渗出性视网膜脱离常见。肿瘤相对应的巩膜表面可见局部的血管扩张。

**【辅助检查】**

多数病例依据裂隙灯显微镜、房角镜或三面镜检查可做出诊断。眼部超声检查特别是超声生物显微镜(UBM)对本病的诊断与鉴别诊断可以提供帮助。

**【鉴别诊断】**

1.腺瘤和腺癌　临床表现与睫状体黑色素瘤很相似,两者常混淆,不少病例需依据病理检查做出鉴别诊断。

2.睫状体囊肿　睫状体黑色素瘤多为实性肿物,多数通过 UBM 检查可做出鉴别,但少数睫状体黑色素瘤可出现囊性变,此时鉴别诊断较困难。

3.神经鞘瘤　为良性肿瘤,常位于睫状体和前部脉络膜,肿瘤本身虽无色素,但因表面覆盖有色素上皮故呈灰黑色,与睫状体黑色素瘤很相似,常依据病理检查做出鉴别诊断。

4.表层巩膜炎　睫状体黑色素瘤相对应的巩膜表面可见局部的血管扩张,但多无压痛感。

**【治疗】**

可选择近程放射治疗或经巩膜外切除联合近程放射治疗。弥漫型肿瘤或肿瘤太大已出现青光眼、出血等则行眼球摘除。

### (三)虹膜黑色素瘤

**【症状】**

早期无症状,患者可因眼外观异常就诊。肿瘤引起青光眼者可出现眼胀痛。

**【体征】**

肿物多位于虹膜下方,可呈黑色、棕色、粉色或黄白色,取决于病变所含色素和血管的多少。弥散型肿瘤因沿前房角扩散可引起眼压高,节结型肿瘤可引起瞳孔变形、晶状体局部混浊,如接触角膜内皮可引起角膜失代偿。

**【辅助检查】**

多数病例依据裂隙灯显微镜、房角镜检查可做出诊断。超声生物显微镜(UBM)可以帮助了解肿瘤是否累及到睫状体。

**【鉴别诊断】**

1.虹膜色素痣　色素痣一般偏平,表面无血管,很少引起瞳孔变形,生长缓慢。

2.虹膜转移癌　与无色素的虹膜黑色素瘤很相似,有原发肿瘤病史可帮助鉴别。

3.虹膜囊肿　为囊性病变,发展缓慢。

4.虹膜异物　虹膜异物因生锈和机化可与黑色素瘤混淆,一般有外伤史和角膜穿通伤瘢痕。

**【治疗】**

如肿瘤较小可行肿瘤局部切除,病变累及 1/3 以上虹膜的人肿瘤和弥散型肿瘤行眼球摘除。

**【自然病程和预后】**

一般经过合理治疗,肿瘤患者 5 年和 10 年的生存率约分别为 80% 和 64%。而接受保留眼球治疗的患者中,患眼 5 年期肿瘤有效控制率可高达 80%～92%。本病可因肿瘤全身转移而危及生命,最常见转移到肝脏和肺部,也见于骨骼、中枢神经系统和皮下等,因此患者要定期接受眼部和全身检查。眼部检查在病情稳定后一般每 3～6 个月复查一次,全身体检每 6 个月一次,主要内容包括腹部超声、胸部 X 线检查、全身骨扫描等。

## 五、脉络膜转移瘤

**【概述】**

脉络膜转移瘤是最常见的眼内恶性肿瘤,但在临床常因患者无症状或全身状况差而被漏诊。转移到眼部的肿瘤绝大多数位于脉络膜,也可位于视网膜、视盘、玻璃体、睫状体、虹膜,结膜等部位,但较罕见。转移瘤一般生长较快。原发肿瘤的好发部位存在性别差异:男性患者多见于肺部,而女性常见于乳腺。另外,胃肠道、甲状腺、胰腺、肾脏、皮肤及生殖系统等的恶性肿瘤也可转移到眼部。部分患者脉络膜转移瘤的临床表现早于原发肿瘤。脉络膜转移瘤的患者中,约30%的病例合并有其他部位一处或多处转移病灶,主要累及骨骼、肺、脑、肝以及淋巴结等。

【症状】

常出现视物模糊、眼前黑影和视物变形等症状,来源于肺癌的转移瘤还会引起眼疼。

【体征】

病变多位于后极部,单个或多个病灶。病变呈斑块状或蕈状隆起,边界不清,肿瘤表面见不到大血管。肿瘤多为黄白色,但来源于肾脏和甲状腺的肿瘤可为淡棕色或橘红色,来源于皮肤恶性黑色素瘤者呈棕黑色。常常合并有明显的渗出性视网膜脱离,晚期病变会引起新生血管性青光眼和白内障,位于前部的肿瘤可出现相应部位的表层巩膜血管扩张。约30%的患者双眼发病。

【辅助检查】

肿瘤超声波检查中,表现为中高回声。眼底荧光素血管造影(FFA)和吲哚青绿荧光血管造影(ICGA)在本病无特征性改变,主要用于鉴别诊断。CT检查亦无特征性表现,但可显示肿瘤是否出现眼外生长。MRI检查特点为:$T_1$加权相对于玻璃体为高信号,$T_2$加权则为同等或低信号。

对于疑难病例可通过对原发肿瘤和眼内肿瘤进行活检,并通过对标本进行免疫组化染色协助诊断,如:HTM-45对黑色素瘤、嗜铬粒蛋白和突出素对良性肿瘤和其他神经内分泌瘤、细胞角蛋白对恶性肿瘤、HCG对生殖细胞肿瘤等肿瘤的诊断有帮助。

【鉴别诊断】

本病临床中易与脉络膜黑色素瘤、脉络膜血管瘤和脉络膜骨瘤混淆。

【治疗】

脉络膜转移癌生长相对较快,一旦确诊应尽快治疗。眼球摘除不作为首选治疗。如果患者正在或近期要对原发肿瘤行全身化学治疗,脉络膜转移瘤可暂时定期观察,在全身治疗期间眼肿瘤有可能消退。如患者无针对原发肿瘤的全身化疗或全身化疗后转移瘤仍继续生长,则要对转移瘤行眼局部治疗:高度小于3mm的肿瘤可行激光光凝、TTT、冷冻等治疗;较大的肿瘤利用放射敷贴器行近距离局部放疗;弥漫生长的肿瘤或合并有严重渗出性视网膜脱离的肿瘤可行眼部远程放射治疗。该肿瘤对放射治疗非常敏感,常在治疗后2~3周可观察到肿瘤明显缩小甚至完全消失。

【自然病程和预后】

已出现脉络膜转移的肿瘤患者,其生存期为1.5~72个月之间,中位数为13个月。眼局部治疗特别是放射治疗对脉络膜转移瘤疗效良好,绝大多数患者可在有生之年保留眼球和视力。

(董冠斌)

# 第十五章 合并系统疾病的视网膜病变

## 一、遗传代谢异常性视网膜营养不良

先天代谢异常多由于体内缺乏某种特异酶,导致全身脂质、碳水化合物、蛋白代谢异常。该组疾病常常累及全身多器官系统,其中很多疾病合并包括视网膜营养不良在内的眼部表现。目前都无有效治疗方法。

### (一)黏多糖贮积症(MPS)

【概述】

黏多糖贮积症是由于体内溶酶体水解酶缺陷而导致黏多糖不能正常分解代谢而大量蓄积于体内的一类疾病。不同的酶缺陷所致黏多糖蓄积的部位不同,临床表现也不同。患者中男性多于女性,多见于近亲结婚者的后代,多有家族史。目前至少发现有 7 种主要类型,其中与视网膜营养不良有关者为由 α-左旋艾杜糖醛酸酶缺乏引起的 MPS I 型,由艾杜糖醛酸硫酸酯酶缺乏引起的 MPS I 型(Hunter 综合征)和 MPS III 型(Sanfilippo 综合征)。除第 II 型为性连锁隐性遗传外,其他各型均为常染色体隐性遗传。MPS I 型又分为 Hurler 综合征、Scheie 综合征、Hurler-Scheie 综合征。

【临床症状】

1.全身各系统症状　面貌粗陋、骨骼畸形、智力低下、听力丧失、皮肤黑色素沉积、肝脾肿大和心肺功能异常,一般在经历一段时间的正常发育后就出现生理或者精神上的异常,但各亚型的严重程度和预期寿命各不相同。

2.眼部表现　最常见的表现是角膜薄翳,可见于除 MPS II 外的大多数亚组,其他表现还有视神经萎缩、青光眼和视杆,视锥细胞性视网膜变性(视杆细胞受累大于视锥细胞)。眼底外观和 ERG 的异常之间无相关性。视网膜血管变细和血管鞘可能存在,但他们往往被眼底色素的变化掩盖。视网膜改变只见于MPS I、MPS II 和 MPS III 型。

【辅助检查】

1.ERG　病程早期 ERG 可正常,随病程进展,ERG 出现不同程度异常甚至熄灭。

2.血液检查　末梢血白细胞,淋巴细胞和骨髓血细胞中可见到异染的大小不等、形状不同的深染颗粒,有时呈空泡状,颗粒称 Reilly 颗粒。

3.尿液检查　尿液中含有大量酸性黏多糖可超过 $100mg/24$ 小时(正常为 $3\sim25mg/24h$),酶分析可进一步确诊。

4.X 线　骨骼畸形。

【鉴别诊断】

1.呆小症(先天性甲状腺功能减低症)。

2.多发性硫酸酶缺乏症(尿中硫化物和硫化胆固醇增多)。

3.单纯的视网膜色素变性。

**【治疗】**

对全身疾患尚无有效的治疗方法,眼科可对症治疗,如角膜移植,抗青光眼手术等,对视网膜改变尚缺乏有效治疗措施。

**【随访】**

定期监测眼底改变,青光眼患者监测眼压。

**【患者教育】**

对有阳性家族史者,母亲妊娠时可测定羊水中黏多糖含量,对产前诊断具有十分可靠的价值。

### (二)黏脂贮积症

黏脂贮积症是一组常染色体隐性遗传的溶酶体贮积症,与黏多糖贮积症具有很多相似的临床特征。这类疾病大致分为四组:Ⅰ型(涎酸贮积症,神经氨酸酶缺乏-黄斑樱桃红点-肌阵挛综合征),Ⅱ型(包涵体细胞病),Ⅲ型(假 Hurler 多形性营养不良)和Ⅳ型。

ML Ⅰ型的症状可以在出生时即存在,也可能在一周岁之内逐步表现出来。很多患儿表现为出生后全身明显的肿胀、五官粗陋和骨骼畸形,常常伴有肌阵挛。还可能合并震颤、共济失调、癫痫、肝脾肿大、严重的腹胀、肌张力低下或精神发育迟滞等症状,这些症状可能逐步加重。大多数患儿于1周岁之前死亡。眼部表现为视力障碍,黄斑部樱桃红点。Ⅱ型临床类似于 Hurler 综合征(黏多糖贮积症Ⅰ型)。Ⅲ型通常没有或仅有轻度的智力发育迟缓、骨骼异常、面部粗陋、身材矮小和角膜薄翳。该型患者可以长期生存至40~50 岁。Ⅳ型出生时即可有角膜混浊。视网膜营养不良,血管变细,视神经萎缩。ERG 和 VEP 可不正常。

### (三)岩藻糖苷贮积症

岩藻糖苷贮积症是一种罕见的常染色体隐性遗传病,是由于溶酶体中 α-左旋岩藻糖苷酶缺乏,导致葡萄糖天冬酰胺和低聚糖的蓄积引起。遗传定位于1号染色体。根据症状出现的年龄将该病分为Ⅰ、Ⅱ、Ⅲ型Ⅰ、Ⅱ型多于婴幼儿期发病症状重,故也称幼儿型。Ⅲ型在成人发病,症状轻,又称成人型。

幼儿型在1岁左右就可出现明显的临床特征,常表现有反复发作的呼吸道感染,全身肌张力低下出汗过多和体态短小。进行性智力和运动发育迟缓可以是其最早的表现。自2岁开始,患儿神经症状进行性加重,伴以频发的抽风。有些患儿呈现轻度黏多糖贮积症Ⅰ型面容,肝脾肿大,心脏扩大,皮肤增厚,腰背侧弯。另一些患儿的面容更像黏多糖贮积症Ⅰ型,表现有前额突出,眼间距过宽,鼻梁塌陷,厚嘴唇和伸舌等丑陋面容。神经症状恶化始于出生后6个月,多死于10岁以内,眼部没有明显的角膜混浊。

成人型临床表现与幼儿型相似但也有所不同。成人型除可出现进行性智力和运动发育障碍、生长迟缓、肌无力和肌张力低下、面容粗笨,无肝脾大、无角膜浑浊之外,其最特征性表现为皮肤有弥漫性血管角质瘤,表现为针尖大小蓝褐色隆起的皮损起初分布于腹背部,以后可扩展至上、下肢。有时可出现皮肤无汗症一旦感染,就可出现高热和抽风。眼部表现包括结膜、视网膜血管扭曲,角膜混浊,斜视、眼睑蜘蛛痣以及"牛眼"样黄斑病变。

### (四)神经鞘磷脂沉积症

此病又称 Niemann-Pick 病,是由于视网膜和中枢神经系统的神经鞘磷脂沉积导致网状内皮系统细胞内鞘磷脂蓄积引起的,为常染色体隐性遗传性疾病。最常见的三种类型被命名为 A、B、C 型。

A 型在婴儿期发病,多见于犹太人后裔。特点为肝脾大、黄疸、神经退行改变,多在3岁前死亡。50%

的患者可有角膜基质层混浊、晶状体前表面可见棕色颗粒沉着,眼底可见樱桃红斑。临床表现类似于 Tay-Saches 病,但是视力下降较缓慢。

B 型没有神经病变,患者视力大多正常,黄斑中心凹外围可见白色晕轮,可以存活至成年。

C 型特点是儿童期出现的进展性神经退行病变,累及中枢神经系统,视力正常。黄斑晕轮类似于 B 型,可有视神经萎缩。多在 20 岁时死亡。

### (五)神经元蜡样脂褐质沉积症(NCLs)

神经元蜡样脂褐质沉积症是最常见的儿童神经退行性疾病,其特点是复杂的自发荧光物质在溶酶体积聚。患儿神经活动受到严重影响,导致癫痫发作、视力减退、植物人甚至过早死亡。根据遗传缺陷分为 4 类:

1 型:在婴幼儿发病,表现为共济失调、肌张力降低以及精神运动障碍,最终发展为植物人。通常在 8~24 个月时出现严重的心理运动能力退化、小头畸形和失明。眼部表现为血管鞘、视网膜变性和视神经萎缩是本病的突出特点。晚期可见晶状体后极部混浊。病程早期有 ERG 波幅降低,进行性发展,终至熄灭。

2 型:在婴幼儿晚期发病,2~4 岁开始呈现严重的神经症状,如:共济失调、语言能力丧失、癫痫发作,并在几年内出现迅速的视力丧失、昏迷直至死亡。眼部表现为视网膜色素改变,黄斑中心凹周围呈颗粒样或“牛眼”样病损,视神经萎缩。ERG 波幅下降,VEP 异常。荧光素眼底血管造影可见后极部视网膜色素上皮缺损。

3 型:在少年时起病,4~8 岁出现视觉症状,并在 1~2 年内导致视力丧失,随后逐渐出现痴呆、视力减退、共济失调、癫痫、并在 20 岁之前死亡。眼底表现为青少年型黄斑变性,黄斑区薄金属样外观或表现为“牛眼”样。视网膜类似视网膜色素变性表现,有骨细胞样色素形成和血管细窄,最终全视网膜萎缩。ERG 早期异常,终至熄灭。眼电图严重异常。荧光素眼底血管造影可表现为视网膜色素上皮紊乱和血管渗漏。

4 型(Kufs 病):该型患者在 30~40 岁间发生精神运动功能障碍。癫痫发作不常见,死亡发生较晚。本型患者无视网膜变性,但在正常眼底的视网膜组织病理中发现有节细胞丧失和萎缩,存留的神经元内蜡样质脂褐质颗粒蓄积膨胀。

### (六)GM2 神经节苷脂贮积病

1 型 GM2 神经节苷脂贮积病,又称 Tay-Sachs 病,是一种常染色体隐性遗传、进展性神经退行病变,在婴儿期发病,由氨基己糖苷酶 A(HEXA)基因突变导致神经节苷脂 GM2 储积于神经组织,导致细胞破坏。眼部可见黄斑中心凹周围脂质蓄积导致的樱桃红斑,也可见进展性视神经萎缩。婴儿期前 6 个月大多正常,之后出现视力下降至黑矇,同时伴有神经退行性变,2~3 岁时死亡。多见于犹太后裔。

2 型 GM2 神经节苷脂贮积病,又称 Sandhoff 病,是一种罕见的进行性神经退化性疾病,临床表现与 Tay-Sachs 病相似,但发病不限于德裔犹太人,只有通过生化检测才可以区分这两种疾病。Sandhoff 病是一种常染色体隐性遗传疾病,编码氨基己糖苷酶 A 和 B 的 p 亚基的 HEXB 基因的突变导致这些溶酶体酶缺乏而发病。患者的黄斑出现“樱桃红斑”,其他器官,包括肝脏、胰腺、肾脏出现类似 Tay-Sachs 病的表现。

### (七)Gaucher 病

Gaucher 病是最常见的溶酶体贮积病。它是一种常染色体隐性遗传疾病,由葡糖脑苷脂酶缺乏导致葡糖脑苷脂积聚在脾、肝、肺、骨髓和中枢神经系统。组织病理学可见巨噬细胞含有“皱纸”状细胞浆,这些巨噬细胞被称为“Gaucher 细胞”。主要有三种亚型。Ⅰ 型为无神经病变型,最常见,病变最轻,可见肝脾肿大和全血细胞减少症,通常在童年发病,大脑不受累。Ⅱ型为急性神经病变型,多见于 3～6 个月的婴儿,表现为严重的进行性大脑损伤,多在 2 岁前死亡。Ⅲ型为慢性神经病变型,童年或成年发病,表现为肝脾肿大和各种神经系统病变。Gaucher 病的眼部表现包括角膜上皮、前房角、睫状体和瞳孔缘的白色沉积物,眼底后极部散在分布的大小不一的白色斑点沉积于视网膜表面及浅层,特别是下血管弓沿线。黄斑周围可以发灰。

### (八)多种硫酸酯酶缺乏症

多种硫酸酯酶缺乏症是一种非常罕见的遗传性溶酶体贮积症,为硫酸酯酶 A、B、C 缺乏而发病。临床表现兼有异染性脑白质营养不良和黏多糖贮积症的特点,表现为面部异常、耳聋、肝脾大、骨骼异常及多个组织中酸性黏多糖增加。神经系统的快速恶化表现为周围神经的髓磷脂异染性变性及进行性发展的痴呆、高肌张力、共济失调、痉挛性四肢瘫痪和过早死亡。眼部表现为角膜混浊,视网膜色素变性,视神经萎缩,中央视网膜呈灰色,可有眼底樱桃红点。ERG 可熄灭。

### (九)线粒体肌病

线粒体 A3243G 突变可引起一系列综合征,从 MELAS(线粒体脑肌病伴乳酸血症和脑卒中发作)到 MIDD(母系遗传糖尿病伴耳聋),以及 Kearns-Sayre 综合征。携带 A3243G 变异的个体,在不同组织及家族成员中的突变有广泛差异,有些个体可能除了眼底改变以外没有其他症状。

Kearns-Sayre 综合征为线粒体脑肌病的一类分型,患者多在 10 岁以前发病,其临床三联症为:儿童期发病、进行性眼肌麻痹和色素性视网膜炎。另一个三联症是完全性心脏传导阻滞、脑脊液蛋白升高(通常＞1g/L)和脑综合征。多数患儿智力落后,还可有发作性昏迷、身材矮小、听力丧失、糖尿病、甲状腺功能低下及其他激素缺乏引起的内分泌紊乱。

### (十)胱氨酸病

胱氨酸病由位于 17p13 染色体的编码溶酶体膜蛋白的 cystinosin 基因突变引起的遗传性疾病,由于溶酶体胱氨酸转运缺陷导致细胞内胱氨酸蓄积。目前至少发现有三种类型,均为常染色体隐性遗传。青少年型临床表现与婴儿型相似,但症状较轻。成人型一般无症状。青少年型和成人型仅有角膜和结膜的结晶沉着,眼底表现正常。婴儿型最为严重,出生时正常,以后发生发热、脱水、发育迟缓、佝偻病;患者通常智力正常,皮肤毛发脱色;可有肾小管性酸中毒以及氨基酸尿,一般在 10 岁以内发生肾功能衰竭而死亡。所有眼部组织均可受累,由于胱氨酸结晶沉着于角膜,患者可表现为畏光。在裂隙灯显微镜下,很容易在角膜、结膜以及虹膜内发现此种结晶。疾病早期视网膜周边部见色素异常,包括色素沉着和色素脱失,晚期累及包括色素上皮在内的全部视网膜组织。视野、暗适应、ERG 以及 EOG 可表现正常,在视锥、视杆细胞功能下降时 ERG 亦可异常。荧光素眼底血管造影表现为窗样透见荧光。

### (十一)原发性高尿酸血症

原发性高尿酸血症是一种罕见的先天性乙醛酸代谢障碍,可以分为 Ⅰ 型和 Ⅱ 型。该病临床表现为持续高草酸尿,伴进行性双侧草酸尿路结石、肾钙质沉积、慢性肾衰竭,以及在儿童期及成年早期死于肾衰竭。Ⅱ型临床症状较轻,且绝大多数仅累及肾脏而没有眼部表现。Ⅰ型病变晚期,可出现包括眼部的肾外草酸结晶沉积。大约 30% 患者发展为结晶样视网膜病变,眼底可见大量离散黄色斑点广泛散布于视网膜各层及 RPE。黄斑区可见密度不均的丛状 RPE 肥厚增生,纤维化,从小环状到大片状地图样萎缩。黄斑病变晚期仍可保持较好视力。视力丧失患者可出现视神经萎缩、动脉变细以及脉络膜新生血管。

### (十二)无 β-脂蛋白血症

无 β-脂蛋白血症又称 Bassen-Kornzweig 综合征,为常染色体隐性遗传病。主要特点为是脂肪肠道吸收障碍,伴低胆固醇血症,维生素 A 和 E 缺乏,血浆内无 β-脂蛋白,表现为棘红细胞增多,脂肪吸收障碍,脂肪痢,小脑功能失调,进行性周围神经病变,心血管异常及视网膜色素变性。本病于儿童期起病,可生存至青年期。眼部首发症状通常为夜盲,以后发生视力进行性减退。眼底表现为色素性视网膜病变,色素颗粒由黄斑区向周边部发展。有些患者的眼底类似于原发性视网膜色素变性,个别患者表现为中周部色素性视网膜病变、白点状视网膜变性以及血管样条纹合并视网膜下新生血管膜。常有眼球震颤和内直肌不全麻痹。ERG 异常直至熄灭。

### (十三)植烷酸贮积症

植烷酸贮积症又称 Refsum 病,属于遗传性脑白质营养不良的一种,呈常染色体隐性遗传,为植烷酸氧化酶减少或缺乏导致体内血液和组织中植烷酸蓄积。多数患者于 20 岁以前发病,婴儿型患者可于儿童期发病。

最常见的眼部初始症状为夜盲。眼底表现为色素性视网膜病变,视网膜血管细窄,视神经萎缩。其他眼部表现还有瞳孔缩小,瞳孔反应减弱,眼肌麻痹及眼球震颤。ERG 异常或熄灭,视野进行性缩小,环形暗点;暗适应阈值升高。

全身表现为周围神经病变和小脑性共济失调。脑脊液检查蛋白增高,但细胞数不增加。患者可有非特异性心电图异常,鱼磷癣,骨骼发育不良,神经性耳聋和嗅觉丧失。

### (十四)Zellweger 综合征

Zellweger 综合征又名脑-肝-肾综合征,系常染色体隐性遗传病,主要生化缺陷可能是过氧化物酶体和甘油醚脂质缺乏。

临床表现主要有前额高,肌张力减退,肾皮质囊肿,肝大。眼部异常表现为内眦皱襞,小眼球,角膜混浊,先天性白内障,先天性青光眼,眼球震颤。视网膜营养不良,表现为黄斑区色素沉着,周边部视网膜有色素沉着与脱色素,视网膜血管变细,视神经萎缩,视神经发育不全。ERG 与 VEP 均异常。

### (十五)肾上腺脑白质营养不良

肾上腺脑白质营养不良为胆固醇酯与长链脂肪酸聚积引起的神经脱髓鞘和肾上腺功能异常。本病分为两种类型,新生儿型为常染色体隐性遗传,儿童型为性连锁遗传。新生儿型在婴儿期即有癫痫发作,发育迟缓,颅面畸形,常在 6 岁前因反复呼吸道感染死亡。儿童型患者在 5～10 岁间肾上腺和中枢神经系统功能异常进行性发展,最后发生痴呆、盲目、四肢麻痹、肾上腺皮质功能衰竭,直至死亡。两种类型的眼部共同特点为视力下降,注视性眼球震颤,皮质性视力损害,视神经萎缩。在新生儿型,可有前极白内障,视网膜色素上皮改变;儿童型则有白内障和视神经发育不全,虽然视力下降,但 ERG 和 EOG 可正常。

### (十六)强直性肌营养不良

强直性肌营养不良又称为 Steinert 病,为常染色体显性遗传病,多系统受累,主要表现为肌肉强直、进行性肌肉消耗、心动过缓、心脏传导阻滞、性功能低下、内分泌功能障碍、秃发和眼部异常。

眼部表现主要有白内障、上睑下垂、眼压降低和视网膜营养不良。眼外肌麻痹和斜视少见。视网膜营养不良表现为黄斑区色素沉着或脱色素,周边部视网膜色素聚集,但视网膜血管变细和视神经萎缩不常见。患者色觉和视野正常,ERG、VEP 和暗适应可异常。

### (十七)Cockayne 综合征

Cockayne 综合征又名侏儒-视网膜萎缩-耳聋综合征,为常染色体隐性遗传,常在婴儿或儿童期发病。主要表现为侏儒、神经系统发育受损、消化不良、老人面容、耳聋、皮肤光敏感,智力低下及眼部异常。眼部异常常见暴露性角膜病变,瞳孔缩小,对散瞳药缺乏反应,白内障,进行性视网膜营养不良。视网膜呈椒盐状变性,黄斑区更为显著。此外,尚有骨细胞样色素沉着,视网膜血管变细,视盘色泽呈灰色或蜡黄色萎缩。病程早期 ERG 即可熄灭。

### (十八)Sjogren-Larsson 综合征

Sjogren-Larsson 综合征又名鱼鳞癣样红皮病-痉挛性双侧瘫痪-智力发育不全综合征,为常染色体隐性遗传。临床表现包括常发于出生时的鱼鳞病、轻微或中度智力缺陷,以及包含下肢的对称性局部痉挛麻痹。多数患者合并视网膜营养不良,表现为黄斑区和黄斑周围色素沉着,视网膜内有闪光点。可见非典型性视网膜色素变性。视神经、视网膜血管以及视网膜周边部可表现正常。另外,可有角膜混浊、点状角膜炎和睑结膜炎。ERG 正常,荧光素眼底血管造影可显示脉络膜血管透见。

### (十九)Alport 综合征

Alport 综合征又名眼-耳-肾综合征。主要表现为肾炎和神经性耳聋。全身表现主要为血尿、肾功能不全和感觉神经性耳聋,耳聋以双侧高频率消失明显。前锥状晶状体为本病的独特表现,具有诊断意义。锥状晶状体可引起高度近视,但视力可以矫正。可发生后囊下白内障。眼底可见黄斑区和周边部视网膜色素颗粒和玻璃膜疣状沉着物,视神经、血管正常。ERG、EOG 可异常。视野与色觉正常,荧光素眼底血管造影可表现为外周的窗样缺损。

### (二十)橄榄体脑桥小脑萎缩合并视网膜营养不良

橄榄体脑桥小脑萎缩合并视网膜营养不良为一组常染色体显性遗传病,其Ⅲ型与视网膜营养不良有关。本病的全身表现主要为共济失调、辨距障碍合并锥体、脑干以及锥体外系体征。眼部症状为视力进行性下降。发病较早者有弥漫性视网膜营养不良,晚发病例则表现为黄斑部视网膜营养不良。患者可有眼球震颤、核间性和核上性眼肌麻痹、上睑下垂、眼球突出。成人视网膜营养不良始于黄斑,表现为细颗粒样色素沉着,黄斑受损可发展至视网膜色素上皮萎缩,表现为"牛眼"样外观,随病程进展,发生视神经萎缩和视网膜血管变细。ERG、EOG、VEP 均为异常,一些患者表现为色觉障碍和中心暗点。

### (二十一)动脉肝发育不良综合征

动脉肝发育不良综合征又名 Alagille 综合征,为罕见的常染色体显性遗传病,表现为胆汁郁积,肝脾肿大,特殊面容,先天性心脏病,外周动脉狭窄,骨骼异常,性腺功能减退,患者通常由于心脏病和肝脏并发症在 5 岁之前死亡。眼部表现为虹膜前基质发育不全,Schwalbe 线前向移位,瞳孔异位,白内障,角膜带状病变,角膜后胚胎环,近视,圆锥角膜,斜视以及视网膜轻度营养不良。周边视网膜色素沉着、脱色素以及脉络膜视网膜萎缩。还可表现为脉络膜皱褶,黄斑部色素聚集,视网膜血管迂曲,视盘隆起、苍白。ERG、EOG 均可异常,暗适应正常,可有色觉异常,荧光素眼底血管造影显示视网膜色素上皮和脉络膜毛细血管萎缩。

### (二十二)苍白球色素变性综合征(Hallervorden-Spatz 综合征,苍白球色素变性综合征)

Hallervorden-Spatz 综合征呈常染色体隐性遗传。主要特征为锥体外系运动体征、构音障碍、僵硬、舞蹈徐动症、癫痫和早发的痴呆,其迅速进展导致成年早期死亡。临床上该病分为三类:典型性、非典型性和中间性。典型性,病变在 10 岁以前发作且进展迅速;非典型性则在 10～20 岁发作,进展缓慢且 15 年后仍维持独立行走;中间性患者包括发病较早但进展缓慢,或是发病较晚但进展迅速。患者智力低下,一些患者发生视网膜营养不良,一般在成年早期死亡。

所有综合征患者磁共振下苍白球均出现特征性改变,由 $T_2$-加权图像中的低信号组成,与铁沉积物相容,并在内部存在～小片高密度区域("虎眼"信号)。大约 25% 的患者发生视网膜变性,表现为最初呈斑驳的视网膜色素上皮细胞和视网膜斑点,随后呈骨刺样和"牛眼"环状黄斑病变,最终视网膜血管变细,视神经萎缩。患者 2 岁前 ERG 即可熄灭。伴视网膜病变的患者发病趋于早期(典型性),进展较为迅速并导致儿童期晚期的死亡。

### (二十三)Bardet-Biedl 综合征

Bardet-Biedl 综合征即视网膜色素变性、生殖器发育低下、先天性肥胖、多指(趾)及智能缺陷。本综合征为常染色体隐性遗传,出现于发育早期,通常在 10～15 岁间即有显著症状。有时并非五个症状全部出现,而缺少一个或数个,构成不完全型综合征。全部患者中,40%～50%的患者为不完全型,90%～93%有视网膜色素变性,85%～87%智力低下,75%多指(趾),几乎全部患者均有肥胖倾向,15 岁以上患者约50%有生殖器发育低下,约 5%的患者伴有耳聋。全身表现还可有侏儒、并指(趾)、水脑、尖头畸形、驼背、膝外翻、平跖足、聋哑病、先天性心脏病、肾病及肝纤维化等。眼底改变常不典型,色素沉着可致晚期才出现。视力及色觉异常出现较早。黄斑受累可表现为黄斑皱褶及前膜形成,荧光造影可有旁中心毛细血管荧光素渗漏。全部患者均表现为 ERG 异常。其他眼部表现可有眼球震颤、视神经萎缩、视网膜脉络膜萎缩、斜视及婴儿性青光眼等。

## 二、癌症相关性视网膜病变

### 【概述】

癌症相关性视网膜病变(CAR)是一种与癌症有关的视网膜变性疾病,其发病机制是肿瘤抗原诱导机体产生抗视网膜蛋白的抗体而引起的自身免疫性疾病,而非眼部原发肿瘤的占位压迫或全身其他部位肿瘤转移所引起。很多癌症都与 CAR 相关,最常见的是小细胞肺癌、乳腺癌和妇科癌症。

### 【临床症状】

1.几周或几个月内双眼视力无痛性下降,但也可双眼先后发生且不对称,多发生在癌症确诊之前。

2.闪光感、畏光。

3.视网膜受累的细胞不同可以出现夜盲、视野缩小、色觉受损等不同表现。

### 【临床体征】

1.如果双眼视力受损不对称,可有 RAPD。

2.眼底通常正常,或仅有视网膜动脉变细等轻度异常。随着病情进展最终可以出现视网膜变性改变,比如:RPE 变薄,视神经萎缩,小动脉闭锁等。玻璃体混浊和黄斑水肿也偶见报道。

### 【辅助检查】

1.视野:中心、旁中心暗点。

2.荧光素眼底血管造影通常正常,偶尔可见血管炎表现和黄斑水肿。

3.OCT 可见视网膜变薄。

4.ERG:振幅下降甚至熄灭。如果仅锥细胞受累,全网膜 ERG 可以正常,但多焦 ERG 可以异常。

5.影像学检查可以帮助诊断全身肿瘤。

### 【鉴别诊断】

1.视网膜色素细胞变性。

2.视锥细胞变性。

3.中毒性视网膜变性。

4.急性区域性外层隐匿性视网膜病变。

**【治疗】**

激素和免疫抑制剂可能能够暂时提高视力、改善视野,但是对于长期预后都没有确定的效果。针对癌症的治疗也并不能改善视力。

**【随访】**

针对全身肿瘤制订相应的随访计划。

**【自然病程和预后】**

视力预后差。全身预后取决于肿瘤的病情轻重。

**【患者教育】**

低视力辅助。

（董冠斌）

# 第十六章  药物及化学制剂所致毒性眼底病变

详细询问病史对药物及化学制剂所致毒性眼底病变的诊断极为重要。应详细询问曾用药名、剂量及时间,计算患者用药的总量。

氯喹和羟氯喹小剂量用于治疗疟疾,大剂量用于治疗胶原血管病,可引起与累积剂量相关的色素性视网膜病变。氯喹和羟氯喹的毒性与总剂量与总的治疗时间有关,停药后视网膜毒性多可改善,但由于其排泄率低,眼底病变还可进展。一般认为,羟氯喹的毒性较氯喹小。氯喹通常安全剂量不超过 4mg/(kg·d),羟氯喹不超过 6.5mg/(kg·d)。氯喹和羟氯喹的毒性反应包括角膜轮状沉淀,白发,多发等,但最典型的是眼底呈现"牛眼状"黄斑病变。起初表现为黄斑区的色素变动,后逐渐发展为旁中心呈水平卵圆形的色素环。可有周边色素性视网膜病变并伴有周边视野缺损。常误诊为视网膜色素变性或视锥、视杆细胞变性。视力下降与黄斑病变的程度有关。静态阈值视野检查的发现比眼底检查及荧光血管造影为早。普通视野、暗适应、ERG、EOG 变化较小,有变化也是在较晚期。用药期间,应每 6～12 个月行眼底检查及视野检查。

口服避孕药引起的眼部表现与血管阻塞有关,尤其是有全身疾病的人。眼部并发症主要有下列几个表现:

1.视网膜脉络膜病变:眼底上有无数灰白或灰黄色小点,境界清晰,位于视网膜血管之下,其位深在组织中,在眼底呈"水磨石地"一样隐约可见的斑点,这些小斑点较密地分布于后极部到赤道或更往周边部。相应部位视网膜血管可伴有白鞘;视网膜上还可见散在的色素斑块,及色素紊乱。

2.视网膜中央静脉阻塞。

3.视网膜水肿:病例中有孤立的黄斑水肿,或孤立的一团渗出,或深层视网膜水肿,停服药后水肿可消失,再服药后水肿可在原来的部位重新出现。

4.视盘水肿也较多见。

5.视网膜血管炎及葡萄膜炎合并散在视网膜的出血斑及硬性渗出。

6.视网膜中央动脉阻塞:多发生于患有高血压等病者。

7.其他眼部并发症:晶状体混浊点,角膜上皮点状染色甚至上皮"脱落";有人合并偏头痛、偏盲、眼肌麻痹及上睑下垂等。

吩噻嗪是一类安定剂和止吐剂药物。其包括哌啶类、二甲胺类及哌嗪类。三者均可引起眼部的中毒性损害。但二甲胺类及哌嗪类主要造成角膜的上皮、后弹力层及晶状体前囊的色素沉着和晶状体的混浊。哌啶类药物可引起视网膜的色素变性,导致夜盲,色觉障碍等。哌啶类引起中毒性的视网膜病变的代表药物是甲硫哒嗪及 KP-207,后者由于对视网膜的毒性作用太大,未能上市使用。甲硫哒嗪的中毒剂量在 700～3900mg/d,但通常大于 1000mg/d,总剂量在 40～1045g 的用药量才引起视网膜的毒性损害,造成视网膜毒性损害的时间在用药后 15 天到 3 年不等。视网膜毒性反麻的临床表现有视物模糊、夜盲、辨色力差等。眼底最初可正常,慢慢有色素的变动,从后极部向周边部发展。随病程进展,色素可堆积,也可有脱色素。最终在后极部及赤道部之间可见多灶性的融合的色素堆积区,视盘和视神经仍可不受累。色觉、视野、暗适应和 ERG 均可有改变。及时停药后,视力和眼底改变常可恢复。也有报道虽然已经停药,但是眼底和视力的损害继续加剧。

洋地黄为强心药。中毒症状可出现在治疗后数周及数年,短至 1 天。视网膜毒性的临床表现为:色觉紊乱,如黄视,绿视症,闪辉样暗点,视物模糊,旁中心暗点。眼底大致正常。ERG 显示视锥细胞反应振幅降低,b 波潜时延长。一般在停药后,视力,色觉及 ERG 检查均能恢复正常。

烟酸常用于治疗高血脂和很多缺血性及营养不良性疾病。一般认为其剂量在 3.0gm/d 或以上时可引起中毒作用。受累患者常见的症状是视物模糊,尤其在起床后更加明显。其他的发现包括旁中心暗点,视物变形,与囊样黄斑水肿和黄斑皱缩有关。认为其引起囊样黄斑水肿的机制是该药直接损伤了视网膜的 Muller 细胞,导致细胞内的水肿,最终发生了囊样黄斑水肿。一般在停药后 1~2 个月内视力及眼底改变恢复。

甲醇中毒常见于误以甲醇为饮料或误吸高浓度的甲醇蒸气。其机制为甲醇在体内产生大量的有机酸而引起中毒。它在眼部主要是损伤视网膜的节细胞层和视神经。视力可明显下降,严重者可致失明。检眼镜检查,可见视网膜和视盘水肿,血管迂曲。中毒后 30~60 天可见视神经萎缩,血管变细。视野检查可有中心和旁中心的暗点。治疗包括纠正酸中毒,可用碳酸氢钠洗胃或给予泻药,纠正 pH 到 7。同时可给予维生素口服,还可给予维生素 $B_1$、$B_{12}$ 肌注。

铊是一种极毒的重金属。主要损伤神经系统及肾脏和消化系统。其可致有多发性的神经损害。眼部表现主要为视神经视网膜病变及眼外肌麻痹等。视野检查可有绝对性中心暗点。治疗可用二巯基丙醇及支持疗法。

苯全身中毒时可有视网膜出血、视盘水肿或视神经视网膜炎及球后视神经炎。治疗主要是预防为主,加强防护。如有苯中毒发生,首先要脱离苯污染环境,同时给予高蛋白营养、维生素 C、维生素 $B_1$ 等药物治疗。

一氧化碳中毒可出现一系列以神经系统为主的临床表现。视力可模糊。眼底检查视盘充血,静脉扩张迂曲,有时可见较细小的出血点。视野检查,生理盲点扩大及视野缩小。治疗主要是通风、给氧。

苯丁酸氮芥,又名瘤可宁,是一有免疫抑制作用的烷化剂药物。用于治疗慢性淋巴细胞性白血病,类风湿关节炎的血管炎等。眼部的副作用有出血性视网膜病变及视盘水肿,但较少见。

顺铂为一重金属烷化剂,用于治疗卵巢癌、淋巴癌、胃肠道肿瘤和肺癌等。全身副作用有恶心呕吐、骨髓抑制等。颈内动脉一次注射顺铂 60~120mg/m,15%~60% 的患者发生了视网膜(或)视神经缺血,还可发生视网膜的色素变性改变。顺铂引起眼部的中毒主要为神经视网膜性的,视盘水肿及球后视神经炎。患者视力下降。色觉、ERG、视野和对比敏感度异常。但停药后视力多能恢复。

亚硝基脲类药物主要用于治疗中枢神经系统的肿瘤和霍奇金淋巴瘤等。可引起玻璃体混浊、视网膜病变、视神经炎及视神经萎缩。检眼镜下可见视网膜动脉狭窄、神经纤维层坏死、视网膜血管炎和视盘水肿。ERG 检查可异常。但引起严重的视力下降较少见。

他莫西芬为一用于乳腺癌治疗的非甾体类的抗雌激素药物。其视网膜毒性的发生率为 1.5%~6.3%。停药后病变可逐渐减轻,视力也能慢慢恢复。眼底表现特征是视网膜内层可见的细小可反光的结晶样的病变,并可有黄斑水肿,视网膜色素上皮病变及角膜轮状病变。视野和色觉检查一般无明显异常。荧光素眼底血管造影可表现为旁黄斑区窗样缺损及黄斑轻度水肿。

(李元元)

# 第十七章　眼外伤

## 第一节　眼外伤的常规检查与急救处理

### 一、常规检查

首先是检查生命体征,包括脉搏、体温、呼吸、血压,其次是检查全身各部分。眼部常规检查,应按程序逐步进行。

**【一般检查】**

1.视力、瞳孔、眼球运动　初步测试伤眼有无视力、光觉定位、大致的视野范围。

2.眼睑　注意眼睑的颜色是红、紫或黑,外形是否正常,有无肿胀、撕裂、下垂。有无气肿及捻发音,有无泪管断裂。

3.结膜　结膜受伤情况。

4.角膜　角膜擦伤、异物伤、浅层或深层裂伤、穿通伤、烧伤。

5.前房　注意前房的深度,房水混浊度。

6.虹膜　虹膜根部有无断离,虹膜嵌顿,虹膜震颤等。

7.瞳孔　瞳孔的形状、大小、直接及间接光反应和调节反射。

8.晶状体　晶状体前后囊及晶状体核情况,混浊区的大小、部位、形状、程度。

9.玻璃体及视网膜　眼底损伤部位,视网膜脉络膜出血点,眼内异物大小及位置。

10.眼压　眼球前段外形完整,但眼压很低,显示眼球后段可能有破裂伤,眼内容物脱出;眼压偏高显示眼球内或眶内可能有大出血。

11.眼球运动　眼球运动一般只适用于眼球没有破裂伤时,以防眼内容物被挤出,询问患者有无复视。

12.眼球位置及眼眶　眼球的位置,有无突出或下陷,有无偏位。眶缘是否光滑整齐、皮肤有无气肿及捻发音。

**【特殊检查】**

(一)X 线检查

采用最多,主要用于检查骨折、金属或其他不透 X 线的异物及其定位,眶骨感染等。

(二)CT 检查

CT 检查对确诊骨折,异物非常有用。

### (三)磁共振检查

磁共振成像术(MRI)是一种生物磁学成像技术,对非磁性异物可以清楚勾画出其大小和部位,是很好的检查手段。

### (四)超声诊断

1.B 型    ①金属异物回声较非金属异物为强。②有伴随现象,眼内异物常伴有玻璃体积血、视网膜脱离、白内障等。③眼内异物定位,在异物部位作十字形交叉扫描,即一幅横断面图及一幅纵切面图,即可确定异物深度、部位及大小。④可以用于探测眼球后壁有无破裂伤,有无眼后段内容物脱出至眼眶内。⑤对眶内异物,通常由于眶脂肪结构不均匀,极难确定。

2.超声生物显微镜    用于无眼球破裂伤的眼前段检查,可以了解角膜形状、晶状体位置、巩膜位置、睫状体有无撕裂和后退。

### (五)光学断层相干扫描(OCT)

利用相干光检测眼底后极部视网膜脉络膜损伤情况,主要用于屈光介质比较透明的后节受伤眼。可以反映出受伤视网膜有无水肿增厚,破裂深度,膜内及膜间出血,以及细微的膜性病变。

## 二、急诊及处理

### 【分类】

根据眼外伤的分类和处理

1.一级急症    患者到达急诊室后,必须分秒必争,立即进行抢救。

(1)角膜化学烧伤、热烧伤、军事毒剂伤。

(2)眼球穿通伤合并眼球内容物脱出。

2.二级急症    详询病史,进行必要的检查,制定治疗方案,应当在诊断明确之后立即给予手术和药物治疗。

(1)眼球穿通伤,但眼内容未脱出。

(2)眼部爆炸伤。

(3)睑撕裂伤。

(4)眼睑挫伤合并前房积血、晶状体脱位、玻璃体积血、视网膜震荡、脉络膜裂伤。

(5)眼部挤压伤。

(6)角膜异物。

(7)外伤性角膜溃疡合并绿脓杆菌感染。

(8)眶蜂窝织炎。

(9)眼内炎,全眼炎。

(10)交感性眼炎。

(11)急性辐射伤。

(12)颅脑或颌面外伤后出现的急剧视力下降。

3.三级急症    属一般性急症,可在做出诊断后适当处理或择期手术,如结膜下出血、眶内血肿、眼内异物伤、眶骨骨折、急性眼球突出、裂孔位于上方之视网膜脱离、原因不明之视力急剧下降。

## 【初期急救处理】

### （一）初期急救的目标

中止或减小对眼的持续性损伤;减小在等待专科正规治疗期间进一步损伤;为专科治疗准备较好的手术条件;为安全运送伤员提供方便;减小伤员的心理创伤。

### （二）处理原则

1.全身及局部应用抗生素预防感染。

2.有伤口者,注射破伤风抗毒素。

3.全身应用激素。

4.止痛剂、止血剂,包扎止血,不用难溶性颗粒性药物外敷伤口,以免影响手术清创,局部疼痛剧烈,可做局部阻滞麻醉。

5.降低高眼压,可给予甘露醇静脉滴注。

6.清创缝合。

### （三）眼睑、结膜伤的处理

较小的眼睑裂伤,水肿轻微,可一期缝合,明显水肿、淤血的眼睑伤口,泪小管断裂,如果同时伴有眼球穿通伤,应先缝合穿通伤,暂不缝眼睑,以免加重眼内容脱出。较小的结膜裂伤不需缝合。位于结膜的异物,可用棉签拭去或用针尖拨除。

### （四）穿孔伤和破裂伤的处理

3mm 以下的周边角膜伤口,无虹膜嵌顿,不需缝合。有虹膜嵌顿时,均需用 10-0 尼龙线缝合角膜,脱出的虹膜清洗后还纳回前房,不要轻易剪除。较大的眼内异物原则上尽早取出,但取出后要做精细的缝合,以免给二期手术带来困难。

### （五）眶内及眼内异物的处理

较小的眼内及眶内异物,原则上不在急救条件下手术取出,以免加重损伤。

### （六）化学伤的处理

化学伤的清洗原则:

1.使用中和性液体　先清除结膜囊内的化学物质颗粒,大量液体冲洗,至少30分钟,若无中和液体,可用生理盐水或清水代替;

2.药物治疗　结膜下注射中和性药物,滴用中和性药物,阿托品散瞳,局部滴抗生素眼液、糖皮质激素眼液。

### （七）烧伤的处理原则

立即去除热源物质,涂抗生素眼膏,包扎。

### （八）包扎

1.保护创伤不再污染;

2.保护已暴露的眼球,防止眼球及创面干燥;

3.所有眼球穿孔伤及破裂伤均应双眼包扎。

## 【眼外伤后的抗感染】

### （一）眼外伤后感染的影响因素

1.细菌　细菌可以来自眼睑、睫毛或结膜囊内原有附生菌,也可以随致伤物本身而进入伤道,是为原发性感染。

2.伤口处理不当　如伤口清创不当;止血不全;或单纯依赖抗生素,用药时间过长,细菌可出现耐药性。

3.患者体质　如糖尿病患者的全身抵抗力比正常人低,容易发生感染。患者情绪紧张,身体疲劳,营养不良及贫血等亦不可影响抵抗力。

**(二)抗生素的应用**

眼有穿通伤,但感染不明显时,可立即应用广谱抗生素作静脉滴注。

（陈　欢）

# 第二节　眼部创伤与钝挫伤

## 一、眼部创伤

眼球及其附属器因受外力或锐器如刀、剪、针、钢片、竹片等的损害,使其组织遭受破坏,统称眼的创伤。如眼球壁发生裂伤,使眼球内部与外界沟通,则称为穿孔伤。眼球穿孔伤是较为常见,且较为严重的创伤,不论其伤口大小如何,都有可能引起眼内感染,眼内异物存留和交感性眼炎,以致对双眼视力产生严重的威胁,必须积极抢救处理。

**(一)眼睑裂伤**

眼睑裂伤深度各异,深者要警惕眶骨或眼球创伤的可能。

【治疗】

眼睑伤口应予清创缝合,按下列原则处理。

1.与睑缘及眶缘平行的小伤口,如对合良好,一般不作缝合,只需保持清洁,防止感染,可自行愈合。较大较深的伤口,应分层对位缝合。

2.复杂的撕裂伤,创缘常不规则,需要耐心整理对合,不要轻易剪除皮肤碎片,应用小针细线5-"0"丝线缝合。以免粗大瘢痕影响眼睑活动。

3.上下睑缘和内外眦角的位置尽可能恢复正常,以免造成睑闭合不全及眼睑内翻和外翻畸形。

4.眼睑全层裂伤,包括睑缘裂伤,缝合的关键在于睑板对位良好,睑缘做劈裂错位缝合以免造成睑缘切迹和全层瘢痕。

**(二)结膜裂伤**

球结膜裂伤时应警惕巩膜的裂伤,对伤口应进行仔细检查,对伴有结膜出血水肿者尤应特别注意。

【治疗】

1.较小的结膜伤口,如无筋膜嵌顿或巩膜裂伤,无需缝合。用抗生素药水、药膏包扎可自愈。

2.较大的裂伤或伴有筋膜脱出时,需做缝合。

**(三)泪小管断裂**

内眦部眼睑裂伤,常可导致泪小管断裂(尤以下泪小管为常见)在修复眼睑裂伤时,应细心寻找泪小管两端断端,予以对合,插入探针或塑料管,直接缝合,并加以固定。若内眦韧带断离时,亦应予缝合,以免造成泪溢及内眦皮肤加宽的畸形状态。

### （四）角巩膜穿孔伤

【诊断】

1.有锐器外伤史,伤后有怕光、流泪、疼痛等刺激症状。

2.视力有不同程度减退。

3.角膜或巩膜上有穿孔伤口,小的伤口需裂隙灯检查;大的伤口常伴有眼内容脱出,包括葡萄膜、晶状体、玻璃体。

4.由于房水外流或眼内容脱出,故眼压减低。

5.角膜穿孔时前房变浅或消失,可伴有积血。巩膜穿孔时前房可加深。

6.角膜穿孔伤常致晶状体损伤,引起外伤性白内障。

7.瞳孔变形或偏位。

8.外伤性虹膜睫状体炎或葡萄膜炎:穿孔后由于虹膜睫状体受到刺激,前房可有轻度丁道征和少量KP,或玻璃体轻度混浊,有细小炎症细胞(灰白色颗粒)。

9.眼内感染(前房积脓和眼内容炎)任何穿孔伤都有可能把细菌带入眼内,引起感染。一般发生在受伤后1～7天之内,如伤后2～3天疼痛加重,结膜充血显著,角膜水肿混浊,前房明显混浊或积脓,虹膜后粘连,晶状体表面有絮状黄白色渗出物,玻璃体呈黄光反射,视力急剧下降至光感,为眼内容炎。如不积极治疗,感染可向眼外发展,越过巩膜,侵入眶内组织,引起球结膜水肿、眼睑水肿、眼球突出和运动障碍,称全眼球炎。

【治疗】

1.伤口小而整齐,无虹膜组织嵌顿或脱出时,可不需缝合,受伤眼结膜下注射抗生素,滴扩瞳剂,轻压包扎,减少眼球活动。

2.修补伤口,伤口大于3mm,起翘不平,或有组织脱出者应予缝合。先恢复或剪除脱出的虹膜,然后以"10-0"尼龙线缝合伤口,注意线结要埋入角膜内。

3.在伴有外伤性白内障情况下,一般先做伤口修补手术;10天后再行白内障手术;如前房内皮质脱落较多,则在伤口修补时应适当做前房冲洗。

4.巩膜伤口应与结膜伤口分层缝合,脱出的睫状体可用抗生素冲洗后推回眼内。较长的巩膜伤口,可边缝边暴露直至末端为止。离角膜缘8mm以后的巩膜伤口,缝合后应加电凝或冷凝,必要时作预防性巩膜外加压或环扎术,防止视网膜脱离。

5.术毕结膜囊内涂抗生素和激素眼膏,如妥布霉素地塞米松眼膏,目前不做结膜下庆大霉素注射。

6.使用1%阿托品药水或眼膏,尽量将瞳孔放大,防止虹膜后粘连。

7.术后常规用抗生素和激素静脉滴入2～3天。

8.有眼内感染时,按眼内容炎治疗:①眼内注射抗生素,如万古霉素0.8mg,头孢他啶(复达欣)2.25mg,丁胺卡那200μg,兑林霉素450μg,二性霉素5μg,妥布霉布0.45mg。②玻璃休切割。

9.在穿孔性外伤整个治疗过程中,以及后来的随访期间,都需要密切注意交感性眼炎发生的可能性。

## 二、眼部钝挫伤

眼球受到锐器打击产生的损伤称为眼钝挫伤。

【病因】

皮带、梭子、大的金属块、高压液体和气浪冲击、拳击、球类、弹弓、泥块、砖头等击伤眼球。

### （一）眼睑皮下淤血和气肿

【诊断】

1.轻者眼睑皮下青紫色,重者眼睑高度青紫、肿胀、睁眼困难。

2.眼眶内侧壁较薄弱,眼睑钝伤常导致筛窦纸板骨折,窦内气体进入眼睑皮下,常在用力擤鼻后发生,触之有捻发音。

3.X线片可见筛窦纸板骨折和皮下气体。

【治疗】

1.轻度皮下淤血,一般都可自行吸收,无需治疗。

2.眼睑血肿伴有气体时,禁忌擤鼻,必要时可用绷带加压包扎1～2天,并用抗生素预防感染。

### （二）结膜下出血

【诊断】

1.结膜下有色调均匀,边界清楚的红色斑。

2.出血多时,使球结膜呈紫红色隆起,一般1～2周后可自行消退。

【治疗】

1.少量出血无需特殊处理。

2.出血量多时先冷敷,1～2日后再作热敷。

### （三）角膜水肿和层间裂伤

【诊断】

1.轻者角膜上皮擦伤,荧光素染色阳性。

2.重者角膜基质水肿增厚,后弹力膜皱折,有些亦可为弥漫性混浊。

3.裂隙灯检查角膜伤口深达基质层,有些可表现为瓣状撕裂,伤口斜行,一边可掀起。

4.患者可怕光、流泪、疼痛、睫状充血及视力下降等症状。

【治疗】

1.上皮擦伤,局部用抗生素药水药膏包扎,或使用软性角膜接触镜。

2.角膜基质裂伤,伤口水肿,翘起,可加压包扎,直至伤口闭合为止,结膜下注射抗生素和激素,防止感染。

3.如有瓣状撕裂伤口,且较大,需作角膜缝合,加压包扎。

4.角膜基质水肿、混浊、后弹力膜皱折,可局部滴用和口服激素,促进水肿吸收消退。

### （四）虹膜睫状体挫伤

【诊断】

1.瞳孔异常

(1)轻度挫伤,瞳孔缩小由于括约肌受刺激所致,可伴有调节痉挛和暂时性假性近视。

(2)外伤性瞳孔扩大较常见,由于括约肌麻痹所致,可伴有调节麻痹,近视障碍。

(3)瞳孔变形由于瞳孔括约肌撕裂所致,可见瞳孔缘有锯齿状裂口。

2.虹膜根部断离　虹膜根部断离处呈一半月形裂孔,离断侧瞳孔呈扁平形称"D"形瞳孔。

3.挫伤性虹膜睫状体炎　轻者表现前房闪光和细小KP,重者可有渗出反应,并伴有眼压降低或升高。

4.挫伤性前房角后退和小梁损伤

(1)房角镜检查可见睫状体前部与巩膜内面分离,称睫状体脱离。

(2)睫状体的纵行肌和环形肌之间分离,称"睫状肌劈裂"(房角后退),使睫状体带增宽。睫状体宽度不一致,表面污秽,并有色素沉着。

（3）小梁内可见到色素堆积,小梁结构不清,膜样物遮盖。

（4）房角后退小梁受损可导致继发性青光眼。

**【治疗】**

1.虹膜根部离断较大者,出现双瞳孔、单眼复视时,可行虹膜根部断离修补术。

2.有挫伤性虹膜炎时可局部滴用和口服激素及吲哚美辛(消炎痛),能减轻前房反应。

3.由于房角受损引起眼压升高,先用药物保守治疗,如药物不能控制,视功能受损害时,考虑手术治疗。

### （五）前房出血

**【诊断】**

1.少量出血时房水清晰度减低,丁道尔阳性,虹膜面上和角膜内面可见有血丝,前房少量积血。

2.大量出血时,前房可充满新鲜血液,常发生在伤后 2～5 天,如有反复多次出血,称继发性出血。出血呈暗红色或黑色,眼内压升高,同时伴头疼、恶心、呕吐、精神不振、食欲减退等症状。

3.前房充满积血,继发青光眼时,如不及时治疗可发生角膜血染。

**【治疗】**

1.采取半卧位,双眼包扎,使血液沉积于前房下方,不致遮盖瞳孔,并防止眼球过多活动而继发出血。

2.适当使用止血药:酚磺乙胺(止血敏)、卡巴克络(安络血)、维生素 C、维生素 K 及中草药等。

3.瞳孔一般情况下不缩亦不扩。

4.前房出血,继发青光眼时先药物保守治疗,口服醋氮酰胺和甘油。局部滴 0.5％噻吗心安眼药水,高眼压可随血液吸收而逐渐好转。

5.如出血过多继发青光眼,经药物治疗 3～5 天后未见吸收者,应及时给予前房穿刺冲洗术。

### （六）眼球破裂伤

**【诊断】**

1.伤口较大,多发生在上方角巩膜缘和内外直肌附着处等巩膜薄弱部位。

2.晶状体、葡萄膜及玻璃体等眼内容物大量脱出,前房变深。

3.眼内大量出血,以致眼底检查看不见。

4.眼压低,眼球可变形塌陷。

5.视力急剧减退至光感或无光感。

6.由于球结膜弹性好,破口常隐蔽在球结膜下,表现为结膜下浓密的积血,由于眼内容大量脱出而呈暗红色隆起,该处常为巩膜伤口破裂处。为了明确诊断,应及时进行手术探查。

**【治疗】**

根据伤口探查情况,有视功能者应尽量修补缝合。如确实无法恢复视功能,眼球已变形者,应及时劝说将眼球摘除。

### （七）晶状体挫伤

**【诊断】**

1.晶状体混浊　这种晶状体混浊发生较迟,发展缓慢,轻者前、后囊出现散在点状或片状混浊,重者混浊继续增加,导致全混。

2.晶状体脱位(有两种类型)

（1）晶状体部分脱位:由于晶状体悬韧带部分断裂,使晶状体向侧方或上、下方移位,前房深浅不一致,虹膜震荡,常有玻璃体疝入前房,瞳孔领可见到晶状体赤道部。

(2)晶状体全脱位:①晶状体脱入前房,变成球形,呈油滴状,可堵塞瞳孔引起急性青光眼。②晶状体脱入玻璃体,前房变深,虹膜震荡,高度远视,晶状体沉于眼球下方,随体位改变而移动,有时可引起继发青光眼。

**【治疗】**

1.晶状体全部混浊时,应手术摘除晶状体,根据不同情况选择手术方式,囊外术、晶状体切割术或超声乳化术,视情况植入人工晶状体。

2.晶状体脱位,若无严重视力障碍,虹睫炎或继发性青光眼等并发症者可不治疗。反之,则应将脱位晶状体摘除,手术方式可用囊内圈套术,晶状体玻璃体切割术。

### (八)玻璃体混浊及积血

**【诊断】**

1.玻璃体混浊及积血    由于睫状体和视网膜脉络膜出血和炎性渗出物,进入玻璃体内,导致不同程度玻璃体混浊和积血。

(1)少量出血,视力模糊,眼底不清,裂隙灯检查可见漂浮的血细胞和混浊块。

(2)大量积血,眼底看不进,裂隙灯检查为一片红色或黄白色陈旧积血。

(3)大量积血迟迟不吸收,可导致增殖性视网膜病变和继发性视网膜脱离。

2.玻璃体脱离    最多为上及后脱离,患者主觉黑影飘动,眼底镜可见乳头前方有灰白色环飘动。

3.玻璃体疝    常见于晶状体脱位处,玻璃体疝入前房,疝入量多时可以堵塞瞳孔和房角,引起继发性青光眼,如长期与角膜内皮接触可引起大疱性角膜病变。

**【治疗】**

1.玻璃体积血和混浊可先采用药物治疗以促进吸收,如维生素C、安妥碘、透明质酸酶、尿激酶、平地木散等。

2.药物治疗期间如发生视网膜脱离;反复发生玻璃体出血;或出血虽好转,但出现睫状体脱离、牵引性视网膜裂孔,甚至有视网膜脱离危险性者必须及早行玻璃体切割手术治疗。若大量积血估计难以吸收,可在2周~1月内尽早行玻璃体切割手术治疗。

### (九)视神经、视网膜脉络膜挫伤

**【诊断】**

1.视网膜震荡伤

(1)以周边部和黄斑部最常见。

(2)视网膜出现境界不清的灰白色水肿混浊,血管变细。

(3)黄斑区早期水肿,后期可形成囊样变性和裂孔。

2.视网膜脉络膜出血

(1)视网膜血管破裂出血,多见为视网膜"浅层出血",位于视神经纤维层,沿血管走向,线状或片状出血斑,出血较多时可达视网膜与玻璃体之间,即"网膜前出血",境界清楚,有时有液平面,出血量过多时可进入玻璃体。

(2)脉络膜出血呈暗红色,大量出血时可潴于脉络膜和巩膜之间而致视网膜脉络膜隆起。挫伤的脉络膜血管扩张,通透性增加,导致水肿渗出,而形成脉络膜脱离。

(3)脉络膜裂伤,常发生在眼球后极部,乳头与黄斑之间或黄斑颞侧,呈灰白色月牙形斑,凹面朝向乳头。

3.视神经挫伤    外力传到视神经管,视神经管骨折,视神经鞘膜下积血,都可引起视神经挤压或缺血而使视力丧失。

(1)视力急剧下降,至光感或无光感。

(2)瞳孔散大,直接光反应消失,间接光反应存在。

(3)初期眼底正常,或有乳头水肿,晚期可出现视神经萎缩。

【治疗】

1.全身激素　口服或静脉滴入。

2.血管扩张剂　口服或静脉滴入。

3.维生素 $B_1$、维生素 $B_{12}$、ATP、甲钴铵等口服或肌注。

4.神经生长因子肌注　对早期视神经损伤恢复有帮助。

5.其他　若视神经管骨折,需结合全身情况,及时行视神经管开放减压术。

(李兵兵)

# 第三节　化学性眼损伤

## 一、化学腐蚀伤

【概述】

化学伤在工作和生活过程中时有发生,强烈的化学物质接触眼部后可产生严重的眼部烧伤。化学伤可由酸、碱或毒物引起。可以引起外伤的强酸包括硫酸、盐酸、硝酸和氟氢酸;碱包括氨水、氢氧化钠、氢氧化钾等。毒物包括很多非酸非碱,但对生物组织有破坏作用的化学物质。严重化学伤多见于从事高风险职业如化工等、收入低的一线工人。

【症状】

眼部化学伤后会出现剧烈的刺激症状,如疼痛、流泪和眼睑痉挛,视力减退。

【体征】

检查可见眼睑和结膜充血、水肿甚至坏死。损伤程度与化学物质的性质和浓度有关。一般酸性物质较碱性物质损伤轻,弱酸性化合物与眼球外部接触后再角膜和结膜上皮形成蛋白沉积,一定程度上可阻止化学物质进一步侵入眼内。酸烧伤后会在角膜表面残留灰白色上皮,遮盖其后的组织,清除此上皮后能暴露相对清亮的角膜基质,只要角膜缘干细胞没有破坏,上皮会恢复。碱烧伤时,氢氧根离子能快速侵入眼部组织,使细胞膜发生皂化反应,产生大面积细胞死亡和广泛的含黏多糖和胶原成分的角膜基质水解。表现为眼见皮肤严重烧伤,结膜严重水肿、缺血、坏死(血流淤滞或无血),巩膜、角膜缘缺血,严重的前房反应,角膜上皮缺损、水肿或融解。因角膜混浊,致前房看不清或完全不见,急性期眼压可降低、正常或升高。角膜缘缺血和角膜混浊程度与预后密切相关。

【治疗】

1.现场处理　应立即在受伤现场用水或盐水冲洗至少 30 分钟,并清除眼表面的固体异物。

2.急诊室　甚至在询问病史和进行眼部检查前,快速检测泪液的 pH 后,立即开始上述处理并要重复进行。初步判断如患者有可能危及生命的呼吸道或消化道损伤,应先行处理。

3.门诊　再用大量生理盐水冲洗至少 30 分钟,且每 30 分钟重复 2 次,直到 pH 测试为中性。表面麻醉下用棉签或镊子清除颗粒异物和坏死组织。频繁滴用无防腐剂的滴眼液(每小时1次)。用睫状肌麻痹剂每日3次。如不包眼,每2小时涂1次抗生素眼膏,加压包扎有助于上皮再生。眼压增高,局部或全身用药控制眼压。化学伤伴严重的炎症但无角膜穿孔之虑,伤后一周内局部可点皮质类固醇每1~2小时1次,第二周逐步减少,如需要应在上皮愈合后可再增加。局部用1%乙酰半胱氨酸滴眼液,每日4次有助于控制胶原酶的活性和角膜溶解。严重碱烧伤的患者,口服大量维生素C 1g每日3次,局部点10%的抗坏血酸盐每1~6小时1次有益。口服多西环素100mg每日2次可降低胶原酶活性。

4.如果有睑球粘连,在表面麻醉下每日用棉签或玻璃棒分离穹隆部。另外也可以用眼撑支撑穹隆部。

5.手术　如有进行性角膜融解或穿孔,可行组织胶、羊膜、角膜缘干细胞、板层或穿透角膜移植手术。

**【预后】**

根据损伤程度不同,预后有显著的差异,一般来说碱性物质易穿透组织引起严重的损伤,预后差,如果损伤程度轻则预后良好。

## 二、热灼伤

**【概述】**

热灼伤可轻可重,发生于任何年龄,小至烟头灼伤眼部,重至金属熔岩灼伤。常见的致伤物有烫发钳、香烟、火、热的液体、融化的金属等。

**【症状】**

疼痛、眼红、视力下降。

**【体征】**

眼睑皮肤灼伤,结膜充血水肿上皮缺损,角膜点状或独面积上皮缺损,灼伤的上皮呈白色。严重病例前房炎症反应角膜水肿混浊。角膜缘或巩膜缺血,角膜或巩膜穿孔同酸碱烧伤。

**【治疗】**

清除异物和坏死组织,局部抗生素眼膏预防感染病润滑眼表,睫状肌麻痹剂每日3次,大面积上皮缺损或不愈合考虑加压包扎,外侧睑裂缝合或羊膜移植。伤后1~2周为减轻炎症,预防睑球粘连局部可应用皮质类固醇,但有引起角膜融解的潜在危险。

**【预后】**

取决于手术程度,受伤物和持续的时间。如果为烟头,烫发钳等局部接触的致伤物预后一般良好。如果为融化的金属致伤角膜则预后很差。

(陈　欢)

# 第四节　物理性眼损伤

物理性眼损伤包括机械性,光损伤,热损伤,冲击波和电磁波损伤,放射线损伤等。因为以机械损伤最为多见,而且以眼球损伤最常见并影响视功能最严重,本节主要叙述机械性眼球伤。

机械性眼球外伤的术语、分类和部位划分:

目前,国际上已基本接受了1996年由美国"伯明翰眼外伤命名"(BETT)倡导的分类。

这个分类是以眼球作为参照组织,把球壁限定为角膜和巩膜。凡是球壁全厚完整性发生破坏划入开放眼球伤;球壁损伤未达全厚划归闭合眼球伤。

因为眼外伤的临床特征、预后和处理不仅与类型相关,而且与损伤的部位和范围相关,次年(1997)眼外伤分类小组又将"伯明翰眼外伤命名"的分类修订拓展为分类、伤后当时视力、相对的传入性瞳孔障碍和损伤分区4个变量作为机械眼外伤最初评价的描述指标。

1.开放眼球伤分类　　A.破裂伤;B.穿通伤;C.眼内异物伤;D.贯通伤;E.开放混合伤。

2.闭合眼损伤分类　　A:钝挫伤;B:板层裂伤;C:表层异物伤;D:闭合混合伤。

开放/闭合混合损伤是指损伤合并存在多个损伤机制,不过是以哪类损伤为主给出定义。比如一爆炸伤眼,既有表面异物,又有眼内异物,同时合并明显的由冲击波所致脉络膜破裂和视网膜震荡伤,这样的损伤应判定为开放混合伤。因为以眼内异物对伤眼的危害最大或为主。而眼内异物是分类在开放伤范围内的。

3.伤后当时视力分级　　1级:20/40(0.5);2级:20/50(0.4)～20/100(0.2);3级:10/100(0.1)～5/200(0.025);4级:4/200(0.02)～光感;5级:无光感。

注:视力检查采用 Snellen 视力表 6m 距离,或 Rosenbaum 近视力表(需要时需用矫正或孔镜),括号内是笔者标注的大约相当于标准视力表的视力。光感检查采用亮的光源(间接镜的光源)。

4.相对的传入性瞳孔障碍(RAPD)　　阳性:伤眼传入性瞳孔障碍存在;阴性:伤眼传入性瞳孔障碍不存在。

5.开放眼损伤分区　　Ⅰ区:局限于角膜(包括角巩缘);Ⅱ区:角巩缘至角巩缘后 5mm 巩膜;Ⅲ区:5mm以后的巩膜。

6.闭合损伤分区　　Ⅰ区:浅表损伤(限于球结膜、巩膜和角膜);Ⅱ区:前节损伤(包括角膜内部、晶状体后囊、睫状突但不包括扁平部的前节结构);Ⅲ区:后节损伤(晶状体后囊以后的所有眼内结构)。

(陈　欢)

# 第十八章　眼屈光不正

## 第一节　相关光学及屈光学基础

当前有三种研究与描述光学现象的学科,即:物理光学、几何光学以及量子光学。物理光学描述光的波动特性;几何光学则将光想象为直线,研究透镜及镜面的成像特性;量子光学研究光与物质的交互作用。

目前认为,光是一种具有电磁波本质的特殊物质,同时具有波、粒二象性。这一结论可以解释眼科屈光原理及眼科学领域内的一切屈光现象。人眼所能看到的电磁辐射范围仅是电磁波谱中的一小部分,其波长范围在 400~780nm,称之为可见光。波长为 780~10000nm 的电磁波称为红外线光;在 400nm 以下至 200nm 的电磁波称为紫外线光。在可见光中,因波长不同,人们会感觉到不同颜色的光。如:波长在 620~760nm 的光为红色光,490~570nm 的光为绿色光,450~490nm 的光为蓝色光。

### 一、物理光学

#### (一)光的本质

光的本质主要有两种学说:一种是牛顿(1642~1727 年,英国数学家、科学家、哲学家)提出的微粒学说,认为光是由光源所发射出的极轻的物质微粒。这一学说能够解释光的直线传播及光的反射等现象。另一种为惠更斯(1629~1695 年,荷兰物理学家、数学家及天文学家)提出的波动学说,认为光的能量依波动的方式由光源向四周传播。用这一理论可解释光的反射、折射以及光的干涉、衍射等现象。19 世纪,英国物理学家马克士威(1831~1879 年)提出了光的电磁波理论,认为光是一种波长很短的电磁波。20 世纪初,爱因斯坦(1879~1955 年,犹太裔美籍物理学家)又提出了光的量子学说,认为光不是波而是粒子流,并将这些微粒称为光子或光量子,是光的最小而不可分割的单位,每个光子具有一定的能量。光的量子说虽然可以解释某些光的现象,但却不能解释光的干涉及衍射等现象。1924 年,由法国物理学家德布罗意(1892~1987 年)首次提出了光的波动与粒子的二象性,认为光同时具有波动与粒子的特性。

#### (二)光的传播

1.光源　在自然界中,有些物体能自行发光,称之为光源(或发光体)。如:太阳、烛光等,电称之为原光源。每个小的发光体又包括许多发射体,能同时独立发光。还有一些物体其本身是不发光的,但能将原光源照射来的光向各方向反射出去而成为次光源,但这些物质的本质是不发光的,因而称为非发光体或黑体。当光源大小可以忽略其径线时就可以认为是一个点光源。

2.光的传播　由光源所发出的光是向各方向发射的,呈波浪式前进,所以称之为光波。将其中某一方向的光称为光束,而光束又是由无数的光线所组成的,是假想的几何线,其传播方向在各向同性的媒质(均匀介质)中,与光波的波阵面相垂直。即光线在均匀介质中是以直线传播的。

光束由无数光线集合而成,分为以下三种:

(1)平行光束:光束内的光线彼此相平行,它是由来自无限远的光源所形成的。在眼科学上,将5m以外光源所发出的光线即称为平行光。实际上,它是具有0.2D散开力量的散开光。所以,正视眼看4m处的远视力表要用0.2D的调节。

(2)发散光束:在光束传播过程中,光线间彼此逐渐散开。严格地说,一切发光体发出的光均为发散光束。眼科学上,将5m以内的一点所发之光称为散开光。

(3)集合光束:光束在传播过程中,光线间彼此逐渐会聚,最后在某一点上彼此相交。此种光束多为人工造成的,如:光经过凹面镜的反射或经凸透镜的折射而聚光,均可产生集合光束。

3.光速 光在真空中的传播速度是300000km/s。光的波动性决定着光是按周期性波动的,它具有一定的波长与一定的频率。光的传播速度(V)=频率(F)×波长(λ)。

光在不同介质中的传播速度不同:如在水中的光速为22.5万km/s,在玻璃中约为20万km/s。因此将在真空中运行的光速称为"绝对光速",而将在不同介质中运行的光速称为"相对光速"。在光密介质中光的传播速度慢,而在光疏介质中光的传播速度快,如空气光学密度为1,水为1.33,玻璃为1.53。光的传播速度与其所在介质的折射率(光密度)成反比。如光在两种不同的均匀介质中传播,则

$$V_1/V_2 = n_2/n_1$$

式中,V为速度,n为折射率。

### (三)光的度量单位

1.光通量 为光束的能量单位,由光源发出的光能,不断地向四周空间辐射出去,在单位时间内通过单位面积的光量称为光通量,单位为流明(1m)。

2.照度 为物体表面被照明的程度。表示物体在单位面积上所得到的光通量的流明值。单位为勒克斯(1ux,1x)即$1m/m^2$,与物体距光源的距离有关。1勒克斯表示1流明的光通量均匀分布于1平方米面积上。

视力表的照度应在300~500lx。

在工作面上的照度情况,直接影响着用眼的疲劳程度,光过强或过弱都可使眼睛感到疲劳,同时其均匀性及平稳性也是影响视疲劳的极其重要的因素。

3.亮度 亮度是指眼睛对物体表面反射光强弱的感觉,即单位面积上反射出来的光通量值。亮度的单位可为朗伯,即$11m/cm^2$,或每平方米烛光($cd/m^2$)。

适宜的阅读亮度为$10~100min/cm^2$。

在视野中某一局部,不适当地出现过高的亮度或先、后出现变化过大的亮度,引起视觉不适或降低观察物体的能力,此种照明状态称为眩光。物体亮度的对比度,是物体能见度的另一必要条件,对比度是指物体亮度与其相邻背景亮度的差异程度。差异越大,眼睛越易分辨。如视力表的设计。因此,在一定范围内,提高被视物照度,有利于提高能见度;但照度过高,反而引起眩光。

## 二、几何光学

几何光学是将光线作为几何线来研究光的特性(如:传播、反射、折射等)的学科。

### (一)光的反射

当一束平行光触及光滑物体表面时,光线则发生规律性反射,反射后的光线也相互平行,这种规律性

反射称为光的单向反射或镜面反射。但物体的光滑程度是相对的,一般物体的表面多粗糙不平,入射光线虽然为平行光线,但反射后的光线则向各个方向发散,此种现象为光的弥散反射或乱反射。人眼之所以能看清物体的全貌,主要是靠弥散反射光在眼内的成像。假如是全部单向反射的物体表面,不但看不清物体的外貌,还会引起某一方向上的眩光干扰现象。

1.光的反射定律　入射线(AO)、反射线(OB)和法线(NO)三者居同一平面;入射线与反射线分居法线两侧;入射角(i)等于反射角(γ)。

2.球面镜反射与成像　球面镜为分隔两不同介质的能反射光线的球面,球面镜的反射面为球面的一部分。球面镜分为两种:一种是凹球面镜,其反射面为球的内表面,另一种为凸球面镜,其反射面为球的外表面。在分析研究球面镜成像时,需要借助以下几个概念:

(1)顶点:镜面的中心点。

(2)弯曲中心:球面镜所属球面的圆心。

(3)弯曲半径:球面镜所属球面的半径。

(4)主轴:通过顶点及弯曲中心的直线。

(5)主焦点:平行光线被屈折后集合之点。

(6)焦距:由镜片光学中心到主焦点的距离。

(7)虚焦点:光线经过镜片后,如散开而不能聚焦于一点,则可将其向后延长而相交于一点,此点即为虚焦点。

(8)凹面镜的反射:平行光线(S)与凹面镜相遇,反射的光线集合在镜的前面成一焦点,此点为主焦点F。凹面镜的主轴(CO)位于由镜经过主焦点与弯曲中心(C)所作的直线上,O为凹面镜的顶点。此外,凡经过弯曲中心的任何直线都是副轴。

(9)凹面镜的成像:先作两条直线,一条由物体(AB)的一定点(A)连向凹面镜,此线必须与主轴平行,且由凹面镜的反射必须经过主焦点(F)。另一条线由物体的同一点(A)经过弯曲中心(O)作副轴,此副轴与反射光线交叉点,就是该物成像之处。假如二线不能相交,则可向镜后延长,相交点即该物成像(ab)之处。凹面镜成像与物体的位置有关,假如将一物放在比主焦点(F)距镜面近的地方,可成虚的放大的正像。假如将物体(AB)放在主焦点F与弯曲中心(O)之间,则形成实的放大的倒像(ab)。如果物体距主焦点近,则像略增大;如果距弯曲中心近,其像即变小;如果正在主焦点上,则不能成像。

(10)凸面镜的反射:当平行光线与凸面镜相遇时,反射光线均呈散开状,如果将反射光线向镜后延长,则集合于一点,即凸面镜的主焦点(F),此焦点为虚焦点。

(11)凸面镜的成像:其像均为虚的正像(ab),较原物体(AB)小,假如物体距镜面越近则像越大,越远则像越小。

### (二)光的折射

当光线遇到两种不同介质的界面时,除一部分光线被反射回原介质中,还有一部分光线则进入另一种介质中,这部分光线将发生一定程度的光行进方向的改变,这种光的偏折现象称为光的折射或屈光。

1.光的折射定律(Snell 定律)　入射线(AO)、法线(NN′)、折射线(OC)居同一平面;入射线与折射线居于法线两侧;入射角的正弦与折射角的正弦比为一常数:

$$\sin i/\sin \gamma = n_{21}$$

此表达式为光的折射率公式。其中 $n_{21}$ 为第二种介质对第一种介质的相对折射率,也表示光在不同介质中的速度比,即光在两种介质中的相对折射率与光在相应介质中的传播速度成反比。

2.绝对折射率　某种介质对真空的折射率称为该介质的绝对折射率。光在真空中不受任何阻碍,而通过空气时略受阻碍,光线由真空进入空气中时,其折射率(屈光指数)为 1.00029,此值与真空值相差甚微,因此在眼科学中,我们将空气与真空当作同一介质看待,眼屈光物质的折射率均指对空气而言的折射率,折射率较小的介质称为光疏质,而折射率较大的介质称为光密质。与眼屈光有关的屈光指数如下:

空气 1.00029　　　　晶状体 1.42

水 1.333　　　　　　玻璃体 1.3

角膜 1.337　　　　　玻璃 1.53~1.7

房水 1.333　　　　　合成树脂镜片 1.489

根据折射定律,光线被屈折的程度与透明物质的密度(屈光指数)以及光线投向透明物质的角度有关。即透明物质的屈光指数越大,光线被屈折的程度亦越大。投射光线与透明物质表面相接触的斜度越大,则光线被屈折的程度也越大。

3.相对折射率　如第一种介质的绝对折射率为 $n_1$,而第二种介质的绝对折射率为 $n_2$,光由第一介质进入第二介质的折射率为 $n_{21}$,即第二种介质对第一种介质的相对折射率为

$$n_{21}=n_2/n_1$$

例如:光线由水进入水晶时,其水晶对水的相对折射率为

$$n_{21}=n_2/n_1=1.55/1.33=1.17$$

当光线自光疏质射入光密质时折射线偏向法线(近法线);而由光密质射入光疏质时,折射线则远离法线。

光由一种介质进入另一种介质的折射率,不仅与这两种介质的性质有关,同时还与入射光的波长(光的颜色)有关。如水对红色光的折射率为 1.329,而对紫色光的折射率为 1.344。介质的折射率随光的颜色不同而有差异的这种现象,称为光的色散现象(色像差)。在屈光检查中的两色法或色像差试验就是利用这一原理而设计的。

(李克东)

# 第二节　光学系统的像差

光学系统本身存在着某种缺陷,导致实际成像与理想成像之间的差距,称为像差。

## 一、色像差

当一束混合光(白光)射向透镜的边缘,相当于射向一棱镜,经棱镜折射后,可使不同波长的光射出时呈分离状态,形成色散;因透镜边缘对波长较短的紫色光线的折射指数较大,因此对紫光的折射程度较强,其焦点距透镜最近;而红色光的波长较长,折射指数较小,其焦点距透镜较远,而其余颜色光的焦点则依次位于紫色光与红色光之间,这一现象称为色像差。

在临床上,无晶状体眼配戴高度凸透镜时,患者常诉戴镜后看物体都有彩色边,就是由于透镜的色像差所致。

## 二、球面像差

通过透镜周边的光线(远轴光线),因其入射角较大,其折射作用也较强,因此,经过透镜周边折射的光

线较近轴光线更接近于透镜形成焦点,这种现象称为透镜的球面像差。其中 $F_1$ 为近轴光线通过透镜后所形成的焦点,$F_2$ 为远轴光线通过透镜后所形成的焦点,$F_1$ 与 $F_2$ 之间的距离表明此透镜存在球面像差。

## 三、彗形像差

当入射光线不与主光轴平行,而是成一定角度时,则通过透镜边缘的光线与通过透镜中心的光线所成像的位置不同,因此在像平面上得到的不是清晰的像点,而是形成一系列交错叠加着的光斑,其形状好像带尾巴的彗星,其尖端亮度较大,这种像差即称为彗形像差。

## 四、斜光束散光——像散现象

当一束斜行光线射向透镜,并通过不含光心的透镜部分所发生的折射现象,其情形恰如 sturm 光锥一样,平行光线所成的像并不成焦于一点,而是形成两个互相垂直的焦线与程度不同、方向不一的许多椭圆形像,这样的像差称为像散现象。

## 五、像畸变(扭曲)

当通过一高度凸透镜看一方格形物体时,则方格的边缘成凹形内陷;而通过高度凹透镜时,则方格的四边成凸形向外隆起,这种现象称为透镜的像畸变。与其他像差不同,像畸变与焦点的锐利度无关,而是和像的形状有关。如果透镜的放大率在所有部分都相同的话,这个物的像才是真实的。但是光线愈近透镜的周边部则折射后的偏向愈明显。因此,放大率不是恒定的,从而产生像畸变。

(吴俊伟)

# 第三节　调节与集合

## 一、调节作用

当正视眼不用调节时,平行光线入眼后,成焦点在视网膜 R 上。假如物体在无限远之内,例如 A 点,则成像在联合焦点 A′,即在视网膜的后面,因此在视网膜上不能形成清晰的像。但假如眼的屈光力增加,则可成焦点在视网膜上,这种自动改变眼的屈光力,使近距离物体仍能在视网膜上成焦点的能力,称为眼的调节作用。调节作用只能将不同距离的光线,在不同的时间点分别成焦点在视网膜上,而不能把不同距离的光线在同一时间点成焦点在视网膜上。

## 二、调节作用的机制

关于调节作用形成的真正机制,至今仍有不同的学说,比较公认的学说为:
眼球在不用调节时,晶状体是由紧张的悬韧带所固定。悬韧带主要附着于睫状突上,注视近处的物体时,睫状肌收缩,睫状突形成的环缩小,悬韧带的张力松弛,晶状体变凸,因而屈光力加大。当晶状体变凸后,其前面的凸度增加较大,因此距角膜较近;而后面凸度稍增,后极部不离原位,总体积不变。

## 三、物理性调节与生理性调节

调节作用的发生必须依靠两个因素:一种是晶状体变凸,一种是睫状肌的收缩,只有两者同时作用,才能产生适当的调节作用。假如睫状肌的收缩力减少或消失,或晶状体因年老而硬化,均不能产生适当的调节作用。调节作用又分为物理性调节与生理性调节,前者表示在调节作用时因晶状体凸度的变化而产生的屈光力,是以屈光度为单位来表示其大小;而后者则表示在调节作用时所需要的睫状肌的肌张力,以肌度为单位,1肌度是指能产生1个屈光度调节力所需要的肌张力。

## 四、调节近点与调节远点

眼在不用调节时,能看清的最远点称为调节远点;能看清的最近点为调节近点,此时所产生的调节力最强。

## 五、调节范围与调节幅度

调节远点与调节近点之间的距离称为调节范围;在该范围内,眼可以利用不同程度的调节看清不同距离的物体。眼睛看远时的屈光度(静态屈光)与看近点所产生最大调节时的屈光度之差,即表示眼可以使用的全部调节力,称为调节幅度。

在 Donders 调节公式 A=P－R 中,P 为看近点时所用屈光度,R 为看远点时所用屈光度,A 为调节幅度。正视眼 R 为零,如果近点在 10cm,则 P 为 10D(距离以米为单位的倒数),A 亦为 10D。远视眼远点在眼后方,远点屈光度 R 为负值,因此调节幅度为近点屈光度与 R 绝对值之和。例如 2D 远视眼,其调节近点在 25cm,则调节幅度为 A=4＋2=6D。当眼注视远点与近点之间的某一点时,所需调节为 A=V－R,其中 V 为注视该点时的屈光度。

从年幼到年老,人眼逐渐失去其调节力,其原因为晶状体纤维硬化失去弹性、睫状肌力量减弱,或两者兼而有之。表 18-1 是年龄在 10～70 岁之间,以每 5 岁为一组,各组正常的调节近点与调节幅度。

表 18-1　不同年龄正视眼的屈光度调节表

| 年龄 | 近点(cm) | 调节幅度(D) |
| --- | --- | --- |
| 10 | 7.0 | 14.00 |
| 15 | 8.5 | 12.00 |
| 20 | 10.0 | 10.00 |
| 25 | 12.0 | 8.50 |
| 30 | 14.0 | 7.00 |
| 35 | 18.0 | 5.50 |
| 40 | 22.0 | 4.50 |
| 45 | 28.0 | 3.50 |

| 年龄 | 近点(cm) | 调节幅度(D) |
|---|---|---|
| 50 | 40.0 | 2.50 |
| 55 | 55.0 | 1.75 |
| 60 | 100.0 | 1.00 |
| 65 | 133.0 | 0.75 |
| 70 | 400.0 | 0.25 |
| 75 | ∞ | 0.00 |

非正视眼的屈光度虽然不同,但其调节幅度在相应的年龄段则基本相同。为了临床工作方便,可以重点记忆几个年龄段的数据,例如 10、20、30、40、50 及 60 岁各个年龄段的调节近点及调节幅度。

年龄是影响调节力的一个最主要的因素,Hofstentter 通过统计学的研究,得出以下公式:最大调节幅度＝25－0.4×年龄,平均调节幅度＝18.5－0.3×年龄,最小调节幅度＝15－0.25×年龄。

### (一)正视眼的调节

正视眼的远点位于无限远,其静态屈光为零,故无须调节即能看清远处物体。而当其注视位于近点处物体时,则需用全部调节力,故其调节幅度等于其近点屈光度,而其调节范围包括由近点至无限远的全部范围。

正常情况下两眼调节同时发生,且彼此相等,两眼调节的差别极少超过 0.12D。调节时眼的屈折力增强,因此主焦距缩短,视网膜像缩小。

### (二)远视眼的调节

由于远视眼的远点位于眼的后方,为虚焦点,因此其远点屈光度(远点距离的倒数)是负的。所以在 Douders 的调节公式 A＝P－R 中,R 是负值,相当于在数值上 A＝P＋R,即远视者看近时所用调节,总是大于正视或近视者。首先,为了看清远处物体,远视眼需利用调节以增加眼的屈折力,使之成为正视,此时所用调节即为远视屈光度。此外,为了使其眼适应其近点,也需另加所需调节。例如:2D 的远视者,近点在 10cm(0.1m),则首先需要用 2D、的调节以矫正其远视,另外再加上 10D(1/0.1)的调节以看清近点物体,因此其全部调节 A＝10＋2＝12D。在不戴眼镜矫正的情况下假如远视屈光度超过眼的全部调节力,则不能看清楚任何距离的物体。

### (三)近视眼的调节

近视患者如无其他眼病,则其平均调节力应与同年龄正视眼者相同,但其调节范围比较小,例如－10D 的近视眼,其远点距眼前仅 10cm,假如其近点在 5cm,则调节范围也是 5cm,即其清晰视力仅存在于 5～10cm 之间,而其调节力则为 20D－10D＝10D。如此小的调节区域在日常生活中几乎没有作用,但假如用适当的镜片矫正近视,其调节区域即与同年龄正视眼者无异。中度以上的近视眼,如不矫正,则在看近时通常无须任何调节,但不论近视程度如何,其所用调节总是比正视或远视眼为少。假如近视眼的远点恰好等于看近的距离,则一般感觉不到老视的发生。

## 六、调节异常

### (一)调节过强

多发生在儿童及青少年,由于睫状肌收缩力量过强,常导致"假性近视"。此外,在远视性屈光不正中,为了看清远、近目标,时常需用调节,假如远视度数较高,则可发生调节过强现象,其症状是:头痛、眼球压迫感、眉弓部疼痛,重者可有恶心、远视力下降等。

### (二)调节麻痹

一般是指睫状肌收缩作用麻痹(多在使用睫状肌麻痹剂后),常合并麻痹性瞳孔散大及其他动眼神经麻痹现象、眼球运动受限。其原因可为神经系统疾病所致,如第Ⅲ对脑神经麻痹,也可为药物性、中毒性、外伤性或先天性等。

### (三)调节不足

常见于近视性屈光不正,也可见于老年人,为睫状肌肌力不足所致,是老视的原因之一。此外,在青光眼、睫状体炎及全身衰弱时也可发生。

## 七、调节幅度的测定

眼的调节幅度可以用客观的或主观的方法测定,客观测定法即动态视网膜检影,主观测定法是检查者使用大于被检者调节幅度的调节刺激而使其自觉视标变模糊的一些方法。但不论用何种方法测定,其结果均难于达到精确的程度,有时甚至可有很大出入,这是由于影响测定的因素极多,其中重要的有照明、瞳孔大小、视标、对比度等。

调节幅度的临床测定通常采用主观的方法,有推进法和负镜法两种。无论哪种方法,测量非正视眼的调节幅度时,都要先戴镜充分矫正其静态屈光不正,将远点移至无限远后再进行。

### (一)推进法

利用测量近点的距离,再转换成屈光度,因为远点屈光度为零,所以近点距离的倒数就是被检查者的调节幅度。粗略的检查法是将阅读用字体或近视力表向被检查者移近,当字体开始变模糊时就是近点距离。更为准确的方法是在测量中使用特制的视标。DUANE 所设计的调节卡片使用方便,卡片上有一粗0.2mm、长 3mm 的线,卡片背景为白色,将卡片从被检者前约 50cm 的距离开始逐渐沿双眼中间向被检眼移近,速度约为 5cm/s,嘱患者双眼注视该线,当线开始变模糊时,即为近点。

例如:-4.00D 近视患者,在完全矫正其屈光不正后,移动 DUANE 所设计的调节卡片,其自述在距离镜框平面 8cm 处,直线变模糊,则其调节幅度=100÷8=12.5D。

当调节力过弱,如老视眼,不易测定近点时,为方便检查,可在矫正静态屈光不正后再在眼前加适当的正镜,再在此基础上进行调节幅度的检查,得出的数值再减去所事先增加的正镜,便是被检者的最终调节幅度。

### (二)负镜法

此方法主要适用于非老视者,尤其当推进法显示调节幅度减少时,使用负镜法进行确认。将调节视标放在被检眼前一定距离(通常是 40cm),逐渐增加负镜,从而使被检眼为了维持视标清晰,就必须增加眼的调节力,这样便可测量出调节幅度。

具体方法是被检查者通过综合验光仪注视视近卡上最佳矫正近视力上 1~2 行视标,对于大多数非老视者,选择 20/30 视标比较合适。遮盖其中一眼,在另一眼前依次增加负镜。每次加镜都需要给被检查者5~10 秒看清视标,加至被检者觉得视标初次变模糊为止。则所加的负镜度数绝对值再加上 2.50D(视近卡置于 40cm 处的调节需求)作为该眼调节幅度的量。然后遮盖另一眼,重复以上检查,测量出另外一眼的调节幅度。

例如:+3.00D 远视眼,在完全矫正其屈光不正后,令其注视视标,并在眼前逐渐增加负镜。当增加了

4.00D 的负镜后,患者觉得视标没有开始那么清晰了,则该眼的调节幅度为 4.00D＋2.50D＝6.50D。

# 八、集合作用

当要看清近处物体时,眼不但要调节,而且两眼球也必须同时转向被注视物体,这样才能使两眼物像落在视网膜黄斑中心凹,经过视中枢合二为一,形成双眼单视,这种运动称为集合。在一定范围内,物体距离越近,眼球内转的程度也越大。

## (一)集合的远点和近点
眼球的内转,是内直肌收缩的结果。当注视远物时,无须集合作用,因此当集合作用完全静止时,物体所在之点称为集合远点。当集合作用达到一定程度,物体再离近时即发生复视,此时物体所在之处,则为集合近点。

## (二)集合范围与集合广度
集合远点与集合近点间的距离称为集合范围。集合远点与集合近点所产生的眼球内转程度的差异,称为集合广度。

## (三)集合角
当两眼同时注视位于中线上的一个物体时,眼的视轴与中线成一角度,称为集合角。集合角的单位为米角,即当两眼注视中线上 1m 远时的集合角等于 1 米角,而每只眼的集合量则为总量的一半。在数值上,为位于双眼中点平面与双眼旋转中心连线中央的距离的倒数。例如视轴在 50cm 处与中线相遇,就是 2 米角;在 25cm 处相遇就是 4 米角。米角的大小因两眼瞳孔距离的大小而有所不同,瞳距越大,使用的集合就越多,其集合角也就相对较大。

# 九、调节与集合的关系

正常眼看 1m 处物体,其调节力为 1D,其集合为 1 米角;当视线移近注视 33cm 处的物体时,其调节力为 3D,集合角为 3 米角,由此可见调节作用与集合作用是有密切关系的,是协调的。但有时候这两种作用也可不协调,甚至出现有调节无集合或有集合无调节的状态。例如:当注视一固定距离的物体时,在眼前加低度的凹球镜片或凸球镜片,借助调节作用的增减,仍可以看清所注视的物体,此时便是集合作用固定而调节作用发生增减变化。又比如在眼前加三棱镜,也仍然能够看清所注视的物体,即是调节作用固定而集合作用发生增减变化。在老视眼中,调节作用逐渐消失,但集合作用仍可保持不变;在眼内直肌麻痹时,集合作用丧失而调节作用可以独立存在。

在屈光不正患者中,两者不协调的情形也很显著。例如一正视眼者,在注视 33cm 处物体时,需用 3D 的调节力和 3 米角的集合;但是一个具有 2D 远视的患者,在注视 33cm 处物体时,则需要 5D 的调节力和 3 米角的集合,其调节作用强于集合作用;而一个具有－2D 近视的患者则仅需 1D 的调节力和 3 米角的集合,其调节作用弱于集合作用。以上在屈光不正中调节与集合不协调的情形,有一定的适应限度,超过此限度,患者即发生不适,甚至发生内斜视或外斜视。

远视眼因调节作用强于集合作用而容易发生内斜视。假如一只眼的远视程度比另一只眼更为严重,其集合与调节作用更不容易协调。例如:远视眼者右眼为＋3D,左眼为＋4D,假如两眼用 6D 注视 33cm 处物体,那么左眼必然会比右眼多用 1D 的调节,才能使视网膜成像与右眼同样清晰。多用调节的结果,造成内直肌过度兴奋,因此左眼即向内斜,久而久之便形成内斜视。临床上常见内斜视眼的屈光度大于对侧眼。

相反,近视眼因调节作用弱于集合作用而容易发生外斜视。例如:一患者双眼为近视-8D,在注视眼前12cm处物体时,需用8米角的集合,但无须任何调节。此时,内直肌必须使用很强的力量,假如持续时间太久会产牛眼疼症状,结果导致集合松弛,一只眼保持注视,而另一只眼向外转。假如一只眼的近视程度远大于对侧眼,则更容易出现外斜视。

## 十、相对调节与相对集合

### (一)相对调节

在固定的集合作用下所能运用的调节作用,称为相对调节。超过集合作用的部分,称为正相对调节;低于集合作用的部分称为负相对调节。例如:正视眼者注视33cm处物体时,所需调节力为3D、集合作用为3米角。此时在双眼前同时加凹球镜片直至不能看清目标为止,假如所用镜片为-3D,即表示所运用的调节作用由3D增加至6D,额外使用3D的调节力。去掉凹球镜片后改用凸球镜片试验,直至增加到+2D时视力开始模糊,即表示其调节作用松弛2D,由3D变为1D。在此例中,双眼的注视点一直没有改变位置,即集合量没有改变,始终为3米角,理论上在33cm处使用的调节应为3.00D,但实际上其能在1.00D至6.00D的范围内保持物像清晰。则其相对性调节的幅度范围为5.00D(即6.00D-1.00D),其中-3.00D为正相对性调节,+2.00D为负相对性调节。由此可见,物体愈近眼球,正相对性调节愈小,负相对性调节愈大。

检查相对调节正负两部分的目的,主要在于尽量保持多余的正相对调节,以使患者在看近时无不适感,最低限度也应使正负相对调节大致相等,因为只有尽量保持多余的正相对调节,才不会使调节作用完全丧失。假如正相对调节作用过低,则表示看近时睫状肌几乎使用了全部肌力,此时如果患者看近处过久,必然出现视疲劳症状。因此,必须保留三分之一的调节,才能在阅读时感觉舒适而能持久。

### (二)相对集合

在固定的调节作用下,也可使集合单独改变,可以超过或可以放松的集合力称为相对集合。当双眼注视一近处目标时,有一定程度的调节与集合。倘若在眼前放置三棱镜仍能使被检查者注视原目标,即可改变眼的集合。假如用一片三棱镜底向外置于眼前,由于光线向三棱镜的底屈折,被检查者必须多用集合。当使用最高度底向外的三棱镜仍不发生复视时,即为正相对集合,它说明被检查眼在调节固定时所能再增加的一部分集合作用。然后再将三棱镜底向内放置眼前,由于光线向底屈折,被检查者为注视目标必须放松集合。当使用最高度底向内的三棱镜仍不发生复视时,即为负相对集合,它说明被检眼在调节固定时所能放松的一部分集合作用。

检查相对集合的目的,是观察多余正相对集合的程度,尤其是对需要长时间近距离工作者,需尽量保持多余的正相对集合。必要时,应当在近距离工作中于眼前加上适度的三棱镜,以协助集合作用,否则在多用正相对集合的情况下,近距离工作时间稍长,则会感觉视疲劳。

## 十一、老视

### (一)老视的发生

随着年龄的增长,晶状体逐渐硬化、弹性降低,此外睫状肌的收缩力量也因年长而变弱,以上因素均使调节作用减退,造成看近困难,这种状况称为老视,俗称"老花眼"。因原来的屈光状态不同,出现老视症状的年龄也不同：正视眼者一般从 40～45 岁开始；远视者出现较早；而近视者老视症状出现较晚或不出现。例如：一位 4D 远视患者，看近时应再加 3D 的调节，共 7D，相当于 30 岁的调节幅度，因此该患者在 30 岁时即可出现老视症状。又如−3D 未矫正的近视患者，其远点就在 33cm 处，因此看 33cm 处的物体时，无须调节即能看清。

### （二）老视的症状

早期患者感觉看近不清楚，必须将物体向远处移动才能看清。往后即使放在稍远处也看不清，需戴凸透镜才能看清。

### （三）老视的治疗

1.非手术治疗　是目前主要的治疗方法，即给予凸透镜，但在给镜前需了解双眼的屈光状态，正视眼给镜度数与年龄的关系大致如下：40～45 岁为+1.00～+2.00D；50～60 岁为+2.25～+3.50D；60 岁以上+4D 左右。此外还应了解患者平时近处工作的距离及调节幅度等，以便给予合适的镜片。该镜片不仅要补足其减退的调节功能，还需有剩余调节，一般情况下，老视眼应保留 1/3 调节，这样可减轻视疲劳，使近距离工作更加持久。老视眼镜可单独在看近时配戴，也可配双焦点（双光）眼镜或渐变焦眼镜，此外也可配单焦点或双焦点角膜接触镜。

2.手术治疗　目前多数尚处于临床验证阶段，又分为非调节性手术与调节性手术两大类。非调节性手术包括单眼视设计，比如主要用于看近眼在屈光手术矫正时保留−0.50D 至−1.50D 的近视，而对侧眼（通常为主眼）则完全矫正。此外，非调节性手术还包括传导性角膜成形术（CK）、双焦点人工晶状体植入以及多焦点准分子激光角膜消融技术等。而调节性手术主要为巩膜扩张手术以及可调节性人工晶状体植入术。

（吴俊伟）

# 第四节　眼屈光不正

## 一、眼球屈光系统

眼球屈光系统由角膜、房水、晶状体及玻璃体 4 种屈光媒质组成，正常眼球总的屈折力约为 58.64D。

## 二、眼球发育与眼屈光的关系

出生时眼球轴长为 17～18mm，均为远视眼。3 岁时眼球即可发育至 23mm，3～14 岁发育增长约 1mm，达到正常眼球长度 24mm。这时由眼外某一目标发出的光线，经过屈折（非调节状态下），成像在视网膜上。视觉细胞因受光线刺激产生兴奋，然后通过视路传到大脑枕叶视觉中枢，通过分析、综合，才能辨明物体的大小、形状、位置、明暗及颜色等。

## 三、眼的屈光状态

分为正视眼与非正视眼，后者又分为近视、远视及散光。

## （一）正视眼

眼球在调节完全松弛的状态下,来自5m以外的平行光线,经过眼的屈光系统屈折后,恰好在视网膜黄斑部成像,为正视眼。正视眼的屈光与眼轴长完全适应:当眼调节静止时,由眼外某一点发出的光线恰好在视网膜成焦点,眼外的这一点即为该眼的远点,眼的远点与视网膜上的焦点永远互为共轭焦点或称联合焦点。

## （二）非正视眼（屈光不正）

当眼球在调节松弛状态下,来自5m以外的平行光线,经过眼的屈光系统屈折后,不能在视网膜上清晰成像者称为屈光不正。即眼球的屈光与眼轴长不能完全适应。

屈光不正分为近视、远视和散光三大类:

1.远视　当调节静止时,平行光线入眼后,成焦点在视网膜之后。

2.近视　当调节静止时,平行光线入眼后,成焦点在视网膜之前。

3.散光　当调节静止时,平行光线入眼后,不能在视网膜上成焦点而是形成焦线。

# 四、屈光不正的原因

1.各屈光媒质弯曲度的异常　角膜或晶状体的弯曲度小于正常为远视倾向,大于正常为近视倾向;角膜或晶状体弯曲度不规则可产生散光。

2.眼轴的异常　正常眼球轴长平均为24mm,大于24mm者为近视倾向,小于24mm者为远视倾向。

3.屈光指数的异常　房水或晶状体的屈光指数降低或玻璃体屈光指数增高为远视倾向;房水或晶状体屈光指数增高或玻璃体屈光指数降低则为近视倾向。

4.屈光媒质位置的异常　晶状体向前移位为近视倾向;向后移位则为远视倾向。当晶状体倾斜或部分脱位时可产生散光。此外,视网膜发生倾斜,如高度近视的后巩膜葡萄肿,当其顶端不在黄斑中央凹时则发生散光。

5.屈光系统中某种屈光媒质缺如,如无晶状体眼可形成高度远视倾向。

# 五、远视眼

## （一）远视眼的定义

远视眼是指在调节松弛状态下,平行光线经眼的屈光系统屈折后,所形成的焦点在视网膜之后,在视网膜上形成一个弥散环,不能形成清晰的物像。

## （二）远视眼的屈光

远视眼欲想在视网膜上获得清晰的像有两种方法,一种是动用眼的调节,由于晶状体变凸,增强其屈折能力,使入眼的光线具有一定的集合性。至于光线集合的程度,则要看光线是否来自眼后的某一点,该点即为远视眼的远点。因为远点与视网膜中央凹总是互为共轭焦点,所以只有位于远点上的物体才能通过调节在视网膜上形成清晰的像。另一种方法为使用凸透镜,假如该镜片的主焦点与远视眼的远点互为共轭焦点,则可以在视网膜上形成清晰的像。

## （三）远视眼的原因及分类

1.轴性远视　眼球前后径较短产生远视。比如:新生儿的眼球几乎都是远视眼,高度远视眼的眼球外形通常比正视眼或近视眼小。

2.弯曲性远视或称曲率性远视　眼球任何屈光面的弯曲度变小均可形成远视眼,最常见为角膜弯曲度较小所致。

3.屈光指数性远视　眼内各屈光媒质的屈光指数降低均可引起,但不多见。

4.眼内某个屈光媒质缺如　比如:无晶状体眼,一般都是高度远视眼。

远视眼还可根据其程度分为轻度远视(+3.00D 以下)、中度远视(+3.00~+5.00D)及高度远视(+5.00D 以上)。

### (四)远视眼与调节的关系

根据调节作用的有无及大小,将远视分为以下几种类型:

1.总合远视　使用睫状肌麻痹剂,调节作用完全消失后所显示的全部远视屈光度。

2.绝对远视　调节作用所不能克服的远视。

3.能性远视　能用调节作用克服的远视。

4.显性远视　能性远视与绝对远视之和。

5.隐性远视　为总合远视与显性远视之差。

### (五)远视眼的症状

1.视力　远、近视力的好坏与屈光度高低及调节强弱有关。轻度远视由于自身的调节,一般远、近视力均好。中度远视的远、近视力均不好,但假如是儿童、青少年,其调节力很强,视力也可增加,但易出现调节痉挛及视疲劳现象,中年人由于调节力逐渐减退,近视力更差些,可出现老视提前现象。高度远视者,其远、近视力更差,靠自身调节难以克服,必须戴镜。未经矫正的中、高度远视患者,为了看清楚,常将所看的物体放在眼前较近处,这样视网膜上的成像会因为加大而显得清晰些,所以常误认为是近视而就诊。

2.视疲劳　是远视眼最主要的症状。轻度远视,由于调节力不强,一般无明显症状,长时间看近时可有轻度视疲劳;中、高度远视在未矫正前,调节力过强,视疲劳明显,患者用眼时间稍久则出现视力模糊、字迹串行、眼球酸胀,以及不同程度的头痛,严重者尚可引起恶心、呕吐等。假如患者闭目休息一段时间或在进行户外活动、戴凸透镜后,症状可减轻或消失,则这种视疲劳为调节性视疲劳。

3.眼位　中、高度远视眼,一般调节过强,相应的集合亦过强,易发生内隐斜或内斜视,斜视多发生在远视度数较高的眼,且常有弱视发生。

4.其他　中、高度远视眼,眼轴较短,可伴有小角膜及浅前房,其晶状体一般无显著改变;眼底改变明显,视盘较正常小,边缘不清、色稍红,呈假性视乳头炎状。此外,常伴有结膜炎、睑腺炎或睑缘炎。由于远视眼解剖上的特点,可发生闭角型青光眼。

### (六)远视眼的诊断及鉴别诊断

根据检查远、近视力、睫状肌麻痹下的验光检查等可作出诊断。

1.与正视眼的鉴别　轻度或中度远视,常可通过调节自行矫正,远、近视力均可正常,表现与正视眼无异,这种远视可称为"假性正视"。为了鉴别,除用睫状肌麻痹下散瞳检影外,还可使用一简单易行的方法,即在眼前放置一片(+0.5D)凸透镜,如加镜后视力减退,则为正视,如加镜后视力不变或上升,则为远视。

2.与近视眼的鉴别　儿童及青少年远视眼,常用自身调节看清目标,当调节痉挛时,则形成假性近视,使远视力减退,从而误戴凹透镜,如此又加重调节痉挛,出现更明显的调节性视疲劳。而高度远视患者,未矫正前为了获得清晰视力,往往将物体移近,睑裂缩小,以便使视网膜像放大些,外观上很像近视眼,为了鉴别诊断,可采用睫状肌麻痹下散瞳验光。

3.与老视眼鉴别　远视与老视,虽然均采用凸透镜矫正,但其发生原因并不相同。前者为屈光不正,后者为老年人晶状体弹性降低、调节能力减退所致。远视眼戴凸透镜可放松调节,增进远、近视力,而老视眼戴凸透镜则只能看近,不能看远。

#### (七)远视眼的治疗

主要为镜片矫正,部分患者可用药物及手术治疗。

1.镜片矫正　原则上远视度数应当给足。儿童、青少年均应在麻痹睫状肌后检影验光(一般使用阿托品),低度远视,如无任何症状可不戴镜,随着眼球发育可成为正视。假如有症状,尤其伴有斜视时则必须配镜。对于成年人的中、高度远视患者,初次配镜时一般不易接受,可适当降低度数,逐步给予矫正,通常所降低的度数不应超过原度数的1/3。为了避免高度远视镜片成像放大的作用,对于单眼高度远视或无晶状体眼,最好选配角膜接触镜或植入人工晶状体。

2.药物治疗　因调节痉挛所产生的假性近视,可滴1%阿托品眼液,每天晚上一次,以消除调节紧张。

3.手术治疗　对于高度远视眼,尤其是无晶状体眼,以往曾成功施行表面角膜镜片术,但其预测性较差,目前已被植入人工晶状体(有晶状体眼人工晶状体、无晶状体眼人工晶状体)所替代。

对于经过严格筛选的某些低度远视眼,可采用激光角膜热成形术(LTK)、传导性角膜成形术(CK)及准分子激光角膜屈光手术(PRK、LASIK、LASEK 及 Epi-LASIK)。

## 六、近视眼

#### (一)近视眼的定义

眼在调节放松状态下,平行光线经眼的屈光系统屈折后聚焦在视网膜之前,称为近视眼。

#### (二)近视眼的屈光

近视眼欲想在视网膜上获得清晰的像有两种方法。一种是使入眼前的平行光线变成散开光线,即将被看物体移向眼前的某一点,假如这一点正好与视网膜像互为共轭焦点,则眼前的这一点为近视眼的远点,从此点发出的光线,必将在视网膜上成一清晰的像。另一种方法为使用凹透镜,镜片的力量是使平行光线变为散开光线,其散开的程度正如由该近视眼远点所发出者,因此可以在视网膜上形成一清晰的像。

#### (三)近视眼的原因

主要为先天遗传因素及后天环境因素两大类。

1.遗传因素　近年来一些学者通过有近视的双生子进行遗传与近视眼的研究,取得成果。1979年有学者对高度近视的遗传规律进行探讨,发现双亲均为高度近视者,其子代均为高度近视;双亲一方为高度近视,另一方为正视者,其子代患高度近视者占57.5%;双亲均无高度近视,其子代患高度近视占22.2%。因此,作者认为我国高度近视的遗传,基本上是一种常染色体隐性遗传。1980年,有学者又对90对年龄在7～19岁之间有近视的双生子,进行遗传与近视眼的研究。结果表明,同卵双生子之间近视一致率为81.6%;异卵双生子之间的近视一致率为57.6%,两者之间有显著性差异。同时还发现同卵同对之间相关系数为0.72,异卵同对之间的相关系数为0.26,两者有显著性差异。从近视一致率之间显著的差别,说明近视眼与遗传密切相关。但同卵同对之间的差值大于零,相关系数又小于1.0,说明环境因素亦在起作用,因此提出一般近视眼属于多因子遗传。

此外,不同种族的近视眼发生率有很大差异,黄种人发生率最高,白种人次之,黑种人最低。即使在同一环境条件下,不同种族的近视眼发生率仍有明显差异,表明遗传因素是种族差异的主要原因。

2.环境因素　当眼球发育成熟后,假如没有先天遗传因素,则环境的改变对近视的发生发展有很大影响。比如青少年从入学起,直到升入大学,近视发病率呈直线上升。此外,城市学生比县镇的发病率显著增高。以上可称为“学校性近视”,一般不超过-6.00D,多在青春期后停止发展。青少年由于调节力很强,假如近距离用眼时间太久,可引起远视力减退,称为"假性近视"或"功能性近视",经过休息或用睫状肌麻痹剂后,视力可部分或全部恢复。

### (四)近视眼的类型

**1.按照屈光特性分类**

(1)轴性近视:因眼球前后径过长所致。

(2)弯曲性近视或称曲率性近视:角膜或晶状体表面弯曲度过陡所致。

(3)屈光指数性近视:因眼内屈光媒质指数过高所致。

(4)位置性近视:因眼球内某屈光媒质位置前移(如晶状体向前脱位),可引起近视。

**2.按照近视的程度分类**

(1)低度近视或轻度近视,$-3D$ 以下。

(2)中度近视,$-3\sim-6D$。

(3)高度近视,$-6D$ 以上。

**3.按照病程进展及有无病理变化分类**

(1)单纯性近视:多为学校性近视,发展缓慢,20 岁以后基本稳定,屈光度多在 $-6D$ 以下,多数眼部没有病理改变,用适当镜片即可将视力矫正至正常。

(2)变性性近视:又称为病理性近视、先天性近视、高度近视、进行性近视、恶性近视等,通常有遗传因素,病程多为进行性。随着眼球逐渐加长,近视屈光度持续增高,一般在 $-6D$ 以上,其眼球的病理变化也逐渐加重。$-10D$ 以下,眼球变性不明显者,可用镜片矫正至正常视力;$-10D$ 以上,眼球变性明显者,用普通眼镜或角膜接触镜视力均不易矫正至正常,假如有并发症,有可能成为低视力,严重者可致盲。

**4.按照调节作用参与的多少分类**

(1)假性近视:多见于儿童或青少年,患者远视力低于正常,近视力正常。假如在小瞳下验光,常能接受负球镜片使远视力提高,但不能使调节放松,视疲劳症状依然存在甚至加重。假如用强睫状肌麻痹剂(如 1％阿托品)散瞳,则远视力通常可恢复正常,检影验光为正视或轻度远视。

(2)真性近视:患者远视力差,近视力正常。用睫状肌麻痹剂散瞳验光时,其散瞳后的远视力变化不大,用负镜片可矫正远视力。这种近视不是因为调节过强所致,而是因为其他屈光因素所引起。小瞳孔下验光与散瞳验光的结果差别不大。

(3)混合性近视:患者远视力差而近视力正常,用睫状肌麻痹剂散瞳验光时,其散瞳后的远视力有所提高,但不能达到正常。散瞳后视力提高这部分为调节过强所致,即假性近视,余下视力差这部分为真性近视,须用负镜片矫正。因此,小瞳验光与散瞳验光的结果不同,前者所需镜片屈光度大于后者。

### (五)近视眼的临床表现

**1.远视力下降,近视力正常。**

**2.视疲劳**  不如远视眼明显,但在低度近视较常见,它不是因调节强引起,而是因为调节与集合不协调所致。高度近视由于所观看的目标很近,集合作用无能为力,多采用单眼注视,反而很少引起视疲劳。

**3.眼位异常**  因近视眼多为调节不足,其集合作用相应减弱,易发生外隐斜或外斜视,斜视多出现在近视度数较高的一眼。

**4.眼球改变**  低度、中度近视眼,其眼球一般无变性改变。而高度近视,多属于轴性近视,其伸长主要限于眼球后极部。可有轻度眼球突出,前房稍加深。玻璃体及眼底的变性改变较为显著。

(1)豹纹状眼底:由于眼球加长,视网膜血管离开视盘后即变细变直,同时脉络膜毛细血管亦伸长,从而影响了视网膜色素上皮的营养,使浅层色素消失,脉络膜血管外露形成豹纹状眼底。

(2)弧形斑:视盘周围的脉络膜在巩膜伸张力量的牵引下,多从视盘颞侧脱开,使其后面的巩膜暴露,形成白色弧形斑。假如眼球后极部继续伸长,则脉络膜可从视盘四周脱开,形成环形的弧形斑,有时亦可形成鼻侧、上方、下方各种不同类型的弧形斑,斑内可见不规则的色素以及硬化的脉络膜血管。

(3)漆裂纹样病变:眼底可见不规则的黄白色条纹,如同旧漆器上的裂纹,为玻璃膜出现网状或枝状裂隙,亦称玻璃膜裂纹。主要见于眼球后极部及黄斑区,有的与弧形斑相连,可引起视物变形及相对旁中心暗点,并可诱发视网膜下血管新生及黄斑出血,是视力进一步受损的先兆。

(4)黄斑部病变:可发生形状不规则的萎缩斑,脉络膜新生血管可反复发生出血,时间久了可形成黑色圆形稍隆起的斑块,称为 Fuchs 斑。亦可发生黄斑破孔。

(5)巩膜后葡萄肿:由于眼球自赤道部向后过度延伸,后极部巩膜明显变薄,发生局限性扩张,在眼压的作用下,巩膜膨出,而形成大小不等的后巩膜葡萄肿,其发生与屈光度的高低及眼轴的长短明显相关。

(6)周边视网膜及脉络膜病变:主要表现为弥漫性脉络膜退行性病灶、带状脉络膜退行性病灶及视网膜囊样变性。其发生率与年龄无关,与屈光度显著相关。病变分布以颞侧居多。主要表现为格子状变性、霜样变性、牵引灶、囊样变性及裂孔等。

(7)玻璃体变性:发生玻璃体液化、后脱离及各种形状的混浊。

### (六)近视眼的并发症

1.白内障　晶状体浑浊可为后极型,亦可呈核性。色棕黄,病程进展较慢。核性混浊者,因晶状体屈光力增加,可使近视程度一时性加深。除白内障外,近视眼亦有可能引发晶状体脱位。

2.青光眼　在近视患者中,开角型青光眼患病率为正常人的 6~8 倍。正常眼压性青光眼及可疑青光眼的比例也明显高于其他人群。由于高度近视眼的巩膜壁较薄,采用 Schiotz 眼压计方法测定的眼压多数偏低,早期容易漏诊。

3.视网膜脱离　近视眼人群中的发生率为其他人群的 8~10 倍,多见于中、高度近视眼($-5\sim-8D$)。由于变性的玻璃体与有退行性变或囊样变性的视网膜粘连,在玻璃体长期不断牵引下,包括外力作用下,一些部位的变性视网膜被拉出裂孔或撕裂。液化的玻璃体可从此裂口处流入视网膜下,从而使视网膜隆起而脱离。早期由于变性玻璃体对视网膜的牵引,可引起一些刺激征象,如闪光感等。

### (七)近视眼的治疗

1.假性近视的治疗　主要目的是解除睫状肌的紧张状态,如使用睫状肌麻痹剂滴眼、近雾视法、远眺练习、针刺疗法、眼保健操、眼部按摩及使调节放松的各类治疗仪等。更为重要的是应鼓励青少年多到户外活动,锻炼身体,均衡饮食,并减少每次近距离用眼的时间,避免过度使用调节。

2.真性近视的治疗　首选的方法为光学矫正。为了得到较好的光学效果,减少视疲劳,在给镜片处方时,应以最低度数获得正常视力为原则。对于高度近视或两眼屈光参差较大者,可选配角膜接触镜以减少双眼影像缩小及影像不等。

近年来角膜屈光性手术及晶状体屈光性手术已在世界范围内广泛开展,并取得了一定的疗效。角膜屈光性手术是通过手术的方法改变角膜表面的形态,以矫正屈光不正,其基本方法是在角膜上做不同形状的切口以松解角膜纤维的张力如放射状角膜切开术(RK),或通过去除部分角膜组织以使角膜表面变平,如准分子激光屈光性角膜切削术(PRK)、准分子激光原位角膜磨镶术(LASIK)、准分子激光角膜上皮瓣下磨镶术(LASEK)等。此外,还有基质内角膜环植入术(ICR)用以矫正低度近视及治疗早期圆锥角膜。晶状体屈光性手术包括透明晶状体摘除植入人工晶状体,以及有晶状体眼的人工晶状体植入术,主要用于高度近视的矫正。总体上讲,屈光手术均属于类似美容的可选择性手术,需要在患者自愿并理解手术风险的前提下,有条件地开展。

### （八）近视眼的预防

在屈光不正中,远视、散光多与先天性因素有关,不易预防。而近视眼的病因比较复杂,有遗传和环境两种主要因素。在目前尚不能进行基因治疗的情况下,改善视觉环境应当作为预防近视的重点。

1.合理的采光  学生在户内学习时,窗户的透光面积与室内地面之比不低于1∶6,另外窗外不应有高大的遮挡物。黑板表面避免直射光反射及眩光,室内灯具不要过低,一般不低于1.7m,否则易产生眩光。桌面的照明度不低于100lx。避免晚上开灯睡觉。

2.提高亮度对比度、清晰度  提高印刷品的明度和字体的黑度,提高亮度对比度以及清晰度。否则,假如纸不白,字不黑、字迹模糊,则会动用更多的调节,容易导致近视。

3.阅时的坐姿  书桌椅的高低设计需符合人体工程学的要求,阅读时坐姿要端正,持续时间不宜太长。

4.适当的看近时间  每次阅读或看电脑的时间,最好不要超过50分钟,稍微休息几分钟后再继续近距离阅读或工作。

5.适当的阅读距离及良好的阅读习惯  阅读距离不宜太近,不要在走路或在运动的交通工具内阅读,否则由于字体不稳定,容易引起调节紧张而形成近视。应鼓励儿童及青少年多参加户外活动,放松调节,以免形成假性近视。定期检查视力,发现问题做作处理。

6.平衡饮食  多吃蛋白质、钙质丰富的食物,少吃甜食。

7.遗传咨询  近视眼尤其是高度近视眼,与遗传有明显关系,假如双方均为高度近视,则婚后子女的遗传概率很高,所以有条件的地方应建立眼科遗传咨询门诊。

## 七、散光眼

### （一）定义

眼球在不同子午线上屈光力不同,平行光线入眼经过屈折后,不能在视网膜上成焦点,而是形成两条焦线和最小弥散斑的屈光状态称为散光。

### （二）屈光情况

散光眼借调节作用或移动被看目标与眼的距离,均不能成一清晰的像,只有配戴合适的散光镜片,才能在视网膜上形成清晰的像。

### （三）散光的原因及类型

1.弯曲性散光  角膜两个主要径线的弯曲度不一致是造成规则散光的主要原因,多为先天因素所致。后天的常为角膜疾病引起,如:圆锥角膜、角膜周边退行性病变或因角膜炎症后留下的瘢痕,多引起不规则散光。此外,手术后(如白内障、角膜手术等)或眼睑肿物压迫眼球,亦可引起不规则散光。晶状体弯曲度异常所致的散光多为低度的,通常不需矫正。

2.指数性散光  见于晶状体各部分屈光指数不等时,如白内障进行中可以出现,常很轻微。

### （四）散光的分类

1.不规则散光  由于各子午线或同一子午线上的角膜弯曲度不一致而产生,用镜片不易矫正。

2.规则散光  两个主要子午线(即屈光力最大的与屈光力最小的子午线)互相垂直,可用镜片矫正。

(1)规则散光根据两个主要子午线力量的大小不同而分为以下五类。

1)单纯远视散光:当眼不用调节时,平行光线入眼后,一个主要子午线可成焦点于视网膜上,而另一个主要子午线则在视网膜后成焦线。处方举例:＋1.50DC×90°。

2)单纯近视散光:当眼不用调节时,平行光线入眼后,一个主要子午线可成焦点于视网膜上,而另一个主要子午线则在视网膜后成焦线。处方举例：$-2.00DC\times180°$。

3）复性远视散光：当眼不用调节时，平行光线入眼后，两个主要子午线在视网膜后面形成两条焦线。处方举例：$+1.00DS+0.50DC\times90°$。

4）复性近视散光：当眼不用调节时，平行光线入眼后，两个主要子午线在视网膜前面形成两条焦线。处方举例：$-1.25DS-0.75DC\times180°$。

5）混合散光：当眼不用调节时，平行光线入眼后，一个主要子午线成焦线于视网膜前面，另一条主要子午线成焦线于视网膜后面。处方举例：①$+1.00DS-1.75DC\times180°$；②$-1.50DS+2.0DC\times90°$。

（2）在规则散光中，又因两个主要子午线力量的关系而分为以下两种。

1）循规性散光：是指垂直子午线的屈光力大于水平子午线的屈光力，可用正柱镜片$\times90°$或负柱镜片$\times180°$矫正。

2）逆规性散光：是指水平子午线的屈光力大于垂直子午线的屈光力，可用负柱镜片$\times90°$或正柱镜片$\times180°$矫正。

临床上循规性散光较多见，而逆规性散光则较少见。此外，凡散光镜片的轴在垂直或水平子午线$20°$以内的均属于合例的或不合例的散光，即合例散光用负柱镜片轴在$180°\pm20°$，不合例散光用负柱镜片轴在$90°\pm20°$；而在这个子午线范围以外的则称为斜轴散光，即两个子午线距水平或垂直子午线均大于$20°$，例如：$-1.25DS\times45°$或$+1.00DC\times135°$。

（3）根据双眼散光轴之间的关系又分为以下两种。

1）对称散光：双眼主要子午线的倾斜度距中线呈对称位置，即矫正两眼所用相同符号柱镜片的轴相加等于$180°$时，为对称散光。如右眼负柱镜片轴在$60°$，左眼负柱镜片轴在$120°$，则$60°+120°=180°$或双眼负柱镜片轴均在$90°$，则$90°+90°=180°$。

2）不对称散光：双眼主要子午线的倾斜度距中心不对称。即矫正两眼所用相同符号柱镜片的轴相加不等于$180°$。如：右眼负柱镜片轴在$120°$，左眼负柱镜片轴在$80°$，则$120°+80°\neq180°$。

### （五）散光眼的症状

1.视力　低度散光的视力一般不受影响，中、高度散光则远、近视力均不好。单纯散光视力轻度减退；复性散光尤其是显著的混合性散光，视力减退较严重，且因矫正不良而易形成弱视。散光眼视力减退的程度与散光性质、屈光度高低及轴的方向有很大关系。另外，散光眼的视力与调节功能亦有一定的关系：单纯远视散光常因调节过强变为单纯近视散光，即远视子午线变为正视，而正视子午线则变为近视状态。复性远视的屈光度较低的主要子午线，由于调节可表现为单纯远视散光状态。混合性散光，由于调节，使屈光度低的主要子午线得到矫正，而高的主要子午线变为高度单纯近视散光，结果使视力更差。

2.视疲劳　最常见，表现为眼痛、头痛尤以前额部明显，有重影、近距离工作不能持久。查体时有以下表现：①为了看得清楚些，常眯眼将睑裂变窄，以达到针孔或裂隙的作用，近视眼在看远时将睑裂变窄，而高度散光眼在看远看近时均将睑裂变窄。②为了得到较大的视网膜像，常把物体拿到近处，很像近视眼。③在高度不对称或斜轴散光时，常表现为头部倾斜或斜扭．矫正散光后，可逐渐消失。④高度散光时，为了看清楚常有扭转头部的表现。⑤眼底检查时，视盘常呈椭圆形，高度散光者，视盘的垂直缘能看清，而水平缘看不清，或相反。从视盘的形态，大致可了解散光的轴向。

### （六）散光眼的治疗

1.柱镜片矫正　对度数较低、视力尚好且无视疲劳者，可暂不戴镜。但对视力明显减退且有视疲劳者应及早配镜。给镜原则是防止过矫，低度者应给足而高度者（3D以上）或斜轴散光者，患者一次不易接受，因高度柱镜所产生的畸变对视觉干扰较大，故可分次给予矫正，使患者有一适应过程。

2.角膜接触镜矫正　±1.50D以下的散光町用软性接触镜矫正,而±1.50D以上的散光则需要用硬性角膜接触镜矫正。

3.手术治疗　可用于先天性或眼部手术后所造成的散光。术式包括横向角膜切开术、弧形角膜切开术(AK)以及角膜缘松解切口(LRI)。横向角膜切开术主要用作联合放射状角膜切开术(RK)矫正近视性散光,但目前基本上已停止使用了。AK以往主要用于矫正自然产生的散光,但现在主要用来矫正角膜移植术后散光。LRI则用来处理白内障超声乳化和IOL植入术后散光。目前主要用于散光矫正的手术为准分子激光屈光性角膜手术,包括PRK、LASIK及LASEK,通过对角膜组织的圆柱形消融,使得角膜两条主径线上的屈光力达到一致。

# 八、屈光参差

## (一)屈光参差的定义

两眼的屈光状态在性质或程度上有显著差异者称为屈光参差。

一般认为两眼屈光状态完全相同者较少,而轻度不同者较多,临床上将屈光参差分为生理性与病理性两种,多数作者将两眼屈光度相差2D以上者列为病理性屈光参差,全国儿童弱视斜视防治学组(1985)提出的统一试行标准,定为两眼屈光度相差为球镜≥1.5D,柱镜≥1.0D。

## (二)屈光参差的原因

1.两眼远视消退的程度不同。

2.近视加深,且双眼不平衡。

3.由外伤、手术和眼病引起的屈光参差,如角膜各种手术及内眼手术后,角膜破裂、溃疡穿孔等引起的角膜瘢痕、外伤性白内障等均可形成屈光参差。

4.由某种先天性疾病引起的屈光参差,如Duane眼球后退综合征,患眼的轴长较对侧短而致屈光参差。

## (三)屈光参差的分类

1.一眼为正视,另一眼为非正视眼,包括近视、远视及散光。

2.两眼均为非正视眼,但程度不等,又可分为近视性、远视性、散光性及混合性。

## (四)屈光参差的症状

1.双眼单视障碍　轻度屈光参差,一般不影响双眼单视,但屈光参差超过一定程度后(多为2.5D以上),则因其一眼可看清目标,另一眼视物模糊而失去双眼融像能力,只能用好眼注视目标,称为单眼视。视力较差的眼因长时间废用,容易形成弱视、斜视。临床上因屈光参差而丧失双眼单视的两眼屈光度差值,各家报道不一,但多数作者认为两眼屈光度差在2.5D以上时,则发生融合困难,破坏双眼单视。因为矫正框架眼镜镜片屈光度相差0.25D,即可导致两眼视网膜上的物像大小相差约0.5%,而两眼物像相差5%为大脑融合的最大极限,故一般主张两眼矫正镜片以不超过2D为原则。由于高度屈光参差者的两眼视网膜上物像大小悬殊,导致融合功能丧失,而出现废用性弱视、斜视。但在近视性屈光参差时,即使双眼度数相差高些,经过矫正后,也有人能获得双眼单视。其原因是屈光度高的眼,在一定的距离可看到清晰的像,不致完全废用。

2.交替视力　当双眼视力比较好时才会出现,如一眼正视或轻度远视,而另一眼为轻度近视,这样的患者在看远时,习惯性地用正视或轻度远视的眼,看近时则使用近视的眼,即为交替视力。患者很少使用调节,视疲劳较少见。

3.单眼视力　两眼视物时,不论看远或看近,多用视力较好的那只眼,视力不好的眼被抑制而废用,这种情况多出现在高度屈光参差时,所以应尽早给予适当的矫正。

4.弱视、斜视　高度屈光参差所产生的弱视程度与年龄有关,年龄越小弱视程度越重,且容易发生废用性外斜。

### (五)屈光参差的检查

1.验光　对儿童、青少年及远视性屈光不正最好在睫状肌麻痹下验光,对成年人的近视可用主觉验光。

2.仪器检查法　如:角膜曲率计、角膜地形图仪检查;A型超声波测量眼轴长度;亦可用裂隙灯检查角膜及晶状体的混浊程度。

### (六)屈光参差的治疗

1.普通眼镜矫正　多数人主张双眼相差最好不超过2.5D,但也有人主张在患者能耐受的情况下进行积极矫正为2.0~4.0D,假如不能耐受,可分次矫正。

2.角膜接触镜矫正　其效果比较好,能矫正较高度的屈光参差。

3.人工晶状体植入　它对单眼无晶状体眼屈光参差的矫正最理想,双眼像差显著减小。

4.手术矫正　各种准分子激光角膜屈光手术、晶状体手术等。

## 九、无晶状体眼

### (一)定义

无晶状体眼在屈光学上是指瞳孔区无晶状体者,多数为手术或创伤所致,如手术摘除晶状体、外伤性晶状体脱位等。

### (二)屈光状态

无晶状体的眼球,由于缺少了一个重要的屈光成分,因此其屈光能力大大降低,原为正视眼者可变为高度远视眼。

### (三)临床表现

1.假如为单眼无晶状体眼,则双眼屈光参差很大,可产生严重的成像差异,假如不及时矫正,则难以建立双眼单视。

2.无调节作用,看近及看远必须有两副镜片。

3.因外伤所致者,多伴有角膜瘢痕及不规则散光。

4.单眼无晶状体眼不易接受普通高度远视镜片,因为成像放大且镜片的外周可发生三棱镜效应,影响视野。

### (四)矫正

目前无论单眼或是双眼无晶状体眼,均很少使用普通镜片矫正,可使用角膜接触镜或植入人工晶状体。

(李元元)

# 第五节　有晶状体眼人工晶状体植入技术

晶状体眼人工晶状体植入术(眼内镜植入术)的发展可以追溯到20世纪90年代,因其矫正屈光度范围广、术后视觉质量好,受到越来越多的患者(特别是高度屈光不正的患者)的欢迎。此类人工晶状体根据植入眼内的位置分为前房型和后房型两大类。前房型又分为房角支撑型和虹膜夹持型两类,分别以Cachet

和 Artisan 为代表;后房型人工晶状体的典型代表是 ICL(ICL)以及 PC-PRL。近年来,由于 ICL、PC-PRL 以及 Cachet 等屈光性附加人工晶状体的出现,虹膜夹持型人工晶状体在用于矫正有晶状体眼的屈光不正方面相对减少。

# 一、晶状体材料

ICL 的晶状体材料是 Collamer,由连接胶原和可吸收紫外线的发色团制作而成的以亲水性羟甲基丙烯酸酯(HEMA)为基础的共聚物。因其含有 0.14% 的胶原,带有较弱的负电荷,与房水中的负电荷蛋白质相排斥,可以显著抑制房水蛋白的黏附。此外,其能够滤过紫外线 UVA 和 UVB,防止紫外线对眼内组织的损伤。

PC-PRL 的材料为硅橡胶。其分子结合能量高,透气性优异,具有良好的化学稳定性和生物相容性。其表面经过特殊工艺亲水处理,材料比重为 1.0(与房水比重一致),植入眼内后,可以漂浮在房水中,而非靠睫状沟支撑,对色素膜组织摩擦轻微。

Cachet 是一种房角支撑型的前房型人工晶状体,其材料是聚甲基丙烯酸酯的多聚物,屈光指数 1.55,为疏水表面。该房角支撑型人工晶状体的四个襻经过特殊设计,可以四触点轻微地附着在房角,维持晶状体在前房静止和稳定。

# 二、有晶状体眼人工晶状体植入术手术适应证

1.年龄在 20～50 岁之间　低于 20 岁的患者,其屈光状态可能还不稳定,而超过 50 岁的患者,由于其调节幅度和灵活度已呈逐年下降的趋势,植入有晶状体眼人工晶状体保留调节功能的优势就会减弱甚至消失,因此,对于年龄较大的患者,要充分考虑手术可能带来的益处,结合患者具体情况进行综合考虑后决定。必要时可以测量患者残留的调节力进行判断。

2.屈光度　近视-3.0D 至-30.0D(不同的产品有各自的矫正范围),散光 1.0D 至 5.0D,远视+1.0D 至+10.0D 可以考虑进行此类手术,但对于中低度屈光不正,仍然首选角膜屈光手术。在矫正-10.0D 以上的近视以及高度的屈光参差方面,此类手术比角膜屈光手术更具优势。屈光度的范围并非绝对,对于更高度数的屈光不正,亦可在手术后联合其他屈光矫正方式(框架眼镜、角膜接触镜、角膜屈光手术)进一步扩大矫治范围。

3.屈光状态稳定　一年内屈光度变化小于 0.50D。对于高度近视患者,要达到完全的屈光稳定状态是比较困难的,因此术前要告知患者,术后屈光状态发生改变的可能性。

4.矫正视力相对较好　有晶状体眼人工晶状体植入术的目的是为了提高术后裸眼视力,改善患者的生活质量。因此,要求患者术前的最佳矫正视力相对较好。需要注意的是,超高度近视患者在采用框架眼镜矫正视力时,即便全矫,由于缩小的视网膜像,视力也很难达到 1.0。在有些情况下,超高度近视患者即便术前最佳框架眼镜矫正视力只有 0.2,术后仍然存在视力提升的空间。

5.足够的前房深度　对于前房型人工晶状体植入,要求前房深度(不含角膜厚度)≥3.2mm;对于后房型人工晶状体植入,要求前房深度(不含角膜厚度)≥2.8mm。

6.足够的角膜内皮细胞密度　一般情况下,要求角膜内皮细胞密度在 2500/mm² 以上。在 20～80 岁之间,随着年龄增加,角膜内皮细胞密度约以 0.57% 逐年递减,因此,对于年龄较大的患者,这一标准可以适当降低,但一般仍要求在 2250/mm² 以上。

7.干眼症或角膜偏薄者(不适合进行角膜屈光手术,但仍有摘镜需求)的患者。

8.患者有明确的摘镜要求。

9.无其他眼部疾病如青光眼、葡萄膜炎、视网膜病变等。

## 三、有晶状体眼人工晶状体植入术手术禁忌证

1.明确的白内障患者。

2.明确的青光眼患者。

3.有葡萄膜炎、色素播散综合征、假性剥脱综合征、眼内慢性炎症的病史。

4.存在视网膜病变的患者。

5.角膜疾病,例如角膜瘢痕、既往行角膜屈光手术、角膜变性等,为手术的相对禁忌证。

6.妊娠、糖尿病、自身免疫疾病、严重的全身疾病患者。

7.有不合理的术后预期的患者。

## 四、需要检查的项目

进行有晶状体眼人工晶状体植入术前,除常规的裸眼视力、最佳矫正视力、验光、眼压、裂隙灯、眼底检查之外,还需要进行角膜地形图、角膜横径白对白距离(或者沟-沟距离)、前房深度、眼轴检查。这些数据中,角膜横径和前房深度是两个比较重要的参数。对于后房型 ICL 而言,角膜横径和人工晶状体的大小决定了术后 ICL 的拱高,而后者直接决定能否进行后房型附加人工晶状体植入术。如果角膜横径的测量偏小,将导致术后 ICL 拱高过小,有可能与患者自身的晶状体发生接触,从而导致白内障;而如果角膜横径测量偏大,ICL 拱高过高,前房过浅,则可能诱发青光眼。白对白的检查可以采用多种仪器进行,最简单的测量方法是角尺,亦可采用 IOLMaster、Pentacam 等眼前段扫描仪器进行。前房深度的测量需要减去角膜厚度。需要注意的是,IOLMaster 测量的前房深度是包含角膜厚度的,而 Pentacam 则不包含角膜厚度。对于前房型 Cachet 而言,正确的前房横径测量能够保证植入晶状体后形成正确的拱高,从而避免瞳孔阻滞。一般情况下,如果晶状体大小选择正确,Cachet 晶状体在植入时无须做虹膜周切。

## 五、术前准备

有晶状体眼人工晶状体植入术属于内眼手术,因此,术前的常规准备与白内障手术相同。手术前三天,推荐左旋氧氟沙星眼药水,4 次/日,连用 3 天,减少发生眼内炎的风险。考虑到术后发生瞳孔阻滞的风险,对于后房附加型人工晶状体而言,常规推荐在术前对患者进行 YAG 激光虹膜造孔,或是在术中完成虹膜周切术。对于后房型晶状体植入,推荐的 YAG 激光虹膜造孔是在术眼的 11 点左右和 1 点左右方向各打两个虹膜孔,即便后房晶状体旋转而造成其中一个周切孔发生阻滞,尚有另一个周切孔能够发挥作用。激光的时间一般在术前 1 周进行,但由于激光后前房存在的大量虹膜组织碎屑会造成眼压升高,亦可考虑提前一天或者手术当天完成 YAG 激光虹膜造孔,术中将组织碎屑全部冲出。术前散瞳应彻底,有利于术中人工晶状体襻调整进入后房。对于前房型 Cachet 而言,正确选择人工晶状体的大小能够形成良好的拱高,避免瞳孔阻滞,因此,此类设计的人工晶状体可以术前不做虹膜周切。

(李元元)

# 第十九章　病理性近视

## 第一节　病理性近视眼的定义及有关规范化概念

### 一、概述

近视是世界上第三位低视力眼病。我国是近视眼患病大国,随着近视患病率的逐年增加,高度近视眼比例也在逐年增高,人群总数加大,且家族聚集性显著。1995年回顾国人研究文献,全国普查小学生10%,中学生40%～60%,大学生70%;国人近视人群超过3亿人,病理性近视眼患病率在0.1%,超过1000万人。根据教育部、卫生部2005年对全国18个省区青少年学生视力状况的联合调查,我国近视眼的患病率已达60%,患病率位居世界第二,仅次于日本,全球1/3的近视患者在中国。我国不同地区的流行病学调查显示,高度近视眼约占近视人群的5%～20%。高度近视眼视觉质量低,其中病理性近视眼是引起视网膜脉络膜病理改变的重要原因,日渐增多的高度近视眼和病理性近视眼人群对社会和家庭产生的负担越来越重,近视的预防性医疗保健工作关系到我国国民的健康素质。

目前,对青少年近视的矫正除配戴框架眼睛及隐形眼镜外,其他的治疗方法颇多,如各种广告宣传的治疗仪、治疗眼镜等;对青壮年的中高度近视眼的治疗和研究多集中于改变单一屈光参数——角膜或晶状体,如准分子激光,或有晶状体眼的人工晶状体植入术;对中老年的高度近视眼,多将低视力状态归结为高度近视眼过早衰老的必然表现,或将并发症作为单病种归类,如白内障、青光眼、眼底病变等,对中老年的高度近视眼着重于白内障的手术治疗,功能改变的研究集中于已发生的并发症,如视网膜脱离的手术治疗和其术前术后功能检测,对黄斑变性的研究多为对一组资料的单一指标进行分析。

由于对近视眼青春期后缓慢的眼底退行性病变缺少随访观察,对突发的失明性并发症预防性监控和治疗较少研究,临床常遇见病理性近视眼人群在中老年、青壮年,甚至在大学、高考期间,初中学习期间突然发生失明性并发症视网膜脱离、黄斑出血,或在普查时发现高眼压症、开角型青光眼、核性白内障、玻璃体混浊或出血;并且这一人群的白内障、青光眼、视网膜脱离和玻璃体手术时常发生并发症,如激素性青光眼、黄斑出血、脉络膜上腔暴发性出血、术后开角型青光眼发病率明显高于其他人群。

近视眼中的病理性近视眼的危害主要在于成年发育期后的几种并发症,是低视力、失明的重要原因,如裂孔性视网膜脱离、黄斑病变(出血、裂孔形成等)、原发性开角型青光眼、玻璃体混浊及白内障等,其所导致的双眼、单眼盲和低视力已严重影响这一人群的视觉质量、生活质量,并给社会及家人带来身心、经济上的损失。首先,近视的视觉障碍是终身的经济负担,早年美国对12～17岁人群的健康调查,34%配戴眼镜,年支出超过4000万美元。其次,近视的重要社会意义是发病较早、病理性近视眼在50岁中期失明率急剧增加,这与人们对社会的贡献高峰期相吻合,也与人们承担的经济社会责任峰期相吻合。第三,对患病的任何年龄段都有影响,年轻人也同样受到视力丧失的威胁,近视平均发病年龄 14.1 岁,平均失明年龄52.1 岁;而且,较其他眼病平均失明年龄早近 10 年,如白内障、青光眼、糖尿病、血管病等平均发病年龄均在近 60 岁,平均失明年龄在 60 岁以后。所以,近视导致的失明对社会、个人、家庭的影响都是十分严重的。

近视的发生与遗传和环境关系密切,但其确切的发病因素尚不明确。随着群体遗传学、分子遗传学、免疫遗传学和分子生物学的发展,对近视的遗传因素研究越来越深入。目前倾向于单纯性近视是多因子疾病,遗传和环境因素同时发生作用;而病理性近视的发病因素中遗传起着极为重要的作用。

遗传模式是指亲代与子代之间遗传信息的传递方式,人类性状的遗传模式大致上可分为单基因遗传和多基因遗传两大类。目前证实病理性近视是单基因遗传病,包括常染色体显性(AD)、常染色体隐性(AR)、X-性连锁等遗传方式(XR),其中最多见的是常染色体隐性遗传,最少见的是 X-性连锁遗传。而且各种遗传模式均具有高度的遗传异质性。家系对病理性近视的遗传学研究具有重要意义。通过对家系内各成员表现型研究,可以大致确定基本遗传方式,进而对家系成员基因或 DNA 序列的分析,同时与正常人群比较,寻找到可能的致病基因。我国拥有大量的高度近视眼家系(包括病理性近视眼),具有研究的巨大潜力。

高度近视眼在病人的主观感觉上与中低度近视一样,只是多戴一副眼镜,但眼球的发育过程由远视-正视-近视,属于近视化的过程。在这一生理性生长发育过程中,远视眼为眼的发育不全(眼轴过短),而近视眼为生长过度(眼轴过长),一旦形成是不可逆的。这也是高度近视眼的实质。从病理生理看属于眼的过度生长致眼各层组织薄变拉长,从组织病理学看属于眼组织过早进行性退行性病变,其对视觉关键部位——黄斑,以及眼周边末梢循环的影响可造成严重失明并发症——黄斑病变、视网膜脱离等。由于影响脉络膜视网膜的微循环,导致血供障碍、营养不良及组织变性等,对眼球各个层面的作用可直接破坏视功能;它随屈光度加深及年龄增长而种类增多,病变范围进行性扩大。脉络膜病变多先于视网膜改变之前发生,主要改变为进行性变薄,局部萎缩或大范围结构消失,形成豹纹状眼底、局部萎缩斑或广泛萎缩灶。视网膜的外层比内层变化明显。Bruch 膜裂开,呈现漆裂纹样病变。正常细胞六角形排列为不规则细胞所取代。细胞外有很多色素。Bruch 膜缺失,使视网膜-脉络膜融合在一起,最后出现瘢痕与色素 Fuchs 斑。

许多学者着重于对高度近视分类、命名的定义,如-6D 或-8D 的界定、病理性或高度性的定义等,对于近视眼发育性、进行性、退行性、终身性、连续性、动态性缺乏关注,如人眼如何从正视逐步发展为低度、中度近视眼,高度近视眼又如何演变成病理性近视眼,迄今,对这种演变的横断面和纵断面的认知较不全面。

## 二、病理性近视眼的定义

近视的屈光性质主要分为以下几种形式:
1.眼轴对屈光力来说太长,即眼球前后径(眼轴)过长。
2.屈光力对球轴长来说太强,如:①角膜屈光力增强(见于圆锥角膜等);②晶状体屈光力增强(见于小晶状体、球形晶状体、晶状体位置前移或晶状体过度调节等);③屈光指数增加(见于因混浊等原因引起的房水、晶状体或玻璃体的密度增加)。
3.复合因素,即以上两种情况同时存在。
以上第一种情况即为轴性近视眼;第二种情况即为屈光性近视眼,包括曲率性近视眼及屈光指数性近视眼。两者均可使来自 5m 以远的平行光线在视网膜前聚焦,即视网膜位于后主焦点之后。因此,视网膜上的物象形成一个弥散圈而模糊不清。设想在近视眼的视网膜上有一发光点,则其反射出来的光线必然是聚合光线。聚合光线的焦点位于眼球与无限远之间,该点即为近视眼的远点。如果物体恰好位于近视眼的远点上,则可在视网膜上形成清晰的影像。近视程度愈高,远点离眼球就愈近。因此,任何一种类型近视眼的共同特点是远点在有限的距离以内,平行光线聚焦于视网膜之前,远视力下降。为了视物清晰,需要将物体移近,使由目标发出的光线进入眼内散开,物象就后移到视网膜上;或是为了将远处物体发出的平行光线在进入眼内之前适度散开,可在眼前加凹透镜片,以使光线通过镜片分散进入眼内,聚焦于视网膜上,而能看清远方目标。

由于近视眼的远点比正视眼近,可以明视距离较近,因而调节范围较小,尤其是>-3D的近视眼。近距离工作时,无需使用调节;随着年龄的增长,虽然调节力逐渐减弱,但近距离用眼时,由于远点较近,因而仍可明视物体。

长期以来,人们多将高度近视眼(屈光度>-6D)等同于病理性近视眼或变性性近视眼。这一概念不仅常规用于临床,也用于分组研究对象,以及作为视功能劳动能力鉴定的依据等。但应用中要考虑程度分类法是相对的。

已有研究注意到,程度分类是量的概念,而只有在确定近视性质的前提下,才可在同一类别的近视眼中按量(程度)的高低分级对照,之后在合理运用程度分类法的条件下,正确认识及有效探讨近视眼的屈光实质与形成机制等问题。

### (一)近视性质的判断

国际上许多学者根据不同性质,将原发性近视眼简单分为两种:单纯性近视眼与病理性近视眼。

实际上近视病变有无及程度轻重与屈光度高低并不完全相关,也有例外情况:①典型的近视眼病理改变(变性)亦可见于中、低度近视眼,如先天性近视眼的屈光度发现,高度者占75%,中度者占20%,而低度者亦占5%。②高度近视眼也不完全等于变性、病理、恶性近视眼,有的尽管近视屈光已属高度(在-6.0~-10.0D),许多并无明显变性病变(8.7%),还有不少>-10D的重度近视者眼底可无明显异常改变,且视觉功能(包括矫正视力等)良好。③一般来讲,重度近视眼(>-10.0D)均有变性存在(如视功能障碍和并发症),属病理性近视眼。

1.单纯性近视眼　单纯性近视眼可包括学校性近视眼、良性近视眼、环境性近视眼、功能性近视眼及静止性近视眼等。其主要特点有:①绝大多数起自青春发育期,与视力负荷过重明显相关,故亦称青少年近视眼或青春期近视眼;②随年龄增长而渐趋稳定,近视进展过程不可逆;③近视屈光一般为低度或中度;④远视力多可理想光学矫正;⑤近视力及其他视功能多属正常;⑥除有相应的眼轴延长外,尚可呈现豹纹状眼底、视盘弧形斑,以及可能有的玻璃体混浊与轻度视网膜脉络膜变性;⑦遗传因素不明显或不肯定。单纯性近视眼亦可起于成年期,早年无近视眼史,有明显诱发因素(如长时间近距离用眼)等,特称之为成年人近视眼或迟发性近视眼。

2.病理性近视眼　病理性近视眼通常亦指变性性近视眼、先天性近视眼、恶性近视眼、高度近视眼及进行性近视眼等。主要特点有:①早年(青春期前)即已开始;②持续进行性加深,发展快,青春期进展更明显,成年后稳定或相对静止;③近视屈光度多>-6D;④眼轴明显延长(多>26mm),长度多与屈光度相关;⑤眼底病变(近视性变性)早期即可出现,且多进行性加重;⑥视功能明显受损,远视力更差,近视力亦可低于正常。视野、光觉及对比觉等功能多表现异常;⑦有遗传因素;及⑧多伴有合并症。在近视眼分类中,严格说来"病理性近视眼"是一类近视性眼病的总称,包括原发性近视眼(变性性近视眼)及继发性近视眼。Duke-Elder曾综述指出,近视眼可分单纯性近视眼与病理性近视眼两大类。病理性近视眼包括:①变性性近视眼;②曲率性近视眼;③屈光指数性近视眼;及④外伤性近视眼。其中,变性性近视眼是所有近视眼中最为重要的一种,为原发性。伴有眼球后极部变性病变,进行性加深与发展,与眼轴明显延长有关,常致视力严重下降、致盲,尤多见于 40～60 岁的患者。

有关各种近视眼名词的释义本书不再描述,可查阅有关专著。

#### (二)近视程度的判断

Curtin 对各种病理性近视眼的名称作了分析,认为①变性性近视眼:它只是描述了病程的某一阶段,不能用于低年龄人群,因为低于 20 岁时很难看到退行性病变。②恶性近视眼:是最不可取的命名,即便后葡萄肿导致法律性盲,也不能与肿瘤的恶性并提而放弃治疗。③高度近视眼:按-4D、-6D、-8D 分类划分,可能是角膜或晶状体曲折力改变所致,是屈光不正程度的定量分类。

目前国内外多以屈光度定量分类,通常按屈光度的高低,把近视眼分为轻度、中度及高度三种。成年人(男>18 岁,女>16 岁):>-0.25～-3.0D 为低度近视眼,>-3.0～-6.0D 为中度近视眼,>-6.0D 为高度近视眼。

由于是一种屈光度定量方法,故近视眼程度分类法很实用、方便,已被广泛用于眼科临床和预防工作,以及视功能劳动能力鉴定等。但是,近视眼分度时要考虑年龄因素,至少要注意成年人(男>18 岁,女>16 岁)与未成年人的区别。现已提出的低、中、高度近视眼在未成年人的标准分别为:0～2.0D、>2.0～4.0D 及>4.0D,可供参考。考虑到高度近视眼以 6.0(4.0)D 为界,则其以上的范围很广(如有的为 10.0D,而有的甚至可>20.0D)。因此,在高度近视眼中再加一挡,即把>10.0D(未成年人为>6.0D)者另分为重度近视眼。

此设计是基于:①目前已形成高度近视眼即等于变性性(病理性、恶性)近视眼的概念,但实际上某些高度近视眼者(如 6.0～10.0D)仅有屈光异常,无变性病变或变性不明显,故不应属于病理性近视眼范围;②重度近视眼者眼部均有变性存在,且多数有功能障碍及并发症,性质上已注定属于病理性;③为了更好地符合劳动能力鉴定的需要,避免人为地排除一些视功能并无其他异常,但可以胜任正常工作的近视眼者入学、就业及选择职业的机会;④近视眼分度本身是相对的,检影镜下的验光结果(屈光度)与检眼镜下的眼病变情况是不完全一致或平行的;⑤程度上的 4 级分类法(低、中、高及重度)国外也有介绍。

有学者提出近视眼病概念:通常所称的"病理性近视眼",除有近视屈光外,同时伴有其他近视特异性或非特异性病理改变,是疾病概念。近视屈光与眼部病变两者之间或为伴随关系,或为因果关系。通常"近视眼病"主要是指原发性病理性近视眼(即变性性近视眼)。

原发性病理性近视眼和继发性病理性近视眼两者的区别如下:

原发性病理性近视眼(变性性近视眼)是指以眼底特异性变性病变为主,表现为近视性屈光的一类原因不明的独立眼病。其特点是与生俱来、早年发病、进行性发展、不可逆、近视度数较深、远视力明显降低及多种视功能障碍。特异性近视变性病变集中于眼球后节,典型病变如脉络膜萎缩、视网膜变性、巩膜膨胀变薄、眼球后极葡萄肿、眼球变大、眼轴延长,以及伴有多种特异性并发症等。

继发性病理性近视眼是起因于某些先天或后天疾病,表现为近视屈光的一组症候群。近视屈光与各种病变之间存在一定的因果或伴随关系。临床见如先天性眼病(圆锥角膜、球形晶状体等),或后天性疾病(外伤、肿瘤、手术及中毒等)所表现的近视屈光。

本书所描述的内容即指原发性病理性近视眼,简称病理性近视眼。

### 三、病理性近视眼有关规范化概念

人类对近视眼的研究和争论已探索了 100 多年,对高度近视眼也早有认识,1949 年 Duke-Elder 就明确提出需将高度近视眼区别于单纯性近视眼加以研究。但在很长一段时间内由于研究手段及认识水平的限制,进展不快,更无有效的防治措施。目前,越来越多的学者认为病理性近视眼不完全等同于高度近视眼,已超出了屈光不正的范畴,应视为一个独立的眼病。

近年来,随着超声技术、荧光素眼底血管造影(FFA)、吲哚青绿眼底血管造影(ICGA)、相干光断层扫描(OCT)、光学相干生物测量仪、共焦激光扫描检眼镜(CSLO)等方法的广泛应用,病理性近视眼眼底病变的研究日益引人注目,可望成为探索病因及发病机制、寻求有效防治方法的突破口。

长期以来,人们习惯于将>6.00D 的近视眼称为高度近视眼,并泛指或等同于所有病理性近视眼,或简单地将其归属为变性性近视眼、先天性近视眼、恶性近视眼及遗传性近视眼等。在这些概念名称中虽有共同点,但同为高度近视眼,每一种类或名称却有其特殊性。随着基础、临床研究的深入研究,已明确认识不能将所有的高度近视眼笼统地归属于相同的一类,尤其是等同于病理性近视眼。对于高度近视眼的实质及其与其他各类近视眼以及与其他眼病的关系,以往研究不深,这在今后的相关研究中特别需要加以鉴别,给以规范化概念。

高度近视眼多数均有典型的近视性特异表现,包括眼底及眼轴出现的异常及程度与屈光度高低呈正相关。高度近视眼的确定是依据验光结果。由于可对屈光度进行定量记录评论确实可行,故按近视眼程度分类法很实用,已被广泛用于眼科临床、预防工作以及视功能劳动能力鉴定等。

此外,生理性近视眼与病理性近视眼的界限划分在中、低度以下,比较合理。也就是说,超过 6.00D 基本属于病理性近视眼,但>6.00D 的与 10.00D 的病理意义又不一样,故可称为重度近视眼。

近视眼程度分类的病理意义是相对的,屈光度高低与病变情况并不完全一致或平行,仅可用以大致了解近视眼的轻重;高度者可无明显病变存在,而一些中、低度近视眼中,有时可见有变性异常。实际上,高度近视眼是多种类型近视眼的混合体,组成复杂,可属先天,亦可为后天;可为遗传,亦可为非遗传;可为原发,亦可为继发。故程度分类法不能完全反映近视眼的性质,不能笼统地把高度近视眼划归为一个独立的类型,作为专题研究的同质样本。

相关学者认为高度近视眼只是作为近视眼程度的划分概念,因此有必要对高度近视眼的性质作进一步的观察分析,以便有利于探讨近视眼发生机制及合理设计有效防治方法。高度近视眼可以有低度—中度—高度的过程,但大多数后天原发性近视眼仅停留于低、中度阶段。高度近视眼基本上均属病理性,但亦有个别高度近视眼并无明显病变存在。而在一些中、低度近视眼,不仅是青少年,而且在成年人中也时常见到变性异常。高度近视眼表面仅是一种程度上的概念,在一定范围内可以反映近视眼的轻重程度,具有一定的共性。但其组成可包括原发性变性性近视眼、继发性病理性近视眼和并发性近视眼。

有些患者虽为典型近视性变性病变的高度近视眼,但不一定属于原发性,只是在一定时期中其发病原因还未表现或尚未被发现。此外,一些近视屈光度虽≤6.00D 的成年人,却已有明显近视性变性病变,由于未见其他病因,临床亦可将其诊断为原发性变性性近视眼。

原发性变性性近视眼为高度近视眼的主体,也是本书所介绍的原发性病理性近视眼的主体。其特点是早年发病,进行性加深,无明显与之有联系的其他病理因素存在,如全身疾病或其他眼病。

虽然病理性近视眼涵盖大多数高度近视眼,但病理性近视眼作为一类眼病不能等同于一般意义上的屈光不正,在临床工作中不仅要对症(光学矫正如配戴眼镜,或行屈光手术),更应对因治疗。在矫治前,要做全面详细检查,了解近视程度及功能情况,尤其是病理性眼底病变与并发症情况。汪芳润指出"高度近视眼"一词已被临床长期使用,但人们甚少了解与关心它的深层确切含义。不能笼统地把高度近视眼划归为一个独立的类型,并由此选定一组对象来探讨其发病机制和防治方法。

由于以往的研究中常把高度近视眼和病理性近视眼混为一起,未能将病理性近视眼作为一种独立的眼病进行探索研究,因此,本书以后内容中出现高度近视眼的名词时,按照研究者的本意应涵盖病理性近视眼概念。

近视眼是世界范围的医学难题。随着近视患病率的逐年增加,高度近视眼/病理性近视眼的比例也在逐年增高,人群总数加大。因此,病理性近视眼的眼底病理性改变及并发症的预防和治疗仍然是今后临床工作研究的重点。

（崔迎春）

# 第二节　病理性近视眼眼底改变的分类及演变

病理性近视眼的眼底改变在一些综合眼科学或屈光学、眼底病学等著作的描述中,多少存在一些概念上的混淆。其各种病变既作为近视眼的特征描述,又作为一类并发症。尽管高度近视眼多数均有典型的近视性特异表现,包括眼底和眼轴,但不能等同于病理性近视眼,有些高度近视眼的屈光度高达－10D时,可仅有屈光异常,并无眼底变性改变或改变不明显。对于这些改变的程度及表现规律,研究者们从不同角度做了各具特点的描述。但是,病理性近视眼最重要、最多见的临床表现是眼底改变,虽然有些改变尚没有被彻底认识,但随着现代检查方法及诊断技术的发展认识会不断加深。

大量的研究证明,病理性近视眼眼底病变的基础主要是眼后节的扩张引起的眼轴延长,进而逐步引发的一系列以眼底(视网膜-脉络膜等)为主的眼部病变。与过量膨胀相关的眼底改变,包括3个部分:①后极部整体的改变,如,形成豹纹状眼底、局部萎缩斑或广泛萎缩灶、后葡萄肿形成,以及视网膜脉络膜退行性改变;②视盘区的鼻侧过度牵引、弧形斑形成、视盘倾斜,以及视杯改变、视盘血管改变;③黄斑区漆裂纹样病变、Fuchs斑和脉络膜新生血管(CNV)。

## 一、眼底改变的演变规律:眼底改变的转归

在高度近视眼及病理性近视眼眼底改变的划分中,又按眼底改变范围分成3型:后极中心型、周边型及混合型。有学者将后极部眼底的改变分为4种:单纯性、弥漫性、斑块性及复合性。关征实强调后极部眼底改变主要分为与眼轴延长有关的弥漫性及与其他因素有关的斑块状两类。有学者将高度近视眼眼底改变分为5级:①一级(近视眼Ⅰ):正常或现豹纹状;②二级(近视眼Ⅱ):豹纹状＋后葡萄肿;③三级(近视眼Ⅲ):豹纹状＋后葡萄肿＋漆裂纹;④四级(近视眼Ⅳ):局限性视网膜、脉络膜萎缩斑和(或)有Fuchs斑;⑤五级(近视眼Ⅴ):后极部呈现广泛地图样视网膜-脉络膜萎缩斑。

相关学者在对中国人"高度近视眼底后极部病变的临床研究"中也将后巩膜葡萄肿列入病理性近视进展早期的主要体征,1991年对"中学生高度近视调查分析"中高度近视的主要眼底改变为豹纹状眼底(91.7％)和弧形斑(91.1％)。2005年对"病理性近视眼眼底萎缩弧和眼轴之间的联系"的研究提出萎缩弧作为病理性近视眼底改变发展程度的早期重要指标。有学者对"高度近视的后巩膜葡萄肿损害的病理探讨(附116例分析)"建议将后巩膜葡萄肿作为病理性近视的诊断依据。

以上研究中的对象入选指标仍是以屈光度－6D作为基础,对各种表现进行归类、分型,部分研究也较深入地阐述了各种病理性改变的相互关系,但未体现出病理性近视眼在数十年的缓慢动态演变过程中的规律性变化,未对非轴性的病理性近视眼的过渡型进一步分析。

随年龄增加、近视度数的加深,以及夹杂其他相关的混合因素,这些繁杂的病变常相互交叉、重叠,同

时不断演变,表现出不同的程度差异,又由于病程冗长,没有更好而有效的控制方法,很难有大量的纵断面观察以描述、深入认知该病的形成机制、自然转归规律。所以,只能对某一横段面的改变进行描述,从中寻找规律。

100多年来,大量学者还是找到了临床可以遵循的演变过程,如当眼球后段开始扩张、眼轴在后极部拉长时,①首先在发育期,表现为鼻侧视盘牵引,形成假的视盘倾斜,随后颞侧弧形斑出现;进一步发展视盘-黄斑区向后扩张,视盘倾斜、颞侧弧形斑加宽,颜色由脉络膜型逐步向巩膜型发展;②之后在扩张期,视网膜色素上皮细胞扩张变薄,呈现逐步明显的脉络膜血管,即豹纹状改变;③进一步发展进入退行性病变期,由于后部的持续扩张,脉络膜毛细血管病变、闭塞,出现病理性近视眼初期的视盘周边环行萎缩、孤立局灶性萎缩,脉络膜毛细血管到中血管、大血管依次逐步萎缩,豹纹状改变由逐渐裸露的完整的脉络膜血管到粗大的脉络膜血管、稀疏的巩膜内层大血管,最后呈现病理性近视眼中期的色素、血管逐渐减少弥漫的萎缩性改变,直至晚期大片裸露巩膜融合的地图样萎缩灶。在黄斑区Bruch膜的破裂形成漆裂纹,视网膜下一过性出血,视网膜下新生血管长入以及Fuchs斑形成。

笔者逐例、逐年对高度近视眼的眼底进行观察,进一步印证上述演变过程,即30岁以下的青少年、中青年的-4D到-6D近视中,豹纹状改变应视为较后极部脉络膜萎缩更早期的病变,结合弧形斑的大于2/3PD大小和巩膜-脉络膜混合型形态,考虑为后葡萄肿的最早发病部位,以及脉络膜退行性病变的起始阶段。

有关病理性近视眼的基本概念应明确:

1.病理性近视眼是由眼轴过度增长所引发的一系列眼部病理性改变。在此增长过程中,眼部最主要的变化不仅仅是扩张的程度,更重要的是这种扩张所发生的部位。赤道区是出生后眼球正常发育的关键部位,随后,眼球弥漫性膨胀伴随后极部局部的进一步扩张发展的结果,形成后葡萄肿或称后巩膜葡萄肿。如在高度近视眼的屈光度的高端(-10D),眼轴超过32.5mm,病理性近视眼占主导,而后葡萄肿的发生发展在病理性近视眼的视网膜脉络膜变性的病理过程中发挥重要作用。病理性近视眼的屈光度增加是和眼轴长度的增加相关联,而眼轴的变化又和大量的眼底变化相关联。在幼年早期多表现良性的扩大的弧形斑、增多的豹纹状图形及颜色苍白的眼底,但到中年可以看到一些严重的眼底退行性病变,会严重影响到眼的各种功能。

2.环境因素的一个显著表现是眼压的作用。该变量在正常眼球的发育及巩膜膨胀和后葡萄肿的形成过程中发挥着重要作用。在正常眼球发育中,眼内压可以使眼球膨胀,玻璃体的形成促使眼球扩张,同时巩膜可以抑制这种机制。这种相对力量的强弱将直接影响出生后人眼发育的最终结果,并且没有发现其他相反的理论。异常的色素上皮层可以导致低于正常的脉络膜及视网膜的形成,巩膜抵抗力减弱,这可能与后极部组织,包括近赤道环及定位于眼球后极部的特殊部位的外胚层-中胚层广泛缺乏有关。并且,巩膜可以在眼压的作用下逐渐发生变化,尤其是当巩膜的温度升高时,产生不可修复的扩张,导致巩膜扩张力量增强。

根据后极部眼底的改变,可以将病理性近视眼粗略划分为3个阶段:早期阶段,为发育性改变;中期阶段,是随着年龄的增长,与眼底扩张相关的机械性改变越来越显著;晚期阶段,在中年或以后的主要特征为逐渐增加的脉络膜循环的丧失以及眼底的萎缩。划分各阶段的眼底镜检查特征也即观察指标为:①眼球扩张的后葡萄肿形成,部位(局限性豹纹状区和苍白区,X型)和程度(边缘,5级);②视盘的改变;③视网膜脉络膜病变(局灶、盘周、弥漫);④黄斑的改变。判断眼后段已超出正常增长的可靠方法是观察眼底的外观特征,其表现类型和程度也表明了眼后节扩张的严重性。

对于病理性近视眼的早期眼底改变,临床上常不予重视,并且很难有纵断面演变过程的详细记录。参考有关文献参数,在病理性近视眼的研究中,应牢记平常的简单变化有可能蕴藏着向病理性近视眼转化的危险。因此,在临床工作中应建立个人随访健康档案,有可能获得更多的近视发育信息,深入认识近视眼尤其是病理性近视眼的本质,为病理性近视眼的防治提供依据。

Curtin 的研究观察将近视病程分为 3 个阶段:出生～30 岁,30～60 岁,60 岁以上,并将眼底变化划分为:周边和后极,后极部又可分为后葡萄肿、视盘、视网膜脉络膜、黄斑,以此顺序描述。

### (一)早期眼底改变

在 0～30 岁内可出现。

1.后葡萄肿　眼底呈豹纹状改变,以基本的 5 型为主(Ⅰ型的后极部型、Ⅱ型的黄斑型、Ⅲ型的盘周型、Ⅳ型的鼻侧型、Ⅴ型的鼻下型),以 1～3 级的初级葡萄肿形成(一级呈豹纹状眼底和视神经周围的眼底色较白;二级葡萄肿的形成呈视盘鼻侧很小的扩张膨胀和豹纹状眼底范围的扩大;三级葡萄肿扩大涉及到后极部的区域,葡萄肿鼻侧缘深且扩张,通常围绕黄斑、颞侧、上方和下方的葡萄肿边缘呈现轻度的倾斜)。

2.视盘改变有 3 种　弧形斑、倾斜、鼻侧牵引。

3.脉络膜视网膜病变有 3 种　脉络膜出血、漆裂纹、小而局限的孤立萎缩灶。

4.黄斑改变呈色素沉着、色素播散。

高度近视眼的早期(0～30 岁)眼底豹纹状改变、弧形斑、鼻侧牵引、视盘倾斜是最初的改变。弧形斑、视盘倾斜和鼻侧牵引是近视眼早期视盘改变的 3 个主要特征。这些改变在很大程度上与后葡萄肿发生位置和程度有关。豹纹状眼底的最早期改变可能仅仅提示视网膜色素上皮层存在局限性变薄或发育不良,提示可能存在早期的后葡萄肿。

弧形斑常出现于豹纹状改变一侧的视盘。许多年轻的患者,唯一可提示病理性近视眼诊断的眼底改变是弧形斑形成。弧形斑的形成是由于围绕视盘或视盘旁的视网膜色素上皮层的局限性发育不良,表现为视盘旁的新月形改变。视盘鼻侧牵引是出生后眼球颞侧扩大膨胀,巩膜产生的非对称性扩张,鼻侧内层球壁被迫牵拉向颞侧位移。豹纹状改变与后葡萄肿初始发生区的分布是一致的。在鼻侧一后极方向的球壁的倾斜现象(视盘倾斜)被看做是早期后葡萄肿的一种指征。真正的颞侧视乳头倾斜,尤其是大的弧形斑和后极部局限性的豹纹状眼底都提示病理性近视眼和后葡萄肿的出现。病理性近视眼中,脉络膜的退变通常沿着弧形斑的外侧出现。

### (二)中期眼底改变

年龄在 30～60 岁的中期时段,30 岁之前的早期所出现的病变在此阶段、特别是 50～60 岁年龄段会有明显改变,随年龄的增加,脉络膜循环的丧失、视网膜功能进一步受累。

1.进展期时后葡萄肿患者的高眼压比例增加。原有病灶扩大,病灶加深、边缘扩大、陡锐,第 4、第 5 级的晚期后葡萄肿在此阶段高发(4 级后葡萄肿形成呈现颞侧缘可以看到锐利边缘/扩张下陷;5 级呈完整的后葡萄肿周边显示深而锐利的边缘),复合型 Ⅵ～Ⅹ 多见。

2.视盘的变化有 2 种:视网膜血管伸直,水平位 T 或 Y 字型视网膜中央动静脉,以及盘周退行性萎缩。

3.脉络膜视网膜退行性病变有 3 种:视网膜脉络膜萎缩、脉络膜新生血管及 Fuchs 斑,其中,轻度的退行性变呈弧形斑改变边界的破坏或视盘周边萎缩,小而圆的边界清楚的萎缩灶开始融合,当巩膜广泛扩张膨胀时,呈现广泛的脉络膜视网膜萎缩;广泛性退行性改变的基础是脉络膜末梢小动脉闭塞,除大血管尚未受累外全部脉络膜循环丧失。脉络膜灌注对眼压的增加极为敏感,最为敏感的区域为视盘周围。当眼内压升高时,脉络膜灌注压降低,另外,视网膜色素上皮层影响其邻近的脉络膜和巩膜的发育,视网膜色素上皮层的破坏也可导致脉络膜毛细血管层的萎缩。

4.黄斑病变多为出血、视网膜脉络膜萎缩灶、色素增加。

### （三）晚期眼底改变

60 岁及 60 岁以上的晚期改变以视网膜脉络膜退行性病变为主,视盘周围和后极部这两个原发处的萎缩逐渐扩大并融合。这种进展造成了巩膜裸露,萎缩的视盘与其周围裸露的巩膜相比,被反衬呈粉红色;后葡萄肿多为混合型,视盘改变中 100% 发生盘周萎缩;黄斑变化中,由于与后极的广泛变性融合,黄斑区只能通过偶尔色素堆积或以前的 Fuchs 斑的残迹来辨认。

## 二、存在于生理性和病理性近视眼的过渡型:中间性近视眼

Curtin 认为将低度近视分成生理性近视和中间性近视很有必要。传统上将近视分成生理性和病理性两种近视过于简单化,因为伴生理性近视的"正常眼"和伴病理性近视的严重受损眼之间的临床差异非常显著。因此认为,在生理性近视眼(单纯性近视眼)和病理性近视眼(变性性近视眼)中间存在一个过渡型:中间性近视眼。

Otsuka 第一个提出中间性近视这一概念。并在关于先天性(病理性)和获得性(生理性)近视之间差别的讨论中指出,二者之间存在一种中间形式:①没有明显的遗传易感性伴随眼轴直径增加;②同样有近视家族史,但却仅显示出眼底弧形斑和豹纹状改变。

近视的分类问题特别强调病理性近视眼中后葡萄肿的核心作用,目前除一些定义术语问题外,在近视类型的鉴别诊断中,临床上使用屈光不正程度或者眼轴长度测量的方法存在一定困难。唯一可靠地区分眼后段过度增长的方法是观察眼底的特征性改变,因为这些变化的类型和程度表明了眼球膨胀过程的严重性。

与过量膨胀相关的眼底改变,包括弧形斑形成、过度牵引、豹纹状改变伴后极部苍白改变及后葡萄肿的形成。在生理性近视眼中前两个症状频繁出现,第三个改变较少见到;第四个从未出现。已有研究证实伴弧形斑形成的近视眼不属正常范围(非单纯性近视眼)。其中首先排除了低度近视和位于下方视盘的先天性低弧形斑,这些弧形斑相对较小,不随眼球增长而明显改变,不同于以较大颞侧弧形斑为特征的进行性近视。

一些经典的研究表明:发生弧形斑的眼经历了一定程度超过正常发展的轴向伸长。因此,弧形斑标志着 2 层间的分离:一个是巩膜外壳;另一个是解剖复合体(视网膜色素上皮细胞-玻璃体膜-脉络膜毛细血管)。这种复合体从视盘颞侧的退缩可能归因于眼球(尤其是颞侧)在出生后的过度扩张。过度牵引反方向弧形斑的形成,可以被认为是在视盘的鼻侧缘,这种复合体向颞侧位移的直接剪切力受阻。

Otsuka 研究了普遍存在的与眼轴长度增加相关的豹纹状眼底。这种改变在白种人中是正常的结果,但在中度至重度色素沉着的人眼中出现被认为是不正常的。具有这些特征的眼据认为显示出"豹纹状"眼底。Otsuka 发现有弧形斑的眼中出现豹纹状眼底的几率增加。他的关于 512 只眼的研究数据揭示:在 102 只伴发弧形斑的眼中有 68 只眼(67%)同时显示出豹纹状眼底改变。这大大超过了在白人和黑人近视诊所见到的,在缺乏豹纹状眼底改变的眼中,弧形斑更多地被观察到。认为豹纹状眼底是由视网膜色素上皮层细胞色素不足/低色素而产生。色素上皮细胞的变平和扩展或色素上皮细胞发育不良,或色素不足可以产生这种效应。

如果伴弧形斑形成眼不能被归类为生理性近视眼,那么就应被归类为病理性近视眼。事实上,大多数伴弧形斑形成眼拥有并保持正常的视觉功能,在中年及以后的生活中,不会发生因病理性近视而出现的眼底恶变。然而,弧形斑是后葡萄肿和病理性近视眼不变的伴发症状。

因此,根据上述资料及研究,"低度"近视可能被重新划分为两类:生理性(低度或单纯)近视眼和中间

性(中度或中等)近视眼。

在中间性近视眼(中度或中等)中,超过正常眼增长的眼球伴后节部分膨胀。这种眼轴的伸长也超出了角膜和晶状体屈光力减少的中和效应的有效范围。眼球膨胀发生的确切结果视网膜色素上皮细胞的广泛扩张和变薄,将导致豹纹状眼底出现。这些机制与目前已知的出生后眼部发展相符合,但由于缺乏确切的科学数据,必须只能保持假设这一前提。不符合中度近视概念的后段扩张是后葡萄肿的存在。

目前对中度近视的遗传因素知之甚少。鉴于最近对环境诱发近视的实验和临床研究中,大部分是由于眼轴增加,人们会怀疑,环境因素可能在一定程度上对产生这种类型近视起到积极作用。至于中度近视眼的屈光和眼轴长度,这种近视可以在<-3D的屈光不正眼中偶然见到,但在屈光度介于-3~-5D的眼中,与生理性近视眼一样常见。尚无研究表明这种近视在屈光度>-5D的中度和病理性近视眼中所占比例。但可以较确切地假定:在相对较高度近视(-8~10D)中,中度近视眼可以占其大多数,但其屈光度的高端病理性近视眼占主导(-10D)。

基于眼轴直径测量的区分更清晰一些。在<22mm眼轴的眼中不可能发现中度近视。在轴长介于22~25.5mm的眼中,眼轴越长,中度近视发病率越高。超出25.5mm并长达32.5mm,是中度近视最常见的类型;超过32.5mm,病理性多样性被认为更加普遍。因为它们的后段增长不成比例,这些眼应该表现出独特的弧形斑形成,伴或不伴过度牵拉。偶尔在没有弧形斑的眼底可以观察到过度牵拉;或者可能在这些眼中见到广泛豹纹状改变。眼轴直径越长,周边眼底变化越常见,包括非压迫白、格子样变性、色素沉积和铺路石样变性。

这些眼中,青光眼和视网膜脱离的发病率也增加。Perkins的研究表明,与正视和远视眼相比.近视眼中青光眼的发病频率逐步增加;从高度远视眼到高度近视眼,视网膜脱离的发病率逐步增长。因此,上述研究分析需要将低度近视分为两类:生理性和过渡的中间性近视。生理性近视眼与正常眼相符合,而中间性近视眼显示出发育的紊乱。尽管这些变化没有对视功能产生影响,但它与复杂眼病发病率的增加相关联。在低度近视高限(≥5D),中间性近视这一亚组的发病率增加。

## 三、中间性近视眼向病理性近视眼的演变

### (一)参数分界

屈光度介于-3D到-5D之间的近视眼中生理性近视眼和中间性近视眼几乎各占一半。生理性近视眼主要集中在较低端的≤-3D屈光范围,眼轴介于22~25.5mm。而中间性近视眼常见屈光度介于-3~-5D,屈光范围主要在较高端;在较高度近视眼(-8~-10D)中中间性近视眼可以占多数,但在屈光度的高端病理性近视眼(-10D)占主导。小于22mm眼轴的眼中不可能出现中间性近视眼,轴长介于22~25.5mm的眼中,眼轴越长,中间性近视眼的发病率越高;在更长眼轴近视眼中,眼轴越长,成为中间性或病理性近视眼的可能性就越大;超出25.5mm并长达32.5mm,是中间性近视眼和病理性近视眼最常见的类型;眼轴超过32.5mm,基本为病理性近视眼。

### (二)临床特征

生理性低度近视眼的弧形斑,主要位于视盘颞侧,并且随着屈光不正的进展明显变大,低度近视的弧形斑很少大于视盘直径的1/3,为视盘周围区域最小程度的扩张。视盘表面通常是平坦的,尽管鼻侧牵引可能给人暂时倾斜的印象。中间性近视眼已显示出发育的紊乱,后段增长不成比例,眼轴的伸长超出了角膜和晶状体的屈光力减少的中和效应的有效范围,眼底表现出独特的弧形斑形成,伴或不伴过度牵拉;锯齿缘-赤道区的过度扩张,可累及整个后段的视网膜色素上皮层,使其广泛扩张和变薄,导致豹纹状眼底改

变;周边眼底变化更常见;尽管这些眼底变化尚没有对视功能产生影响,但它与复杂眼病发病率的增加相关联。青光眼和视网膜脱离的发病率也增加。

### (三)发病年龄

青少年近视大多数都是在5~12岁发生的,多为生理性和中间性近视。其中,发生稍晚的患者(9~12岁)大多为生理性。近视发病较早的患者(5~8岁)倾向于表现出近视的持续进展,有时会延长至30岁,这些患者更可能多是中间性近视眼或向病理性近视眼发展。

### (四)演变过程

临床研究表明,低度近视能发展为高度近视。但生理性近视或中间性近视能发展为病理性近视吗?明显的近视眼的眼底退行性病变很少不伴有后葡萄肿形成,这在中间性近视中更为明确。尽管有眼轴长度的增加和弧形斑的形成,有些患眼也并不出现与退行性变密切相关的后葡萄肿。

在早期较小年龄时,没有局部的豹纹状和苍白的眼底变化,多没有以后后葡萄肿的形成。而局部的豹纹状改变和苍白区域是后葡萄肿形成的初始部位,并常累及到相对正常的视力和眼底邻近区域,使后葡萄肿进一步扩大。

病理性近视眼的进行性屈光度增加,是和眼轴直径的增加联系到一起的,而眼轴长短是和大量的眼底变化相关联的。在幼年早期多表现良性的扩大的弧形斑、增多的豹纹状图形及颜色苍白的眼底,但到中年可以看到一些严重的眼底退行性病变,这些改变将严重影响到眼的各种功能。

(崔迎春)

# 第三节　豹纹状眼底

检眼镜下,眼底颜色因种族而有所不同。黄种人眼底大多呈现橘红色,但也有个体差异。活体上,视网膜神经上皮层完全透明,眼底颜色来自脉络膜血管血液、视网膜色素和脉络膜色素。

近视眼患者的豹纹状眼底改变或称为纹理状眼底是近视眼的一大特征。尤其是在高度近视眼和病理性近视眼患者中发生率更高。

## 一、豹纹状眼底发生机制

近视眼的豹纹状眼底改变与眼轴长度增加有关,它的出现表明这种眼轴的伸长超出了角膜和晶状体的屈光力所减少的中和效应的有效范围。这时,眼球伴后节部分膨胀的眼轴增长,使整个眼球后节的视网膜色素上皮细胞发生广泛扩张和变薄。其机制可能为:①色素上皮细胞的变平和扩展;或②色素上皮细胞发育不良或色素不足,呈现视网膜色素上皮层细胞低色素效应。

近视眼由于眼球向后伸长,视网膜血管离开视盘后即变直变细,脉络膜血管亦相应变直变细,或明显减少。同时由于色素上皮层营养障碍,浅层色素消失,脉络膜橘红色大血管更加暴露而呈现豹皮样纹理,由此而呈现的眼底改变被称为豹纹状眼底。

老年人视网膜色素上皮层色素普遍减少,脉络膜毛细血管间隙组织和色素增加,加之脉络膜血管壁透明度降低,毛细血管越来越稀疏,使脉络膜大中血管暴露而出现豹纹状眼底。豹纹状眼底也可见于青壮年正视眼,其成因是由于视网膜色素上皮层色素较少所致,这种情况在靠近眼底周边部尤为明显。

## 二、豹纹状眼底临床特征及分级

从整体上看,豹纹状眼底改变、后葡萄肿以及视网膜脉络膜萎缩是病理性近视眼眼后段逐步发育、机械扩张、球壁内两层不能适应外层表面积后的失代偿,之后依次退行性改变的结果。本质上是依次、顺序发生,相互程度交叉的。临床上尽管都归纳为豹纹状眼底改变,但在不同年龄表现的程度还是有差异,故有必要将豹纹状眼底改变做进一步分级。

按脉络膜血管暴露的程度分为轻度、中度、重度豹纹状眼底改变。

### (一)轻度豹纹状眼底改变

视网膜色素上皮轻度萎缩,脉络膜血管隐约可见,可伴有后葡萄肿。

### (二)中度豹纹状眼底改变

视网膜色素上皮中度萎缩,脉络膜血管明显可见,伴有后葡萄肿。

### (三)重度豹纹状眼底改变

视网膜色素上皮重度萎缩,脉络膜大血管完全暴露,毛细血管消失,伴有明显后葡萄肿。

近视眼患者后极部眼底的最早期改变可能仅仅提示局限性、变薄或发育不良的视网膜色素上皮层。该区域的眼底豹纹状改变和苍白提示可能存在早期的后葡萄肿。因为有研究显示视网膜色素上皮层发育可以诱导其邻近的巩膜和脉络膜的形成,而视网膜色素上皮层的缺损也可以诱发巩膜和脉络膜的缺损,以至于成为继发的后葡萄肿和视网膜脉络膜退行性变性的先决条件。

病理学观察提示视网膜色素上皮层的缺失与显著的发育不全的脉络膜组织和发育不全的巩膜扩张膨胀是密切相关的。

## 三、豹纹状眼底发生率

在高度近视眼患者中,豹纹状眼底的出现率高达 80%,而当眼轴明显延长、屈光度更高时,出现率可超过 90%,因此被认为是"近视的特征性眼底改变"。

这种现象一般在正常的白种人中出现较高,但在有色人种眼底出现是不正常的。在高度近视眼及病理性近视眼的家族随访中,豹纹状眼底改变的发生率很高,具有一定的遗传特性。

## 四、与其他近视性眼底改变关系

有研究表明,在单纯性近视眼与病理性近视眼之间的过渡型中间性近视眼可以出现广泛的豹纹状眼底改变,伴发弧形斑的眼中有 67% 同时显示出豹纹状眼底改变。可以认为豹纹状眼底改变和弧形斑是单纯性近视眼两个最常见的眼底改变。豹纹状眼底改变和弧形斑等见于单纯性近视眼的改变,并不肯定有多大的病理意义,但其出现于原发性病理性近视眼,则可以发生一系列的变性及相应病变。可出现多种多样的病理近视眼的特有征象,如眼底黄斑出血、漆裂纹样病变、Fuchs 斑、视网膜裂孔等。

## 五、豹纹状眼底改变与后葡萄肿、脉络膜退变、巩膜扩张的关系

高度近视眼后极部或周边部眼底的早期改变本质上是发育性和机械性的改变,年龄的增加与机械性

改变的叠加对于病理性近视眼患病率和豹纹状眼底改变和弧形斑起着越来越重要的作用。随时间延长，后极部的膨胀，早期病理性近视眼的豹纹状眼底通常是接踵发生的。豹纹状眼底，被认为是眼轴直径增长的表现；眼轴越长，这种眼底表现越明显。

（崔迎春）

# 第四节　后葡萄肿

## 一、后葡萄肿定义与概念的规范

Curtin 指出，后葡萄肿（或后巩膜葡萄肿）是病理性近视眼的基础，它既是眼球发育过度、赤道后扩张的结果，又是眼底各种特征性表现产生的原因。由于后葡萄肿的形成过程缓慢、影响因素复杂，导致个体差异很大；又由于临床上系统的长期随访观察和记录较少，更罕有纵断面大样本的临床研究，早期临床表现又难于得到病理学的支持和解释，所以，很难有规律性的理论和成熟的治疗原则应用于临床工作。

在目前的教科书和专著中，常常将后葡萄肿的叙述归纳为病理性近视眼的并发症，或在眼底表现部分的最后阐述，同时还可能罗列出与其产生不同阶段、不同程度的一类表现，如盘周脉络膜萎缩、弧形斑、豹纹状眼底改变等。

实质上，后葡萄肿是病理性近视眼的一组特征性的临床眼底表现，是在不同年龄、不同眼轴下的视网膜脉络膜改变。具体分为，早期发育性（出生～30 岁）的弧形斑、豹纹状眼底改变、视盘改变；中期机械性（30～60 岁）的盘周脉络膜改变、后极脉络膜-Bruch 膜-视网膜色素上皮（RPE）复合体改变、视盘改变；晚期退行性（60 岁以上）的视网膜脉络膜萎缩改变。在每一阶段，同时考虑相对应的眼轴因素，以 27mm、32mm 等公认的参数为界。

由于目前尚未有国人的病理性近视眼眼底转归的系统研究，诊断的标准有待进一步补充完善。临床上尚未有可重复操作的整体眼球形态的评估检测，如 A/B 超局限于眼球前后径测量及二维图像观察等，难以对后葡萄肿的形态进行动态观察。

## 二、后葡萄肿发生机制

在正常眼球发育中，眼压可以使眼球膨胀，同时巩膜可以抑制这种机制。这种相对力量的强弱将直接影响出生后人眼发育的最终结果。在病理性近视眼中由于眼轴的过度增长、赤道区眼球弥漫性膨胀，随着后极部局部的进一步扩张发展形成后葡萄肿，在较小年龄时仅表现为局部的豹纹状和苍白区域、扩大的弧形斑，到中年可以看到一些严重的视网膜脉络膜退行性病变。眼压对巩膜膨胀和后葡萄肿的形成发挥着重要作用。

病理性近视眼后葡萄肿的发生与近视屈光度的深浅及眼轴的长短明显相关。有作者观察眼轴长大于 25.0mm 者 109 例 168 眼，发现后葡萄肿 91 眼，占 54.17.％。Curtin 统计了 250 例近视患者，眼轴长为 25～27.4mm 者中有后葡萄肿 1.4.％，而在眼轴长为 33.5～36.6mm 者中后葡萄肿高达 71.4％。

后葡萄肿部位的屈光度通常比周围更高，但病理性近视眼的屈光度并非完全是由于后葡萄肿造成的。眼球赤道部的扩张是病理性近视眼眼轴增长的另一主要原因，尤其是对于Ⅲ视盘周围型、Ⅳ视盘鼻侧型、

Ⅴ视盘鼻下型后葡萄肿而言,后葡萄肿几乎对眼轴长度没有影响。

年龄与病程也是后葡萄肿形成的重要相关因素。Curtin报道病理性近视眼后葡萄肿的范围和深度均随年龄增大而增加。

## 三、后葡萄肿分型及临床特征

后葡萄肿是病理性近视眼最主要的特征性表现之一,可以发生在眼底的不同部位。根据后葡萄肿累及眼底的范围,Curtin将后葡萄肿分为两大类型:基本型和复合型。基本型包括5型:Ⅰ.后极部型、Ⅱ.黄斑型、Ⅲ.视盘周围型、Ⅳ.视盘鼻侧型、Ⅴ.视盘鼻下型。复合型也包括5型:Ⅵ型(Ⅰ型+Ⅱ型)、Ⅶ型(Ⅰ型+Ⅲ型)、Ⅷ型(鼻侧阶梯型)、Ⅸ型(Ⅱ型+Ⅳ型)、②型(套环褶皱)。

基本型后葡萄肿虽然分为5型,其中Ⅳ视盘鼻侧型、Ⅴ视盘鼻下型这几型非常少见。因为每一种都影响眼底的不同区域,所以,所有的类型都是很重要的。

### (一)基本型后葡萄肿

1.Ⅰ型:后极部型后葡萄肿　范围在视盘鼻侧水平2~5PD至黄斑或黄斑颞侧;后葡萄肿鼻侧有陡边,凹面向鼻侧视盘;是较广泛的扩张。后极部型后葡萄肿最常见也是最重要的后葡萄肿,影响后极部。豹纹状改变和苍白区在横椭圆形区域内扩张,范围从视盘鼻侧至黄斑。随着后葡萄肿的进一步发展,豹纹状改变和苍白区可能延伸至黄斑颞侧数个PD区域。这种后葡萄肿可以达到很高程度的扩张,它的鼻侧常有锐利的边缘和显著的斜面,视网膜血管走行变陡直。

直接检眼镜下可见眼底后极部向后凹陷,凹陷区视网膜脉络膜萎缩、变性,可透见脉络膜血管,视盘旁出现弧形斑,凹陷的后葡萄肿边缘处视网膜血管呈屈膝状走行。视盘鼻侧垂直的新月形阴影与视盘之间屈光度形成差异,即在弧形暗区任一侧眼底的屈光矫正后存在显著的差别。这种阴影与后葡萄肿锐利的鼻侧边缘是一致的,凹面朝向视盘底部。

A/B超检查可见眼轴增加和显示后葡萄肿的切面形态、大小和位置。

有学者根据B型超声检查的后葡萄肿形态学改变,将后葡萄肿分为锥形后葡萄肿、矩形后葡萄肿、椭圆形后葡萄肿、局限性后葡萄肿4种类型。

2.Ⅱ型:黄斑型后葡萄肿　第二种后葡萄肿是黄斑型后葡萄肿,包括自视盘鼻侧边缘到黄斑颞侧的椭圆形区域,属局限性扩张。这也是一种非常常见的基本型后葡萄肿,以扩张的有限性为特征,但是,它可能可以达到"疝"的程度。因为黄斑受累,使这种后葡萄肿对视功能的影响很大。

3.Ⅲ型:视盘周围型后葡萄肿　最少见的基本型后葡萄肿是视盘周围型后葡萄肿(或称环型盘周后葡萄肿),为边缘陡直、局限的圆形,环绕视盘1~2.5PD。可形成罕见的外形和深度,是其特征性表现。

4.Ⅳ型:视盘鼻侧型后葡萄肿　与视网膜血管的翻转有关,女性多见;也称"翻转型近视"。鼻侧后葡萄肿或常常是鼻下方的后葡萄肿为眼底的一部分,起源于视神经,为具有最小扩张度的椭圆形区域。该型葡萄肿常常是与视网膜血管相关的,它被Fuchs命名为"反近视",Fuchs发现它在女性群体中患病率增加。鼻侧葡萄肿的特殊性缘于它可能引起视野改变,如出现双颞侧偏盲的患者可能会被误诊为视交叉损害。

5.Ⅴ型:视盘下型葡萄肿　视盘下型后葡萄肿较浅,可能为脉络膜缺损的变形所致。这一型后葡萄肿累及视盘下方的椭圆形区域,该型也有发生视野缺损的可能。视盘下型后葡萄肿和更为少见的视盘上方后葡萄肿,常常被认为是脉络膜的"锥样缺损",已有许多研究者进行了相关的报道。

### (二)复合型后葡萄肿

复合型后葡萄肿是在基本型后葡萄肿的基础上发生的,是后葡萄肿进一步发展的结果,其严重性更明显。因为是多种后葡萄肿的叠加,视网膜脉络膜的萎缩程度更重,往往后葡萄肿的范围和凹陷程度更大。多见于年龄偏大的病理性近视眼患者。

1.Ⅵ型:后极部—黄斑型后葡萄肿　Ⅵ型的后极部—黄斑型后葡萄肿中同时存在Ⅰ型和Ⅱ型,为Ⅰ型联合Ⅱ型所形成,是后极部和黄斑后葡萄肿的复合。和其他 5 种复合型后葡萄肿一样,在本质上都是第 1型的移行演变后葡萄肿。

2.Ⅶ型:后极部-视盘周围型后葡萄肿　Ⅶ型的后极部-视盘周围型后葡萄肿为复杂性葡萄肿,其中Ⅰ型和Ⅲ型同时存在,为后极部和视盘周围型后葡萄肿的复合。

3.Ⅷ型:重叠后极型后葡萄肿　表现为沿扩张面视盘鼻侧斜面所形成的阶梯或台阶改变,为多个Ⅳ型的重叠所形成。或认为是Ⅰ型后葡萄肿内出现阶梯样凹陷,这些凹陷往往出现在视盘鼻侧。为复杂性后葡萄肿。

4.Ⅸ型:黄斑-视盘鼻侧型后葡萄肿　Ⅸ型在后葡萄肿内显现出明显的垂直隔面,该隔面为视盘分割扩张后葡萄肿形成两个深在区域所致,为Ⅱ型和Ⅳ型的复合存在。脉络膜萎缩灶所表现的反光为凸面垂直光反射所致。尽管此型后葡萄肿可能为Ⅰ型的衍生物,可以简单地认为是在大而深的Ⅰ型后葡萄肿内出现分隔。但是可能与黄斑型(Ⅱ型)和鼻侧型(Ⅳ型)一起并列为另外一种不同的后葡萄肿。对于该型后葡萄肿的形态学表现目前还未得到证实。

5.Ⅹ型:褶皱样型后葡萄肿　Ⅹ型复合型后葡萄肿表现为扩张区被一个或多个皱襞分隔成若干区域。这些薄的、隆起的脊起源于视盘并延伸到后葡萄肿的边缘,像是从视盘发出的辐射状分隔。一条视网膜血管常常被发现沿着皱襞的顶部生长,在该皱襞区域眼底的变性区减少。另外,这些皱襞可以见于许多正常人的眼底。Ⅹ型也可以简单地认为是在大而深的Ⅰ型后葡萄肿内出现从视盘发出的辐射状分隔所致。

## 四、后葡萄肿演变过程

30 岁以内,后葡萄肿的发展在每个个体间是不同的,复杂的复合型后葡萄肿(Ⅵ～Ⅹ型)不常见。总体上,只有初始的Ⅰ型和Ⅲ型可以发展为任意显著的扩张,后葡萄肿越深,其边缘越锐利和陡峭。由于评估阴影后葡萄肿的困难性,尤其是用直接检眼镜检查,即便严重也可估计不足,尽管这些改变是很常见的。Otto 报道了 355 例近视眼患者中 55 例有后葡萄肿(16%),他发现 20D 及以上的高度近视眼患者可以表现出此种损害。尽管是－15D 到－20D 的近视眼患者,几乎所有眼均受累;而且在这些病例中,－11D和－11.5D 以下的患眼,几乎一半产生此种损害。在缺乏立体视觉的检查中,Otto 将诊断建立在视差的基础上,包括鼻侧弧形反射暗区、视网膜血管走行,尤其是后葡萄肿边缘的屈度、正常与扩张眼底的屈光度改变存在这种差别,在有些病例中,可以达 10D 的差异。

其他的研究者报道后葡萄肿的发生频率要低一些。这些差别似乎与 Otto 的全面的眼底检查观点是一致的,现代立体检眼镜检查证实后葡萄肿的发生是近视眼的一种规律,而不是高度近视的例外。很少见于等效球镜低至－3.25D,眼轴小于 25.1mm 者。在眼轴增长时(>26.5mm),19% 的患者可出现具有锐边的后葡萄肿。当眼轴继续增长(33mm)时,这种损害的发生率增至 71%。这种发生率降低的表现是一种假象,因为许多浅型后葡萄肿的病人未被包括在内。曼哈顿近视眼临床研究机构中的调查显示,在眼耳鼻喉医院中几乎所有病理性近视眼的患者都具有某种类型某个阶段的后葡萄肿,病理性近视眼的典型损害是毫无疑问的。

# 五、后葡萄肿分级

Curtin 按后葡萄肿累及眼球后极部的程度将后葡萄肿大致分为五级。

## （一）一级后葡萄肿

出现豹纹状眼底改变,视盘周围的眼底色较白。通过双目检眼镜检查法或者超声波检查未见该区域的扩张。患者年龄范围从 1～71 岁,平均年龄为 8.5 岁。

## （二）二级后葡萄肿

视盘鼻侧有很小的扩张膨胀,豹纹状眼底改变范围扩大。这些扩张可以通过双目间接检眼镜很好地鉴别,通过聚光镜移动所获得的视差来获得成像。患者年龄范围在 3～67 岁,平均年龄为 10 岁。

## （三）三级后葡萄肿

后葡萄肿范围扩大涉及到后极部的区域,后葡萄肿鼻侧缘深且扩张,通常围绕黄斑、视盘颞侧、上方和下方的葡萄肿边缘呈现轻度的倾斜。患者年龄在 4～75 岁,平均为 26 岁。

## （四）四级后葡萄肿

后葡萄肿颞侧缘出现锐利边缘/扩张下陷,这是后葡萄肿膨胀区的进一步扩大和加深的结果。

## （五）五级后葡萄肿

后葡萄肿完整的周边显示深而锐利的边缘。

第四级和第五级这两级后葡萄肿是后葡萄肿进展的晚期阶段,程度严重,出现年龄较大,平均年龄在 40 岁。但是两者发生的年龄范围仍然很广泛,在 8～82 岁。

第二级后葡萄肿在葡萄肿的发展中是非常不稳定的,并且如果病变发展持续至三级以后,很可能会达到五级水平。有研究表明平均年龄 40 岁及以上患者的后葡萄肿分级情况,随年龄增长而加重,仅有 10% 的后极部后葡萄肿可能是稳定性的。

病理性近视眼的眼底改变在后葡萄肿区域内表现最明显。因此后葡萄肿如累及黄斑部则提示视力预后不良,后葡萄肿是病理性近视眼致盲的主要相关因素。黄斑部后葡萄肿内的常见眼底改变有:黄斑出血、黄斑前膜、黄斑劈裂、黄斑裂孔、玻璃体黄斑牵引综合征以及黄斑视网膜脱离等。

（崔迎春）

# 第二十章　斜视与弱视

## 第一节　眼外肌的解剖生理与眼球运动生理

### 一、眼外肌解剖

#### （一）眼外肌

1.直肌　直肌呈带状。近附着点处变为肌腱。每一只眼有四条直肌：内直肌、外直肌、上直肌和下直肌。四条直肌都起源于眶尖部的总腱环。视神经、眼动脉、部分第Ⅲ脑神经和第Ⅳ脑神经都通过这个椭圆形的总腱环进入肌圆锥。

直肌自眶尖部起沿眶壁向前行走，达赤道部以后，则向眼球靠拢，附着到角膜缘后不同距离的巩膜上，其附着点到角膜缘由近到远分别是内直肌5.5mm、下直肌6.5mm，外直肌6.9mm和上直肌7.7mm。直肌附着点不是直线形，多为曲线形，甚至呈不规则形。内直肌附着点最接近角膜，有时中央凸向角膜缘方向。上下直肌的附着点是弯曲的，凸向角膜缘，颞侧距角膜缘较远。直肌附着点的宽度不等。内直肌10.3mm和上直肌10.6mm较宽，外直肌的最窄，约9.2mm。

2.斜肌　①上斜肌起自眶尖的总腱环，沿眶内壁的上部向前走行。穿过滑车即向后、向外转折，通过上直肌的下方，附着到眼球赤道部之后颞上象限的巩膜上，附着点呈弧形。滑车部是上斜肌的生理附着点，或称为力学支点；②下斜肌是眼外肌中最短的一条肌肉。下斜肌起自眶缘内下角稍后的凹陷处，靠近鼻泪管的颞侧缘。由此向后向外延伸，在下直肌下面通过，附着到眼球后部外下象限。

3.眼外肌的神经支配　内直肌、上直肌、下直肌和下斜肌都受动眼神经支配。外直肌受展神经支配，上斜肌受滑车神经支配。

#### （二）眼眶和筋膜的关系

眼眶呈圆锥形，底向前，尖端向后。眼眶的内侧壁与头颅的矢状面几乎平行。如果将两外侧壁向后延长，则在蝶鞍的后壁相交，夹角约90°。眼眶内壁与外壁夹角约45°。眶轴与头颅矢状面成25°角。所以两侧眼眶不是平行面而是向外分开。

肌肉纤维的弹性和筋膜系统把眼球悬吊在眼眶内。而且把眼眶划分为大小不同空间，在肌锥内外有充满脂肪，这些筋膜系统支撑眼外肌。

#### （三）筋膜系统

筋膜系统巧妙地把眼球悬挂在眼眶之中，使眼球运动自如达到非常理想的状态。筋膜系统主要由以下几部分组成。

1.眼球筋膜(Tenon 囊)　眼球筋膜是筋膜系统的主要组成部分。它包裹了除角膜以外的眼球的三分之二。后起视神经,向前直到角膜缘。在角膜缘外 2～3mm 的区域内与球结膜合不易分开。除此以外,眼球筋膜与结膜之间有一空腔,称为球结膜下腔,与巩膜之间也有一个腔,称为球筋膜下腔。在此空间很容易注入药物。

2.眼外肌肌鞘　眼外肌穿过眼球筋膜进入球筋膜下腔,从而附着到巩膜上。当肌肉穿过球筋膜处,球筋膜返折包裹眼外肌直到肌肉起点,这部分筋膜称为肌鞘。

3.滑车系统　滑车系统实际是眼眶内的结缔组织形成的。在直肌的周围有特殊的弹性纤维组织,由胶原蛋白、弹性蛋白和平滑肌组成。这些组织称之为滑车。在肌肉收缩和放松的时候,滑车系统能够使眼外肌在眼眶内的位置相对稳定。

4.悬韧带　又称 lockwood 韧带。下直肌与下斜肌交叉时,肌鞘互相融合变厚,而且向两侧延伸与内外直肌的肌鞘联合起来,附着到眶外壁的颧骨眶结节和眼眶内壁的泪骨附近,形似吊床样,把眼球悬挂在中央。即使眼眶下壁骨折塌陷时,眼球位置也能保持正常。

## 二、眼球的运动生理

### (一)眼球运动的相关概念

眼球围绕一个理论上的旋转中心运动,为了描述的方便,有两个特殊的概念非常重要。即 Fick 坐标轴:通过眼球的旋转中心可以画出一个坐标系,由三根轴组成。x 轴即横轴,y 轴即矢状轴,z 轴即纵轴。三根轴互相垂直。眼球围绕横轴和纵轴的内转、外转、上转和下转的运动是随意运动,受意志支配。围绕 y 轴的内外旋转运动不受意志支配,是非随意运动。

1.旋转中心　当眼球处于原在位时,旋转中心位于角膜顶点后 13.5mm,在赤道平面后 1.3mm。两只眼颞侧眶缘中点的连线通过两只眼的旋转中心。眼球的各种旋转运动皆围绕旋转中心进行。同视机检查时,其双臂的旋转中心应该与眼球的旋转中心重合。

2.肌肉平面　一般地说,肌肉起点、附着点的中心及眼球的旋转中心确定的平面称为某一条眼外肌的肌肉平面。眼外肌与眼球的切点位于该肌肉的平面上。

3.旋转轴　假设某一条眼外肌可以单独作用,其相应的旋转轴是通过旋转中心与肌肉平面垂直的直线。

4.切点与接触弧　当眼球旋转的时候,肌肉与眼球的关系好似绳子和滑轮的关系。其有效附着点是肌肉刚接触到眼球的一点,即肌肉与眼球的切点。眼外肌的作用力是个矢量,肌肉的收缩力作用在切点上使眼球旋转。切点是眼外肌的生理附着点。眼外肌与眼球接触的部位称为接触弧。当眼球转动时切点的位置发生变化,接触弧的长短也随之变化。接触弧的长度与眼球转动的最大幅度有关系,例如外直肌的接触弧长,其力学状态能够使眼球充分外展。另外,眼外肌后徙时应该考虑接触弧的长度,保证手术后双眼在生理范围内的运动协调一致。

5.注视野　经过眼球转动之后,一只眼或两只眼所能注视到的范围称为注视野。实际上是眼球运动的范围。当眼外肌麻痹时,眼球运动范围缩小,注视野也随之缩小。注视野分为单眼注视野和双眼注视野。检查时可以利用周边视野计,遮盖一只眼查单眼注视野,双眼同时注视查双眼注视野。选用调节视标,例如小号铅字。由中央向周边移到视标,要求患者用黄斑中心凹清晰地注视视标。一旦视标超出眼球运动范围,即超出黄斑中心凹,患者会发现铅字变模糊,此时即是眼球运动的范围,依次把各个方向的运动范围记录下来,即是单眼或双眼注视野。正常人单眼注视野各方向皆 50°左右,双眼注视野稍微小一些,为

$45°\sim50°$。

### (二)眼位

第一眼位(原在位):头位正直,两只眼向正前方注视时的眼位。在临床上注视 33cm 和 6m 物体时的眼位也称第一眼位。

第二眼位:正上方、正下方、向右侧注视和向左侧注视时的眼位,称为第二眼位。

第三眼位:眼球向四个斜方向注视,即右上、左上、右下和左下的位置称为第三眼位。

基本眼位指的是右上、右下、左上、左下、右侧和左侧。检查基本眼位上的斜视度,就能够发现不完全麻痹的肌肉。在麻痹眼注视、麻痹肌作用的方向上斜视度最大。

9 个诊断眼位包括基本眼位,再加上正上方、原在位和正下方。测量后三个眼位上的斜视度,就能够诊断 A-V 型斜视。

### (三)眼外肌的作用

内外直肌的肌肉平面互相重合。当眼球处于原在位时,视轴也处在这个平面上,眼球旋转轴与 z 轴重合。当水平直肌收缩的时候,眼球只产生围绕垂直轴的水平运动,即无垂直成分也无旋转成分。当眼球离开原在位时,肌肉平面与视轴产生一个夹角。肌肉收缩时,则产生垂直和旋转成分。

原在位时,上下直肌的肌肉平面也基本重合,与视轴成 23°夹角。当上下直肌收缩时,除主要作用上下转以外,还有内转和内旋(角膜垂直子午线的上端向鼻侧旋转)的次要作用。当眼球外转 23°时,上下直肌的肌肉平面与视轴平行,肌肉收缩的时候,仅有垂直运动,而内转和内旋作用消失。假设眼球内转 67°时,上下直肌的肌肉平面与视轴垂直,使眼球仅有内转和内旋作用,而上转作用消失。

原在位时两条斜肌的肌肉平面不能重合,上斜肌的肌肉平面与视轴成 54°角,下斜肌成 51°角。当斜肌收缩时,除主要作用使眼球旋转,还有次要作用使眼球上下转和外转。当眼球内转 51°~54°时,肌肉平面与视轴平行,使眼球外转和旋转作用消失,仅有上下转作用。当眼球外转 36°~39°时,则肌肉平面与视轴垂直,这时候,上下转作用消失,仅有旋转和外转作用。

1.协同肌　当某一条眼外肌在完成其主要动作时,还有其他眼外肌协助完成这一动作,后者称为协同肌。例如:外直肌的功能是外转,而上下斜肌的次要作用也是外转。因此当眼球外转时,上下斜肌是外直肌的协同肌。

2.拮抗肌　一根眼外肌的动作可以被另一根或几根作用方向相反的眼外肌的作用力减弱,例如:当眼球向颞侧转动时,内直肌是外直肌的主要拮抗肌,其次上下直肌也有内转作用,也是外直肌的拮抗肌。

3.配偶肌　在两只眼的同向共同运动中,同时产生动作的两条主动肌称为配偶肌。利用配偶肌的关系可以观察分析眼外肌的肌力。

### (四)眼球运动法则

1.Hering 法则　又称 Hering 等量神经支配法则。两只眼的配偶肌接受等量的和同时的神经冲动,神经冲动的强弱是注视眼决定的。

2.Sherrington 法则　又称 Sherrington 交互神经支配法则,即主动肌的收缩,同时伴有对抗肌的相应的松弛。例如:右眼外直肌收缩时,右眼内直肌同时出现相应的松弛,使眼球灵活地向颞侧注视。

### (五)眼球运动

眼球运动分为单眼运动和双眼运动。双眼向同一个方向运动称为双眼平行运动,双眼的集合和分开运动称为双眼异向运动。

集合运动分为以下几种:紧张性集合、调节性集合、接近性集合、融合性集合和自主性集合。具有临床意义的分开运动形式只有一种,即融合性分开运动。

核上性眼球运动系统

核上性眼球运动有几种形式。扫视运动系统产生各种快速眼球运动（速度达 400～500 度/秒），比如再注视运动。平滑追随运动系统产生各种慢速追随运动（最低速度达 30～60 度/秒）。双眼异向运动系统等。

（李兵兵）

# 第二节　共同性内斜视

## 一、调节性内斜视

### （一）屈光调节性内斜视

**【概述】**

屈光调节性内斜视是调节性内斜视中的一种，是由于远视未经矫正，过度使用调节引起集合过强，加上融合性分开功能不足，而引起内斜视。调节性内斜视是共同性内斜视的常见类型。共同性内斜视是指偏斜眼向鼻侧偏斜，在任何注视方向斜视角均无变化，眼球运动无异常，第一和第二斜视角基本相等，向上、向下注视时斜视角之差$<10^{\triangle}$。

**【临床表现】**

1.多为中高度远视。

2.好发年龄为 2～3 岁，斜视角常在 $20^{\triangle}$～$30^{\triangle}$。

3.发病初期，内斜呈间歇性，与情绪有关系，多在视近物或哭闹、注意力不集中时出现。

4.戴眼镜矫正屈光不正后，内斜视消失呈正位。

5.AC/A 比值正常。

6.部分患者伴有单眼或双眼弱视。

7.如不治疗，可转为部分调节性内斜视。

8.不尽早治疗，双眼视破坏或不健全。

**【诊断】**

充分睫状肌麻痹下验光，如发现有中度远视且有内斜视，应观察散瞳后及散瞳戴镜下的眼位，如果正位或者明显好转，基本可确诊为调节性内斜视。

**【鉴别诊断】**

非屈光性调节性内斜视：与屈光因素无关，即使完全矫正屈光不正后，视近目标仍有内斜。

**【治疗】**

1.一旦发现，尽快在睫状肌麻痹下检影验光。按检影的屈光度给眼镜处方，必要时继续麻痹睫状肌下戴用眼镜。

2.治疗弱视。

3.双眼视功能训练。

**【临床路径】**

1.询问病史　注意内斜视出现的时间和程度，是否呈间歇性，患儿注意力不集中或看近物时是否容易出现内斜视。

2.体格检查　充分麻痹睫状肌后检影验光。检查眼位。

3.辅助检查　无需特殊的辅助检查。

4.处理　一经确诊,应立即开始戴用矫正眼镜。部分患儿需阿托品化后戴镜。眼镜要定期酌情更换。并同时治疗弱视。

5.预防　及时矫正屈光不正。每半年至一年验光一次,根据斜视和弱视的变化更换眼镜。

## (二)非屈光性调节性内斜视(集合过强性调节性内斜视)

【概述】

非屈光性调节性内斜视又称集合过强性调节性内斜视,是调节性内斜视中的一种。它的发生与屈光因素无关,是调节与调节性集合间的一种异常联合运动,表现为调节力引起的一种异常高调节性集合反应。

【临床表现】

1.验光戴镜矫正远视后,视远时双眼可以正位,视近仍内斜$>10^\Delta$以上。

2.屈光状态可以是近视、正视、远视,以中度的远视多见。

3.看近时内斜度大于看远时内斜度,一般$>10^\Delta$以上。

4.AC/A 比值高。

5.可伴有弱视。

【诊断】

主要通过屈光矫正,戴足屈光眼镜后,视近目标仍内斜,视远物可能正位,以及 AC/A 比值一般大于 7,进行诊断。

【鉴别诊断】

1.调节低下型内斜视　屈光不正为轻度,与同年龄相比调节近点变远。在看近时,为了看清物体,必须使用过强的调节力,诱发过多的集合。看远时内斜度数小,看近时内斜度数大。

2.非调节性集合过强型内斜视　看远有双眼单视,看近出现内斜视,AC/A 比值正常,因此测定 AC/A 比值可资鉴别。

3.远视欠矫　在睫状肌充分麻痹下进行验光,将远视充分矫正后可以避免因欠矫引起的看近内斜视大于看远内斜视。

4.内斜视 V 征　向下看时内斜度也加大,而且不管看远、看近,只要向下注视时,内斜度均加大。而非屈光性调节性内斜视无论向上、向下或原在位注视,只要是近距离注视内斜度都加大。

【治疗】

1.戴双焦点眼镜:上镜为检影的屈光度,看远目标用;下镜是在上镜度数基础上增加+2.50~+3.00DS的屈光度,看近目标用,以达到控制眼位的目的。

2.滴用强缩瞳剂:用于不易佩戴双光镜者。开始以高浓度药液滴眼,每日双眼一次,观察眼位。如有效,6 周后降低药液浓度及用药次数,以维持双眼单视的强缩瞳剂的浓度和次数为宜。常用药:碘磷灵:0.06%,0.125%,0.25%,1 次/日。异氟磷(DFP),0.01%,0.025%,1 次/日。毛果芸香碱1%,3 次/日。

3.同时治疗弱视,并行双眼视训练,增加分开性融合的范围以抵消内斜视。

4.当上述方法效果不好或者出现眼位回退时,可行手术治疗。

【临床路径】

1.询问病史　注意内斜视出现的时间和程度,是否呈间歇性,患儿注意力不集中或看近物时是否容易出现内斜视。

2.体格检查　充分睫状肌麻痹下检影验光,检查眼位。测量 AC/A 比值。

3.辅助检查　无需特殊的辅助检查。

4.处理　首选戴双焦点眼镜或者强缩瞳剂使眼位正位。配合同视机双眼视外融合训练,增强融合性分开的范围,消除内斜。上述治疗效果不好可行手术矫正。

5.预防　无特殊预防措施。

## (三)部分调节性内斜视(失代偿性调节性内斜)

【概述】

本病是共同性内斜视的一种,由一种混合机制,即部分是由于眼外肌的不平衡,部分是由于调节/集合的不平衡所引起的。因此屈光矫正后内斜视度数减小,但不能完全正位。它可能是由先天性内斜视随年龄增长而使调节因素增加转化而来,也可能是完全调节性内斜视治疗不及时,失代偿所致。

【临床表现】

1.矫正屈光不正戴镜后仍残留内斜视,一般$>10^\triangle$。

2.AC/A 比值正常。

3.常伴有弱视。

4.异常视网膜对应,双眼视功能不健全。

5.常合并垂直斜视原发下斜肌亢进或 A-V 征。

【诊断】

根据发病于大龄儿童的内斜视,通过麻痹睫状肌下检影,矫正屈光不正后斜视角变小,但不能正位,AC/A 比值正常,可以诊断。

【鉴别诊断】

1.屈光调节性内斜视　由于远视未经矫正,过度使用调节引起集合过强,加上融合性分开功能不足,而引起内斜视。多为中高度远视,好发年龄为 2～3 岁,斜视角常在 $20^\triangle$～$30^\triangle$。发病初期,内斜呈间歇性。戴眼镜矫正屈光不正后,内斜视消失呈正位。AC/A 比值正常。

2.非屈光性调节性内斜视　发生与屈光因素无关,是调节与调节性集合间的一种异常联合运动,表现为调节力引起的一种异常高调节性集合反应。验光戴镜矫正远视后,视远双眼可以正位,视近仍内斜$>10^\triangle$以上。屈光状态可以是近视、正视、远视。看近内斜度大于看远内斜度,一般$>10^\triangle$以上。AC/A 比值高。

【治疗】

1.戴矫正眼镜以获得最佳视力,矫正部分内斜。

2.治疗弱视,进行双眼视训练。

3.待双眼视力比较平衡时,剩余的内斜行手术矫正。

【临床路径】

1.询问病史　注意内斜视出现的时间和程度,是否呈间歇性,患儿注意力不集中或看近物时是否容易出现内斜视。

2.体格检查　充分睫状肌麻痹下检影验光,检查眼位。测量 AC/A 比值。

3.辅助检查　无需特殊的辅助检查。

4.处理　首选戴双焦点眼镜或者强缩瞳剂使眼位正位。配合同视机双眼视外融合训练,增强融合性分开的范围,消除内斜。上述治疗效果不好可行手术矫正。

5.预防　无特殊预防措施。

# 二、非调节性内斜视

## （一）先天性内斜视

【概述】

非调节性内斜视与调节因素没关系。佩戴矫正屈光的眼镜和双焦点眼镜均改变不了内斜状况。出生后 6 个月内发生的恒定性内斜视称为先天性内斜视。其发生可能是由于支配集合和发散活动的上核神经控制系统的问题，部分病例是由于主持水平活动的眼外肌的解剖微量错位而引起。

【临床表现】

1.斜视角大，一般在 $50^\triangle$ 以上。斜视度稳定，远近不同距离斜视角相同。

2.AC/A 值正常。

3.屈光状态一般呈轻度远视，其次是中度远视。

4.眼球运动：内转呈亢进，外转不足。

5.如果是交替注视，弱视发生机会少；若为单眼注视则非注视眼很易发生弱视。

6.伴发病：分离性垂直性偏斜（DVD）、下斜肌功能亢进和眼球震颤。

【诊断】

根据发病年龄，具有斜视角大和稳定，AC/A 比值正常的特点，可以诊断。

【鉴别诊断】

1.假性内斜视　通常因内眦赘皮及鼻梁宽使婴儿外观显示内斜，用角膜映光法交替遮盖，反复检查眼位对称。

2.婴幼儿调节性内斜视　婴幼儿调节性内斜视通常发生在 6 个月到 7 岁之间，平均屈光度约为＋4.75D。与先天性内斜视的鉴别方法是睫状肌麻痹下检影验光，戴用矫正镜后观察斜视角的变化，若是调节性内斜视，戴镜后眼位好转。

3.先天性展神经麻痹　原在位呈内斜。如果单侧麻痹有代偿头位，可用娃娃头试验，将患儿的头突然转向右侧或左侧，观察外转运动的程度，若为先天性展神经麻痹，外转仍然不到位。另一种方法是将一只眼遮盖一段时间，展神经麻痹者未遮盖眼外展正常。

4.Duane 眼球后退综合征　是一种先天性眼球运动障碍性眼病。眼位可能是内斜、外斜或正位。做常规儿童斜视运动检查时应注意睑裂的改变，一般常见的类型是内转不能，企图内转时睑裂缩小，外转时睑裂开大。

5.眼球震颤阻滞综合征　本征是以婴儿早期发生眼球震颤伴内斜视、代偿头位及假性展神经麻痹为特征。眼球内转时眼震消失或减轻，外转时眼震加大，内斜度愈大，眼震愈轻。内斜度与眼震呈反比关系是本病的特征。

6.Moebius 综合征　又称先天性眼-面麻痹。罕见，特点是内斜视，双侧展神经麻痹和双侧面神经麻痹，并常合并其他颅神经的障碍和发育异常及智力低下。

7.知觉性内斜视　由于一只眼视力不好，影响或破坏了双眼单视导致的内斜视。因此内斜视儿童必须散瞳，常规检查眼底及晶状体。

8.神经损伤性内斜视　如脑麻痹、脑积水等神经系统的病变可引起小儿内斜视。

**【治疗】**

1.早期手术矫正内斜视是预防弱视的重要手段,应在生后 6 个月到 2 岁前行手术,以获得功能性治愈的机会。

2.术后处理

(1)过矫或欠矫:低度的过矫可用棱镜片补偿。低度的欠矫($<10^\triangle$ 内)交替注视者不必处理,大于 $20^\triangle$ 的残余内斜择期再手术。

(2)弱视:术后残留小角度内斜或过矫呈外斜会导致弱视,因此术后要定期复查,用选择观看等婴幼儿检查视力的方法早期发现,尽早治疗弱视。

(3)术后发生的调节性内斜视:需戴眼镜矫正远视以控制内斜再发生,因此术后的屈光检查非常必要。

(4)DVD 的处理:若为隐性 DVD 无需手术,若为间歇性 DVD 要根据出现的频率和斜视度大小决定是否手术。

**【临床路径】**

1.询问病史　询问内斜视发生的时间。

2.体格检查　全面检查眼部,注意眼位和屈光状态。为了鉴别真假外直肌麻痹可用娃娃头试验。

3.辅助检查　无需特殊的辅助检查。

4.处理　早期手术治疗。应早期防止发生弱视。

5.预防　无有效的预防措施。

## (二)后天获得性内斜视

### A.基本型内斜视

**【概述】**

出生后 6 个月后直至且童期结束前所发生的内斜视称为基本型内斜视,或获得性内斜视。与先天性内斜视相似,在基本型内斜视发生中调节因素不起作用。虽然大多数患儿的其他系统是健康的,但可能有中枢神经系统的异常。

**【临床表现】**

1.无明显屈光不正。

2.看远看近斜视角相等,发病时斜视角比先天性内斜视小。

3.发病早期呈间歇性,时有复视。

4.斜视度逐渐增加。

5.在全身麻醉下内斜视消失或呈外斜位,牵拉试验阴性。

6.外伤、疾病、情绪波动等诱因导致内斜视的发生。

7.部分患儿有中枢神经系统的异常,如损伤、畸形、肿瘤等,头颅 CT 或 MRI 检查可发现相应的病变。眼底可能会有视神经乳头水肿、视神经萎缩。

**【诊断】**

根据发病时间、屈光状态和眼位,及可能伴有的中枢神经系统病变,可以诊断。

**【鉴别诊断】**

先天性内斜视:常发生于生后 6 个月前。斜视度数大,一般在 $50^\triangle$ 以上。斜视度稳定,远近不同距离斜视角相同。AC/A 值正常。屈光状态一般呈轻度远视,其次是中度远视。眼球内转呈亢进,外转不足。

**【治疗】**

1.针对可能的病因进行治疗。

2.针对弱视进行治疗。

3.对偏斜的眼位尽早施行手术矫正。

【临床路径】

1.询问病史　重点注意斜视发生的时间。有无外伤或其他疾病。

2.体格检查　注意眼位和屈光状态。注意有无中枢神经系统病变。应散瞳后检查眼底,除外视神经乳头水肿和视神经萎缩。

3.辅助检查　无需特殊的辅助检查。

4.处理　尽早手术矫正眼位。针对可能的病因和弱视进行治疗。

5.预防　无特殊的预防措施。

**B.非调节性集合过强型内斜视**

【概述】

本病又称近距离内斜视。引起本病的集合过强不是由调节因素引起的,而是由于神经紧张所致。

【临床表现】

1.发病年龄在 2~3 岁。

2.屈光度为正视或远视。

3.远距离为正位或小度数内斜,看近时内斜加大,一般 $20^{\triangle}\sim40^{\triangle}$。

4.用梯度法检查 AC/A 比值正常或低于正常,调节力正常。

5.戴双焦点眼镜或用缩瞳剂不能改变视近的斜视度。

6.可发生弱视。

【诊断】

根据发病年龄,看远和看近时眼位,AC/A 比值,可以诊断。

【鉴别诊断】

调节性集合过强型内斜视:当戴用双焦点眼镜或滴用缩瞳剂可以改变视近的斜视度。

【治疗】

1.矫正屈光不正。

2.弱视治疗。

3.必须尽早、择期手术矫正内斜。

【临床路径】

1.询问病史　重点注意斜视发生的时间。

2.体格检查　注意看近和看远的眼位和屈光状态。

3.辅助检查　无需特殊的辅助检查。

4.处理　矫正屈光不正,尽早手术矫正眼位。

5.预防　无特殊的预防措施。

**C.分开不足型内斜视**

【概述】

本病又称远距离内斜视,为看远时的内斜视大于看近时的内斜视度数。

【临床表现】

1.看远时呈内斜视,看近时正位或内斜视的度数小,相差达 $10^{\triangle}$ 以上。

2.无屈光不正,双眼视力相等。

3.AC/A 比值低。

4.远近距离的分开性融合范围均下降。

5.外展功能下降。

【诊断】

根据临床表现可以诊断。

【鉴别诊断】

展神经麻痹:进行 Hess 屏检查,确定是否有展神经麻痹。

【治疗】

1.如看远内斜度数$<10^{\triangle}$,可给予底向外的棱镜片治疗。

2.如看远内斜度数$>10^{\triangle}$ 的可手术治疗。手术可行双侧外直肌少量截除。

【临床路径】

1.询问病史　注意内斜视是何时发生的。

2.体格检查　注意看远和看近时的眼位。

3.辅助检查　无需特殊的辅助检查。

4.处理　如斜视度数小,可给予棱镜片治疗。如斜视度数大,应行手术治疗。

5.预防　无特殊预防措施。

D.内斜视伴近视眼

【概述】

在非调节性内斜视患者中有 3%～5%伴有近视眼。由于近视眼看不清远距离目标,只能看清近距离目标,其远点在眼前有限距离,故视近距离目标必须加强两眼集合,日久形成内斜视。

【临床表现】

1.复视型

(1)近视度数一般为$\leqslant-5.00D$。

(2)开始时视远复视,后来视近也出现复视。

(3)多见于年轻人。

(4)眼位可呈内隐斜或内斜视。

2.内斜视合并高度近视的成年人

(1)近视度多在$-15.00D\sim-20.00D$ 之间。

(2)病程为缓慢的进行性。

(3)病程后期类似固定性内斜视,呈极度内斜位,外展明显受限,被动牵拉各方向运动受限。

【诊断】

可根据眼位、屈光状态而诊断。

【鉴别诊断】

1.分开不足型内斜视　为看远时的内斜视大于看近时的内斜视度数。无屈光不正,双眼视力相等。

2.展神经麻痹　进行 Hess 屏检查,确定是否有展神经麻痹。

【治疗】

1.对复视型患者,如果斜视度数小,可给予棱镜片治疗。如果内斜度数大,可行手术矫正,行斜视眼内直肌后退和外直肌截除。

2.对于内斜视合并高度近视的成年人,应做牵引缝线将眼球固定在外侧眶骨膜上。但即使这样处理,内斜视也可复发。

**【临床路径】**

1.询问病史　注意有无高度近视的病史和内斜视出现的时间。

2.体格检查　检查眼位和屈光状态。

3.辅助检查　无需特殊的辅助检查。

4.处理　根据不同的类型进行不同处理。复视型内斜度数小的患者,可戴用棱镜片来矫正。度数大时须手术治疗。对于内斜视合并高度近视的成年人,采用常规的手术方法会失败。

5.预防　无特殊措施可预防本病。

**E.急性共同性内斜视**

**【概述】**

临床上偶见年长儿童、成人甚或老年人突然出现复视,发生内斜视,但无眼外肌麻痹症状,神经科检查无器质性病变,称为急性共同性内斜视。其发病可能与融合遭到人为破坏有关,或与近视有关。

**【临床表现】**

1.多见于成年人。

2.发病突然,先感觉复视,或者斜视与复视同时出现。

3.复视为同侧水平位,各方向复视距离相等,看远距离大,看近距离小。

4.眼球运动正常,无眼外肌麻痹征。

5.各个诊断眼位的斜视角相等。左右眼注视斜视角相等。看远、看近的斜视角相等,在 $10^\triangle \sim 40^\triangle$ 之间。

6.双眼视功能正常。

**【诊断】**

根据急性发病,有复视,无眼外肌麻痹的症状和眼位改变,可以诊断。

**【鉴别诊断】**

1.分开麻痹　临床表现与急性共同性内斜视相同,但其发病为中枢神经系统疾病所致,常有脑炎、多发性硬化、肿瘤、眼外伤等病史。

2.双展神经麻痹　眼球向双侧水平麻痹肌作用方向转动时,复视像距离加大。

3.集合痉挛　看远时有同侧复视,但看近时呈交叉性复视。融合性分开力不受影响,远视力减退。

**【治疗】**

1.内斜度小,复视可耐受者,可观察或佩戴底向外的棱镜片。

2.内斜度大,症状稳定时可行手术治疗。

**【临床路径】**

1.询问病史　复视和内斜视是否急性发生。

2.体格检查　检查眼位和屈光状态。

3.辅助检查　检查复视像。

4.处理　内斜度数小,可耐受复视者行保守治疗。内斜度数大,且症状稳定者,可考虑手术治疗。

5.预防　无特殊预防措施。

**F.眼球震颤阻滞综合征**

**【概述】**

一些内斜视患者合并眼球震颤。当眼球内转或集合时眼震减轻或消失,呈现内斜视。当眼球外转时眼震加剧。这种病症称为眼球震颤阻滞综合征。

**【临床表现】**

1.内斜视:发生于婴儿期,常为单眼,也可双侧,突然发病。内斜视度数的大小与眼震的幅度成反比。

2.眼球震颤:一般为水平位,显性冲动型眼震,也可伴有隐性眼震,当眼球在内转位时眼震消失或不明显,随着眼球向外转动,眼震强度及幅度明显变大。

3.代偿头位:双眼视力相差大时,患者将面部转向注视眼侧,以便使该注视眼处于内转位。当双眼视力相差不大时,则面部转动有时向右,有时向左。

4.AC/A 比值正常。

5.假性展神经麻痹:当双眼视力相仿时,会出现明显假性展神经麻痹,表现为双眼同向水平运动时,外直肌力弱,眼球外展障碍。如遮盖一眼,令另一眼作单眼水平转动时,外转不受限。

6.神经系统异常的发生率高。

**【诊断】**

根据内斜视和眼球震颤的临床表现,可以诊断。

**【鉴别诊断】**

1.先天性内斜视　本病少见,斜视角稳定且度数大,可有交叉性注视,向前方注视时不会出现眼震。只有当向外转动至外眦时,才会出现终点性眼震。

2.先天性双侧展神经麻痹　在全身麻醉下,本病的内斜视并不消失,但眼球震颤阻滞综合征的内斜视可消失。

**【治疗】**

采取手术治疗,可采用双眼内直肌后徙,双眼内直肌后固定缝线或双眼内直肌后徙加固定缝线。

**【临床路径】**

1.询问病史　注意内斜视和眼球震颤发生的时间和次序。

2.体格检查　检查眼位、眼球震颤及两者的关系。

3.辅助检查　进行棱镜试验、眼震电流描记、前庭一眼反射等检查。

4.处理　手术治疗。

5.预防　无特殊预防措施。

## (三)微型斜视

**【概述】**

本病又称单眼固视综合征,斜视度一般小于$5^\triangle$,映光法检查眼位无斜视,遮盖法也看不出眼球的移动,称为微型斜视,以微型内斜多见,常合并弱视。双眼注视时,弱视眼有中心抑制暗点或旁中心注视。发生的原因见于大角度斜视治疗后,或继发于屈光参差,继发于单眼黄斑病变或者原发于双眼黄斑融像功能障碍。是一种不影响外观,但视功能受到损害的斜视。

**【临床表现】**

1.常以轻度弱视就诊。

2.异常视网膜对应。

3.有黄斑抑制暗点,多为旁中心注视,也有中心注视者。

4.正常或者接近正常的周边融合功能。

5.伴有屈光参差,可能是微型斜视的原因,以远视性屈光参差多见。

6.立体视功能受到损害。

**【诊断】**

1.对单眼视力下降的患者,尤其是儿童,经检查没有斜视及斜视病史,没有屈光不正和屈光参差,眼部无器质性病变,应该考虑微型斜视的诊断。

2.4$^\triangle$棱镜片试验是检查微型斜视简易、快速、准确的方法。先做 4$^\triangle$棱镜片底向外查微型内斜视,如果阴性再做底向内查微型外斜视。

3.或者用 Bagolini 线状镜查中心暗点。

**【鉴别诊断】**

屈光参差型弱视:有屈光参差,无眼位偏斜,为中心凹注视,呈轻度或中度弱视,具有周边融合,不易查出中心凹融合,有一定程度的立体视,对弱视治疗的反应好。如果在上述特征中,弱视眼有中心抑制性暗点或旁中心注视及异常视网膜对应者为微型斜视。

**【治疗】**

1.大龄儿童及成人不需治疗。

2.对适龄儿童的弱视应先矫正屈光不正或参差,常规弱视治疗。

**【临床路径】**

1.询问病史　是否有弱视,有无眼位的改变。

2.体格检查　检查眼位和屈光状态。

3.辅助检查　4$^\triangle$棱镜片试验和 Bagolini 线状镜检查有助于诊断。

4.处理　矫正屈光不正和弱视。

5.预防　无特殊预防措施。

# 三、继发性内斜视

## (一)知觉性内斜视

**【概述】**

婴幼儿期因一眼失明或视力低下,如角膜瘢痕、白内障、眼外伤、视神经萎缩及黄斑部病变等引起知觉性融合障碍而形成的斜视,称为知觉性斜视。知觉性斜视可为内斜视或外斜视。外斜视主要发生在年龄较大的儿童或成年人中。知觉性内斜视好伴发下斜肌或上斜肌过强,以下斜肌过强为多见。

**【临床表现】**

1.一般呈共同性,眼球运动各方向不受限制。

2.长时间的内斜视可出现外转障碍,内转过强,牵拉试验阳性,外转有阻力,这与内直肌、球结膜及眼球筋膜的挛缩有关。

**【诊断】**

根据眼部有引起视力低下的病变,及眼位状况,可以诊断。

**【鉴别诊断】**

1.其他原因引起的内斜视　知觉性内斜视有引起一眼失明或视力低下的眼部病变。

2.假性内斜视　通常因内眦赘皮及鼻梁宽使婴儿外观显示内斜,用角膜映光法交替遮盖,反复检查眼位对称。

**【治疗】**

1.对于单眼先天性白内障的患儿应早期做白内障手术,戴角膜接触镜,并矫正斜视。对有外伤性白内障的成人,应做白内障手术,术后早期矫正斜视。

2.对于角膜瘢痕、视神经萎缩或黄斑部病变等所致的斜视,手术矫正眼位只能取得美容的效果。

3.一眼已失明的内斜视施行手术时,应欠矫 $10^\triangle \sim 15^\triangle$。

4.手术方法可选择斜视眼的内直肌后退和外直肌截除。如有下斜肌过强,则行下斜肌减弱术。

**【临床路径】**

1.询问病史　是否有引起一眼失明或视力下降的眼病。

2.体格检查　检查眼位和眼部状况。

3.辅助检查　无需特殊的辅助检查。

4.处理　应手术治疗,以期增加视力。

5.预防　无特殊预防措施。

### (二)连续性内斜视

**【概述】**

一般指因外斜视手术过矫引起的内斜视,或在无外因及外直肌麻痹史等情况下自然转变成的内斜视,均称为连续性内斜视。

**【临床表现】**

外斜视矫正术后发现大角度过矫,复视难忍。

**【诊断】**

根据外斜视手术矫正史和眼位,可以诊断。

**【鉴别诊断】**

因有外斜视手术过矫史,因此诊断明确,无特殊的眼病需要鉴别。

**【治疗】**

1.术后第一天发现外斜视明显过矫,且有运动障碍,应立即手术探查。

2.当内斜角度小于 $10^\triangle \sim 15^\triangle$ 时,常会逐渐缓解,因此两周内不宜任何处理。

3.以后若持续复视,可用缩瞳剂或戴用远视矫正眼镜,使内斜视角减少到患者的融合范围内。

4.上述处理无效时可以遮盖单眼消除复视和内斜视。

5.为避免复视,可佩戴基底向外的棱镜片。

6.若观察 3~6 个月后,内斜视仍在 $10^\triangle$ 以上且有复视者,可再次手术。

**【临床路径】**

1.询问病史　有无外斜视过矫史。是否有复视。

2.体格检查　检查眼位。

3.辅助检查　检查复视像。

4.处理　如术后第一天发现外斜明显过矫,且有运动障碍时应手术探查。否则可观察 3~6 个月后再考虑手术治疗。

5.预防　外斜视矫正术时不要过矫。

(苏绍磊)

# 第三节　共同性外斜视

## 一、先天性共同性外斜视

本病少见,一般发生于 1 岁以内,不伴有眼部或全身异常。

**【临床表现】**

1.斜视度大,在 $30^{\triangle}$~$50^{\triangle}$ 之间。

2.多为交替性恒定性外斜,因此双眼视力较好。

3.眼球运动正常。

4.可合并分离性垂直偏斜(DVD)或上斜肌功能亢进所致的 A 型外斜视。

5.部分患者看近时外斜度变化。

**【诊断】**

根据发病时的年龄和临床表现,可以诊断。

**【治疗原则】**

尽早手术矫正斜视,恢复或建立双眼视功能。

**【治疗目标】**

尽早手术治疗,矫正眼位。

## 二、后天性共同性外斜视

### (一)间歇性外斜视

此型外斜视是介于外隐斜和共同型外斜视之间的一种过度性斜视。可随年龄增长,失代偿发展成为恒定性外斜视。可分为:①分开过强型:远距离斜视度大于近距离斜视度,AC/A 比值高。②集合不足型:近距离斜视度大于远距离的斜视度。AC/A 比值低。③基本型:远、近距离斜视度相同,AC/A 比值正常。④类似外展过强型:远距离外斜度大于近距离外斜度,遮盖一只眼一段时间后双眼相似。

**【临床表现】**

1.斜视角变化大:外斜视可受内融合控制为正位或减轻。斜视度因注视距离不同而不同,视远时内融合困难易出现外斜视。斜视是否出现与患者的健康状况及注意力有关系。

2.双眼控制正位时,为正常视网膜对应,出现外斜位时为异常视网膜对应,因此,多数患者远距离立体视不好,而近距离容易控制正位,立体视较好或正常。

3.因为有单眼抑制,一般没有复视、视物模糊及视力疲劳的主诉。

4.有些患者可以感知眼位是处于外斜还是正位,外斜位时只用单眼注视物体清晰。

5.在户外强光下畏光,喜闭一只眼。

6.可伴有 A-V 综合征或垂直斜视。

**【诊断】**

1.外斜位的间歇出现及斜视度的变化为本病突出的特征。就诊时或者手术前因为紧张始终控制正位。

可通过反复交替遮盖法,注视 5m 以外的目标,破坏内融合,引出确切的外斜程度。

2.短期遮盖法遮盖 30 分钟～1 小时后查斜视度,结合远和近不同距离的斜视度检查,可鉴别真正的分开过强型外斜还是类似分开过强型外斜,前者遮盖后视近外斜增加接近视远斜视度。

3.查 AC/A 比值作为间歇性外斜的分型依据,为手术设计提供依据。

**【治疗原则】**

1.一般需择期手术治疗 在等待手术期间,可做增强融合功能的训练,部分小度数的患者可能通过非手术治疗达到正位而避免手术。

2.非手术治疗

(1)矫正屈光不正:明显的屈光不正,如散光或屈光参差必须矫正。近视者应完全矫正。远视者根据年龄、屈光度大小及 AC/A 比值酌情处理。通常小于＋2.00D 的儿童远视不予矫正,如有屈光性视力疲劳的成人应予矫正。

(2)负透镜治疗:AC/A 比值高的外斜视患者戴负透镜增加调节性集合减少外斜程度。集合不足型外斜视儿童将负透镜放在双光镜的下镜。外展过强型外斜的负透镜放在双光镜的上镜,这样可增强正常双眼刺激。

(3)三棱镜治疗:外展过强型外斜使用底向内的三棱镜,增加内融合功能,可使部分小度数间歇性恢复正位。

(4)正位视训练:可增强融合范围,作为手术的辅助疗法。

(5)暂时观察:对尚不能接受手术和双眼视功能好的、小角度外斜儿童应定期检查,如果外斜出现的频率增加,持续的时间长,集合近点变远,双眼视功能减退应及时手术。

3.手术治疗

(1)外展过强型外斜:首选外直肌后退。

(2)类似外展过强型和基本外斜型:可行一只眼的外直肌后退,内直肌截除,也可双外直肌后退。

(3)集合不足型:首选内直肌截除,但不能过量,预防术后运动不足。

**【治疗目标】**

矫正眼位。

### (二)恒定性外斜视

本病有二种情况。一种为发生于幼年,预后差的外斜视。另一种发生在成年人,开始为间歇性外斜视,以后因调节力减退,失去代偿,成为恒定性外斜视,预后好,术后可获得双眼视功能。

**【临床表现】**

1.常无症状,在强光下要闭合一眼。

2.外斜度恒定。

3.集合不足。

4.屈光不正。

5.单眼注视可引起弱视。

6.向右或左侧注视时斜视减轻,称为侧向非共同性。

7.可伴 A-V 综合征或垂直斜视或斜肌功能异常,或有垂直位斜视。

**【诊断】**

根据发病年龄,及临床表现,可以诊断。

**【治疗】**

1.发生在幼年者应尽早手术。

2.成人一旦确诊为本病也应手术。

【治疗目标】

手术治疗,矫正眼位。

(苏绍磊)

# 第四节 眼外肌麻痹引起的斜视

## 一、麻痹性斜视

本病是支配眼外肌的神经核、神经干或者肌肉本身病变所致的斜视。根据肌肉瘫痪的程度可分为完全性或部分性肌肉麻痹。其病因复杂,与全身性疾病关系密切,可能是全身性疾病的一部分或者是全身性疾病的最早表现。先天性麻痹性斜视是先天肌肉发育异常或产伤及生后早期的疾病所致。后天性麻痹性斜视多由炎症、血管性疾病、内分泌性疾病、肿瘤、外伤等引起。

【临床表现】

1.复视与视混淆　患者自觉视物呈双,双眼同时视物时感觉模糊。

2.眼性眩晕与步态不稳　遮盖一只眼后眩晕减轻或消失,为眼性眩晕的特征。眼位的突然偏斜,视觉定位被破坏,故患者走路向某方向偏斜。

3.异常投射　发病初期患者用麻痹眼注视物体并触摸该物体时,总是摸不准。

4.眼位偏斜　患眼向麻痹肌作用相反方向偏斜。麻痹很轻时,没有偏斜或表现为隐斜。

5.第二斜视角大于第一斜视角。

6.斜视角因注视方向而异　眼球向麻痹肌作用方向转动时斜视角明显增大。

7.运动受限　麻痹眼向麻痹肌作用方向运动受限,受限的程度反映麻痹程度。

8.代偿头位　患者通过头位的变化使其注视野内的复视消失,保持双眼单视的异常姿势,又称眼性斜颈。先天性麻痹性斜视多有代偿头位。由三部分组成:①面向左/右转。②下颌上举或内收。③头向左/右肩倾斜。

9.续发共同化　某一条肌肉麻痹后,会引起同侧眼和对侧眼其他肌肉的功能失调和继发改变。常见的改变是麻痹肌的对抗肌作用亢进,配偶肌也亢进,而配偶肌的对抗肌(称间接拮抗肌)因发生抑制性麻痹而表现不足。经过一段时间后麻痹肌的功能有所恢复,双眼其他肌肉相互间也重新调整协调,表现出共同性斜视的特点,叫做麻痹性斜视共同化。

【诊断】

1.根据自觉症状,如发病突然、复视、眩晕、双眼同时视物模糊及异常投射,眼球运动及眼位的检查,可以诊断。

2.应用复视像和 Hess 屏检查,可确定麻痹肌。代偿头位的分析帮助确定麻痹肌。

3.Parks 三步法对先天性陈旧性垂直肌麻痹的诊断有帮助。

【治疗原则】

1.先天性麻痹性斜视

(1)如有弱视,应及早积极地治疗弱视。

（2）如双眼视力正常，以不明显的代偿头位能保持双眼外观正位和双眼视觉者，可不予处理。

（3）有代偿头位或斜视度大者应予手术治疗。

2.后天性麻痹性斜视

（1）主要是针对病因进行治疗。

（2）对症治疗：遮盖一眼，可解除复视症状。

（3）可用针灸、理疗和药物作为辅助治疗。常用的药物有维生素 $B_1$、维生素 $B_6$ 和维生素 $B_{12}$，肌苷、三磷酸腺苷、辅酶等神经能药物。

（4）保守治疗 6 个月，待病情稳定后，可考虑手术治疗。

【治疗目标】

消除复视，矫正眼位。

## 二、滑车神经麻痹

滑车神经麻痹又称上斜肌麻痹，是垂直斜视中发病率最高的一种。它可分为先天性或后天性、单侧性或双侧性，以单侧性不完全麻痹为多见。先天性滑车神经麻痹与神经肌肉的发育异常有关。头颅的闭合性外伤可引起滑车神经麻痹。中枢神经系统血管病变、糖尿病或颅内肿瘤也可引起滑车神经麻痹。额窦手术引起眶骨骨折或滑车移位，可导致上斜肌麻痹或不全麻痹。

【临床表现】

1.单侧的上斜肌麻痹

（1）原在位健眼注视时患眼呈上斜视。

（2）代偿头位：70%的患者出现代偿头位。头向健侧肩倾斜，下颌内收又称眼性斜颈。少部分患者头向患侧倾斜，目的是增加复像距离。

（3）双眼运动时患眼的上斜肌运动减弱，下斜肌亢进。病程发展中可发生继发改变，对侧眼（健眼）的上直肌表现出部分或完全麻痹，称抑制性麻痹。

（4）部分先天性上斜肌麻痹患者可有面部发育不对称。

（5）部分合并患侧的假性上睑下垂。用患眼注视时上睑下垂消失。

（6）后天性上斜肌麻痹患者若发病突然，则自觉症状，如头晕、恶心、呕吐等明显。

（7）患者 Bielschowsky 征阳性。

（8）马氏杆复视像或眼底检查患眼呈外旋位。

2.双侧上斜肌麻痹

（1）侧向注视时出现交替上斜视。原在位可无垂直偏斜。

（2）Bielschowsky 征双侧阳性。

（3）常见 V 征和卜颌内收，以内斜 V 征多见。

（4）双眼运动时，双侧上斜肌均弱，下斜肌均亢进。

（5）无代偿头位或头向麻痹轻的一侧倾斜。

（6）双眼呈外旋位。外旋大者可达到 $20^{\triangle}$。

【诊断】

根据眼位，Bielschowsky 征阳性，以及代偿头位，可以诊断。

【治疗原则】

1.先天性上斜肌麻痹 小于 $10^{\triangle}$ 的上斜视可配戴三棱镜消除斜颈。大于 $10^{\triangle}$ 的上斜视或有代偿头位，即使斜视度数并不大的患者也需手术治疗,首选下斜肌减弱术。

2.后天性的上斜肌麻痹　应针对病因进行治疗,并给予神经能药物。小于 $10^{\triangle}$ 的可配戴三棱镜矫正原在位的复视。半年后病情稳定者可考虑手术治疗。

【治疗目标】

消除复视,矫正眼位。

## 三、外展神经麻痹

外展神经麻痹的发病率高,单侧比双侧多见,可能为完全麻痹或部分麻痹。先天性外展神经麻痹多为神经肌肉发育不良或肌肉缺如所致。后天性外展神经麻痹原因复杂,较常见的有颅底炎症或脑膜炎,传染性疾病如流行性感冒、白喉、外伤,各种原因引起的颅内压升高、脑肿瘤或邻近组织的肿瘤侵犯颅底如鼻咽癌、血管性疾病等。临床上常见的是外展神经的周围神经麻痹。

【临床表现】

1.内斜视。

2.后天性新发病例可见第二斜视角大于第一斜视角,患眼外转完全或部分受限,向麻痹侧注视时眼球震颤。

3.后天性者水平同侧复视,向麻痹肌作用方向注视复视明显。先天性外直肌麻痹多无复视,而有弱视。

4.代偿头位面水平转向患侧。

【诊断】

根据眼位和复视像可以诊断。

【治疗原则】

1.先天性外直肌麻痹以手术治疗为主,病情稳定半年后可行手术治疗。行患眼内直肌后退术或 Jensen 直肌联接术。

2.后天性外直肌麻痹以病因和神经能治疗为主。

【治疗目标】

矫正眼位。

## 四、双上转肌麻痹

一只眼的上直肌、下斜肌同时麻痹称双上转肌麻痹,少见。先天性双上转肌麻痹可能是神经肌肉发育不良所致,后天性双上转肌麻痹可能因甲状腺功能不全或外伤性眶底骨折引起。

【临床表现】

1.垂直斜视明显。健眼注视时,患眼下斜视,伴有假性上睑下垂;患眼注视时,健眼明显的上斜视。

2.代偿头位:头向后倾、仰头。

3.眼球运动向鼻上方(下斜肌)及颞上方(上直肌)均受限,其他方向运动正常。

【诊断】

根据眼位和代偿头位,可以诊断。

【治疗原则】

以手术治疗为主。根据注视眼不同,采用不同的手术设计。若健眼为注视眼,麻痹眼下斜视,轻者应选择做麻痹眼的下直肌后退术,重者行上斜肌减弱术加下直肌后退术,或者内外直肌联合移位术。若患眼为注视眼,健眼呈上斜视者,应选择健眼的上直肌后退加下斜肌后退或移位术。

**【治疗目标】**

矫正眼位。

## 五、动眼神经麻痹

动眼神经进入眼眶前分上下两支,上支支配上直肌与提上睑肌;下支支配下直肌、内直肌、下斜肌及瞳孔括约肌与睫状肌。无论病变发生在神经核、神经干均会引起多条眼外肌的功能障碍。神经病变部位和麻痹的程度不同,临床表现也就各不相同。

**【临床表现】**

1.完全性动眼神经麻痹

(1)眼位为外斜,合并轻度下斜,内旋位,上睑下垂。

(2)只有外转运动正常,其余各方向不能,外转时伴轻度下转。

(3)眼球轻度突出。

(4)眼内肌受累:瞳孔散大,调节麻痹,对光反射和近反射消失。

2.不完全麻痹的表现　动眼神经支配的各条肌肉尚有部分功能。

(1)急性动眼神经麻痹应考虑炎症、血管病及肿瘤所致。

(2)部分先天性动眼神经麻痹再生后迷失方向,又称迷走再生,表现如下。

1)假性 Graves 征,眼睑迟落。

2)眼球内转时睑裂开大,外转时缩小。

3)假性 Argyll-Robertson 瞳孔,患眼瞳孔散大,对光反应消失。眼球集合时瞳孔缩小。

4)眼球上转时伴眼球内转和退缩。

3.先天性动眼神经麻痹　可致斜视性弱视。

**【诊断】**

根据眼位及眼部其他改变,可以诊断。

**【治疗】**

1.针对病因治疗。

2.治疗弱视。

3.手术治疗:完全性动眼神经麻痹的手术应分 2 次以上进行。上睑下垂矫正术要在斜视矫正术后进行。术前应检查是否有 Bell 现象,避免术后睑裂闭合不全。如果患眼下斜视矫正不好,尽量不做上睑下垂手术。

**【治疗目标】**

矫正眼位。

(李兵兵)

## 第五节　A-V综合征

A-V综合征是一种特殊类型的水平斜视,临床常见。由于本症水平斜视患者同时伴有垂直性麻痹,所以向上和向下注视时斜视角不同。用字母 A 和 V 的形态表示上、下斜视角的集合和分开。V 型斜视较 A 型多见,V 型外斜居首位。分为:①外斜 V 征:向上注视时斜视角比向下注视时的≥15$^\triangle$。②内斜 V 征:向上注视时斜视角比向下注视时的≤15$^\triangle$。③外斜 A 征:向上注视时斜视角比向下注视时的≤10$^\triangle$。④内斜 A 征:向上注视时斜视角比向下注视时的≥10$^\triangle$。

【临床表现】

1.视力疲劳　患者常有间歇性、一过性复视和视力疲劳。向下注视时斜视角加大,患者(外斜 A 或内斜 V 征)的视力疲劳较外斜 V 或内斜 A 征者明显。

2.代偿头位　患有水平斜视伴下颌上举或内收应考虑 A-V 征的存在。为获得双眼视轴平行,患外斜 V 征和内斜 A 征时下颌上举,患外斜 A 征和内斜 V 征时下颌内收。

3.发育性弱视。

4.异常视网膜对应。

【诊断】

1.向上注视与向下注视的斜视度之间的差异必须＞10$^\triangle$ 才能诊断 A 现象。

2.向上注视与向下注视的斜视度之间的差异必须＞15$^\triangle$ 才能诊断 V 现象。

【治疗原则】

1.有以下情况时应考虑手术治疗。

(1)正前方与向下注视有斜视者需要手术。外斜 V 征向上 15$^\triangle$ 外斜,向下为正位,如无症状无需手术。

(2)有明显的代偿头位。

(3)明显影响美容:如下斜肌功能亢进。

2.手术方法

(1)水平肌的垂直移位或垂直肌的水平移位:斜肌功能无异常者或者轻度 A-V 征可选用此法。

(2)水平直肌止端的倾斜移位治疗。

(3)斜肌手术:通过加强上、下斜肌或减弱上、下斜肌的作用而矫正 A-V 征。

【治疗目标】

使原在位和下方位获得视轴平行和双眼单视功能,改善代偿头位和美容。

(苏绍磊)

# 第六节　弱视

## 一、弱视定义

在视觉发育期内,由于屈光不正、屈光参差、斜视或形觉剥夺等异常视觉经验引起视路和视觉中枢发育异常,导致最佳矫正视力低下者,均列为弱视。

## 二、弱视病因和发病危险因素

### (一)斜视

在视觉发育期内,斜视是弱视发病最常见的病因之一。患者存在恒定性、非交替性斜视(最常见的是内斜视),或者曾经患过斜视。

双眼的视轴不能同时指向一个目标,两眼视网膜的对应点上的物像不同,甚至毫不相干。注视目标在注视眼的黄斑区成像,在非注视眼黄斑区以外的视网膜成像。通过调节,注视眼视网膜接受的物像往往比较清晰,斜视眼视网膜上的物像模糊。这种无关的、模糊的、非融合性视觉信息输入到视皮层之后,导致竞争性抑制。在视皮层,注视眼逐渐占据优势,非注视眼的视觉输入到达视皮层之后,引起的反应逐渐降低。经过长期抑制,斜视眼出现弱视;即使是交替性斜视,两只眼的注视优势不同,非优势眼也可能产生弱视。

斜视患者也可能伴有屈光参差,屈光不正度数比较大的一只眼往往是斜视眼,斜视眼产生弱视。两只眼的视力之差往往≥2行。

### (二)屈光参差

屈光参差也是弱视发病的病因之一。在视觉发育期内,屈光参差的度数达到一定程度,一只眼的视网膜上物像模糊,往往导致弱视。例如,远视性屈光参差,患儿注视目标的时候,调节性神经冲动是按照屈光不正度数比较小的一只眼的需求发出的。这样,远视度数较高的一眼视网膜上的物像模糊。

这类弱视形成的原因有两个,一个是来自视网膜上的物像模糊,另一个与斜视性弱视的病因一样,在视皮层水平竞争的过程中,竞争性抑制出现,物像清晰的眼逐渐变成优势眼,物像模糊的一只眼竞争失利,最终沦为弱视眼。

这里说的屈光参差,主要指的是远视性屈光参差,两只眼屈光不正的度数不等,最佳矫正视力也不等,往往两只眼视力之差≥2行。

高度近视性屈光参差或是单眼高度近视,也能够引起弱视。这些患者的视网膜黄斑中心凹有些没有器质性病变,有些经过治疗,获得满意的效果。还有一些患者,虽然经过规范的弱视治疗,弱视眼的视力没有任何改善也是常见的。

屈光参差性弱视和屈光不正性弱视的界限并非十分清楚。这个界限是人为划定的,按照弱视的诊断标准,即使诊断为屈光不正性弱视,患者两只眼的最佳矫正视力之差也可能≥2行,也可能第一次矫正的时候,两只眼的视力相等,在治疗过程中,逐渐超过两行,临床表现近似屈光参差性弱视,必要的时候,也要选择遮盖或压抑疗法进行治疗。反之亦然,有些屈光参差性弱视患者未必需要遮盖疗法和压抑疗法,经过屈光矫正之后,两只眼的视力能够自然恢复到满意的程度。

两只眼屈光参差的大小不同,弱视的发病率不同,弱视的深度也不同。屈光参差度数越大,弱视患病率越高,弱视的程度越重。

我国学会弱视分类标准中指出,远视性屈光参差≥1.50D,才能诱发轻度弱视。美国的教科书中指出,轻度远视性屈光参差或是散光性参差,只有 1.00~2.00D 也可能引起轻度弱视。轻度近视性屈光参差<−3.00D,常常不引起弱视;单眼高度近视(≥−6.00D)常常引起重度弱视。

美国眼科临床指南中提出:双眼有+4DS 以上的远视性屈光参差患者,100%患弱视;两眼有 6D 以上的近视性屈光参差者,100%患弱视;4D 以上的近视性屈光参差者,50%发生弱视。

如果患者存在远视性散光参差,比如超过 1.00D,往往引起屈光参差性弱视,也称为子午线性弱视,散光的度数越大,两只眼的参差度数越大,弱视的程度也越深。

先天性上睑下垂、眼睑血管瘤、角膜形状不规则、晶状体半脱位和先天性青光眼等情况也可能引起屈光参差,导致屈光参差性弱视。

斜视性弱视患者也可能伴有屈光参差,特别是内斜视患者常伴有远视性屈光参差。这类弱视,国外有的学者称为混合性弱视,也就是屈光参差和斜视两个病因混合形成的弱视,我国学会规定,把这类弱视一律划归斜视性弱视。

应当注意,在视觉发育关键期,患儿存在比较低的屈光参差,随年龄的增长,屈光参差也可能逐渐消失。当患儿就诊的时候,虽然经过阿托品充分麻痹睫状肌,经过正规的验光,也许不能发现屈光参差,但是屈光参差带来的弱视可能继续存在。

### (三)屈光不正

在婴幼儿期,尚未矫正的屈光不正,其度数达到一定程度之后,就能引起弱视,这类弱视称为屈光不正性弱视。

患者两只眼屈光不正的度数相等或是相近,视网膜上的物像模糊的程度相近。轻度或中度的形觉剥夺是弱视发病的唯一原因。两只眼不存在异常的交互作用,最佳矫正视力低于该年龄段的正常标准。

如果散光的度数比较大,>2.00D,在一个方向上,视网膜上的构成物像的线条模糊,幼年的时候,没有及时矫正,也能够导致视觉发育异常。

在临床上最多见的是复性远视散光和混合散光导致的弱视。临床经验指出,散光对视觉发育的影响和同等度数的远视或近视相比,前者出现弱视的概率高,而且治疗过程也比较长。

### (四)形觉剥夺

在婴幼儿期,先天性的或是后天性的,屈光间质浑浊遮挡瞳孔,引起视力发育异常者称为剥夺性弱视。

先天性高密度的白内障、角膜浑浊以及视轴周围的屈光间质的浑浊、先天性上睑下垂完全遮挡瞳孔、未经矫正的无晶状体眼等都是弱视发病的原因。视网膜不能形成清晰物像或根本不能形成物像,导致外侧膝状体和视皮层等部位的神经元发育异常,形成形觉剥夺性弱视。一般地说,这类患者的视觉的损害非常严重,治疗效果不理想。

形觉剥夺性弱视的严重程度与下列因素有关:形觉剥夺的程度、形觉剥夺发生的年龄、持续时间的长短以及单眼或是双眼形觉剥夺。形觉剥夺的程度越重,弱视也越重,如果是高密度先天性白内障,混浊占位于晶状体的中央部,直径≥3mm,往往导致重度弱视,而先天性轻度核性白内障、局限性皮质浑浊(小于一个象限)、轻度的小面积的后囊混浊,用检眼镜能够清晰地看到眼底,可能引起的重度、中度或轻度弱视,可能对视觉发育产生严重影响,也可能没有多大的影响,往往无须手术治疗。

形觉剥夺发生的年龄越小,弱视发病的可能性越大,弱视的程度越深。临床研究显示,在3岁前婴幼儿发生形觉剥夺,后果比较严重。6岁之后发生的白内障,对视力发育的影响比较小。

单眼剥夺与双眼剥夺的后果不同,所形成的弱视程度也不一。当双眼形觉剥夺的程度相同的时候,两只眼弱视的程度也非常接近,恢复也比较容易。单眼剥夺后果相当严重,治愈非常困难,即使能够治愈,也要连续治疗到9岁以上。

### (五)眼球震颤

先天性眼球震颤使婴幼儿视觉环境发生异常,视觉发育受到不同程度的影响,也可能形成弱视。

在注视目标的时候,患者视网膜上的物像快速摆动,不能形成稳定物像刺激。这是弱视产生的原因。然而在生理范围之内,眼球总是处于轻微的运动状态,运动形式包括:轻微的震颤(频率<30~70次/秒,幅度<20″)、轻微的扫视运动(频率<1c/sec,幅度<数分视角)和漂移运动(振幅约6′)。眼球震颤的幅度和频率比较大,视网膜上的物像运动幅度和频率超过一定范围,也就是说超出生理范围,带来类似物像模糊的后果,视觉发育就会受到影响,可能形成弱视。

### (六)弱视发病的其他危险因素

妊娠期间,孕妇应用某些药物或是患风疹。新生儿早产、低体重、缺氧史、发育迟缓、先天性青光眼等。斜视弱视和其他眼病的家族史等。

弱视是一种发育性眼病,不涉及遗传的问题。但是弱视的发病原因和危险因素具有遗传倾向,比如:

斜视、先天性白内障、高度远视和高度近视等都具有遗传倾向。这些因素与弱视的发病相关联,属于弱视发病的危险因素。

## 三、临床特征

弱视的类型不同伴有不同的体征和症状,比如:斜视、屈光不正、屈光参差、先天性白内障、视轴周围的屈光间质浑浊以及上睑下垂等。除此之外,还有其他一些重要的临床特征。

### (一)视力低下

视力低下是最主要的临床特征。这里所指的视力是最佳矫正视力,还应该特别指出年龄段不同,最佳矫正视力也存在差别。

两只眼视力不等,如视力之差≥2行,也是弱视的临床特征。比如斜视性弱视,注视眼的视力达到1.0,即使斜视眼视力达到0.8,仍然视为是弱视。

### (二)拥挤现象

弱视眼对单个视标的识别能力比较高,对排列成行的视标,辨别能力比较差。这种现象叫作拥挤现象。每一行只有一个字母者,称为单字母视力表,每一行有多个字母者,比如5个字母,这种视力表称为行视力表。在检查弱视眼的时候,应该选用行视力表进行检查。

### (三)注视优势和注视性质

注视优势指的是两只眼的注视能力存在差别,一只眼处于优势状态,另一只眼处于劣势状态。正常人两只眼的注视能力也不完全相同,一只眼为主眼,另一只眼为非主眼。主眼的注视优势高于非主眼,不过两者的差别甚微。单眼弱视患者,或是两只眼的视力相差两行以上的弱视患者两只眼的注视能力差别比较大,两只眼的注视优势也存在明显的差别。

比较两只眼注视能力,注视能力比较好的一只眼称之为优势眼,另一只眼称之为非优势眼。如果患者的眼球运动基本正常,注视能力的优劣,就能够直接反应两只眼视力的差异,视力低的眼可能存在弱视。

有些弱视眼是旁中心注视,视力越低,旁中心注视越明显。重度弱视往往都是旁中心注视,视力低于0.3的弱视眼也往往是旁中心注视,一旦视力超过0.3,旁中心注视就比较少见。

### (四)立体视力降低

立体视觉建立在融合功能基础上,任何一只眼的视力降低,融合功能都会受到影响,立体视觉也会受到不同程度的影响。斜视性弱视患者的一只眼出现抑制,立体视觉发育会受到严重影响;屈光参差性弱视患者的立体视觉也会受到不同程度的影响;屈光不正性弱视患者的立体视觉受到的影响比较小。

### (五)调节功能异常

弱视眼的调节功能异常包括调节幅度降低、调节潜伏时间延长、调节性集合异常等。有人发现最佳矫正视力低于0.3的弱视眼,如果给予+1.00D的刺激,弱视眼只有三分之一调节反应,最佳矫正视力越低,调节力越差。

### (六)对比敏感度

弱视眼的对比敏感度下降,特别是高空间频率一端,表现得更为突出。视力表只是检测高对比度情况下视觉系统的分辨能力,对比敏感度检查法是检测视觉系统对不同亮度、不同对比度、不同空间频率情况下的分辨能力,这种检查方法更容易显示弱视眼的知觉缺陷。

## 四、弱视的诊断

### (一)视力

在诊断弱视的时候,视力是一个最重要的一个指标,但是,并非唯一的指标。除视力低下之外,肯定伴随弱视的发病原因(比如斜视)以及危险因素。只有发现弱视的发病的相关原因,把视力和病因结合起来,才能做出弱视的诊断。

最佳矫正视力≤0.8,或是两只眼的视力相差2行以上。学龄前儿童处于视觉发育期,视力发育尚未达到成人的水平。根据我国流行病学研究的结果显示,我国3～5岁的儿童正常视力≥0.5,6～7岁的视力≥0.7。7岁以上儿童的视力已经达到成人水平。

### (二)屈光不正的度数

屈光不正是弱视发病的重要因素,屈光不正的度数达到一定程度,就能导致弱视。我国学会和国内外有关教科书中都指出诊断屈光不正性弱视的参考度数。在诊断屈光不正性弱视和屈光参差性弱视的时候,屈光不正是一个不可缺少的参考指标。

患者两只眼屈光不正必须达到一定度数,远视超过3.00D,近视超过6.00D,散光超过2.00D,才能导致弱视。也有的教科书中提出不同的标准,双眼远视性屈光不正超过+5.00D,近视超过10.00D,散光超过2.00D,才能引起弱视。这些指标的大小与年龄有关联,年龄变化,远视和近视的度数也随之变化。

我国学会指出,远视性屈光参差≥1.50D,就能诱发轻度弱视;美国基础与临床教程中指出,轻度远视性屈光参差或是散光参差达到1.00～2.00D,可能引起轻度弱视。轻度近视性屈光参差<-3.00D,常常不引起弱视;单眼高度近视(≥-6.00D)常常存在重度弱视。

美国眼科临床指南中提出:双眼有4.00D以上的远视性屈光参差患者,100%患弱视;两眼有6.00D以上的近视性屈光参差者,100%存在弱视;4.00D以上的近视性屈光参差者,50%存在弱视。

患者存在远视性散光参差,如果超过1.00D或2.00D,往往引起屈光参差性弱视,也称为子午线性弱视。散光的度数越大,两只眼的参差度数越大,弱视的程度也越深。

一般地说,屈光参差达到一定度数,比如,球镜之差≥1.50D,柱镜之差≥1.00D,屈光不正度数比较高的一只眼可能存在弱视。

屈光不正是弱视诊断的重要体征之一,所有在诊断屈光不正性弱视和屈光参差性弱视的时候,一定要有屈光不正的指标。

### (三)斜视

在斜视性弱视的诊断依据之中,斜视是一个关键的诊断依据。患者伴有斜视,或是婴幼儿期曾经存在过斜视,而且优势眼多处于注视状态,非优势眼多处于偏斜状态,或是曾经长期处于偏斜状态。

这里说的斜视主要指的是内斜视,无论斜视的度数大小,只要是婴幼儿期出现的恒定性内斜视,而且总是某一只眼偏斜,这只偏斜眼会产生弱视。在外斜视发病初期,往往存在间歇性期,引起斜视性弱视的概率比较低;垂直斜视往往是非共同性斜视,在各个诊断眼位上,斜视度不等,有的诊断眼位上视轴也可能平行,通过代偿头位,患者两只眼的视力也可能得到良好的发育,弱视的发病率也比较低。

### (四)注视行为和注视性质

如果患者存在斜视,两只眼能够自由交替注视,说明两只眼的视力相同或相近。如果总是一只眼注视,另一只眼处于斜视状态,斜视眼可能存在弱视。

如果儿童不会用语言表达视力,必须观察儿童的注视能力,借以估计视力的高低。注视能力正常的标志:第一个是角膜映光点位于角膜的中央。在遮盖对侧眼的时候,这只眼注视点光源,角膜映光点应该位于瞳孔的中央。在两只眼注视点光源的时候,两只眼的角膜映光点应该是对称的。第二个是单眼能够稳定注视电光源,视标慢慢地运动,注视眼能够慢慢地、稳定地追随点光源。第三个是两只眼都能够保持正位,稳定注视目标。如果是斜视患者,遮盖任何一只眼,另一只眼都能够稳定注视目标。在打开遮盖的时候,原来的非遮盖眼能够维持正位、稳定地注视目标。经过检查患者符合上述三个标准,两只眼可能不存在弱视。否则,就可能存在弱视。

如果一只眼试图注视点光源的时候,角膜映光点不能位于角膜的中央,眼球出现震颤样运动,这只眼肯定不是中心注视,也可能注视稳定,或者根本不能注视。这只眼的视力往往是低下的。

对于没有斜视的儿童,可以在一只眼前垂直放置一块 $10^\triangle \sim 15^\triangle$ 的三棱镜,诱发垂直斜视。再重复上述实验。

如果两只眼的注视行为,比如注视优势,注视的稳定性、追随运动存在明显的差别,通过屈光矫正也不能消除,注视能力比较差的一只眼可能视力低下。

旁中心注视是弱视眼一个重要的临床特征。所以,在诊断弱视的时候,一定要注意注视性质是否存在异常。对于年幼的弱视儿童应该重复检查注视性质,注视性质异常对弱视的诊断具有重要的价值。

### (五)眼底

注意视盘的大小、边界清晰度、颜色和杯盘比等。也要注意周边视网膜的结构和黄斑中心凹是否存在异常。在诊断弱视之前,应该除外视盘、视神经和视网膜器质性病变。

### (六)其他视觉特征

比如,双眼眼底红光反射不同,色觉、对比敏感度、双眼视觉、立体视觉、调节功能以及各项电生理检查指标都可能存在异常。

### (七)病史

注意询问病史,应该特别注意患者是否存在弱视发病的危险因素。家族中是否有弱视和斜视患者,特别是直系家属,更应该关注。

## 五、鉴别诊断

一定要参照弱视的症状和体征进行诊断,其中不能缺少的一个重要的症状是视力低下,第二个不可缺少的体征是引起弱视的病因。如果两者缺一,弱视的诊断就不能成立。有些眼病能够引起视力降低,但是,发现病因是一件非常困难的事情。即使进行规范的检查,按照标准进行诊断,进行积极的治疗,也可能得到不理想的效果。我们估计患者的视路和视皮层也可能存在尚未发现的病变。还有一些容易和弱视混淆的疾患需要进一步鉴别诊断。

### (一)病理性近视

病理性近视指的是脉络膜毛细血管.玻璃膜-视网膜色素上皮复合体变性,即 CBRC 变性。这类疾患近视的度数往往很高,最佳矫正视力低下,有家族史,而且随年龄增长,眼轴不断延长,近视度数快速加深,弱视治疗无效,最佳矫正视力也可能逐渐降低。

通过检眼镜检查,高度近视的儿童患者的黄斑部是否存在病理性改变是很难确定的。有的患者经过及时、规范的治疗,视力仍然不能恢复正常,这些患者的黄斑部可能存在器质性病变。

### (二)轻度视神经萎缩

无论是先天性视神经发育异常或是其他原因引起的视神经萎缩,都是视力降低的病因。仅仅依靠眼底所见,即视盘颜色,诊断视神经萎缩可能存在困难。如果患者存在弱视发病的危险因素,比如:中、高度远视,散光等,也应该考虑是否同时伴有弱视。

### (三)其他眼病伴有弱视

有的患者视力低下,同时存在其他眼病,比如,先天性青光眼,患者眼压升高的时候,角膜混浊,眼压降低之后,患者也可能发生弱视。在敏感期之内,按照弱视进行规范和及时的治疗,视力可能得到部分恢复。

## 六、弱视的分类

1.按照弱视发病的不同原因,把弱视分为 4 类。

(1)斜视性弱视。

(2)屈光参差性弱视。

(3)屈光不正性弱视。

(4)刺激剥夺性弱视。

2.按照弱视的轻重不同,把弱视分为轻、中、重 3 个等级。

(1)轻度弱视:最佳矫正视力为 0.8～0.6。

(2)中度弱视:最佳矫正视力为 0.5～0.2。

(3)重度弱视:最佳矫正视力≤0.1。

按照弱视的轻重程度划分为不同的等级,有利于选择合适的治疗方法和合适的随访间隔,比较准确地选择合适的遮盖或压抑的强度,比较准确地估计弱视疗程和预后。在弱视治疗随访过程中,有利于观察治疗效果,及时调整治疗方案,以期获得最佳的治疗效果。

## 七、弱视治疗

弱视的发病原因可以归纳为两类,一类是形觉剥夺,另一类是两只眼异常的相互作用。所以,弱视主要的治疗方法也有两类,第一类是消除形觉剥夺,临床上最多见的是矫正远视性屈光不正,其次是清除视轴周围屈光间质的混浊;第二类是消除两只眼异常的交互作用,消除优势眼对弱视眼的抑制。常用的方法是遮盖疗法和压抑疗法,另外还有一类治疗方法,属于辅助治疗的方法。

弱视治疗效果与以下因素有关:初诊年龄、初诊视力、弱视类型、屈光状态、弱视的深度、注视性质等。其中初诊年龄、初诊视力与注视性质对治疗效果影响最大。

### (一)消除形觉剥夺

在临床上,解除形觉剥夺也称为主动治疗方法。其中最常见是矫正屈光不正。

1.矫正屈光不正　绝大多数弱视患者都伴有轻重不等的屈光不正。其中多数为中、高度的远视,少数为高度近视,还有为数不少的单纯散光、复性散光和混合散光。屈光不正性弱视和屈光参差性弱视占全部弱视的 50%～70%。多数斜视性弱视患者也伴有不同程度的屈光不正。屈光不正是弱视发病的原因,只有给予合理的矫正,才能获得满意的治疗效果。

弱视眼的调节功能往往下降,弱视越深,调节功能越差,弱视眼缺乏代偿能力。所以,弱视患者远视性屈光不正的矫正原则与视力正常的儿童不同,一般地说,按照睫状肌麻痹下检影的结果,把远视性屈光不正给予全部矫正。为了让弱视儿童尽快接受远视眼镜,也可以对称性地适当降低远视眼镜的度数。比如,重度弱视患者的远视性屈光不正给予全部矫正;中度弱视患者可以适当欠矫;轻度弱视患者,可以参照视力正常儿童的处理原则,远视给予适当欠矫。

先天性白内障手术后,远视的给镜原则:0~12 个月龄的婴儿,应该过矫+3.00D;12~24 个月龄的幼儿,过矫+2.00D;24 个月龄之后直至 6 岁,过矫+1.00D。学龄儿童的远视给予足矫,如果远视力比较差,也可以适当过矫。为了阅读方便,还可以佩戴双光镜,下加适当度数的远视,借以弥补调节功能的缺陷。

散光的矫正原则,与视力正常的儿童相同。如果患者视力不降低,也没有视觉疲劳和视觉干扰症状,轻度散光也可以不予矫正。如果出现上述两个症状之一,散光应该给予矫正。高度散光矫正之后,患者可能感觉物像变性和倾斜。这时候,可以适当降低散光的度数,给予欠矫。比如:+4.00DC 的散光,可以减掉+1.00~+1.50DC,待患者适应之后,也可以给予矫正。逆规散光和斜轴散光应该给予全部矫正。

矫正屈光不正有多种方式,其中最常用的框架眼镜。这种戴镜方式既安全又方便,是有效的治疗方法。

另外,还有角膜接触镜,先天性白内障术后,可以选择角膜接触镜,每月清洗消毒一次。但是,这种特殊的接触镜还没有广泛应用于临床工作。

2.预防性屈光矫正　中高度远视、高度近视和散光是弱视最常见的发病原因,所以预防性屈光矫正是一项非常重要的预防措施。1~3 岁的婴幼儿存在屈光不正,如果屈光不正的度数超过下列指标,应该给予预防性矫正。

3.手术消除形觉剥夺　如果先天性白内障的密度很高,大部瞳孔被遮挡者需要早期手术治疗。先天性白内障的最佳手术时机仍然是一个具有争议的问题。多数学者认为 2~3 个月龄之内是手术的最佳时机。半岁之内手术也能获得比较满意的治疗效果。半岁之后手术效果不如早期手术更好。

白内障的手术治疗仅仅是弱视治疗一个非常重要的步骤,手术后弱视治疗是一个漫长的过程,眼科医师对光学治疗和遮盖疗法给予规范的指导,定期复诊,才能获得良好的治疗效果。单眼先天性白内障患者手术后,通常需要治疗到 9 岁,甚至更长时间。在治疗过程中,家长和医师的配合是治疗成功的关键。

对于先天性上睑下垂的治疗,多数患者伴有代偿头位,下颏上举,瞳孔能够暴露三分之一这些患者经常合并散光,单眼患者经常出现屈光参差性弱视。往往需要矫正屈光不正,积极治疗弱视。待弱视治愈之后,再考虑矫正上睑下垂。提上睑肌完全丧失功能,也不存在代偿头位,瞳孔完全被遮挡,这种情况是非常少见的,如果遇到这种重度上睑下垂应该尽早手术治疗。

生后早期治疗先天性完全型上睑下垂或是其他眼病,比如眼睑血管瘤,术后采用眼睑缝合或不适当的遮盖,均是引起形觉剥夺性弱视的重要因素,应该警惕,尽量避免。

手术治疗上睑下垂和眼睑血管瘤之后,散光会减轻。如果仅仅为了减轻散光而进行手术,这种手术的代价太大,往往不予选择。如果患者的代偿头位(下颏上举的姿势)非常明显,上睑下垂可以择期进行手术治疗。眼睑血管瘤也可以选用药物治疗。

角膜混浊引起的弱视,必要时,也可行穿通性角膜移植术。但是,手术的风险很高,术后针对排斥反应的治疗也非常复杂,婴幼儿视觉检测和护理困难很多。对于视轴周围小范围的角膜混浊或白内障,可以选择充分散瞳,也可以考虑做虹膜光学切除术。

对于斜视性弱视,第一步应该考虑治疗弱视,待弱视治愈或是两只眼的视力基本正常,具备手术条件,再考虑手术矫正。眼球恢复正位之后,还能够减少抑制的发生,巩固弱视的疗效,促进融合功能的完善。

## (二)消除两只眼的异常相互作用

1.遮盖疗法　de Buffon 开始使用遮盖疗法,至今已经 200 多年的历史。实际上最早阐述遮盖疗法的是美索不达米亚的科学家 Ourrah(出生年月不详,卒于公元 900 年)。至今已经 1200 多年的历史了。他认为斜视性弱视应该用遮盖疗法进行治疗。遮盖正常眼,经过治疗之后,斜视眼的视力能够恢复到正常水平。

1743 年,植物学家和博物学家 de Buffon(1707—1788 年)认为弱视眼视力低下是产生斜视的原因,遮盖注视眼可恢复斜视眼的视力。当时认为,弱视眼视力降低的原因是斜视,遮盖注视眼,斜视眼注视目标,视力能够逐渐恢复。

遮盖疗法有三种不同的形式:传统遮盖疗法、反传统遮盖疗法和交替遮盖疗法。所谓传统遮盖,指的是遮盖优势眼,也是临床上应用最广泛的、治疗效果最好的方法。本文所称遮盖疗法指的是传统遮盖法。

反传统遮盖疗法指的是遮盖弱视眼,与后像疗法结合起来,用于治疗旁中心注视。这种反传统遮盖疗法应用范围很窄。

交替遮盖疗法的应用范围也很窄,只适用于婴幼儿,他们不能配合医师检查视力,医师也很难准确判断治疗效果,为了避免发生遮盖性弱视,才选择交替遮盖疗法。一旦患儿超过 3 岁,如果能够配合医师检查视力,不再选择交替遮盖疗法,选用传统遮盖疗法,只遮盖视力比较好的优势眼,才能获得最好的治疗效果。

【适应证】

遮盖疗法适用于斜视性弱视、屈光参差性弱视或者是双眼视力相差两行以上的单眼或双眼弱视。为了尽快提高弱视眼的视力,学者们共同的观点是遮盖优势眼。

屈光不正性弱视患者两只眼的视力相同或近似,多数无须使用遮盖疗法。如果在治疗过程中,发现两只眼的视力之差超过两行,可以选择统遮盖疗法,遮盖优势眼。待视力相等之后,停止遮盖或减少遮盖时间,保持两只眼视力继续、同步改善。

无论是斜视性弱视或屈光参差性弱视患者,如果弱视眼属于旁中心注视,也可以选用传统遮盖疗法,遮盖优势眼。与中心注视性弱视一样,也能获得满意的治疗效果。在治疗过程中,随着视力的改善,注视性质也随之改善,旁中心注视不会越来越巩固,弱视眼的视力不会停留在原有的水平上。

遮盖疗法也适用于伴有隐性眼球震颤的弱视患者。原来认为遮盖一只眼,隐性眼球震颤会明显加重,不利于弱视眼视力的改善。Von Noorden 等报告一组病例,经过遮盖疗法治疗之后,多数(11 例或 12 例)弱视眼的视力能够明显进步,他们认为遮盖疗法比压抑疗法更为简便有效。

具体操作方法:按照每天遮盖时间的长短,遮盖疗法可以分为:全天遮盖和部分时间遮盖。美国眼科学会制订的“眼科诊疗指南”中指出:每日遮盖时间占非睡眠时间的 70%～100% 称为全天遮盖,每天遮盖优势眼 10～14 小时;如果遮盖时间<70%,称为部分时间遮盖。部分时间遮盖至少每日遮盖 2 小时。

另外一个非常实用的计算遮盖时间的方法,就是每周遮盖天数。比如:每周遮盖 7 天、遮盖 6 天、遮盖 5 天、4 天或 3 天。在遮盖日,全天遮盖优势眼。非遮盖日,放开双眼。

在选择不同遮盖时间的时候,主要参考患者的年龄和两只眼视力的差别。年龄越大,遮盖的时间越长;两只眼视力相差越多,遮盖时间越长。反之,年龄越小,两只眼的视力差异越小,遮盖优势眼的时间越短。

婴幼儿不能用语言表达视力,可以根据两只眼屈光参差的大小、注视优势、注视行为的差别等因素估计两只眼视力的差别,决定遮盖优势眼的时间。在随访的时候,根据遮盖疗法的效果,调整遮盖时间。

婴幼儿对遮盖比较敏感,最常用的是部分时间遮盖。开始遮盖的时候,可以从少量开始,复诊的时候,观察疗效,随时调整遮盖时间。比如:开始每天遮盖优势眼 2～3 小时。随访的时候,如果两只眼的优势状态与遮盖治疗前相比没有改变,弱视眼的注视行为没有改善,就应该增加遮盖时间,每天增至 4 小时;如果两只眼的注视优势发生改变,注视行为明显改善,可以按照原方案继续遮盖治疗。如果两只眼的注视优势明显改善,达到自由交替注视的水平,或是两只眼注视行为的差别消失,应该停止遮盖或每天减少遮盖时间,巩固治疗效果。

3~6岁的儿童,特别是3岁半以上的儿童,往往能够用语言表达视力,如果两只眼的视力相差悬殊,比如,优势眼的视力正常,弱视眼的视力只有0.1,可以选择全天遮盖优势眼,或者每天遮盖的时间超过清醒时间的70%。使用弱视眼的时间越长越好,弱视眼视力恢复得越快,借以缩短疗程。

随着年龄的增长,学龄儿童每天需要遮盖的时间延长,如果两只眼的视力也相差很多,往往需要全天遮盖。如果两只眼的视力相差4~5行,也可以改为课余时间遮盖优势眼,上课的时候,放开双眼。

每一个患者对遮盖疗法的敏感程度也不尽相同,比较敏感者,弱视眼的视力提高得比较快,或是两只眼视力的差别缩小得比较快。这种情况,可以适当减少每天遮盖的时间。弱视眼的视力提高比较慢,优势眼的视力也没有明显降低,可以适当延长每天遮盖的时间。

**【复诊时间】**

复诊的时间可以这样安排,比如:0~1岁,1~4周复诊一次;1~2岁左右,2~4周复诊;3~4岁,3~12周复诊;5~6岁,4~16周复诊一次。随年龄增长,复诊时间可以适当延长。如果患者选择的是全天遮盖,复诊时间可以适当缩短。

遮盖形式多种多样,一般都是选用眼罩遮盖优势眼。把眼罩固定到镜架上,眼罩的材质可以是棉布的,也可以是化纤的。眼罩一定要足够大,下缘与镜框的下缘对齐,上缘与眉弓对齐,颞侧弯向眼镜腿,长度为2~3cm。如果眼罩比较小,患儿能够从眼罩的上方、侧方注视目标,就不能达到遮盖治疗的目的。还有一种眼罩称为眼贴,直接贴到皮肤上,这样可以完全遮住光线,遮盖效果比较好,这种眼罩也有不足之处,可能引起皮肤的过敏反应。

**【依从性】**

所谓依从性,指的是患者是否能够按照医师的嘱咐佩戴眼镜和遮盖优势眼。如果能够执行医嘱,称为依从性好,否则,称为依从性差。这也是影响弱视治疗效果重要因素。因为依从性差,大量弱视患者拖延疗程,或是失去治疗的良机。

在弱视确诊之后,医师需要与家长交谈以下内容:弱视的危害性、治疗的急迫性、预后、治疗效果的可预测性、具体治疗方法以及如何配合医师进行治疗。只有获得家长的信任和密切配合,才能改善患儿的依从性,得到事半功倍的效果。

患儿开始戴镜的时候,视力未必明显改善,也许戴镜视力不如裸眼视力,还存在视物变形、地面不平的错觉,甚至患儿感觉不如摘掉眼镜更为舒服。但是,在弱视治疗过程中,几乎所有的患者都要戴远视眼镜,戴镜是必不可少的治疗方法。医师一定要向家长交代清楚,远视眼镜与普通近视眼镜不同,不能立即提高视力,让家长接受眼镜治疗,再通过家长的监护,使患儿遵照医嘱佩戴眼镜。

遮盖优势眼之后,患儿只能使用弱视眼,即使轻、中度弱视,患儿感觉视力也会"明显降低",使他们的生活和学习会遇到很多困难,所以他们会极力反抗,拒绝遮盖。这些后果一定要向家长指明,让家长协助儿童克服心理压力,克服生活和学习遇到的困难,获得家长的合作,督促患儿遮盖优势眼,提高依从性。

**【副作用】**

1.遮盖治疗导致斜视　在遮盖治疗过程中,患者的融合功能被打破,注视眼发生改变,如果眼外肌存在一定程度的不平衡,就可能引起斜视。原来存在的间歇性斜视,可能转变为恒定性斜视。屈光参差性弱视患者可能出现内斜视。随之,患者可能出现复视。

如果出现内斜视,应该麻痹睫状肌,重新检影验光。如果远视性屈光不正没有全部矫正,应该按照检影的结果给予全部矫正,避免出现内斜视。也可以改用压抑疗法,避免出现内斜视。

如果看近的时候出现内斜,认真检查患者的AC/A是否正常,如果AC/A偏高,可以佩戴双光眼镜。

如果患者出现外斜视,也可以适当降低远视眼镜的度数,增加调节,增加调节性集合,控制眼位,避免外斜视的出现。

经过上述方法治疗之后,有些患者仍然出现斜视,对于部分调节性内斜视和间歇性外斜视的患儿,原则是待弱视治愈之后,必要的时候,及时安排手术矫正眼位。

2.遮盖性弱视　在弱视治疗过程中,患者的年龄比较小,特别是婴幼儿,全天遮盖之后,遮盖性弱视出现的危险性比较大。为了避免发生遮盖性弱视,可以改为交替遮盖的方法,缩短复诊时间,密切观察治疗效果,避免遮盖性弱视发生。

在遮盖治疗过程中,无论哪一种遮盖方法都可能引起优势眼的视力降低,这说明视觉系统的可塑性比较好,弱视眼视力也会恢复得比较快。特别是选用全天遮盖疗法,可能会发生优势眼视力降低。多数情况下,在停止遮盖之后数天,优势眼的视力会迅速恢复。必要的时候,采取短期"翻转遮盖"(即遮盖弱视眼)也是可行的。

在婴幼儿期,即使短暂的遮盖,比如1周或更短时间的遮盖,斜视眼和注视眼的优势状态可能发生实质性颠倒。这时候,应该停止遮盖,观察1周或2周,优势状态可能恢复。必要的时候,也可以选用"翻转遮盖"的方法,使原有的优势状态恢复或保持双眼交替注视状态。3～5岁之后,经过遮盖两只眼的优势状态发生颠倒是非常罕见的,所以遮盖疗法是非常安全的。

【停止遮盖疗法的参考指标】

第一个标志:两只眼的视力相等或相似(两只眼视力的差别不超过2行)的时候,就停止遮盖或者逐渐减少每天遮盖的时间,巩固治疗效果。

第二个最常用的停止遮盖疗法的标志:当两只眼能自由交替注视的时候,往往弱视眼的视力恢复到优势眼的水平。就可以停止遮盖或是减少遮盖时间,巩固治疗效果。在停止遮盖的时候,原来的优势眼可能继续存在一定程度的优势。但是,用行视力表检查视力,两只眼的视力差异不会超过1行或2行。

第三个停止遮盖疗法的标志:如果患者的依从性良好,连续遮盖优势眼3～6个月,弱视眼的视力没有任何改善,可以停止遮盖。经过规范的遮盖治疗,两只眼的注视优势很快发生颠倒,也应该停止遮盖治疗。

2.压抑疗法　所谓压抑疗法,指的是利用光学、药物或半透明的塑料膜降低优势眼的远视力或近视力,在双眼竞争的过程中,压抑优势眼,使原来的优势状态发生颠倒,限制优势眼,迫使弱视眼使用,比如:如果患者存在斜视性弱视,原来右眼注视,左眼内斜视,经过压抑之后,改为注视眼,右眼不再注视。

这种治疗方法的本质是使优势眼视网膜上的物像清晰度下降,非优势眼视网膜上的物像保持清晰,使优势眼的视力低于弱视眼的视力至少2行,消除优势眼对弱视眼的抑制,迫使弱视眼注视目标。

1903年Worth等首先提出压抑疗法,开始用于拒绝遮盖疗法的弱视儿童。当时优势眼用阿托品麻痹睫状肌,弱视眼用缩瞳剂,使优势眼的视力下降,弱视眼的视力提高。压抑疗法获得了满意的治疗效果。后来,压抑疗法演变为光学压抑和药物压抑,或是光学与药物联合压抑。

【适应证】

压抑疗法适应证与遮盖疗法的适应证基本相同,只是压抑疗法不适用于重度弱视。

为了照顾学龄儿童的学习,如果是轻、中度弱视,也可以修改压抑疗法,在每天放学之后和周末两天用短效睫状肌麻痹剂,比如用复方托品卡胺压抑优势眼看近。

伴有隐性眼球震颤的弱视患者或是巩固治疗效果的弱视患者,以及拒绝遮盖疗法的患者,可以选择压抑疗法。

【压抑疗法的优点】

压抑疗法不影响美容,患儿容易接受。与遮盖疗法也不同,药物压抑之后,患儿不能够随意"摘掉"。

在治疗期间,保持周边融合功能,不容易出现斜视,特别适用于隐性眼球震颤患者。

**【压抑疗法分类】**

一般分为药物压抑、光学压抑、光学和药物联合压抑以及半透明塑料薄膜压抑。

1.药物压抑　压抑优势眼看近,这是最常用的压抑疗法。两只眼戴上合适的眼镜。优势眼用睫状肌麻痹剂,比如,1%阿托品眼膏,隔日晚上1次,使优势眼近视力降低,优势眼不能看清近处目标,弱视眼既能看清远处的目标,也能够看清近处的目标。

2.光学压抑　优势眼戴上过矫+3.00D的球镜,降低优势眼的远视视力,弱视眼戴上合适的眼镜,既能看清远处目标,也能看清近处目标。

3.光学药物压抑疗法　全压抑比较常用,即抑制优势眼看远,也抑制优势眼看近。通过降低优势远视眼镜片的度数(+3.00D～+5.00D),同时用阿托品,降低优势眼的远视力和近视力。弱视眼戴上合适的眼镜,迫使弱视眼注视远近的目标,承担全部视觉任务。

4.选择性压抑疗法　适用于高AC/A的患者,优势眼用阿托品,弱视眼戴上双光镜,不仅减轻或消除看近的内斜视,也能够提高弱视眼的近视力。

在选择各种压抑疗法的时候,根据患者两只眼视力的差别,差别大者,比如,中度弱视,可以选择全压抑;两只眼的视力差别比较小,比如,轻度弱视,或是巩固治疗效果,常用的方法是压抑优势眼看近,即双眼戴上合适的眼镜,优势眼用阿托品麻痹睫状肌。

关于阿托品眼药膏的用量,每晚睡觉之前用药1次,或是隔日晚上用药1次,也可以周六和周日每晚1次。长期使用阿托品也可能引起"遮盖性弱视",因此,婴幼儿长期使用阿托品,应该密切观察。

5.半透明塑料薄膜压抑　在优势眼的镜片贴上半透明的塑料薄膜,使优势眼的视力降低。可以选择不同透明度的薄膜,使优势眼的视力减低到不同的水平,借以强迫弱视眼注视目标。

## (三)辅助治疗方法

这类治疗方法的本质是进行正常的视觉的刺激,提高弱视眼的视力,也包括特殊的视觉刺激,改善注视性质。这类治疗方法也称为主动治疗方法。

1.旁中心注视的治疗方法

(1)红色滤光片疗法:1963年Brinker和Katz首先报道了红色滤光片治疗旁中心注视性弱视。这种治疗方法是根据视网膜的解剖生理学特点设计的。黄斑中心凹只有视锥细胞,从中心凹到周边视网膜,锥细胞的密度急剧下降,杆细胞逐渐增多。锥细胞对红光敏感,然而,杆细胞对红光不敏感。普通光线经过红色滤光片之后,一定波长的红光照射到视网膜上,只有黄斑中心凹的锥细胞最敏感,而中心凹之外的区域没有多大反应,在刺激过程中,不断提高中心凹的功能,改善中心凹的分辨力,最终达到改善注视性质的目的。

选用的红色滤光片,其过滤掉波长小于640nm的光线,只保留波长640～660nm的红光。

适用于旁中心注视性弱视,这种患者的矫正视力相当低,多数患者的视力在0.3以下,这种治疗方法应用范围很窄,只适用于比较重的弱视和少数中、轻度弱视患者。注视性质转变之后,遮盖疗法是首选的治疗方法。

(2)海丁格刷:这是一种视觉刺激仪,利用特殊的光学原理和视网膜内视现象产生一个光刷,用光刷刺激视网膜黄斑中心凹,提高黄斑中心凹的分辨力,改善注视性质。

旁中心注视性弱视患者。经过治疗之后,注视性质发生转变,由旁中心注视转变为中心凹注视,立即改为传统遮盖疗法继续治疗。

(3)后像疗法:用强光刺激旁中心注视点,使之产生后像,处于抑制状态,同时训练中心凹的功能。后像镜能够投射一个直径比较大的圆形光环,在圆形光环的中央是一个直径比较小的圆形阴影,或者称为圆形黑斑,圆形阴影大小不同,直径的分别为1°、3°、5°。

医师把光环投射到弱视眼的眼底,圆形的阴影覆盖黄斑中心凹部位,把黄斑中心凹保护起来,免受强光刺激。一般强光照射眼底20～30秒。就能形成环形后像。

在治疗室内,安装一个照明灯,这个灯光可以规律地点灭,其灯泡为60～100W。点灭的周期约5秒。在明亮不断变化的视觉环境中,后像维持的时间比较长,这样能够延长治疗时间。

患者面对一个镜框,镜框内的背景是白色,中央有一个黑色"十"字形视标或是E字形视标。当后像形成之后,患者注视"十"字视标。用手中的细木棍,指点黑色的十字。

操作方法:在治疗之前,医师检查弱视眼的注视性质,观察视网膜上旁中心注视点在黄斑中心凹外哪个方位(例如:鼻上方或鼻下方)、与中心凹的距离多远,位于几环的位置。

通过后像镜,医师能够直接看到后像镜投射的光环和中央部的黑色阴影在眼底的位置。让中央黑色阴影"瞄准"黄斑中心凹部位,再调整电位器的旋钮,提高后像镜的亮度,使用强光照射周边视网膜,经过照射之后,重复照射2～3次。每天做一次,连续10次为一个疗程。

2.中心凹注视性弱视的治疗方法

(1)精细目力工作,也称为近距离视觉活动或称为家庭作业:这种作业属于形觉刺激,刺激图案包含不同方向的线条,条纹的空间频率高低也各不相同。根据弱视的深度和患儿的年龄,选用不同的刺激图案。视力低者,选择粗线条的,低密度的图案。待视力提高之后,再选择比较复杂的图案。复杂图案中的线条比较细,密度也比较高。

其他精细目力训练的方法,比如:用细线穿珠子、穿针、描绘儿童简笔画、刺绣、剪纸、计算机游戏、阅读、拼图等,上述作业训练眼和手的协调动作。可以根据孩子的年龄、兴趣和弱视眼视力等因素,选择他们喜欢的、适合的训练方式。

每天完成一定量的家庭精细工作,至少1小时,中间休息10分钟,继续训练。

(2)视觉刺激疗法(CAM视觉刺激仪):CAM视觉刺激仪,实际上是一个光栅刺激仪,这些光栅是黑白相间的、不同空间频率的方波条栅,光栅不断旋转,改变方向。视网膜黄斑中心凹的P细胞系统对不同方向的、高空间频率、高对比度的条栅比较敏感。使弱视眼黄斑中心凹各个子午线上的视网膜都能收到刺激。

【原理】

条栅的方向不断转动,视网膜接受视觉刺激之后,神经冲动传入视皮层的神经元,这些神经元接受不同空间朝向、不同空间频率的条栅刺激,使弱视眼驱动更多的皮层神经元,提高弱视眼的分辨能力。

【适应证】

中心注视性弱视。在临床上多用于屈光不正性弱视,也能治疗斜视性和屈光参差性弱视。

**(四)疗效评价标准**

弱视治疗效果评定分为四个等级:

1.无效　弱视眼的视力不变、退步或提高1行。

2.进步　视力提高两行或两行以上。

3.基本痊愈　视力提高到0.9或以上。

4.治愈　经过3年随访,视力保持正常。如果是弱视完全功能治愈,还应该包括双眼视觉和立体视觉恢复正常。

## 八、预后和复发

### （一）弱视预后

在视觉发育的敏感期内，早期诊断，及时治疗，方法得当，绝大多数患者预后是很好的。弱视眼视力提高的过程是视觉发育的过程，所以，弱视治疗是一个漫长的过程，不可能一蹴而就。

年龄越小，治疗效果越好。轻、中度弱视患者的视力比较容易恢复，重度弱视患者的视力恢复比较慢，治疗失败的比例也高。注视性质比较好者，比如：中心凹注视，患者的视力比较容易恢复。旁中心注视或周边注视，则视力恢复比较困难。患者的依从性好，预后也好，多数治疗失败者，皆因依从性差，或是根本不能遵照医嘱进行治疗。

在各种类型的弱视中，屈光不正性弱视的治疗效果比较好，其次是斜视性弱视和屈光参差性弱视。单眼高度近视引起的弱视比单眼高度远视者更难恢复，黄斑中心凹是否存在器质性病变，也是一个值得探讨的问题。

先天性高密度白内障导致的形觉剥夺性弱视往往属于重度弱视，特别是单眼患者，治疗效果比较差。

### （二）弱视复发

弱视眼的视力达到正常水平之后，一个重要的问题就是巩固治疗效果和防止弱视复发。除屈光不正性弱视之外，斜视性弱视和屈光参差性弱视治愈后复发率是很高的。也可以说，只要在敏感期内，也就是在视觉发育成熟之前，停止治疗，弱视都可能复发。

弱视治疗完全成功或部分成功，停止治疗之后，有四分之一表现出视力下降，国外作者报告弱视的复发率达到三分之一。

1. 复发的原因　弱视复发的原因是什么呢？一句话，就是弱视发病的原因依然存在，视觉系统的可塑性依然存在，原来的弱视眼视力减退，再次沦为弱视。

屈光参差性弱视和斜视性弱视比较容易复发，而屈光不正性弱视不容易复发。因为前者与形觉剥夺相关联，而且与异常交互抑制相关联。初诊时两只眼的视力差别比较大者，弱视复发的概率比较高。停止治疗之后，两只眼的视力之差＞2行者，也比较容易复发。

复发的第一个原因是过早摘掉眼镜，另外一个原因是两只眼的视力没有达到平衡或者平衡之后，没有得到巩固，过早地停止遮盖疗法或压抑疗法。有的患者为了美容，或是医师急于手术矫斜视，手术后存在残余性斜视，虽然斜视度比较小，单眼抑制没有解除，也是弱视复发的一个原因。

2. 预防复发的措施　患者的年龄在12岁以下，弱视治愈之后，应该巩固治疗效果。具体方法是减少遮盖时间，巩固治疗效果。在巩固疗效期间，每月复诊1次，第一个月，每周遮盖6天，减少遮盖1天；第二个月，每周遮盖5天，减少2天；最后，第三个月，每周遮盖4天，打开3天。第四个月全日撤掉遮盖。

另外一种方法是逐渐减少每大遮盖的时间，从全天遮盖，改为部分时间遮盖，每天遮盖时间逐渐减少，第一个月每天遮盖优势眼8小时；第二个月每天遮盖6小时；第三个月每天遮盖4小时。第四个月停止遮盖。

为了巩固疗效，也可以选择压抑疗法，原来的优势眼用睫状肌麻痹剂，比如：阿托品。也可以用光学压抑或塑料薄膜压抑疗法，使优势眼的视力低于弱视眼2行或稍多一些，借以巩固治疗效果。

如果是中、高度远视患者，弱视治愈后，一定要继续戴镜，特别是屈光参差性弱视和斜视性弱视治愈之后，一定要坚持戴镜。

掌握斜视手术矫正的时机，多数学者主张，弱视治愈或是两只眼的视力相同之后，才是斜视矫正的最佳时间。

3.规范随访期  关于弱视治愈之后,应该随访多长时间,各家报告的期限不同,有的主张随访 2 年,有的主张弱视治疗随访 5 年,有的主张随访到视觉发育成熟,也就是敏感期结束(9～12 岁)。有学者主张随访 3 年,发现随诊 3 年以上者没有复发的。所以,弱视治愈之后,坚持随访也是预防弱视复发的重要条件。

随访间隔的时间:弱视治愈之后,巩固治疗效果 3 个月。在以后的随访期内,前 6 个月,每月复诊一次,以后,每半年复诊一次,直至 3 年或敏感期过后。在随诊期间,弱视复发者,继续治疗,选用传统遮盖疗法或压抑疗法。如果屈光不正属于中、高度远视,一定要恢复戴镜。

(苏绍磊)

# 第七节  隐斜

## 一、外隐斜

外隐斜是一种潜在的眼位向外偏斜,通常情况下融合功能能够控制眼球正位。在单眼遮盖或交替遮盖双眼的时候,双眼视觉功能被打破之后,外斜视才能显示出来。

【临床特点】

外隐斜多见于一些几种情况,双眼融合功能受到破坏,维持双视轴平衡的眼外肌出现疲劳或其他原因引起肌肉的力量减弱。在双眼融合功能丧失之后,则转变为显性斜视。

患者的集合性融合功能能够控制眼球正位,表现为外隐斜。患者的融合范围往往比较大,通常超过 $25°～30°$,甚至更大。这些患者看远或是看近的时候,隐性斜视的度数是相同的或是看近的时候,隐性斜视的度数比较大。

在正常人群中外隐斜所占比率是非常高的有文献研究报告了 1156 名正常青年人外隐斜视的分布:在看远时,外隐斜占 24.48%;看近时,外隐斜占 76.81%。看远的时候,外隐斜比较常见。

患者是否出现症状,与融合功能的优劣相关联。只有少部分患者出现视疲劳症状,有一些患者在疲劳或患全身性疾病的时候,可能出现复视。由于眼外肌尽力控制双眼正位,保持融合功能,则出现头痛、眼眶周围疼痛或其他不适。随着年龄的增长,视疲劳的症状会越来越重。

外隐斜患者与间歇性外斜视患者之间的区别在于前者不出现抑制。患者一旦出现显性斜视,则出现复视。外隐斜患者出现复视的时候,提示一只眼已经出现显性斜视。当继续发展的时候,就会出现间歇性外斜视,抑制也随之出现,这时候,患者感觉不到复视出现。通常外斜视超过 20° 之后,在视觉发育期的儿童伴有这样大度数的外隐斜,则很难控制眼球正位,就会出现抑制,表现出间歇性外斜视。

【诊断】

首先做屈光学检查,观察是否存在近视、远视和散光。

用交替遮盖的方法,使双眼分离,这时候,可以看到双眼出现水平运动。在遮盖一只眼的时候,这只眼出现由内向外的水平运动;把遮眼板移开之后,再遮盖另外一只眼的时候,刚才打开的眼则出现一个由外向内的水平运动。说明患者存在外隐斜。如果用隐斜计(即旋转三棱镜加马氏杆)或三棱镜加遮盖法进行检查,还能够准确测量出外隐斜的度数。

用 Worth 四点实验进行检查可能发现在看近的时候,外隐斜患者具有融合功能。在看远的时候,如果出现显性斜视,患者就会出现复视和单眼抑制。

Titmus立体视觉检查图或颜少明立体视觉检查图等立体视觉检查方法进行检查的时候,看近立体视觉是正常的。如果用同视机进行检查,患者的融合功能可能是正常的。如果出现显性斜视,则表现出单眼抑制。

## 【治疗方法】

在外隐斜的度数比较小,融合性集合幅度能够适应的时候,外隐斜患者不出现任何症状。长时间精细的近距离阅读等可能引起视疲劳的症状。通常无须治疗。

1.屈光矫正　如果患者存在近视,应该给予全部矫正,恢复正常的调节性集合功能。如果存在屈光参差或散光也应该给予全部矫正,借以恢复视网膜上物像的清晰度,促进融合的恢复。如果患者存在远视,根据远视的度数的大小以及屈光矫正后对融合功能恢复用的大小,适当给予矫正。

有视疲劳症状的隐性斜视患者,斜视的度数往往大于 $15^{\triangle}$ 或 20△,用三棱镜进行矫正往往存在困难,即使用膜状三棱镜也可能影响患者的视力。如果试用,三棱镜的底朝内,把膜状三棱镜压贴到普通框架眼镜的镜片上。

2.手术治疗　伴有视疲劳症状的外隐斜患者手术后不应该过矫,因为患者分开性融合功能的幅度很小,过矫之后,就会出现难以克服的复视。只有轻度内斜视恢复正位之后,复视才能消失。

# 二、内隐斜

## 【病因】

内隐斜(esophoria,包括间歇性内斜视)的病因与显性内斜视的病因没有本质的区别。其病因包括:调节因素、集合因素、融合功能以及其他神经支配异常等因素。这些因素可以划分为以下几类:①视觉系统的解剖学异常,无论是中枢、脑神经核、脑神经、眼外肌或是眶内组织异常,导致眼球运动异常;②融合功能发育异常,如果融合功能始终控制眼球正位,或是间歇性的控制眼球正位,则表现出内隐斜或是间歇性内斜视;③调节异常或是集合异常,比如尚未矫正的远视性屈光不正带来过度的调节,从而引起过度的集合,以及高 AC/A 或原因不明的集合过强,最终使外展融合功能不能对抗过度的集合;④外来因素的干扰比如惊吓、发热、眼外肌疲劳、药物、酒精、镇静剂等因素导致融合功能下降或是眼外肌功能减弱。这些病因都可能引起内隐斜或是间歇性内斜视。

## 【临床特征】

所谓双眼正位,指的是在任何注视距离、任何诊断眼位上都不存在隐性斜视,实际上,这种情况是非常罕见的。

在正常人群中,小度数的内隐斜是很常见的。有学者报告了 1156 名正常青年人隐斜视的分布。检查结果显示:看远时,内隐斜占 44.63%,外隐斜占 24.48%;看近时,内隐斜占 11.59%,外隐斜占 76.81%。说明,正常人群中看远时,内隐斜者居多;看近时,外隐斜者居多。Scobee 发现,正常人的内隐斜平均度数是 $1.4^{\triangle}$。他用的检查工具是 Maddox 杆加三棱镜。

有些隐斜视患者主要的临床症状是视疲劳,这种症状与阅读或近距离工作相关联。经过一夜的休息或是短暂的休息之后,疲劳的症状可以消失。有个别患者出现头痛、结膜炎以及睑缘炎等。

## 【诊断】

在融合功能控制下,视轴保持平行,保持双眼单视。融合功能被打破以后,视轴出现偏斜,这种斜视为隐斜视。临床医师必须清楚隐斜的测量结果仅仅是近似值,不可能绝对精确。例如:Moddox 杆可以打破融合功能,基本偏斜的度数能够测量出来。用三棱镜-交替遮盖法测量隐性斜视的度数是比较可靠的。检查的距离是 33cm,用适当大小的文字作为注视目标。在检查的时候,两只眼反复交替遮盖,尽量减少融合功能的影响,充分暴露内隐斜的度数。

**【治疗原则】**

内隐斜和间歇性内斜视的治疗原则与其他隐斜和间歇性斜视的治疗原则相同,治疗目的是使患者获得舒适的完善的双眼视觉。

一般的内隐斜患者不需要治疗。如果患者出现视疲劳症状或双眼视觉功能出现损害。则需要光学治疗或手术治疗。

**【屈光矫正】**

检查屈光状态,如果患者存在明显的远视($\geqslant +1.25D$),远视性屈光不正应该完全矫正。屈光参差或散光也应该充分矫正,借以获得清晰的视力,改善融合功能。对于伴有高 AC/A 的内隐斜患者,佩戴双焦镜或者用缩瞳剂。

**【三棱镜治疗】**

如果非调节性内隐斜患者的斜视度比较小,可以用三棱镜进行矫正。这样有助于重建舒适的双眼视觉。

**【手术治疗】**

1.手术适应证　第一是患者存在眼肌性视疲劳。第二是远视性屈光不正完全矫正之后,一般情况下,斜视度大于 $12^{\triangle}$,第三是视角稳定。第四是保守治疗无效。

在手术设计的时候,针对隐斜视或间歇性斜视的度数,参照全部斜视度,设计手术,目的是获得双眼视轴平行。

为 50 岁以上的内隐斜患者手术的时候,应该选择保守的治疗方案。一旦手术后出现继发性外斜视,尽管度数很小,也难以代偿。

2.手术原则　看远内隐斜大于看近内隐斜的时候,做外直肌缩短术;看近内隐斜大于看远的时候,则做内直肌后徙术。

3.手术量　内直肌后徙 1mm,大致可矫正 $4^{\triangle}\sim6^{\triangle}$ 的内隐斜,波动范围约 $2^{\triangle}$;外直肌截短 1mm,大致可矫正 $3^{\triangle}\sim4^{\triangle}$,波动范围约 $2^{\triangle}$。

4.单眼内直肌后徙的适应证　①远、近距离均为内隐斜,从未出现显性内斜视;②常常呈内隐斜、间歇性内斜视,但是在神经过度紧张时,才表现为内斜视;③近距离呈内斜视,远距离呈内隐斜。

(罗慧娟)

# 第八节　特殊类型的斜视

## 一、眼球后退综合征

1.定义　眼球后退综合征是一种先天病变引起的眼球运动异常,又称为 Stilling-Turk-Duane 眼球后退综合征或 Duane 眼球后退综合征。患病率占斜视的 1%。常于单眼发病,多见于左眼,左右眼患病率之比为 3∶1。好发于女性,男女患病率之比为 1∶3。

2.病因和发病机制 确切病因不明,可能与先天性眼外肌解剖异常、神经支配异常和遗传因素有关。①先天性眼外肌解剖异常可能是本病的主要病因。外直肌纤维化、失去弹性,不仅收缩无力,而且眼球内转的时候,不能放松,均可导致眼球外转受限,内转的时候,眼球后退。②水平直肌神经支配异常,当眼球内转的时候,外直肌也同时收缩,致使内转的时候眼球后退,睑裂变小,眼球急速上转或急速下转。③许多患者有遗传倾向,有明显的家族史,单卵双胎中发病,染色体异常。

3.临床表现 绝大多数是先天病变,眼球外转重度受限,内转轻度受限,内转时眼球后退、睑裂变小,内转时伴有眼球急速上转或下转,外转的时候,睑裂变大。

本病可分为三种类型:Ⅰ型,外转重度受限或完全不能外转;内转轻度受限,内转时睑裂变小,眼球后退,患眼多为内斜视;外转时睑裂变大。Ⅱ型,内转重度受限或完全不能内转;外转正常或轻度受限;内转时睑裂变小,眼球后退;患眼多为外斜。Ⅲ型,内、外转均不能或明显受限;内转时睑裂变小,眼球后退;多不伴有斜视。其中Ⅰ型患病率最高,占78%~91%,依次是Ⅱ型和Ⅲ型,Ⅲ型只占5%~7%。

4.诊断和鉴别诊断 按照患者的病史和典型的临床表现,就能做出诊断。主要与展神经麻痹相鉴别,后者没有眼球后退和睑裂的变化,牵拉实验也能够证实后者的眼球运动没有限制因素。

5.治疗 手术治疗旨在通过减弱水平直肌或垂直直肌的功能,矫正原在位斜视,改善或消除代偿头位,减轻眼球后退和内转时的急速垂直运动。通常禁忌行水平直肌缩短术,以防加重眼球后退。如原在位不存在斜视或斜视度很小,不存在代偿头位或只是轻微的代偿头位,则无须治疗。手术后眼球运动不会有明显改善。

眼球后退综合征Ⅰ型,原在位呈内斜视,则减弱内直肌,内斜 $20^{\triangle}$ 时,可行内直肌后徙术 5mm;内斜视度数 $>20^{\triangle}$,则行双眼内直肌后徙术。

眼球后退综合征Ⅱ型,伴外斜视或内转不足时,如外斜视度数较小,行患眼外直肌后徙;如外斜视度数较大,则行双眼外直肌后徙。伴有明显的眼球后退,内转时出现急速垂直运动时,可行患眼内、外直肌同时后徙术,借以减轻眼球后退。将外直肌劈开呈"Y"字形,行后徙术,或行后固定缝线术也能改善眼球的急速垂直运动。

眼球后退综合征Ⅲ型,如果双眼正位附近双眼正位,只有轻微的代偿头位,无须手术。如果眼球后退比较明显,则选择水平直肌同时后徙术。

## 二、上斜肌腱鞘综合征

1.定义 上斜肌腱鞘综合征或称为 Brownsyndrome。由于先天性或是后天性的病因,使上斜肌的肌腱在滑车部位的肌鞘内滑动发生异常,导致眼球内转的时候,上转受到限制。Brown 于 1950 年第一次报道该病,故称之为 Brown 综合征。

2.病因和发病机制 Brown 综合征的病因有先天性的和后天性的两种。后天性的病因有滑车局部外伤、全身性炎症或手术导致上斜肌的肌腱和肌鞘之间出现炎症,最后导致肌鞘增厚或粘连,肌腱在滑车内滑动受到限制。后天性的患者可能治愈或自然痊愈,表现为一过性的眼球运动受限,类似间歇性的发病。这一特点和先天性的患者明显不同。

3.临床表现 发病率约占恒定性斜视的 0.2%。常为单眼发病,约 10% 为双眼发病。

当患眼内转的时候,上转受到限制。在外转的时候,眼球上转受到轻微的限制或不再受到限制。有的作者还发现患眼内转的时候,睑裂增宽,也常常见到眼球急速下转。这一点与上斜肌功能亢进的临床表现不同,上斜肌功能亢进的时候,眼球内转的时候,睑裂不会变宽,眼球下转的速度也不会如此之快。

当患眼试图向正上方运动的时候,也可能出现双眼分开运动。这一点是与下斜肌麻痹的临床表现完全不同,以此可以把两者鉴别开来。

按照轻重可以分为三级:轻度、中度和重度。轻度者,原在位不存在下斜视,内转的时候,也不出现急速下转;中度者,原在位不存在下斜视,只有眼球内转的时候,出现急速下转现象;重度者,原在位存在下斜视,在眼球内转的时候,眼球急速下转。由于原在位存在下斜视,患者常常出现代偿头位,即下颏上举。有时候,患者的面部转向对侧(患眼的对侧)。

4.诊断和鉴别诊断　眼球内转的时候,上转受限。外转的时候,上转改善,或基本正常。如果被动牵拉实验显示,在眼球内上转的时候,阻力很大,或眼球不能上转。这一点是 Brown 综合征的关键诊断依据。

5.鉴别诊断　如果 Brown 综合征属于急性发作的,可以做眼眶与鼻腔周围的 CT 扫描,观察患者是否存在炎症,这些部位的炎症也可能是急性 Brown 综合征的病因。

Brown 综合征和下斜肌麻痹容易混淆。如果是下斜肌麻痹,被动牵拉眼球内转,再上转,没有明显的阻力。

6.治疗　Brown 综合征的患者约三分之二属于轻度或中度,这些患者无须手术治疗,只需要临床观察。后天性上斜腱鞘综合征应该积极寻找病因。当患者伴随类风湿关节炎、鼻窦炎、脊柱炎和其他全身性炎症,应该进行抗炎治疗。

对于重度患者,即原在位存在下斜视或伴有代偿头位,依靠自然恢复或非手术治疗无望恢复者,才考虑手术治疗方法。

目前上斜肌断腱术广泛应用。为了减轻手术并发症,术中保留肌间膜或同时做同侧下斜肌减弱术。

# 三、甲状腺相关性眼病

1.定义　甲状腺相关性眼病(TAO)也称为 Graves 眼病,是一种多器官受累的自身免疫性疾病,与其说甲状腺功能异常引起眼外肌病,不如说两者有一个共同的病因,即自身免疫性疾病,多数学者认为是一种细胞介导的自身免疫性疾病。常常引起单眼和双眼的眼球突出和斜视。

2.病因和发病机制　甲状腺相关性眼病是一种自身免疫性疾患,可能同时存在全身免疫系统失调、眼眶炎症和甲状腺功能异常。眼眶内的组织、眼外肌纤维和甲状腺是受累的组织。病理改变主要是眼外肌水肿,淋巴细胞浸润,肌肉变性坏死及纤维化,眶内球后脂肪和结缔组织内的成纤维细胞活跃,黏多糖沉积和水肿。当提上睑肌受到损害,致使上睑下垂或上睑退缩、瞬目反射减少、眼球突出,可能继发暴露性角膜炎。影像学显示肥大的肌肉影响眼球运动,特别是内直肌压迫眶尖部,引起视神经充血、轴突死亡和视力下降,也可能伴有眼压升高。

眼外肌水肿和纤维化导致眼球运动受限。20 世纪 60 年代中期,组织学证实病变过程中,下直肌肌炎、纤维化,最后丧失弹性,这才是导致眼球上转受限的直接原因。

3.临床表现　主要临床表现是眼球运动受限。按照受累程度和受累概率的高低排序,依次是下直肌、内直肌、上直肌和外直肌,一旦出现斜视,复视是一个突出的症状,视觉混淆使患者行动困难。往往伴有不同程度的眼球突出。

4.诊断与鉴别诊断　上述典型的眼部表现,结合影像学检查,比如:超声和 CT 扫描,显示眼外肌肥大。MRI 能够更清晰地显示眼外肌水肿和纤维化,也能够显示出受挤压的视神经。通过冠状面的断层,MRI 还能够鉴别肥大的上、下直肌和其他眶内病变,比如:眶内肿瘤。

测定血清 $T_3$(三碘甲状腺原氨酸)、$T_4$(甲状腺素)、TSH(促甲状腺激素),$T_3$ 抑制试验和 TRH 兴奋试验。如果存在异常，及时进行内科治疗。

选用被动牵拉试验，用于鉴别眼球运动受限和麻痹性斜视是非常有效的。

5.治疗　在病变的活动期，主要是内科治疗，包括应用皮质类固醇、免疫抑制剂治疗、眶部放疗或减压手术等。

一旦确诊为内分泌性眼外肌病，经过全身治疗，甲状腺功能恢复正常，待病情稳定之后3个月，如果原在位仍然存在斜视、复视和代偿头位，就考虑手术矫正。手术的目的是恢复双眼眼球正位，不能使眼球运动恢复正常。

在观察期间，小度数的斜视，无论是垂直或是水平斜视都可以选择三棱镜矫正。借以消除正前方和阅读眼位的复视。如果斜视度过大，可以改为单眼遮盖，目的是消除复视的干扰。

由于本病易复发，病情也多变，术后眼位可能发生变化，疗效多为暂时性的。同侧的其他肌肉和对侧眼也可能相继受累，常常需再次手术。

## 四、先天性眼外肌纤维化综合征

1.定义　先天性眼外肌纤维化综合征(CFEOM)是一组先天性的罕见的眼外肌异常，其病变是眼外肌被纤维组织替代，从一条肌肉受累，到两只眼多条肌肉，甚至所有的眼外肌包括提上睑肌都受累，使眼球运动受到不同程度的限制，受累眼上睑下垂，称为先天性眼外肌纤维化综合征。

2.病因和发病机制　先天性纤维化综合征的确切病因不明。从临床观察可以看到该病具有遗传倾向，其遗传规律尚不清楚。只有广泛的眼外肌纤维化可能属于常染色体显性遗传，也可能是隐性遗传。

这些患者的原发病理改变位于第Ⅲ和Ⅳ对脑神经的神经核、脑神经以及其支配的肌肉。组织学研究显示，眼外肌的肌纤维被纤维组织代替。CT显示下直肌明显萎缩。这些组织结构的异常可能继发于神经支配紊乱，也可能存在核上性病变。

3.临床表现　第一类最为严重，称为广泛的眼外肌纤维化往往累及所有眼外肌(双眼)，也包括提上睑肌。患者表现双眼眼球运动严重受限，同时伴有上睑下垂。这一类型属于常染色体显性遗传，但是也可能是常染色体隐性遗传。也可能表现为单眼受累，甚至一只眼所有眼外肌皆受累，而且眼球下陷，还伴有上睑下垂，这些患者往往没有家族史。

第二类先天性眼外肌纤维化，仅仅累及一条下直肌，可能累及单眼，也可能累及双眼。这类患者可能散在发病，也可能有家族史，通常是常染色体显性遗传，其遗传基因的位点已经研究清楚。

第三类固定性斜视仅仅累及水平直肌，最常见的是累及内直肌，表现为固定性内斜视，表现为严重的内斜视。偶尔也可能累及外直肌。这类病例多为散在发病，也常常见到高度近视患者出现固定性内斜视。

最后一类称为垂直眼球后退综合征，受累的眼外肌是上直肌，眼球下转受限，或是不能下转，眼球下转的时候，眼球后退，睑裂变小。

4.诊断和鉴别诊断　本病是先天发病，这一点与眶底骨折、内分泌性眼外肌病和进行性眼外肌麻痹等存在明显区别。被动牵拉试验是证实眼球运动存在机械性的受限因素，也是鉴别麻痹性斜视的重要方法。

5.治疗　主要是手术治疗，目的是把限制眼球运动的肌肉和框内组织进行松解，类似眼外肌减弱术。手术的最佳效果是恢复眼球正位，改善或消除代偿头位。眼球运动完全恢复是不可能的。

## 五、慢性进行性眼外肌麻痹

1.定义和发病机制　慢性进行性眼外肌麻痹(CPEO)是一种罕见的眼病。多数在30岁之前发病，有的在儿童时期发病,开始累及部分眼外肌,双眼受累,病情缓慢地进行性加重,最后累及所有的眼外肌,包括提上睑肌。致使眼球向各个方向运动受限以及上睑下垂。虽然没有真正意义上的视网膜色素变性,但是患者的视野缩小,肌电图异常。至今病因不明,患者可能是散在的,也可能有家族史。

近来分子遗传学研究证明,某些 CPEO 患者的线粒体 DNA 存在缺陷。患者的好发部位是耗氧量高的组织,比如:肌肉、脑和心脏。视网膜色素变性、进行性眼外肌麻痹和心肌病(心脏传导阻滞)并存。其病因仍然是一个有争议的问题。

2.临床表现　开始眼球运动受限,只是在某一些方法上,后来眼球向各个方向运动都受限。最后双眼眼球固定。如果上睑下垂是完全性的,则患者出现代偿头位,表现出下颏上举。除提上睑肌、眼外肌和眼轮匝肌之外,面部其他肌肉也可能受累,特别是咀嚼肌受累比较明显,表现出咬合无力,进食困难。有一个三联征:视网膜色素异常、慢性进行性眼外肌麻痹和心肌病,称之为 Kearns-Sayre 综合征。

3.诊断和鉴别诊断　参照特殊的临床表现,往往比较容易诊断。最常见的需要鉴别诊断的是重症肌无力,后者引起的眼外肌麻痹经过治疗之后,可以缓解。慢性进行性眼外肌麻痹则不同,没有特殊的治疗方法。眼外肌的损害不能恢复,病情不能缓解,只能进行性加重。CT 扫描显示,眼外肌萎缩,肌肉变得菲薄。

4.治疗　如果上睑下垂非常明显,影响患者视物,可以使用上睑下垂支撑器,把上睑支撑起来,便于注视前方目标。

夜间睡眠的时候,包扎双眼,使眼睑闭合,以防发生暴露。严重上睑下垂,患者的代偿头位非常明显,也可以行上睑下垂矫正术,手术设计应该保守,避免产生暴露性角膜炎症。

# 六、重症肌无力

1.定义　重症肌无力是一种以骨骼肌神经肌肉接头处传递功能障碍为主的疾病。表现为受累骨骼肌极易疲劳,而出现肌无力,症状晨轻暮重,休息后可以减轻,应用抗胆碱酯酶药物后症状可迅速缓解。也可能只累及眼部,称为眼型重症肌无力。

2.病因和发病机制　重症肌无力是一种自身免疫性疾病,由于体内产生了自身抗体,即乙酰胆碱受体(AChR)的抗体。破坏了神经肌肉接头处突触后膜上的 AChR,使突触传递发生障碍,不能引起骨骼肌充分收缩,从而导致肌无力。

3.临床特征　本病多见于女性,男女之比为 1:2～1:5,一般在 20～40 岁之间出现症状,但是,也有儿童和老人发病。多数(90%)为双眼发病,两侧可能不对称的。累及所有眼外肌,主要的眼部表现是提上睑肌和其他眼外肌无力,非常罕见的也可能仅仅累及一条下直肌,但是,瞳孔括约肌不受影响。患眼上睑下垂和眼球运动障碍,眼球运动障碍可能是轻度的,也可能完全瘫痪,也可能出现斜视和复视。

受累的肌肉非常容易疲劳,只要让患者向上方注视 30 秒钟,上睑下垂会明显加重。如果患者在暗室内闭眼睡觉休息 20～30 分钟,上睑下垂能够完全消失。还可以看到 Cogan Twitch 现象,即当患眼向下方注视数分钟之后,在转向原在位的时候,提上睑肌出现过度收缩,使上睑抬起过度,也称为上睑抽搐。

4.诊断　根据典型的临床表现,重症肌无力并不难诊断。再结合以下试验,就能够进一步明确诊断。滕喜龙(依酚氯胺)试验阳性,静脉注视 0.2ml,眼球运动和上睑下垂明显改善。如果没有改善,患者也没有不良反应,最多可以追加至 1.0ml,继续观察。如果出现不良反应,可以用阿托品作为解毒剂静脉注射。也可以选用新斯的明试验进一步诊断本病。

如果用冰冷敷眼部 2～5 分钟,提上睑肌和其他眼外肌的功能能够得到改善。这也是快速诊断重症肌无力的方法。

5.治疗　当病情稳定之后,可以考虑做斜视矫正术。即使不能完全矫正,在某一个注视眼位双眼视轴平行也是不错的效果。偶尔也可能需要做上睑下垂矫正术。

## 七、周期性内斜视

1.定义　周期性内斜视属于一种罕见的斜视,主要临床特点是按照生物钟的节律,正位与斜视交替出现。而且周期比较稳定。最早报告的是周期性内斜视,这类内斜视属于非调节性斜视。

2.病因和发病机制　发病率占斜视病的 $1/3000 \sim 1/50000$。多数在儿童时期发病。偶尔也有成年人的突发病例。最多见的是周期性内斜视,周期性外斜视也有报告。

本病的病因不明。有学者认为与生物钟机制有关。眼位变化以 48 小时和 96 小时为一个周期的多见,24 小时一个周期者比较少见,偶尔也能见到 72 小时为一个周期的。48 小时为一个周期者,即 24 小时保持正位,具有正常双眼视觉,随之 24 小时斜视。斜视的周期性可持续 4 个月到数年,然后周期可能被打破,发展成为恒定性内斜。

3.临床表现　除去斜视周期性出现之外,患者一般无明显的屈光不正,戴镜与否与眼位变化无关。

在斜视日,斜视度可达 $40^{\triangle} \sim 50^{\triangle}$,度数恒定,在斜视日很少见到复视,同视机检查发现患者的融合范围异常或无融合功能。

虽然周期性内斜视也属于间歇性斜视,但是与其他一般的间歇性斜视不同。在非斜视日,周期性斜视患者没出现明显的隐斜视,而且斜视的出现与否,和疲劳、调节异常或打破融合功能无关。

4.治疗　手术治疗是一个很好的选择,按照斜视日,最大的斜视度进行手术。术后双眼视觉能够恢复。按照斜视日的斜视度设计手术,术后不会过矫,也不会出现周期性外斜视。

## 八、分离性垂直斜视

1.定义　分离性垂直斜视(DVD):是一种不遵守 Hering 法则的垂直性斜视。$50\% \sim 90\%$ 的先天性斜视患者伴有 DVD,其他类型的斜视中也能够出现。当上斜眼下转的时候,对侧眼不出现下斜视。

2.病因和发病机制　至今本病的病因不明。直到目前为止,我们认识的所有共同性斜视和非共同性斜视患者的眼球运动都遵守 Hering 法则,只有分离性垂直斜视是个例外。

在视觉发育早期双眼视觉被打破,后来出现分离性垂直斜视。曾经有不同学说,比如:患者的皮层下两个独立的眼球垂直运动中枢;两只眼的双眼下转肌群不全麻痹等。新近的研究显示,分离性垂直斜视可能是隐性眼球震颤的代偿机制,也可能是一种返祖现象,类似鱼类的眼睛,当来自背部光线刺激出现之后,反射性地引起一只眼上转或两只眼分别上转。

3.临床表现　分离性斜视有两种形式:如果垂直分离运动为占优势,主要表现是垂直分离性上斜视,称为 DVD;如果水平分离性眼球运动占优势,主要表现是外斜视,也称为分离性水平斜视(简称 DHD)。DHD 往往伴随 DVD 出现,单独出现者非常少见。

特殊的运动形式,在遮盖一只眼或患者精力不集中(没有遮盖)的时候,分离性眼球运动出现,一只眼慢慢地上转,还合并外转,同时伴随外旋。由于上转得比较慢,而且还合并其他运动形式,好像漂浮一样,有人称之为上漂。

当原来的注视眼遮盖之后,上斜眼下转,经过再注视运动,变为注视眼。但是,原来的注视眼不出现一个平行的下转运动和下斜视,这一点和普通的上斜视明显不同。这种双眼运动不遵守 Hering 法则。

这种分离性斜视多数表现为双眼上斜视,但是两只眼往往是不对称的。一只眼上斜视的幅度比较大,另一只眼上斜视的幅度比较小。对称性垂直分离性上斜视比较少见。

有的患者两只眼自然地出现交替性上斜视(显性 DVD),有的需要交替遮盖,两只眼才出现交替性上斜视(隐性 DVD)。多数患者都有先天性内斜视的病史。同时伴有隐性眼球震颤。有的患者头部向低位眼一侧肩头倾斜,借以控制眼球垂直分离,减小斜视的幅度。

常用的斜视度测量方法有三种,第一是三棱镜,遮盖去遮盖法。第二是马氏杆加三棱镜法。第三是三棱镜照影法(改良的 Krimskytest)。因为准确测量斜视是很困难的,也可以按照轻重简单地划分为 4 级,从最轻到最重,用+1 到+4 来表示。

4.诊断和鉴别诊断  DVD 与双眼下斜肌功能亢进的鉴别诊断,DVD 患者的眼球无论处在外转位、内转位或是其他眼位,被盖眼总是出现上转运动。

5.治疗  只有垂直斜视经常自然出现,明显影响美容,才需要治疗。第一是非手术治疗方法,对于单眼或非对称性 DVD,如果非注视眼上斜视的度数比较大,可以采用压抑疗法,在注视眼前加正球镜。从低度开始试验,逐渐增加度数,一般<+2.00D,或者在注视眼前的镜片上加半透明的塑料薄膜,使注视眼的视力低于非注视眼,一旦改变注视眼,上斜视就会不再出现货出现小度数的上斜视,不再影响美容。

单眼 DVD 或是双眼非对称性的 DVD 患者两只眼的视力往往不等,注视眼的视力比较好,上斜眼的视力比较差。用正球镜(+2D)压抑注视眼,使之视力低于注视眼,患者就会改变注视眼,DVD 不再出现。

通常选择的术式是双眼上直肌超长量后徙 7~14mm,双眼上直肌后固定缝线术和双眼上直肌常规后徙术加后固定缝线术。如果 DVD 属于对称性的,则选择对称性手术,如果属于非对称性的,适当调整手术量,选择非对称性手术。

# 九、眶底骨折

1.定义和病因  当面部受到暴力性外伤,使眶内的压力骤然升高,引起眼眶薄弱部位的骨壁骨折,称为眶底骨折,也称为爆裂性眶壁骨折。由于眶缘的骨骼厚实,通常发生在眶底靠近鼻侧的薄弱部位,也可能发生在眶内壁,眶顶骨骨壁比较厚,骨折非常少见。这种骨折多见于车祸和球类运动引起的外伤。

如果眶底骨折的范围比较大,眶内组织,包括下直肌和下斜肌可能嵌顿到上颌窦。如果眶内壁骨折,内直肌也可能嵌顿到筛窦内。眶内组织嵌入鼻窦之后,引起眼球下陷。眼外肌嵌顿之后,眼球运动会受到影响,可能产生斜视和复视。

外伤引起下直肌的力量减弱有两个原因:其一是对肌肉的直接损伤;其二是损伤支配下直肌的神经。这些损伤可能发生在外伤的时候,也可能发生在手术修复眶底的过程中。

2.临床特点  由于眶底骨折居多,下直肌和下斜肌嵌顿到上颌窦,眼球向上方运动受限非常多见,同时眼球向下方运动也受限。如果眶内壁骨折导致内直肌嵌顿,就会出现眼球水平运动受限,外转受限更为明显。

当眼外肌受到累及之后,原在位会出现斜视,也可能斜视度很小。如果是眶底骨折,下直肌和下斜肌嵌顿,眼球上转受阻是下方限制性因素引起的。向下方运动不足是下直肌麻痹引起。还出现一个现象,当双眼上转的时候,患眼下斜视,斜视度比较大;当双眼向下方注视的时候,患眼上斜视,斜视度比较小。当内直肌受累的时候,可能出现水平斜视。特别是外转的时候,内斜视的度数更大。

眼球内陷或早或晚都可能出现,当眶壁骨折的早期,眶内容嵌入上颌窦,眼球可能出现内陷。在眶壁骨折的远期,由于眶内组织受到挫伤,甚至疝入鼻窦,眶内出血,致使眶内组织受到压迫,随之而来的炎症反应使眶内组织萎缩,坏死。最终导致眼球内陷。

在外伤之后或眼睑水肿消失之后,患者会感觉到一个非常重要的症状是复视,向某些注视眼位转动的时候,则出现复视,多为垂直复视。

眶骨折之后,眶下沟骨折损害眶下神经,在眶下神经支配的区域,皮肤的感觉异常或感觉减退。如果出现上述症状,在肿胀开始消退的时候,特别明显。

3.诊断　根据眼眶爆裂上的病史和临床所见,再结合影响学检查,可以发现眶底骨折、眶内壁骨折的部位,眶壁骨质影像的连续性中断、粉碎以及骨片移位。也能够显示眼外肌肿胀增粗、移位或嵌顿。眶内血肿和眶内容疝入上颌窦或筛窦。经过被动牵拉试验也能够显示,眼球向上方运动受到限制。

临床上显示,在没有眼外伤,单根下斜肌麻痹是非常罕见的,在眼眶爆裂伤之后,如果发现下直肌麻痹,多为外伤所致。如果是下直肌不全麻痹,也没有嵌顿到上颌窦,常常见到的是原在位患眼上斜视。如果下直肌麻痹合并嵌顿,患眼可能出现轻微的下斜视,向下方注视的时候,斜视度变小。这也是分析下直肌麻痹和下直肌嵌顿的正确思路。

4.治疗

(1)手术时机:目前眶底骨折后的手术时机有几种不同的观点,有些医师提议手术一旦明确诊断,无论被动牵拉实验结果阳性与否,每一个病例都要做手术探查。他们认为只要影像学检查显示眶底损坏范围比较大,眶内容就会逐渐疝入上颌窦,这样会导致眼球内陷,对容貌影响很大。也有些医师提议等待眶内出血和肿胀消退,往往需要 5～15 天,如果眼球运动受限,再选择手术探查和修复术。少数眼科医师既不处理眶壁骨折,也不处理骨折引起的斜视。他们认为手术近期复视是难以避免的,这也不是紧急手术的适应证。如果原在位持续存在下斜视,等 3～6 个月手术探查。

(2)手术方法:如果下直肌完全麻痹,就要选择内外直肌移位,加强下直肌的手术,如果眶内组织没有疝入上颌窦,随着时间的推移,下直肌的力量可能自然恢复,观察 6 个月之后,下直肌的力量部分恢复,只有中度减弱,原在位只有小度数下斜视,可以选择同侧上直肌后徙,矫正原在位的下斜视。如果上直肌后徙,再加上调整缝线术,可能收到更好效果。另外一个选择是对侧眼下直肌后徙加后固定缝线术,这样就能够使双眼同步下转,指向阅读眼位,避免复视。

如果原在位没有下斜视,仅仅阅读眼位出现复视,也可以选择对侧眼下直肌后固定缝线术。目的也是消除阅读眼位的复视。

# 十、伴有高度近视的内斜视

1.定义　伴有高度近视的内斜视呈现一个慢性进展性的过程,患眼的内斜视和下斜视逐渐加重,严重损害患眼的视力。最终眼球固定于内下斜位,瞳孔可被完全遮挡。

2.病因　本病的病因不明,学者们有多种不同的观点:有的认为是眼球的体积扩大,眼轴延长和眼眶的容积失衡,眼球各个方向运动受限。也有的认为眼球体积增大,眼球壁与眶尖、眶壁接触引起眼球运动受限。患者的眼外直肌均发生位移,外直肌的走行路径下移最为显著,这样使外直肌的生理外转作用转变为下转作用。当外直肌下移,增强眼球下转的力量,上直肌向鼻侧移位,加强眼球内转的力量,致使眼球外展和上转受限,表现出内斜,伴有下斜。眼外肌的病变与内分泌性眼外肌病的病理变化非常相似。

3.临床特征　患者高度近视,视力低下,多为双眼发病。首先发病的是视力较差眼。多数在 40 岁以后发病。近视度数不断增大,病变呈进展型。病程比较缓慢,斜视角由小到大,逐渐加重,最后固定于内下斜位。角膜暴露越来越少,严重影响患者的视力。眼部有牵扯性疼痛感,个别患者有复视。牵拉实验显示,外上转的抵抗力很大。

4.治疗方法　内直肌大幅度后徙,联合外直肌切除加上移。也可以转移上斜肌,加强眼球上转力量。

## 十一、特殊原因产生的斜视

特殊的医源性原因产生的一类斜视,在临床上有几种手术带来一类特殊的斜视,比如:角膜屈光手术、视网膜脱离复位术、视网膜转位术、筛窦肿物切除术以及球后麻醉等。

角膜屈光手术之后,在不戴眼镜的情况下,提高了远、近视力。近视全部矫正后,据推测可能出现以下变化:两只眼视网膜上物像的大小发生改变,两只眼调节幅度发生变化以及注视眼发生改变等。这样,可能引起双眼视觉输入的变化,一些调节力降低的成年人融合功能可能被打破,引起斜视和复视。有的患者斜视度很小,有的只有看远或看近才出现复视,可以试戴三棱镜消除复视的干扰。

视网膜复位术可能引起比较广泛的瘢痕组织,使眼球周围的筋膜粘连到眼球表面,甚至眼外肌也粘连到巩膜表面,从而导致眼球运动受到限制。如果引起的斜视或复视给患者的日常生活带来诸多的不便,在手术矫正的时候,有视网膜复位医师的指导,对手术会有很大的帮助,因为这类手术的操作非常艰难。

视网膜转位术的目的是矫正旋转斜视,同时也带来度数不等的垂直斜视和水平斜视。术后复视可能影响患者的生活。这时候需要做患眼旋转斜视矫正术,往往需要上斜肌断腱,下斜视加强(附着点上移)以及水平直肌转位。

在做青光眼引流阀的时候,也可能引起周围筋膜组织与巩膜粘连,形成瘢痕,使眼球运动受限。这种情况往往需要取出、移位或更换新的引流阀。如果引流阀的效果特别好,权衡利弊之后,再做决定。

在眼科手术的时候,往往需要球后注射麻醉药物,这样可能直接伤及眼外肌,也可能药物的毒性损伤眼外肌。由于颞下位置注射比较多见,所以下直肌受到损害的机会也比较多,最后引起患眼上斜视。在眼睑部位注射肉毒素之后,毒素扩散,也可能引起眼外肌麻痹。

在鼻窦手术的时候,特别是近些年用内镜做鼻窦手术的时候,由于粗心大意,穿过眶内壁,最严重的时候,不仅完全切断内直肌,还可能伤及视神经。致使眼球外斜视,视力受到损害,甚至失明。

(李兵兵)

# 第九节　集合与散开异常

在注视远处和近处目标的时候,正常的集合与散开运动是保证双眼总是正位的重要条件。只有这样才能使注视目标始终在两只眼的黄斑中心凹成像,维持双眼单视功能。集合是主动的运动,而散开运动是主动的或是被动的仍然存在争议。有人认为散开是被动性眼球运动,双眼的眶轴处于散开状态,集合松弛以后,靠眶内组织的弹性,视轴会自然的向外散开。最新的肌电图(EMG)的研究显示散开运动是外直肌主动收缩的过程。在临床上也能够看到融合性散开运动是一个主动的眼球运动过程。当两只眼前放置底向内的三棱镜或是在同视机上测量外展性融合范围的时候,就能看到双眼视轴主动的分开运动,以此维持融合功能。另外,实验性研究也指出,猴子大脑额叶的眼球运动区受到电信号刺激的时候,就能够产生双眼散开运动,可见散开运动存在核上控制。为了讨论的方便,假设集合和散开都是主动的运动过程。

# 一、集合不足

## (一)定义和病因

集合不足常常伴有调节异常,例如:在高度近视或远视得不到合理的矫正,调节不足会带来调节性集合不足。一般地说大于+5.00D的远视患者可能放弃调节,而高度近视患者无须调节就能得到清晰的近视力,所以这些患者常常表现集合不足。集合不足是眼肌性视疲劳最常见的原因。

老视患者初次戴上双光眼镜,正球镜弥补了调节力不足的缺陷。患者看近时调节力减少,调节性集合相应的减少。如果原来就存在外隐斜,一直被调节性集合代偿,这时候就可能出现集合不足,隐斜度数变大或出现显斜视。如果患者不伴有屈光不正,集合不足的确切病因还是不清楚的。

有些集合不足的患者伴有精神和神经科方面的异常,经精神科或神经科治疗以后,主观症状、集合近点和集合性融合幅度都会改善。

学生负担过重、阅读时间太长,可能诱发集合不足的症状。另外,睡眠不足、全身健康状况下降及忧虑都可能使集合不足的症状加重。一般情况下,在13～19岁之前集合不足很少带来明显的不良症状。

## (二)临床特点

患者感觉眼睛疲劳,眼球或眶内胀疼。即使短暂的阅读之后,也会出现视力模糊。偶尔近距离也可能出现交叉复视。为了减轻症状,在阅读的时候,患者可能闭一只眼,用单眼进行阅读,这样视疲劳症状就能够减轻。经过近距离工作,患者会感觉头疼。

## (三)诊断

患者的集合近点变远,主观集合近点较客观集合近点更远一些,有时候两者相差较大。在看近的时候,融合性集合幅度降低。在看近的时候,外隐斜的度数比较大,也不稳定。

应该为集合不足的患者检查调节近点,借以除外调节性集合不足。

## (四)治疗

正位视训练是有效的治疗方法,经治疗集合不足是可逆的,临床症状能够长期得到缓解。若看近时外隐斜度数较大,正位视训练失败以后,可考虑手术治疗。手术方式多采用单眼或双内直肌缩短,借以减轻看近时外隐斜的度数。加强双眼视轴的集合。术后数周或数月存在同侧复视,特别是看远的时候,可能出现内斜视的时间更长。但是过度矫正有自然恢复的趋势。即使术后又一次出现集合不足,术前的临床症状也可能不再出现。术后患者复视可以用三棱镜矫正,因为看远内斜度数比看近大,镜片的上方二分之一可以加底向外的压贴三棱镜,以解除看远复视的症状。

# 二、集合不足伴有调节不足

## (一)定义和病因

集合不足伴有调节不足有时发生在大脑炎、链球菌感染的白喉,大单核细胞增多症及车祸之后,有些患者集合不足,经过多年的变化,症状缓慢加重。病史无特殊发现。有些人在儿童时期有过高热史,所以有的作者认为亚临床型脑炎可能是本病的发病原因。

## (二)临床特点

这类患者的症状比较明显,与功能性异常类不同,对正位视训练没有反应,很少能够得到缓解。患者的集合近点变远,甚至不能集合;调节近点明显变远。AC/A极低,甚至为0°用负球镜片刺激调节,不能诱发出集合反应。

### （三）治疗

多采用正球镜和底向内的三棱镜帮助阅读。给镜原则是在获得舒适阅读视力的情况下,尽量少给三棱镜和正球镜的度数。为了保持良好的矫正效果,还要定期复诊,患者集合不足的情况会逐渐变化,随时调整眼镜度数。所以,在正球镜上加压贴三棱镜是一个比较方便的方法。

缩瞳剂能够增加看近时的外斜视度数,使患者的症状加重。所以,临床不选用这类药物。

手术治疗配合双光眼镜也是一种治疗方法,手术多选用双眼内直肌截短术。

## 三、集合麻痹

### （一）定义和病因

集合麻痹常见的病因是颅脑外伤、脑炎、多发性硬化、脊髓结核、脑肿瘤、血管障碍等。病变累及四叠体、第Ⅲ脑神经核等部位,若眼内肌麻痹,又合并集合麻痹,肯定存在核性或核上性器质性病变。

### （二）诊断

根据以下症状进行诊断:看近时突然出现复视,经过检查看见出现视轴分开性斜视,在看近的时候,"外斜视"比较明显,看远的时候消失。复视性质是交叉复视。经过检查能够发现双眼不能集合,但是单眼内转正常。在各诊断眼位显示正位或小度数外斜视。当试图集合时,调节和缩瞳反应仍然存在。单眼注视野正常,这一点也说明内直肌没有发生麻痹。

集合麻痹与功能性不足相鉴别:利用旋转三棱镜测量患者的融合性集合幅度,让患者注视1～2m远的目标。若患者集合麻痹、放上底向外的三棱镜以后出现复视。如果三棱镜能够诱发融合性集合,说明是功能性集合不足。

### （三）治疗

主要是利用双光镜加三棱镜帮助阅读。

## 四、集合强直

### （一）定义、病因和临床特点

常见于癔病和其他神经过敏的患者。临床表现是双眼集合(大幅度)伴有调节强直,诱发假性近视,而且瞳孔缩小。还可能伴有管状视野。

当要求患者注视近距离目标的时候,可能诱发集合强直,把注视目标向远处移动之后,双眼仍然保持集合状态。

由于器质性病变引起的集合强直是非常少见的,比如:患有脑炎、脊髓结核、迷路瘘、Arnlod-Chiari畸形、垂体瘤及颅后窝神经纤维瘤的患者,应该建议做神经科检查,以除去颅内其他器质性病变的可能性。

### （二）治疗

治疗方法包括长期应用阿托品以解除睫状肌痉挛。配双光眼镜,镜片下半部分加正球镜片。必要时可遮盖一只眼,用单眼视物。这种治疗方法要用数月,甚至1年,待集合强制解除以后,患者获得舒适的视功能就停止治疗。

# 五、散开麻痹

## （一）定义

当注视目标由近向远移动的时候，正常人的双眼视线也会随视标的移动逐渐散开，继续保持两只眼视网膜中央凹注视。当散开麻痹时，患者不出现散开运动。

## （二）临床特点

患者突然出现看远复视，经过检查能够发现看远出现"内斜视"，复视性质是同侧复视。侧向注视时，内斜度数不变或变小。如果将视标向患者移近，复像逐渐接近，移到 25～40cm 时，两个物像融合为一个，复视消失，这时候患者的"内斜视"也随之消失。经过检查融合性外展的幅度明显下降，甚至消失。

## （三）诊断

散开麻痹应该与双眼展神经麻痹进行鉴别，在展神经麻痹的时候，麻痹眼外转不足，单眼注视野缩小；向麻痹肌作用方向运动时，内斜度数变大，复像距离变大。散开麻痹的患者眼球运动正常，单眼注视野正常。

## （四）治疗

利用三棱镜（底向外）治疗散开不足是简单有效的治疗方法。利用三棱镜中和散开不足，借以获得看远时舒适的双眼单视，戴上三棱镜以后不影响看近时的双眼单视。数周或数月后三棱镜度数可以降低，最终常常可能摘掉三棱镜。如果三棱镜治疗无效，可选择手术治疗。双外直肌加强是经常选择的手术方式。

# 六、后天性运动性融合功能不足

## （一）定义

后天性运动性融合不足有两个含义，不仅指的是集合性融合，而且也包括散开性融合异常。

## （二）病因

这种症状不常见到。在封闭式颅脑外伤、脑血管意外、颅内肿瘤和脑外科手术之后可能发生后天运动性融合功能不足，也可能同时伴有调节幅度的下降。这类患者的主诉往往是严重的视疲劳，难以克服的困扰性复视。由于运动性融合幅度严重下降，不能维持双眼单视。

患者颅脑外伤以后出现麻痹性斜视，待斜视角稳定进行斜视矫正术，尽管眼位矫正很满意，复视症状仍然不能消失，一会儿出现交叉复视，一会儿出现同侧复视或垂直复视。经检查发现患者的运动性融合幅度很小，甚至消失。相比之下，知觉性融合与立体视是完好的，因为在短暂的时间内，患者能够使复视像融合为一个立体物像。一般认为损伤发生在中脑。

## （三）诊断和鉴别诊断

运动性融合功能不足与运动性融合缺如不同，后者常见于单眼白内障患者，或是白内障术后无晶状体眼长期得不到屈光矫正。这类患者的双眼知觉输入不平衡，一只眼视力正常，一只眼视力严重受损。一旦双眼视觉功能恢复正常，则运动性融合功能也会随之得到恢复。

运动性融合不足与集合不足（合并调节不足）不同，前者的损害不仅限于集合，而且影响散开和垂直方向的融合功能。

还要与谎称复视者相鉴别。由于工作或其他方面出现问题或困难，这类患者往往假称自己的眼睛有病，视物成双。但是，他们运动性融合功能正常，复视和视轴偏斜是一致的，可用同视机或三棱镜遮盖法进行检查和鉴别。

### （四）治疗

至今还没有良好的治疗方法。可以单眼遮盖以解除困扰性复视。

（李杨林）

# 第十节　眼球震颤

## 一、定义

眼球震颤是一种不自主的、节律性的、钟摆式或跳动式眼球摆动。

眼球震颤分先天性和后天性两类。Von Noorden 将先天性眼球震颤分两类：先天性显性眼球震颤和先天性隐性及显-隐性眼球震颤。Cogan 将先天性眼球震颤分为运动缺陷性眼球震颤和知觉缺陷性眼球震颤。本节仅仅讨论与斜视、眼球运动和注视反射发育异常有关的先天性眼球震颤的临床特点及治疗方法。

## 二、眼球震颤命名和分类

### （一）钟摆型眼球震颤

眼球往返摆动似钟摆样，在两个方向上摆动的速度相等，无快慢相之分。

### （二）冲动型眼球震颤

眼球往返摆动的速度不同，向一个方向运动的速度慢，称为慢相；向另一方向运动的速度快，称为快相。慢相是眼球震颤的基本运动，一种不正常的运动快相是眼球震颤的代偿运动。眼球震颤以快相的方向命名，如：快相向右，则称为右向眼球震颤。

按照两只眼眼球震颤的方向和速度是否同步，也可以这样描述先天性眼球震颤，其一是共轭性眼球震颤，指双眼震颤的振幅、频率和方向协调一致。其二是分离性眼球震颤，单眼发生眼球震颤或是双眼同时存在眼球震颤。如果是双眼性的，两只眼震颤的慢相的振幅、频率和方向不是完全协调一致的。

按照眼球震颤的方向也可以这样描述先天性眼球震颤，水平性眼球震颤，垂直性眼球震颤和旋转性眼球震颤。有的患者的眼球震颤呈现单一方向，有的呈现多个方向，称为混合性眼球震颤。

## 三、临床特点

### （一）知觉缺陷性眼球震颤

其病因是眼球前节或前视路发生病变。主要是眼球本身发生病变，使视网膜上物像模糊或消失，常见的并发症有双眼角膜混浊，高度屈光不正、先天性白内障等，还有白化病，Leber 黑矇、黄斑部瘢痕及视神经发育不全等，使正常的注视反射没有发育完善。

如果出生时丧失视力，出生后几个月就出现眼球震颤。其严重程度取决于视力丧失的程度。临床上认为这类眼球震颤呈钟摆型。但是，眼震电图（ENG）显示，当眼球向周边注视的时候，眼球也可能呈现出冲动型震颤，眼球震颤的振幅大而且不规则。也可能出现寻找样、慢速游走式运动。双眼的震颤形式属于共轭性眼球震颤。

其临床特点是双眼发病、震颤呈水平方向式摆动,当试图注视某一目标时,或精神紧张时,眼球震颤加重,视力下降。集合性神经冲动能使眼震衰减,所以近视力可能高于远视力。

### (二)运动缺陷性眼球震颤

其病因主要在中枢或传出神经通路上。其临床特点如下:①眼球发育正常;②中间带:在某一个诊断眼位上震颤的振幅和频率明显降低,甚至眼震消失;③代偿头位:患者为了减轻或消除眼震,提高视力,患者的头部常常转向一侧,采取特殊的头位;④眼震呈冲动型。

### (三)隐性眼球震颤

其临床特点是只有遮盖一只眼的时候才出现眼震,眼震呈冲动型,快相指向非遮盖眼,即注视眼。双眼视力高于单眼视力。

### (四)显-隐性眼球震颤

显-隐性眼球震颤与隐性眼球震颤没有本质的差别,只有轻重之别。实际上双眼打开的时候,许多隐性眼震患者仍然是单眼注视,眼震也出现。这些患者常常合并斜视与弱视,在双眼状态下,单眼抑制。当遮盖非注视眼时,眼震加重。其临床特点与隐性眼震相似。ENG 显示,其慢相的速度逐渐变小。

## 四、诊断

眼球震颤的病因诊断存在很多困难,眼球震颤也许只是一个体征,其病因是神经系统的异常,比如:颅脑肿瘤,需要紧急处置。如果存在垂直方向的眼球震颤,而且还伴有神经科的其他症状和体征,眼科检查之后,应该立即请神经科会诊处置。如果只是眼部异常累及视觉发育,或者只是运动缺陷,两只眼具有良好的视觉功能。许多儿童患有水平眼震,其病因是一只眼后两只眼视力低下,融合功能不足。这些眼球震颤患者经过全面的眼科检查,就能够明确诊断,可以安排进一步处置。

## 五、治疗方法

眼球震颤的治疗方法有以下几种,其目的是稳定眼球、减轻眼震、把二、三眼位上的中间带移到第一眼位,提高视力,改善异常头位。

1.屈光矫正　散瞳验光,配镜矫正屈光不正。接触镜与眼球同步运动,能够使镜片的光学中心始终与视轴保持一致,屈光矫正效果较好。有些患者戴镜以后,眼震会明显好转。

先天性无虹膜、白化病患者可配戴有人造瞳孔的角膜接触镜。

戴负镜(即近视过度矫正,远视低度矫正)能够刺激调节性集合,衰减眼震,改善视力。

2.三棱镜治疗　有双眼视觉的人可配戴底向外的三棱镜,以刺激融合性集合,减轻眼震,提高视力。

三棱镜矫正异常头位,同时也可以预测手术的效果。两眼前放底向左或向右的三棱镜。三棱镜底的方向与中间带的方向相反。例如:患者面向左转,中间带在右侧,两眼都戴底向左侧的相同度数的三棱镜。三棱镜的度数与中间带偏离原在位的度数相同。若患者下颌上举,中间带位于下方,双眼前的三棱镜底向上。垂直和水平方向的三棱镜联合应用,能够把斜向的中间带移到正前方。常用的三棱镜 $10^{\triangle} \sim 20^{\triangle}$,可以选用压贴三棱镜。把三棱镜分担在两只眼上。

手术矫正异常头位的效果可以用三棱镜矫正异常头位的效果来预测。术后残余异常头位还可以用三棱镜矫正。

3.手术治疗 移动中间带:手术目的是移动双眼的视轴,原在位上获得最佳视力,消除斜颈。手术原则是把视轴的方向移向异常头位所指的方向。例如:患者面向左转,则把两眼视轴左移;患者下颌内收,双眼视轴下移;头向右肩倾斜,手术使眼球沿矢状轴右旋。

手术适应证是代偿头位偏斜≥15°~20°。

各种代偿头位之中,面部向左或向右转是最常见的。

1953年Kestenbaum第一次报告手术治疗方法,后人以其名命名这种术式。如果患者面向左偏,Kestenbaum术式是后徙右眼外直肌,截短左眼内直肌;第二次手术后徙左眼内直肌,截短左眼外直肌,每条肌肉的手术量都是5mm。

Anderson于同一年报告他的术式是同时后徙两眼的一对水平配偶肌。例如:患者面向左偏,后徙右眼外直肌和左眼内直肌。

当今最常用的术式是四条水平直肌同时做截除后退手术,以矫正代偿头位。

Parks认为等量手术并非获得等量效果。他主张5-6-7-8法。即两条内直肌手术量是5mm和6mm,两条外直肌的手术量是7mm和8mm。例如:患者面向左偏,手术设计是右眼外直肌后徙7mm,内直肌截除6mm;左眼内直肌后徙5mm,外直肌截除8mm。

Nelgon等对Parks的手术量又做了改进。当代偿头位偏斜达30°时,手术量增加40%(7mm-8.4mm-9.8mm-11.2mm),代偿头位偏斜达45°者,手术量增加60%(8mm-9.6mm-11.2mm-12.8mm),括弧中的数字指的是四条水平直肌的手术力量,和上一段中的5-6-7-8法的解释是一样的。Nelgon等的手术设计截除和后退量很大,属于超常量手术,术后可能产生眼球向一侧运动明显受限,减小双眼注视野。

伴有斜视的眼球震颤,在移到中间带时,把斜视矫正计算到手术量内,再进行手术。通常注视眼按照中间带移动的度数设计,斜视矫正的手术量加到斜视眼上,这样设计手术效果较好。

关于垂直方向和旋转方向的中间带移位,手术比较复杂。还有许多报告对经典的术式进行修改,其基本原理相同。

(李杨林)

# 第二十一章 青光眼

## 第一节 青光眼的概述

### 一、青光眼定义

青光眼是一组威胁和损害视神经视觉功能,主要与病理性眼压升高有关的临床症候群或眼病。各种原因使得眼内压超越了眼球组织(尤其是视网膜视神经)的承受限度,都会导致视功能的损害。最典型的表现就是视盘盘沿损伤和视野缺损、缩小,如不及时采取有效措施,最终导致不可逆性盲。

### 二、相关临床知识

#### (一)房水生成和排出

房水充满前房和后房,由虹膜睫状体分泌,其主要功能是维持眼内压,营养角膜、晶状体和玻璃体,保持眼球结构的完整性和光学透明性。

房水由睫状体上皮细胞分泌产生后,经排出途径进入眼的静脉系统,此途径称为房水循环。主要途径和辅助途径如下:

1.主要途径 房水自睫状突生成后,经后房越过瞳孔到达前房,然后经前房角的小梁网进入 Schlemm 管,再通过巩膜内的集合管至睫状前静脉或直接经房水静脉到睫状前静脉。

2.经虹膜排出 房水通过虹膜表面细胞间隙,可以较自由地出入前房和虹膜基质层之间。

3.房水的后方流路 一小部分房水是经过巩膜与葡萄膜之间即脉络膜上腔流出的。其最终有 2 条出路,一部分经由脉络膜血管排出,一部分可能经过巩膜血管排出。

由其通路可见房水排出途径中任何一个环节发生障碍,都会影响到房水生成与排出之间的平衡,表现为眼压的升高。青光眼中眼压升高的病理生理过程主要有三个方面:睫状突生成房水的速率增加,房水通过小梁网路径流出的阻力增加,以及表层巩膜的静脉压增加。绝大部分青光眼是因房水外流阻力增加所致。

#### (二)眼压

眼压是眼球内容物作用于眼球内壁的压力,即眼内压。正常眼压的生理作用在于维持眼球固有形态、恒定角膜曲率、保证眼内液体正常的循环以及维持眼内屈光介质的透明性,这对视觉功能有着重要的意义。统计学上正常的眼压范围是 10~21mmHg,一般双眼对称,两眼相差不应>5mmHg,而且昼夜相对稳定,一般≤8mmHg。由于眼球容量是固定的,因此构成眼球内容物的晶状体、玻璃体、眼内血液量及房水量的改变必然伴随眼压的变化。而通常前三者的变化不大,故唯有房水循环的动态平衡直接影响到眼压的稳定性。

### (三)前房角

前房是由眼前段的角膜、睫状体、虹膜及中心部晶状体构成的一个眼内腔。相当于角膜缘的周边前房间隙称为前房角。确切来说它由角膜缘内部巩膜沟内的 Schlemm 管和小梁网、睫状体前裸露部及周边虹膜构成。前房的轴心部分深 2.5～3.0mm,自此向周边逐渐变浅,用裂隙灯的裂隙光在角膜作光学切面,估计周边前房与周边角膜厚度(CT)之比,如虹膜根部与最周边角膜后壁之间的距离相当于一个角膜厚度为1CT;如相当于 1/2 角膜厚度为 1/2CT;以此类推。

利用房角镜可以观察房角的各种结构。前房角的前壁起于角膜后弹力层的终点 Schwalbe 线,呈白色;继之为小梁网,其外侧为巩膜静脉窦;前壁终点为巩膜突,呈白色;隐窝由睫状体前端即睫状体带构成,呈灰黑色,后部为虹膜根部。

房角宽窄有多种分类方法,中华医学会推荐用 Scheie 分类法:

1.宽房角(W)　可见房角全部结构,包括睫状体带及虹膜根部,均易于查见;

2.窄房角(NⅠ)　较难窥入房角隐窝,或者增强裂隙灯光束亮度后才可见睫状体带不同程度的增宽;

3.窄房角(NⅡ)　仅见巩膜嵴(看不见睫状体带);

4.窄房角(NⅢ)　仅见前部小梁网;

5.窄房角(NⅣ)　仅见 Schwalbe 线,称为前房角镜下闭合,但并不意味着房角滤过功能消失。

NⅢ和NⅣ属于高危前房(潜在房角闭合可能),NⅡ应作随访,NⅠ属中等宽角不可能发生闭合。

### (四)视乳头和视神经

视乳头位于被视网膜、脉络膜及巩膜包裹的视神经孔内,其表面中央有一生理性凹陷称为视杯。视杯深度一般不超过 0.7mm,其大小因人而异,正常人杯盘比(C/D)的分布呈非正态分布,85% 的正常眼(C/D)<0.4,一般双侧对称,两眼的差值不超过 0.2。大的 C/D 也可以是生理性的,称为生理性大视杯。凹陷的边缘与视乳头边缘之间的环形部分称为盘沿。正常的盘沿是宽窄均匀一致,无切迹或缺损,呈粉红色的,其宽度一般遵循"ISNT"规则,即下方最宽,上方、鼻侧次之,颞侧最窄。青光眼的视乳头改变在进展期和晚期较典型,主要表现为视杯扩大、盘沿组织的丢失、异常血管改变或出血,以及视乳头周围视网膜脉络膜萎缩等。

由视网膜神经节细胞发出的轴突聚集成束状,构成神经纤维束,神经纤维束又相互平行排列成视网膜神经纤维层。其分布有一定的规律:从黄斑至视乳头作水平线,其上部的神经纤维束进入视乳头上部,下部的神经纤维束进入视乳头的下部,乳头黄斑束占据视乳头颞侧的大部分,鼻侧神经纤维束行程较短,直接进入视乳头鼻侧部。由于其分布排列上的特点,使视网膜各部分神经纤维的厚度不一,最厚的部位在视乳头的上、下端,所以视盘的上、下极神经纤维最密集,是青光眼的易损部位。青光眼的视网膜神经纤维层改变主要有萎缩和(或)缺损。

青光眼的视野缺损,是视神经纤维束损害的结果,因此视网膜神经纤维层缺损与视野缺损有相应的位置关系:上方颞侧弓形神经纤维束的萎缩,视野上相应地出现下部鼻侧阶梯状暗点,因此单从视网膜神经纤维层异常便可估计视野的丢失,反过来通过视野丧失的位置可判断视网膜神经纤维层萎缩的区域。视乳头的盘沿面积反映了视乳头神经纤维的多少,所以视网膜神经纤维层检查的异常比起视乳头异常似乎更能预示出青光眼性视野损害的程度。

## 三、分类

根据前房角形态、病因机制及发病年龄将青光眼分为：

### （一）原发性青光眼

1. 急性闭角型青光眼 分 5 期：临床前期、发作期、缓解期、慢性期、绝对期；

2. 慢性闭角型青光眼 分 2 型：虹膜膨隆型、高褶虹膜型；

3. 恶性青光眼（睫状环阻滞性青光眼）；

4. 原发性开角型青光眼；

5. 正常眼压性青光眼；

6. 分泌性青光眼；

7. 高眼压症。

### （二）继发性青光眼
### （三）混合性青光眼
### （四）先天性青光眼

1. 婴幼儿型青光眼 分两个类型：单纯婴幼儿型青光眼、继发性婴幼儿型青光眼；

2. 青少年型青光眼。

## 四、流行病学

青光眼在世界各地广为存在，但其患病率和发病率却明显不同。受影响的因素很多；原发性青光眼在美国和西欧以开角型常见，患病率男性是女性的 2 倍，而我国以闭角型青光眼常见，性别表现则恰恰相反。冷热和气候转变也可导致青光眼的发病。随着年龄增长，60 岁以上的患病率几乎是 40 岁以下人群的 7 倍。青光眼可能是多因子遗传，开角型青光眼 5%～50% 有家族史。一般认为近视眼开角型青光眼患病率高，远视眼闭角型青光眼患病率高。高血压患者用药物控制血压或者发生失血性休克及低血压危象会加重视野的损害。也有人认为糖尿病人中青光眼是非糖尿病人的 3 倍，青光眼对糖尿病视网膜病变有一定的保护作用。

（董冠斌）

# 第二节 原发性青光眼

原发性青光眼是主要的青光眼类型，一般系双侧性，但二眼的发病可有先后，严重程度也常不一致。依据不同的解剖结构和发病机制，传统上将原发性青光眼分为闭角型青光眼和开角型青光眼二类，两者的临床表现过程及早期治疗原则亦有所不同。

## 一、原发性闭角型青光眼

是我国最常见的青光眼类型。此类青光眼的发病须具备两个因素：眼球解剖结构的异常以及促发机制的存在。解剖因素有眼轴短、角膜小、晶状体厚、前房浅等特征,虽然房水流出系统功能正常,但在情绪波动、过度劳累、近距离用眼过度、暗室环境等诱因下,房角易关闭而引起眼压升高。因发病机制不同可分为虹膜膨隆、高褶虹膜以及睫状环阻滞三型。

### (一)虹膜膨隆型

**【病因】**

此型青光眼发病机制主要是由于病理性瞳孔阻滞。正常眼球晶状体仅与瞳孔附近的虹膜接触,如果受诱发因素影响晶状体前移或厚度增加,或瞳孔散大,则使晶状体前表面与虹膜后面紧贴,接触面积增大,使得房水从后房经由瞳孔流向前房的阻力增加,而产生病理性瞳孔阻滞,结果房水积聚后房,顶推虹膜向前膨隆,造成房角关闭,眼压升高。根据临床经过不同可分下列两种:

急性闭角型青光眼

**【诊断】**

房角呈"全"或"无"的方式关闭,可伴有程度上的不同。由于房角关闭的突然且范围较大,因此发病时一般有眼压升高的明显表现。

1.临床前期　一眼已确诊为急性闭角型青光眼,而另一眼却从来未发作过;或双眼房角狭窄,眼压正常,但暗室激发试验可呈阳性表现。这些眼,均被认为是处于临床前期,存在着急性发作的潜在危险。

2.发作期　一旦周边虹膜堵塞了房角,房水不能外引流,眼压就立即上升,根据发作的临床表现,可分为:

(1)典型的大发作:即急性大发作,多为一眼,亦可双眼同时发作。由于房角突然大部分或全部关闭,眼压急剧上升,出现明显的眼痛、头痛,甚至恶心呕吐等症状;视力高度减退,可仅存光感。检查可见球结膜水肿,睫状充血或混合充血,角膜水肿呈雾状混浊,瞳孔扩大,多呈竖椭圆形或偏向一侧,对光反应消失,前房很浅,眼底则常因角膜水肿而难以窥见。眼球坚硬如石,测量眼压多在 50mmHg 以上,可超过80mmHg。发病略久的青光眼,角膜后可有虹膜色素沉着(色素性 KP),尚可见虹膜色素脱落及(或)扇形萎缩。晶状体前囊下可呈现灰白色斑点状、粥斑样的混浊,称为青光眼斑。这些征象即使眼压下降后也不会消失,作为急性大发作的标志而遗留下来。

(2)不典型发作:亦称小发作或先兆期,也有称之为亚急性发作或亚急性闭角型青光眼。临床特点是患者自觉症状轻微,仅有轻度眼部酸胀、头痛。视力影响不明显,但有雾视、虹视现象。瞳孔形态正常,虹膜则大多呈膨隆现象,前房较浅。眼底可见视乳头正常,偶可见到视网膜中央动脉搏动。眼压一般在 30~50mmHg。发作时间短暂,经休息后可能自行缓解。

上述两种不同的临床表现与房角关闭的速度和范围、眼压升高的程度和持续时间,以及可能的血管神经反应性等因素有关。

3.间歇缓解期　发作后症状消失,关闭的房角全部或大部分又重新开放,不用药或仅滴用少量缩瞳剂眼压正常,病情得到暂时的缓解或进入相对稳定时期。此期的时间可长可短,长者可达1~2年或更长,短者1~2月即可再次发作,个别甚至数日内再发。

4.慢性进展期　房角关闭过久,或反复小发作产生的累积效应,导致周边部虹膜与小梁网组织形成的永久性粘连达到一定范围时(通常超过 180°圆周的房角),眼压就会逐渐持续升高,病程乃转入慢性期而继续发展,这种状况称为慢性进展期。可由急性发作未能控制或反复的不典型发作而来,眼压持续升高,后期出现视乳头凹陷性萎缩和视野受损、缩小。

5.绝对期　慢性进展期发展到最终,视力完全丧失无光感,但眼压仍高,可有角膜大疱,眼痛难忍。

**【治疗】**

根据不同病期的患眼选择相应的治疗措施来控制青光眼病情的发生、发展。

1.临床前期 治疗目的是预防发作,主张及时作周边虹膜切除术(更适于虹膜较厚的患眼)或激光虹膜切开术(更适于虹膜较薄的患眼),解除瞳孔阻滞。对于暂时不愿手术者应给予预防性滴用缩瞳剂,常用的是1%毛果芸香碱(匹罗卡品)2～3次/d,并定期随访。

2.急性发作期 挽救视功能和保护房角功能是治疗的两个主要目的。应在最短时间内控制高眼压,常常是促进房水引流、减少房水生成和高渗脱水三种手段联合应用;其次是及时应用保护视神经的药物。对急性发作患者的处理,首先眼局部频滴缩瞳剂,常用1%毛果芸香碱,可每15分钟一次,眼压下降后或瞳孔恢复正常大小时逐步减少用药次数,最后维持在3次/d。同时合并应用的脱水剂有甘油、山梨醇、甘露醇、尿素等,常用20%甘露醇溶液,每天1.0～1.5g/kg体重,快速静脉滴注。临床使用时应注意老年患者,尤其是有高血压和心功能、肾功能不全,以及电解质紊乱患者的全身状况,以免发生意外。必要时,可以施行周边角膜穿刺前房放液降眼压处理。房水生成抑制剂有眼局部用和全身两类。全身应用的主要是碳酸酐酶抑制剂,常用的有乙酰唑胺(醋氮酰),250mg/次,或醋甲唑胺,25mg/次,2次/d口服,眼压控制后可停用。眼局部用的主要有碳酸酐酶抑制剂和β肾上腺素受体阻滞剂,前者有2%杜塞酰胺、1%布林佐胺滴眼液,3次/d,后者有0.5%噻吗洛尔、0.5%左布诺洛尔、2%卡替洛尔及0.25%倍他洛尔及0.3%美替洛尔等滴眼液,可选用一种,2次/d,能有效地协助高眼压的控制。急性发作的患眼,如果充血水肿明显可加用皮质类固醇滴眼液,有助于眼压的控制。在采取上述治疗措施后3天内眼压仍不能控制的,则应考虑及时手术治疗。对于虹膜萎缩和瞳孔固定散大的急性发作眼,滤过性手术以虹膜嵌顿术为好。

闭角型青光眼的不典型发作,一般能较快控制,常常缩瞳剂、β受体阻滞剂、碳酸酐酶抑制剂等联合应用。眼压下降后,可逐步减少至停用β受体阻滞剂和碳酸酐酶抑制剂。如眼压不再升高,房角大部分或完全开放,则可作周边虹膜切除(开)术。如眼压再度回升,则表示房角的房水引流功能明显受损,只能选做小梁切除术等滤过性手术。

对于眼压升高的青光眼,尤其是急性发作过的青光眼,及时给予全身应用自由基清除剂、抗氧化剂如维生素E、维生素C等,可对受损的视网膜视神经组织起到一定的保护作用。

3.间歇缓解期 因房角完全或大部分开放,宜及时行周边虹膜切除(开)术,阻止病情进展。暂时不愿手术者,则应在滴用缩瞳剂的情况下加强随访。

4.慢性进展期 由于房角已大部分粘连或全部粘连,只能选择眼外引流术,通常选做小梁切除术或巩膜咬切术。术前眼压在30mmHg以下施行青光眼滤过性手术比较安全。

5.绝对期 治疗目的仅在于解除症状,多需手术治疗,应尽量避免眼球摘除给患者带来的精神痛苦。如仅仅只是角膜大疱引起的症状,可配戴软性角膜接触镜治疗,无需手术就能够起到很好的效果。

慢性闭角型青光眼

【诊断】

多见于50岁左右的男性,临床表现象原发性开角型青光眼,但其周边前房浅,中央前房深度可以正常或接近正常,虹膜膨隆不明显,房角为中等狭窄,叵呈多中心地发生点状周边虹膜前粘连。出于其病程的慢性特征,临床没有像急性闭角型青光眼眼压升高那样的症状表现,也难以作出像急性闭角型青光眼那样的明确分期。早期仅存在房角狭窄,或可见到局限性的周边虹膜前粘连。随着房角粘连的扩展,眼压升高多为中等程度,常在40～50mmHg。到病程进展期、晚期眼底有典型的青光眼性视神经乳头损害征象出现,相应地伴有程度不等的青光眼性视野损害。

【治疗】

早期病例及相对"正常"的眼,处理原则上同急性闭角型青光眼的间歇缓解期和临床前期眼。根据其特殊的房角解剖特征是虹膜末卷存在较多嵴突,对这些患眼施行周边虹膜切除(开)术的同时进行周边虹膜成形术可能效果更好。对于进展期、晚期的病例,则只适于选作小梁切除等滤过性手术,同时因已存在高眼压对视网膜视神经的损害,应给予神经保护治疗。

### (二)虹膜高褶型

**【病因】**

高褶虹膜结构是指虹膜根部前插在睫状体上,虹膜周边部成角状高褶向前再转向瞳孔区的解剖结构,其房角可自发关闭,或瞳孔扩大后关闭,尤其是在周边虹膜切除术后瞳孔扩大仍会发生房角关闭,说明相对瞳孔阻滞因素在发病(房角关闭)机制中所起的作用远较在虹膜膨隆型的浅前房闭角型青光眼中的要小。

**【诊断】**

其特征是形成的房角窄、浅,虹膜平坦,但前房并不浅。较少见,女性患者较多,常有闭角型青光眼家族史,多在 30～50 岁。依据虹膜褶的高度可分完全性和不完全性两种。完全性即虹膜褶较高或整个圆周都存在,临床多为急性表现;不完全性的因虹膜褶较低或不是整个圆周都累及,临床多为慢性过程。其引起的眼压升高,可用虹膜周边切除术后的暗室试验阳性结果来诊断,UBM 检查更有助诊断。

**【治疗】**

需用缩瞳剂,也可施行激光周边虹膜成形术来拉平高褶加宽房角。如果已发生粘连,房角功能破坏,则只能进行滤过性手术治疗。

### (三)睫状环阻滞型

**【病因】**

由于睫状体的肿胀或肥大、前转,晶状体悬韧带松弛,导致晶状体虹膜膈前移,房水在睫状突、晶状体赤道部和前玻璃体界面的附近向前流动被阻滞(睫状环阻滞),反流向后进入玻璃体腔或玻璃体后间隙积聚(房水引流错向),玻璃体内压力增高,又进一步顶推晶状体虹膜膈向前,产生恶性循环,故又称为恶性青光眼。

**【诊断】**

是一组多因素的难治性青光眼,可为原发性或继发性的。多见于眼前段手术(青光眼、白内障等)后,亦见于缩瞳剂治疗以及自发性的;好发于闭角型青光眼,尤其是小眼球,短眼轴、大晶状体的眼。其特殊的临床表现是:前房极浅或消失,眼压不断升高。

**【治疗】**

药物治疗主要有:睫状肌麻痹剂,解除睫状环阻滞,常选用 1% 阿托品滴眼液或凝胶,4～5 次/d,夜间加用阿托品眼膏;降眼压药物,用高渗脱水剂和减少房水生成药物,可以使玻璃体脱水浓缩,降低眼压;皮质类固醇抗炎治疗,减轻组织水肿和炎症反应。

激光治疗:可在眼内镜下直视或经房角镜(较困难)作睫状突的激光光凝,使其皱缩而解除阻滞,常选用氩激光。如上述治疗无效,则需施行手术治疗:抽吸玻璃体积液术;晶状体玻璃体切除术,单纯的晶状体摘除不能解除,需将晶状体后囊膜及玻璃体前界膜连同周边玻璃体皮质尽量完全切除,这是根治的方法。

## 二、原发性开角型青光眼

这一类青光眼的特征是:①房角开放,且没有与眼压升高相关的病因性眼部或全身其他异常;②存在典型的青光眼性视神经乳头和视野损害。开角型青光眼的病程进展较为缓慢,而且多数没有明显症状,因此不易早期发现。有青光眼家族史,糖尿病患者,甲状腺功能低下者,心血管疾病和血液流变学异常者,近视眼患者,以及视网膜静脉阻塞患者是高危人群。

### (一)慢性单纯性青光眼

【病因】

开角型青光眼的眼压升高是小梁途径房水外流排出系统的病变使房水流出阻力增加所引起。主要学说有:①小梁组织局部的病变;②小梁后阻滞;③血管-神经-内分泌或大脑中枢对眼压的调节失控所引起。目前研究表明小梁组织,尤其近 Schlemm 管区的组织(近小管部)是主要病变所在部位。分子生物学研究表明开角型青光眼具有多基因或多因素的基因致病倾向性,确切的发病机制尚未阐明。

【诊断】

1.症状 早期几乎没有症状,病变进展到一定程度时,有视力模糊、眼胀和头痛等感觉;眼压波动较大或眼压水平较高时,也可出现眼胀、鼻根部酸痛;晚期双眼视野都缩小时,则可有行动不便和夜盲等现象。部分病例病史回顾存在进行性近视加深为早期主要表现,常觉视疲劳。

2.眼部体征 早期病例眼前部可无任何改变,前房角开放。晚期病例眼压较高时可有角膜水肿,视神经损害较重时可有瞳孔轻度散大,对光反应迟钝。眼底视神经损害典型表现为视乳头凹陷的进行性扩大和加深。在早期,视神经乳头特征性的形态改变有视网膜神经纤维层缺损、局限性的盘檐变窄以及视乳头杯凹的切迹。有些可表现为视乳头表面或其附近小线状或片状的出血。到晚期,视神经乳头呈盂状凹陷,整个乳头色泽淡白,凹陷直达乳头的边缘,视网膜中央血管呈屈膝或爬坡状。

3.眼压 早期表现为眼压波动幅度增大。眼压可有昼夜波动和季节波动,规律是一般在下半夜、清晨和上午,以及冬季较高。随着病程发展,眼压水平逐步升高,多在中等度水平。

4.视功能 主要表现为视野损害和缺损。一般说来,视野改变与视神经乳头的凹陷等损害体征的严重程度相对应。典型的青光眼视野损害有:①中心视野的损害,早期改变最常见的是旁中心暗点,鼻上方为最多见;还有鼻侧阶梯,弓形暗点(Bjerrum 暗点)。②周边视野的损害,通常先是鼻侧周边缩小,且常在鼻上方开始,然后是鼻下方,最后是颞侧。颞侧视野可表现为周边部的楔形或扇形的等视线压陷缺损。随着病情进展,晚期可仅剩中央部 5°~10°的管状视野,或在颞侧留下一小片颞侧视岛,进一步发展最终全部丧失。阈值视野检查的青光眼早期视功能改变为光阈值的局限性或弥漫性增高,这些变化发生在局部暗点出现之前,系可逆性改变。

具有眼压升高、视乳头的青光眼性改变和相应的视野改变这三个主要的特征,加之房角开放,则开角型青光眼的诊断明确。开角型青光眼的早期诊断,往往较为困难,要基于上述眼压、眼底、视野、房角等指标的综合分析判断,有时还需要经过一段时间的随访观察对比,必要时作 24 小时或昼夜眼压测量,有条件者可以借助视神经乳头立体照像或计算机辅助的眼底视乳头影像分析仪器如偏振光或激光共焦扫描(如GDx,HRT),或光学相干断层扫描(OCT)等定量分析,判断细微的形态结构变化,更早期地在视野损害出现前做出正确诊断。不能单一地依据某一项指标就下定论。

这里要区别高眼压症,即眼压超过正常水平,但长期随访观察并不出现视神经和视野的损害,通常眼压在 21~30mmHg 间。亦有将高眼压症视为可疑青光眼的,尤其是在同时伴存有青光眼高危因素时如青光眼家族史、高度近视眼、糖尿病等。长期随访提示少部分(5%~10%)高眼压症最终发展为开角型青光眼。

【治疗】

目的是尽可能地阻止青光眼的病程进展。治疗方案的制定,应以青光眼患者全面检查为基础,包括准确掌握眼压的高度和波动的规律,视野的定量阈值变化,视神经乳头形态的细致改变,以及视神经血供状况的异常与否,并且结合全身心血管系统、呼吸系统等有否疾病来综合考虑选择。

1.药物降眼压治疗　若患者能配合局部滴用 1～2 种药物即可使眼压控制在安全水平,视野和眼底改变不再进展,并能定期复查,则可选用药物治疗。

眼局部应用的降眼压药物作用机制有三方面:①增加小梁网途径房水引流的有:拟胆碱作用药,最常用的是 1％毛果芸香碱滴眼液每天 3～4 次;β 肾上腺素受体激动剂,常用的是 1％肾上腺素及其前体药 0.1％地匹福林(还有增加葡萄膜巩膜途径房水外流作用)滴眼液每天 2～3 次。②减少睫状体房水产生的有:β 肾上腺素受体阻滞剂,是目前开角型青光眼应用最多的降眼压滴眼液,常用的是 0.5％噻吗洛尔、0.5％左布诺洛尔、2％卡替洛尔、0.25％倍他洛尔、0.3％美替洛尔等滴眼液,每天 1～2 次。临床上应注意心血管系统和呼吸系统的不良反应;碳酸酐酶抑制剂,其代表性的药物是 2％杜塞酰胺、1％布林佐胺滴眼液每天 2～3 次;α2 肾上腺素受体激动剂,临床常用的是 0.2％溴莫尼定滴眼液(还可能增强葡萄膜巩膜途径房水外流)每天 2～3 次。③增加葡萄膜巩膜途径房水引流的有:前列腺素衍生物滴眼液,已用于临床的是:0.005％拉坦前列素、0.004％曲伏前列素和 0.03％贝美前列素,每天或每晚 1 次,是目前最强效的眼局部降眼压药。上述不同作用机制的药物可以联合使用,目前也有一些复合制剂可选用,如 Xalacom(拉坦前列素＋噻吗洛尔),Cosopt(杜塞酰胺＋噻吗洛尔)等。

全身应用的降眼压药多作为局部用药不能良好控制眼压时的补充,剂量和时间均不宜过大或过长,以免引起全身更多的不良反应。目前主要有两大类:①碳酸酐酶抑制剂:以乙酰唑胺(醋氮酰胺)为代表,口服,每次 125～250mg,每日 1～3 次。临床上常同时给予氯化钾和碳酸氢钠,以减少不良反应的发生。醋甲唑胺(甲氮酰胺)的不良反应较少。②高渗脱水剂:以甘露醇为代表,常用量为每天 1g/kg 体重。通过提高血浆渗透压来降低眼压,以每天 20％甘露醇 250ml(快速静滴)为宜,降眼压作用起效快,但维持时间短(6 小时)。要注意全身状况,过多的应用或应用较长时间易引起全身脱水、电解质紊乱、血栓形成等,尤其在儿童和老年人更应注意。

2.视神经保护药物治疗　要强调的是有效的青光眼治疗应该是将传统的控制眼压治疗与阻止视网膜神经节细胞凋亡的治疗相结合,但目前尚无特效的药物。

3.激光治疗　选择性激光小梁成形术(SLT)是用激光在房角小梁网上产生的生物效应来改善房水流出易度,降低眼压。当不愿或不能耐受眼局部药物治疗的患者可用作替代治疗;或暂时不愿手术的患者用作过渡性治疗;或眼局部降眼压药物治疗不理想时,以及手术后眼压控制不理想时也可以作为补充治疗;在某些地区也有将 SLT 作为首选替代药物治疗的。SLT 可以反复多次施行,虽然其降低眼压的疗效个体差异较大,但不失为一种安全的、依从性好的治疗选择。

4.手术治疗　最常用的是小梁切除术,即人为地开创一条滤过通道,将房水引流到巩膜瓣和结膜瓣下,以缓解升高的眼压。近年针对开角型青光眼的非穿透性小梁手术,术中、术后并发症(主要是浅前房或前房消失)大大减少。年轻患者,为防止滤过通道的纤维瘢痕化,可在术中或术后恰当应用抗代谢药,常选丝裂霉素 C(MMC)和 5-氟尿嘧啶(5-Fu),但要特别注意防止该类药物的毒性作用和可能的并发症。眼局部使用干扰素对减轻滤过泡的血管瘢痕化也有一定的作用,相对安全得多。对于多次滤过性手术失败的患眼,可以采用人工植入物引流术,常选青光眼减压阀(Ahmed 或 Krupinvalve)手术。

### (二)正常眼压性青光眼

具有与其他类型青光眼类似的视乳头凹陷扩大和视野缺损但缺乏眼压升高的证据,曾称低压性青光眼,但眼压实际上是在统计学正常值范围内,所以用正常眼压性青光眼更为确切。一般认为与眼压升高的慢性单纯性青光眼是属同一类原发性开角型青光眼的不同表现型。

### 【病因】

虽然这类青光眼的眼压在正常范围内,但部分患者存在日夜波动较大,平均眼压偏于正常范围的高限一侧(18~21mmHg),说明这类青光眼的视神经损害阈值降低,不能承受相对"正常"的眼压。研究认为可能与视网膜和脉络膜血管自身调节异常所致缺血缺氧、视神经和视网膜神经节细胞的自身免疫损伤等有关。其易患危险因素有:近视眼,血压异常(低血压或高血压),血流动力学危象(如失血、休克),血液流变学改变(如高血黏度等),血管异常(如老年性或粥样硬化),全身心血管疾病,尤其是周围血管痉挛(如雷诺症,偏头痛)等。

【诊断】

流行病学资料显示 40~60 岁年龄组较多,女性患者明显多于男性患者。就诊主诉为视力减退和视野模糊、缺损,早期往往由于无症状和中心视力尚好而延误。主要是眼底视神经乳头的改变,与高眼压性青光眼相比较,其杯凹较浅、较坡,颞侧和颞下象限的盘檐更窄,视乳头周围的晕轮和萎缩征较多,视乳头出血发生率较高。视野损害特征是:视野缺损靠近固视点的比例较大,上半缺损较多,局限性缺损较多,且损害较深,边界较陡。视野损害与视乳头杯凹不成比例,即同样的视野缺损,正常眼压性青光眼的 C/D 比值较高眼压性青光眼的 C/D 比值要大。正常眼压性青光眼的诊断需综合眼部和全身检查以及完整细致的病史,一般认为 24 小时眼压测量峰值眼压不应超过 21mmHg,但要除外因角膜较薄所致测得眼压较低的影响,可通过角膜厚度测量来识别。

【治疗】

正常眼压性青光眼一般进展较慢,但常常难以控制。治疗主要是降低眼压和改善循环,保护视神经。通常认为以降低原先基础眼压水平的 1/3 幅度为目标,即安全的靶眼压。药物宜选择有扩张血管作用的降眼压药或不影响血管收缩的降眼压药,如碳酸酐酶抑制剂、az 受体激动剂、前列腺素类衍生物。一般来说,药物难以控制眼压或病情仍在进展,才考虑手术治疗。可采用较薄(约 1/3~1/4 厚)巩膜瓣的小梁切除术或非穿透小梁术来获得较低的眼压。在降眼压的基础上积极改善眼局部血供治疗,常选用钙离子通道阻滞剂、5-羟色胺拮抗剂和活血化瘀中药等,有利于病情的控制。同时应用视神经保护剂如抗自由基药物和阻断谷氨酸神经毒性药物,是较为理想的治疗,但目前这方面的特效药物尚待临床评价。

# 三、特殊类型青光眼

这类青光眼有其独特之处,与前述的闭角型和开角型青光眼不同,但又多属于原发性青光眼范畴。

## (一)色素性青光眼

是以色素颗粒沉积于房角为特征的青光眼,有色素播散综合征与色素性青光眼之分。

【病因】

色素播散综合征的发病机制是中周边部虹膜后凹(反向瞳孔阻滞),与晶状体悬韧带接触、摩擦,导致色素颗粒释放。色素性青光眼与其小梁内皮细胞吞噬功能异常等有关,并非单纯的色素颗粒阻塞。

【诊断】

裂隙灯下可见到 Krukenberg 梭,呈垂直向,位于角膜后中央区中下部的角膜内皮上梭形色素沉着,下端稍宽。虹膜的前表面也可有色素沉着,周边虹膜透光缺损可逐步增加,呈整个环状的散在分布,约 80~90 个。整个前房角,尤其是后 3/4 的小梁网有明显的深棕色、黑色色素沉着,小梁网色素沉着的程度通常为 3~4 级。色素播散过程有活动期和静止期。用 UBM 可提供纵切面观察周边虹膜后凹的形态及其与晶状体悬韧带的关系,有助诊断。如果眼压<21mmHg,称色素播散综合征,如眼压>21mmHg,则称色素性青光眼,整个色素播散综合征中约 1/3 发生青光眼。色素播散综合征男女相同,而色素性青光眼多累及男性,近视眼是危险因素。

**【治疗】**

色素性青光眼的治疗有：药物治疗，降低眼压选用β受体阻滞剂，碳酸酐酶抑制剂等，缩瞳剂的作用尚待研究观察。激光治疗，小梁成形术针对升高的眼压治疗。周边虹膜成形术同时作周边虹膜切开术可以解除瞳孔反向阻滞。手术：周边虹膜切除术，术后见到虹膜变得平坦，其效果需长期随访验证。滤过性手术适用于已有明显视神经或视功能损害的患眼。

**（二）剥脱性青光眼**

剥脱综合征为一类常伴发青光眼的系统性、特发性疾病，曾有老年性剥脱和青光眼囊片，假性剥脱等名称。

**【病因】**

剥脱综合征的发生机制目前尚未明了，近年发现相关基因突变 LOXL1 定位 15q24，普遍认为是一种与细胞表面相关物质的过多产生或异常破损为特征的细胞外间质疾病。剥脱物质可存在于眼内，也可存在于眼球外的眼部组织，以及眶外组织器官中，主要局限在结缔组织或筋膜部分。剥脱性青光眼系剥脱物质和色素颗粒共同阻塞小梁网，以及小梁网内皮细胞功能异常所致。

**【诊断】**

晶状体前表面见到灰白色斑片样物质是最多见的剥脱综合征重要诊断体征。典型分三个区带：相对匀质的中央盘区；周边的颗粒层带；分隔两者的清洁区。该剥脱物质可见于虹膜、瞳孔缘、角膜内皮、前房角、晶状体悬韧带和睫状体，白内障摘除术后可见于晶状体后囊膜、人工晶状体、玻璃体前界面以及玻璃体条索上。对侧眼也可有同样的剥脱物质存在。剥脱综合征 50 岁以上患者多见，与白内障正相关。剥脱综合征中青光眼的发病率为 7％～63％不等。剥脱综合征男女比为 1∶3，但男性患者发生青光眼的约比女性多一倍，我国新疆维吾尔族人多见。

剥脱性青光眼典型地表现为开角型青光眼，25％可呈急性眼压升高，部分病例可伴发闭角型青光眼。

**【治疗】**

剥脱性青光眼平均眼压较高，视功能损害进展较快，对药物治疗的反应也差。药物治疗降眼压可选用β受体阻滞剂、碳酸酐酶抑制剂等，缩瞳剂能减少瞳孔运动，减少剥脱物质和色素播散，又改善房水引流，但易于形成瞳孔后粘连，有的病例加重病情。激光小梁成形术用于开角型青光眼，如上述治疗无效，则只能施行小梁切除手术治疗。

（董冠斌）

# 第三节　继发性青光眼

继发性青光眼是以眼压升高为特征的一种眼部病理状况，原因是某些眼部其他疾病或全身疾病或某些药物的应用，干扰了正常的房水循环，或阻碍了房水外流，或增加房水生成。继发性青光眼也可分为开角型和闭角型，但有些病例在病变过程中可以转变或两种机制共存。继发性青光眼的诊断和治疗，要同时考虑眼压和原发病变。临床上较常见的继发性青光眼有：

## 一、虹膜角膜内皮综合征

虹膜角膜内皮综合征（ICE 综合征）是一组伴有继发性青光眼的疾病，包括 Chandler 综合征、原发性虹膜萎缩或进行性虹膜萎缩和 Cogan-Reese 虹膜痣综合征。

## 【病因】

共同的特点是角膜内皮细胞的特征性异常,导致不同程度角膜水肿,前房角进行性粘连关闭伴青光眼,以及一系列虹膜改变。ICE 综合征的确切病因不明,多认为可能是获得性的炎症或病毒感染所致。其组织病理显示角膜内皮细胞异常是最根本的改变,房角内见到一层细胞样膜,延续到虹膜前表面。

## 【诊断】

临床特征是中青年女性多见,最常见的主诉是虹膜异常、瞳孔形状和位置异常、视力减退和眼痛。ICE 综合征临床上大多数为单眼性表现,对侧眼通常有亚临床的角膜内皮异常。病程早期,晨起时视力模糊,1~2 小时后改善,主要是角膜缺氧水肿的缘故。前房角见周边前粘连,常延伸至或超过 Schwalbe 线。虹膜则表现为不同程度的萎缩,伴瞳孔移位和色素外翻,并形成虹膜裂洞。后期发生青光眼,约见于一半的 ICE 综合征患眼,原发性虹膜萎缩和 Cogan-Reese 虹膜痣综合征伴发的青光眼程度较重。

ICE 综合征中各自的特征是:Chandler 综合征的角膜水肿发生早且重,而虹膜改变轻微或缺乏;原发性虹膜萎缩以虹膜异常为主,有明显的瞳孔移位、虹膜萎缩和裂洞形成,常进行性发展;Cogan-Reese 虹膜痣综合征以虹膜结节或较弥漫、平坦的虹膜痣为主,伴不同程度的虹膜萎缩和角膜水肿。在整个 ICE 综合征中,Chandler 综合征最多见,约占 1/2,原发性虹膜萎缩和 Cogan-Reese 虹膜痣综合征约各占 1/4。

## 【治疗】

伴发青光眼的早期,可用药物控制,主要是抑制房水形成。如药物不能控制,则需滤过性手术治疗,但往往容易滤过通道瘢痕失败,青光眼减压阀手术疗效相对比较好。角膜水肿的治疗可应用高渗盐水滴眼,或戴软性角膜接触镜,最终需施行角膜移植手术。

# 二、皮质类固醇性青光眼

是皮质类固醇诱导的一种开角型青光眼,通常与眼局部表面滴用皮质类固醇制剂有关,也可见于全身应用皮质类固醇药物者。

## 【病因】

常见的病因主要是医源性的用药治疗,其途径有眼局部表面给药,眼周组织内、眼内注射给药和全身性应用(口服、肌注、吸入、静脉滴注及皮肤用药等),其中以眼表给药以及眼内注射最多。皮质类固醇诱致的高眼压反应有易感人群:原发性开角型青光眼及其一级亲属,高度近视,糖尿病,结缔组织病尤其是类风湿关节炎等。病理生理学研究表明其眼压升高是小梁细胞功能和细胞外基质改变,房水外流通道阻力增加之故。

## 【诊断】

多数易感者常在表面滴用皮质类固醇后 2~6 周内表现出眼压升高,大部分病例的眼压都是逐步上升的,临床表现过程像原发性开角型青光眼。其发生时间及程度与所用药物的剂量、用法、给药途径、用药时间长短,以及药物导致眼压升高的潜在可能性等相关,也与个体反应、存在的其他眼病和全身性疾病有关。临床上这种青光眼多见于春季卡他性结膜炎、近视眼手术(PRK、LASIK、LASEK)后的皮质类固醇局部滴眼治疗和黄斑水肿的玻璃体腔注射皮质类固醇治疗,后者的眼压升高常常呈急性表现且很顽固。

皮质类固醇性青光眼的诊断主要根据使用皮质类固醇药物的病史如长期滴眼、近期眼周或眼内注射等;没有其他继发青光眼的证据;存在皮质类固醇性青光眼的高危因素;停用后,眼压可能逐步下降。但病情后期难以与原发性开角型青光眼鉴别,如果伴有皮质类固醇性白内障则更有助于诊断。

**【治疗】**

首先停用或去除皮质类固醇药物,多数病例眼压会逐步下降,如小梁功能正常,则可完全恢复。如果小梁功能部分损害,则需加用降眼压药治疗,一些患者在足够长的药物治疗过程中可逐步恢复(修复)小梁的房水引流功能。如果降眼压药物也难以控制高眼压,尤其是伴有严重视功能损害时,以及原发疾病不能停用皮质类固醇药物治疗时,则施行手术治疗。对于这类青光眼,以预防为主。尽量少用皮质类固醇,如必需使用则选用低浓度和较少可能升高眼压的皮质类固醇如氟甲松龙和氯替泼诺,加强随访,告知患者可能的并发症。

# 三、晶状体性青光眼

与晶状体有关的青光眼包括晶状体自身物质诱致的青光眼(主要是开角型)和晶状体位置异常所致的青光眼(主要是闭角型)。这里主要阐述晶状体自身物质诱致的青光眼。

## (一)晶状体溶解性青光眼

**【病因】**

为过熟或成熟的白内障中高分子量的可溶性晶状体蛋白大量逸出,以及巨噬细胞阻塞了小梁网房水外流通道所致的继发性开角型青光眼。

**【诊断】**

临床表现为急性眼压升高,类似急性闭角型青光眼发作,眼红、痛,角膜水肿,视力变化因原先的完全性白内障而不明显。前房房水明显闪辉,中等量的较大透明细胞,常见有小颗粒物在房水内循环,房水中有呈彩虹样或明显折射的胆固醇结晶颗粒。晶状体完全混浊,皮质液化,核漂浮,囊膜上有软性白色斑点。房角呈开角。

**【治疗】**

常难以用药物治疗控制,需摘除白内障。术前尽量用药物控制高眼压以及应用皮质类固醇减轻炎症反应。根据不同状况可选择白内障囊内摘除术、囊外摘除术及人工晶状体植入。一般在白内障手术后青光眼可得到缓解和控制而不需施行抗青光眼手术。

## (二)晶状体皮质残留性青光眼

**【病因】**

大多数见于白内障手术后,残留的晶状体皮质、囊膜碎片等阻塞房水外流通道所致。这种青光眼主要是由可以在房水中自由移动的颗粒状、碎屑状晶状体残留物质逐步阻塞小梁网引起,又称晶状体颗粒性青光眼。后发性膜性白内障 Nd:YAG 激光切开术后的眼压升高可能与晶状体囊膜碎片特别细小,易于完全填充阻塞小梁网间隙等相关。

**【诊断】**

常在白内障术后数天~数周发病。临床表现为房水中有白色晶状体皮质和(或)透明、半透明的囊膜碎片循环,也可沉积在角膜内皮上,房水闪辉严重,细胞游动(巨噬细胞和白细胞)明显,严重的可伴前房积脓。房角开放,可见上述物质,炎症反应明显时有周边虹膜前粘连。

**【治疗】**

对高眼压的处理首先是应用降眼压药,同时给予睫状肌麻痹剂和皮质类固醇抗炎治疗。如果药物治疗不能很快控制,或存在多量的晶状体残留物质,则应及时手术灌注冲洗出,一般能较快控制高眼压而无需施行抗青光眼手术。

### （三）晶状体过敏性青光眼

**【病因】**

为晶状体损伤后,对晶状体物质(蛋白质)产生过敏性反应所致。可见于白内障手术(囊外或乳化术)后,晶状体外伤性或自发性囊膜破裂,成熟或过熟的白内障晶状体蛋白质漏出等状况。目前认为晶状体过敏性反应是一种免疫复合性疾病,组织病理上典型的带状、肉芽肿性炎症反应为特征。其青光眼的发生有多种机制:炎症反应累及小梁网;虹膜周边前粘和瞳孔后粘;晶状体颗粒性物质、晶状体蛋白质阻塞小梁网等。

**【诊断】**

临床表现多样化,炎症反应可在数小时内或数天内发生,也可迟至数月,葡萄膜炎可以轻微,也可很剧烈,大量前房积脓,前房内可见晶状体碎片。诊断性前房穿刺液可见到泡沫状的巨噬细胞,也可施行诊断性玻璃体晶状体切除术。主要与下列病理状况鉴别,包括手术中带入眼内的或与人工晶状体相关的异物毒性反应,由低毒的细菌或真菌所致的感染性眼内炎,晶状体溶解性青光眼,交感性眼炎,伴存的葡萄膜炎加剧等。

**【治疗】**

通常对皮质类固醇治疗(局部或全身)的反应较差,需要手术清除残余的晶状体,以经睫状体扁平部玻璃体晶状体切除术为最佳。要彻底清除所有晶状体残余物包括囊膜,如有人工晶状体也需取出。青光眼的处理依据正确诊断分别不同原因针对治疗。

## 四、新生血管性青光眼

是一组以虹膜和房角新生血管为特征的难治性青光眼,曾有出血性青光眼、血栓性青光眼、红变性青光眼等名称。

**【病因】**

原发疾病多达 40 余种,差不多都是广泛累及眼后节缺氧,主要有视网膜中央静脉阻塞、糖尿病视网膜病变及其他疾病,各约占 1/3。与血管形成有关的因子众多。新生血管性青光眼的纤维血管膜由增生的肌纤维母细胞(纤维母细胞平滑肌分化)和新生血管内皮细胞组成。膜的纤维部分透明,平滑肌成分可收缩;血管内皮薄壁,易于漏出荧光素和其他物质是其特征。

**【诊断】**

共同的临床特征有眼痛,畏光,视力常为数指-手动,眼压可达 60mmHg 以上,中到重度充血,常伴角膜水肿,虹膜新生血管最初可见瞳孔缘,晚期可以完全遮盖整个虹膜表面;最终纤维血管膜收缩,形成瞳孔领色素外翻,房角内程度不同的周边前粘连。

缺血型视网膜中央静脉阻塞中有 18%~60% 发生新生血管性青光眼,多在静脉阻塞后 2~3 个月时发现,80% 的病例在 6 个月内发生。增殖性糖尿病性视网膜病变中约 22% 发生新生血管性青光眼,白内障手术、玻璃体视网膜手术后更易发生新生血管性青光眼。

**【治疗】**

发生虹膜新生血管化时,可采用全视网膜激光光凝术或全视网膜冷凝术,近年有 VEGF 抗体类药物眼内注射治疗,可很快使新生血管消退,但容易反复,主要是产生 VEGF 的原发病因没有解除。还可用1%阿托品滴眼液和皮质类固醇滴眼液减少炎症反应。当发生新生血管性青光眼时,加用降眼压药治疗,手术需行滤过性手术加抗代谢药,青光眼减压阀手术疗效相对比较好,局部使用干扰素有助于虹膜新生血管的消退。对于眼压不能控制且已无有用视力的终末期或绝对期新生血管性青光眼,减缓眼痛等症状为主要治疗目的,有疱性角膜病变时可选戴软性角膜接触镜治疗。手术方面可选用睫状体破坏性手术如睫状体冷凝、热凝、光凝等,对不能或不愿接受这些手术的可行球后酒精注射解痛,最终可行眼球摘除术。

## 五、虹膜睫状体炎引起的青光眼

眼前段葡萄膜炎(虹膜睫状体炎)可导致严重的急、慢性青光眼发生,其眼压升高可继发于活动性炎症、炎症后遗症,或过量的皮质类固醇治疗。

【病因】

急、慢性葡萄膜炎产生继发青光眼的病理机制有多种。炎性细胞、纤维素、血清蛋白及受损的组织细胞碎片等阻塞小梁网,炎性介质和毒性物资对小梁细胞损害等可导致开角型青光眼;周边虹膜前粘连,或瞳孔后粘连(瞳孔闭琐或瞳孔膜闭),阻断前后房的房水交通,可引起闭角型青光眼。

【诊断】

急性虹膜睫状体炎伴发青光眼时,前房的炎性渗出物多较浓厚,原有的急性炎症表现往往将继发青光眼的症状和体征掩盖起来,或混杂在一起,易被忽略。如果角膜上皮出现水肿现象,应该作眼压测量。慢性或陈旧性虹膜睫状体炎所引起的继发青光眼,如有完全的瞳孔后粘连和虹膜膨隆现象,多不难识别,但如果不伴虹膜膨隆体征,应作细致的前房角检查,多可见到广泛的周边虹膜前粘连。慢性葡萄膜炎发生青光眼要比急性葡萄膜炎(<3 个月病程)至少高出一倍以上。

【治疗】

对急性虹膜睫状体炎合并高眼压时,以控制急性炎症为主,充分扩瞳和足量的皮质类固醇应用,配合降眼压药治疗。慢性虹膜睫状体炎尤其需要系统、正规的抗炎治疗,同时注意继发青光眼的随访。如果是早期的虹膜膨隆,及时作周边虹膜切除/开术可解除,陈旧性虹膜睫状体炎合并青光眼时,大多需施行眼外引流手术加用适量的抗代谢药,手术前后均应给予适量的皮质类固醇治疗减轻炎症反应。

## 六、青光眼睫状体炎危象

青光眼睫状体炎危象又称 Posner-Schlossman 综合征,是前部葡萄膜炎伴青光眼的一种特殊形式,以非肉芽肿性睫状体炎伴明显眼压升高为特征。

【病因】

发生机制不明,似乎与劳累,尤其是脑力疲劳和精神压力大有关,有病毒感染、自身免疫异常等学说。发作期内房水中前列腺素,尤其是前列腺素 E 的浓度较高,间歇期时又恢复正常水平,认为是前列腺素介导的炎症反应。

【诊断】

临床上见到不明原因的单眼发作性视糊伴眼压升高,起病甚急而前房又不浅时,应考虑青光眼睫状体炎危象的可能。临床以青壮年患者为多,脑力劳动者为多,炎症表现轻微,局部充血很轻,眼压升高达 40～

60mmHg,房水闪辉轻微,一般在发作3天内出现KP,多为粗大的羊脂状KP,通常约1~10颗不等,大多沉积在角膜下方1/3区域。房角开放,从不发生瞳孔后粘连。炎症发作和眼压升高可持续1~3周,能自行缓解。如果持续眼压升高难以药物控制,则青光眼的性质就发生了改变。

## 【治疗】

青光眼睫状体炎危象是一自限性疾病。给予表面滴用皮质类固醇有利于控制炎症,但有升高眼压的可能,非甾体类消炎药能阻断前列腺素E的合成并避免该并发症。高眼压时可用降眼压药物治疗。部分反复发作的病例可呈原发性开角型青光眼的表现,视神经乳头出现凹陷性萎缩和视野损害时,可施行眼外引流术治疗。

# 七、眼钝挫伤引起的青光眼

眼球钝挫伤可伴发眼压升高,这种继发性青光眼可在损伤后立即发生,也可迟至数月、数年才表现出,眼压的升高可是轻度的,也可是显著的;可以是暂时性的,也可是持续性的,常见有以下几种情况。

## (一)眼内出血

### 【病因】

钝挫伤伴发的眼内出血最常见的是前房出血,其次是玻璃体出血。前房积血引起眼压升高的直接原因是红细胞等血液成分机械性阻塞小梁网;玻璃体出血引起眼压升高的原因主要是红细胞变性形成血影细胞,不能通过小梁网,阻碍了房水外流,引起眼压升高。此外,含血红蛋白的巨噬细胞和红细胞碎片阻塞小梁网,或小梁细胞过多吞噬红细胞、血红蛋白后发生暂时功能障碍,或血红蛋白中的铁离子释出,过多的铁离子可造成小梁网组织的铁锈症,使小梁组织变性而失去房水引流作用,均可引起眼压升高。

### 【诊断】

1.血影细胞性青光眼　　多见于玻璃体出血后约2周,变性的红细胞通过破损的玻璃体前界面进入前房,前房内有许多小的土黄色的影细胞在慢慢地循环,后期可沉积象前房积脓,房角开放。

2.溶血性青光眼　　为大量眼内出血后数天~数周内发生的青光眼。前房内见红棕色的血细胞,房角检查见红棕色色素,房水细胞学检查含有棕色色素的巨噬细胞。

3.含铁血黄素性青光眼　　少见,发生在长期眼内出血眼,一旦发生这种青光眼,一般也可见到其他眼部组织存在的程度不同的铁锈症。

### 【治疗】

前房积血继发性青光眼的处理主要是通过限制活动以减少再出血,药物治疗促进积血吸收以及降眼压治疗。伴全前房积血,可行前房穿刺放血冲洗。如果眼压仍不能被控制,则应施行滤过性手术。多数血影细胞性青光眼通过前房冲洗手术解除,如存在玻璃体积血,则需行玻璃体切除术。溶血性青光眼的高眼压多为自限性,主要用药物控制眼压和伴发的炎症,待小梁内皮细胞功能恢复后可逐渐清除这些阻塞物,使青光眼缓解。对于顽固性的病例,需手术前房冲洗以及滤过性手术降眼压。含铁血黄素性青光眼的小梁网功能已失代偿,需行滤过性手术治疗。

## (二)房角后退

### 【病因】

眼压升高在钝挫伤后早期发生的原因是小梁组织水肿、炎症和组织细胞碎片阻塞等,伤后晚期数年到十数年发生的多认为是小梁组织损伤后瘢痕修复阻碍了房水外流。

**【诊断】**

多见于房角后退的范围≥180°的患眼。房角镜检查可见程度不同、宽窄不一的房角后退。

**【治疗】**

通常较难用药物控制,激光小梁成形术的效果也欠佳,选择滤过性手术治疗,常需加用抗代谢药。

### (三)其他原因

钝挫性眼外伤也可造成晶状体和玻璃体解剖位置异常,或葡萄膜炎症等引起继发青光眼。往往是多种因素共同作用所致,应注意分析观察,抓住主要的病因,施行治疗时有所侧重,但又要全面。

(董冠斌)

# 第四节　特殊类型青光眼

这类独特的青光眼仍属原发性的,但与前述的闭角型和开角型青光眼又有所不同。

## 一、高褶虹膜性青光眼

高褶虹膜结构是指虹膜根部前插在睫状体上,虹膜周边部呈角状高褶向前再转向瞳孔区的解剖结构,其特征是形成的房角窄、浅,虹膜平坦,但中央前房并不浅。较少见,女性患者较多,常有闭角型青光眼家族史,也较瞳孔阻滞性闭角型青光眼年轻,多在 30～50 岁。其房角可自发关闭,或瞳孔扩大后关闭,尤其是在周边虹膜切除术后瞳孔扩大仍会发生房角关闭,有时呈急性闭角型青光眼发作,说明相对瞳孔阻滞因素在发病(房角关闭)机制中所起的作用远较在虹膜膨隆型的浅前房闭角型青光眼中的要小。依据虹膜褶的高度可分完全性和不完全性两种。完全性即虹膜褶较高,多为急性表现;不完全性的因虹膜褶较低,多为慢性过程。

高褶虹膜引起的眼压升高,可用虹膜周边切除术后的暗室试验阳性结果来诊断,房角检查在暗光下呈关闭状,亮光下呈开放状,UBM 检查有助诊断。

高褶虹膜性青光眼的治疗需用缩瞳药,也可施行激光周边虹膜成形术来拉平高褶加宽房角。如果已发生黏连,房角功能破坏,则可考虑施行滤过性手术。

## 二、恶性青光眼

青光眼药物或手术治疗后眼压不但未下降反而升高、前房消失,病情更重,又称睫状环阻滞性青光眼、房水引流错向性青光眼。这是一组多因素的难治性青光眼,可为原发性,也可为继发性的。多见于眼前段手术(青光眼、白内障等)后,亦见于缩瞳药治疗以及自发性的;好发于闭角型青光眼,小眼球、短眼轴、大晶状体的眼。其病理机制是睫状体的肿胀或肥大、前转,晶状体悬韧带松弛,导致晶状体-虹膜隔前移,瞳孔缘被晶状体前部紧紧顶住,并且将虹膜整个推向小梁网和角膜,关闭房角,前房极浅或消失。房水在睫状突、晶状体赤道部和前玻璃体界面的附近向前流动被阻滞后(睫状环阻滞),反流向后进入玻璃体腔或玻璃体后间隙积聚(房水引流错向),玻璃体内压力增高,又进一步顶推晶状体-虹膜隔向前,产生恶性循环,形成其特殊的临床表现:前房消失,眼压不断升高。

鉴别诊断:①瞳孔阻滞性青光眼,可通过周边虹膜切除(开)术后前房加深来加以区别。②脉络膜上腔出血,可发生在手术中或手术后数天内,如量多可造成浅前房和高眼压,B超检查可明确。③脉络膜脱离,一般为伴有低眼压的浅前房,易于识别,但如果恢复较慢,时间较长,眼外引流的滤过泡消失,瘢痕化后眼压可升高,应注意辨别。

恶性青光眼一旦确诊,应立即采取积极措施,以恢复前房,降低眼压。

药物治疗主要有:①睫状肌麻痹药,松弛睫状肌,加强晶状体悬韧带的张力,使晶状体后移。常选用1%～4%阿托品滴眼液,4～5次/日,夜间加用阿托品眼膏。②降眼压药物,用高渗脱水剂和减少房水生成药物,可以使玻璃体脱水收缩,降低眼压。③糖皮质激素抗炎治疗,局部或全身应用,减少组织水肿和炎症反应,减轻组织细胞损伤,可以促进睫状体环阻滞的解除。

激光治疗,可直视或经房角镜做睫状突的激光光凝,使其皱缩而解除阻滞。常选用氩激光,在无晶状体眼、人工晶状体眼可能较易施行。此外,在这些眼用 Nd:YAG 激光做玻璃体前界膜的切开治疗,利于玻璃体内积液的向前引流。

如上述治疗无效,则需手术治疗:①抽吸玻璃体积液术;②晶状体玻璃体切割术,需将玻璃体前界膜尽量完全切除,这是根治的方法。

## 三、正常眼压性青光眼

具有与其而他类型青光眼类似的视乳头凹陷扩大和视野缺损但缺乏眼压升高(眼压在统计学正常值范围内)的证据,一般认为与高眼压性开角型青光眼是属同一类原发性青光眼的不同表现。约占开角型青光眼的 20%～50%,40～60 岁年龄组较多,女性明显多于男性。

临床特征:主诉视力减退和视野缺陷,早期往往由于无症状和中心视力尚好而延误,主要是眼底视乳头的改变。与高眼压性青光眼比较,正常眼压性青光眼的杯凹较浅、较坡,颞侧和颞下象限的盘沿更窄,视乳头周围的晕轮和萎缩征较多,视乳头出血发生率较高。视乳头杯凹与视野损害不成比例,即同样的视野缺损,正常眼压性青光眼的 C/D 比值较高眼压性青光眼的 C/D 比值要大。视野损害的特征是:视野缺损靠近固视点的比例较大,上半缺损较多,局限性缺损较多,且损害较深,边界较陡。虽然这类青光眼的眼压在正常范围内,但存在日夜波动,平均眼压偏于正常范围的高限一侧($19～20mmHg$),说明这类青光眼的视神经损害阈值降低,不能承受相对"正常"的眼压。一般认为与视神经和视网膜神经节细胞缺血损伤有关。其易患危险因素有:近视眼、血压异常(低血压或高血压)、血流动力学危象(如失血、休克)、血液流变学改变(如高血黏度等)、心血管疾病、周围血管痉挛(如雷诺症、偏头痛等)。

诊断需综合眼部和全身检查以及完整细致的病史。一般认为峰值眼压不应超过 $21mmHg$。需与下列情况鉴别:①具有较大日夜眼压波动的高眼压性开角型青光眼,可进行 24 小时眼压,尤其是夜间眼压的监测。②已经缓解的高眼压性青光眼遗留有扩大的视乳头杯凹和视野损害。③非青光眼性视神经病变,如各类视神经萎缩、缺血性视神经病变等。

正常眼压性青光眼一般进展较慢,影响其预后的因素有:在正常范围内相对较高的眼压;较深的局部性杯切迹;视乳头出血;全身低血压和血循环不足、血液流变学异常等。治疗主要是降低眼压和改善循环,保护视神经。通常认为以降低原先眼压水平的 1/3 为好,药物宜选择不影响血管收缩的降眼压药如碳酸酐酶抑制药、前列腺素类衍生物和有扩张血管作用的降眼压药。一般来说,药物难以控制眼压或病情仍在进展,才考虑手术治疗。可采用较薄(约 1/3～1/4 厚)巩膜瓣的小梁切除术或非穿透小梁术来获得较低的眼压。重视改善眼局部血供治疗,同时应用视神经保护药如抗自由基药物和阻断谷氨酸神经毒性药物,是较为理想的治疗。目前这方面的特效药物尚待临床评价。

## 四、色素性青光眼

色素颗粒沉积于房角为其特征。有色素播散综合征与色素性青光眼之分。色素播散综合征是周边部虹膜后凹,与晶状体悬韧带接触、摩擦,导致色素释放。色素性青光眼的小梁网房水外流受阻并非色素颗粒的单纯性阻塞,还与小梁网内皮细胞吞噬功能异常等有关。色素性青光眼在西方国家约占青光眼的1%～5%,我国少见。

临床特征:裂隙灯下可见到 Krukenberg 梭,呈垂直方向,位于角膜后中央区中下部的角膜内皮上有梭形色素沉着,下端稍宽。虹膜的前表面也可有色素沉着,多在轮沟内。周边虹膜透光缺损呈整个环状的散在分布。整个前房角,尤其是后 3/4 的小梁网有明显的深棕色、黑色色素沉着,小梁网色素沉着的程度通常为 3～4 级。色素播散过程有活动期和静止期。如果眼压＜21mmHg,称色素播散综合征,如眼压＞21mmHg,则称色素性青光眼,整个色素播散综合征中约 1/3 发生青光眼。

因其特征性表现,临床易于做出诊断,用 UBM 可提供纵切面观察周边虹膜后凹的形态及其与晶状体悬韧带的关系,有助诊断。需要与其他小梁网色素异常的病理状况做鉴别。

色素性青光眼治疗:①药物治疗:降低眼压选用 β-受体阻滞药、碳酸酐酶抑制药等,缩瞳药作用尚待研究观察。②激光治疗:小梁成形术针对升高的眼压治疗。周边虹膜成形术同时作周边虹膜切开术可以解除瞳孔反向阻滞。③手术:周边虹膜切除术,术后见到虹膜变得平坦,其效果需长期随访验证,滤过性手术适用于已有明显视神经或视功能损害的患眼。

## 五、剥脱性青光眼

剥脱综合征为一类常伴有青光眼的系统性、特发性疾病。在剥脱性青光眼患眼内见到灰色斑片样物质,曾有"假性剥脱"等名称。剥脱综合征患者中青光眼的发病率为 7%～63% 不等。剥脱综合征男女比为1:3,但男性患者发生青光眼的约比女性多一倍。累及双眼或单眼。普遍认为是一种与细胞表面相关物质的过多产生或异常破损为特征的细胞外间质疾病。

临床特征:灰白色物质沉积在晶状体前表面,是最重要诊断体征。典型分 3 个区带:相对匀质的中央盘区;周边的颗粒层带;分隔二者的清洁区。该剥脱物质可见于虹膜、瞳孔缘、角膜内皮、前房角、晶状体悬韧带和睫状体,白内障摘除术后可见于晶状体后囊膜、人工晶状体表面、玻璃体前界面以及玻璃体条索上。对侧眼也可有同样的剥脱物质存在。此外,剥脱物质也存在于眼球外的眼部组织,以及眶外组织器官中,主要局限在结缔组织或筋膜部分。晶状体表面的剥脱物质也能引起虹膜色素上皮的破损和色素颗粒的释放。

剥脱性青光眼典型的表现为开角型青光眼,系剥脱物质和色素颗粒共同阻塞小梁网,以及小梁网内皮细胞功能异常所致。25% 可呈急性眼压升高,部分病例可伴发闭角型青光眼。

需鉴别的有色素播散综合征和囊膜剥离疾病(也称真性剥脱),后者见于高温作业者,伴白内障但少有青光眼,系热源性白内障形成的卷起透明膜。另外虹膜睫状体炎或铜异物等引起的毒性剥脱,外伤所致的损伤性剥脱,根据有关病史和体征,不难鉴别。

剥脱性青光眼平均眼压较高,视功能损害进展较快,对药物治疗的反应也差。药物治疗降眼压可选用β 受体阻滞药、碳酸酐酶抑制药等,缩瞳药能减少瞳孔运动,减少剥脱物质和色素播散,又改善房水引流,但易于形成后黏连,有的病例加重病情。激光小梁成形术用于开角型青光眼,周边虹膜切除术适用于瞳孔阻滞的解除,如上述治疗无效,则行小梁切除术。

## 六、高眼压症

我国正常人的眼压值是 10～21mmHg,正常人的平均眼压是 15～16mmHg,平均值加 2 倍标准差(M±2SD),作为正常范围,则约有<5％的正常人眼压超出其值,也就是>21mmHg,由于高眼压是最重要的青光眼体征,虽在大于该数值的人中绝大部分仍属于正常人,而部分可能是早期青光眼。人们把这部分仅为眼压>21mmHg者称为高眼压症。也因为部分人可能是早期开角型青光眼,所以又称疑似青光眼或青光眼前期等。

所谓高眼压症系指反复测眼压均>21mmHg,而视野、眼底均正常者,它的发病率约在 6％,是开角型青光眼的 15 倍左右。主要见于 40 岁以上的女性,所以可能与内分泌、更年期、肥胖、季节、颈椎病等有一定的联系,除了视疲劳外,并无特殊不适主诉,10 年随诊有 10％左右可能发生开角型青光眼。

高眼压症多数无需治疗,眼压有可能缓慢下降,但临床随诊很重要,眼压越高发生青光眼的可能性越大,人们通常把高眼压症的治疗标准定为眼压>30mmHg,除眼压偏高外,对有青光眼家族史、近视、双眼C/D不一致或一眼偏大者、C 值低、眼底视盘有出血者、老年人、糖尿病、类固醇治疗高眼压反应者应开始局部抗青光眼治疗。所谓高眼压症的局部治疗是指局部点眼,不是指全身用药,更不是激光或手术,老人可选用低浓度的毛果芸香碱点眼,中年可选用噻吗心安或贝他根以及地福匹林等滴眼液任选一种点眼,定期观察非常重要。

(董冠斌)

# 第五节　发育性青光眼

## 一、概述

发育性青光眼是指单纯小梁网的先天发育异常,导致房水的正常排出过程受到障碍,从而造成眼压升高,以及眼球的解剖结构和生理功能随之受到损害或破坏的一种婴幼儿期眼部疾病,多数在出生时异常已存在,但可以到青少年期才发病,表现出症状和体征。曾有先天性青光眼之称,分为原发性婴幼儿型青光眼、青少年型青光眼和伴有其他先天异常的青光眼三类。发育性青光眼的发病率在出生活婴儿中约为 1/1万,原发性婴幼儿型青光眼的发病率约为 1/3 万,双眼累及者约 75％,男性较多,约 65％。

## 二、病因和发病机制

发育性青光眼有明确家族遗传史的约占 10％,目前多认为是多基因遗传。病理解剖上发育性青光眼有三类发育异常:①单纯的小梁发育不良:有两种形式。一种是小梁网表面呈点条状或橘皮样;另一种是虹膜前基质呈凹面状向前卷上遮蔽巩膜突,越过小梁网止于 Schwalbe 线。②虹膜小梁网发育不良:除了小梁发育不良外,表现为虹膜轮辐(卷)缺损、隐窝明显减少;虹膜基质增生,前基质增厚呈天鹅绒状粗糙外表;虹膜结构缺损;以及无虹膜;虹膜血管异常等。③角膜小梁发育不良:有周边部角膜(透明角膜 2mm

内)病变,通常环绕整个角膜;中周部角膜病变,通常呈节段性;中央部角膜病变,中央基质变薄混浊;小角膜和大角膜等。

青光眼的发生机制是由于发育的遏制,阻止了虹膜睫状体的后移,虹膜呈高位插入小梁网内,并且小梁网板层和 Schlemm 管的形成不完全,导致房水外流阻力增加。

# 三、临床表现

## (一)婴幼儿型青光眼

婴幼儿型青光眼首先表现出的症状是畏光、流泪和眼睑痉挛,由高眼压引起角膜上皮水肿刺激上皮内丰富的感觉神经所致。儿童眼球胶原纤维富于弹性,如在 3 岁以前发病眼压升高,常导致眼球增大,尤其是角膜和角巩膜缘。初始角膜云雾状混浊,随着角膜和角巩膜缘的增大,Descemet 膜和内皮细胞层被伸展,最终导致破裂(Haab 纹)。此时,角膜水肿、畏光、流泪均突然加重,患儿烦闹哭吵,喜欢埋头以避免畏光的疼痛刺激。长期持续的眼压升高将导致角膜薄翳样瘢痕,上皮缺损甚至溃疡、糜烂;角膜或角巩膜缘葡萄肿;晶状体悬韧带伸展和断裂产生晶状体半脱位;眼底视乳头萎缩和凹陷扩大。如果眼压升高开始在 3 岁以后,通常无角膜增大征,但由于巩膜仍富弹性,可以表现为进行性近视。

应对怀疑有青光眼的儿童进行必要的眼科检查。不合作的患儿,可给予镇静药如水合氯醛糖浆口服(25~50mg/kg 体重),或全身麻醉后检查。

## (二)青少年型青光眼

一般无症状,多数直到有明显视功能损害,如视野缺损时才注意到,有的甚至以知觉性斜视为首次就诊症状,其表现与原发性开角型青光眼相同。因为眼压升高开始在 3 岁以后,通常无眼球增大征,但巩膜仍富有弹性,可以表现为进行性近视,当发展到一定程度时可出现虹视、眼胀、头痛甚至恶心症状。

## (三)伴其他先天异常的青光眼

常见的有 Axenfeld 异常、Rieger 异常和 Peters 异常。

1.Axenfeld-Rieger 综合征　这是一组发育异常性疾病,大多数在婴幼儿和儿童期发现,可呈家族性,为常染色体显性遗传,双眼发病,无性别差异。约 50% 的患者发生青光眼,较多见于儿童或青少年期。如仅有角膜和房角病变,称 Axenfeld 异常,如还有虹膜的病变,则称 Rieger 异常,如伴有眼外的发育缺陷,则称为 Rieger 综合征。近年来的研究认为这两种发育缺陷是同一起源的不同程度表现,因此又统称为 Axenfeld-Rieger 异常或综合征。

Axenfeld 异常:裂隙灯检查见角膜后部近角膜缘处有白线样结构,房角镜检查主要是 Schwalbe 线明显增粗和前移,又称"后胚环"。

Rieger 异常:除上述改变外,还存在虹膜异常。虹膜从轻微基质变薄到显著萎缩伴裂洞形成不等,瞳孔移位,虹膜色素上皮层外翻。

Rieger 综合征的眼外异常最常见的是牙齿和颌面骨的发育缺陷。

2.Peters 异常　Peters 异常的发生机制尚未阐明,主要有:①宫内感染;②晶状体泡从表层外胚叶分离不完全等学说。其临床特征是角膜中央先天性白斑伴角膜后基质和 Descemet 膜缺损,并见中央虹膜黏连到白斑的周边部,前房常较浅,80% 的病例为双侧。早期角膜毛玻璃样水肿以及上皮剥脱,青光眼可加剧角膜水肿,如眼压正常,水肿常可消退,角膜瘢痕很少由血管长入。周边角膜透明,但角膜缘常巩膜化,虹膜角膜的黏连可局限一处或多处。无黏连的则见前极性的白内障。Peters 异常大多数为散发性病例,约 50%~70% 可发生青光眼。

## 四、诊断与鉴别诊断

应对疑有青光眼的儿童进行常规眼科检查及必要的特殊检查。伴有其他眼部先天异常的患眼,如有眼压升高,即可诊断。眼压测量最好用 Tonopen 眼压计测定,减少或不受角膜白斑等的影响。

青少年型青光眼较易误诊和漏诊,主要是这类青光眼的隐匿表现,并且大多数患者为近视多发的在校学生,易将青光眼造成的视功能损害和症状误认为是近视眼的进展。因此,对于近视加深较快(如每年加深 1.0D 以上)或易有眼疲劳表现者,应作眼科的系统检查以排除青光眼的可能。主要依据房角检查见到有发育异常如中胚叶组织残留来诊断,而单纯以年龄来区分原发性开角型青光眼与发育性青光眼欠合理,况且实际上常难以知晓患者真正的发病始于何时。

原发性婴幼儿型青光眼诊断依据:①眼压,除非很高,一般不足以确诊青光眼;②角膜,常以水平径来判断。如果增大＞0.5mm,有诊断意义。另外见有云翳、Haab 线,尤其是伴大角膜时更具诊断价值;③眼底 C/D 比值,儿童的视乳头杯凹发生快,恢复也快,其特点是较深、圆、居中,如 C/D 比值增大,有助诊断;④房角,房角检查常见厚实的深棕色带覆盖在从整个小梁网到周边虹膜的区域,虹膜根部累及的宽窄不一。该深棕色带即为条索状中胚叶组织,称虹膜突或梳状韧带。未见棕色带的房角,看不到小梁网结构,为致密的无结构样区带,与虹膜根部附着处直接相连。

如上述检查不能明确时,可间隔 4～6 周再复查,观察角膜、眼压和眼底的变化来明确诊断。

尚需与下列常见孩童眼部病变鉴别:①大角膜,基质透明,无后弹力层破裂,无其他青光眼体征;②产伤性 Descemet 膜破裂,常为垂直纹,但无角膜增大和视神经改变;③视神经异常,如先天性小凹、缺损、发育不全、生理性大杯凹和高度近视等。

## 五、治疗

发育性青光眼原则上一旦诊断应尽早手术治疗。抗青光眼药物在孩童的全身不良反应严重,耐受性差,仅用作短期的过渡治疗,或适用于不能手术的患儿。

对 3 岁以下的患儿可选用小梁切开术或房角切开术,3 岁以上及所有伴角膜混浊影响前房角视见的病例适于小梁切开术。特点是术后不需滤过泡引流,其房水循环仍为生理性的外流途径。从手术效果来看,首次手术成功率高,患儿在 1～24 个月龄,尤其 1～12 个月龄时手术成功率高,术后畏光、流泪、眼睑痉挛症状多数很快解除。小梁切开术和房角切开术可多次施行,如失败则选择小梁切除术等其他滤过性手术。

药物治疗的原则是选择低浓度和全身影响小的制剂,如 0.25％噻吗洛尔、0.25％的倍他洛尔($\beta_1$ 选择)、1％毛果芸香碱等滴眼液,口服乙酰唑胺为 5～10mg/kg 体重,3～4 次/天。

对青光眼控制的评价,除症状外,还有体征。眼压是一重要因素,但有时干扰因素较多,对比眼底 C/D 比值的变化更有价值,C/D 比值不变或减小说明控制良好,如 C/D 比值增大则说明病情仍在进展。对儿童青光眼的处理,还应注意到视功能的恢复治疗,如弱视、斜视等。

## 六、儿童期继发性青光眼

### (一)永存初级玻璃体增生与青光眼

永存初级玻璃体增生症多见于足月顺产的婴儿,多单眼发病,大约只有 11％为双眼发病。双眼发病者几乎都合并全身异常及年轻时死亡。表现为眼球小于正常、前房浅、晶状体小、散瞳后可见长的睫状突,眼底可见视乳头与晶状体之间存在胶质组织,周边视网膜受牵拉,形成皱褶,呈部分或全部白瞳症,可发生自发性眼内出血、角膜混浊、继发性青光眼、视网膜脱离及并发性白内障等。

原始玻璃体在胚胎第6周到3个月的时候,被由视杯内层细胞分泌的无血管的第二级玻璃体挤压到中心,在晶状体后形成一 Cloquet 管。成人的原始玻璃体充满 Cloquet 管和晶状体后空间。当玻璃体和联合它的玻璃体动脉,以及玻璃体固有血管和来自睫状体分支的血管系统持续增生,睫状突与膜状组织的周边部连结在一起,在晶状体后形成一致密的纤维血管块,随着眼球和晶状体的生长发育。当生长发育的速度超越纤维血块的时候,由于牵拉的结果而导致晶状体后囊破裂,晶状体逐渐或很快出现混浊,形成继发性白内障、晶状体膨胀等体征。自发性出血还可以发生在视网膜、玻璃体及晶状体内,当纤维块与视网膜黏连、牵拉还可以产生视网膜脱离。

闭角型青光眼的发病机制主要由于晶状体后囊破裂,引起晶状体膨胀或晶状体后纤维膜收缩,导致晶状体-虹膜隔前移、瞳孔闭锁等从而引起瞳孔阻滞、房角关闭而房水引流障碍,眼压升高。开角型青光眼发病机制包括慢性葡萄膜炎及纤维血管膜的血管持续性眼内出血所致。

对永存初级玻璃体增生症患者的治疗包括行晶状体摘除、晶状体后纤维膜切除术。当继发青光眼时,按青光眼表现的类型来处理。闭角型青光眼一般多采用晶状体摘除、周边虹膜切除联合玻璃体切除术。

### (二)早产儿视网膜病变与青光眼

早产儿视网膜病变曾称为晶状体后纤维增生症,是早产儿和低体重儿暴露在高氧环境下发生的视网膜血管增殖性病变。氧气的使用提高了早产儿和低体重儿的成活率,但由于这部分患儿的视网膜血管尚未发育成熟,纯氧抑制不成熟的视网膜血管的发育,从而发生视网膜病变。

本病大多双眼受累,但可一眼较重;男女两性均可发生,一般多发生在早产8周以上,出生体重不足1500克,有吸入高浓度氧气史的早产儿或发育迟缓的低体重儿;常见于多胎的婴儿,眼部病变一般开始于出生后的3~6周内。根据临床的发展过程可将其分为5期:1期在颞侧周边有血管区与无血管区之间出现分界线;2期分界线隆起呈脊样改变;3期脊上发生视网膜血管扩张增殖,伴随纤维组织增殖,胎龄35周时高发;4期由于纤维血管增殖发生牵拉性视网膜脱离,先起于周边,逐渐向后极部发展;5期视网膜发生全脱离(大约在出生后10周)。病变晚期瘢痕增殖对眼的损害最大,可使视网膜受到牵拉、视网膜皱褶、视网膜色素上皮增生、视网膜脉络膜结瘢和玻璃体膜形成等,临床上可出现瞳孔区发白和视力不良,检查时发现晶状体后方有白色膜状物形成,膜表面有新生血管,这是本病的重要体征。此病可产生一系列的后遗症,如角膜混浊、虹膜表面新生血管、虹膜后黏连、并发性白内障、继发性青光眼、知觉性外斜视、眼球小和内陷萎缩等。

早产儿视网膜病变最常见的并发症是继发性青光眼,在严重的病例中约有1/4~1/3可发生此种并发症。继发性青光眼中又以闭角型常见,其多发生在1~2岁,也有迟至20~30岁才发病者。这类继发性闭角型青光眼多发生在早产儿视网膜病变的瘢痕期,其原因是晶状体后、玻璃体前组织发生机化时,组织收缩,使睫状体拉长,前房进行性变浅;晶状体后纤维增生团块的牵拉,使晶状体-虹膜隔向前移位,从而前房更浅,房角窄,甚至出现房角黏连闭合,故房水排出受障碍,眼压随之升高,导致青光眼的发作。个别患者还可能由于视网膜脱离时间过长而出现新生血管性青光眼。

该病的诊断并不困难,病变早期在有血管区与无血管区之间的分界线是早产儿视网膜病变特有的体征,结合病史和临床体征可以明确诊断。治疗原则:第1、2期可自然退行,故密切观察,第3期采用冷凝或光凝,以防止新生血管形成,已发生部分视网膜脱离可采用巩膜扣带术,全视网膜脱离需行玻璃体切割术。晚期病例疗效有限,很难达到有用视力。故重要的是早期发现,早期治疗,避免严重后果,需要眼科医生与产科、新生儿科医生密切合作,追踪观察,发现 3 期病变立即采取相应措施。

(董冠斌)

# 第六节　混合型青光眼

一般青光眼中,不同的疾病类型各有不同的发病机制。临床概念中,凡是同时存在两种或多种疾病类型或者发病机制所表现的青光眼,均被称为混合型青光眼(或者更为准确的是多机制青光眼。日前,青光眼的分类体系远未完善,多数立足于病因和房角两个层面上,着重于原发性相对于继发性利开角型相对于闭角型的青光眼分类方法。如果严格遵循上述定义和原则,混合性青光眼作为一个单独类型,则失去存在的理由,一个房角不可能既是关闭的又是开放的。但并非所有的青光眼患者均符合上述两个互相非此即彼的诊断性分类,某些患者的青光眼确实是两种或多种青光眼机制的混合类型。

混合型青光眼从发病机制上,基于青光眼无论原发性还是继发性,均依据房角的开放或者关闭,分为开角型和闭角型,所以也相应地以开角型青光眼合并前房角关闭或者闭角型青光眼合并小梁网损害两种形式居多,此外还有其他情况。需要明确的两点是:①原发性青光眼中开角型和闭角型两种机制的混合概率极低,临床诊断上应予注意;理论上所谓的混合也并非房角结构本身开放和关闭的混合,闭角型青光眼的发病机制在于房角自身关闭,开角型青光眼的发病机制却不在于房角开放、而在于小梁网损害,所以从概念上所谓混合指的是房角关闭和小梁网损害两者的混合。②实际临床中常见的情况多为一种原发性青光眼合并一种继发性小梁网损害或房角关闭,或者不同性质的继发性机制的共存,因此,需注意寻找原发病。

临床上,混合型青光眼具体表现比较复杂,现予常见的几种简述如下:

## 一、闭角型青光眼合并小梁网损害

闭角型青光眼无论急性、亚急性或者慢性发作后,房水外流系数可能远远差于从房角外观上所期望的外流水平,尽管房角开放并且极少或没有周边前粘连,但外流能力可能很低。缺乏眼压描记资料时,即使房角关闭的成分已经消除后,眼压依然升高,据推测其原因为,虹膜与小梁网间的同位贴附,即使没有永久性粘连,也损害外流通道。对此,应予激光虹膜切开术,术后眼压通常降低一定程度,但可能依然高于可接受的范围,残余青光眼依据需要,予以药物和滤过手术治疗等。

## 二、开角型青光眼合并前房角关闭

1.小梁损害合并房角关闭　原发性开角型青光眼和原发性闭角型青光眼是常见的两种类型,所以某一眼中同时出现两种机制不足为奇。此时,房角关闭可表现为急性、亚急性或者慢性过程,对急性房角关闭一般易于识别,但对开角型青光眼患眼中亚急性或者慢性房角关闭的诊断却可能更为困难,典型情况下例如,此前眼压控制一直良好的患者中,现在尽管增加降眼压药,但眼压依然逐渐升高,其原因之一可能来自慢性房角关闭,因此对开角型青光眼患者也必须定期进行房角检查,以发现另外叠加的房角关闭,尤其困难的是开角型青光眼中合并窄角或者闭角的鉴别。

如果开角型青光眼患眼中发生房角关闭,应予激光虹膜切开术,以期缓解其发病因素。虹膜切开术后,开角型青光眼通常对药物治疗有更好的反应。即使难以确定房角关闭是否存在及其对于眼压的影响,激光虹膜切开术作为诊断试验措施,也应先予一侧眼上进行,切开术中如若见到特征性的后房房水的前涌和前房的加深,则提示存在某种程度的瞳孔阻滞。前房的加深并不一定带来眼压的降低,如果眼压降低或者眼压易于控制,再予对侧眼同样治疗。

2.炎症所致周边前粘连　开角型青光眼患眼中发生自发性、内眼手术(包括白内障、青光眼、玻璃体视网膜手术)或外伤后虹膜睫状体炎时,可以出现继发性房角关闭,房角关闭的原因可以来自房角内炎性渗出的收缩以及晶状体、玻璃体或人工晶状体后粘连的形成,或者玻璃体视网膜手术的玻璃体腔内膨胀气体注射或巩膜外环扎后等。一旦炎症出现,重要的是采用局部、球周、甚至全身的糖皮质激素进行抗炎治疗,如有瞳孔阻滞,应予激光或者手术的虹膜切开术,值得注意的是,伴有炎症的患眼激光虹膜切开术后,属于切开口可能闭合的少数情况之一。然后,残余青光眼根据需要,采用药物或者滤过手术进行治疗。激光小梁成形术可以尝试,但效果不一。

3.其他类型青光眼合并视网膜中央静脉阻塞或糖尿病视网膜病变后,所致新生血管性青光眼　原发性开角型青光眼与视网膜中央静脉阻塞或糖尿病视网膜病变两者间存在某种关联,因此,缺血性视网膜病变发生后合并新生血管性青光眼的患眼中,有可能发现其潜在的开角型青光眼。眼压的慢性升高可以妨碍眼血流,并引起视神经血管的继发性退化。对此,应尽早施行全视网膜光凝、冷凝或新生血管生成因子抑制的治疗,以期促使新生血管回退,拯救房角的开放部分免于纤维血管膜引起的恶化关闭。然后,残余青光眼根据需要采用药物或者滤过手术进行治疗。重要的是,对侧眼应予仔细检查,确认有无开角型青光眼的体征。

4.内眼手术后浅前房　内眼手术尤其滤过手术,可以并发浅前房和周边前粘连的形成。浅前房的危险因素各种各样,如果虹膜和角膜的同位贴附持续不缓解,可以发生周边前粘连,结果是继发性的房角关闭叠加于原有的开角型青光眼上。如为滤过手术失败,则周边前粘连将进一步损害已经降低的房水外流系数。

5.激光小梁成形术后所致周边前粘　连氩激光小梁成形术后通常伴有散在性和指尖状周边前粘连的发生,个别情况下,尤其激光治疗引起持续炎症时,出现广泛前粘连。于是,继发性房角关闭与原发性开角型青光眼相叠加。此时,对激光治疗后持续的炎症应予糖皮质激素的抗炎治疗,对残余青光眼根据需要采用药物或者滤过手术进行治疗。

6.晶状体肿胀所致房角关闭　原发性开角型青光眼患眼中发生老年性或并发性白内障时,白内障进展过程中晶状体肿胀可以造成瞳孔阻滞和急性、亚急性或者慢性房角关闭。一旦明确诊断,应予激光虹膜切开术,以缓解瞳孔阻滞。某些患者中,白内障程度已经显著,需要白内障手术以恢复视力,白内障摘除后也有助于缓解房角关闭。

7.缩瞳剂所致房角关闭　缩瞳剂可以造成瞳孔充分缩小、晶状体和睫状体位置前移以及瞳孔阻滞,即使开角型青光眼中也可导致房角关闭,尤其胆碱酯酶抑制剂作用更强而较易发生。房角关闭通常表现为虹膜与小梁网间匍行性同位贴附,和眼压的逐渐失控。此时,缩瞳剂应停用、降低浓度或替代为其他药物。某些患者中,使用弱效缩瞳剂并不导致房角关闭,而另外一些患者中,先做激光虹膜切开术再用缩瞳剂方才安全。即使虹膜切开术后,也需定期房角检查。罕见情况下,缩瞳剂可以造成急性闭角型青光眼。

### 三、继发性开角型青光眼合并继发性闭角型青光眼

特发性、葡萄膜性或外伤后炎症可以损害小梁网，导致继发性开角型青光眼，如果眼内炎症反复发作，可能发生周边前粘连和继发性闭角型青光眼，而不伴有瞳孔阻滞。此时，重要的是采用局部、眼球周围或全身糖皮质激素治疗抑制活动性炎症。慢性葡萄膜炎中，类固醇治疗本身可以引起继发性开角型青光眼，而未能控制的炎症也可以导致继发性闭角型青光眼。所以，临床上有时面临一种两难处境，即增加类固醇剂量以试图控制炎症，否则继发性开角型青光眼可能恶化，或者减少类固醇剂量，但炎症促使房角关闭进一步发展。如果后粘连正在形成，应予强效散瞳剂打开粘连，某些情况下，须用激光或手术进行虹膜切开，以消除瞳孔阻滞的作用。炎症过程消退后，残余青光眼根据需要采用药物或者滤过手术进行治疗。

### 四、原发性开角型青光眼合并继发性开角型青光眼

原发性开角型青光眼的患者可以发生任何形式的继发性开角型青光眼，诸如外伤后或炎症后以及退行性改变的继发性青光眼（例如房角后退性青光眼、青光眼睫状体炎综合征或炎症治疗后糖皮质激素性青光眼、假性剥脱综合征），其中一个颇有趣味的情况是，患者一侧眼已有明确的继发性开角型青光眼，而对侧眼也有处于可疑边界的眼压水平和外流系数，最终对侧眼发展成为原发性开角型青光眼，而没有第一眼中造成青光眼的任何影响因素。这提示，患者具有双眼发生原发性开角型青光眼的潜在倾向，而外伤或炎症在最初受累的患眼上叠加一个继发性的青光眼类型。这一概念获得许多研究的支持，研究表明：单眼外伤后房角后退性青光眼的患者中对侧眼的糖皮质激素反应性升高，以及单眼急性葡萄膜炎和高眼压症患者中对侧眼的异常房水外流系数发生率升高。此外，玻璃体视网膜手术后，尤其长期硅油眼甚至水眼状态下，小梁网损害加重，从而导致外流能力进一步降低。这种情况下，青光眼的治疗如同任何其他类型的开角型青光眼，根据需要采用药物、激光或滤过手术，而对侧眼应予密切观察。

### 五、上巩膜静脉压升高所致外流能力降低

多种情况下，包括甲状腺眼病、颈动脉-海绵窦瘘和 Sturge-Weber 综合征等，均与上巩膜静脉压升高和继发性青光眼有关。典型情况下，例如：受累眼中眼压描记的外流系数是正常的，原因在于房水引流的阻滞部位位于小梁网以远，然而少数患眼中，尽管房角开放而且没有新生血管性青光眼，外流系数随时间而降低，据推测是，房水外流系数的降低表示上巩膜静脉压的长期升高导致小梁网的继发性损害。而许多患眼中，经过治疗，上巩膜静脉压已经降至正常水平后，外流系数的损害仍然继续存在。

上巩膜静脉压升高和继发性青光眼的某些患者中，潜在的原发疾病的治疗对青光眼是有益的，残余青光眼则予以药物、激光或滤过手术。另外一些患者中，原发疾病治疗上困难或危险，眼压的降低则最好采用抑制房水生成的降压药物，缩瞳剂或小梁成形术效果不佳，对于最终需要手术的患者，应当警惕这些患者中内眼手术的并发症发生率较高，包括出血、葡萄膜渗漏、浅前房等，手术中打开眼球前予以一个或两个象限的后巩膜切开术有助于预防某些并发症的发生。

（董冠斌）

# 第二十二章　全身疾病的眼部表现

## 一、Stevens-Johnson 综合征

为急性严重病症,也称为重型多形性红斑、皮肤-黏膜-眼综合征。可能与免疫功能紊乱有关。

**【症状】**

急性发热、皮疹、红眼、斑丘疹、关节痛及呼吸系统症状。

**【体征】**

1.眼科体征

(1)结膜炎,为急性黏液脓性或假膜性。

(2)角膜炎,角膜水肿、溃疡并可穿孔。

(3)虹膜睫状体炎,或眼内炎。

(4)晚期并发结膜瘢痕或睑球粘连,倒睫,眼睑畸形,泪液缺乏,角膜瘢痕。

2.全身体征

(1)发热。

(2)典型的皮肤损害(中央红,周边白的斑丘疹),集中分布于手、脚,溃疡性胃炎,唇部出血性结痂。死亡率 10%～33%。

(3)血清白细胞增多,血沉快。

**【病因】**

不明,有人认为系变态反应,与药物、感染有关。

**【诊断过程】**

1.病史:确定致病因素。

2.裂隙灯检查,包括翻开眼睑检查穹隆部球结膜。

3.若怀疑感染,行结膜或角膜分泌物培养。

4.请内科医师会诊,行全身检查。

**【治疗】**

1.眼科治疗

(1)泪液缺乏:用人工泪液滴眼(如 0.5%羧甲基纤维素钠等)。

(2)虹膜炎:局部使用类固醇眼液(如 1%醋酸泼尼松龙滴眼液,每日 4～8 次)和睫状肌麻痹剂(1%阿托品眼液,每日 3 次)。

(3)感染:治疗同细菌性角膜炎。

(4)对症治疗,如剥除假膜,用玻璃棒或湿棉签分离睑球粘连。

(5)晚期手术治疗:电解倒睫,颊黏膜移植修复睑内翻,穿透性角膜移植术等。

2.全身治疗　以烧伤病房治疗原则,包括湿化、伤口护理、全身用抗生素,并请内科医师会诊。

## 二、维生素 A 缺乏症

各种原因造成身体对维生素 A 吸收不良或消耗过量而出现的眼部异常。

【症状】

夜盲,畏光,干眼,眼痛,严重者可致视力下降。

【体征】

1.眼部体征

(1)双眼结膜和角膜干燥。

(2)比奥斑:为角膜周边三角形、灰色泡沫状结膜角化斑。

(3)泪膜破裂时间(BUT)缩短。

(4)角膜上皮缺损,无菌性或感染性角膜溃疡、穿孔、瘢痕。

(5)角膜软化。

(6)视网膜周边黄色或白色斑,提示视网膜色素上皮缺损。

2.全身体征　儿童发育迟缓;皮肤干燥、角化;感染机会增加。

【鉴别诊断】

与角结膜干燥症、干眼综合征等鉴别。

【病因】

脂质吸收障碍,如先天性 β 脂蛋白缺乏症,或胃切除术或肠改道术后。

【诊断过程】

1.病史:有无营养不良史、过度节食史、胃肠疾病及手术史。

2.全面仔细的眼科检查,包括睑缘和下穹隆。

3.检测血清维生素 A 水平。

4.结膜印迹细胞学检查,了解结膜杯状细胞密度降低的程度。

5.泪液分泌试验及泪膜破裂时间。

6.暗适应和 ERG 检查。

【治疗】

1.补充维生素 A:世界卫生组织建议用量:

(1)1 岁以下儿童,每日 10 万 U,2 天,2 周重复 1 次。

(2)成年人、1 岁以上儿童,每日 20 万 U,2 天,2 周重复 1 次。

(3)育龄期妇女,为防止可能的致畸作用,应减少剂量。对仅有夜盲和 Bitot 斑者,每日 1 万 U,用 2 周;或每周 2.5 万 U,用 4 周。若有角膜损害,给上述成年人剂量。

2.眼局部应用润滑剂,每晚睡前涂眼膏,如羧甲基纤维素钠。

3.角膜瘢痕影响视力,而估计视功能良好者,可行穿透性角膜移植或人工角膜移植。

## 三、肝豆状核变性的眼部改变

**【症状】**

典型者无眼部不适,患者有肝硬化、肾脏损害或神经功能障碍(运动神经而不是感觉神经功能),患者常在40岁以前出现临床体征,多为常染色体隐性遗传。

**【体征】**

1.眼部体征

(1)凯-弗环:95％的患者在周边角膜后弹力层可出现1～3mm棕色、绿色或红色条带,可为全环,也可为半环,初见于角膜上部。该环常延达角膜缘,其间无透明角膜。

(2)白内障:晶状体前囊和后囊下铜沉积形成"向日葵"样白内障。

2.全身体征

(1)血铜减低,血清铜蓝蛋白水平降低,尿铜水平升高。

(2)肝硬化。

(3)神经系统异常体征。

**【鉴别诊断】**

1.其他原因引起的凯-弗环　原发性胆汁性肝硬化、慢性活动性肝炎、进行性肝内胆汁淤积及多发性骨髓瘤,血清中血浆铜蓝蛋白水平正常,无神经系统症状。

2.老年环　角膜基质脂质沉着,然后扩展环绕角膜全周。开始位于角膜下、上方周边部,与角膜缘有透明角膜间隔。年龄低于40岁的患者,需做脂蛋白电泳和血清胆固醇测定来排除高脂血症、高脂蛋白血症、高胆固醇血症。

3.铜质沉着症　铜质沉积于基质层,包括后弹力层,由含铜的眼内异物引起。也致视网膜毒性损害,如果铜含量超过85％,引起严重炎症。

**【诊断过程】**

1.裂隙灯检查:用裂隙灯窄光带可见后弹力层的铜沉积。

2.如果裂隙灯检查不能证实凯-弗环,做前房角镜检查。在裂隙灯检查发现色素以前,往往在周边狄氏膜可查见色素。

3.血清中铜和血浆铜蓝蛋白水平。

4.检测尿铜含量。

5.在血浆铜蓝蛋白水平正常时进行血清蛋白电泳。

6.内科和神经科医师会诊。

**【治疗】**

眼科无需特殊处理。由内科医师给予全身治疗如D-青霉胺。低铜饮食。

**【随诊】**

1.与内科和神经科医师合作治疗全身性疾病,监测血清铜水平。

2.治疗有效的标志是角膜铜沉着吸收、凯-弗环消失(尽管角膜改变可能残留),可以用于监测全身治疗效果。

## 四、梅毒的眼部改变

### （一）后天性梅毒

【全身体征】

Ⅰ期：感染局部浸润性丘疹、无痛性硬结（下疳），局部淋巴结肿大。

Ⅱ期：全身性皮肤和黏膜蔷薇疹，淋巴结肿大，脱发，关节炎，指、趾甲损害，脑膜炎，肝、肾损害和眼部病变。

Ⅲ期：口、鼻、硬腭溃疡，鞍鼻，心血管系统如主动脉炎、主动脉瓣闭锁不全，中枢神经系统肉芽肿性炎症。

Ⅳ期：神经梅毒如脑脊髓病变、脑膜炎、脑神经麻痹、麻痹性痴呆、脊髓痨。

【眼部体征】

Ⅰ期：眼睑或结膜下疳。

Ⅱ期：急性虹膜睫状体炎，虹膜瞳孔括约肌部的粉红色丘疹结节是梅毒的特征，播散性脉络膜视网膜炎，视神经视网膜炎，视网膜血管炎，结膜炎，浅层巩膜炎，巩膜炎，基质性角膜炎等。

Ⅲ期：肉芽肿性葡萄膜炎，视神经萎缩，陈旧性脉络膜视网膜炎，基质性角膜炎常伴有虹膜睫状体炎，Argyll-Robertson瞳孔，脑神经损害体征。

【诊断过程】

1.全面眼科检查，包括瞳孔，裂隙灯显微镜检查，散瞳眼底检查。

2.性病实验室试验（VDRL）或快速血浆反应素试验（RPR）在筛查中有较多假阴性，特异性不高，但可反应疾病的活动情况，用于监控患者对治疗的反应。

3.荧光螺旋体抗体吸收试验（FTA-ABS）和梅毒螺旋体微量血凝试验（MHA-TP）对检测各阶段梅毒的敏感性和特异性高，但不能用于评估患者对治疗的反应。

4.对性传播疾病患者行HIV血清学检测。

5.是否进行腰椎穿刺存在争议。在下列情况进行腰穿。

（1）FTA-ABS阳性，有神经或神经眼科体征，视神经炎，活跃的脉络膜视网膜炎或前葡萄膜炎。

（2）HIV和FTA-ABS阳性。

（3）治疗无效。

（4）使用非青霉素疗法（作为基线）。

（5）从未进行治疗、病程长于一年或不知病情的病例。

【治疗】

FTA-ABS阴性者无需治疗。如果临床怀疑，再次进行检测。FTA-ABS阳性或VDRL阳性，或经过适当治疗后VDRL未转阴者，需要进行治疗。如治疗后出现活动性梅毒体征如活动性视网膜脉络膜炎、视神经炎，需进行腰椎穿刺并治疗。HIV感染合并活动性梅毒患者由于处于免疫抑制状态，血清学检查（FTA-ABS，RPR）可能为阴性，表现为进行性、顽固性梅毒，应用大剂量药物长时间治疗，并应请传染病专家会诊。

1.全身驱梅治疗（在传染科医师指导下进行）

（1）早期梅毒：苄星青霉素肌内注射240万U，后每日120万U，连续8～10日。

（2）晚期梅毒：苄星青霉素肌内注射240万U，每周一次，连续3周。

(3)神经梅毒:静注青霉素 G 200～400 万 U,1 次/4 小时,持续治疗 10～14 日。同时服用羧苯磺胺0.5mg,3 次/天,保持青霉素在血浆内的浓度。

青霉素过敏者可肌内注射先锋霉素或口服红霉素。

2.眼部梅毒　除全身用药外,局部抗炎治疗。可全身和局部使用糖皮质激素,如口服、静脉注射和眼部应用。角膜炎、葡萄膜炎使用阿托品散瞳。见前、后葡萄膜炎的治疗。

【随访】

治疗后 3～6 个月重复测定 VDRL 滴度。如 VDRL 滴度未按预期下降或临床症状或体征持续存在或出现,需要进行腰椎穿刺并继续治疗。神经性梅毒应在神经科随诊。

## (二)先天性梅毒

少见。宫内感染或分娩时经产道感染。

【全身体征】

皮肤斑疹,黏膜溃疡,口周围溃疡,哈钦森齿,鞍鼻,前额隆起,神经性耳聋,复发性关节炎,智力低下等。

【眼部体征】

1.基质性角膜炎:常出现于 5～20 岁前,双眼先后发病。角膜基质层浸润,浅层及深层新生血管,当炎症吸收后角膜变薄、混浊,遗留退行的血管。

2.虹膜睫状体炎。

3.脉络膜视网膜炎:典型呈现"椒盐"样眼底(萎缩性白斑之间有色素沉着)。

4.视神经萎缩。

【鉴别诊断】

其他先天性感染:弓形体、风疹、巨细胞病毒、单疱病毒或带状疱疹病毒、麻疹等,特异性血清学检查阳性,RPR 和 FTA-ABS 常为阴性。

【诊断过程】

1.病史　母亲性病史,出生后疾病如皮疹、耳聋、皮肤瘢痕。

2.眼科检查　瞳孔形状及对光反应测定、裂隙灯检查、散瞳眼底检查。

3.B 超　当眼底不清(基质性角膜炎患者)时使用。

4.血清学检查　RPR(或 VDRL)和 FTA-ABS(或 MHATP);如不能确诊,做病毒和弓形体的血清学检查。

5.可进行皮损的刮片检查。

6.必要时进行腰椎穿刺。

【治疗】

治疗的适应证见后天性梅毒。

1.全身治疗(选择下列一种)

(1)青霉素 G5 万 U/(kg·d),肌内注射,每日分 2 次给予,治疗 10～14 日。

(2)苄星青霉素 5 万 U/(kg·d),肌内注射,治疗 10～14 日。

(3)青霉素过敏者:红霉素 50mg/(kg·d)口服,每日分 4 次给予,治疗 2 周。

2.眼部梅毒　局部应用糖皮质激素和散瞳剂。

【随访】

同后天性梅毒的随访。

## 五、获得性免疫缺陷综合征的眼部改变

**【症状】**

症状多种多样,视力下降,眼痛,眼前漂浮物,闪光感等。

**【体征】**

1.卡波西肉瘤:为位于结膜下的结节,呈红色或紫色外观,无压痛。

2.眼底出现棉絮斑,最常见,为 AIDS 微血管病变。

3.葡萄膜炎,视网膜血管炎以及视神经炎的体征,是自身免疫机制失调的表现。

4.玻璃体内、深层视网膜及脉络膜浸润,颅压升高,局部神经系统体征等累及中枢的 B 淋巴细胞瘤表现。

5.巨细胞病毒性视网膜炎表现。

**【病因】**

由人类免疫缺陷病毒(HIV)感染引起,表现为细胞免疫缺陷。AIDS 患者多为同性恋者、吸毒者、血友病者,也有因误用 HIV 污染的血液、血制品、注射器等横向传播,也可通过母乳在母婴之间垂直传播。

**【诊断过程】**

1.病史,高危人群,全身多系统体征和症状,反复机会性感染等。

2.实验室免疫学检查确诊:末梢血淋巴细胞绝对值,Th 和 Ts 细胞值以及比值;HIV 分离,HIV 抗原、核酸以及反转录酶的检测。

3.怀疑卡波西肉瘤可行切除活检。

**【治疗】**

目前尚无特效疗法,因此重在预防。眼底病变根据具体表现对症治疗。

1.眼底棉絮斑可观察。

2.自身免疫性疾病可以试用抗反转录病毒治疗,其他治疗与非 HIV 感染相同,但是否应用免疫抑制剂应慎重。

3.巨细胞病毒性视网膜炎:丙氧鸟苷 250~500mg 加入生理盐水 500ml 静脉缓滴,1 次/8 小时,两周后改丙氧鸟苷 250~500mg 口服,2 次/天。

4.卡波西肉瘤的治疗:采用高活性的抗病毒药物治疗,可使卡波西肉瘤造成的损害得到缓解。化疗药物包括长春碱、长春新碱。其他治疗包括手术切除,或行放疗。

## 六、莱姆病眼部改变

一种以蜱为媒介的伯氏螺旋体传播的全身性疾病,多系统受累,如神经系统、关节、心脏和眼。

**【全身表现】**

流感样症状,皮肤圆形游走性红斑。发热、头痛、疲倦、心悸、肌肉关节疼痛。发病后数周侵及神经、关节、心脏和眼,可表现为脑膜炎、心肌炎、关节炎等。

**【眼部症状】**

双眼红、视力下降、复视、疼痛、畏光。

**【眼部体征】**

几乎所有眼部组织均可受累,可表现为结膜炎、角膜基质炎、虹膜炎、脉络膜炎、玻璃体炎、视神经炎、视神经水肿、渗出性视网膜脱离等。

**【鉴别诊断】**

1.视网膜静脉周围炎　多为年轻人,仅累及周边视网膜,且仅侵犯视网膜静脉。

2.梅毒　荧光螺旋体抗体吸收试验(FTA-ABS)呈强阳性,抗伯氏螺旋体抗体弱假阳性。

3.其他　立克次体感染、急性风湿热、幼年类风湿炎等。

**【诊断过程】**

1.病史:患者是否居住在林区?有无蜱叮咬史?

2.全身检查,神经系统及眼部检查。

3.当怀疑脑膜炎或出现神经系统症状时,可考虑腰穿。

4.血清伯氏螺旋体抗体滴度经常增高,但不是一直存在。

**【治疗】**

1.早期莱姆病(包括莱姆病相关性葡萄膜炎、角膜炎或第Ⅶ脑神经麻痹)

(1)多西环素 100mg,口服,每日 2 次,10~21 天。

(2)儿童、孕妇及不能服用多西环素者,可口服阿莫西林 500mg,每日 3 次;西福辛 500mg 口服,每日 2 次;克拉霉素 500mg 口服,每日 2 次;阿奇霉素 500mg 口服,每日 1 次。

2.合并神经眼科症状或复发、经久不愈的患者

(1)头孢曲松 2g 静脉滴注,每日 1 次,2~3 周。

(2)青霉素 2000 万 U 静脉滴注,每日 1 次,2~3 周。

# 七、妊娠相关眼改变

妊娠期女性身体发生许多生理性改变,严重者造成病理性损害。在此特殊时期,眼睛也会发生生理、病理性改变。

## (一)屈光改变

因体液或类固醇水平变化,屈光可能发生改变,出现调节力短暂下降,角膜厚度和曲率增加。分娩后可恢复正常。若更换眼镜,最好在分娩后 1 个月验光。

## (二)妊娠高血压

多发生于妊娠 15 周后,以高血压、水肿和蛋白尿为特征。

**【症状】**

头痛,全身水肿,视物模糊,偶有复视和眼前暗点。

**【体征】**

眼睑及结膜水肿,球结膜血管迂曲,眼底见视网膜动脉痉挛、变窄,视盘周围或视网膜局部水肿,视网膜出血、渗出。产后,视网膜血管病变可恢复正常。

**【诊断过程】**

1.询问病史。

2.全身检查,特别是血压及蛋白尿检查。

3.眼底检查。

**【治疗】**

1.控制血压并纠正电解质紊乱。

2.适时终止妊娠。

**(三)血管阻塞性疾患**

妊娠可表现为高凝状态,出现视网膜动脉和静脉阻塞,弥散性血管内凝血(DIC)。眼部 DIC 表现为广泛的小血管血栓形成,特别是在脉络膜,与出血、坏死及浆液性视网膜脱离有关。

# 八、白化病的眼部改变

由常染色体隐性遗传或不规则的显性遗传造成黑色素不能被正常产生而出现的眼部和(或)全身色素缺失。

**【症状】**

皮肤白色,畏光,视力下降,有些患者眼球震颤。

**【体征】**

1.最佳矫正视力 0.1～0.5,可有高度屈光不正。

2.眼球震颤。

3.虹膜缺乏色素,瞳孔红色反光。

4.视网膜低色素,可见脉络膜血管。

**【诊断过程】**

1.病史、家族史。

2.全面眼科检查。

3.外科检查:包括头发和皮肤的颜色。

**【治疗】**

目前无有效方法治疗白化病,可戴避光眼镜。

# 九、神经纤维瘤病

发病原因不明,先天性病变,常染色体显性遗传,为儿童时期发病的多发性神经、眼部及皮肤病变。

**【症状】**

眼睑皮肤色素斑,上睑下垂,复视,躯干部及四肢皮肤咖啡斑、皮下结节,生长发育障碍等。

**【体征】**

1.Ⅰ型神经纤维瘤病

(1)眼部表现:眼睑皮肤色素斑,眼肌麻痹,角膜混浊,虹膜表面淡褐色结节(Lisch 结节),视盘水肿,视神经胶质瘤,青光眼等。

(2)全身表现:皮肤咖啡斑,神经纤维瘤。可能有颅内星形细胞瘤(神经胶质瘤)、智商轻度下降,嗜铬细胞瘤,脊椎发育不良,身材矮小,脊柱侧凸,心血管病变,垂体腺瘤,甲状腺髓样癌,神经纤维肉瘤。

(3)基因定位:17 号染色体。

2.Ⅱ型神经纤维瘤病

(1)眼部表现:青少年期后囊下白内障,视神经鞘脑膜瘤,眼球运动轻度障碍。

(2)全身表现:可能有双侧听神经瘤、神经纤维瘤、脑膜瘤、神经胶质瘤、神经鞘瘤。

(3)基因定位:22 号染色体。

**【诊断过程】**

1.有无家族史,对患者及其家庭成员做全身和眼科检查。

2.眼眶和颅脑磁共振(MRI):Ⅰ型或Ⅱ型神经纤维瘤病的眼部表现有眼眶疼痛、眼球突出、视神经改变、视力下降、视野缺损。对Ⅱ型神经纤维瘤病的,可用钆强化的 MRI 筛查颅脑和听觉通路病变。

**【治疗】**

目前无特殊治疗,可行肿瘤摘除,对症处理。

## 十、Sturge-Weber 综合征(脑颜面部海绵状血管瘤病)

为先天性遗传性疾病,表现为眼部、皮肤及脑血管瘤。

**【症状】**

半侧面部沿三叉神经分布的皮肤血管瘤,呈暗紫红葡萄色。

**【体征】**

1.单侧青光眼。婴幼儿发病者与前房角发育异常有关,青少年发病者与上巩膜静脉压升高有关。

2.眼睑皮肤、结膜血管瘤。

3.脉络膜血管瘤,呈"番茄酱"样眼底改变。

**【诊断过程】**

全面的全身和眼科检查,脑部 CT(轴位和冠状位)或磁共振(MRD 检查脑皮质、脑膜、脑垂体有无血管瘤。

**【治疗】**

1.若出现青光眼　用噻马洛尔、贝他洛尔、溴莫尼定、布林佐胺滴眼液。通常需要手术治疗,婴幼儿发病者采用房角切开术或小梁切开术,迟发型者可采用滤过性手术,但应预防术后脉络膜脱离等并发症发生。

2.全身疾患由内科治疗。

## 十一、结节性硬化(Bourneville 综合征)

为家族性外显率不确定的显性遗传性病变,以精神、神经系统异常为主,伴有眼组织损害。多见于儿童早期发病。

**【症状】**

癫痫、智力低下等。

**【体征】**

1.眼部体征

(1)眼睑皮肤粟粒样丘疹,角膜混浊,虹膜结节。

（2）视网膜或视盘星形细胞错构瘤：为白色半透明或桑葚样肿瘤，位于视网膜表面，隆起约 1～8D 不等，随年龄增长可发生钙化，瘤体无明显滋养血管，不伴有视网膜脱离，通常为多灶性，双眼发病。

2.全身体征

（1）皮脂腺腺瘤，以及位于上颌部蝶形区的红褐色纤维血管瘤。

（2）中枢神经系统的星形细胞错构瘤伴有癫痫发作、智力低于正常。

（3）全身性肿瘤：肾脏肿瘤，心脏肿瘤，肝、甲状腺、胰腺或睾丸的错构瘤。

**【鉴别诊断】**

视网膜母细胞瘤：为位于视网膜的扁平或隆起的灰白色肿瘤，表面有滋养血管，玻璃体腔内常可见灰白色子瘤漂浮。可为双眼、多灶性。早期无全身症状。

**【诊断过程】**

1.询问家族史。

2.全身系统检查：全血细胞计数，血电解质测定；头颅 CT（轴位和冠状位）或磁共振成像（MRI）；脑电图；超声心动图；胸片；腹部 CT。

**【治疗】**

1.视网膜星形细胞瘤通常不需治疗。

2.对症处理。

# 十二、vonHippel-Lindau 综合征（小脑-视网膜多发性毛细血管瘤病）

原因不明，可能系常染色体遗传全身多器官血管瘤病或囊肿病变。

**【症状】**

依血管瘤部位不同可有不同症状，眼科可能会有视力下降。全身症状可出现头痛、单侧运动失调、智力障碍等。

**【体征】**

1.眼部体征  视网膜毛细血管瘤，为小的红褐色肿瘤，有显著扩张的滋养动脉和引流静脉。有时合并视网膜下渗出、视网膜下液和视网膜全脱离。可造成黄斑牵拉和视网膜前膜。

2.全身体征  中枢神经系统血管瘤（以小脑和脊髓最为常见）、肾脏肿瘤（肾细胞癌）、肾囊肿、嗜铬细胞瘤、胰腺囊肿、附睾囊腺瘤。

**【鉴别诊断】**

1.Coats 病  血管迂曲呈动脉瘤样扩张，伴有大量的视网膜下渗出，胆固醇结晶，无明显的肿瘤。

2.蔓状血管瘤病  大的迂曲扩张的血管形成动静脉交通支，无渗出或视网膜下液。

3.视网膜海绵状血管瘤  病变为小的血管扩张，围绕视网膜静脉，无滋养血管。

4.视网膜血管增生性肿瘤  常见于老年患者的下方周边部视网膜。滋养血管可轻度扩张和迂曲，但尚未形成视网膜毛细血管瘤样的扩张和迂曲程度。

5.视网膜巨大血管  为粗大的、独立存在的无扭曲的血管，无动静脉交通支。

6.先天性视网膜血管迂曲  视网膜血管迂曲，无蔓状吻合支。

7.家族性渗出性玻璃体视网膜病变  常为双眼，颞侧周边部视网膜渗出合并视网膜血管异常及玻璃体视网膜牵拉病变。

**【诊断过程】**

1.询问家族史,对患者及其家庭成员做全面的全身检查和眼科检查。

2.若考虑治疗为视网膜毛细血管瘤,应行荧光素眼底血管造影检查。

3.颅脑磁共振成像(MRD 检查对颅后窝的观察优于颅脑 CT 检查。

4.腹部 CT 检查。

**【治疗】**

1.对危及视力的视网膜血管瘤可根据肿瘤的大小,行激光光凝、冷凝、经瞳孔温热治疗(TTT),可使用维替泊芬行光动力学治疗,或行放射治疗。

2.根据临床表现进行全身治疗。

（李　娟）

# 第二十三章　糖尿病常见眼部疾病

## 第一节　糖尿病视网膜病变

糖尿病视网膜病变(DR)是糖尿病常见的严重并发症,是糖尿病患者致盲的重要原因之一。由于糖尿病发病率正随着人们生活方式的改变而上升,加之人类寿命的延长,视网膜病变正成为新世纪所面临的严峻挑战。糖尿病视网膜病变的发病率视不同国家、地区及年龄组而有较显著不同,多发生于 40 岁以上的患者,随着生活及饮食结构的改善,总的发病趋势在逐渐上升,我国的糖尿病视网膜病变发生率也不例外。近年来随着糖尿病发病率的上升,DR 的发病率和致盲率也在逐年增加,严重影响了患者的生存质量。

糖尿病视网膜病变在不同年龄组发病率各不相同,<40 岁者其发病率仅占 1% 或更低,>50 岁者约为 10%,非增殖性糖尿病视网膜病变者常发生于成年人,而增殖性糖尿病视网膜病变者最常见于青年人。糖尿病视网膜病变发生率与糖尿病的病程有重要关系,病程超过 10 年者其发生率为 15%~20%,病程 20~25 年者其发生率为 80%~90%。Campbell(1980 年)称,一般患者患糖尿病 10 年后,有 50% 的患者发生糖尿病视网膜病变,25 年后则有 95% 的患者发生。近年来的国内报道称病程在 5 年以下者糖尿病视网膜病变发生率为 38%~39%,病程 5 年以上者发生率为 50%~56%,10 年以上者为 69%~90%。糖尿病病程的长短以及糖尿病控制的好坏明显制约着糖尿病视网膜病变的发生率。

### 一、发病机制

糖尿病视网膜病变是糖尿病患者常见的并发症,是一种严重的致盲性眼病,是导致不可逆性视力丧失的首要原因及糖尿病的特征性眼部并发症,其发病机制比较复杂,病变过程从非增殖型向增殖型发展,所有的眼底变化皆系糖尿病性视网膜微血管病变的结果。糖尿病视网膜病变的病理改变包括:①周细胞选择性的丢失;②基底膜增厚;③微血管瘤的形成;④新生血管形成;⑤视网膜血管通透性增加、视网膜缺血、视网膜前或玻璃体内纤维血管性及胶质组织增生等。特征表现为早期的血管阻塞,后期的纤维血管增殖及瘢痕形成。以眼底镜观察可见视网膜微动脉瘤、黄斑水肿、硬性及软性渗出(棉絮样)、出血斑、视网膜小动脉呈白细线状、静脉串珠、视盘及网膜新生血管、增殖机化膜形成及由此而引起的视网膜脱离等,眼底荧光血管造影则可检查到眼镜底下不能见之的微动脉瘤、毛细血管扩张渗漏、血管壁周围染色、黄斑拱环断裂、视网膜无灌注区、中心无血管区扩大、黄斑区的花瓣状蜂房状荧光渗漏等。研究表明,糖尿病视网膜病变的发生、发展受多种因素的协同作用。它与多元醇代谢异常、蛋白质非酶糖化、脂质氧化及自由基作用、细胞凋亡、三酰甘油蛋白激酶 C(DG-PKC)系统的激活及细胞因子、血管舒张性前列腺素产物、血流动力学的改变、血液黏稠度的改变、生长激素分泌异常、视网膜内生长因子、超氧化物歧化酶(SOD)活性下降、以及微量元素和血栓素水平的改变等多种因素有关。

1.糖代谢紊乱　糖尿病患者的糖代谢紊乱是产生糖尿病视网膜病变的根本原因。糖代谢紊乱与糖酵解过程的紊乱有关。糖酵解过程紊乱与3个关键限速酶——己糖激酶(HK)、磷酸果糖激酶(PFK)和丙酮酸激酶(PK)活性有关。血糖正常时醛糖还原酶主要以无活性的形式存在于各种组织中,血糖浓度升高,过量的葡萄糖即经过醛糖还原酶催化转变为山梨醇。醛糖还原酶可促使高浓度葡萄糖转化为山梨醇,然后被山梨醇脱氢酶再转为果糖,并使半乳糖转化为卫茅醇。由于山梨醇和卫茅醇在细胞内很少进一步发生代谢,山梨醇等不能通过细胞膜而堆积于细胞内,致使细胞破裂,组织水肿,在视网膜内引起毛细血管细胞受损、基底膜增厚、毛细血管闭锁,这些改变长期以来被认为是糖尿病视网膜病变最关键的早期损害。血糖控制不佳,发生糖尿病视网膜病变的危险度会迅速增加,血糖水平在一定程度上反映了糖尿病视网膜病变的发生、发展情况。在一组日本T2DM患者的10年观察中,血糖长期控制不良者发生糖尿病视网膜病变明显增多,而已有糖尿病视网膜病变者,其病变加重亦与未合理控制血糖有直接关系。因此,为了预防和延缓糖尿病视网膜病变的发生,严格控制血糖水平是非常重要的。未合并视网膜病变的糖尿病患者,如果长期稳定控制血糖能减缓糖尿病视网膜病变的发生和发展。但视网膜病变如果发生,即使血糖得到控制也不能停止病变的发展。同时值得注意的是,短时间快速降低血糖可使糖尿病视网膜病变加重。这是因为血糖水平下降后,视网膜血流量减少,而视网膜血流自主调节能力改善较慢,从而导致视网膜缺血加重,使糖尿病视网膜病变加重。空腹血糖>11.1mmol/L的患者应高度警惕糖尿病视网膜病变的发生,尤其对于病程10年以上的患者,定期监测空腹血糖水平有重要的临床价值。目前有报道用山梨醇醛糖还原酶抑制药治疗糖尿病视网膜病变,但是还没有试验表明能够阻止视网膜微血管病变的发生,这方面的研究仍在进行之中。

2.非酶促性糖基化作用　糖代谢机制紊乱是糖尿病视网膜病变发生的重要原因。因为长期的高血糖导致蛋白质非酶性糖基化,造成微血管壁的损害、基底膜的增厚、通透性增加,甚至引起血管堵塞,红细胞变形能力低下,糖化血红蛋白出现,这些都能引起视网膜的低氧状态。均可导致糖尿病视网膜病变的发生,而$HbA_{1c}$能较好地反映近期内的血糖水平。$HbA_{1c}$可反映检测前2~3个月的血糖情况而不受短期血糖波动的影响。有研究表明$HbA_{1c}$>9%组视网膜病变的发展比<7.5%组提前了近2年。增殖型患者$HbA_{1c}$水平(10.9%)比没有增殖型的患者$HbA_{1c}$(8.6%)高($P$<0.01)。相关统计学分析表明,$HbA_{1c}$水平是预示糖尿病视网膜病变发生、进展或发生增殖型糖尿病视网膜病变(PDR)的重要指标,$HbA_{1c}$长期偏高,表明今后发生糖尿病视网膜病变、糖尿病视网膜病变进展或发生增殖性视网膜病变的概率越大,$HbA_{1c}$含量与红细胞聚集速度呈正相关。$HbA_{1c}$含量越高,红细胞聚集速度越快,大量红细胞迅速聚集,易使微小动脉形成血栓;同时,红细胞内血红蛋白的糖化,使其对氧的亲和力增大,血栓形成以及氧解离速率降低,组织缺氧,诱发一系列血管生长因子的增生,打破血管生成因子、抑制因子间的动态平衡,这是糖尿病视网膜病变发生、进展的基础。临床研究证实,糖尿病视网膜病变患者有视网膜组织缺氧,而$HbA_{1c}$对氧的亲和力高于正常的血红蛋白,使氧不能在组织中扩散,因而糖尿病患者$HbA_{1c}$升高时组织缺氧加重,视网膜组织容易发生病变。

3.血流动力学的改变　有学者应用彩色多普勒血流成像(CDFI)技术检测糖尿病球后动脉血流动力学的改变,结果表明糖尿病患者眼动脉、视网膜中央动脉的血流动力学特点:①眼动脉的改变比视网膜中央动脉明显。②呈低流速、低流量、高阻力型改变。③眼动脉呈缺血样改变,提示眼动脉缺血性改变比视网膜中央动脉明显。而视网膜中央动脉是眼动脉分支,因而眼动脉呈缺血样状态势必影响视网膜中央动脉血流状况。因此,血流减慢和组织供氧减少,是导致视网膜缺血性病变的重要血流动力学因素。糖尿病患者血小板的黏附和聚集异常,以及血液成分改变和黏度增高等,都可能与视网膜的循环障碍和缺血有关。

4.血液流变学的改变 糖尿病视网膜改变与血液黏稠度增高有密切关系。由于糖尿病微血管内皮损害,血管通透性增高,造成血浆外渗,血液浓缩,使血液流速缓慢;持续高血糖,造成糖化血红蛋白产生增高,红细胞聚集性增高和变形能力下降,微循环障碍,红细胞氧解离度下降,产生低氧血症。加上血清脂蛋白、纤维蛋白原和 $\alpha_2$-球蛋白等含量升高,使血液黏稠度进一步加大,导致血管内皮损害,管腔堵塞,易致微血栓生成。因此降低血液黏度对防治糖尿病视网膜病变具有一定的临床意义。血小板凝集增加也是促使毛细血管阻塞的原因,毛细血管基膜增厚、管腔缩小也使红细胞通过困难,这些改变均可使视网膜缺氧。缺氧的毛细血管通透性增加,产生血浆渗出及出血。神经纤维层的局限性缺氧性坏死形成眼底镜下可见的软性渗出斑(棉絮状渗出斑或称棉毛斑)。尚存活的视网膜受到缺氧刺激后,在毛细血管闭锁区的边界处形成新生血管及微动脉瘤增殖。有的毛细血管内皮增生形成了小动、静脉之间的短路交通支。

5.视网膜内生长因子 许多文献均报道了大量不同种类的生长因子可以促成或抑制视网膜血管增殖,这些因子包括成纤维细胞生长因子(FGF)、上皮细胞生长因子(EGF)、肿瘤坏死因子(TNF)、血小板衍生生长因子(PDGF)。缺血导致生长因子的释放是目前较流行的糖尿病视网膜病变产生机制的一种假说。胰岛素样生长因子(IGF)升高影响糖尿病视网膜病变发生、发展,且糖尿病视网膜病变进展上述因子更趋升高。这些因子在视网膜新生血管形成过程中起重要作用,它们是强有力的促血管生长因子,可刺激血管内皮细胞、成纤维细胞及视网膜色素上皮细胞发生增殖和移行,从而导致新生血管形成。可以说,FGF、EGF 和 TNF 水平升高,是糖尿病视网膜病变恶化的征兆。这些学术观点都为我们临床的诊断治疗工作提供了一定的帮助。视网膜微血管功能和结构紊乱、血液成分和随之而来的血液流变学变化,已被公认为视网膜病变的基本机制。

6.超氧化物歧化酶(SOD)活性下降 国内有学者认为体内自由基增多、脂质过氧化增强在糖尿病视网膜病变中起重要作用。糖尿病视网膜病变患者自由基反应增强与红细胞免疫功能下降之间尚有内在联系,两者都是促使糖尿病视网膜病变发生、发展的重要环节。因此针对性抗氧化治疗改善红细胞免疫功能可能对防治糖尿病视网膜病变有一定作用。有学者对糖尿病视网膜病变患者血清超氧化物歧化酶检测与分析,提示糖尿病视网膜病变的发生、发展与血清 SOD 下降有关。因为脂质过氧化是氧自由基、超氧化和多不饱和脂肪酸相互作用的结果。氧自由基可以攻击其他不饱和脂肪酸,使视网膜视盘膜、线粒体膜和内层网膜内的脂类受到了可逆的破坏。膜中磷脂发生过氧化,导致其中蛋白质、酶和磷脂交链失活,使膜的流动性、通透性改变,多种功能受损。严重者导致这些生物膜溶解和细胞死亡,使视网膜病变进一步发展。

另外,目前公认随病程增加尤其是 5 年以上者糖尿病视网膜病变发生增加。糖尿病视网膜病变发病率随病程的增加而增加,病程 7 年者,50% 的 TIDM 型糖尿病患者有糖尿病视网膜病变,病程 20 年以上者几乎所有的 TIDM 型糖尿病和 60% 的 T2DM 患者均有不同程度的视网膜病变。我国的糖尿病以 T2DM 为主,往往隐匿性起病,不易发现确切的发病时间。国外资料表明,25% 的患者在诊断糖尿病的同时,眼底已出现早期的糖尿病视网膜病变表现,甚至有些患者因视力障碍来眼科就诊时才发现患有糖尿病。因此,糖尿病患者每年至少应散瞳查眼底 1 次,一旦发现视网膜病变应做眼底荧光造影(EFA)检查,以明确眼底病变程度。对早期患者应密切观察,散瞳查眼底时间缩短为每 3~6 个月 1 次,以便病变加重能及时发现,早期治疗。

近年来,Engeman(1989 年)及 Yoshida 等(1993 年)认为视网膜微循环内微血管病变伴血栓形成在糖尿病视网膜病变的发生发展中有一定作用。国内相关学者采用比色底物法检测发现糖尿病视网膜病变患者组织型纤溶酶原激活剂(tPA)活性显著降低,纤溶酶原激活剂抑制物(PAI)活性显著增高,且增殖型者最为显著(均 $P<0.01$),表明糖尿病视网膜病变患者有血浆纤溶功能损害。说明 tPA、PAI 活性变化及两者间的失衡在糖尿病视网膜病变的发生发展中起一定作用。tPA 和 PAI 是纤溶系统一对关键物质,它们

均主要来自于血管内皮细胞,血管内皮细胞的损伤导致 tPA 合成释放减少,活性降低。周细胞的丢失和内皮细胞的损害可促使血管平滑肌细胞合成释放 PAI 增加。广泛的微、小血管内皮细胞损伤后,刺激血小板凝集并释放出细胞因子,细胞因子可促使内皮细胞合成释放 PAI。在糖尿病视网膜病变发生机制研究中,研究者也注意到了血栓素 A2（$TXA_2$）和前列环素（$PGI_2$）在微血栓形成中的作用,糖尿病视网膜病变者 $TXA_2$ 和 $PGI_2$ 在血浆中的稳定代谢产物 $TXB_2$ 显著升高,合并高血压者升高更明显。当然,内分泌代谢异常以及病毒或细菌感染对病变发生的关系尚需进一步证实。再者,为什么此种病变独见于视网膜而不见于脑组织,发生在视网膜血管而不发生在脉络膜血管以及形成新生血管的具体的机制等还有待进一步探讨。

必须指出的是,自 20 世纪 70 年代以来,眼底视觉电生理检测已证明在糖尿病视网膜病变出现症状、体征之前已有异常波形变化,表明视网膜神经组织结构的病变极可能先于眼底血管改变,也表明糖尿病视网膜病变影响的范围很可能并非单纯或主要限于血管病变。

糖尿病视网膜病变与遗传有一定的关系。有人认为 HLA 类型与视网膜病变间的关系表明,遗传因素可能对糖尿病并发症的发生与否起支配作用。Ramsea 认为糖尿病患者中发生微动脉瘤及增殖性眼底改变者,HLA-B8、HLA-B12、HLA-B15 呈阳性,特别是后者,因此推测 HLA-B15 可能是产生增殖性糖尿病视网膜病变的一个易感性因素,同样,有人认为糖尿病的微血管基膜易于增厚亦与遗传有关。

近年来,关于糖尿病相关的易患因素的分子遗传学的研究表明了糖尿病的多基因遗传性质。其中糖尿病在内的各种眼部并发症与可能的有关基因表型的关系等较深层次的研究虽刚在起步阶段,但其对糖尿病及其眼部病变的病因与发病机制研究呈现了可观的应用前景。

## 二、临床分期及糖尿病视网膜病变表现

1.临床分期　根据中华医学会第三届全国眼科学术会讨论通过的标准及荧光血管造影分期。

Ⅰ期:微血管瘤合并小出血点,后极部或视盘周围毛细血管扩张,点状荧光遮蔽。

Ⅱ期:黄白色硬性渗出合并出血斑,后极部荧光点集聚成堆,轻度毛细血管外渗漏。

Ⅲ期:灰白色软性渗出(棉絮样白斑)合并Ⅰ期、Ⅱ期病变,静脉充盈扩张、纡曲,视网膜内微血管异常,有毛细血管无灌注及渗漏,黄斑区可见强荧光,外围渗漏呈以中心窝为中心的花瓣状外观的黄斑囊样水肿。

Ⅳ期:新生血管合并玻璃体积血,视网膜渗漏严重。

Ⅴ期:新生血管和纤维增殖。

Ⅵ期:新生血管和纤维增殖,引起视网膜脱离。

2.糖尿病视网膜病变在眼底镜下及荧光素血管造影表现　糖尿病视网膜病变的诊断与评估,临床上多依靠眼底镜观察或进行眼底照片拍摄分析。但 1960 年以后,真正在临床上广泛使用的眼底荧光血管造影,使人们对视网膜病变的研究有了突破性进展。以荧光素钠从肘前静脉注入的同时对眼底进行观察或照片拍摄,可显示视网膜循环的动态情景,如可计算出臂-视网膜循环时间,视网膜动、静脉毛细血管的充盈阻塞与否,有无荧光素从血管渗漏,组织有无荧光着色,有无毛细血管扩张,侧支管道形成等。

(1)微动脉瘤:微动脉瘤是眼底镜下出现最早及最多见的一种表现,呈一种大小不等、边界清楚的红或暗红斑点,散布于黄斑及其周围,多少不一,眼底镜下见到的数量,远远少于眼底荧光造影(FFA)检查所见。有时眼底镜下仅寥寥数个,而造影片上则已多至不可计数。但也有从眼底镜或眼底彩色片上确认为微血管瘤,造影片上却不见荧光充盈,可能因微血管瘤内血流停滞或瘤体壁玻璃样变性所致,也可能是小

出血点的误诊。微血管瘤为毛细血管壁内周细胞部分丢失后该处管壁薄弱形成的梭样或囊样膨隆,有时位于毛细血管的一侧,如憩室状。微血管瘤的半衰期自数月至数年不等。一般长期不消退,也可逐渐变成粉色或边缘发白,最后形成小圆白点。微动脉瘤形成自网膜毛细血管,通常见于闭塞的毛细血管附近。它存在于网膜浅层或深层毛细血管网,甚至可来自脉络膜循环。其直径大小可为 $12\sim100\mu m$,但仅 $>30\mu m$ 者方能在眼底镜下见之,因而眼底荧光血管造影可发现早期更小、更多的微动脉瘤改变。如果一个红点其直径 $>125\mu m$ 应视为出血斑,除非其呈明显的圆形,边界光滑,中心有亮光反射。一般在荧光血管造影的静脉,早期充盈并维持其大小形态及荧光素(染料)存留或是逐渐有渗漏,它们可围绕着棉毛斑或是为硬性渗出环所包绕,表明其存在系网膜血管病变所致。

(2)黄斑血管拱环及黄斑无血管区改变:人眼视网膜黄斑部有一发育良好的黄斑血管拱环和黄斑无血管区。糖尿病性视网膜病变的最早病理改变为毛细血管闭塞。正常黄斑血管拱环和黄斑无血管区可于眼底荧光血管造影清晰显示。糖尿病视网膜病变也同样最易使其发生改变,黄斑拱环近中心区只有一层血管,糖尿病视网膜病变时黄斑拱环毛细血管闭塞、毛细血管间隙变大,环缘断裂,毛细血管芽进入无血管区及无血管区周围毛细血管床间隙加宽,使黄斑无血管区边界不清与扩大。有人认为黄斑无血管区直径 $>1000\mu m$ 时视力下降,但正常上限也可达 $1000\mu m$。糖尿病视网膜病变的毛细血管闭塞在眼底荧光血管造影片上为小的无灌注区,其周围有毛细血管扩张和微动脉瘤形成,散在分布于视网膜后极部的毛细血管无灌注区。新生血管的产生与视网膜毛细血管无灌注区有密切关系。有学者利用微机图像定量分析糖尿病视网膜病变 66 只眼的荧光造影组合片,测量无灌注区和视盘面积比值。当无灌注区达 8 个视盘(视乳头)面积时,则有产生新生血管的可能性。随着无灌注区面积增大,产生新生血管的可能性增高,无灌注区愈靠近视盘和面积愈大则易产生视盘新生血管。该作者等认为无灌注区超过 8 个视盘直径时应及早行激光治疗,以预防新生血管形成,从而减少并发症以挽救视力。

(3)视网膜内出血:视网膜内出血乃继发于微动脉瘤、毛细血管或小静脉破裂,出血形状取决于出血的位置深浅,一般多为圆点样出血,位于深层(外丛状层),边界清,污渍点样出血亦位于深层(外丛状层),边界稍糊。乃因深层细胞排列较疏松,出血易存留于细胞外间隙中,此出血与微动脉瘤在眼底荧光血管造影下极易区分,出血遮蔽荧光及弱荧光点,微动脉瘤则为强荧光点。视网膜浅层出血则呈条状或火焰状,乃浅层细胞排列紧密,出血只能沿神经纤维或轴索构成之故,有些出血中央可有白心,可能是来源于微动脉瘤的血管已闭塞。出血斑可吸收,通常为 6 周至 4 个月,但附近又可有新出血斑。出血不在黄斑中心凹与视力下降影响不大。出血一般均多散布于眼后极部,若仅有周边网膜出血、血管阻塞,应眼科会诊注意有否其他眼病。

(4)"硬性"渗出斑:硬性渗出斑可为条斑样数点,丛集成堆或绕成簇的微动脉瘤呈大的硬性渗出环,颜色为黄白色。硬性渗出斑位于外丛状层,其成分为血清脂蛋白,系来自异常通透性的血管,特别是微动脉瘤,硬性渗出斑散在于后极部网膜,但好发于黄斑区,致网膜增厚。硬性渗出斑也可存积于视网膜下引起感光细胞退行性变,在黄斑区者对视力损害尤为显著。以无赤光线眼底镜查更易看出硬性渗出斑。硬性渗出斑可自发或光凝后被巨噬细胞吞噬吸收。然而长时存在的硬性渗出斑可机化成斑块最终形成圆盘状瘢痕。在荧光造影中,除非硬性渗出斑极厚,一般不遮蔽荧光,硬性渗出斑本身不为荧光显影。有时在硬性渗出斑中央可见渗漏的微动脉瘤及扩张的毛细血管。大片渗出可呈现假荧光:蜡样渗出斑可能是毛细血管基底膜病变的结果。毛细血管基底膜的一个重要作用为分子滤过,病变情况下,血浆自病变处漏出,当漏出液被吸收而其中的脂类残留时,成蜡样渗出斑。但也有人认为,此种脂类残留为视网膜水肿后神经组织的分解产物。

(5)黄斑水肿:黄斑水肿是非增殖性糖尿病视网膜病变视力下降最常见的原因,通透异常的微动脉瘤、毛细血管以及视网膜内血管异常,引起血浆脂蛋白及其他血浆成分蓄积于细胞外间隙。临床上只有当视网膜增厚了方被眼底镜发现,而荧光造影常可清楚显示。黄斑水肿可仅为局部视网膜内微循环不正常,包括局部有渗漏的微动脉瘤及扩张的毛细血管,这些病变的外围常伴以硬性渗出所形成的环。黄斑水肿亦可为弥漫性扩张毛细血管渗漏所致,外层视网膜带有囊样改变。最严重的弥漫性黄斑水肿见于青年起病的糖尿病患者,常迅速发展至严重的增殖型视网膜病变。黄斑水肿可分成两个明确的类型,一为局灶性,二为弥漫性。局灶性黄斑水肿源自个别的或小丛集状的微动脉瘤渗漏,组织病理学上其渗漏程度极为有限,这些微动脉瘤通常伴有硬性渗出斑纹斑点或明确界限的硬性渗出环;弥漫性黄斑水肿则源自广泛损害的毛细血管微动脉瘤,普遍扩张的毛细血管床小动脉。这些扩张的血管有通透性特别强的管壁而渗出大量液体,囊样黄斑水肿常伴有弥漫性黄斑水肿,此因视网膜外丛状层及内核层蓄有过量细胞外液。

(6)棉絮状斑(软性渗出):广泛的小动脉闭塞预示着较重的非增殖型糖尿病视网膜病变或者说它临近增殖期,临床上表现为大量棉絮状斑点状出血及静脉串珠。棉絮状斑为神经纤维层小梗死灶,乃由小动脉暂时性血流减少或阻塞所致,颜色灰白;斑点样出血则为小动脉阻塞。棉絮斑一般约为1/4、1/3视盘直径大,其边缘上可见出血斑、微动脉瘤,偶见纡曲扩张的毛细血管,个别绕有硬性渗出环。荧光造影下显示早期的棉絮状斑及出血斑点的遮蔽荧光,其周围为毛细血管无灌注的弱荧光区。棉絮状斑能自行消退,消退后,眼底镜就无从见到,但FFA上仍为无灌注区。

(7)静脉串珠:糖尿病对视网膜血管的危害以静脉为主,不同于高血压病或症状性高血压以动脉为主。糖尿病早期,眼底已见视网膜静脉扩张充盈,随着病程和病情发展,静脉管径变得粗细不匀,严重者呈串珠状,行径纡曲,甚至成襻形,管壁出现白鞘。由于糖尿病血液呈高凝状态,因之发生视网膜中央静脉干或分支阻塞者,亦时有所见。上述棉絮状斑常见于小动脉和毛细血管无灌注区以及静脉串珠邻近处。静脉串珠表明局部静脉扩张,静脉壁变薄,有时静脉异常可表现为静脉襻样呈"Q"形及静脉节段重叠以及静脉鞘样和局灶狭窄改变,这些改变伴有毛细血管无灌注区视网膜缺血,示临近增殖期。组织病理上,呈静脉串珠壁增厚及透明样变。

(8)视网膜内微血管异常:视网膜内微血管异常泛指有毛细血管床病理性改变,特别是有病变小动脉、小静脉间的扭曲扩张的毛细血管通道形成。这些扩张的毛细血管通道存在于小动脉和毛细血管无灌注区,看上去似充满血液的血管。视网膜内微血管异常为视网膜内新生血管异常,有时难以与早期表面新生血管区别开来,两者均有荧光渗漏,但新生血管渗漏强得多。有人称视网膜内微血管异常为视网膜内新生血管。一般认为视网膜内微血管异常乃无灌注网膜内的新侧支血管,源自视网膜小静脉,可形成新的毛细血管襻,其也回流到网膜小静脉。与静脉串珠一样,它的存在预示着有发生增殖型视网膜病变的危险。事实上,仅有硬性和软性渗出而不存在视网膜内微血管异常及静脉串珠或网膜内出血,并不能预示糖尿病视网膜病变进展。

(9)中周部视网膜出血:Shimizu等证实中周部视网膜比网膜后极更多地经受无灌注影响。中纬部的无灌注与视盘新生血管形成密切相关。当然,后极部特别是黄斑部的小动脉、毛细血管无灌注可产生严重的视功能障碍。显著缺血的视网膜外观上比正常网膜苍白及暗淡。较大一点的动、静脉可有白鞘,无灌注。显著的视网膜缺血则少有出血、微动脉瘤及硬性渗出。其他改变有小动脉局灶性狭窄、白鞘及终末阻塞,呈现一幅修剪的动脉树枝状,这在荧光素血管造影下清楚可见。

(10)新生血管:有了明显的毛细血管和小动脉无灌注,一般都将进展为增殖型视网膜病变。新生血管常因中纬部毛细血管无灌注所致,多于视盘在内的后极部45°范围内,特别是视盘本身的新生血管(NVD)。NVD呈现束状、条纹状血管。血管襻有时跨越视盘其他新生血管。早期NVD以检眼镜检查或以无赤光眼底镜下观察较为清楚,荧光素血管造影可见荧光渗漏。一般以在视盘或一个视盘直径范围内的新生血管称之为 NVD,视网膜其他部位的新生血管则称为视网膜新生血管(NVE)。NVE 为轮状微细血管网,通常源自视网膜静脉、小静脉或毛细血管。因有的 NVE 极稀薄不易见之,故用直接眼底镜及双目间接眼底镜综合观察评估较好。

(11)出血:新生血管丛常黏着于后玻璃体,当玻璃体后脱离便有出血发生,如已有玻璃体完全后脱离或是做过玻璃体切除去掉后部玻璃体,NVD 很少有出血发生。玻璃体对这些纤维新生血管的牵引导致出血,出血在视网膜前、玻璃体后这一间隙中,典型者可成舟形或半圆形外观。出血常在后极部,遮蔽该处视网膜结构,可为一片或几片,大小不一,可小于视盘直径或几个视盘直径大。颜色多暗红,由于红细胞下沉,上部颜色淡下部深。小的出血几周可吸收,大的出血则需数月。当出血进入玻璃体内或玻璃体内增殖的新生血管破裂时,就发生玻璃体积血,使眼底完全不能窥清,仅有红色矇眬反光。出血严重者眼底红色反光也不能见到。以后血液凝固分解与吸收,形成大小不等的凝块浮游于玻璃体内。当出血不能吸收时,形成白色或灰白色条带,其上可含新生血管。当增殖的结缔组织被牵引,可产生牵引性视网膜脱离。

(12)牵引性视网膜脱离:NVD 及 NVE 的进展,纤维增殖出现并缠于新生血管间,其也黏着于玻璃体后表面。随着增殖的进展,纤维血管复合物从视盘沿上、下血管弓特别是颞侧血管弓延伸,常形成一与视盘和上、下血管弓连接的环,这时血管组织产生一与视网膜平行的正切面牵引。如果这纤维血管组织收缩且在视盘有紧密的玻璃体视网膜粘连,则黄斑本身可受到拖曳(通常向视盘方向)。后玻璃体脱离在此可产生一个桌面样形状的视网膜脱离,黄斑区脱离而沿血管弓环有残余粘连附着处。

当纤维血管增殖与收缩,玻璃体凝胶随不断进展的玻璃体后脱离而收缩,则可能导致视网膜脱离。视网膜脱离主要在黄斑区外,但进行性黄斑脱离 1 年后可达 14%,3 年后可高达 23%。也有一种罕见的情况,玻璃体完全后脱离放松了视网膜牵引,而脱离的视网膜自行复位自然进程下,增殖的新生血管最终会消退而纤维化。起初新生血管呈鞘样,最后完全阻塞,代之以无血管胶样瘢痕组织,这就是终末期视网膜病变,即血管变细、视盘苍白。如果新生血管及他们的纤维增殖物未经受玻璃体和纤维血管收缩,也可经纤维血管期过渡到终末期,而没有牵引性视网膜脱离和玻璃体积血。

## 三、分型及临床表现

临床上通常将糖尿病视网膜病变分为两型,即非增殖型与增殖型,两型的划分以新生血管的出现为界,未见新生血管的视网膜病变都属非增殖型。非增殖型糖尿病视网膜病变的眼底表现主要有微血管瘤,出血,水肿,软、硬性渗出物以及视网膜内微血管异常,视网膜静脉扭曲、扩张或呈串珠状等。这些病变在疾病开始阶段好发于后极部视网膜,以后可向周边发展。根据各种病变的数量是少、中或多,以及它们分布在眼底的一个或多个象限,又可将视网膜病变分为轻、中、重三大类。轻症病变为视网膜上仅有少量出血及微血管瘤,无硬性渗出及软性渗出,可每年复查 1 次;中度病变,眼底上有较多的斑点状出血与微血管瘤,并出现软性渗出,应半年复查 1 次;重症病变有分布于 4 个象限的大量微血管瘤、出血、硬性渗出、软性渗出以及静脉扩张等,应 3 个月检查眼底 1 次。除重症病变外并有静脉串珠和视网膜内微血管异常时,表明病变已进入增殖前期。眼底一旦出现新生血管,视网膜病变即进入增殖期。新生血管可发生在视盘表面或视网膜,甚至出现在眼前部的虹膜上。视盘或视网膜上的壁薄而又脆弱的新生血管,易受外部因素如屏气、咳嗽或内在因素如玻璃体牵拉的影响,使血管破裂而出血,出血可突破玻璃体后界膜而进入玻璃体中,这就使原来透明的玻璃体变为浑浊而影响视力。出血发生后,随着时间的推移能逐步自行吸收,视力也逐渐好转。但因新生血管的存在,反复出血颇为常见,导致视力再次下降。视网膜表面及视盘的新生血管开始是裸露的,以后渐有纤维胶质组织伴随而成纤维血管膜,一处纤维血管膜与另一处之间的联系,牵拉视网膜产生牵拉性视网膜脱离,当视网膜脱离累及黄斑区时,就有明显的视力下降。眼前节虹膜表面发生新生血管时称虹膜红变,病理标本见虹膜表面有一薄层纤维血管膜,从虹膜延伸到前房角遮盖房角小梁网,阻碍房水的流出使眼内压力增高;纤维膜的收缩使虹膜与周边部的角膜相互粘连,进一步关闭房角,完全阻断房水外流,使眼内压力上升到难以控制的地步,此时患眼不但丧失视力,还因高眼压导致的极度疼痛,有时不得不考虑摘除眼球来解除症状。

## 四、糖尿病视网膜病变的诊断

糖尿病视网膜病变的诊断有赖于根据眼底镜检查及眼底血管荧光造影(FFA)检查所见。按是否发生新生血管这一标志,将糖尿病视网膜病变分为非增殖型糖尿病视网膜病变(NPDR)和增殖型糖尿病视网膜病变两类。NPDR 表现为静脉扩张、静脉串珠样改变、微血管瘤、视网膜出血、水肿及硬性渗出、视网膜内微血管异常、棉絮斑,病变没有突破内界膜。继续发展即为 PDR,以新生血管形成、神经胶质增生及玻璃体积血、视网膜牵拉、视网膜脱离为特点。视网膜水肿发生于黄斑时,后极部增厚或硬性渗出,眼底血管荧光造影显示黄斑部染料积存。

## 五、糖尿病视网膜病变的治疗

由于糖尿病和糖尿病视网膜病变的发病机制尚未完全阐明,糖尿病视网膜病变的症候错综复杂,患者的周身情况不同,因此必须根据视网膜病变的具体情况及患者的全身状况合理治疗,才能取得较好的疗效。

1.控制糖尿病的治疗　糖尿病是终生病,迄今为止尚无根治的方法。随着病程持续,视网膜病变在所难免。因此,在内科医师指导下坚持正规药物治疗和严格控制饮食,使血糖得以比较稳定地控制在正常范围,良好的代谢控制。越来越多的研究表明,糖尿病初期及时对血糖进行良好的控制可延缓糖尿病视网膜病变的发生。控制血糖对已形成的糖尿病视网膜病变也有益,可使病损程度减轻或使之稳定。但也有研究发现,血糖控制良好的患者视网膜病变进展率达 34.6%,控制不佳的患者也有不发生视网膜病变者。通过胰腺和胰岛移植改善代谢,可能是更为理想的方法。

(1)严密地控制血糖和糖化血红蛋白的高水平状态与视网膜病变的发生、发展有密切的关系,因此,目前控制血糖和糖化血红蛋白除饮食治疗和运动疗法以外,胰岛素和口服降糖药是主要的治疗手段。

(2)胰岛素:胰岛素强化治疗(即连续皮下胰岛素灌注或复合注射)能有效地延缓和阻止 T1DM 患者视网膜病变的发生、发展。这一结果也同样适用于 T2DM 患者。但可以肯定的是胰岛素治疗并不能完全阻止视网膜病变的进展,但可以使之延缓发展。糖尿病微血管的并发症是长期形成的,所以尝试通过降低血糖来控制糖尿病视网膜病变也是一个长期的过程。

(3)口服降糖药:主要包括磺脲类(SU)药物、双胍类(BG)药物、α-糖苷酶抑制药、胰岛素增敏药等药物。该类药物主要用于 T2DM,通过增强肝、肌肉、脂肪组织对胰岛素的敏感性,提高胰岛素的活性,从而达到降糖效果。

(4)蛋白非酶糖基化终末产物(AGE)抑制药:慢性高血糖引起机体蛋白质非酶糖化所形成的蛋白非酶糖基化终末产物大量堆积,是导致视网膜毛细血管周细胞凋亡、糖尿病视网膜病变发生的主要原因。AGE抑制药氨基胍的研究及应用越来越受到重视,许多的报道都证实氨基胍对糖尿病视网膜病变的发生发展具有一定的作用。氨基胍治疗糖尿病视网膜病变的主要机制有①抑制 AGE 和胶原蛋白的交联;②对山梨醇有抑制作用;③能抑制脂质氧化,具有抗动脉硬化的作用。

(5)醛糖还原酶抑制药(ARI):多元醇通路异常一直被认为是糖尿病视网膜病变发生发展的一个重要原因。由于高血糖的刺激引起多元醇代谢亢进,使细胞内渗透压升高,细胞内水潴留,导致组织缺氧,营养缺乏,细胞功能低下,从而引起一系列并发症的发生发展。ARI通过抑制多元醇代谢途径中关键酶醛糖还原酶来改善多元醇代谢途径的平衡,恢复神经传导速度,防止视网膜组织中蛋白质异常渗漏。但目前就ARI是否能控制和延缓糖尿病视网膜病变的发展还有一定的争论。

2.血压的治疗　对于T1DM型和T2DM患者来说,严格控制血压是十分重要的。糖尿病视网膜病变的发生与发展同高血压有关。糖尿病合并高血压的患者容易发生视网膜病变。因此,对于合并高血压的糖尿病患者,应给予积极的治疗。使用血管紧张素转化酶抑制药(ACEI)等降血压药,以预防高血压对视网膜循环的有害影响。

血管紧张素转化酶(ACE)抑制药常作为糖尿病高血压患者的首选药。ACE抑制药除通过抑制肾素-血管紧张素-醛固酮(RAS)系统来降压外,还能增加骨骼肌对胰岛素的敏感性和对葡萄糖的摄取,降低血糖,减少糖化血红蛋白,抑制AGE形成,抗氧自由基和抗脂质过氧化等作用。

3.改善视网膜微循环

(1)导生明:1971年Sevin等首先报道了导生明(2,5-二羟苯黄酸钙)治疗糖尿病视网膜病变的临床疗效。导生明作用的主要机制有①减少组织胺、5-羟色胺、缓激肽、前列腺素和血栓素$B_2$等血管活性物质的生成。②降低全血和血浆的高黏滞性。③减少人红血细胞和内皮细胞内山梨醇的形成。减轻细胞渗透性和功能紊乱,降低毛细血管的高通透性,降低血细胞的高聚性。④减少血小板聚集因子的合成和释放,从而改善视网膜的循环状态,抑制血栓形成。

(2)抑制白细胞停滞的药物:近年来对于糖尿病视网膜病变在微循环障碍中所起的作用有了新的认识。由于白细胞本身体积较大,常黏附于血管内皮细胞上,白细胞聚集栓塞血管与毛细血管无灌注、渗漏有着密切的关系。许多研究表明黏附分子的表达增多与毛细血管内白细胞停滞有关。所以利用黏附分子抗体能够减少白细胞停滞以及所带来的血栓危害性。

(3)抗血栓治疗:以往通常用阿司匹林来改善糖尿病视网膜病变的微循环障碍,但对于其疗效还存在争议。DT-TX30是一种将血栓素、酶抑制药和血栓素受体拮抗药混合的一种新药,能改善微循环的血流量,但有可能加重玻璃体积血。

(4)其他使用降脂药对于缓解糖尿病视网膜病变也有一定的作用,它能大大地降低因血脂过高所引起的增生性视网膜病变。另外,使用生长因子抑制药、维生素E抗氧化治疗等方法也对糖尿病视网膜病变的发展有一定的延缓作用。

4.局部治疗　临床实践证明,单用全身治疗难以改善眼底情况。治疗糖尿病进行性视网膜病变或已经进展为增殖期糖尿病视网膜病变的有效手段为激光治疗和玻璃体手术治疗:激光光凝是当前糖尿病视网膜病变首选治疗,已获眼科界公认。在各种波长中,氩绿激光效果最好。因这一波长不仅能被黑色素吸收,还能为血红蛋白吸收,所以不仅可用于大面积光凝,也可直接用以光凝新生血管及有渗漏的微血管瘤。

(1)激光治疗

1)适应证:激光治疗用于以下两种情况,一是非增殖型视网膜病变出现有临床意义的黄斑水肿时。所谓临床有意义的黄斑水肿,是指黄斑中心凹及其周围$500\mu m$(相当1/3视盘直径)内的视网膜有水肿、增厚或硬性渗出;或者是在黄斑区,视网膜水肿增厚的范围超过1个视盘直径,且至少有部分已进入中心凹周围$1500\mu m$区域内时,需用激光治疗。治疗后,视网膜水肿及渗出逐渐减少以至完全吸收,视力可能提高。一般观察3个月,如水肿仍然存在,可考虑再次治疗。二是增殖性视网膜病变。新生血管可导致玻璃体积血、牵引性视网膜脱离以及由虹膜红变发展而来的新生血管青光眼是糖尿病患者最后失明的主要因素,因此,密切关注新生血管的出现,及时施以激光治疗使新生血管消退,是目前防范糖尿病患者免于完全失明的重要措施。激光治疗增殖型视网膜病变,使用全视网膜光凝的方法。治疗后,视网膜新生血管逐步消退,大多不再出血。如血管未完全隐退,可于 4 个月后补充治疗。

2)治疗前准备工作:近期荧光血管造影,最好是 2 周内所做的,以鉴定微血管瘤及其他局部渗漏处,选择局部光凝的病损位于黄斑 2 个视盘直径(PD)内,距中心凹至少 $500\mu m$ 远;做中心视野及 Amsler 中心方格表检查,用于治疗前后的对比;向患者解释光凝时的合作很重要,以免眼球意外移动伤及中心凹。

3)治疗方法

①非增殖期:现采用 VEGF 抑制剂治疗,近几年来,随着分子生物学技术和细胞生物学在糖尿病视网膜病变发病机制方面的深入研究,细胞因子在其发生、发展中的作用越来越突出。其中,血管内皮生长因子(vascular endothelial growth factor,VEGF)被认为是最重要的眼内新生血管生长因子,其生物活性可以被抑制剂阻断,从而达到抑制新生血管生成的目的。研究表明,VEGF 抑制剂在治疗眼部渗出性以及新生血管性病变中疗效显著。理论上,玻璃体内注射雷珠单抗具有全身吸收引起的不良反应,但其应用剂量仅为静脉注射的 1/400,以非结合形式到达血液循环,出现全身反应的可能性很小。统计表明,眼部不良反应可能有:角膜损伤、视网膜脱离、葡萄膜炎或炎症反应、晶状体损伤、眼内炎、白内障进展、视网膜动脉阻塞、视网膜下出血、急性视力下降、视网膜色素上皮脱离;全身不良反应包括急性缺血性心脏病发作、血压增高、脑血管意外或死亡,但发生率均未超过 0.21%。因此,玻璃体内注射雷珠单抗并未增加药物相关性眼病和全身不良反应的比率,雷珠单抗在 CRVO 继发黄斑水肿的治疗中具有很好的有效性和安全性。兰尼单抗最近也被 FDA 批准用于新生血管性年龄相关性黄斑水肿的治疗。尽管已做了大量的研究,但是系统的随访其副作用仍然缺乏。Mason 等对 5233 例患者注射雷珠单抗后发生急性眼内炎进行了回顾性研究,结果只有 1 例出现急性眼内炎。Mason 试验也已经提供了哌加他尼钠治疗年龄相关性黄斑水肿的安全性数据,他们认为严重并发症与注射过程有关而与药物本身无关。来自 MARINA 的 2a 随访数据显示用兰尼单抗并没有增加全身副作用。目前,有报道指出艾力雅(阿柏西普眼内注射溶液)两个新获批适应症在中国上市,分别用于治疗成人糖尿病性黄斑水肿(DME)和成人新生血管(湿性)年龄相关性黄斑变性(nAMD),这也成为国内首个和唯一用于治疗糖尿病性黄斑水肿的抗 VEGF 类药物。新的安全性研究还需要研究不同病种的人群,因为患糖尿病的人倾向于更年轻,伴有更多心脏和肾脏疾病,眼内状况也不一样。糖尿病患者眼内可能能有更多新生血管和纤维组织,可能引起不同的副作用。为此,我们期待更多关于治疗糖尿病性黄斑水肿远期的安全性研究。

②增殖前期:因此期视网膜已有广泛的毛细血管无灌注及大范围水肿增厚,局部或限于某一象限的光凝已无济于事,应及早分次进行大范围视网膜光凝(即所谓全视网膜光凝)。

③增殖期:视网膜或视盘面发现新生血管,提示病变进入增殖期。美国糖尿病视网膜病变研究组提出的高危指征为视盘面或离视盘缘 1PD 之内有中度或严重新生血管者;视盘面或离视盘缘 1PD 之内有轻度新生血管而有新鲜出血者;中度或严重视网膜新生血管并有新鲜出血者。出现高危指征之一,即使新生血管面积只有 1PD 左右,也必须大范围视网膜光凝。大范围视网膜光凝部位是在眼底后极部(包括视盘鼻侧缘 1PD)以外至赤道部宽阔的环形区内。光凝使大面积视网膜组织破坏,形成瘢痕,从而减少耗氧量,以保障眼底后极部血供,维持其正常氧分压。

4)不良反应:糖尿病视网膜病变激光光凝对防止视力进一步损害有益,然而不能逆转其已经损害的视力。必须指出,激光光凝具有一定的危险性,除光凝直接影响视网膜功能与引起光凝区之间视网膜水肿、浆液性渗出外,还可导致血、视网膜屏障破坏、炎症反应、自由基毒性。所以严格掌握适应证及剂量十分重要。术后给予内服银杏叶提取物(达纳康)能减轻不良反应。

(2)玻璃体手术:当玻璃体积血长期不能消退或玻璃体内机化膜势必导致牵拉性视网膜脱离时,行玻璃体切割术。术前做 B 型超声检查了解玻璃体积血与机化膜范围,以及是否已经发生视网膜脱离,并做 ERG 检查估计术后视功能恢复情况。糖尿病黄斑水肿或合并视网膜弥漫水肿,严重影响中心视力,应及时施行后部玻璃体分离切除术,切除肥厚的玻璃体,缓解玻璃体对视网膜的牵引,据报道术后有 50%～60% 的患者改善了视力。

手术对已发生玻璃体积血或牵引性视网膜脱离的患者,玻璃体手术是目前公认为最佳也是唯一的治疗方法。对 T1DM 视网膜病变合并玻璃体积血的患者主张早手术,如积血在 6 个月内不吸收,即考虑切除玻璃体,去除积血。T2DM 引起的玻璃体积血,并不强调早期手术。不过近年来玻璃体手术器械不断得到改进,医师也积累了大量手术经验,再加上眼内激光的使用,手术并发症已较过去减少,故专家们认为也以早手术为佳,尤其对那些以往未曾做过激光或有反复出血的病例,争取去除玻璃体内积血后立即做眼内视网膜光凝。

对于重度增殖性糖尿病视网膜病变行玻璃体手术是有效的。通过玻璃体手术可达到:①除去积血等原因造成浑浊的玻璃体;②切除增殖的视网膜;③牵拉性视网膜剥离的复位;④眼内视网膜光凝等。即使黄斑已发生水肿也有玻璃体术后有效的病例。现正在进行这方面的验证。

糖尿病视网膜病变,还受全身其他疾病的影响,高血压、高血脂、蛋白尿等都可加重视网膜病变的发生和发展,因此在治疗眼病的同时,不可忽略全身情况的了解与处理。此外,妊娠可促使视网膜病变加重,因此患糖尿病的妇女,如打算生育,应在妊娠前放大瞳孔检查眼底一次,无论有无视网膜病变,妊娠期间都应每 3 个月放大瞳孔复查直到分娩。如出现增殖性病变,立即进行全视网膜光凝,以免产生玻璃体积血、牵引性视网膜脱离等严重的致盲并发症。总之,糖尿病视网膜病变是造成糖尿病患者失明的重要原因,但它又是可以防治的。这就需要普通内科、内分泌科、眼科医师以及糖尿病患者的密切配合与通力合作,共同防止糖尿病引起的双目失明。

(李　娟)

# 第二节　糖尿病性白内障

## 一、病因

1.高渗机制　糖尿病白内障与半乳糖血症形成的白内障具有同样的机制。糖尿病患者房水中的糖含量较正常人为高,并渗入晶状体内。而晶状体内原先存在的醛糖还原酶将葡萄糖还原成山梨醇。大量的实验研究表明,醛糖还原酶是产生实验性糖尿病性白内障的关键酶。由于血糖浓度增高,大量的葡萄糖通过多元醇代谢途径增加,因而晶体纤维细胞中的大量葡萄糖变成山梨醇而积聚,造成细胞内高渗状态,山梨醇一旦在晶状体内形成,就不能通过代谢而消除,也不能排除晶状体之外。随着时间的延续而逐渐积聚,造成晶状体的高渗状态,故吸收水分进入晶状体囊内,造成晶状体纤维的水化和肿胀,晶状体透明度减退。如果血糖和房水中糖的浓度突然降低,就会扩大晶状体和房水渗透压的差异,使晶状体水肿加剧。严重时,出现晶状体浑浊,形成白内障。而且血糖浓度越高,白内障出现得越早。近来研究表明,T2DM 患者白内障形成并非由于 AGE 的形成所致,而是由于细胞的破坏所致。由于渗透压改变,导致了离子泵的形成。

2.晶体蛋白糖基化  目前对糖化血红蛋白的研究已远远超出在监测糖尿病患者血糖控制上的应用。糖基化反应是葡萄糖与蛋白质中的自由氨基起非酶促反应,此反应在红细胞的寿命期内继续发生,并且能够从对血红蛋白作分析而检测出来。由于糖基化反应是缓慢和不可逆的,正常红细胞的生物半衰期为120d,糖基化的升高必然反应在2～3个月前血糖浓度的升高。因此,测量糖化血红蛋白是选择适宜时间控制血糖的一个良好临床指标。

研究发现,糖尿病患者的血清蛋白、细胞内的蛋白以及胶原蛋白、角蛋白、晶状体蛋白均有不同程度的糖基化反应,显示糖尿病患者的非酶蛋白糖基化并非限于血红蛋白,而是有全身糖尿病性白内障倾向。这种组织蛋白内蛋白质以在红细胞内形成 $HbA_{1c}$ 的相同方式和葡萄糖进行非酶学反应,可导致蛋白质变性及功能改变。晶状体蛋白的糖基化,使晶状体蛋白的溶液易于形成高分子聚合,从而使晶状体浑浊,形成白内障。

3.巯基理论  晶状体内有较高水平的还原型谷胱甘肽(GSH),使某些酶在其活性部位带有必需的-SH基。游离的-SH基对调节和维持机体及眼组织,特别是晶状体稳定的内环境起重要作用。它发挥还原剂作用,保护晶状体内不同巯基成分,使氧化型谷胱甘肽 GSSH 被 NADPH 作用又恢复为还原型 GSH,使氧化型维生素 C 转为还原型维生素 C。实验发现,白内障形成时晶状体内谷胱甘肽浓度迅速降低。亦有实验报道,谷胱甘肽可以推迟实验性半乳糖性白内障、辐射性白内障和二硝基苯白内障的形成。

4.营养平衡失调  由于糖尿病患者的新陈代谢失调,组织氧化异常导致微血管的功能改变,微血管增生扩大,毛细血管周细胞退行性变,基膜增厚与内皮细胞增殖。虹膜及睫状体肿大,睫状体上皮退变,房水产生和循环发生障碍。供应晶状体的营养失调而引起晶状体纤维变性。

# 二、临床表现

真正的糖尿病性白内障临床上比较少见,多见于青少年。典型的糖尿病性白内障主要发生在 30 岁以下严重的糖尿病患者,发病率为 10%左右。在白内障患者总数中此种白内障不超过 1%～2%,并且这种白内障也可发生于小儿,成年人少见。年龄越大发展越慢。这种白内障的发病特征为双眼同时发病,进展迅速,晶状体很快变成完全浑浊,色白,有的病例可在 48h 内完全浑浊。在白内障形成之前,糖尿病患者常会感到屈光的改变。血糖的高低可影响眼的屈光度,血糖较高时,房水中的葡萄糖浓度升高,随着葡萄糖进入晶状体内,水分也随同进入,结果晶状体膨胀,使晶状体的屈光度增加,导致近视。血糖浓度降低,会变为远视。这种屈光度的波动与白内障发生与否并无关系。在中年以上的糖尿病患者发生白内障则很难在糖尿病或老年因素之间做出准确判断,据临床统计,糖尿病患者的老年性白内障患病率较高,其发病年龄较正常人群提前 10 年左右,但据这些还都不能单纯诊断为糖尿病性白内障。在其形态学上也无特异性改变。

真正的糖尿病性白内障是以密集的囊下小空泡形成开始,继而迅速发展成典型的灰白色雪花状浑浊,位于前后囊膜下皮质浅层,随后晶状体高度水肿膨胀,水隙大量形成,最终全面浑浊。形成膨胀期白内障。当白内障进入晚期时,晶状体蛋白已经过分解、凝固,就不会再出现上述一时性肿胀现象。

另一种为伴发性糖尿病性白内障,即指老年人糖尿病性白内障和老年性白内障合并存在。晶状体浑浊演变时间较长,可长时间停留在后囊阶段,也可先单眼后双眼发病。老年性白内障在糖尿病患者中占19.1%,非糖尿病患者中为 11.6%,在糖尿病诊断患者中白内障可高达 57%,仅次于糖尿病视网膜病变,为第 2 位,多发生于 45 岁以上的患者。其中从晶状体皮质周边部开始出现楔形浑浊,并逐渐蔓延至整个晶状体者,称为皮质性白内障;而从晶状体胚胎核浑浊开始,逐渐发展而使成年核完全浑浊者,称为核性白内障。糖尿病性老年性白内障发病早,成熟快,实际上是合并老年皮质型白内障。

## 三、治疗

目前来说没有任何药物可使已经浑浊的晶状体再变为透明。药物治疗糖尿病性白内障尚在研究中,最为有效的应是醛糖还原酶抑制药,在实验性糖尿病性白内障中,使用该类抑制药不仅可以预防,而且还可以逆转糖尿病性白内障形成过程。这类制剂有五羟黄酮、色酮类等制剂,尚未用于临床。目前常用的药物有卡他灵,这是一种含有吡啶酚黄素核的羧酸制剂,是一种还原剂,可保护巯基免受氧化并防止 ATP 酶受酮体物质的作用。卡他灵可影响酶抑制药而减少糖醇的形成,同时辅助的口服药物有维生素 B、维生素 E、维生素 C、维生素 A 等。在晶状体没有完全浑浊以前,以降低血糖为主,结合上述药物治疗,延缓白内障成熟,但疗效甚微。待白内障成熟后选择合适的时机和手术方法来摘除白内障。但手术前一定要控制血糖在正常范围以内。手术操作要轻巧,防止角膜内皮损伤。因为糖尿病患者的角膜内皮构型紊乱,角膜内皮细胞正六边形的比率明显低于正常人,所以,术后易导致角膜失代偿。

对于严重影响视力的白内障,唯一有效的手段应为手术治疗。此种白内障手术并发症明显高于非糖尿病性白内障,影响因素有:①手术前是否已有糖尿病视网膜病变;②糖尿病的病程长短,血糖是否控制;③选用何种手术方式。有文献统计,在给合并有视网膜病变的糖尿病性白内障患者行白内障手术,术后并发症明显高于非糖尿病性白内障手术者,而无视网膜病变的糖尿病患者,白内障术后。情况与非糖尿病性白内障患者术后大致相同。因此有些学者主张,摘除白内障之前,尽管患者视力还不是很差,应首先进行视网膜光凝以治疗视网膜病变;对有增殖型视网膜病变的患者,可先予视网膜周边部冷凝治疗,然后再进行白内障手术。

研究白内障的手术进展,尽管有多种手术方式,但目前争论的焦点主要为白内障囊内或囊外摘除及是否安放人工晶状体。有研究发现,在白内障手术后最危险的并发症的出现在囊内白内障摘除(ICCE)组明显高于囊外白内障摘除(ECCE)组,推测其机制为完整的晶状体囊膜和玻璃体前膜可作为一层屏障,防止血管增生因子(AF)从视网膜进行到眼球前节刺激虹膜发生新生血管,ICCE 术后有增加虹膜新生血管发生的机会。另一争论的问题是 ECCE 术后是否安装人工晶状体。据大量临床观察,糖尿病患者 ECCE 术后安放人工晶状体与非糖尿病患者相同手术后无特殊并发症发生。因此,大多数学者主张,糖尿病患者进行白内障手术,如虹膜正常,无增殖型视网膜病变,在控制血糖、预防出血、预防感染的基础上首选 ECCE 并植入人工晶状体。

(李　娟)

# 第三节　糖尿病性视盘病变

糖尿病视盘病变是糖尿病较常见的眼部并发症。临床可分为视盘新生血管、前部缺血性视神经病变(AION)、后部缺血性视神经病变(PION)、糖尿病视盘病变(DP)和视神经萎缩。

## 一、视盘新生血管

视盘新生血管见于 PDR 患者,它标志着广泛的严重的视网膜缺血性病变,见于增殖期糖尿病性视网膜病变。

## 二、前部缺血性视神经病变

前部缺血性视神经病变(AION)是一种发病急,可累及双眼,视功能损害较重的常见眼病。系供养视乳头的后睫状动脉循环障碍,巩膜筛板和筛板前的血管梗死引起视乳头的急性缺血所致。

糖尿病患者发生 AION 往往为非动脉炎性前部缺血性视神经病变(NAION),这是一种常见的导致视盘水肿的原因,尤其是老年患者。NAION 的好发因素包括缺血性心脏病、高胆固醇血症、胶原血管病和糖尿病,在生理性视杯小甚至缺失的人群由于视盘结构拥挤更易发生。严重的贫血也可发生 AION。发病率为 10/10 万,男性常见占 62%,发病高峰年龄中位数是 66 岁或 72 岁,较少发生在 45~50 岁人群。40%~50% 的 AION 患者患有高血压,25% 患有糖尿病。

### (一)临床表现

糖尿病患者发生 NAION 典型表现为突然发生的无痛性视力下降、色觉障碍、视盘水肿、中度到明显的相对瞳孔传入障碍(即同等光亮刺激分别照射双眼瞳孔,照射患眼时瞳孔变大)、视野缺损。许多患者是在睡觉醒来后发现视力障碍,说明发病可能与睡眠中低血压有关,为突然出现的患眼上、下象限偏盲或其他类型视野缺损,通常累及中心注视区,缺损多与生理盲点相连;视力常为轻中度下降,50% 患者视力好于0.3,1/3 为 0.1 或更差。急性期检查可见患眼眼底视盘肿胀、边界不清,多为节段性,也可累及整个视盘,可伴有小片火焰状出血,血管细窄,视盘病灶可以因缺血面色苍白,也可因为之后表面毛细血管代偿扩张而充血。眼底荧光造影可以表现为视盘缺血灶循环早期充盈迟缓、低荧光,晚期荧光渗漏染色;也有部分患者因视盘表面血管代偿扩张而呈现造影早期高荧光,晚期荧光则因渗漏而更强烈。视野检查可以比造影更准确地揭示缺血部位。

### (二)鉴别诊断

1.老年患者非动脉炎性前部缺血性视神经病变应注意与巨细胞动脉炎性(颞动脉炎)前部缺血性视神经病变相鉴别。当患者为 50 岁以上老年,尤其同时出现体重降低、厌食、发热、间歇性颞颌功能紊乱、头痛、头皮触痛、近侧关节肌肉痛、触诊压痛、颞动脉无搏动时,应警惕排查巨细胞动脉炎性 AION,应常规检查血沉和 CRP。动脉炎性患者血沉、CRP 升高,而非动脉炎患者血沉往往在每小时 20mm 以下。颞动脉活检是巨细胞动脉炎诊断金标准,但因血管病变往往呈节段性分布,所以有时会出现阴性结果称为"遗漏性病损",需要对疑似病例反复活检;疑似动脉炎患者在活检同时应尽早全身大剂量激素治疗,以避免炎症迅速累及眼动脉、对侧眼、颅内动脉和全身其他重要器官。激素治疗并不影响之后几天的活检结果;激素治疗有效可以提示病变为巨细胞动脉炎性。动脉炎性 AION 往往视盘水肿颜色更苍白呈白垩色。

2.其他需要与 AION 鉴别诊断的疾病

(1)视神经乳头炎:发病急,视力障碍严重,视乳头充血、水肿、渗出,视野中心暗点,往往伴有深部眼痛和眼球转动痛。

(2)Foster-Kennedy 综合征:一侧陈旧 AION 视神经萎缩而另一侧急性 AION 视盘水肿时,与 Foster-Kennedy 综合征会有相似眼底表现,但后者视力缓慢减退且有头痛、颅内高压等神经系统表现和体征,CT、MRI 在 Foster-Kennedy 综合征患者可发现颅内占位。

### (三)治疗

1.控制血糖　积极控制糖尿病。

2.活血药物　应用丹参、葛根素、血塞通、川芎嗪、妥拉苏林或 654-2 等改善微循环药物及维生素、神经营养恢复剂,局部球后或半球后激素注射或许可以减轻视盘水肿。部分研究显示口服阿司匹林可以减少第二只眼患 AION 的风险。

3.高压氧　以往研究曾尝试高压氧治疗、视神经鞘减压治疗 AION,但均显示无效。大约 $30\% \sim 40\%$ 的 NAION 患者会自发缓解。

4.神经调节剂　复方樟柳碱是一种目前比较认可的自主神经调节剂,可加速恢复缺血区血管活性物质的正常水平,缓解眼血管痉挛,增加眼血流量,改善眼组织供血,抗氧化,抑制细胞内游离钙的升高和清除氧自由基,预防和减轻缺血-再灌注损伤的发生,抑制炎症,抑制纤维增生;同时可以保护内皮细胞膜,恢复血管壁的正常通透性,促进水肿、出血和渗出的机化吸收,且不扩张血管;调整、改善脉络膜血管活动功能。NAION 患者可使用复方樟柳碱 2ml 患侧颞浅动脉旁皮下注射每日 1 次,急重症可加球旁注射,14 次为一个疗程,根据病情需要使用 $2 \sim 4$ 个疗程。

AION 可双眼先后发病,有 10% 的患者 2 年后、15% 的患者 5 年后对侧眼发生 AION。首次发病眼视力差以及患有糖尿病是另一眼累及的两个重要危险因素。部分患者还会于发病不久出现脑卒中等严重疾病,因此有必要与内科积极合作,全面诊治。

## 三、后部缺血性视神经病变

后部缺血性视神经病变是眼球巩膜筛板后至视交叉的视神经血液循环障碍导致的疾病,发病率远不及 AION。有报告指出 PION 的发病率是 AION 的 1/43。病理表现为视神经轴部、周边或横贯整个视神经的缺血、梗死。糖尿病患者血管硬化及血流变异常、血流动力异常,导致视神经血液循环障碍而发病。

临床表现:同 AION 一样,患者也表现为突然出现的视力下降、视野缺损,唯独眼底急性期视盘正常,看不到水肿、出血,而在发病后 $4 \sim 6$ 周才逐渐显现不同程度的原发性视神经萎缩。因此典型的急性临床表现与视野缺损是确诊的关键。视野缺损中最常见的是中心暗点,其他类型还包括生理盲点联合中心暗点、旁中心暗点、生理盲点扩大、纤维束样缺损、广泛向心性缩小或周边不规则缺损、周边视岛等,临床视野损害的多样性与梗死累及的部位相关。荧光造影无明显异常,视觉诱发电位 VEP 异常。诊断时应排除其他原因引起的视神经疾病,如颅内占位、中毒性视神经病变、遗传性视神经炎、脱髓鞘疾病或感染。

对于 50 岁以上的 PION 老年患者同样也应该与 AION-样排除动脉炎性 PION。这里不再赘述。

## 四、糖尿病性视乳头病变

糖尿病性视乳头病变(DP)比较少见,可发生在长期糖尿病的患者中,以一过性视功能障碍以及相关的视盘水肿为特征,不伴有眼球或眼眶疼痛,可以累及一眼或双眼,在 1 型和 2 型糖尿病患者均可发生。患者伴有或不伴有糖尿病性视网膜病变。

(一)发病机理

具体发病机理不清,或许和小血管病变有关,糖尿病导致的视盘表面和周围的毛细血管缺血损伤可能是导致糖尿病性视乳头病变的原因。有研究表明小的视盘杯盘比、血糖控制不佳、血糖下降过快与 DP 发病有关。

(二)诊断

1.临床表现　以一过性视功能障碍以及相关的视盘水肿为特征,不伴有眼球或眼眶疼痛,可以累及一眼或双眼,通常为轻度的视神经功能障碍,与非动脉炎性前部缺血性视神经病变或视神经炎相比本病病程更为缓慢。

2.查体可见　视力通常较好,在 0.5(6/12)以上;单侧或双侧的轻度视盘水肿和充血;视盘表面毛细血管扩张较常见,严重时可能误诊为视盘新生血管。视野检查常见生理盲点扩大,有时可见神经纤维束样弓形视野缺损。荧光造影检查早期可见视乳头毛细血管扩张,晚期视乳头荧光渗漏染色。病程数月后最终自发恢复,但某些病例可能视力轻度或中度受损。双侧视乳头水肿时必须首先通过测量血压排除恶性高血压视乳头水肿。

一些 DP 患者可以合并黄斑水肿,导致视力下降,黄斑水肿的液体可能来自视盘的渗漏,黄斑水肿、渗出可随视盘水肿消退而消失。

### (三)治疗

1.控制糖尿病。

2.可试用低分子右旋糖酐增加脉络膜毛细血管和睫状动脉灌注。

3.全身激素治疗并不能有确切的受益,而且会影响糖尿病的控制。有个案病例报告后 Tenon 下激素注射有效。

4.新近报道玻璃体内注射抗 VEGF 药物贝伐单抗 1.25mg(0.05ml)治疗 3 周后视力提高,视乳头水肿消退。

## 五、视神经萎缩

视神经萎缩是指任何疾病引起视网膜神经节细胞和其轴突发生病变,视神经部分或全部变细的一种形态学改变。主要临床表现为视乳头颜色变淡或苍白、视力障碍和视野异常。

NPDR 视神经萎缩发病率并不高;PDR 患者由于广泛视网膜缺血,导致神经纤维层破坏萎缩累及视神经,因此在糖尿病视网膜病变晚期往往伴有视神经萎缩;激光导致的视神经萎缩是全视网膜光凝的罕见并发症。发生前部或后部缺血性视神经病变后 4～6 周,患者因部分视神经组织缺血坏死可出现视神经萎缩;而 DP 视盘水肿多在数月消退,极少出现视神经萎缩。原发性开角型青光眼在糖尿病患者中的发病率明显高于一般人群,PDR 患者可并发新生血管性青光眼,若眼压不能很好控制,可出现青光眼性视神经萎缩。垂体腺瘤患者继发糖尿病,可因颅内视神经、视交叉长期受压导致视神经萎缩。

视神经萎缩的诊断仅根据视力减退和视乳头色淡是不全面的,必须结合视野、视觉诱发电位等客观检查发现相关的视功能损害。视乳头外观特征性改变有助于诊断与鉴别诊断,双颞侧视乳头苍白或蝴蝶结样苍白可提示鞍区占位。

(李　娟)

# 第四节　糖尿病伴发葡萄膜炎

资料显示,糖尿病患者葡萄膜炎的发生率自 0.3%～25% 不等,国内有学者统计 1214 例葡萄膜炎患者中有 0.4% 由糖尿病所致。糖尿病伴发葡萄膜炎与糖尿病视网膜病变并无一定的联系。

## 一、发病机理

它的发病机制目前尚不清楚,但根据其可反复发作、局部激素治疗有很好效果这些特点,更倾向于是炎症性疾病。糖尿病患者抵抗力差,微生物感染后或直接侵犯葡萄膜引起炎症,或通过分子模拟机制激发免疫反应产生炎症,还可以通过免疫复合物沉积在葡萄膜激活补体系统诱发炎症。

## 二、临床表现

患者多在诊断糖尿病后发生葡萄膜炎,但临床也不乏因葡萄膜炎首诊眼科而发现糖尿病者,甚至眼科就诊时已经合并酮症。糖尿病伴发葡萄膜炎临床大多表现为特发型,也可为某些特定类型葡萄膜炎,比如Vogt-小柳原田病、白塞病等。大多数为前葡萄膜炎;单眼发作较为常见,占75%～85%;多为急性前葡萄膜炎,表现为突然发病的眼痛、畏光、流泪、睫状充血,大量细小尘状Kp(角膜后壁沉着物)、前房闪辉和炎症细胞,少数可出现前房纤维素渗出甚至积脓;可反复发作或慢性复发;也有起病即为慢性前葡萄膜炎者。糖尿病伴发葡萄膜炎还可表现为中间葡萄膜炎、后葡萄膜炎和全葡萄膜炎;糖尿病患者内眼术后易发生严重的反应性葡萄膜炎或感染性眼内炎;与其他葡萄膜炎患者相比,糖尿病患者更易发生虹膜红变、继发青光眼、并发性白内障。

中老年患者发生的葡萄膜炎应注意排查有无糖尿病,尤其急性前葡萄膜炎患者,应考虑血糖检查。

## 三、治疗

1.控制血糖 在内科协助下积极控制血糖,改善代谢。

2.皮质类固醇 葡萄膜炎治疗主要用皮质类固醇和散瞳剂,必要时应用免疫抑制剂。

(1)皮质类固醇:急性前葡萄膜炎可用醋酸泼尼松龙或地塞米松等糖皮质激素点眼,严重的可先每15分钟一次,1小时后每小时点1次,2～3天后炎症减轻后逐渐减少滴药频度。局部激素点眼可以避免激素对血糖控制的不利影响。

中间葡萄膜炎、后葡萄膜炎和全葡萄膜炎在血糖控制良好的情况下可适当予以口服糖皮质激素治疗,但剂量不宜过大以免影响血糖控制,一般口服泼尼松每日不超过30～40mg。

(2)散瞳药物:散瞳药物可使用后马托品、复方托吡卡胺,可起到麻痹睫状肌、缓解眼痛、改善睫状体循环、促使炎症消退、防止虹膜后粘连的作用。对于前房纤维渗出严重甚至前房积脓的病例可使用阿托品眼膏,每日1～2次,炎症减轻后改用后马托品眼膏每日1～3次并随病情好转减少频次。新鲜虹膜后粘连者可结膜下注射散瞳合剂(1%阿托品、1%可卡因、0.1%肾上腺素等量混合)0.1～0.2ml。

(3)非甾体抗炎药:如普南扑灵、氟比洛芬、双氯芬酸钠、吲哚美辛、酮咯酸氨丁三醇等滴眼液对于葡萄膜炎效果甚微,一般可与糖皮质激素联合应用点眼或仅用于前部葡萄膜炎非常轻微者。

(4)免疫抑制剂:中间葡萄膜炎、后葡萄膜炎和全葡萄膜炎在血糖控制良好的情况下可适当予以口服糖皮质激素治疗,但剂量不宜过大以免影响血糖控制,一般口服泼尼松每日不超过30～40mg。血糖明显升高、炎症顽固者可选择苯丁酸氮芥、环磷酰胺、硫唑嘌呤等免疫抑制剂,但应注意其毒副作用并小剂量使用。环孢素、FK-506因可导致糖尿病患者血糖升高、酮症酸中毒,故不宜应用。对于感染所致葡萄膜炎应积极有效抗感染治疗。

(李 娟)

# 第五节 糖尿病与白内障、屈光变化

糖尿病患者由于晶状体糖代谢异常,在晶体内生成糖醇并聚集在晶体细胞内,形成高渗状态,导致细胞水肿、电解质紊乱、氨基酸和谷胱甘肽降低、蛋白质水解等一系列病理生理变化,从而形成白内障。

糖尿病患者发生的白内障有两种情况,一种是合并老年性白内障,一种是真性糖尿病性白内障。

糖尿病合并老年性白内障发病率高,发病早,进展较无糖尿病者快,容易成熟。

真性糖尿病性白内障发病极为罕见。糖尿病患者房水中葡萄糖水平明显升高,并且弥散到晶体内部,被醛糖还原酶代谢为山梨醇,山梨醇积聚在晶体内,导致晶体内物质继发高渗性水肿。轻者晶体屈光指数随血糖波动而波动,晶体屈光指数因血糖升高而增加,导致近视;严重的晶体皮质空泡发展为明显混浊,形成糖尿病性白内障。此外,晶体氧化损伤、晶体蛋白糖化、需钙蛋白酶分解晶体蛋白、晶体谷胱甘肽与肌醇降低都参与糖尿病性白内障形成过程。

糖尿病性白内障与糖尿病合并老年性白内障在老年患者中往往不易区分。典型的糖尿病性白内障表现为年轻的糖尿病患者发生的晶体雪片样混浊,特点为起病迅速,可于数日内迅速成熟,血糖控制不佳时常见,往往双侧,从密集的囊下小空泡开始,空泡迅速发展为灰白色斑片状混浊,位于前囊和后囊下皮质浅层,犹如点点雪花飘荡在灰暗的天空。糖尿病性白内障可以数日内自发吸收或迅速成熟。

糖尿病患者中白内障和视网膜病变是导致视力受损和失明的最重要原因,糖尿病患者失明率是正常人的25倍,年轻人中糖尿病患者较非糖尿病患者更易发生白内障。在发达国家糖尿病是白内障最常见的危险因素。糖尿病使白内障患病率增加,65岁以上可达3~4倍,65岁以下达2倍。据估计,在英国所有白内障手术中有10%~20%是糖尿病患者。糖尿病患者发生白内障,一方面使得诸如糖尿病黄斑水肿等威胁患者视力的视网膜病变诊断、治疗带来一定困难,另一方面白内障手术并发症(尤其合并糖尿病视网膜病变时)会明显增加,还有白内障手术会带来糖尿病视网膜病变尤其是糖尿病黄斑病变恶化的风险。

至今仍没有有效防治糖尿病性白内障的药物。目前临床研究的药物包括如下几类。

1.苄达赖氨酸(BDZL) 是近年来用于临床的一种醛糖还原酶抑制剂,化学名为L-赖氨酸醋酸盐,点眼后通过非竞争对抗作用,使醛糖还原酶失去部分活性,从而减少糖醇生成;同时抑制脂质过氧化物丙二醛的产生,起到抗氧化作用;其活性代谢产物抑制可溶性晶体蛋白糖基化作用,减缓晶体内谷胱甘肽含量的下降,抑制不溶性蛋白的形成,延缓白内障形成。

2.抗氧化剂 例如嘧啶和嘧啶衍生物、牛磺酸。

3.糖化抑制剂 例如氨基胍、阿司匹林。

4.钙通道阻滞药和需钙蛋白酶抑制剂 例如维拉帕米、E64半胱氨酸蛋白酶抑制剂。

5.谷胱甘肽 当糖尿病患者白内障影响视力,带来明显视觉症状或明显影响眼底观察时,就应考虑手术治疗。糖尿病患者行白内障手术时视网膜病变严重意味着预后视力差,所以白内障手术治疗最好是在糖尿病患者还没有明显视网膜病变时就进行;如果已经出现视网膜病变,应该在充分恰当地治疗眼底病后再考虑白内障手术。

(王 乾)

# 第二十四章　神经眼科病变

## 第一节　视神经病变

### 一、视神经炎

【病因】

多为脱髓鞘或自身免疫性疾病,病毒感染等。典型发病年龄:20～50 岁。

【诊断】

1.数天内视力下降。下降的程度可相差很大,通常是单眼,但是儿童常常双眼同时受累。

2.约 90％的患者有眼眶痛,特别是眼球转动时疼痛。疼痛可先于视力减退或与之伴随出现。

3.单侧发病或双眼不对称,有相对性传入瞳孔阻滞(RAPD)。

4.获得性色觉障碍,色觉缺陷往往较视力下降程度大。

5.三分之二的患者视神经乳头正常(球后视神经炎)。20％～40％的病例可有视乳头水肿。水肿的程度和视神经功能障碍的严重程度不成比例。视乳头或乳头旁出血不常见。

6.可见玻璃体细胞,特别是视乳头前但量很少。

7.任何形式的视野缺损在视神经炎中都可出现,但中心暗点和盲点中心暗点多见。视野缺损经常在对侧眼发现。

8.几乎所有的视神经炎患者都有对比敏感度异常。

9.可行头颅 MRI。典型病例不需行 MRI 证实诊断(诊断是建立在临床基础上)。MRI 可发现亚临床脱髓鞘斑块。

【鉴别诊断】

1.前部缺血性视神经病变　患者年龄多大于 50 岁,表现为视力骤降,眼球运动时无疼痛,视盘水肿趋于灰白色,最常见视野缺损为与生理盲点相连的阶梯性视野缺损。

2.急性视乳头水肿　多表现为双侧视盘水肿,无色觉异常,早期无视力下降,无眼球转动痛,视野检查表现为生理盲点扩大。

3.Leber 视神经病变　常发生于十几或二十几岁的男性,可有家族史。一眼视力速降,另眼在数天至数月内视力也丧失。可有视盘旁毛细血管扩张。

4.中毒性或代谢性视神经病变　进行性无痛性双侧视力下降,可继发于酒精中毒、营养不良或其他因素,如乙胺丁醇、氯喹、异烟肼以及重金属等中毒、贫血等。

【治疗】

1.大多数患者视力可自行恢复。

2.根据美国多中心视神经炎治疗组(ONTT)的研究结果,静脉用糖皮质激素可缩短病程,减少复发,但对最终视力预后无明显影响。对于严重视力下降或 MRI 提示有脱髓鞘斑块者,可给予甲泼尼龙 500～1000mg/d 静滴 3 天,之后给予泼尼松每天 1mg/kg 口服 11 天,之后快速减量。

3.对轻度视力下降患者,或既往已诊断多发性硬化或视神经炎患者,可使用维生素 B 族药及血管扩张剂。

# 二、缺血性视神经病变

【病因】

分为动脉炎性和非动脉炎性。动脉炎性缺血性视神经病变和巨细胞动脉炎有关。非动脉炎性视神经病变是后睫状循环供血不足影响远端视神经的结果,发病的高危因素包括:小杯盘比和小视盘,高血压,糖尿病,高脂血症,凝血系统病变,视盘玻璃疣等。

【诊断】

1.无痛性视力下降,通常为单侧,但也可发展为双侧。

2.动脉炎性还可有头皮触痛,食欲不振,体重下降,发热等全身症状。

3.相对性传入瞳孔阻滞。

4.色觉障碍:色觉丧失程度通常与视力成正比,不像视神经炎患者色觉与视力下降常不成比例。

5.视盘水肿可为弥散性或节段性,常见火焰状出血。

6.任何视神经型视野缺损都可发生,但最常见的是与生理盲点相连的水平视野缺损。

7.眼底荧光血管造影:在病变早期,视乳头荧光出现延迟且减弱,视乳头四周有弧形或环形低荧区。

8.动脉炎性,可有血沉升高。颞动脉活检为肉芽肿性炎症。

【治疗】

对动脉炎性缺血性视神经病变唯一有效治疗为全身使用皮质类固醇。阻止视力下降的确切皮质类固醇剂量和治疗期限不明。治疗的主要目标是防止另眼视力丧失。

对非动脉炎性视神经病变目前为止尚无有效治疗。现有治疗主要是针对全身危险因素。

# 三、外伤性视神经病变

【病因】

头面部或眼眶的外伤。

【诊断】

1.视力部分或完全损失:视力丧失的速度对病因的推断很重要。剪切力产生的外伤性视神经病变使视力即刻丧失。骨折碎片或血肿压迫产生的视神经病变发展较慢,最初患者视力保存,然后在数小时内丧失。视神经撕脱导致突然失明。

2.单眼受累可有 RAPD。

3.色觉障碍。

4.视神经最初可表现为水肿或撕脱,但早期通常正常,之后可出现萎缩。

5.当有部分视力被保存时,可有视野缺损。

6.CT 检查可着重观察视神经管以发现有无骨折片压迫;如未见金属异物,可考虑 MRI 以排除血肿压迫。

【治疗】

临床上,大多数医师在没有禁忌证情况下,都给予大剂量皮质类固醇治疗患者。但目前尚缺乏循证医学证据支持。

# 四、Leber 遗传性视神经病变

【病因】

Leber 遗传性视神经病变(LHON)是一种线粒体(mt)DNA 的疾病。已有几个线粒体 DNA 突变位点被认为是本病的原发位点,因为这些位点单独突变均可导致本病的发生。这些位点为 11778,3460,14484。估计约有 90% 的患者是由此 3 个突变位点之一引起。

【诊断】

1.多见于青春期前后的男性。常有明确的家族史。

2.双眼常相继发生视力下降,多相隔数周至数月。常为 20/200 或更差。可骤然发生或在数天内进行性恶化。

3.如单眼发病或双眼不对称可有 RAPD。

4.色觉障碍。

5.视盘常水肿充血。视乳头周围毛细血管扩张为 LHON 的特征性改变。神经纤维层混浊,但荧光血管造影无视盘渗漏。

6.视野缺损,多为中心暗点,周边视野相对保存。

【鉴别诊断】

1.视神经炎 许多患者最初因单眼视力下降,视乳头水肿和年轻发病而被误诊为视神经炎。但短时间内另眼受累在视神经炎中少见,可与之鉴别。

2.缺血性视神经病变 在 LHON 患者的年龄段中少见。

3.视乳头水肿 当出现双侧视盘水肿时要考虑此诊断。但视乳头水肿中除了慢性患者不会出现明显的视力受损。

【治疗】

对 LHON 无有效治疗。少数患者可在数月或数年后视力有所恢复。

# 五、营养不良和中毒性视神经病变

【病因】

1.吸烟饮酒过度。

2.伴维生素 $B_1$ 缺乏的严重营养不良。

3.恶性贫血(维生素 $B_{12}$ 吸收障碍)。

4.氯喹、洋地黄、乙胺丁醇、异烟肼、链霉素等药物毒性或甲醇、乙二醇、铅等中毒。

【诊断】

1.详细的病史:仔细询问饮食摄入、吸烟史、饮酒史、药物服用情况及毒物接触史等。

2.双眼无痛性,进行性视力减退。

3.获得性色觉障碍:经常在病程早期即出现,可为首发症状。

4.瞳孔对光发应迟钝,但因双眼视神经对称受累而无 RAPD。

5.视盘最初可表现为正常或充血,到疾病晚期可有视乳头萎缩,绝大部分累及视盘的乳头黄斑区域。

6.视野表现为双眼中心或中心生理盲点性暗点,周边视野通常正常。

7.神经影像学检查:MRI 加静脉注射钆-DTPA 检查以排除视神经或视交叉处的压迫性病灶。

## 【治疗】

治疗的目的通常是为了避免视力的进一步下降。

1.戒烟、戒酒。

2.增加饮食摄入,特别是增加绿色和黄色蔬菜摄入。

3.维生素 $B_1$ 100mg 口服,每天两次。叶酸 1.0mg 口服,每天一次。

4.有人推荐维生素 $B_{12}$ 注射,应采用羟钴胺。

# 六、放射性视神经病变

## 【病因】

通常发生在眼眶、鼻窦、鼻咽或颅内肿瘤接受放疗的患者,视神经被包括在放射野内。放疗总量超过6000cGy,每日分剂量约 200cGy 即可致放射性视神经病变。较低剂量的放疗如同时给予化疗也可导致放射性视神经病变。

## 【诊断】

1.急性、进行性视力下降直至单眼或双眼视力全部或绝大部分丧失。

2.视力丧失通常发生在放疗后 1～5 年,平均约 18 个月。

3.主要表现为球后视神经病变,最初视盘外观正常,之后变苍白。

4.极少数情况下,可表现为伴视乳头水肿的前段视神经病变。

5.视神经或视交叉受累型的视野缺损。

6.鉴别诊断包括原发肿瘤复发,伴视神经和视交叉脱垂的继发空鞍综合征,放射导致的鞍旁肿瘤和蛛网膜炎。

7.钆增强的 MRI 在 $T_1WI$ 下可见视神经、视交叉,甚至可能视束有明显增强,当视功能稳定后增强消退。

## 【治疗】

视力丧失的原因为血管坏死。有多种治疗方法,包括大剂量皮质类固醇,单独使用或联合高压氧舱,也可给予抗凝治疗。本病预后差。

# 七、压迫性、浸润性和炎症性视神经病变

## 【病因】

眼眶和全身的炎症或肿瘤性疾病可能会累及视神经,如梅毒、结核、结节病、胶原血管疾病、自身免疫性疾病、眼眶或颅内原发或继发肿瘤、白血病、淋巴瘤等。

## 【诊断】

1.单侧或双侧视力下降,可伴眼痛或头痛。压迫性病灶常表现为缓慢进展性的视力下降。

2.单侧或非对称性病变可有 RAPD。

3.色觉障碍。

4.中心视野缺损。

5.视神经乳头可正常,水肿或萎缩。视神经脑膜瘤时视盘表面可见视睫状旁路血管。

6.根据病史进行相应的实验室检查,如血常规、血沉、梅毒血清学、CRP、ACE、ANA、ANCA 等,结核菌素试验,胸片,眼眶或头颅 CT 或 MRI。

【治疗】

治疗取决于病因。

## 八、视神经乳头水肿

【病因】

视神经乳头水肿是指因颅内压升高导致的视盘隆起,几乎总是双眼。常见病因包括:①颅内原发或转移性肿瘤;②大脑导水管狭窄所致的脑积水;③特发性颅内高压;④硬膜下或硬膜外血肿;⑤蛛网膜下腔出血;⑥颅内动静脉畸形;⑦脑脓肿;⑧脑炎或脑膜炎;⑨矢状窦血栓形成。

【诊断】

1.短暂视物模糊,持续数秒,常由患者改变姿势或弯腰后快速站立引发,为视乳头水肿的典型症状。

2.早期对视力影响较小。若水肿波及黄斑,或视乳头水肿持续较久者,可有视力减退。

3.可伴头痛,恶心,呕吐。

4.单侧或双侧第六脑神经麻痹可致复视。

5.眼底检查:视乳头边界模糊,色泽较灰,隆起明显(一般>3D)视乳头表面血管怒张并呈爬坡状。后极视网膜可有水肿和火焰状出血。后期出现继发性视神经萎缩。

6.视野缺损在最初表现为生理性盲点扩大,当视乳头水肿转为慢性,整个视野出现抑制,继而发展为弓形视野缺损,只有在晚期才会累及中心注视。

【鉴别诊断】

视乳头水肿不是产生视盘隆起的唯一原因。眼底镜下,一个先天性隆起的视盘可能和视乳头水肿相混淆,称为假性视乳头水肿,亦可见于视盘玻璃膜疣。另外,炎症、缺血或浸润都可导致视盘水肿,需要加以鉴别。

【治疗】

所有发现的处于任何时期的视乳头水肿患者均作为急症处理。需要立即行影像学检查以排除颅内占位病灶或脑积水。MRI 是最佳选择,但 CT 可作为急诊手段除外占位病灶。

治疗直接针对原发疾病,常需会同神经科和内科作进一步检查与治疗。如原发病无法治疗,出于保护视力的考虑可采用分流手术或视神经鞘开窗术治疗视乳头水肿本身。

(李　娟)

# 第二节　瞳孔异常

【解剖】

瞳孔同时接受交感和副交感支配。交感刺激瞳孔扩大,副交感刺激瞳孔收缩。因此,交感神经麻痹会使瞳孔异常缩小,而副交感麻痹使瞳孔散大。

## 【检查技术】

瞳孔检查是整个眼科检查不可分割的一部分,至少所有的新患者都应检查。瞳孔检查的技术如下:

1.首先在暗光下,让患者注视远处目标测量每眼的瞳孔大小。光线从下方弥散照射瞳孔。打开检查室照明,使用卤素灯或把间接眼底镜调至最亮测量瞳孔在亮光下的大小。

2.在暗光下,患者注视远处目标,测量每个瞳孔的反应性。强光分别照射每个眼记录瞳孔反应的敏锐性。

3.进行光线移动试验寻找有无 RAPD。

4.弥散光照射瞳孔,让患者注视 13 英寸处目标,测量瞳孔近反射。患者的尽力是个重要因素,如无会聚,很难区分是病理性还是与患者不尽力有关。

5.特殊情况下进行虹膜的裂隙灯检查和药物试验。

## 【瞳孔大小】

在正常情况下,两眼瞳孔大小相同且在标准范围内。因此,瞳孔不等必须总是怀疑其潜在的病理性。但也有约 10%～20%的患者可有生理性的瞳孔不等。生理性瞳孔不等在亮光和暗光下,瞳孔不等的程度相同。如:在暗光下瞳孔大小相差 30%,则在亮光下亦相差 30%。因此,瞳孔不等程度的任何差别都提示病理性的瞳孔不等。

病理性瞳孔不等可由交感或副交感通路的异常造成。如瞳孔不等在暗光下明显,异常瞳孔为较小的瞳孔,需怀疑交感麻痹。这种交感麻痹最可能的表现为 Horner 综合征,通常伴随上睑下垂。

如果瞳孔不等在亮光下明显,异常瞳孔为较大的瞳孔,不能正常收缩。可有多种原因产生,包括瞳孔副交感支配异常。Adie 瞳孔和由 CNⅢ麻痹所致的副交感麻痹是最可能的副交感异常。同样地,一侧瞳孔的药物阻滞也会产生亮光下瞳孔不等变大。

重要检查:任何瞳孔不等的患者;必须检查:眼睑和眼球运动,这可使医生确定更重要的瞳孔不等病因,即 Horner 综合征和 CNⅢ麻痹。

# 一、霍纳(Horner)瞳孔

## 【病因】

交感通路上任何一点发生病变,如夹层颈动脉瘤、外伤以及肺癌、胸主动脉瘤等引起颈交感神经麻痹都可产生 Horner 综合征的临床表现。

## 【诊断】

1.常单眼发病。

2.上睑下垂伴下睑抬高使睑裂变小,眼球内陷。

3.瞳孔不等,患侧瞳孔变小。暗处瞳孔不等明显。

4.可伴同侧面颈部皮肤温度升高及汗闭。

5.如 Horner 综合征是先天性,则会有虹膜异色,患侧虹膜较正常侧色浅。

## 【治疗】

建议对所有 Horner 综合征的患者进行头颈 MR 和胸部 CT 检查。治疗针对能发现的潜在病因。

## 二、阿-罗(Argyll-Robertson)瞳孔

### 【病因】

三期梅毒。

### 【诊断】

1.双眼瞳孔小,但两侧不对称;对光反应差或消失,但近反射灵敏。

2.可有梅毒在眼部的其他表现,如角膜基质炎,脉络膜视网膜炎,视乳头炎,葡萄膜炎等。

3.梅毒血清学阳性。

### 【治疗】

梅毒治疗取决于是否存在活动性梅毒及既往有无正规治疗。

## 三、艾迪(Adie)强直性瞳孔

### 【病因】

特发性,眼眶外伤或感染,带状疱疹病毒感染,糖尿病,自主神经病变,Guillain-Barre综合征等致副交感神经麻痹产生的瞳孔扩大。

### 【诊断】

1.青年女性多见,病初为典型的单眼发病。

2.瞳孔中度不规则扩大,对光反应迟钝或消失,对近刺激慢慢出现强直反应,当重新注视远处时,缓慢地、强直地再散大。

3.由于虹膜卷缩轮的丧失呈现节段性瞳孔麻痹。对虹膜光刺激有异常运动。保留卷缩轮的虹膜部分收缩,无卷缩轮的虹膜不收缩,使瞳孔的运动不是正常所见的相心性收缩而表现为钱袋口绳子样运动。这常被称为蠕动。

4.深部腱反射降低或消失(Adie综合征)。

5.0.125%的稀释浓度的匹鲁卡品可使Adie瞳孔缩小。

### 【治疗】

无特殊治疗,必要时可滴缩瞳药。

(李　娟)

# 第三节　视神经乳头发育异常

## 一、视神经乳头发育异常

### (一)视神经发育不良

### 【概述】

从胎儿期的最初胚芽期、器官发生期至第3个月末的发育过程中,都可能因某种原因导致生长停滞或

发育异常,引起视神经发育不良,视网膜神经纤维层变薄或缺如,神经节细胞数目减少或消失。

【临床表现】

1.视力较差,与视神经发育不良程度有关。轻者视力略低下或大致正常,重者可为全盲。

2.常有斜视和眼球震颤。

3.多数患者的视网膜电图 b 波振幅轻度减低。

4.眼底所见

(1)视神经乳头部分或全部缺损。

(2)视神经乳头周围有境界不清、裸露的巩膜或增生的纤维组织。有时伴有不规则的色素沉着。缺损的表面可见异常组织残留。

(3)视神经乳头无缺损处仍可见视网膜中央血管出入,行径无明显异常。视神经乳头缺损较大或近于全部缺损者,其血管多呈不正常分布。

5.荧光素眼底血管造影:视神经乳头缺损处早期低荧光,晚期高荧光。视神经乳头周围病变区透见荧光增强,脉络膜毛细血管无灌注,晚期高荧光。

6.视网膜电图 b 波振幅多数轻度减低。

【诊断】

1.根据眼底视神经乳头的改变,可以诊断。

2.眼底荧光素血管造影可有助诊断。

【鉴别诊断】

1.先天性大凹陷视神经乳头(先天性大视杯)    视盘凹陷增大,杯盘比可大到 0.7 以上。但多年复查视盘形态不会改变,眼压、视野正常。

2.假性视神经炎    为先天发育性小视盘,边界不清但无隆起和充血,随诊眼底静止不变,常伴有远视屈光状态。

【临床路径】

1.询问病史    是否自幼视力差。

2.体格检查    重点观察视神经乳头的改变。

3.辅助检查    荧光素眼底血管造影有助于诊断。

4.处理    无特殊处理。

5.预防    无有效预防措施。

## (二)有髓神经纤维

【概述】

人出生时视神经髓鞘达到并止于巩膜筛板后端。若发育异常,出生后 1 个月或几个月内,髓鞘继续生长,超过筛板水平,到达视网膜甚至较远处的眼底,形成白色羽毛状的有髓鞘纤维。

【临床表现】

1.多为单眼,但亦可为双眼。

2.一般不影响视力。

3.大多无遗传倾向,少数为常染色体隐性遗传,亦可有不规则显性遗传。

4.眼底所见

(1)常见于视神经乳头边缘,为小或较大的斑片状,或沿视网膜上、下血管弓弧形分布,甚至包绕黄斑。亦有不以视神经乳头起点而出现于视网膜上,呈孤立的小片白色羽毛状斑。浓密的有髓鞘神经纤维呈乳白色而有光泽,可遮盖该处的视网膜血管。

(2)大面积视网膜有髓神经纤维罕见,几乎覆盖全后极部,乳白色有髓神经纤维在鼻侧者呈直线形放射状进入视神经乳头。来自颞侧周边部上、下方的纤维呈弓形,在颞侧水平合缝处会合,纤维排列十分整齐。

5.浓厚的有髓鞘神经纤维斑遮挡光线使光线不能到达视细胞,故可产生相应的视野缺损,如生理盲点扩大、神经束状暗点等,但很少出现中心暗点。

【诊断】

1.根据眼底改变,可以诊断。

2.视野检查有助于诊断。

【鉴别诊断】

1.棉絮斑易与孤立厚实的小片状乳白色有髓鞘神经纤维相混淆。棉絮斑的形态多不规则,颜色呈白色棉绒状,由于视网膜的炎症或其他疾病引起的神经轴突的肿胀,棉絮斑可以扩大或吸收,而有髓神经纤维终身不变,有髓神经纤维不伴有视网膜的异常,眼底荧光血管造影证实并无毛细血管无灌注区。

2.血管白鞘可与沿血管旁的薄条状有髓鞘神经纤维相混淆,但后者血管正常,于其边缘处可见沿神经纤维走行的一丝丝羽毛状条纹,前者常表现为多条视网膜动脉改变,常在视网膜周边部开始,可呈进行性加重,伴有视力受累,并常伴有全身动脉炎的临床表现及血液免疫性指标异常。

【临床路径】

1.询问病史 注意询问与全身动脉炎相关的症状和体征,以鉴别诊断。

2.体格检查 重点观察眼底的改变的分布特点、数量及有无其他视网膜异常表现。

3.辅助检查 眼底荧光血管造影和视野检查有助于诊断。

4.处理 无特殊处理。

5.预防 无需预防措施。

## (三)先天性视神经乳头小凹

【概述】

先天性视神经乳头小凹是视神经乳头发育异常,在视神经乳头的神经实质内有局部先天性缺损,可能与胚裂闭合不全有关。多为散发性,无明显遗传倾向。可伴有其他先天异常,如视神经乳头部分缺损、视神经乳头下弧、视神经乳头前膜、残存玻璃体动脉等。并可合并黄斑部浆液性视网膜脱离,最终发生囊样变性,甚至破孔,造成永久性视力障碍。

【临床表现】

1.病史:无自觉症状。一旦发生黄斑部浆液性视网膜脱离,视力可急剧下降并有视物变形。

2.70%的视神经乳头小凹发生于视神经乳头颞侧,20%发生于视神经乳头中心,其他位置的小凹约为10%。

3.眼底表现视神经乳头直径较对侧大,形态不规则,在小凹处呈梨形扩大。小凹由发育不全的原始视网膜组成,其中有纤维组织填充,凹内可见细小血管,表面可见不完整薄膜。可合并与视神经乳头相连的黄斑浆液性视网膜脱离。

4.眼底荧光血管造影特点

(1)动脉前期与动脉期:视神经乳头小凹部位呈现边缘清楚的无荧光区。

(2)静脉期以后,小凹部位的无荧光区逐渐出现荧光,并逐渐增强。

(3)晚期,小凹内充满荧光,在视神经乳头内有轻度扩散,并形成一高荧光小区。

(4)合并有黄斑浆液性视网膜脱离时,脱离区晚期有染料积存,无渗漏点。

5.视野检查可正常,亦可有旁中心暗点或与盲点相连的束状暗点。

**【诊断】**

根据眼底的改变和眼底荧光血管造影的结果,可以诊断。

**【鉴别诊断】**

1.中心性浆液性视网膜脉络膜病变　无视神经乳头的改变,患者主诉视力下降或视物变形,急性期黄斑区有水肿,视野改变为中心或旁中心暗点,眼底荧光血管造影显示有黄斑区或黄斑区旁荧光素渗漏。

2.青光眼性视神经乳头改变　可表现为视神经乳头凹陷扩大,盘沿变窄。视神经乳头无小凹改变。

**【治疗】**

1.未发生黄斑部浆液性视网膜脱离时,可定期随诊。

2.合并黄斑部浆液性视网膜脱离者,每3个月进行随诊复查,25%的患者可能自愈,如果视力受影响明显,则需采用氩激光沿视盘颞侧方向进行光凝治疗。

**【临床路径】**

1.询问病史　有无视力障碍。询问个人及家族史,其母在妊娠期有无患病及用药史。

2.体格检查　散瞳检查眼底。

3.辅助检查　眼底荧光血管造影,视野检查。

4.处理　定期复查,如发生并发症对症治疗。

5.预防　目前无有效预防措施。

## (四)视神经乳头玻璃疣

**【概述】**

本病系玻璃样物质出现在视神经乳头部位。多数双眼发病。病因尚未确定,可能为先天性发育异常。本病有家族遗传性。视神经乳头玻璃疣也合并出现于其他眼底病如血管性疾病、视神经乳头炎、视神经萎缩、眼底变性类疾病及母斑病等。

**【临床表现】**

1.无自觉症状,视力多为正常。有时可有阵发性视力模糊,可能由于疣体所致血管反射性痉挛而致暂时性缺血。偶有一过性视野缺损。

2.眼底所见

(1)当视神经乳头玻璃疣位置表浅时,呈黄色或带白色或为蜡黄色、半透明的、发亮的圆形小体。可为单个,也可多发,排列成串,或堆集成桑椹状,并可融合成不规则的较大团块,向玻璃体内突出。

(2)深埋在视神经组织内者称埋藏视神经乳头玻璃疣。视神经乳头稍扩大,隆起达 1/2～3D,边界不清,呈不规则起伏状。视网膜血管在视神经乳头上弯曲爬行,呈现假性视神经乳头水肿外观。视网膜血管行径正常,有时在玻璃疣表面稍隆起,或被遮蔽,或呈起伏不平。视网膜静脉可充血。视神经乳头邻近可见视网膜出血。偶见渗出斑,甚至新生血管。

3.眼底荧光血管造影

(1)浅表的视神经乳头玻璃疣自发荧光。此后渐被视神经乳头深部毛细血管网渗漏的荧光素着染。

(2)造影过程中荧光强度逐渐增强,晚期显示结节状荧光着染,及不规整的视神经乳头边界。

(3)视神经乳头埋藏玻璃疣所致的假性视神经乳头水肿,凹陷不明显,其上毛细血管不似视神经乳头水肿时那样扩张,亦不渗漏荧光。视网膜血管也不怒张,血管无渗漏,晚期管壁无着染。

4.视野:疣体较多但浅者,虽然眼底改变明显,但视野可长期正常,或只有轻度改变,如生理盲点扩大,扇形或不规则缺损等。位于筛板前的深层玻璃疣,由于疣体直接压迫视神经纤维或压迫血管引起前部缺血性视神经病变(AION),视野可出现与生理盲点相联的神经束状暗点。

**【诊断】**

1.根据视神经乳头的改变,可以诊断。

2.眼底荧光血管造影有助于诊断。必要时可做视野检查。

**【鉴别诊断】**

1.假性视神经乳头水肿　大多双眼远视,视力和视野正常。视神经乳头较小,轻度隆起,边缘不清。视网膜正常,无出血和渗出。眼底荧光血管造影显示无毛细血管扩张,也无渗漏。

2.视神经乳头炎　一般单眼发生,但另眼可以后发生。视力显著下降,视野中心暗点。荧光素血管造影显示毛细血管扩张,有明显渗漏。

3.视神经乳头水肿　大多双眼发生。可有头痛、恶心、呕吐。视力可正常,但日久可减退。视神经乳头扩大、隆起,边界模糊。视网膜静脉怒张、迂曲,视网膜水肿、出血和渗出。荧光素眼底血管造影显示毛细血管扩张,可有微血管瘤,有渗漏。可有颅内压升高的表现。

**【治疗】**

1.浅表及为数不多的埋藏视神经乳头玻璃疣对视力及视野的危害不明显,无需治疗。

2.深在的较多玻璃疣长期存在,可致视力下降和视野缺损,治疗同前部缺血性视神经病变。

**【临床路径】**

1.询问病史　注意有无阵发性视物模糊的病史。

2.体格检查　重点检查视神经乳头。同时也应注意全身情况,如神经系统、皮肤、精神状态等检查,以便与结节性硬化相鉴别。

3.辅助检查　眼底荧光血管造影和视野检查。必要时检查 B 超、头颅及眶部 CT 像。

4.处理　根据视神经乳头玻璃膜疣的位置,及其对视力和视野影响程度,决定是否给予药物治疗。

5.预防　无有效措施预防。

### (五)视神经乳头缺损

**【概述】**

本病是由于胚胎裂不完全闭合所致,是少见的先天性病变。虽然本病可以是常染色显性遗传,但大多数是散发的。可以是单眼发生,也可双眼发生。在一些患者中还有全身性病变。

**【临床表现】**

1.视力较差,与视神经乳头缺损程度有关,重者可致全盲。

2.常伴有斜视和眼球震颤。

3.眼底所见

(1)视神经乳头部分或全部缺损,缺损位于视盘下部。视神经乳头有一不规则的漏斗形凹陷,小者局限于视神经鞘内,类似大的生理凹陷;大者深达 7～10mm,或伴有球后囊肿。凹陷最深处常位于下方,或稍偏向一侧。凹陷的底部平滑,看不见筛板的灰白色斑点。

(2)视神经乳头周围有境界不清和不规则的发亮白环,为裸露的巩膜或增生的纤维组织,有时伴有不规则的色素沉着。缺损的表面可见异常组织残留。

(3)视神经乳头缺损较大或近于全部缺损者,其血管多呈不正常分布。

4.眼底荧光血管造影

(1)视神经乳头缺损处早期低荧光,晚期高荧光。

（2）视神经乳头周围病变区透见荧光增强。

（3）脉络膜毛细血管无灌注,晚期高荧光。

（4）视网膜中央血管系统于上下盘缘发出多支辐射状血管从隆起嵴上屈膝而出。

【诊断】

1.根据视神经乳头的改变,可以诊断。

2.眼底荧光血管造影有助于诊断。

【鉴别诊断】

1.大生理凹陷　盘沿齐整,一般下方最宽,上方其次,鼻侧再其次,颞侧最窄,无视盘缺损。即使生理凹陷再大,血管荧光造影早期总是有视神经乳头强荧光。

2.青光眼视神经凹陷和萎缩　也有大凹陷,但有盘沿的切迹和缺失等改变。此外,还有其他青光眼相关的眼部异常,如眼压的改变和视野缺损等。

【临床路径】

1.询问病史　是否自幼视力差。

2.体格检查　重点观察视神经乳头的形态。

3.辅助检查　眼底荧光血管造影有助于诊断。

4.处理　无特殊治疗方法。

5.预防　无有效预防措施。

## （六）牵牛花综合征

【概述】

本病是一种先天性视神经乳头发育不全的表现。男性略多于女性,眼别无差异。常为单侧,很少双眼发生。大多数病例没有全身性异常。

【临床表现】

1.视力差,自幼患眼外斜。

2.眼底所见

（1）相当于视神经乳头的部位较正常视神经乳头明显增大。底部凹陷,常被绒毛状或不透明白色组织填充,其边缘不规整,且隆起似一环形嵴,其上有色素沉着。嵴环外为视网膜脉络膜萎缩区。

（2）有较多支血管（一般为20支左右）从相当于视神经乳头边缘处,或穿过中央不透明组织,爬出嵴环向四周视网膜分布,走行平直,很少分支。其动静脉不易分辨,管径均细窄,有的伴有白鞘。

（3）在双目间接镜下,中央凹陷区内增殖的组织有如一蒂,四周环形嵴及众多血管爬出,辐射状向周边走行,隆起嵴外萎缩区又呈一环,好像一朵盛开的牵牛花,故名牵牛花综合征。

3.眼底荧光血管造影

（1）视神经乳头早期低荧光。

（2）早期视神经乳头周围萎缩区内窗样缺损,透见高荧光。眼底可见脉络膜毛细血管无灌注。晚期视神经乳头上增殖的组织着染,持续高荧光。由于眼底早晚期均有高荧光出现及众多平直血管,使荧光血管造影分外醒目。

4.眼电生理检查可有异常结果。

【诊断】

1.根据视力低下、眼球震颤,以及眼底特征性的改变,可以诊断。

2.眼底荧光血管造影有助于诊断。

【鉴别诊断】

1.高度近视　高度近视眼视神经乳头周围常有脉络膜萎缩环,但盘周血管不从盘缘直出,而是从中心血管分出。数目也不增多。

2.视神经肿物　眼底检查可发现视神经肿物。B超扫描常可发现肿物。

【临床路径】

1.询问病史　是否自幼视力差。

2.体格检查　重点检查视神经乳头。

3.辅助检查　荧光素眼底血管造影有助于诊断。

4.处理　无特殊治疗方法。

5.预防　无有效预防措施。

## 二、视神经肿瘤

### (一)视神经胶质瘤

【概述】

本病为一种起源于视神经内胶质细胞的良性或低度恶性肿瘤。视神经胶质瘤占神经系统胶质瘤的 $1\%\sim2\%$ ,占眶内肿瘤的 $1\%\sim6\%$ 。

【临床表现】

1.患者多为 10 岁以下儿童,新生儿也可患病。成人发病者恶性程度较儿童高。

2.女性多见。

3.进度缓慢,多为良性,也可为低度恶性,不常发生血行或淋巴转移。

4.常先出现视力下降。

5.继而出现进行性眼球突出,常为非搏动性和不能压回的突眼,多数向正前方。但如果肿瘤过大,可使眼球前突偏向颞下方。

6.眼球运动一般不受限。如果肿瘤过大,也可影响眼肌,发生眼球运动障碍。

7.肿瘤较大,或距眼球较近者,可压迫眼球,导致脉络膜视网膜皱褶,或致视神经乳头水肿或视神经萎缩。少数人可因视神经受压而引起视网膜中央静脉阻塞。

8.多为单侧。近眶尖部肿瘤可沿视神经交叉向对侧蔓延累及对侧。

9.儿童视神经胶质瘤常伴有神经纤维瘤病。

10.影像学检查:X 线检查可见视神经孔扩大。超声探查可示肿大的视神经和视神经乳头水肿。CT 和 MRI 扫描可清晰地显示肿瘤的部位、形状、边界、肿瘤实质和范围。

【诊断】

根据患者年龄、视力损害、单侧突眼、X 线片、CT 和 MRI 的检查,可以明确诊断。

【鉴别诊断】

1.视神经恶性胶质瘤　可见于良性视神经胶质瘤恶变,或手术治疗未完全切除,或放射治疗后。进展迅速,视力急剧下降,可于数周内失明。眶部疼痛,眼部肿胀,眼球突出发生较晚,视神经乳头高度水肿,视网膜静脉扩张。CT 和 MRI 可见视路被肿瘤弥漫侵犯,并累及邻近组织。患者可因脑组织被严重侵犯而死亡。

2.眶脑膜瘤　多于儿童期发病。多见眼球突出发生于前,视力减退发生于后。眼底视神经乳头水肿。

不伴视神经纤维瘤病。CT 和 MRI 可见眶骨增生,有时可见钙化点。

【治疗】

1.如果视力尚好,眼球突出不明显,在影像学监视下病变无进展,可严密观察。

2.一旦发现肿瘤有蔓延趋势应立即手术切除。

3.对于肿瘤向颅内蔓延,可以采用放射治疗结合化疗。

【临床路径】

1.询问病史　注意有无视力下降和眼球突出。

2.体格检查　注意有无眼球突出、眼球运动障碍和眼底改变。

3.辅助检查　眶部 CT 和 MRI 等影像学检查可确诊肿瘤。

4.处理　根据视力和肿瘤有无蔓延趋势决定是否密切观察和手术切除。

5.预防　无特效预防措施。手术后定期随访,以防复发。

## (二)视神经脑膜瘤

【概述】

视神经脑膜瘤起于视神经外周的鞘膜,由硬脑膜或蛛网膜的内层细胞组成。偶尔也可来自视神经鞘内的纤维组织,称为神经纤维瘤。通常肿瘤均起源于眶内段视神经,可经视神经孔逐渐向颅内生长,也可位于视神经孔处,以后逐渐向眶内及颅内两边发展。肿瘤自视神经外周鞘膜发生,逐渐向外生长,通常不侵入软脑膜以内的视神经实质,因此视神经仅受到机械性压迫的影响。偶尔也有少数病例中肿瘤向内生长,侵入视神经、巩膜,甚至侵及脉络膜和视网膜。脑膜瘤生长缓慢,为良性肿瘤。也可恶变,恶变后发展迅速。发病年龄越小,恶性程度越高。

【临床表现】

1.好发于中年女性。

2.进行性眼球突出,多向正前方。后期可因肿瘤较大,占据眶内大部分空间,眼球突出可偏向颞下方。

3.当眼球缓慢前突一段时间后,视力逐渐减退。

4.当眼外肌受肿瘤压迫时,眼球运动受限。

5.眼睑和结膜水肿。眼睑及眼眶显得极为丰满,眶内压力高。

6.当球后段视神经受肿瘤压迫时,可有视神经乳头水肿和视神经萎缩,有时可并发视网膜中央静脉阻塞,或出现脉络膜视网膜皱褶。

7.CT 和 MRI 检查可见视神经孔扩大、视神经管壁硬化;眶壁骨质增生与破坏同时存在。CT 与 MRI 还可显示视神经增粗,钙化及车轨样图像。超声检查可显示增粗的视神经,视神经与眼球间构成角度增加,边界清楚,内回声减少而衰减明显。

【诊断】

根据患者单眼突出、眼球突出伴视力下降、视神经增粗和钙化、眼眶骨质吸收等要点,可以明确诊断。必要时进行组织穿刺做病理检查,可以确定诊断。

【鉴别诊断】

1.视神经胶质瘤:通常视力障碍先于眼球突出。

2.与各种引起眼球突出的疾病进行鉴别诊断。

【治疗】

1.尽早手术摘除肿瘤。

2.不宜手术或手术未能完全摘除者可采用放射治疗,但不敏感。

【临床路径】

1.询问病史　好发于女性,病程多数缓慢进展。肿瘤恶变时,也可进展迅速。眼球突出先于视力下降。

2.体格检查　注意眼球突出、眼球运动和眼底改变。

3.辅助检查　眼眶 CT 和 MRI 等影像学检查可显示肿瘤。

4.处理　应尽早手术摘除肿瘤。

5.预防　无特效预防措施。手术后定期随访,以防复发。

## (三)视神经乳头血管瘤

【概述】

本病为先天性发育性血管肿瘤。可单眼或双眼同时发病。可伴有视网膜毛细血管瘤。分为内生型和固着外生型两类。

【临床表现】

1.早期无任何症状。累及黄斑时可影响视力。

2.眼底所见

(1)内生型:为红色球形完全局限的血管性病损,边缘清楚,有包膜。它可向玻璃体内生长突出,无明显的供养和回流血管的特征。视神经乳头边界清楚,但偶尔血管瘤的边缘也可模糊不清,易与视神经乳头水肿、视神经炎相混淆。

(2)外生型:常位于视神经乳头偏中心部位并遮挡视神经乳头的边缘。肿瘤境界不清,呈橘黄色,常从视神经乳头边缘伸入邻近的视网膜下间隙。瘤体内血管扩张并可侵及视网膜深层组织。视网膜常有黄色渗出。如果视网膜下渗出较多,可导致视网膜脱离。

3.眼底荧光血管造影　早期瘤体迅速形成强荧光,其大小、形态基本保持不变。晚期无明显渗漏,周围组织无着染。视网膜尤其黄斑区有脂质渗出者,则显示轻微荧光遮蔽。

4.并发症　主要为继发性视网膜脱离、视网膜下出血、玻璃体积血、葡萄膜炎及继发性青光眼,导致患者失明。

【诊断】

1.根据视神经乳头和眼底其他部位的检查,可以诊断。

2.眼底荧光血管造影有助于诊断。

【治疗】

1.如果血管瘤不发展,可定期观察,不必治疗。

2.如果血管瘤发展,或有并发症时,应当采用电凝、光凝或冷凝视网膜的血管瘤。采用经瞳孔温热疗法也有一定疗效。

【临床路径】

1.询问病史　是否视力下降。

2.体格检查　重点检查视神经乳头。

3.辅助检查　眼底荧光血管造影有助于诊断。

4.处理　根据血管瘤是否发展,可采取定期观察,或电凝、光凝或冷凝血管瘤等治疗。

5.预防　无有效预防措施。

## 三、视神经乳头色素细胞瘤

### 【概述】

视神经乳头色素细胞瘤是视神经先天性良性黑色瘤。无性别差异,双侧发病罕见。常因体检而被发现就诊。

### 【临床表现】

1.一般不影响视力。肿瘤很大时,视力可轻度降低。

2.即使视力正常的患眼,也会出现相对性瞳孔传入障碍。

3.常有视野缺损。

4.眼底所见

(1)玻璃体清亮。

(2)视神经乳头内或其上有灰至深黑色的肿瘤,边界不规则,轻度隆起,一般为1～2mm。个别的"瘤子"还可落至玻璃体内。通常肿瘤占视神经乳头一个象限。大多数肿瘤位于视神经乳头的颞下象限,但有的可累及整个视神经乳头。

(3)可有视神经乳头水肿。

(4)视神经乳头色素细胞瘤可与典型的脉络膜痣相连接。

5.眼底荧光血管造影:肿瘤处为低荧光区。在瘤以外的视神经乳头组织,可见神经纤维被推向一侧,常有毛细血管轻度扩张造成该处染料的渗漏。

6.视野:根据肿瘤的大小和范围,视野有不同表现。视野正常、生理盲点扩大、神经纤维束缺损或鼻侧阶梯。

7.超声检查为高反射、内部结构规则、伴有浆液性视网膜脱离和观察期间生长缓慢。

### 【诊断】

1.根据眼底所见,可以诊断。

2.眼底荧光血管造影、视野和超声检查有助于诊断。

### 【鉴别诊断】

1.脉络膜黑色素瘤　位于视神经乳头附近的脉络膜内,可侵入神经乳头,病损呈灰色或黄白色,瘤细胞经脉络膜逐渐侵入视神经的纤维中,表现如蘑菇状,逐渐长大发展,明显大于视神经乳头色素细胞瘤。

2.视网膜色素上皮炎性增生　虽呈黑色,但多有炎性历史。先天性视网膜色素上皮增生者,色素上皮肥厚、扁平、边缘清楚,不侵入视神经乳头。在病损处有典型的脱色素区域或有脱色素的晕状边缘。

### 【临床路径】

1.询问病史　是否视力下降和视野缺损。

2.体格检查　重点检查视神经乳头。

3.辅助检查　眼底荧光血管造影、视野和超声检查有助于诊断。

4.处理　无需特殊治疗。

5.预防　无有效预防措施。

# 四、视交叉病变

## （一）垂体瘤

**【概述】**

脑垂体位于视交叉的下方。引起视交叉损害的最常见病变是脑垂体肿瘤。70％左右的脑垂体瘤为厌色细胞瘤，其次为嗜酸性粒细胞瘤及混合瘤，嗜碱细胞瘤少见。

**【临床表现】**

1.视野的变化常常早于视力下降，早期由于垂体腺瘤快速生长，导致视交叉被"窃血"，累及位于视交叉中部的、来自双眼视网膜鼻半侧的交叉纤维，出现不同程度的双颞侧视野缺损。

2.由于视交叉鼻下纤维更早受累，所以常先出现颞上象限视野缺损，随着缺血状态的加重出现颞下和鼻下象限视野缺损，最后出现鼻上象限视野缺损。

3.如果肿瘤继续生长突破鞍膈，可以直接压迫、挤压或牵拉视交叉，出现大范围的视野缺损，中心视力严重下降，甚至失明。

4.双颞侧视野缺损或偏盲为蝶鞍区病变的典型视野缺损形态，有明确的临床定位意义。

5.早期眼底正常，晚期出现原发性视神经萎缩，典型萎缩形态为"领结形"。

6.患者伴有内分泌障碍的全身异常和头痛。如肥胖、性功能减退、男性无胡须、女性月经失调、提前闭经等症状。

**【诊断】**

根据视力障碍、特征性视野缺损，以及蝶鞍区增强的 MRI 和 CT 检查的阳性结果，可以确定诊断。

**【鉴别诊断】**

在急性视力下降的病例，需要与任何急性单眼视神经受损的疾病相鉴别，如急性球后视神经炎，急性的鼻窦（筛窦多见）占位病变压迫视神经等。在慢性视力下降的病例，要注意与原发性开角型青光眼，尤其是正常眼压性青光眼相鉴别，根据不同的视野缺损形态和眼压，以及颅脑的影像学检查，可以帮助鉴别。

**【治疗】**

请神经外科会诊，手术摘除肿瘤。

**【临床路径】**

1.询问病史　重点询问有无内分泌异常的相关全身症状。

2.体格检查　注意眼底改变以及全身可能出现的内分泌失调性体征，如生长素瘤的特殊面容和肢端肥大等。

3.辅助检查　视野具有非常重要的指导意义，而颅内蝶鞍区的增强 MRI 和 CT 检查可以确诊本病。

4.处理　手术摘除肿瘤。

5.预防　目前无特殊预防措施。

## （二）视交叉附近脑膜瘤

**【概述】**

视交叉附近的脑膜瘤以鞍结节脑膜瘤为多见。该病变位于视交叉前缘与两侧视神经之间，多发于中年人。

**【临床表现】**

1.根据肿瘤压迫视神经和视交叉的部位和程度不同，视力减退的程度和速度不同，视野缺损也多为双颞侧视野缺损,也可以呈现其他形态的视野缺损。

2.若肿瘤先压迫一侧视神经,后压迫视交叉,通常先有一侧缓慢进行性视力减退和中心暗点;晚期视力严重减退或失明。

3.若单眼鼻侧视神经纤维首先受压,则有单眼颞侧偏盲。

4.视交叉受压多为不对称性双颞侧缺损,以下部为著。

5.眼底可有原发性视神经萎缩发生。

6.若肿瘤侵入海绵窦、眶上裂、视神经孔,则可以出现眼外肌麻痹和眼球突出。

7.可有全身伴随症状,如头痛、精神症状等。

【诊断】

根据视力障碍、视野缺损和原发性视神经萎缩、全身伴随症状、颅脑 CT 和 MRI 检查的阳性结果,可以诊断。

【治疗】

请神经科会诊,确诊后手术治疗。

【临床路径】

1.询问病史　重点询问双眼症状出现的先后次序、有无头痛、内分泌失调等全身症状。

2.体格检查　注意眼底改变以及全身可能出现的如内分泌失调等体征。

3.辅助检查　视野、CT 和 MRI 等检查对确诊本病具有十分重要的价值。

4.处理　手术切除肿瘤。

5.预防　目前无特殊预防措施。

## (三)颅咽管瘤

【概述】

颅咽管瘤多见于少年和儿童,好发于鞍上垂体结节部上端,少数位于鞍内,向鞍上发展,个别见于蝶窦或咽后壁等处。

【临床表现】

1.根据肿瘤压迫视交叉、视神经和视束的程度不同,可产生不同程度的视力下降和不同形态的视野缺损。

2.视野检查以双颞侧视野缺损多见,因肿瘤压迫多来源于视交叉后上方,故视野缺损多自下方开始。

3.若第三脑室受侵犯可导致颅内高压发生,常有展神经麻痹和视神经乳头水肿。

4.可有原发性视神经萎缩。

5.可有全身伴随症状,如颅内高压、内分泌功能障碍等。

【诊断】

根据视力障碍、视野缺损和原发性视神经萎缩,全身伴随症状,颅脑 CT 和 MRI 检查的阳性结果,可以诊断。

【鉴别诊断】

同垂体瘤的鉴别诊断。

【治疗】

请神经科会诊,确诊后及早手术治疗。

【临床路径】

1.询问病史　重点询问双眼眼部症状出现的先后次序,以及有无颅内高压的全身症状。

2.体格检查　重点注意眼底改变以及可能出现的全身异常体征。

3.辅助检查　视野、CT 和 MRI 等检查对确诊本病具有十分重要的价值。

4.处理　手术切除肿瘤。

5.预防　目前无特殊预防措施。

### (四)视交叉胶质瘤

【概述】

视交叉胶质瘤是最常见的原发于视交叉的肿瘤。病理学改变以星形细胞瘤为多见,儿童常为Ⅰ～Ⅱ级,成年人为Ⅲ～Ⅳ级。

【临床表现】

1.双眼视力减退多由一侧开始。

2.双颞侧偏盲或不规则视野缺损。

3.肿瘤如侵犯到视束、下丘脑等处,可引起中脑导水管阻塞,导致颅内高压,出现双眼视神经乳头水肿。

4.如果肿瘤向前侵入眶内,则可发生眼球突出和眼球运动障碍。

5.病变眼底可有原发性视神经萎缩的表现。

【诊断】

根据视力障碍、视野缺损、视神经乳头水肿以及原发性视神经萎缩,颅内高压症状,颅脑 CT 和 MRI 检查的阳性结果,可以诊断。

【鉴别诊断】

1.压迫视交叉的肿瘤　常见的有脑垂体瘤、颅咽管瘤、鞍区脑膜瘤、第三脑室肿瘤等,根据不同肿瘤的发病部位和相关的全身症状,以及脑部 CT 及 MRI 检查结果,有助于进行鉴别。

2.脑蛛网膜炎　视交叉部位较易发生脑蛛网膜炎,其临床表现与视交叉胶质瘤有类似之处。可从病因学、病程反复性、对抗感染或抗结核治疗有效以及脑部 CT 和 MRI 检查等,进行鉴别。

【治疗】

请神经外科会诊,确诊后及早手术治疗。

【临床路径】

1.询问病史　重点注意双眼眼部症状出现的次序以及询问有无颅内高压等症状。

2.体格检查　重点注意眼底改变以及颅内高压所产生的体征。

3.辅助检查　视野、CT 和 MRI 等检查对确诊本病具有十分重要的价值。

4.处理　手术切除肿瘤。

5.预防　目前无特殊预防措施。

### (五)蝶鞍区的炎症损害

【概述】

蝶鞍区是位于颅中窝蝶骨体上部,其中央的凹窝为垂体窝,窝前横沟为前沟交叉,是视交叉所在处,沟的两侧有视神经管通过。蝶鞍区与视交叉的关系密切,蝶鞍区的炎症常造成视神经和视交叉的损害,最常见于蝶鞍区的脑蛛网膜炎。脑蛛网膜炎是指感染、外伤等作用下所发生的一种慢性炎症反应或其后遗症。

【临床表现】

1.视力下降可突发失明或迁延数年。常先累及单眼,随病程进展而累及到对侧眼,也可以病变只侵犯单侧。

2.当视神经受累时,视野损害多出现中心暗点或周边视野向心性缩小。视交叉受累出现双颞侧视野缺损或偏盲。视束受损时,则为不对称性同向偏盲。

3.眼底多正常,可出现视神经乳头充血、水肿或原发性视神经萎缩等。

4.可出现两侧瞳孔不等大或一侧瞳孔对光反射消失。

5.可伴有眼外肌运动障碍和眼球震颤。

6.全身可有头痛,低热,前额、眶部两颞侧或眼球后疼痛以及可能出现的内分泌功能障碍等症状。

【诊断】

根据眼部视力障碍、视野缺损和视神经乳头改变,全身相应的症状,及脑脊液、颅脑 CT 和 MRI 等检查结果,可以诊断。

【鉴别诊断】

鞍区或鞍旁肿瘤:包括脑垂体瘤、颅咽管瘤、鞍区脑膜瘤、第三脑室肿瘤、视交叉胶质瘤等。视交叉蛛网膜炎的病程进展较肿瘤为慢,可自行缓解,无或只有轻度的内分泌障碍,视力下降出现较早,且与眼底改变程度不相吻合。急性期影像学检查无骨质变化或钙化阴影等。

【治疗】

1.请神经科会诊。

2.采用抗感染或抗结核治疗。

3.应用糖皮质激素和扩张血管性药物辅助治疗。

4.根据病变情况,可采用手术方法剥离粘连、切除囊肿和减压。

【临床路径】

1.询问病史　重点询问眼部症状出现的先后次序以及全身有无发热、头痛等症状。

2.体格检查　重点注意眼底改变以及可能的内分泌失调性体征。

3.辅助检查　视野、脑脊液、CT 以及 MRI 等检查对确诊本病具有十分重要的价值。

4.处理　主要是抗感染治疗。

5.预防　提高机体对感染的抵抗力以及避免颅脑外伤,可能起到一定的预防作用。

## (六)蝶鞍区的血管性损害

【概述】

在中脑腹部的蝶鞍区,视交叉位于 Willis 动脉环内,其前上为大脑前动脉和前交通动脉,两侧为通过海绵窦内的颈内动脉和大脑中动脉,颅内静脉窦和眼静脉的血液汇流入双侧海绵窦。因此蝶鞍区的各种血管性异常,常常损害邻近的视神经和视交叉,出现视功能障碍。常见的病因有 Willis 环动脉瘤,海绵窦内动静脉瘘和血栓,以及颈动脉海绵窦段动脉瘤等。

【临床表现】

1.由于血管病变性质的不同,可以出现各种各样的、不同程度的眼部异常表现。

2.如果是动脉瘤,根据动脉瘤对视交叉、视神经或视束的损害部位及程度的不同,出现各种形态的视野缺损。如果瘤体压迫海绵窦内的第Ⅲ、Ⅳ或Ⅵ颅神经,可以引起其支配的眼外肌麻痹,出现复视或上睑下垂。

3.如果病变为颈动脉海绵窦瘘或海绵窦血栓,则可以出现眶上裂综合征的临床体征,如球结膜水肿、血管迂曲扩张、眼外肌运动障碍以及复视,或眼压升高。眼底视神经乳头水肿,可有视盘静脉迂曲扩张。眼球突出,有眶部、额部头痛。

4.海绵窦内动静脉瘘可有病变侧耳际杂音;海绵窦血栓可发现鼻窦或中耳的原发感染性病灶,有相应的临床表现。

【诊断】

根据前述的典型临床表现,可以提示蝶鞍区的病变,颅脑 CT、MRI、CTA 或 MRV 可以帮助诊断,脑血管 DSA 检查可以确诊。

【鉴别诊断】

1.眼球突出和运动障碍要与球后占位病变,以及所有导致眼肌麻痹、眼球位置异常的疾病相鉴别,如甲状腺相关眼病(TAO),眼型重症肌无力,眼外肌炎等。

2.球结膜和巩膜充血要与结膜炎和巩膜炎相鉴别。

【治疗】

1.请神经科会诊。

2.对海绵窦血栓患者采用抗炎治疗。

3.对动脉瘤、海绵窦内动静脉瘘等可采用脑血管介入治疗。

【临床路径】

1.询问病史　注意询问有无局部感染、颅脑外伤、高血压、动脉硬化以及全身有无发热、头痛等症状。

2.体格检查　注意球结膜血管改变和眼球突出等体征。

3.辅助检查　视野、脑血管造影、CT 以及 MRI 等检查对确诊本病具有十分重要的价值。

4.处理　针对病因进行治疗。

5.预防　避免颅脑外伤、感染,防治高血压、动脉硬化等,可能起到一定的预防作用。

(李　娟)

# 第二十五章　眼科护理

## 第一节　眼科病人的护理常规

### 一、眼科患者的护理内容

眼科护理工作的主要对象是眼科患者,以人的健康为中心的现代护理观要求我们,护理的着眼点不仅仅在患者患的"疾病",而应当强调患者的"整体",从人的身心、社会、文化的需要出发去考虑患者的健康和护理问题。眼科患者的护理评估是有计划地、系统地搜集资料的过程,是整个护理程序的基础。

【健康史】

（一）患病经过

了解患病的诱因、起始情况和时间、主要症状和特点,包括部位、性质、程度、症状出现和缓解的规律等。

（二）检查及治疗经过

以往检查的结果、用药情况和疗效,目前治疗情况,包括正在使用药物的种类、剂量和用法,以及特殊的治疗饮食等。还要注意许多药物可引起药物性眼病,如长期滴用皮质类固醇眼液可导致眼压升高,引起皮质类固醇性青光眼,亦可诱发局部的真菌感染;毛果芸香碱眼药水长期应用,可引起变态反应性结膜炎等。

（三）生活习惯

1.个人史　出生地、生活地、年龄、职业等情况。了解有无去过疫源地、传染病接触史、工作环境等。如过度接触紫外线者可发生电光性眼炎。

2.生活方式　日常生活的规律性,包括学习或工作、情绪、活动、休息、睡眠、进食和排便等。如急性闭角型青光眼常因过度兴奋或悲哀导致眼压升高而诱发。

3.饮食习惯　平时饮食的种类、数量,有无特殊嗜好,尤其是糖尿病眼病患者。

【身心状况】

（一）身体状况

1.全身状况　包括血压、心率、呼吸、营养、皮肤、体位等。

2.眼部评估　系统地按解剖部位的顺序进行,一般是先右后左,先健眼后患眼,从外向内和由前向后,以免遗漏或记录时混淆。

（二）心理状况

患者因视功能障碍、影响工作和生活,当视力下降或失明时,患者不能正常工作,甚至失去生活自理能力,因此容易表现出焦虑、失眠、悲观、情绪低落、孤独等心理失衡症状。

【辅助检查】

结膜分泌物,角膜溃疡刮片检验有无脓细胞。细菌培养有无细菌生长,细菌的种类及药敏试验结果怎样。此外,X线、CT、B超、心电图、血液实验室检查。肝功能检查、生命体征检查等。

【治疗要点与反应】

针对导致眼病的原因和在不同程度的发展阶段及特点而采用相应的治疗措施。如急性流行性结膜炎阶段要做好隔离、抗炎、结膜囊冲洗。角膜软化症在补充维生素 A 的同时要注意保护角膜,防止感染和穿孔。急性闭角性青光眼急性发作期要立即缩瞳、降低眼压后,手术治疗。

## 二、眼科患者常见的护理问题

【基本特征】

(一)症状体征突出

由于眼的结构精细与功能特殊,眼部发生病变时的症状、体征都很突出,如视功能障碍、眼痛、流泪、角膜水肿等。

(二)心理变化明显

由于眼是人体最重要的感觉器官,患眼病时的痛苦感受尤为显著,容易产生紧张、焦虑和恐惧心理。例如,突然的视力障碍可使患者产生焦虑、恐惧心理。

(三)全身相关病症

有些眼病是全身性疾病的眼部表现或并发症,如糖尿病可引起白内障和视网膜病变(微动脉瘤和出血);高血压动脉硬化可引起眼底出血等。还有不少眼病可引起全身性反应,如急性闭角型青光眼可引起恶心、呕吐等消化道反应;眶蜂窝织炎可引起头痛、高热等全身症状。

【护理问题】

1.视觉障碍　视觉障碍,与屈光介质混浊、眼底病变、屈光不正、弱视及双眼包盖等有关。

2.舒适改变　异物感、眼痒、泪溢等,与眼部炎症有关。

3.急性疼痛　与急性炎症反应、眼压升高有关。

4.慢性疼痛　与慢性炎症反应、睫毛或缝线刺激有关。

5.有感染的危险　与不良卫生习惯、机体抵抗力下降、局部创口预防感染措施不当有关。

6.自理缺陷　与视力障碍有关。

7.焦虑　与视力障碍、担心预后不良等有关。

8.知识缺乏　缺乏眼病的相关知识。

9.组织完整性受损　与眼外伤有关。

10.潜在并发症　创口裂开、出血等。

## 三、眼科常用护理检查

视功能检查包括视力、视野、色觉、暗适应等方面,这些检查大部分属于主观检查。因此,检查者要态度和蔼,动作轻巧,以取得受检者的理解和配合,从而获得准确的结果,作为眼病诊断的依据。

【眼部检查】

眼部检查应在良好照明下系统地进行。检查前应该详细地询问患者病史,检查时动作应轻柔,态度应和蔼,按先右眼后左眼,由外向内顺序进行。检查传染性眼病时,应先检查健眼,后检查患眼,以免交叉感染。检查儿童时,可嘱家长将小儿手足及头部固定后,再进行检查。

（一）眼附属器检查

1.眼睑　观察睫毛有无倒睫,睫毛根部有无鳞屑、脓痂和溃疡;两侧睑裂是否对称,闭合功能是否正常;眼睑皮肤有无红肿、淤血、瘢痕或肿物、内翻、外翻等。

2.泪器　观察泪腺部位有无红肿、压痛;注意泪点有无外翻或闭塞;泪囊区有无红肿或瘘管,无红肿时,用手指挤压泪囊部有无分泌物自泪点溢出;必要时可进行泪道冲洗以观察是否通畅。

3.结膜　检查上睑结膜和穹隆部结膜时,嘱患者双眼放松,向下注视,检查者用左手示、拇二指轻提近睑缘皮肤,示指下压,拇指上滑动,即可顺利翻上睑;将上睑固定于眶上缘,另一手向上推压眼球,上穹隆结膜即可暴露。检查下睑及下穹隆结膜时,只需用左手拇指或示指将下睑向下牵拉,同时嘱患者向上注视,即可完全暴露。检查时注意有无充血、乳头、滤泡、结石、异物或瘢痕。检查球结膜时,观察有无充血、出血、水肿、异物、色素沉着及新生物等,应特别注意区分结膜充血与睫状充血。

4.眼球位置及运动　观察两眼位置是否相同;眼球大小有无异常,有无突出、内陷;观察眼球的运动是否正常等。

5.眼眶　观察眼眶是否对称;眶缘触诊有无缺损,眶内有无肿块。

（二）眼前段检查

检查眼前段常用两种方法:一种是利用聚光手电筒配合放大镜进行检查;另一种是采用裂隙灯显微镜及一些附件进行检查。

1.角膜　观察角膜大小、形状、曲率度、透明度等,注意有无异物、浸润、水肿、溃疡、瘢痕、血管翳等病变;角膜感觉是否正常;角膜后有无沉着物(KP)。

2.巩膜　观察巩膜有无黄染、结节、充血、出血,有无压痛。

3.前房　观察前房的深浅、房水有无混浊、积血、积脓。

4.虹膜　观察虹膜颜色、纹理,注意有无新生血管、结节、萎缩,有无前后粘连,有无震颤。

5.瞳孔　观察瞳孔大小,两侧瞳孔是否等大、等圆,正常瞳孔直径 2.5～4mm;瞳孔的位置及对光反射状态;注意有无前后粘连。

6.晶状体　观察晶状体有无混浊和位置改变,必要时应进行散瞳检查。

（三）眼后段检查

眼后段检查常用检眼镜在暗室里进行检查。

1.玻璃体　检查前应进行散瞳,散瞳后用检眼镜+8～+10D,距被检眼 10～20cm,观察玻璃体内有无出血及黑影漂动。

2.眼底　正常眼底呈橘红色,在视网膜中央偏鼻侧,可见一淡红色略呈椭圆形的视神经盘,其中央色泽稍淡为生理凹陷。视网膜中央动脉及静脉由此分出颞上、颞下、鼻上及鼻下支,分布于视网膜上,动脉及静脉相伴行,动脉较细呈鲜红色,静脉较粗呈暗红色,动静脉比例正常为 2∶3。视神经乳头颞侧约 2 个视神经盘直径(PD)处有一颜色稍暗的无血管区,称为黄斑,其中央有一明亮的反光点,称为黄斑部中心凹反射。

眼底检查为眼科常用而重要的检查方法,通常在暗室内自然瞳孔下进行(必要时需散瞳),注意观察视网膜、脉络膜有无出血、水肿、脱离等,视神经盘有无水肿、萎缩等。

【视功能检查】

（一）视力

视力即视敏度,反映视网膜黄斑中心凹处的视觉敏锐度,故称中心视力,是最主要的视功能,可分为远视力及近视力。

1.远视力检查

(1)检查条件:常用"E"字形国际远视力表和对数远视力表检查远视力。远视力表悬挂处光线要充足,最好用人工照明,悬挂高度以1.0行与被检眼等高为宜。检查距离为5m远,若置反光镜,视力表距镜面为2.5m。

(2)检查方法:检查时两眼分别进行,一般先右后左,自上而下,逐行辨认,能全部看清最小视标的那一行,其旁的数字即表示该眼的视力。

(3)记录法:正常视力为1.0及1.0以上者。若看不到1.0行,则以看清最小视标行的小数记录之。如能看清1.0行,则视力记为1.0,其余依此类推。若在5m远看不清0.1行,则令患者前移至看清时为止,依如下公式记录之:视力－0.1×距离(m)÷5(m)。如2m看清0.1行,则视力＝0.1×2÷5－0.04。

2.近视力检查

(1)检查条件:多采用标准近视力表检查。检查距离为30cm,照明充足,避免反光。

(2)检查方法:与远视力检查基本相同。但可以调整距离以获最佳视力。

(3)记录法:应同时记录视力和距离,正常近视力为1.0/30cm;若近视力不良,则以最佳视力和距离记录之,如"1.0/15cm"或"1.0/40cm"等。

3.眼前指数、眼前手动和光感

(1)眼前指数:对在1m处仍不能辨认第一行视标0.1者,应检查其眼前分辨指数的能力,记录其最远距离,如距离30cm能辨认指数者,则记为"指数/30cm"。

(2)眼前手动:如患者在眼前不能分辨指数,则将手掌放在被检者眼前摆动,能辨认,则记下最远距离,如"手动/30cm"。

(3)光感:若患者在眼前不能辨出手动,可在暗室测光感。用小灯光或手电光,测试被检者能否正确判断眼前有无亮光,能正确判断者则记为"光感",并记录其最远的光感距离,如在3m处能辨出光亮,则记录为"光感/3m"。

4.注意事项　①视力表挂的高度与照明要符合要求。②检查要时充分遮盖未检查眼,但勿压迫眼球。③被检查者要保持正直姿势,勿前倾或歪头看视标。④如患者有屈光不正,可先查裸眼视力,再查纠正视力。⑤对儿童和老年患者要耐心讲解,取得他们的合作。

(二)视野

视野是当眼向前方注视时所见的空间范围,反映视网膜周边部的功能,故又称为周边视力。距注视点30°以内的范围称为中心视野,30°以外称为周边视野。视野检查对眼底病、视路疾病及青光眼的诊断有重要参考价值。

1.对比法　这是一种简单易行不需要任何设备的动态视野检查法,但要求检查者的视野必须正常。检查者与被检者相距0.5m,对视而坐。检查右眼时,检查者以左眼与被检者右眼彼此注视各遮盖另眼,检查左眼则相反。检查者以手指或视标置于二人等距离之间,从周边向中心移动,如被检能在各方向与检查者同时看到视标,其视野大致正常。

2.弧形视野计　为半径33cm的半环弧形板,用以动态检查周边视野。受检者颏部固定于颏架上,受检眼要注视目标的注视点,遮盖另一眼。检查者将光标缓慢沿弧的内侧面由周边向中心移动,直到受检眼刚能看到光标为止,将此处弧弓所标刻度,打印在记录图卡上。再转动弧弓30°,依次检查12个径线,将各径线打印在记录图卡上的标记点连接起来,即为受检眼的视野范围。正常视野大小为上方55°、鼻侧60°、下方70°、颞侧90°。

3.平面视野计　为一黑色绒布制成的无反光布屏,布屏的大小为1m或2m,中心为注视点,屏两侧水平径线15°～20°,用黑线各缝一竖椭圆形示生理盲点,为视盘在视野屏上的投影。检查时让被检者坐在黑色屏前1m处,遮盖一眼,受检眼注视屏中心的注视点。先测出生理盲点的位置和大小,再沿各径线检查视野中有无暗点或视野缺损,如有,则以大头针加以标记,最后转录在中心视野记录卡上。生理盲点正常大小为垂直径7.5°,横径5.5°,位于注视点外15.5°水平线下1.5°处。

4.注意事项　①照明光线应柔和均匀,保持稳定,最好采用人工照明。②应耐心地向受检查者讲清视野检查的目的及方法,以取得合作。③检查过程中,受检查者被检查眼要始终注视视野计中心目标注视点,保持眼球不动。④视标移动匀速运行,自外向内,遇有可疑之处,应反复仔细检查。

（三）色觉

色觉是人眼的辨色能力,反映了视锥细胞的功能。色觉异常可分为先天性和后天性,先天性色觉异常属于性连锁隐性遗传病,其发病率男性约为5%,女性约为0.3%;后天性色觉异常为某些视神经病、视网膜病、颅脑病变、全身疾病及中毒所致。

色觉检查法:在室内良好的自然光线下,被检者双眼同时观看色盲检查图,距离约0.5m,让其在5秒钟内读出图中数字或图形,然后按所附说明书判断其色觉为正常、色盲或色弱。检查时应避免在强光、灯光或有红绿色背景的环境中进行,色盲图要保持图面整洁,禁止用手擦摸,以防弄脏和变色,用毕应妥善保存。

（四）其他视功能检查

1.暗适应　当人从明处进入暗处时,起初一无所见,以后逐渐能看清暗处的物体,这种对光敏感度逐渐增进,最终达到最佳状态的过程称为暗适应。它反映了视杆细胞内视紫红质复原的过程。暗适应检查常采用对比法,即被检查者与暗适应正常的检查者同时进入暗室,比较两人辨认周围物体的时间,如被检查者所需时间明显延长,则表明其暗适应能力差。视网膜色素变性、维生素A缺乏症等可导致暗适应时间延长,甚至夜盲。

2.立体视觉　又称深度觉,是三维视觉空间基于双眼视网膜的相关信息去感知深度的能力。它是双眼视觉的最高层次,对周围物体的远近、深浅、凹凸和高低有精细的分辨能力。检查的基本内容包括同时知觉、融合和立体视觉。许多职业要求有良好的立体视觉,如驾驶员、绘画雕塑、精细零件加工等。常用同视机、立体视觉检查图片和与计算机相连的立体视觉检测系统检查。

3.视觉电生理检查　包括眼电图（EOG）、视网膜电图（ERG）及视觉诱发电位（VEP）,是应用视觉电生理仪测定视网膜受光照射或图形刺激时,在视觉过程中发生的生物电活动,以了解视觉功能和相关眼部疾病。

【其他检查】

（一）裂隙灯显微镜检查

裂隙灯显微镜在眼科临床上应用非常广泛,是眼科最常用的检查工具之一,可放大10～16倍,提高临床医师对眼病的诊断和治疗。通过调节焦点和光源宽窄,可将透明的眼组织切成一个光学切面,经显微镜放大后,详细观察结膜、角膜、前房、虹膜及晶状体等组织的细微变化。

（二）眼压测量

眼内压简称眼压,是眼球内容物作用于眼球壁的压力。测量眼压对青光眼的诊断及治疗具有重要意义,正常眼压范围为10～21mmHg。

1.指测法　测量时,嘱被检者两眼向下注视,检查者将两手示指尖放在上睑板上缘的皮肤面,两指交替轻压眼球,检查波动感,借指尖触知的硬度来判断眼压增高、正常、降低。记录方法:眼压正常记为Tn;眼压轻度增高记为 T＋1、中度增高记为 T＋2、高度增高记为 T＋3；眼压轻度、中度和重度降低分别记为 T－1、T－2、T－3。

2.眼压计测量法　国内常用 Schitz 眼压计(压陷眼压计)和非接触式测量。

(1)Schitz 眼压计：受检者低枕仰卧，滴 0.5％丁卡因溶液 2～3 次。在等待麻醉期间，应检查眼压计，先在试板上试测指针是否对零，再用 75％酒精棉球擦拭底板待干。测量时嘱被检者两眼直视眼前一目标或自己手指，使两眼角膜保持水平正中位置，检查者右手持眼压计，左手分开上下眼睑，并固定于眶缘上，不可压迫眼球。将眼压计底板垂直放在角膜中央，观察指针刻度，如读数小于 3，应更换更重的砝码再进行检测。测量完毕，结膜囊内滴抗生素眼药水，并嘱闭目休息片刻。记录方法：如砝码重量为 5.5g，刻度读数为 4，则记录为 5.5/4＝20.55mmHg。

(2)非接触式眼压计：是一种不接触眼球的测量方法，不用麻醉和消毒，其优点是避免了眼压计接触角膜所致的交叉感染，可用于对表面麻醉剂过敏的患者。

### (三)眼底荧光血管造影

眼底荧光血管造影是将造影剂从肘静脉快速注入，注射后 5～8 秒开始拍摄，根据疾病的不同确定拍摄的时间。荧光素血管造影以荧光素钠为造影剂，主要反映视网膜血管的情况，协助临床医师对眼病的诊断和治疗。

### (四)眼部超声波检查

超声探查是利用声能反射特性构成波形或图像来观察人体解剖结构和病理变化。检查方法包括 A 型超声、B 型超声和彩色多普勒成像。用于眼球生物测量，了解眼内及眶内病变性质，协助临床医师对眼部疾病的诊断和治疗。

## 四、眼科门诊及住院患者手术前后护理

### (一)外眼术前常规护理

外眼手术通常在门诊手术室进行，在预约手术日时，护士应对患者进行初步护理评估，并进行护理指导。

1.一般资料　姓名、性别、年龄、体重等。

2.临床资料　疾病诊断、手术名称、肝功能、药物过敏史、既往史如高血压、糖尿病等。

3.观察患者　身体状况、体型、心理状况。

4.心理护理　术前主要的护理诊断是焦虑和恐惧，患者出现这种状况可能与其对手术相关的医学知识缺乏、对手术效果信心不足或对医护人员信任度不够有关，也有因为过去手术的负面影响等。护士应主动与患者沟通，了解患者的心理问题，热情解答和传授相关知识。

5.术前宣教　①首先要自我介绍。②告知手术时间并记录在手术预约单上。③抗生素眼液滴眼：告知患者术前 3 天滴抗生素眼液，并示范眼液的滴用方法和注意事项。④术晨清洗面部，不化妆和涂口红，不佩戴首饰品等。⑤介绍手术过程和配合方法，同时介绍手术室的环境。⑥手术日护理：再次检查患者有无咳嗽、感冒以及鼻部、眼部炎症等；进行常规洗眼；并嘱患者术前排空大小便。

### (二)外眼术后常规护理

1.观察患者有无局部出血或其他不适，嘱患者按医嘱用药和门诊随访。

2.睑板腺囊肿手术无缝线的患者，术后应覆盖双层眼垫，并嘱其用手掌稍按压手术部位 15 分钟。

3.泪囊摘除术后应单眼加压包扎止血，并观察 10～30 分钟。

4.胬肉切除术后，一般 5 天后拆除缝线，嘱患者继续用药，定期复查，观察是否有复发。

5.新生物切除术后，一般常规送病理检查。如为恶性肿瘤，切勿直接告知患者或嘱其自取报告，以免加重患者的思想负担或引起其他问题。

### （三）内眼术前常规护理

内眼手术包括角膜、巩膜、晶状体、玻璃体及视网膜等多种手术。内眼手术造成眼内与眼外相通，增加了术后感染的机会，因此护理上必须严格无菌操作，同时防止术后碰撞和震动眼球，以免切口裂开、虹膜脱出、前房积血、玻璃体脱出等意外的发生。

**【内眼术前护理】**

1.心理护理：介绍术前、术中、术后的注意事项和预后的一般情况，以取得患者的信任和对手术的配合，热情回答患者提出的问题。

2.协助医生观察和掌握患者全身情况，特别是高血压、心脏病及糖尿病患者，应根据病情采取必要的治疗和护理措施。

3.发现患者有发热、感冒、腹泻、高血压、精神异常、月经来潮、颜面疖疮及全身感染等情况时要及时通知医生，以便进行必要的治疗或考虑延期手术。

4.术前训练指导：训练患者能按要求向各个方向转动眼球，以利于术中或术后观察和治疗。指导患者如何抑制咳嗽和打喷嚏，如用舌尖顶压上腭或用手指压人中，以免术中及术后因突然震动引起前房积血或切口裂开。

5.协助患者做好其个人清洁卫生，如洗头，洗澡，换好干净内衣裤、干净的住院服等，患者的长发应梳成辫子。

6.术前常规用抗生素眼液滴眼 3 日，以清洁患者结膜囊；术前晚按医嘱给患者镇静安眠药。

7.全麻患者禁食、禁水要求：成人术前禁食 12 小时、禁水 4～6 小时；小儿术前禁食（奶）4～8 小时、禁水 2～3 小时。

8.术日晨测患者生命体征并记录，如有异常应通知医生处理；协助患者摘取义齿，手表和贵重衣物交其家属保管。

9.结膜囊和泪道冲洗：选用温度适宜的洗眼溶液冲洗，并酌情剪去患者手术部位眼睫毛，遮盖无菌眼垫。

10.按医嘱执行术前用药，并嘱患者进手术室前排空大小便。

### （四）内眼术后常规护理

患者术后能否顺利恢复与护理关系极大，护士应将术后注意事项及时告之患者，如不慎碰撞有可能引起创口裂开、前房积血等并发症。

1.按医嘱协助患者取卧位　全麻未清醒前取去枕平卧位，头偏一侧，以防窒息；眼科手术按具体要求，取特殊体位。

2.嘱患者安静休养　术眼加盖保护眼罩，不可用力挤眼，避免咳嗽或大声说话及做剧烈运动，以免影响创口愈合。

3.观察病情　注意询问和观察患者眼部及全身情况，术后感染通常发生于 48 小时内，如能及早发现，紧急处理常可挽救患者；如患者术眼剧痛并伴有头痛、恶心、呕吐等情况，应及时报告医生。

4.对症处理　如因麻醉药反应或术中牵拉眼外肌而引起的呕吐，可肌内注射止吐和镇静药；如有疼痛，可酌情给予镇静、止痛剂。

5.饮食　多吃水果和蔬菜,保持大便通畅;增加营养(如蛋白质和维生素),利于创口愈合。术后3天无大便者,宜给缓泻剂通便,避免患者过度用腹压。

6.嘱患者勿过度弯腰低头取物　避免其眶压增加。

(甄敬华)

# 第二节　眼睑及泪器疾病患者的护理

## 一、睑腺炎

### (一)概述

睑腺炎又称麦粒肿,是眼睑腺体的急性化脓性炎症。常由金黄色葡萄球菌侵入睑腺而感染。睑腺炎分内、外两种,发生在睫毛毛囊或其附属皮脂腺为外睑腺炎,发生在睑板腺为内睑腺炎。睑腺炎患者常表现为患侧眼睑局部红、肿及触痛,有硬结,状似麦粒,数日后硬结软化出现黄色脓点,破溃后排出脓液,症状消退。外睑腺炎的炎症反应集中在睑缘处,红肿范围较弥散,脓点自皮肤面破溃,内睑腺炎的炎症浸润局限在睑板腺内,疼痛和压痛较外睑腺炎明显,脓点自结膜面破溃,将脓液排入结膜囊。治疗要点是早期局部热敷、应用抗生素眼药,以促进炎症消散;脓肿形成时切开排脓。

### (二)护理评估

1.健康史　屈光不正、儿童、抵抗力下降者易患此病。

2.身心状况　患侧眼睑局部红、肿、热、痛等急性炎症表现,有硬结,数日后硬结软化出现黄色脓点,破溃后排出脓液,症状消退。注意区别内、外睑腺炎。睑腺炎起病较急,有明显疼痛不适,且影响外观,引起焦虑心理。

3.治疗要点与反应　早期热敷,成脓后切开排脓。由于睑腺炎影响外观,患者可能在脓肿未破溃之前自行挤压或针挑,易引起并发症。护士应评估患者对疾病的认知度,及时给予治疗指导。

### (三)护理问题

1.急性疼痛　与睑腺炎症有关。

2.知识缺乏　缺乏睑腺炎的防治知识。

3.潜在并发症　眼睑蜂窝织炎、海绵窦血栓性静脉炎等。

### (四)护理措施

1.指导热敷　早期局部热敷可以促进血液循环,有助于炎症吸收,消散硬结。热敷每日2~3次,每次15~20分钟。

2.用药护理　根据医嘱应用抗生素,如选用0.1%利福平溶液、0.25%氯霉素溶液或0.3%环丙沙星溶液等眼药。指导正确地滴用眼药水或涂用眼药膏的方法。重症者全身应用抗生素。

3.切开排脓　用于脓点已出现未破溃,或虽已破溃但排脓不畅者。外睑腺炎在睑皮肤面平行于睑缘切开,以求与眼睑皮肤纹理一致而不影响外观;内睑腺炎在睑结膜面垂直于睑缘切开,以避免过多损伤睑板腺腺管。脓肿切开后,让脓液自行排出,脓液排出不畅时,可用小镊子夹出脓栓,术毕结膜囊内涂抗生素眼膏。

睑腺炎尚未完全成脓时不宜切开,更不可挤压排脓,以防炎症扩散引起眼睑蜂窝织炎,甚至海绵窦血栓性静脉炎或败血症。

### (五)健康指导

1.加强锻炼,提高机体抵抗力。

2.养成良好的卫生习惯,不过度用眼,不用脏手或不洁手帕揉眼,不用劣质化妆品。

3.有糖尿病、睑缘炎、屈光不正者,嘱其及时治疗或矫正。

4.告诉患者切忌挤压或针挑排脓,以免炎症扩散引起并发症。

## 二、睑板腺囊肿

### (一)概述

睑板腺囊肿又称霰粒肿.因睑板腺排出导管阻塞,腺体分泌物潴留在睑板内,刺激周围组织导致肉芽组织增生而引起的慢性炎性肉芽肿。此症好发于青少年。本病进展缓慢,多无自觉症状,在眼睑皮下能扪到一圆形硬结,表面光滑,与皮肤无粘连,无压痛及红肿,相应之睑结膜面可呈紫红色,有时自睑结膜面穿破,排出胶样内容物。如继发感染,临床表现与内睑腺炎相似。治疗要点是小而无症状者无须处理,有时可自行消散。稍大者,可采取局部热敷、理疗或向肿物内注射类固醇激素等方法促其消散。大者可行睑板腺囊肿刮除。

### (二)护理评估

1.健康史　由于睑板腺口阻塞,腺体分泌物潴留在睑板内,对周围组织产生慢性刺激引起。

2.身心状况　多无自觉症状,较小的囊肿经仔细触摸才能发现,较大的囊肿可使眼睑皮肤隆起,在眼睑皮下能扪到一圆形硬结,大小不一,表面光滑,无压痛,与皮肤无粘连。睑结膜面可呈紫红色的微隆起。病程慢性,患者焦虑,特别是反复发作者,其情绪会低落,对治疗缺乏信心。

3.治疗要点与反应　小而无症状者无须处理,有时可自行消散。较大的囊肿应手术刮除。但可复发。

### (三)护理问题

1.有感染的危险　与未及时就诊有关。

2.知识缺乏　缺乏睑板腺囊肿的相关知识。

### (四)护理措施

1.对小而无症状的睑板腺囊肿,注意观察囊肿的变化。

2.指导热敷。

3.用药护理:遵医嘱向囊肿内注射类固醇激素等方法促其消散。

4.手术护理:协助医生做好睑板腺囊肿刮除术。按外眼手术常规准备。麻醉后用睑板腺囊肿夹固定囊肿,在睑结膜面垂直于睑缘方向切开囊壁,用小刮匙刮净囊肿内容物及囊壁,如囊壁不易刮除,可用剪刀剪除。创口不用缝合,术毕用手掌压迫眼部10~15分钟,观察局部无出血后结膜囊内涂抗生素眼膏,包扎患眼。嘱患者次日来诊眼部换药。

### (五)健康指导

1.睑板腺分泌旺盛者,注意眼部清洁卫生,不用脏手或不洁手帕揉眼。

2.术后按时换药和门诊随访。

### 三、睑内翻与倒睫

#### (一)概述

睑缘向眼球方向内翻转的异常状态称睑内翻。睫毛倒向眼球,刺激眼球称为倒睫。睑内翻常与倒睫同时存在。睑内翻常因睑结膜瘢痕收缩、眼轮匝肌痉挛性收缩所致。婴幼儿睑内翻常因先天因素所致,但随年龄增长可逐渐消除。由于睫毛刺激结膜和角膜,患者出现异物感、畏光、流泪、刺痛、眼睑痉挛等症状,重者损伤角膜,如果继发感染引起角膜炎,影响视力。检查发现睑缘内卷,睫毛内翻,倒向眼球。治疗要点为进行电解倒睫术或睑内翻矫正术。

#### (二)护理评估

1.健康史

(1)瘢痕性睑内翻:由睑结膜或睑板瘢痕性收缩引起,常见于沙眼瘢痕期,也可发生于结膜烧伤等。

(2)痉挛性睑内翻:多见于老年人,因老年人眼睑皮肤、肌肉等松弛无力所致。

(3)先天性睑内翻:主要见于婴幼儿,大多由于内眦赘皮牵拉、体质肥胖及鼻根部发育不良所致。

2.身心状况

(1)症状:持续性异物感、流泪、畏光、眼睑痉挛。

(2)体征:睫毛向内翻转,摩擦眼球引起结膜充血,角膜混浊,甚至形成角膜溃疡,可有不同程度视力的障碍。

(3)心理状况:因异物感、眼痛、视力下降可影响患者的生活、工作,患者易产生焦虑心理。

3.治疗要点与反应  进行电解倒睫术或睑内翻矫正术,解除倒睫对眼球的伤害。

#### (三)护理问题

1.疼痛  与睫毛刺激结膜有关。

2.潜在并发症  角膜炎、角膜瘢痕形成。

3.知识缺乏  对睑内翻与倒睫的危害性认识不足。

#### (四)护理措施

1.心理护理  向患者解释疼痛原因、治疗方法、疗效,缓解其焦虑情绪。

2.对症护理  及时去除异物感、疼痛原因,如仅有1~2根倒睫,可用镊子拔除,或采用睫毛电解法。也可用胶布法或缝线法在眼睑皮肤面牵引,使睑缘向外复位。

3.用药护理  遵医嘱给予患者行抗生素眼药,以预防角膜炎发生。

4.手术护理  数目多或密集的倒睫,由瘢痕性睑内翻引起,可行睑内翻矫正术。按外眼手术常规护理,术后观察患者伤口有无渗血、红肿、疼痛加重及睑内翻矫正情况。

#### (五)健康指导

向患者及家属宣传有关的护理常识,长期的睑内翻与倒睫可引起患者眼痛、角膜炎、视力下降,应尽早治疗,以减少并发症的发生。

### 四、睑外翻

#### (一)概述

睑外翻是睑缘离开眼球向外翻转、睑结膜不同程度地暴露在外的反常状态。此症常合并闭睑不全。

其原因有瘢痕性、麻痹性、痉挛性,还有因眼睑皮肤松弛和眼轮匝肌张力减弱所致的老年性下睑外翻。临床表现为泪小点外翻,发生泪溢。暴露部分的结膜充血、肥厚、干燥、粗糙。严重者可导致睑闭合不全及暴露性角膜炎,影响视力。治疗要点为消除病因,无效时手术矫正睑外翻,以恢复眼睑正常位置,及时消除睑结膜暴露。

### (二)护理评估

1.健康史　了解患者的既往史,如眼睑外伤、面神经麻痹、眼睑皮肤松弛等情况。

2.身心状况　患者可有泪溢、畏光、眼痛等症状。检查见暴露在外的睑结膜充血、肥厚、干燥、角化,严重者可导致睑闭合不全及角膜上皮脱落、溃疡,视力下降。且由此影响患者容貌,患者易产生焦虑不安、自卑心理。

3.治疗要点与反应　睑外翻患者可使其颜面仪容受到影响,并引起其他并发症,应及早手术矫正。患者对手术期望值很高。

### (三)护理问题

1.舒适改变　泪溢、眼干涩与睑外翻和眼球暴露有关。

2.潜在并发症　角结膜干燥症、角膜炎。

3.自我形象紊乱　与睑外翻导致面容受损有关。

4.知识缺乏　对睑外翻的危害认识不足。

### (四)护理措施

1.心理护理:对患者进行心理疏导,缓解其焦虑、自卑情绪,使其正确对待疾病,配合治疗。

2.遵医嘱为患者滴抗生素眼液防治角膜炎。

3.合并闭睑不全者指导患者保护角膜,如戴治疗性软性角膜接触镜,减少泪液蒸发,保持眼球湿润;或结膜囊内涂大量抗生素眼膏,并盖眼垫;也可配合医生行暂时性睑缘缝合。

4.指导患者正确揩拭眼泪的方法,即用手帕由下眼睑往上揩,以防止加重睑外翻。

5.需要手术的患者,按外眼手术常规进行护理。

### (五)健康指导

1.重视安全教育,防止眼外伤。

2.防治面神经麻痹。

3.告知患者睑外翻和闭睑不全的潜在危害,嘱其注意保护角膜,防止并发症的发生。

## 五、慢性泪囊炎

### (一)概述

慢性泪囊炎是由于鼻泪管阻塞或狭窄,泪液滞留于泪囊,随眼泪流入的肺炎球菌、葡萄球菌等致病原菌大量繁殖引起泪囊黏膜感染而形成的慢性炎症。好发于中老年女性。沙眼、泪道损伤、慢性肥厚性鼻炎、下鼻甲肥大等为本病诱因。泪溢是患者就诊的主要原因。检查可见内眦皮肤潮红、糜烂,或有湿疹;内眦部结膜充血。泪囊区皮肤囊样隆起,有黏液脓性分泌物自泪小点流出。由于含大量致病菌的分泌物长期反流结膜囊内,泪囊病灶可成为眼部的感染源而对眼球构成潜在威胁,如角膜上皮有损伤时,可引起角膜炎;施行内眼手术或有眼球穿孔伤时会引起眼球内感染。治疗要点为消除病因,局部滴抗生素眼药、泪道冲洗,以及手术治疗,术式有泪囊摘除术、泪囊鼻腔吻合术和鼻内镜下泪囊鼻腔吻合术。

### (二)护理评估

1.健康史　了解患者的既往史,如有无沙眼、泪道外伤、慢性鼻炎、鼻息肉等情况。

2.身心状况　泪溢为主要症状。长期泪液浸渍和不断擦拭眼泪,内眦部结膜充血,内眦皮肤潮红、糜烂,或有湿疹。指压泪囊部或泪道冲洗有黏液脓性分泌物自泪小点流出。脓液和皮肤糜烂会给患者带来不适感,并且影响容貌,患者易产生焦虑不安心理。

3.治疗要点与反应　慢性泪囊炎对眼球有潜在威胁,应给予抗生素、泪道冲洗或手术治疗。

### (三)护理问题

1.舒适改变　泪溢与鼻泪管阻塞或狭窄有关。

2.潜在并发症　角膜炎、眼内炎。

3.知识缺乏　缺乏慢性泪囊炎相关知识。

### (四)护理措施

1.心理护理　向患者解释泪溢原因、治疗方法、疗效,缓解其焦虑情绪,令其配合治疗。

2.用药护理　对患病不久,鼻泪管未完全堵塞的病例,滴抗生素眼药水,点药前挤压泪囊区,排净分泌物。

3.进行泪道冲洗或探通术,以求恢复泪道功能　每天可用0.9%氯化钠溶液冲泪道,清除泪囊内积存的分泌物,然后注入药液,治疗炎症。泪道探通要在脓液消失后进行。

4.手术护理　按外眼手术常规护理,注意术后换药,观察吻合口通畅情况,伤口有无渗血、红肿等情况。

### (五)健康指导

1.及早治疗沙眼、慢性鼻炎等疾病。

2.告知患者慢性泪囊炎的潜在危害,指导其积极治疗,防止并发症的发生。

(甄敬华)

# 第三节　结膜病病人的护理

## 一、细菌性结膜炎

细菌性结膜炎是结膜受细菌感染而发生的炎症。按发病快慢分为超急性、急性或亚急性、慢性。按病情轻重分为轻、中、重度。本病传染性极强,常在春夏季流行。

**【病因】**

1.细菌感染:常见致病菌为流感嗜血杆菌、肺炎链球菌、Kock-Weeks 杆菌、金黄色葡萄球菌、奈瑟菌属细菌(淋球菌或脑炎球菌)等。主要通过分泌物经手、毛巾、污水等传播。

2.慢性结膜炎也可由不良环境刺激如粉尘和化学烟雾等、眼部长期使用刺激性药物、屈光不正、烟酒过度、睡眠不足等引起。

3.部分病人因睑内翻倒睫、慢性泪囊炎、慢性睑缘炎、慢性鼻炎等周围组织炎症引起。

**【护理评估】**

(一)健康史

1.了解病人有无结膜炎接触病史。

2.了解病人有无淋菌性尿道炎史,新生儿型淋球菌性结膜炎患儿应了解其母亲有无淋菌性阴道炎史。

3.了解病人有无不良生活习惯,眼部有无长期用药史。

4.了解病人眼部周围组织情况。

（二）身体状况

1.超急性细菌性结膜炎　多由淋球菌引起。潜伏期短，病情进展迅速，眼睑及结膜充血水肿明显伴大量脓性分泌物。淋球菌可侵犯角膜，引起浸润、溃疡、甚至穿孔，影响视力。可并发眼睑脓肿、化脓性脑膜炎、败血症、关节炎等。

2.急性或亚急性细菌性脑膜炎　又称"急性卡他性结膜炎"，发病急，两眼可同时或间隔1～2天发病，结膜充血明显，中等量的粘脓性分泌物，常发生晨起睁眼困难，上下睫毛粘住。结膜表面覆盖一层伪膜，易擦除。

3.慢性细菌性结膜炎　主要表现为眼刺痒、烧灼感、干涩感和视疲劳。结膜轻度充血，分泌物为黏液性或白色泡沫样。

（三）辅助检查评估

1.结膜分泌物涂片及结膜刮片中有大量多形核白细胞及细菌，提示细菌性感染，必要时还可作细菌培养及药物敏感试验。

2.革兰染色，显微镜下可见上皮细胞和中性粒细胞内或外的革兰阴性双球菌，提示淋球菌性结膜炎。

（四）心理社会因素

急性结膜炎起病急，症状重，结膜充血、水肿明显且有大量分泌物流出，影响外观，同时病人实行接触性隔离，容易产生孤独、焦虑情绪。护士应评价病人的心理状态，对疾病的认识程度，理解、接受能力。

（五）治疗原则

1.早期可用冷敷减轻局部症状。对分泌物多者，以生理盐水或3％的硼酸水冲洗结膜囊。有假膜者，用生理盐水棉棒将其除去，冲洗后再滴眼药水。

2.选用敏感抗生素滴眼液滴眼。如常用0.25％氯霉素、0.4％庆大霉素、10％～15％磺胺醋酰钠或0.3％泰利必妥等，可选用其中2～3种交替滴眼，急性阶段频点，睡前涂抗生素眼膏。

3.奈瑟球菌性结膜炎应全身及时使用足量抗生素。

4.并发角膜炎时按角膜炎处理。

【主要护理诊断及医护合作性问题】

1.焦虑　与发病急，症状重，担心预后有关。

2.舒适改变　与眼部分泌物增多、结膜水肿，睁眼困难有关。

3.知识缺乏　缺乏预防及治疗结膜炎的有关知识。

4.有传播感染的危险　与细菌性结膜炎的高度传染性及病人缺乏预防知识有关。

5.潜在并发症　角膜炎症、溃疡和穿孔、眼内炎、眼睑脓肿、脑膜炎等。

【护理目标】

通过治疗和护理，希望病人能够达到：①对结膜炎有正确的认识，情绪稳定，积极配合治疗。②自觉眼部不适症状减轻或消失。③病人能说出结膜炎的防治知识。④病人及家属掌握防止交叉感染的知识，无传播感染情况发生。⑤无并发症发生或及时发现及时处理。

【护理措施】

1.向病人解释本病的发病原因，病程进展和基本预后情况，解除病人忧虑，使其树立信心，配合治疗，战胜疾病。

2.结膜囊冲洗常选用生理盐水、3％硼酸溶液冲洗结膜囊；淋球菌感染选用1∶5000的青霉素溶液。注意冲洗时使病人取患侧卧位，以免冲洗液流入健眼。冲洗动作要轻柔，以免损伤角膜。如有假膜形成，应先除去假膜再进行冲洗。受水器一人一个,消毒液浸泡后晾干使用。

3.遵医嘱留取结膜囊分泌物,检查细菌培养及药物敏感试验。

4.用药护理根据医嘱选择眼药,急性期每15～30min滴眼一次,夜间涂眼膏。分泌物较多时应先清除再用药。

5.禁忌包扎患眼,因包盖患眼,使分泌物排出不畅,不利于结膜囊清洁,反而有利于细菌生长繁殖,加剧炎症。健眼可用透明眼罩保护。

6.为减轻病人不适感,炎症严重时可用冷敷减轻充血水肿、灼热等不适;为减少眼部的光线刺激,建议配戴墨镜。

7.注意休息,食用清淡易消化饮食,避免辛辣刺激性食物。

8.传染性结膜炎急性感染期应实行接触性隔离:①注意洗手和个人卫生,勿用手拭眼,勿进入公共场所和游泳池,以免交叉感染。接触病人前后双手要立即彻底冲洗与消毒。②接触过眼分泌物和病眼的仪器、用具等都要及时消毒隔离,用过的敷料要焚烧。③双眼患病者实行一人一瓶眼药;单眼患病者,实行一眼一瓶眼药;做眼部检查时,应先查健眼,后查患眼。检查淋球菌感染的病人,医生应戴防护眼镜。④睡眠时向患侧卧,点眼后侧向患侧,用纸巾拭去分泌物和流出的眼液,双眼不可交叉使用,避免感染健眼。⑤向病人和家属传授结膜炎预防知识,提倡一人一巾一盆,毛巾经常煮沸消毒。⑥淋球菌性尿道炎病人,要注意便后立即洗手。⑦患有淋球菌性尿道炎的孕妇须在产前治愈。未愈者,婴儿出生后,立即用1%硝酸银液、青霉素溶液滴眼,0.5%四环素或红霉素眼膏涂眼,以预防新生儿淋球菌性结膜炎。

9.严密观察病情变化,特别是角膜刺激征或角膜溃疡症状,及时报告医生处理。对淋球菌性结膜炎还要特别注意观察病人的全身情况,如生命体征、意识状态等,观察有无全身并发症的发生。

【护理评价】

经过治疗和护理,评价病人能否达到:①对结膜炎有正确的认识,情绪稳定,积极配合治疗。②自觉眼部不适症状减轻或消失。③病人能说出结膜炎的防治知识。④病人及家属掌握防止交叉感染的知识,病人及家属无交叉感染发生,亦无传播他人。⑤无并发症发生或及时发现及时处理。

## 二、病毒性结膜炎

病毒性结膜炎是一种常见的急性传染性眼病,包括以急性滤泡性结膜炎为主要表现的流行性角结膜炎、流行性出血性结膜炎、咽结膜热、单疱病毒性结膜炎,和以亚急性或慢性结膜炎为代表的传染性软疣性睑结膜炎、水痘-带状疱疹性结膜炎、麻疹性结膜炎等。传染性强,好发于夏秋季节,通常有自限性。

【病因】

可由多种病毒引起,流行性角结膜炎由腺病毒感染所致,流行性出血性结膜炎由肠道病毒70型所致。

【护理评估】

(一)健康史

1.了解病人有无病毒性结膜炎接触史或近期是否去过病毒性眼病流行区域。

2.了解病人发病时间,评估其潜伏期,流行性角结膜炎多为5～12天;流行性出血性结膜炎常在1～2天。

(二)身体状况

1.流行性角结膜炎的症状与急性卡他性结膜炎相似,患眼刺激症状显著,畏光、流泪、自觉异物感、不同程度的眼痛及水样分泌物。眼睑水肿,结膜高度充血,穹窿部结膜滤泡增生,睑结膜可有假膜形成。

2.流行性出血性结膜炎病人症状较急性卡他性结膜炎重,部分病人有头痛、发热、乏力、肌肉痛等全身症状,并伴有耳前淋巴结肿大、压痛。眼睑水肿,睑球结膜上有点、片状或弥漫性出血。出血呈鲜红色多位于穹窿部及球结膜。

3.分泌物呈水样,常侵犯角膜,荧光染色可见角膜上皮点状脱落。

（三）辅助检查评估

分泌物涂片镜检可见单核细胞增多,并可分离到病毒。

（四）心理社会因素

因病人被实行接触性隔离,容易产生焦虑情绪。护士应评价病人的心理状态,及对疾病的认识程度,理解、接受能力。

（五）治疗原则

1.以局部用药为主,常用 0.1% 碘苷（疱疹净）、1% 阿昔洛韦（无环鸟苷）、0.2% 阿糖胞苷以及环胞苷眼液点眼。夜间涂抗生素眼膏。

2.伴有全身症状者可口服抗病毒类药物。

【主要护理诊断及医护合作性问题】

1.急性眼痛　与病毒侵犯角膜有关。

2.知识缺乏　缺乏预防疾病传播的知识有关。

【护理措施】

1.心理护理:加强心理疏导,告知病人治疗方法、预后及接触性隔离的必要性,消除病人焦虑情绪。

2.生理盐水冲洗结膜囊,眼局部冷敷以减轻充血和疼痛,可每日数次,持续 1～2 周。

3.用药护理:根据医嘱选择药物,抗病毒眼液每小时 1 次滴眼;合并角膜炎、混合感染者,可配合使用抗生素眼药水;一般不使用糖皮质激素类药物,角膜基质浸润者可酌情使用糖皮质激素,如 0.02% 氟美瞳。角膜上皮病变可选择人工泪液及促进上皮细胞修复药物。

4.注意做好传染性眼病的消毒隔离和健康教育,实施接触性隔离,避免交叉感染,防治疾病的传播。

# 三、沙眼

沙眼是由沙眼衣原体引起的一种慢性传染性结膜角膜炎。沙眼是我国主要致盲性眼病之一,主要与生活水平和医疗条件有关,在发展中国家常见。

【病因】

由沙眼衣原体所致。主要由分泌物传染,传染途径为手、毛巾、污水等。

【护理评估】

（一）健康史

1.了解病人有无沙眼接触史。

2.了解病人的卫生习惯。

（二）身体状况

1.急性期　异物感、畏光、流泪、较多黏液或黏液脓性分泌物。体征:眼睑红肿、结膜明显充血、乳头增生。上下穹窿部结膜浸润、充血、布满滤泡,可合并弥漫性角膜上皮炎及耳后淋巴结肿大。

2.慢性期　症状不明显,仅有眼痒、异物感、干燥和烧灼感。体征:结膜充血减轻,乳头增生和滤泡形成,可出现垂帘状的角膜血管翳,结膜病变逐渐形成瘢痕。角膜缘滤泡发生瘢痕化改变称为 Herbert 小凹。

沙眼性角膜血管翳和睑结膜瘢痕为沙眼的特有体征。

3.晚期　发生睑内翻及倒睫、上睑下垂、睑球粘连、慢性泪囊炎、结膜角膜干燥症、角膜混浊等各种并发症,可出现不同程度视力障碍,甚至失明。

4.分期　我国于 1979 年制定适合我国国情的沙眼分期方法:

Ⅰ期(进行活动期):上睑结膜乳头与滤泡并存,上穹窿结膜血管模糊不清,有角膜血管翳。

Ⅱ期(退行期):上睑结膜自瘢痕开始出现至大部分变为瘢痕,仅有少许活动期病。

Ⅲ期(完全瘢痕期):上睑结膜活动性病变完全消失,代之以瘢痕,无传染性。

### (三)辅助检查

结膜刮片行 Giemsa 染色可找到沙眼包涵体;应用荧光抗体染色法或酶联免疫法,可测定沙眼衣原体抗原,是确诊的依据。

### (四)心理社会因素

要评估病人的文化层次、对疾病的认识程度、心理特点,还要注意评估病人生活或工作的环境卫生、生活居住条件和个人卫生习惯。

### (五)治疗原则

1.抗生素治疗　①全身治疗:急性期或严重的沙眼应全身应用抗生素治疗。目前阿奇霉素为治疗沙眼的特效药,首次口服 500mg,以,后每日 250mg,共 4 日为一疗程。②眼部滴用抗生素滴眼液或眼膏,如0.1%利福平、0.3%氧氟沙星,金霉素眼膏、四环素眼膏、红霉素眼膏等。疗程最少 10～12 周。

2.手术治疗　主要针对并发症进行治疗,如睑内翻矫正术治疗内翻倒睫、角膜移植术治疗角膜混浊等。

## 【主要护理诊断及医护合作性问题】

1.舒适改变　眼部刺激症状与眼部感染有关。

2.有传播感染的可能　缺乏沙眼预防传播的知识有关。

3.知识缺乏　缺乏沙眼防治知识。

4.潜在并发症　倒睫、睑内翻、上睑下垂、睑球粘连、慢性泪囊炎、实质性结膜干燥症、角膜混浊。

## 【护理措施】

1.嘱病人遵医嘱按时给予抗生素眼药水,每日 4～6 次,睡前涂抗生素眼药膏,坚持用药 1～3 个月,重症需要用药半年以上,教会病人或家属正确点眼药和涂眼膏的方法,并注意随访观察药物疗效。

2.急性沙眼或严重的沙眼病人,遵医嘱给予口服抗生素治疗,如阿奇霉素、多西环素(强力霉素)、红霉素和螺旋霉素等,并观察药物的副作用,如:胃肠道症状,恶心、呕吐等。

3.对于乳头滤泡较多者,可遵医嘱采用摩擦或挤压治疗,应注意无菌操作,防止感染造成睑球粘连。

4.健康教育

(1)养成良好的个人卫生习惯,不用手或不干净的物品擦眼,不与他人共用脸盆、毛巾、手帕,防止交叉感染。

(2)向病人及家属讲解该病的防治知识,指导病人和家属做好消毒隔离,预防交叉感染,接触病人分泌物的物品,通常选用煮沸和 75%乙醇溶液消毒,取得家属的配合。

(3)向病人及家属宣传沙眼的危害性,重视沙眼的防治,坚持用药,积极治疗并发症。做到早发现、早诊断、早治疗,尽量在疾病早期得到有效控制。

(4)选择公共卫生条件好的地方理发、游泳、洗澡等。

## 四、免疫性结膜炎

免疫性结膜炎是结膜对外界过敏原的一种超敏性免疫反应,又称变态反应性结膜炎。包括春季角结膜炎、过敏性结膜炎、泡性角结膜炎、自身免疫性结膜炎等。临床上较常见的有春季角结膜炎和泡性角结膜炎。

【病因】

1.春季角结膜炎　原因尚不明确,可能与花粉有关。是一种反复发作、季节性、速发型过敏性角结膜病,多在春夏季节发病,可有家族过敏史,轻症者3~4年后痊愈,重症者可持续复10余年。

2.泡性角结膜炎　是上皮组织对某种内生性毒素所引起的迟发性过敏反应常见致病微生物包括结核杆菌、金黄色葡萄球菌、白色念珠菌等。

【护理评估】

(一)健康史

1.了解病人疾病有无反复发作性和季节性的特点。

2.了解病人的居住环境,卫生习惯;有无接触花粉、烟尘等变应原。

3.了解病人营养状况,或在户外活动后有无症状加重等特点。结核及体质虚弱的儿童和青少年好发。

4.评估病人有无过敏性鼻炎和支气管哮喘病史。

(二)身体状况

1.春季角结膜炎　眼部奇痒、烧灼感、轻度畏光、流泪,有粘丝状分泌物,夜间症状加重。按病变部位可分3型:

(1)睑结膜型:睑结膜呈粉红色,上睑结膜呈硬而扁平的肥大乳头,呈铺路石样排列。

(2)角结膜缘型:角膜缘有黄褐色或污红色增厚的胶状物,以上方角膜缘明显,多见于黑色人种。

(3)混合型:上述两种表现同时存在。

2.泡性角结膜炎　轻微异物感,如侵犯角膜,有明显角膜刺激征:刺痛、畏光、流泪及眼睑痉挛。好发生于女性、儿童及青少年。根据病变部位分为:

(1)泡性结膜炎:在睑裂部球结膜上出现灰红色微小结节隆起。其周围结膜有局限性充血,其结节顶部易破溃形成浅表溃疡,愈合后不留瘢痕。

(2)泡性角膜炎:角膜上有灰白色点状浸润,角膜基层受累,愈合后可遗留角膜薄翳。

(3)泡性角结膜炎:在角膜缘及附近球结膜可见单个或多个灰白色小结节,周围结膜充血。如有溃疡形成,愈合后可遗留浅淡瘢痕。

(三)辅助检查

结膜刮片显微镜检查。

(四)心理社会因素

注意评价病人的情绪状态,对疾病的认识程度、年龄、性别、职业、文化层次等。

(五)治疗原则

去除慢性病灶,积极寻找病因,进行病因治疗;疾病发作时,对症治疗包括皮质激素、抗生素局部用药,局部冷敷减轻症状。

【主要护理诊断及医护合作性问题】

1.舒适改变:眼痒、异物感　与变态反应有关。

2.急性疼痛　与角膜受累有关。

3.知识缺乏　缺乏相关的预防保健知识。

4.潜在并发症　青光眼、角膜炎等。

【护理措施】

1.告知病人根据发病的季节性和规律性,可在发病前 1 个月提早应用抗组胺药物和肥大细胞稳定剂,可以预防疾病发作或减轻症状。

2.合并角膜炎或使用糖皮质激素时,要配合使用抗生素眼药水,以预防继发感染。

3.对于角膜炎病人还要遵医嘱选用散瞳剂,点眼药后压迫泪囊部 5min,防止药物通过鼻黏膜吸收,引起不良反应。

4.教会病人或家属点眼药水和涂眼药膏的正确方法。

5.长期使用糖皮质激素类药物的病人,应注意观察眼痛、头痛和眼压变化,避免糖皮质激素性青光眼的发生。并告知病人随意使用和停用糖皮质激素类药物的危害性。

6.健康指导

(1)进清淡、易消化、足够热量的饮食,多补充维生素,加强营养,改善体质。不宜食用鱼、虾、蟹、蛋类、牛奶等易过敏食物。

(2)避免接触诱发因素,如花粉、微生物、动物羽毛等,不养宠物。

(3)合理安排作息时间,保证充足睡眠;适当锻炼,增加机体抵抗力。

(4)做好个人卫生,改善居住环境,减少过敏原。

(5)外出戴有色眼镜,减少光线和花粉接触的刺激。

# 五、翼状胬肉

翼状胬肉是由增殖的球结膜及结膜下组织,侵袭到角膜上的病变。组织呈三角形,尖端指向角膜,如翼状。

【病因】

病因不明,可因风沙、灰尘、日光等长期刺激而致结膜下组织发生变性、肥厚、增生引起。户外工作人群发病率较高,多见于渔民、农民、勘探工人。

【护理评估】

(一)健康史

1.了解病人发病时间。

2.评估病人视力情况。

(二)身体状况

小的翼状胬肉除影响美观外,多无自觉症状,偶有异物感,若侵及瞳孔区则影响视力。检查可见睑裂部结膜增厚形成翼状纤维血管组织长入角膜。常见于鼻侧,亦可发生在颞侧,或鼻侧、颞侧同时存在。

(三)辅助检查

裂隙灯检查确定损害范围和角膜完整性及厚度变化。

(四)心理社会因素

评估病人年龄、职业、生活、工作环境卫和个人卫生习惯,病人的文化层次、对疾病的认识程度、心理特点。

（五）治疗原则

1.小而非进行性翼状胬肉者,除非考虑外观上需要,一般不需手术。

2.侵袭瞳孔区而影响视力者应行胬肉切除手术,但应减少术后复发率。

【主要护理诊断及医护合作性问题】

1.自我形象紊乱　与胬肉生长在睑裂,影响美观有关。

2.知识缺乏　缺乏翼状胬肉的防治知识。

【护理措施】

1.手术病人按眼科手术前后护理常规。

2.健康指导:①嘱病人注意眼部防护,外出和户外工作要戴防风尘及防紫外线的眼镜。②注意个人卫生,积极防治慢性结膜炎。③按医嘱用药,定期复诊,避免复发。

# 六、睑裂斑

睑裂斑是一种黄白色、无定形样沉积的结膜变性性损害,出现在睑裂区近角膜缘的球结膜上皮下,又名睑裂黄斑。

【病因】

一般是由长期的紫外线(如电焊等)或光化学性暴露引起的结膜结缔组织变性所致,多见于成年人及长期室外劳动者。

【护理评估】

（一）健康史

评估睑裂斑发生的时间、大小、形状,有无炎症表现等。

（二）身体状况

1.病变多见于鼻侧,开始时呈灰色,以后逐渐变为黄白色,内含黄色透明弹性组织。

2.在睑裂部位接近角膜缘处的球结膜上,出现三角形略隆起的斑块,其基底朝向角膜,不侵犯角膜。

3.多无自觉症状,偶有因弹力纤维过度增殖隆起而出现充血、破溃,发生睑裂斑炎,可有刺激症状。

（三）心理社会状况

了解病人的年龄、性别、职业及生活环境、个人卫生习惯、文化层次、对疾病的认识程度、心理特点等。

（四）治疗原则

一般无需治疗。如发生睑裂斑炎,可给予作用较弱的糖皮质激素或非甾体消炎药局部点眼。如影响外观、反复慢性炎症或干扰角膜接触镜的配戴,可予以切除。

【主要护理诊断及医护合作性问题】

1.知识缺乏　缺乏睑裂斑的防治知识。

2.自我形象紊乱　与病变生长在睑裂,影响美观有关。

【护理措施】

1.健康指导　①外出时戴防紫外线眼镜,避免阳光刺激。②从事电焊等工作时要注意戴好防护眼镜。③注意个人卫生,不用不洁手或物品揉眼。④如局部发生充血、粗糙等炎症表现时应及时就诊。⑤使用激素类药物的病人,应注意如有眼痛、头痛等眼压升高的表现应及时就医。⑥以清淡、易消化食物为主,少吃辛辣刺激性食物。⑦对行手术切除的病人要教会其滴眼药水的正确方法和复诊时间。

2.心理护理　正确进行心理疏导,告知病人疾病的诱因、治疗方法及复发概率。告知病人美观的问题可以通过施行小手术的方式解决,且本病不影响任何功能,不必过于在意,用积极乐观的心态对待此病。

## 七、结膜结石

结膜结石是在睑结膜表面出现的黄白色凝结物,常见于慢性结膜炎病人或老年人。

【病因】
结膜结石是结膜上皮陷洼或深部管状隐窝等处堆积的脱落上皮细胞和退行性细胞等的凝结物。

【护理评估】
(一)健康史
1.了解病人有无慢性结膜炎症,持续的时间,有无接受治疗及效果。
2.了解结石部位、数量,评估结石是否突出结膜表面,病人有无不适症状。
3.评估病人视力状况。

(二)身体状况
1.多出现在上睑,睑结膜上有质硬的黄白色小点状突起,可散在,也可密集成群。
2.初起位置较深,结石埋在结膜下,一般无自觉症状,以后渐露出于结膜表面,出现异物感,甚至可引起角膜擦伤。

(三)心理社会状况
评估病人的年龄、性别、生活、工作的环境和个人卫生习惯;病人的文化层次、对疾病的认识程度等。

(四)治疗原则
一般无需治疗。如结石突出于睑结膜面引起异物感,可在表面麻醉下行结膜结石剔除。

【主要护理诊断及医护合作性问题】
1.舒适改变　与结膜结石突出于结膜表面摩擦角膜有关。
2.知识缺乏　缺乏与本病相关的防治和自我保健知识。

【护理措施】
1.根据医嘱剔除病人的结膜结石。
2.健康指导　①教会病人正确滴眼药水的方法。②教会病人正确的用眼卫生常识,做好个人卫生。③有慢性结膜炎的病人应积极治疗。④合理安排作息时间,保证充足睡眠,避免熬夜、过度疲劳。

(甄敬华)

# 第四节　晶状体病病人的护理

## 一、年龄相关性白内障

年龄相关性白内障是指中老年开始发生的晶状体混浊,随着年龄的增加,患病率明显升高。按晶状体混浊的部位分为:皮质性、核性和后囊下三类。

【病因】
可能与环境、营养、代谢和遗传等多种因素有关,氧化损伤在这类白内障的形成过程中起主要作用。

## 【护理评估】

### (一)健康史

1.询问视物模糊、视力下降的时间和程度,有无其他伴随症状,如眼痛、眼胀等。

2.询问病人有无糖尿病、高血压等全身性疾病。

### (二)身体状况

病人双眼呈渐进性无痛性视力下降,严重者只剩光感。早期核性白内障病人常出现眼前固定不动的黑点,可有单眼复视或多视、屈光改变等表现。

### (三)辅助检查

1.裂隙灯显微镜和检眼镜检查,散瞳后发现晶状体不同程度混浊。

2.光定位检查、B超,必要时眼电生理检查,排除视网膜或视神经疾病。

3.角膜曲率及眼轴长度检查,用于计算手术植入人工晶体的度数。

### (四)心理社会状况

老年病人因视力障碍,影响外出和社交活动,易产生孤独感,同时也害怕视力丧失,注意评估病人的心理状态。评估病人的经济状况、职业、年龄等。

### (五)治疗原则

目前无疗效肯定的药物,主要以白内障手术和人工晶体植入手术治疗为主。一般出现病人视力下降明显影响工作和生活质量,即主张手术。

## 【主要护理诊断及医护合作性问题】

1.有外伤的危险　与视力下降有关。

2.感知紊乱:视力下降　与晶状体混浊有关。

3.知识缺乏　缺乏有关白内障防治和自我保健的相关知识。

4.潜在并发症　眼压升高、术后眼内出血、晶状体过敏性葡萄膜炎、眼内炎等。

## 【护理目标】

通过治疗和护理措施的落实,希望病人能够:①适应正常生活,能采取预防外伤的措施。②视力得到提高。③掌握相关的自我护理知识和技能。④减少或避免并发症的发生。

## 【护理措施】

1.预防意外损伤:①评估病人自理能力,根据病人情况做防跌倒标记。②做好详细的入院介绍,使病人尽快熟悉周围环境。③教会病人使用呼叫系统,鼓励其寻求帮助。④做好病人的生活护理,保证安全。包括床的位置固定、高低适宜、安装床栏等。并告知病人常用物品、热水瓶定点放置,穿防滑拖鞋,走廊行走时扶扶手。厕所必须安置方便设施,包括坐便器、扶手、防滑垫等。⑤双眼视力下降导致生活无法自理的病人,需有家属或护工陪护。

2.手术前按照眼部手术护理常规,协助病人完成各项术前检查,包括视功能、角膜、晶状体、眼压、角膜曲率半径和眼轴长度等检查。

3.向病人和家属解释白内障的原因和不同手术治疗方法,选择人工晶体的原则,以帮助病人和家属做出正确的选择。

4.手术后除按照眼部手术后护理常规外,还应注意病情的观察和并发症的预防。

(1)注意观察手术眼:病人眼部不适加重,持续疼痛或低热,眼部充血眼睑肿胀加剧,视力突然下降、流泪、畏光、有较多分泌物时可能为伤口感染;出现头痛、恶心、呕吐等症状,可能为眼压升高;若手术眼突然疼痛泪液增多,可能为伤口出血或裂开,应及时通知医生处理。

（2）注意保护术眼：①嘱病人不宜过多活动。②避免低头弯腰。③不用力闭眼，不用手揉眼睛，防止外力碰撞头部。④避免打喷嚏、咳嗽、擤鼻涕。⑤防止恶心、呕吐。⑥不用力摒大便。⑦不穿领口过紧的衣服。⑧头部不要过度紧张或悬空。⑨1月之内避免性生活。

5.健康指导：①指导病人及家属掌握用眼卫生知识，注意保暖勿感冒。②严格按医嘱用药，病人术后一般需滴用激素及抗生素眼药水2～4周。教会病人及家属滴眼药水的正确方法，防止眼部感染。③避免重体力劳动和剧烈运动，眼部勿施加压力。④进食富含蛋白质、维生素、纤维素的食物，保持大便通畅勿屏气。⑤眼罩需戴一月，保护眼睛，防止手术眼受伤。眼罩每天用热水浸泡后擦干，保持清洁。⑥定期门诊随访，随访时间为，术后1天、一周、二周、一月，以后视病情而定。如出现头痛、眼痛、视力下降、恶心、呕吐等症状，应立即来院就诊。⑤术后配镜指导：单纯白内障摘除术后，无晶状体眼呈高度远视状态。矫正方法有配戴凸透镜或人工晶体植入。术后3个月，术眼屈光稳定，可验光配镜。如病人需要可提前配镜。

6.因目前许多白内障病人的手术治疗均在门诊进行，无需住院，所以病人术前和术后的健康指导尤为重要，护理人员应根据病人的年龄，身体状况，自理能力，认知水平等采取不同的健康教育方法以保证其达到效果。

【护理评价】

经过治疗和护理，评价病人能否达到：①无外伤发生。②视力提高。③掌握相关的手术知识及自我护理知识和技能。④配合医生顺利完成手术。能够认识并发症的早期症状，预防并发症发生。

# 二、先天性白内障及晶状体先天异常

先天性白内障及晶状体先天异常是由于各种因素在孕期和胎儿期内导致晶状体发育受到影响，在出生后呈现不同程度的晶状体混浊。先天性白内障可按晶状体混浊的形态、部位不同，分为前级、后级、冠状、点状、绕核性、核性、膜性和全白内障。

【病因】

分为内源性和外源性两种。①内源性白内障与染色体基因突变有关。②外源性白内障指母体怀孕期间特别是前3个月，宫内病毒感染或药物、放射线或全身病变影响胎儿晶状体的发育。

【护理评估】

（一）健康史

询问患儿母亲孕期是否曾有病毒感染、用药、接触放射线等。评估发现患儿白内障的时间，并排除先天性心脏病。

（二）身体状况

先天性白内障病人多为婴幼儿、双侧、静止性。视力障碍程度可因晶状体混浊发生部位和形态不同而异，因患儿年龄太小，不能自述，需依赖其父母观察才会发现患儿白瞳，视力发育迟缓等症状。常合并其他眼病如斜视、眼球震颤、先天性小眼球等。

（三）辅助检查

实验室检查如染色体、血糖、尿糖和酮体检查等，以便了解病因。

（四）心理社会状况

因患儿父母承担照顾患儿的责任，故对孩子视力障碍非常担心。注意评估患儿父母的情绪状况、文化层次、经济状况等。

（五）治疗原则

视力影响不大无需治疗，定期随访。视力明显影响者，应尽早选择白内障切除、白内障吸出、白内障囊外摘除等手术治疗。一般宜在 3～6 个月手术,最迟不超过 2 岁,以免发生形觉剥夺性弱视。无晶体眼病人需进行屈光矫正和视功能训练。屈光矫正包括框架眼镜、角膜接触镜、人工晶状体植入。

**【主要护理诊断及医护合作性问题】**

1.感知紊乱:视力下降　与晶状体混浊有关。

2.潜在并发症　形觉剥夺性弱视。

3.家庭应对无效　与主要照顾者掌握照顾患儿的相关知识和技能不足有关。

**【护理措施】**

1.手术治疗按眼科手术和全麻手术护理常规进行。

2.发生弱视患儿,应指导家长进行正确的弱视训练,如精细动作训练、遮盖疗法、光学药物压抑法等。

3.先天性白内障患儿特别注意术眼的保护,指导家长防止患儿抓伤、碰伤等意外发生。

4.健康教育:主要针对患儿家长:内源性先天性白内障具有遗传性,注意优生优育。外源性先天性白内障应做好孕妇早期保健,特别是前 3 个月内的保健护理。

# 三、其他白内障

其他白内障指除年龄相关性白内障、先天性白内障及晶状体先天异常外,许多因素如外伤、代谢异常(糖尿病等疾病引起)、辐射(微波、红外线辐射等)、中毒(药物引起)、局部营养障碍等,都可使晶状体蛋白质发生变性、混浊,造成白内障。

**【病因】**

许多因素如外伤、代谢异常、辐射、中毒、局部营养障碍等。

**【护理评估】**

（一）健康史

1.询问病人有无外伤及辐射等病史。

2.询问病人有无糖尿病、高血压等全身性疾病。

3.询问病人的饮食习惯,评估病人营养状态。

（二）身体状况

各种原因引起病人晶状体混浊,视力不同程度下降。由相关因素引起的则同时伴有相应症状和体征。如糖尿病病人,伴有糖尿病的相关临床表现。

（三）辅助检查

1.裂隙灯显微镜检查,发现晶状体不同程度混浊。

2.实验室检查如血糖、尿糖和酮体检查等,以便了解病因。

（四）心理社会状况

病人由于各种原因导致白内障,应了解病人对疾病的认知程度、文化层次等。

（五）治疗原则

寻找导致白内障的原因,积极治疗相关性疾病,去除外源性因素情况下行白内障摘除术和人工晶体植入术。

**【主要护理诊断及医护合作性问题】**

1.感知紊乱:视力下降　与晶状体混浊有关。

2.有外伤的危险　与白内障导致视力下降有关。

3.知识缺乏　缺乏有关白内障及相关疾病的自我保健知识。

【护理措施】

健康指导：①糖尿病引起的白内障：告知病人控制血糖的重要性，嘱病人定期到内分泌科就诊，严格按照医生的建议控制血糖。同时注意全身情况，包括血压、肾功能等。②药物中毒引起的白内障，应立即停止此类药物。③远离在工作状态下的微波炉、红外线等，高危工作戴防护镜，避免辐射导致的白内障。④积极治疗导致白内障的相关性疾病。

（高　静）

# 第五节　青光眼病人的护理

## 一、原发性闭角型青光眼

原发性闭角型青光眼是由于前房角被周边虹膜组织机械性阻塞导致房水流出受阻，造成眼压升高的一类青光眼。

【病因】

1.解剖结构因素　特征性的眼部解剖结构包括：眼轴短、前房浅、房角窄、晶状体较厚、晶体位置相对靠前等。

2.促发因素　扩瞳、情绪激动、暗室停留时间过长、长时间阅读或近距离用眼、过度疲劳、全身疾病等。

【护理评估】

（一）健康史

1.询问病人起病时间、有无上述发病诱因、主要症状、治疗经过及效果。疾病发作次数、有无规律性等，发病时的伴随症状。

2.询问病人有无青光眼家族史。

3.了解病人有无糖尿病、高血压、心脏病、肾脏疾病等。

（二）身体状况

闭角型青光眼有急性和慢性两种临床表现类型。

1.急性闭角型青光眼　多见于周边虹膜明显膨隆、房角狭窄的病人，发病急，眼压明显升高，临床上可分为五个阶段：

（1）临床前期：具有闭角型青光眼浅前房、窄房角等解剖特点及急性发作的潜在危险因素，但尚未发作，暗室试验呈阳性表现。

（2）发作期：眼压迅速升高，随之出现一系列临床症状如：眼痛、头痛、视力下降、恶心、呕吐、虹视等，临床上可分为两种情况。

1）典型的大发作：即急性大发作，起病急，有明显的眼部特征。多为单眼，也可双眼同时发作。由于房角突然大部分或全部关闭，眼压急剧上升，多在50mmHg以上，可超过80mmHg；症状剧烈，视力严重减退，可仅存光感。眼部检查可见球结膜水肿、睫状充血或混合充血，角膜水肿呈雾状混浊、角膜后色素性颗粒沉着（色素性KP）、前房浅、房水闪辉、虹膜水肿、隐窝消失、瞳孔散大，多呈竖椭圆形或偏向一侧，对光反射消失，以及眼部刺激征等，眼底常看不清，如能看到则见视网膜中央动脉搏动。发作过后，尚可见虹膜脱色素或节段萎缩。晶状体前囊下有灰白色斑点状、粥斑样混浊,称为青光眼斑。角膜恢复透明后,房角镜检查见房角狭窄,可重新开放、部分或全粘连闭合,小梁色素沉着。视神经盘正常或充血,视网膜轻度水肿、静脉充盈、偶可见出血斑,持续高眼压则出现视神经盘苍白或视网膜中央静脉阻塞性出血。

2)不典型发作:亦称小发作,病人自觉症状轻,视力下降不明显,但有雾视、虹视现象。结膜充血水肿不明显,角膜清晰度下降,前房浅、瞳孔形态正常、光反应迟钝,视神经盘正常。眼压一般 30~50mmHg。发作时间短,经休息后可自行缓解。这类病人房角关闭不完全,反复发作则可大部分关闭。

(3)间歇缓解期:闭角型青光眼发作经及时治疗可自行缓解,眼压下降,关闭的房角重新开放,病情得到暂时的缓解或稳定相当长时间。

(4)慢性进展期:房角永久关闭,眼压持续升高。

(5)绝对期:视神经盘逐渐凹陷和萎缩,视野缩小,最后完全失明。

2.慢性闭角型青光眼    多见于 50 岁左右男性,中央前房深度正常或接近正常,虹膜膨隆不明显,房角狭窄,有粘连闭合,眼压缓慢升高,可持续在 40~50mmHg,视神经盘出现凹陷,视野发生相应进行性缺损,常有小发作,发作时症状较轻,仅有轻度眼胀、头痛、视物稍模糊,但常有虹视,休息后症状缓解。随着病程的发展,间隔越来越短,但部分病例可以无任何症状。

(三)辅助检查

1.可疑病人可进行暗室试验。

2.眼压测量。

3.前房角、眼段段超声生物显微镜检查,观察和评价前房角的结构,对明确诊断、用药以及手术方式的选择有重要意义。

4.视野检查,视野缺损情况反应病变的严重程度。

(四)心理社会状况

注意病人情绪反应的强度和紧张度,有无焦虑、抑郁、情绪低落或波动,气愤发怒等表现;了解家庭及社会对病人的经济、精神支持以及对病人病情的关心、了解情况;病人及家属对本病的认知程度。

(五)治疗原则

急性闭角型青光眼应迅速降低眼压,减少组织伤害,积极挽救视力。首先用药物降低眼压,待眼压恢复正常后,可考虑手术治疗;小部分药物控制眼压不满意的,应行前房穿刺,或尽快行滤过手术。慢性闭角型青光眼首选手术治疗:早期周边虹膜切除,眼压高于正常则应行滤过手术。

【主要护理诊断及医护合作性问题】

1.急性疼痛    与眼压升高有关。

2.感知紊乱-视力障碍    与眼压升高致角膜水肿、视神经损害有关。

3.知识缺乏    缺乏闭角型青光眼的防治知识。

4.焦虑    对青光眼的预后缺乏信心,担心失明。

5.有外伤的危险    与视野缺损、视力下降或绝对期青光眼视力完全丧失有关。

【护理目标】

通过治疗和护理措施的落实,希望病人能够:①眼压降低,眼痛、头痛等症状减轻直至消失。②视力逐渐提高或稳定。③舒适感增加,情绪稳定,积极配合治疗和护理。④掌握相关的自我护理知识。⑤熟悉周围环境,避免外伤发生。

【护理措施】

1.减轻疼痛指导    解释头痛、眼胀痛的原因,帮助病人放松,指导病人深呼吸,避免情绪紧张,分散病人注意力,可听一些舒缓的音乐。

2.用药护理　按医嘱使用降眼压药,观察用药后的疗效和不良反应。①每次滴眼液时要压迫泪囊区2～3min,减少药物全身吸收。②使用碳酸酐酶抑制剂前应询问有无磺胺药过敏史,应与氯化钾同时服用,密切观察药物不良反应,如唇麻痹、手足有蚂蚁爬行感,个别病人可能出现血尿、肾绞痛,有泌尿系统结石的病人慎用,用药后定期检查尿常规,一旦出现异常,立即停药。③使用高渗脱水剂(如 20%甘露醇)静滴时需 30～40min 注入 250ml,心功能不全者慎用,静滴后病人需卧床休息,以防直立性低血压出现。④冬天口服 50%甘油或异山梨醇可以适当加温,服药后不宜多喝水,可用温开水漱口。⑤使用 β-受体阻滞剂(如噻吗心安)的病人,注意观察心率、脉率及呼吸的变化,发现异常及时报告医生。心率过缓或传导阻滞病人慎用,有支气管哮喘、肺源性心脏病、心力衰竭病史的病人禁用。

3.病情观察　监测眼压的变化,用高渗剂后半小时测眼压,眼压控制不满意,可考虑行前房穿刺;观察全身情况,有无高血压、高血糖,给予对症护理。

4.心理护理　根据青光眼病人性情急躁、易激动的特点,做好耐心细致的心理疏导工作。教会病人控制情绪的方法,如深呼吸、听音乐等,消除紧张、焦虑心理,保持良好心态。

5.手术护理　按眼科手术病人的常规护理。术后第一天换药,注意询问病人有无眼痛、头痛,注意保护滤过泡,护理操作要轻巧,一般情况下不要压迫滤过泡,包眼后外加眼罩保护。

6.防止病人外伤　①教会病人使用床边传呼系统,并鼓励病人寻求帮助。②协助病人各项生活护理,厕所、浴池等必须安置方便的设施,如坐便器、扶手等,并教会病人使用方法。③将常用物品按方便病人的原则定位放置,活动的空间不设置障碍物,避免病人绊倒;加强巡视,及时发现问题,及时帮助解决。

7.病人教育　①疾病知识指导:向病人及家属讲解青光眼是一种不能完全根治的疾病,对视力的损害是不可逆的,只要确诊为青光眼,需定期复诊,有眼痛、眼红、视力下降要及时就诊,并指导病人按医嘱用药。教会病人正确点眼药水、涂眼膏,口服药物及药物不良反应观察,滤过手术后的病人禁剧烈运动,如足球、篮球、网球、游泳等。②预防急性发作:一次性饮水不能过多,一般不超过 200ml,应少量多次,但无需限制每天的液体摄取量。少吃辛辣和刺激性强的食物,不宜饮用咖啡和浓茶,多吃粗纤维食品,保持大便通畅。进行适当的有氧体育锻炼,不做任何张力性运动和增加眼压的运动如提重物、举重、倒立等;保证充足的睡眠,避免情绪激动、过度疲劳;避免长时间阅读、看电影、电视,避免在暗室久留;睡眠时枕头适当垫高,不要长时间低头、弯腰,衣领、腰带不要系得过紧等,减少一切致眼压升高的因素,减少急性发作的机会。③识别急性发作的征象及时就诊:教会病人及家属学会识别发生急性发作的征象,如头痛、眼痛、恶心、呕吐,应及时就诊。④有青光眼家族史者,必要时应定期检查。

【护理评价】

经过治疗和护理,评价病人能否达到:①眼压升高得到控制,眼痛、头痛、恶心、呕吐等症状消失。②视力提高或稳定。③心理舒适感增加,情绪稳定。④获得青光眼的相关知识进行自我护理。⑤没有外伤发生。

# 二、原发性开角型青光眼

原发性开角型青光眼的特点是发病缓慢,症状隐匿,眼压虽然升高,但房角始终是开放的,并有特征性的视神经盘改变和视野缺损表现。年龄多分布在 20～60 岁之间。原发性开角型青光眼中有一类特殊的病人,其眼部具有特征性青光眼视神经盘损害和视野缺损,但眼压始终在统计学正常值范围,这类病人临床上称为正常眼压性青光眼。

## 【病因】

尚不十分清楚,可能与遗传有关。正常眼压性青光眼的发生可能与血流动力学改变、心血管疾病、血管痉挛性疾病等有关。

## 【护理评估】

### (一)健康史

1.询问病人起病年龄、时间、发病诱因、主要症状、治疗经过及效果。

2.询问有无青光眼家族史。

3.了解有无糖尿病、甲状腺功能低下、心血管疾病、血液流变学异常、近视眼以及视网膜静脉阻塞等。

### (二)身体状况

1.症状　早期几乎没有症状,部分病人表现为进行性近视,伴视疲劳;病变进展到一定程度,眼压波动较大或眼压水平较高时病人始有视力模糊、眼胀或头痛等症状,甚至出现虹视或雾视;晚期因双眼视野变小,可有行动不便和夜盲等表现。中心视力在短期内可不受影响,甚至到晚期管状视野仍可能保持良好水平。

2.眼压　早期眼压不稳定,眼压波动幅度增大。眼压可有昼夜波动和季节波动。随着病情的发展,眼压水平逐渐升高,多在中等度水平,很少超过 60mmHg。

3.眼局部体征　早期病例眼前部无任何改变。前房深度正常或较深,虹膜平坦、前房角开放、房角的形态不会随眼压的升降而有所改变。眼压较高时可有角膜水肿,晚期病例可有瞳孔轻度散大,对光反应迟钝。

4.视功能　主要表现为视野损害和缺损。一般说来,视野改变与视神经盘凹陷的严重程度相对应,也可估计病变的严重程度和治疗效果。

### (三)辅助检查

1.24h 眼压测定:在 24h 内,每隔 2～4h 测眼压一次,并记录。最高与最低差值不应＞5mmHg,若≥8mmHg 者为病理状态。

2.前房角、眼前段超声生物显微镜检查,观察和评价前房角的结构,对明确诊断、用药以及手术方式的选择有重要意义。

3.视野检查、光学相干断层成像(OCT)检查和视网膜神经纤维层扫描(GDXVCC),了解视神经的损害情况,反映病变的严重程度。

### (四)心理社会状况

开角型青光眼因视野改变,严重影响病人的工作和生活,注意评估病人的自理能力、情绪、教育程度、对疾病的认知程度。

### (五)治疗原则

控制眼压,防止和延缓视功能进一步损害。病人能配合治疗并能定期复查,则可先试用药物治疗,无效时再进行手术治疗,滤过性手术可作为首选的治疗手段。也有学者认为早期手术比长期药物治疗失败后再作手术的效果要好。

## 【主要护理诊断及医护合作性问题】

1.感知紊乱-视野缺损　与视神经纤维受损有关。

2.焦虑　与担心疾病的预后不良有关。

3.知识缺乏　缺乏本病相关的防治知识。

4.有外伤的危险　与晚期视野狭窄、视物模糊有关。

**【护理措施】**

用药护理:因病人可能需要长期用药,需评估病人的用药依从性,采取各种切实可行的方法促进病人的用药依从性,以保证治疗效果,如加强相关知识宣传、电话随访、建立用药记录手册等。

(高　静)

# 第六节　玻璃体病病人的护理

## 一、玻璃体变性和后脱离

**【病因】**

1.玻璃体变性主要是是透明质酸解聚的结果,可发生在老年人、高度近视眼、玻璃体出血、眼外伤、玻璃体炎症、感染、玻璃体内药物治疗,以及视网膜激光、电凝、冷凝后,也有家族遗传性病变。

2.玻璃体后脱离是玻璃体发生液化的过程中,尚未液化的胶样玻璃体较水样液稍重而造成,常见于中老年人、高度近视眼、眼内炎症、出血和外伤等。

**【护理评估】**

**(一)健康史**

1.了解病人有无高度近视、眼外伤、感染、眼部手术等病史。

2.了解病人有无家族遗传史。

3.评估病人视力情况。

**(二)身体状况**

1.不同原因引起的玻璃体变性表现有所不同。

(1)玻璃体浮影:眼前出现各种形状的暗影。

(2)老年性玻璃体变性:出现急性玻璃体后脱离,眼前突然出现漂浮物,伴有闪光感。

(3)高度近视眼玻璃体变性:与老年性玻璃体变性相似,但更易发生视网膜裂孔和脱离。

(4)白星状闪辉症:玻璃体内可见数以百计的白色球形或碟形的小体,如雪球漂浮在玻璃体中,通常不影响视力。

(5)闪辉性玻璃体变性:多见于严重的眼外伤或大量反复的玻璃体积血的眼球内,液化的玻璃体内出现彩色的结晶状体,病人多已丧失视功能。如果无晶状体,可继发青光眼。

(6)玻璃体淀粉样变性:视力减退,玻璃体内可见线样或絮状混浊。有的与视网膜相接触。

2.玻璃体后脱离的病人眼前出现不同形状的漂浮物,如飞蚊和闪光感。检查玻璃体可见一个或多个分散的浅灰色的玻璃体混浊物,常呈环形,悬浮于视神经盘之前,称为 Weiss 环。

**(三)辅助检查**

眼部超声扫描。

**(四)心理社会因素**

评价病人的年龄、心理状态、对疾病的认识程度、理解、接受能力和职业。

**(五)治疗原则**

玻璃体变性病人在不影响视力时无需治疗,严重影响视力时可行玻璃体手术。对玻璃体后脱离的病人应进行详细的眼底检查,尽早发现病情变化尽早治疗。

**【主要护理诊断及医护合作性问题】**

1.焦虑　与不了解疾病的相关知识,担心视力受到严重影响有关。

2.知识缺乏　缺乏疾病相关的保健知识。

3.潜在并发症　继发性青光眼、视网膜脱离等。

**【护理目标】**

通过治疗和护理,希望病人能够达到:①情绪稳定;②对疾病的相关知识有所了解;③无继发性青光眼或视网膜脱离发生。

**【护理措施】**

1.告知病人玻璃体变性的主要原因、造成的影响和自我保健方法,使病人对疾病有正确的认识,减轻焦虑情绪。

2.健康指导:指导病人正确用眼,不使眼过度疲劳;尽量减慢头部运动,避免突然的头部运动和晃动,避免剧烈运动或跳水等运动,预防视网膜脱离;告知病人如果眼前漂浮物突然增多,影响视力,或突然发生部分视野缺损,或眼痛、眼胀等症状,应及时就诊。

**【护理评价】**

通过治疗和护理,病人是否达到:①情绪稳定;②对疾病的相关知识有所了解;③无继发性青光眼或视网膜脱离发生。

## 二、玻璃体积血

**【病因】**

1.视网膜血管性疾病　糖尿病性视网膜病变、视网膜静脉周围炎、视网膜静脉阻塞、视网膜血管瘤、黄斑部视网膜下出血等。

2.眼外伤或手术引起　眼球顿挫伤、眼球穿孔或球内异物等。

3.全身病引起　血液病、尿毒症等。

4.其他眼病　老年黄斑变性、某些类型的葡萄膜炎、视网膜后脱离等。

**【护理评估】**

**(一)健康史**

1.评估病人是否有眼前"飘浮物"的感觉,是否有"闪光"感,症状持续的时间。

2.了解病人有无高度近视,有无高血压、糖尿病等全身病史,有无外伤史,外伤时间和原因等。

**(二)身体状况**

1.局部症状体征　玻璃体出血量少时,病人可有飞蚊症感觉。出血量大时,视力可突然减退甚至仅有光感。检眼镜检查可见玻璃体中有血性浮游物,出血量大时整个眼底均不能窥见。

2.全身情况　生命体征、意识及有无全身出血、外伤、内科疾病等状况。

**(三)辅助检查**

1.超声波检查　了解玻璃体积血的程度和部位。

2.电生理检查　对评估病人预后情况有一定的指导作用。

**(四)心理社会状况**

评估病人的年龄、性别、职业、工作环境、教育程度、对玻璃体出血的认识及心理障碍的程度。

（五）治疗原则

1.出血量少者大多可自行吸收。

2.大量出血可使用一些中西药促进玻璃体积血吸收，3个月以上仍无明显吸收，可行玻璃体切除手术。

**【主要护理诊断及医护合作性问题】**

1.焦虑　与担心预后有关。

2.感知改变：视力下降　与眼内积血有关。

3.知识缺乏　缺乏玻璃体出血的防治知识。

4.术后疼痛　与手术后气体膨胀、术后炎症等有关。

5.有皮肤完整性受损的危险　与长期俯卧位有关。

6.舒适改变　与治疗性体位引起的颈部酸痛、胸部不适及胃肠道不适等有关。

7.潜在并发症　继发性视网膜脱离、增殖性玻璃体视网膜病变、术后高眼压、白内障、玻璃体再次出血等。

**【护理措施】**

1.观察病人情绪变化，向病人说明手术的重要性，术后可能出现的情况。合理而又有技巧性的解释会减轻病人的思想负担，配合医生的治疗，增强对手术的信心。

2.术前准备

（1）按眼部手术前常规护理。

（2）术前应卧床休息，除必要的检查外，应避免活动。

（3）视网膜有裂孔者，术前卧位应使裂孔处于最低位。

3.术后护理

（1）按眼部术后护理常规。

（2）术后眼痛的病人，应仔细评估其疼痛的性质、开始的时间，如为术后切口痛，则术后即存在，术后1天逐渐减轻；如为气体膨胀引起，则在术后2～3天开始，逐渐加重，伴有头痛；如为感染引起，多在术后1～3天内，结膜充血、水肿以及眼睑水肿加重，病人自觉眼痛，头痛，视力锐减等。及时通知医生，予以相应处理。

（3）卧位护理：眼内没有注入气体或硅油者，术后体位应该保持裂孔位于最低位。对眼内注入气体或硅油的病人，在术后早期要严格限制体位，尽量少下床活动。临床常用的体位有：①面朝下体位：病人面部平面与地面平行，既可俯卧在床上，也可坐在床边。适合于后极部视网膜裂孔或4个象限均有病变的病人。②半卧位：病人头的纵轴线与地平线的夹角≥75℃，适合上方10～2点的裂孔。也可头向一侧倾斜，让裂孔位于最高处，如10～11点的裂孔或1～2点裂孔，病人头向左侧或向右侧倾斜。③侧卧位：病人侧卧任何一边，头部垫一枕头，侧向与地面平行，适合2～4点和8～10点方位的裂孔。④头低位：病人俯卧，胸部垫高，呈胸高头低的倒置头位。适合4～8点方位的裂孔。⑤交替体位：病人先头低4h，再换成面朝下体位4h。如此交替进行直到下方裂孔稳定为止。适合与上下均有视网膜裂孔的病例。这种交替体位是明显重视下方裂孔，但并不轻视上方裂孔，因为病人起床活动（吃饭和上厕所）都是直立着，对上方裂孔能产生有效的顶压。

（4）病人采取特殊体位时，应为病人在关节或骨隆突受压处以及胸腹部垫软枕，缓解压力，同时指导病人经常更换身体的位置，减轻胸腹部不适，防止皮肤或关节过度受压。

4.术眼并发症的观察及护理

（1）高眼压：硅油对睫状体的机械刺激可使房水生成增多，硅油注入过量或硅油泡引起瞳孔阻滞可使眼压升高。膨胀气体注入后就开始膨胀,72h达到高峰。因此,术后密切监测眼压,对眼痛,伴同侧头痛,恶心,呕吐的病人,应警惕高眼压的发生。一旦发生,及时按医嘱使用降眼压药物或协助医生做前房穿刺。

(2)感染:多发生在术后1~3天内,一旦发生眼内感染要及时处理,立即局部及全身应用大剂量抗生素,并作细菌培养及药敏试验,化脓性眼内炎者应及早做玻璃体切割术联合眼内注射抗生素。

(3)反应性葡萄膜炎:表现为眼痛或头痛加重,眼球压痛明显,视力未恢复或下降,结膜混合性充血。应及时按医嘱包眼、散瞳,嘱病人安静休息,局部或全身应用糖皮质激素。

(4)角膜上皮缺损:糖尿病病人由于角膜上皮细胞基底层与Bowman膜黏着较疏松,术中角膜上皮有损害,而致角膜上皮缺损。注意听取病人主诉,并报告医生,双眼绷带加压包扎可促进角膜上皮的愈合。角膜上皮愈合的时间通常是3天左右,在上皮未愈合之前不宜过多局部用药。

5.健康教育

(1)玻璃体出血未吸收前,应嘱病人注意休息,定期来院检查,如发现自行吸收的可能不大时,应及时手术。

(2)教会病人认识视网膜脱离的先兆症状,如闪光感,眼前黑影增多和视力下降。当出现这些症状时,应及时到有条件的医院就诊,早期诊断治疗。

(3)有全身病的病人应积极治疗全身病,防治再次出血。

(4)玻璃体腔注气或注硅油者应遵医嘱取治疗体位。

(5)注意休息,保证充足睡眠,3~6个月内避免重体力劳动及剧烈运动,如抬或扛重物、拳击、足球、篮球、排球、羽毛球、跳水、跳高等,防止视网膜再脱离。

(6)指导病人尽量选乘火车;如乘坐汽车,最好坐车的前部;惰性气体填充者,1个月内禁止乘坐飞机,以免高空中大气压的降低引起眼内气泡体积增加而致眼压升高,造成视功能损害。

(7)术后坚持用药,定期复查,糖尿病病人还需定期检查健眼是否发生早期视网膜病变。定期检查血糖,保持血糖平稳。

# 三、玻璃体炎症

细菌等微生物进入玻璃体可导致玻璃体炎,又称眼内炎。

**【病因】**

1.内源性 病原微生物由血流或淋巴进入眼内或由于免疫功能抑制、免疫功能缺损而引起,常见致病菌为白色念珠菌。

2.外源性 常见于内眼手术后炎症、眼球破裂伤、眼内异物等。

3.无菌性炎症 多由葡萄膜炎引起。

**【护理评估】**

(一)健康史

询问病人是否有自身免疫性疾病,身体其他部位是否有感染病灶以及治疗的情况。是否有眼部手术史或眼球破裂伤史,是否有眼内异物等情况。

(二)身体状况

1.视力下降:内源性眼内炎症状为视力模糊;手术后细菌性眼内炎通常发生在术后1~7天,突然眼痛和视力丧失。真菌性感染常发生在术后3周。

2.玻璃体呈尘状、白点状、絮状、灰白色云团状混浊。

3.内源性眼内炎通常从眼后部开始,可同时存在视网膜炎症。病灶发白,边界清楚,开始是分散的,以后变大、蔓延到视网膜前,产生玻璃体混浊。也可发生前房积脓。手术后细菌感染常有眼睑红肿、球结膜混合充血,伤口有脓性渗出、前房积脓或玻璃体积脓。不治疗视力很快丧失。手术后真菌感染常侵犯前部玻璃体,前玻璃体表面积脓或形成膜,治疗不及时感染可向后部玻璃体腔和前房蔓延。

4.葡萄膜炎常伴有角膜后灰白色沉着物及前房内浮游体、瞳孔后粘连、视网膜水肿和渗出。

（三）辅助检查

1.血、尿细菌及真菌培养结果有助于诊断。

2.取房水或玻璃体急性细菌和真菌培养。

3.超声波检查可以了解玻璃体和视网膜的情况,并对于是否存在着眼内异物可以做出初步的判断。

（四）心理社会状况

评估病人的年龄、性别、职业、工作环境、教育程度、对玻璃体炎症的认识及心理障碍的程度。

（五）治疗原则

1.玻璃体化脓性炎症对因治疗,局部和全身应用抗生素,以及玻璃体切除手术治疗。

2.无菌性炎症治疗主要以局部及全身使用糖皮质激素及免疫抑制剂。

【主要护理诊断及医护合作性问题】

1.感知改变:视力下降　与眼内炎症有关。

2.急性疼痛　与眼组织受损、眼内炎症、眼压增高等因素有关。

3.焦虑　与担心预后和疾病反复等因素有关。

4.舒适的改变　与病人术后被动体位有关。

5.知识缺乏　缺乏眼内炎相关的治疗和自我护理知识。

【护理措施】

1.向病人详细说明病情及应对的措施,使病人增强信心,并积极配合治疗。

2.按医嘱及时足量用药,用药前向病人说明用药的目的和注意事项,观察用药效果。

3.评估病人疼痛的性质和程度,向病人解释疼痛的原因和缓解的方法,减轻病人疼痛。

4.行玻璃体切割术者术前和术后护理同"玻璃体积血病人的相关护理"。

5.健康教育

（1）同上节相应内容。

（2）通过各种途径宣传常见的引起眼内炎的原因,避免眼部受伤的一些常识,及生活中的注意事项,如儿童尽量不要接触尖锐的东西,劳动作业时注意眼睛的防护等。眼球附近组织器官的炎症要及时治疗,避免眼内炎的发生。一旦眼部有炎症要及时就诊,尽量将炎症控制在尽可能小的范围。第四节增生性玻璃体视网膜病变

增生性玻璃体视网膜病变是孔源性视网膜脱离及视网膜复位手术后的并发症,也是手术失败的主要原因。

【病因】

1.近期孔源性视网膜脱离修复术后。

2.陈旧性视网膜脱离、外伤和炎症性视网膜脱离后。

3.玻璃体积血未及时吸收。

【护理评估】

（一）健康史

询问病人既往是否有孔源性视网膜脱离和视网膜复位手术史,有无眼底出血史。

（二）身体状况

1.视力下降,视物变形,视野缺损。

2.早期病变较轻,仅有玻璃体色素颗粒样混浊。后期视网膜表面皱褶形成,血管迂曲,视网膜裂孔边缘翻卷,严重时累及全视网膜。

3.眼压降低。

（三）辅助检查

1.超声波检查显示视网膜牵拉和脱离情况。

2.OCT检查进一步明确病变范围和程度。

（四）心理社会状况

评估病人的年龄、性别、职业、教育程度、对疾病的认识及情绪状况。

（五）治疗原则

根据病情采用巩膜外冷冻、加压或环扎,放出视网膜下液;或行玻璃体切除手术。

【主要护理诊断及医护合作性问题】

1.感知改变-视力下降    与视网膜脱离有关。

2.焦虑    与担心预后不良或疾病反复发作等因素有关。

3.舒适的改变    与病人术后被动体位有关。

4.有皮肤受伤的危险    与长期俯卧位有关。

5.知识缺乏    缺乏疾病相关的防治和保健知识。

## 四、玻璃体寄生虫病

玻璃体寄生虫病多见猪囊尾蚴病。

【病因】

因食人猪绦虫的虫卵,在体内孵化成尾蚴随血流进入眼内玻璃体及视网膜下,以玻璃体内多见。

【护理评估】

（一）健康史

询问病人既往是否食用过未经煮熟的染有囊虫的猪肉。

（二）身体状况

1.视力下降,其程度取决于尾蚴所在位置。

2.视野中出现黑影晃动或局部缺损,为病人自己看到的虫体的形状和蠕动的阴影。

3.眼底镜下可见黄白色或灰白色半透明圆形囊尾蚴。

（三）辅助检查

1.B超检查可见囊尾蚴。

2.血清酶联免疫吸附试验(ELISA)绦虫抗体检查呈阳性。

（四）心理社会状况

评估病人的年龄、性别、饮食习惯、卫生习惯、生活环境、教育程度、对疾病的认识及情绪状况等。

（五）治疗原则

根据病情行玻璃体切除手术,全身应用驱囊虫药物,加强病人粪便的管理,必要时可行床旁隔离。

【主要护理诊断及医护合作性问题】

1.恐惧    与担心疾病影响视力及被隔离有关。

2.知识缺乏　缺乏相关的预防和自我保健知识。

**【护理措施】**

1.向病人详细说明病情、治疗方法及可能的预后,隔离的目的及时间,使病人增强信心,并积极配合治疗。

2.按医嘱协助病人用药,观察用药效果。

3.对病人的粪便进行管理,用含氯消毒剂搅拌后处理,以免排出虫体的卵节造成二次感染。

4.行玻璃体切割术者同玻璃体切割手术的护理要点。

5.健康教育

(1)注意个人卫生,饭前便后洗手,餐具经常消毒。

(2)注意饮食卫生,不食用猪囊虫病猪肉,烹制食品生熟要分开,肉类食物一定要煮熟。

(3)注意环境卫生,防止二次传播。

(甄敬华)

# 第七节　眼底病病人的护理

## 一、视网膜动脉阻塞

视网膜动脉阻塞是指视网膜动脉内血流的急性梗阻。根据动脉阻塞的部位,可分为视网膜中央动脉阻塞、分支动脉阻塞和视网膜前动脉阻塞等。

**【病因】**

视网膜动脉发生阻塞多由于高血压、糖尿病、血液病、心血管疾病等造成血管栓塞、血管痉挛和血管壁改变引起。也可因外伤或手术引起眼压或眶压升高造成血管外部压迫而引起。另外,口服避孕药、偏头痛、梅毒也可引起。

**【护理评估】**

**(一)健康史**

1.询问病人是否患有高血压、动脉粥样硬化、糖尿病、细菌性心内膜炎等疾病。

2.询问病人发病到就诊的时间。

3.必要时了解病人有无口服避孕药、偏头痛、梅毒史。

**(二)身体状况**

1.视网膜中央动脉阻塞　主要表现为单眼无痛性的视力急剧下降甚至无光感。瞳孔中等散大,直接对光反射明显迟钝或消失。眼底检查可见后极部视网膜浅层浑浊或变白,黄斑中心凹处可见"樱桃红斑"。

2.视网膜动脉分支阻塞　主要表现为单侧无痛性突然的部分视野丧失,伴不同程度的视力下降。眼底检查可见阻塞支供应的视网膜呈乳白色水肿。

3.视网膜前动脉阻塞　主要表现为不同程度的视力下降,眼底检查可见视网膜棉絮状渗出斑。

**(三)辅助检查**

1.FFA检查　显示视网膜动脉充盈时间延长及阻塞动脉内无灌注,可以作为诊断该疾病的依据。

2.ERG检查　完全性阻塞呈典型的负相波,分支动脉阻塞正常或有轻度改变。

3.内科检查　包括血压、血沉、血常规、血糖、超声心电图、颈动脉超声多普勒检查等。

（四）心理社会状况

病人因突然视物不清甚至完全失明,以及需要接受一系列抢救治疗措施,使得病人很容易产生不同程度的恐惧、紧张、焦虑心理,所以应注意评估病人的情绪和心理状态,评估病人的年龄、文化层次和对疾病的认知程度。

（五）治疗原则

1.一旦确诊,必须争分夺秒的紧急抢救。

2.降低眼压　可以采取按摩眼球,前房穿刺或使用乙酰唑胺(醋氮酰胺)。

3.吸氧　吸入95％氧和5％二氧化碳的混合气体,也可采用高压氧治疗。

4.血管扩张剂　急诊时应立即吸入亚硝酸异戊酯,或舌下含服三硝基甘油酯片。

5.纤溶制剂　对疑有血栓形成者可以使用尿激酶或去纤酶。

【主要护理诊断及医护合作性问题】

1.恐惧　与视力急剧下降以及担心预后不佳有关。

2.感知障碍-视力下降　与视网膜缺血、缺氧,视细胞功能受损有关。

3.知识缺乏　缺乏对该疾病的防治知识。

4.潜在并发症　低血压。

【护理目标】

经过治疗和护理措施的落实,希望病人能够达到:①恐惧等不良情绪反应得到缓解,情绪稳定,积极配合治疗。②视力下降得到控制并逐渐恢复。③掌握疾病防治的相关知识。④无低血压的发生。

【护理措施】

1.一经确诊,争分夺秒配合医生进行抢救。抢救时应保持镇静,同时注意安抚病人,稳定情绪,解释发病的原因以及治疗方法,取得病人的主动配合。

2.指导病人正确压迫、按摩眼球,即闭眼后用手掌大鱼际在上眼睑压迫眼球5～10s,放松数秒,重复5～10次。

3.按医嘱正确使用血管扩张剂,用药过程中要严密监测血压的情况,特别是全身使用扩血管药物的病人,应嘱咐病人卧床休息,避免低头、突然站起等动作,以防发生体位性低血压。

4.吸氧:95％氧气和5％二氧化碳混合气体白天每小时一次,晚上每四小时一次,每次10min。高压氧治疗每十次为一个疗程。

5.注意观察视力变化,定期检查病人视力,如果发现有视力异常改变及时报告医生,并协助做好相应处理。

6.健康指导:①嘱病人定期随访,如有头胀、眼痛、视力锐减等症状时,立即来院就诊。②指导病人养成健康的生活和饮食习惯,不用冷水洗头,避免过度疲劳等。③积极治疗高血压、动脉硬化、糖尿病等内科疾病,减少诱发因素。

【护理评价】

经过治疗和护理,评价病人能否达到:①自诉恐惧情绪有所缓解,能够主动配合治疗和护理工作。②视力下降得到控制并逐渐恢复。③掌握相关的疾病防治知识。④未发生低血压表现。

# 二、视网膜静脉阻塞

视网膜静脉阻塞是指视网膜静脉内血流的急性梗阻。根据血管阻塞的部位,该病主要分为视网膜中央静脉阻塞和视网膜分支静脉阻塞。

**【病因】**

视网膜静脉阻塞主要与高龄、高血压、高血脂、高血黏度、血管炎等引起血液流变学、血管壁、血流动力学的改变有关。此外,视网膜动脉硬化易压迫相邻的视网膜静脉引起阻塞;高眼压、眼眶肿瘤、口服避孕药等也相对容易诱发本病。

**【护理评估】**

(一)健康史

1.询问病人是否患有高血压、高血脂、红细胞沉降率增加、糖尿病、动脉粥样硬化、开角型青光眼等疾病。

2.询问病人是否服用避孕药。

(二)身体状况

1.视网膜中央静脉阻塞　主要表现为不同程度的视力减退,瞳孔对光反射迟钝。眼底检查可见受累静脉区内视网膜表层散在火焰状、片状出血,棉絮状斑形成,视神经盘和视网膜水肿。严重者视网膜、视神经盘或虹膜有新生血管形成。

2.视网膜分支静脉阻塞　以颞上支阻塞最多见。主要表现为视力不同程度下降。周围视野多无影响,而中央视野则可出现中心暗点。眼底检查可见象限性视网膜浅层出血、视网膜水肿,可有棉絮状斑形成。

(三)辅助检查

1.FFA 检查　主要用于了解血管阻塞的程度,黄斑区是否有渗漏,视网膜无灌注区的范围,以及有无新生血管形成等情况,对诊断、治疗和判断该病的预后期有重要作用。

2.ERG 检查　可协助区分缺血型和非缺血型。前者可见 b 波降低或熄灭。

3.内科检查　包括血常规、血小板计数、血压、血糖、血脂、血黏度等。

(四)心理社会状况

注意评估病人的情绪和心理状态,评估病人的年龄、文化层次、对疾病的认知程度和饮食习惯等。

(五)治疗原则

目前尚无特殊有效的药物,主要针对病因治疗和抗凝溶栓治疗,如降低血压和眼压,防止血栓形成,促进出血的吸收等。如有血管炎症,可以使用糖皮质激素治疗。对于药物治疗四个月以上未见好转者,可以采用氩或氪离子激光光凝毛细血管渗漏处。对于并发视网膜新生血管形成者可行激光光凝;并发黄斑水肿者可行格子样激光光凝或微脉冲光凝。

**【主要护理诊断及医护合作性问题】**

1.焦虑　与视力下降或视野缺损以及担心预后不佳有关。

2.知识缺乏　缺乏对该疾病的防治知识。

3.潜在并发症　黄斑囊样水肿、新生血管性青光眼、玻璃体出血等。

**【护理措施】**

1.耐心倾听病人的主诉,回答病人对于疾病防治方面的疑问。帮助病人树立战胜疾病的信心,保持身心愉快,能够主动配合医护人员的治疗。

2.保持病室环境安静、整齐,通风良好。

3.病重者需要卧床休息,病轻者可以适当活动,如散步等。但是应该注意少低头,减少头部活动。

4.按医嘱指导病人正确用药,观察药物的疗效以及不良反应。如使用糖皮质激素的病人,要注意监测其血糖的变化;使用抗凝血药物要观察病人有无眼底出血或身体其他部位的异常出血,一旦发现应及时报告医生并暂停用药。

5.观察病人有无高眼压的表现,如头痛、眼痛、畏光、流泪等,如有异常及时通知医生进行处理。

6.健康指导:①嘱病人定期随访,一般3～4周随访1次。②指导病人要保证充足的睡眠,避免眼睛的过度疲劳。③积极治疗内科疾病,防止进一步加重病情。高血压病人不可使用利尿剂作为降压药。④指导病人养成良好的饮食习惯,以清淡易消化饮食为主,少吃油炸、高脂、高糖食物。

## 三、视网膜静脉周围炎

视网膜静脉周围炎,又名 Eales 病,本病的特点是反复发生视网膜玻璃体出血。本病多见于20～40岁男性,两眼多在1年内先后发病,且易复发。

【病因】

该病可能与结核等特发性自身免疫性疾病以及梅毒等感染性疾病有关。

【护理评估】

(一)健康史

1.询问病人是否有结核病史。

2.询问病人是否有局部或全身的感染性疾病病史。

(二)身体状况

病变早期视力正常,多无自觉症状,或眼前有黑点浮动。若发生玻璃体出血,视力极度下降,甚至仅能辨手动或光感。眼底检查可见视网膜周边部小静脉迂曲扩张、伴渗出,受累静脉附近有视网膜水肿、出血等。病变后期,视网膜新生血管形成可导致玻璃体反复出血而影响视力。

(三)辅助检查

1.FFA 检查　表现为受累静脉迂曲、扩张、渗漏,伴有微血管瘤形成,有助于该疾病的诊断。

2.超声波检查　可了解玻璃体眼底积血的情况。

3.内科检查　包括结核菌素试验、胸部 X 线检查等。

(四)心理社会状况

视网膜静脉周围炎的病人主要处于青春期至成人阶段,该疾病对于视力不同程度的损害将直接影响病人的生活和工作,造成心理上的沉重负担,所以应注意评估病人的心理状态,评估病人对疾病的认知程度。

(五)治疗原则

1.病因治疗　有活动性或陈旧性结合菌素试验阳性病人应给予抗结核治疗。

2.药物治疗　使用糖皮质激素治疗,辅助口服止血药物、维生素 C、维生素 E 等。

3.激光治疗　FFA 检查如发现视网膜周边部有大片毛细血管无灌注区,可采用激光光凝治疗,常需多次。

4.手术治疗　对持久的玻璃体出血和牵拉性视网膜脱离,应做玻璃体手术和眼内光凝术。

【主要护理诊断及医护合作性问题】

1.感知障碍:视力下降　与疾病引起玻璃体出血有关。

2.知识缺乏　缺乏有关该疾病的防治知识。

3.焦虑　与担心该疾病影响今后的工作和生活有关。

【护理措施】

1.耐心为病人及其家属讲解该疾病的相关知识,帮助病人保持良好的心态。同时告知病人该病是一种年龄自限性的疾病,如能够在患病期间得到适当的治疗,可以尽可能减少导致严重视力损害的并发症,从而鼓励病人积极配合治疗和护理工作。

2.进行抗结核治疗的病人应该定期监测肝功能,同时告知病人戒酒,避免服用磺胺类等可导致肝损害的药物。

3.使用糖皮质激素的病人,要注意监测血糖升高等不良反应。

4.定期监测病人的视力,如有异常及时通知医生进行处理。

5.健康指导:①嘱病人定期随访。②指导病人饮食上多饮水、果汁、豆浆等饮料,多食新鲜蔬菜,补充水分及维生素。不宜食用辛辣、油腻的食物。③指导病人要劳逸结合,尽量减少使用眼睛,避免长时间的读书看报,看电视或电脑。④积极治疗原发疾病,防止再次诱发本病。

## 四、巨细胞动脉炎

巨细胞动脉炎是一种系统性坏死性血管炎,当眼动脉被累及时可引起视神经盘贫血性梗死而使病人失明。该病几乎都发生于 50 岁以上老年人,病人常伴有剧烈头痛和风湿性多肌痛。

【病因】

该病可能是机体对动脉壁的某种成分的一种免疫反应,并且有遗传性,在一级亲属中发病率较高。

【护理评估】

(一)健康史

1.询问病人是否有巨细胞动脉炎家族史。

2.了解病人年龄。

(二)身体状况

1.全身症状　发热、乏力、体重减轻。

2.眼部症状　主要表现为黑矇、视物不清、眼睑下垂、复视、部分失明或全盲等。眼底检查可见视神经盘苍白、水肿,视网膜出现棉絮样斑及小出血点。

3.其他受累部位症状　如颞动脉受累可导致剧烈的头痛,上下肢动脉供血不足可导致上肢间歇性运动障碍或下肢间歇跛行,面动脉受累可导致下颌肌痉挛咀嚼困难等。

(三)辅助检查

1.颞动脉活检　是诊断该病的重要手段。

2.超声波、CT 检查　了解病变血管的具体情况。

3.内科检查　包括血沉、血清清蛋白、血常规检查等。

(四)心理社会状况

注意评估病人的心理状态、年龄、文化程度,对家庭生活、娱乐、社交的需求和满足程度以及对疾病的认知程度。

(五)治疗原则

早期大剂量、持续使用糖皮质激素联合免疫抑制剂治疗,对于减少视力损害,防止失明具有较好效果。

【主要护理诊断及医护合作性问题】

1.自理缺陷　与视力下降,年老体弱有关。

2.知识缺乏　缺乏有关该疾病的防治知识。

3.急性疼痛　与颞动脉等受累血管炎症反应有关。

## 【护理措施】

1.为病人及其家属讲解该疾病的相关知识,特别是对老年病人,应该尽量使用通俗易懂的语言,耐心细致的做好解释工作,争取病人在治疗过程中能够积极配合。

2.用药护理使用糖皮质激素和免疫抑制剂过程中.应该密切监测病人的生命体征、血常规、尿常规、血糖、肝肾功能,以及有无消化道不良反应等,如有异常应及时通知医生,调整用药或进行对症处理。同时应该告知病人该病的治疗需要一个较长的过程,需要坚持正确用药,不能随意减量或停药,以防病情的反复。

3.定期监测病人的视力,如有异常及时通知医生进行处理。

4.对出现头痛的病人应做好对症护理,如分散病人注意力及时正确抗感染治疗,必要时遵医嘱给予止痛药物。

5.协助病人提高居家生活自理能力,提高生活质量,尤其是针对老年失明病人。解除病人的消极、依赖心理;帮助营造安全舒适的居家环境,例如将常用的家具、物品摆放在固定的位置,保证过道内无杂物等;推荐使用一些辅助器械,例如收音机、导盲棒等;协助病人参加社交活动,鼓励其多与亲友交流沟通。

6.健康教育:①定期复查,如有异常及时就医。②坚持正确用药,并学会自我监测药物的不良反应。③生活规律,增强体质,减少疾病复发的可能性。

# 五、急性视网膜坏死综合征

急性视网膜坏死综合征是一种眼部炎性综合征,主要表现为闭塞性视网膜脉络膜动脉炎、全层视网膜坏死、玻璃体细胞反应以及孔源性视网膜脱离。

## 【病因】

主要由病毒感染引起,包括水痘-带状疱疹病毒、单纯疱疹病毒、巨细胞病毒等。

## 【护理评估】

### (一)健康史

询问起病时间,发病前有无感冒、过度劳累或病毒感染史等诱因,主要症状,治疗经过及效果。

### (二)身体状况

根据病程可分为三期:

1.急性期　多隐匿发病,出现眼红、眼痛或眶周疼痛,视力轻中度减退,眼前黑影,病变累及黄斑区时可有严重视力下降。眼底检查可见玻璃体浑浊、视网膜出现黄白色病灶,并向后极部扩展。

2.缓解期　通常在一个月后,出现视网膜萎缩、血管闭塞、玻璃体浓缩,视力进一步减退。

3.终末期　可出现视网膜脱离、黄斑退行性变性、新生血管形成等,中心视力明显下降。

### (三)辅助检查

1.实验室检查　包括聚合酶链反应检测、病毒抗体检测、细胞因子测定等。

2.FFA 检查　有助于了解疾病的进程。

3.激光闪辉细胞检测仪检查　定量评价病人血-房水屏障破坏程度及炎症反应程度。

### (四)心理社会状况

该疾病具有起病急、进展快、预后差的特点,所以应注意评估病人年龄、文化程度、对疾病的认知程度以及对视力下降、环境改变等的适应情况。

### (五)治疗原则

1.药物治疗　常规使用抗病毒药物(如阿昔洛韦)和抗凝药物(如阿司匹林、肝素),也可联合使用糖皮质激素。

2.手术治疗　包括激光治疗、玻璃体切割术和巩膜环扎术,用以预防或治疗玻璃体或视网膜牵拉导致的视网膜病变。

**【主要护理诊断及医护合作性问题】**

1.恐惧　与视力下降及其导致适应环境能力下降有关。

2.知识缺乏　缺乏有关该疾病的防治知识。

3.急性疼痛　与病毒感染导致的炎症反应有关。

4.感知障碍-视力下降　与视网膜坏死、炎症、玻璃体浑浊有关。

5.潜在并发症　凝血功能障碍、高血糖等。

**【护理措施】**

1.耐心为病人及家属讲解该病的相关知识,强调早期正确治疗可以改善预后,获得相对较好的视力,减少眼部及全身的严重并发症,争取得到病人的支持和配合,减少恐惧等不良情绪反应。

2.告诉病人注意休息,合理安排病人活动,避免眼部受强光刺激,视力不良者合理安排活动空间、范围,避免受伤。

3.向病人解释眼部疼痛的原因及缓解的方法。

4.用药护理:使用抗病毒药物、抗凝药物和糖皮质激素过程中,应该密切监测病人的血常规、血糖、肝肾功能以及有无牙龈出血、皮肤瘀斑等,如有异常应及时通知医生并协助处理。

5.定期监测病人的视力,如有异常及时通知医生进行处理。

6.手术护理:视网膜脱离者行激光光凝、巩膜扣带和平坦部玻璃体切除,参见"视网膜脱离手术护理"。

7.健康教育:①嘱病人定期复查,一般每2~4周随访一次,以便及早发现并治疗并发症。②指导病人养成良好的生活和饮食习惯,避免刺激性食物,补充各种维生素。积极锻炼身体,增强体质。③保持良好的心理状况。

# 六、Coats 病

Coats 病是视网膜毛细血管扩张导致的渗出性病变,故又被称为视网膜毛细血管扩张症,好发于健康的男性青少年。

**【病因】**

本病可能与视网膜小血管先天性畸形有关,也可能与炎症、弓形体病、代谢障碍或内分泌紊乱等有关。

**【护理评估】**

**(一)健康史**

了解病人发病时间、主要表现,有无其他疾病。

**(二)身体状况**

起病隐匿,早期无自觉症状。随着疾病的进展,病人视力显著下降,甚至失明,瞳孔出现黄白色反射,眼球外斜。眼底检查可见视网膜下片状黄色渗出物,视网膜水肿、出血,血管扭曲扩张。

**(三)辅助检查**

1.FFA 检查　可以确定异常的视网膜血管病变情况及范围,有无新生血管。

2.B 超检查　与视网膜母细胞瘤鉴别。

**(四)心理社会状况**

病人多为男性青少年,且该病病情反复,预后较差,患眼视力很难恢复,对病人的生活、学习以及工作均有很大影响,所以应注意评估病人的心理状态,评估疾病对病人生活、学习及工作的影响程度及病人的应对情况。

（五）治疗原则

1.早期采用激光光凝或冷凝,封闭异常血管,阻止病情进展,但需要多次治疗和长期随访。

2.发生视网膜脱离、玻璃体积血需做玻璃体切割术,预后相对较差。

## 【主要护理诊断及医护合作性问题】

1.应对无效　与不能处理该疾病对工作和生活的负面影响有关。

2.焦虑　与担心视力下降及预后不良有关。

3.知识缺乏　缺乏有关该疾病的防治知识。

## 【护理措施】

1.用简明通俗的语言为病人讲解该疾病的相关知识,耐心解答病人及其家属的疑问。

2.帮助病人以积极、乐观的心态对待疾病,积极配合治疗和护理工作,从而尽可能稳定病情,减少疾病的反复。

3.与病人建立友好互信的关系,协助病人根据个人的能力和以往的经验培养其面对问题和解决问题的能力,鼓励病人采取主动的、有效的应对方式。同时可以充分利用来自家人或病友的情感支持,通过情感宣泄和相互交流得到安慰和支持。

4.鼓励并帮助病人通过职业康复训练或助视器等外部仪器,有效利用残余的视力,提高生存技能,尽快适应新的生活需求和工作责任。

5.指导病人定期到医院复查,一般至少要追踪观察五年。

# 七、糖尿病性视网膜病变

糖尿病性视网膜病变是糖尿病眼部最严重的并发症,是 50 岁以上人群的重要致盲眼病之一,发病率与血糖控制情况、糖尿病的病程有关。

## 【病因】

长期高血糖是糖尿病视网膜病变的主要原因,肥胖、吸烟、高血脂、妊娠、高血压、肾病等也会加重该疾病。

## 【护理评估】

（一）健康史

1.了解病人糖尿病病程,血糖控制情况,以及服用降糖药物或使用胰岛素的情况。

2.询问病人是否有高血压、高血脂、肾脏疾病病史。

（二）身体状况

1.该病病人大多具有多饮、多食、多尿及消瘦等糖尿病全身症状。

2.病变早期,病人一般无眼部自觉症状;随着病情的进展,可引起不同程度的视力减退、视物变形、眼前黑影飘动及视野缺损等症状,最终可致失明。

3.眼底表现根据病程进展分为:①非增殖期:眼底主要表现为微血管瘤、出血斑、硬性渗出、棉絮状斑及血管改变等。②增殖期:新生血管形成,并可引起玻璃体出血或视网膜脱离等症状。

（三）辅助检查

1.FFA 检查　对该病的诊断、病情进展、有无光凝治疗的指征、光凝治疗方法的选择以及治疗效果的观察均有重要意义。

2.ERG 检查　可作为预测单纯性发展为增殖型危险性的敏感指标。

3.内科检查　包括血糖、尿糖、血压、血脂等。

**(四)心理社会状况**

糖尿病作为一种终身性疾病本身就容易对病人身心产生很大的压力,从而引起病人的焦虑、抑郁、漠视等不良情绪;再并发视网膜病变,造成视功能的损害,无异于雪上加霜。应注意评估病人的心理状况,以及其家属、同事或朋友对病人的社会支持情况。

**(五)治疗原则**

1.病变早期无治疗指征者,需要定期检查眼底及荧光血管造影;同时控制好血糖水平及糖尿病的合并症,如高血压、高血脂、贫血、肾病等。

2.病变进入增生前期,可进行局部或广泛视网膜光凝术,避免发生新生血管化。

3.增殖型糖尿病性视网膜病变可采用全视网膜的光凝治疗;伴有黄斑水肿者可行格子样或病灶的激光光凝。

4.出现长期玻璃体出血或牵引性视网膜脱离的病人则需采用玻璃体视网膜手术合并激光光凝治疗。

**【主要护理诊断及医护合作性问题】**

1.恐惧　与担心失明有关。

2.自理能力下降　与视力减退甚至失明有关。

3.有意外受伤的危险　与视力减退有关。

4.知识缺乏　缺乏有关该疾病的防治和护理知识。

5.潜在并发症　低血糖。

**【护理措施】**

1.根据病人的年龄、文化程度、性格等主动与病人进行沟通,进行全面、有效的心理指导,帮助病人正视病情,调节心态,缓解病人对于视力损害乃至失明的恐惧,提高自我适应和自我控制能力。

2.通过健康教育让病人充分了解糖尿病及其并发症的危害,以及控制血糖水平的重要性。强调均衡饮食、保持健康的生活方式、遵医嘱正确使用降血糖药物或胰岛素。

3.严格控制血糖,慎用糖皮质激素。使用胰岛素病人严密观察有无低血糖反应,注射部位有无感染的发生。

4.饮食方面要定时定量,根据病人的身高、体重、性别、每日活动量等计算每日需要的热量,合理搭配食物。主食多食些麸子、南瓜、赤豆,副食中应以含碳水化合物少的蔬菜,如芹菜、卷心菜、韭菜、冬瓜、番茄等。适当补充富含维生素 C 和维生素 E 的食物,如西兰花、南瓜等。

5.进行适当的体育活动,如打太极拳、散步、慢跑等,但避免在胰岛素作用的高峰期或者清晨空腹运动。定期检查血糖以及眼部的情况,以便及时掌握和调节运动量。

6.对出现视力下降的病人,协助其做好日常生活护理,提高生活自理能力。例如住院期间应该帮助病人熟悉病区环境及各种用具摆放的位置,出院后居家康复期应该指导病人及其家属尽可能将病人的日常用品放在相对固定的位置,方便病人取用。

7.确保病人的安全,防止意外损伤的发生。保持病室地面干净整洁、无异物,必要时给病人加用床档,防止其跌倒或坠床。同时也要指导病人和家属如何营造安全的家居环境,例如不要在病人经常走动的地方放置杂物,不要忘记及时关闭窗户、房门,房间或院子里的晾衣绳位置不要太低等。

8.定期监测病人的视力,如有异常及时通知医生进行处理。

9.观察病人有无面色苍白、出汗、昏迷等低血糖表现,一旦发生可协助病人进食含糖食物,严重者可以静脉注射葡萄糖溶液进行急救。要教会病人及其家属如何识别低血糖反应,掌握自救的方法。

# 八、高血压性视网膜病变

高血压性视网膜病变是指高血压和高血压动脉硬化所致的视网膜血循环改变,其病变程度不仅反映眼部病变,也可协助内科医生诊断和治疗高血压。

## 【病因】

发病率与高血压的病程长短、发病年龄、遗传因素以及血压控制情况有关。年龄越大、病程越长、血压控制越不好,眼底改变的发生率越高。

## 【护理评估】

### (一)健康史

1.了解病人高血压病程,血压控制情况,以及服用降血压药物的情况。

2.询问病人是否有高血脂、心脏病病史。

3.了解有无高血压家族史。

### (二)身体状况

1.病人血压明显偏高,且波动较大。

2.可出现视力下降,但常无症状。

3.眼底表现可以分为四期:①1期:为视网膜动脉痉挛、轻度硬化。②2期:为视网膜动脉广泛、明显的局限性狭窄,周边部末梢动脉呈铜丝状或银丝状外观,动脉硬化,动静脉交叉压迫征。③3期:除2期表现外,还可见视网膜出血.棉絮状斑和硬性渗出物。④4期:为3期表现合并视神经盘水肿。

### (三)辅助检查

1.FFA检查　可见视网膜动脉狭窄、出血及渗出,有助于该疾病的诊断。

2.测量血压。

### (四)心理社会状况

高血压性视网膜病变病人有不同程度的视力下降,容易引起病人的紧张、焦虑等情绪反应。也有部分早期病人采取不重视、不关心、任其发展的漠然态度,影响了该疾病的早发现早治疗。应注意评估病人的心理状况以及对该疾病防治方面的认知程度。

### (五)治疗原则

严格控制血压。如果原发疾病没有得到及时治疗,可导致视神经盘和视网膜新生血管的形成,则需要采用激光治疗,但是可能会导致一些永久的视力丧失。

## 【主要护理诊断及医护合作性问题】

1.焦虑　与担心预后不良有关。

2.知识缺乏　缺乏有关高血压的防治和护理知识。

3.潜在并发症　高血压危象、视网膜脱离、玻璃体积血等。

## 【护理措施】

1.耐心向病人解释病情,消除其顾虑,帮助其正确对待疾病。帮助病人多与其他病友交流感受,获得支持与鼓励。

2.通过健康教育让病人充分了解高血压及其并发症的危害,以及将血压控制在理想范围内的重要性,以取得病人在治疗护理方面的积极配合。

3.给病人创造安静、舒适的休养环境。平时生活中注意保持情绪稳定。

4.可以适当参加体育活动,如打太极拳、步行等。同时注意不要低头,不宜进行有竞技性的运动,不宜做负重性活动,以免血压升高。

5.对血压不稳定的病人,建议其卧床休息,改变体位时要缓慢,从卧位至站位前先在床上坐一会儿。

6.注意饮食,以清淡易消化饮食为主,禁忌浓茶、咖啡、饮酒、暴饮暴食,保持大便通畅,勿用力屏气。

7.嘱其严格按医嘱服用降压药,不可随意停药,平时注意。自己监测血压,发生异常变化,立即同医生联系,及时给予治疗。定期到内科随访血压和用药情况,不可随意停药或加药。

8.每3～6个月到眼科随访视力和眼底情况。平时如发现视力或视野突然出现异常,应立即就诊。

# 九、早产儿视网膜病变

早产儿视网膜病变是指早产或发育迟缓的低体重儿因长时间高浓度吸氧导致的视网膜缺血和新生血管增生的病变,严重者可形成牵拉性视网膜脱离。

**【病因】**

妊娠 34 周以下,出生体重不足 1.5kg,长时间吸入高浓度氧气。

**【护理评估】**

**(一)健康史**

1.评估患儿的孕周和出生体重、出生时健康状况、吸氧时间等。

2.了解患儿发病及病程情况,如发病时间等。

3.评估患儿的营养状态,以及对手术的耐受程度,有无全身麻醉禁忌证等。

**(二)身体状况**

1.全身表现　患儿具有体重偏低、呼吸不规则、伴有发绀、易呛乳溢乳、体温调节功能差等早产儿特点。

2.眼部表现

(1)出生后 3～6 周开始出现不同程度的视功能损害。

(2)双眼发病。

(3)眼底表现临床上分为五期:①境界线期:血管化与非血管化视网膜之间存在分界线。②嵴期:分界线变宽变高形成嵴。③增殖期:嵴伴有视网膜外纤维血管增生。④视网膜脱离期:包括视网膜脱离中心凹外和视网膜脱离累及中心凹。⑤全视网膜脱离:漏斗状视网膜全脱离。

**(三)辅助检查**

全面的眼底检查结合病史可以确诊该病。

**(四)心理社会状况**

一方面因患儿年龄小,应注意对家属的评估。另一方面患儿家属担心患儿不能承受一系列复杂的治疗以及担心该疾病预后不佳等,使得他们容易产生焦虑、恐惧乃至绝望的不良情绪反应,所以应注重评估患儿家属的心理状况以及对疾病的认知程度。

**(五)治疗原则**

1.对 37 周以下早产儿出生后及时检查,对高危者应每周检查眼底。

2.早期患儿病变可自然退化,每1～2周散瞳检查眼底即可。

3.随着病情发展,第2～3期可以采用冷凝或激光光凝法。对第4～5期已发生视网膜脱离者可以采用巩膜环扎加压术联合冷凝或光凝治疗,或施行玻璃体切割术,但是一般预后不良。

**【主要护理诊断及医护合作性问题】**

1.营养失调:低于机体需要量　与早产儿摄入不足及消化吸收功能差有关。

2.气体交换受损　与呼吸器官发育不成熟,无力清除气道分泌物有关。

3.体温过低　与体温调节功能差,产热贮备能力不足有关。

4.父母角色冲突　与父母缺乏与患儿疾病有关的预防保健知识和治疗配合知识有关。

**【护理措施】**

1.病室温度应保持在 24～28℃,注意保暖,必要时尽早将患儿放入保暖箱,使患儿体温保持在 36～37℃(腋下)为宜。

2.合理喂养:采取少量多餐的哺乳方法,以免发生呛奶、溢奶。吸吮能力差的患儿可以用滴管、胃管喂养或静脉补充营养液。每天详细记录出入量、体重,以便及时调整补充营养。

3.正确实施氧疗:①本病重在预防,早产儿进行氧疗时,应该注意正确选择用氧方式,严格控制用氧时间及浓度,遵循"就低不就高"的原则。②长期需要吸入高浓度氧的患儿,可以建议医生使用呼吸机辅助通气,尽量采用较低的参数设置。③缺氧、发绀、窒息的患儿,可采用间歇给氧,尽量不用面罩给氧,严格掌握给氧的指征及时间。④患儿氧疗的过程中,严密监测患儿面色、呼吸、血氧饱和度等指标,一旦病情好转,及时通知医生,考虑减少氧流量和输氧浓度。

4.定期检测患儿的眼底情况,一般每周一次,以早期发现病变早期治疗。

5.做好患儿家属的健康知识指导:①向患儿家属介绍该疾病相关的防治和护理知识,耐心解答病情,取得家属的理解和配合,减轻其心理上的焦虑、恐惧等不良情绪。②做好保暖、喂养、防感染等育儿知识的宣教。③定期随访:对早产和低体重新生儿,出生后 1 周即检查眼底,直至 3～6 个月没有异常变化为止。对 1、2 期患儿应每 1～2 周复查眼底,密切监测。

6.需要进行手术的患儿,应做好围术期护理。

(1)术前护理:①注意保暖,维持正常体温。②确保患儿安全,防止坠床等意外发生。③保持皮肤清洁干燥,预防感染。④术前 3 天常规使用抗生素眼药水,术前 1h 使用散瞳剂,充分放大瞳孔。⑤术前 4h 禁乳,2h 禁饮。

(2)术后护理:①严密监测生命体征。②术后伤口敷料包扎,注意避免患儿因哭闹或手抓眼部而导致敷料松脱。③保持眼部清洁,防止感染。④开放饮食后,合理喂养,尽可能确保患儿得到充足的营养。⑤术后定期检查眼底情况,以便及早发现并处理问题。

# 十、中心性浆液性脉络膜视网膜病变

中心性浆液性脉络膜视网膜病变是一种常见于中青年男性的散发性、自限性眼病,病变多局限于眼底后极部,预后多良好。

**【病因】**

该病可能是由于视网膜色素上皮和脉络膜的弥漫异常导致液体的重吸收障碍,也有报道称该病与所谓的 A 型性格者相关。此外,进行糖皮质激素治疗、熬夜、用眼过度疲劳,精神兴奋紧张等容易诱发本病。

**【护理评估】**

(一)健康史

1.询问病人有无视网膜或脉络膜的原发疾病史。

2.了解病人是否进行糖皮质激素的治疗。

3.了解病人近期有无用眼过度疲劳、精神紧张或长时间熬夜等。

**（二）身体状况**

1.病人突发视物模糊,视力下降不明显,视野中心出现暗影,自觉视物可有变形、变小的感觉。

2.眼底检查轻者可见黄斑区出现闪烁不定的反光,重者可见黄斑区视网膜有圆形隆起的盘状脱离,边缘有反光轮。

**（三）辅助检查**

1.FFA检查　可以具体显示色素上皮的损害程度和病变范围,了解病情进展。

2.OCT检查　有助于诊断并可以了解病变的范围。

**（四）心理社会状况**

该疾病起病较急,伴有不同程度的视力下降,病人常有紧张、焦虑的不良情绪,注意评估病人的性格特点、心理状况以及对疾病的认知程度。

**（五）治疗原则**

1.本病无特效药物,主要是消除诱因,如禁烟酒、避免用眼过度疲劳、防止情绪的剧烈波动等。

2.可辅助使用维生素$B_1$、肌苷等扩血管和营养神经的药物。

3.该病有自限性,大多3～6个月会自愈。长时间未愈者可采用氩激光光凝渗漏点,尽可能改善受损的视功能。

**【主要护理诊断及医护合作性问题】**

1.感知障碍　视力下降与眼底病变有关。

2.焦虑　与担心该疾病预后不良有关。

3.知识缺乏　缺乏相关的疾病防治及自我护理知识。

**【护理措施】**

1.主动与病人进行沟通交流,缓解其紧张、焦虑的不良情绪。帮助病人保持情绪的稳定,以积极、乐观的心态接受治疗和护理。

2.注意用眼卫生,不要长时间用眼,不熬夜,避免过度劳累。病重者应尽量不用眼睛,多闭目养神;病轻者,可以适当少用眼睛,一般连续读书看报、看电视或电脑的时间不可以超过30min。

3.定期检测病人的视力及其眼底情况,以便了解病情的进展。

4.健康指导:①协助病人建立健康的生活方式。保持规律的作息时间,劳逸结合,避免频繁、连续的熬夜。②饮食方面注意补充视网膜组织所必需的维生素类食物,如动物肝脏、奶类、菠菜、胡萝卜等富含维生素A的食物,以及植物油、坚果、甘蓝等富含维生素E的食物。同时戒除烟酒及刺激性食物。③嘱病人定期随访,一般6～8周检查一次。④告知病人该病禁用皮质激素类药物。

# 十一、年龄相关性黄斑变性

年龄相关性黄斑变性是黄斑区结构的衰老性改变,是老年人致盲的主要眼病。随着社会的老龄化,发病率增高。分为干性和湿性两种类型。

**【病因】**

本病是由多种因素引起的综合病症,可能与遗传、光损伤、营养缺乏、免疫异常、眼部或全身的某些疾病导致视网膜色素上皮功能退行性变和慢性视网膜光损伤等有关。与本病有关的危险因素还包括吸烟、高血压、心血管疾病等。

**【护理评估】**

**（一）健康史**

1.询问病人有无年龄相关性黄斑变性的家族史。

2.询问病人有无高血压、冠心病等营养或代谢疾病。

3.了解病人有无其他眼病。

**（二）身体状况**

1.本病初期病人无明显症状，一旦黄斑部开始受侵犯，中心视力首先受损，视力急剧下降，同时视野中央会出现黑点，看东西扭曲变形。

2.干性黄斑变性：多累及双眼，发展缓慢，视力逐渐下降，可损害阅读、驾驶及精细视觉所必需的中央视力。眼底多可见黄斑区的玻璃膜疣和色素紊乱。

3.湿性黄斑变性患眼突然出现视力模糊、变形、小视和自觉暗点，对视力危害很大。眼底可见色素上皮下脉络膜新生血管形成。

**（三）辅助检查**

1.FFA 检查　干性黄斑变性患眼可以显示有玻璃疣、色素上皮脱失或萎缩灶。湿性黄斑变性患眼可见脉络膜新生血管以及因血管渗漏、出血导致的边界模糊。

2.ICG 检查　可以确定一些新生血管的边界。

**（四）心理社会状况**

该疾病是老年人永久致盲的重要原因，由于不同程度的视力下降，视功能损害，会给老年病人的生活造成很大的负面影响。所以应注意评估病人的心理状况、饮食习惯和生活习惯，以及对疾病所造成负面影响的应对情况。

**（五）治疗原则**

1.口服抗氧化作用的维生素（如维生素 A、C、E)和矿物质（如硒、锌）添加剂。

2.激光光凝：对于消除脉络膜新生血管是有效的，可以防止侵犯黄斑中心。

3.光动力疗法在一定程度上可以保留病人的中心视力，安全性高。

**【主要护理诊断及医护合作性问题】**

1.焦虑　与担心预后不佳有关。

2.有意外受伤的危险　与视力下降有关。

3.知识缺乏　缺乏相关的疾病防治及自我护理知识。

4.有皮肤完整性受损的危险　与光动力疗法中注射部位药物外渗有关。

**【护理措施】**

1.做好病人的心理指导，帮助病人保持积极乐观的心态面对疾病，主动配合医护人员的治疗和护理工作。用通俗易懂的语言向病人解释该疾病防治和自我护理的相关知识，耐心解答病人及其家属的疑问。

2.告知病人及其家属，饮食改变和营养补充一定程度上可以延缓疾病的进展。鼓励病人补充一些抗氧化剂（如类胡萝卜素、维生素 A 和维生素 E)或矿物质（如硒和锌）。平时也要注意膳食结构的健康和平衡，戒除烟酒。

3.注意用眼卫生，注意应该避免紫外线照射，尽量不要在强光下看书读报，注意眼睛的休息。

4.有明显视力下降的病人，协助病人使用助视器进行低视力矫治。对于视力受损严重的病人，应该为病人营造安全、舒适的病室环境，并鼓励病人进行日常生活自理能力训练，帮助其尽可能恢复独立自理的能力。

5.定期随访,定期检测病人的视力及其眼底情况,以便了解病情的进展。

6.光动力疗法的护理

(1)治疗前:①向病人介绍该疗法的原理及方法,给予心理支持。告知病人准备好宽沿帽、太阳眼镜、长袖衣裤等,以便治疗后使用。②测量身高、体重、血压、视力等。③治疗前2h扩瞳。

(2)治疗中:静脉注射光敏剂时,应尽可能选择较粗直的血管,注射后确认在血管中再推注光敏剂,防止外渗。如果发生药物外渗,应立即停止注射,局部冷敷,并嘱病人严格避光。

(3)治疗后:①告知病人48h内避免直接日光照射,嘱咐病人需穿长袖上衣和长裤,带宽沿帽、太阳镜,同时打伞等。涂防晒用品是无效的。②治疗期间正在服用损害肝功能或增加肝脏代谢负荷的药物者,以及服用四环素、磺胺类药物、酚噻嗪类药物者,需要适当延长避光的时间。③定期随访,一般治疗后第1、3、6个月来院复查,如有新生血管复发可以重复治疗。④注射后可能有一过性背痛、视力下降等并发症,应告知病人及时与医生联系。

(苏绍磊)

# 第八节　眼外伤病人的护理

## 一、眼钝挫伤

眼钝挫伤是由于钝力作用于眼部引起。由于钝力作用于眼部的面积较大,损伤的范围可以累及多个组织,引起直接或间接的组织损伤。例如,当拳击造成眼睑裂伤的同时,力的间接作用还可造成睫状体脱离、晶状体脱位、玻璃体积血、视网膜震荡,甚至眼球破裂等。

【病因】

常见于拳击、冲撞、较大的飞溅物、头部外伤等。

【护理评估】

(一)健康史

询问病人是否有明确的外伤史及详细的致伤过程,包括受伤时间、经过、致伤物质、伤后处理等。

(二)身体状况

眼部受挫伤时,常使眼球及其附属器一同受伤,因此,临床表现多种多样,从最轻微的眼睑皮下瘀血至最严重的眼球破裂或其周围组织的破碎等。

1.眼睑挫伤:轻度眼睑挫伤可见眼睑水肿和出血,严重者可出现眼睑皮肤全层裂伤,发生在内眦部可出现泪小管断裂。

2.结膜挫伤表现为轻微疼痛和异物感,可见结膜下出血、结膜水肿或裂伤。

3.角膜挫伤表现为疼痛、畏光、流泪、眼睑痉挛等,视力也受影响。

4.虹膜与睫状体挫伤表现为瞳孔变形、光反应迟钝、眼压降低、前房积血、视力下降等。

5.晶状体挫伤可表现为晶状体脱位或半脱位,视力下降,可引起急性继发性青光眼、视网膜脱离等并发症。

6.眼后段挫伤可引起玻璃体积血、视网膜震荡、视网膜水肿、视力下降,可继发黄斑裂孔和视网膜脱离。

7.眼眶挫伤可引起眶骨骨折、眶内出血及视神经挫伤,视力可严重下降,常合并颅脑外伤。

### (三)辅助检查

1.X线检查或CT扫描检查　眼眶受伤时,需要排除是否有眶壁或颅骨骨折,或视神经孔损伤。

2.眼部超声波检查　了解玻璃体积血的程度以及是否有视网膜脱离、脉络膜脱离、脉络膜出血等。

3.视觉诱发电位检查　了解视神经损伤的程度。

4.视野检查　了解视网膜及视神经损伤程度。

5.UBM检查　有无睫状体脱离。

### (四)心理社会状况

1.评估病人的年龄、性别、职业、工作环境、受教育程度、对眼外伤的认识及情绪状况。

2.评估病人的角色适应行为、压力应对方式、劳保与社会保险状况。

### (五)治疗原则

依据眼挫伤部位及时采取不同的治疗措施。

1.眼睑挫伤:出现眼睑水肿、皮下瘀血者,早期冷敷,然后热敷。泪小管断裂者应行手术吻合,眼睑皮下气肿者禁止擤鼻。眼睑裂伤应及时清创缝合。

2.结膜挫伤:应使用抗生素眼药水,早期冷敷,然后热敷。严重结膜裂伤手术缝合。

3.角膜上皮擦伤:可涂抗生素眼药膏并包扎眼部,角巩膜裂伤者应手术缝合。

4.外伤性虹膜睫状体炎:使用散瞳药、糖皮质激素眼膏。虹膜根部离断并伴有复视应尽早手术治疗。前房出血采取半卧位,减少活动,同时给予止血药物,必要时前房冲洗。

5.晶状体混浊或脱位导致继发性青光眼,应及时手术治疗。

6.玻璃体积血伤后3个月仍未吸收或伴有视网膜脱离,应手术治疗。

7.视网膜水肿可应用糖皮质激素、血管扩张药或高渗药物治疗。

8.眼眶软组织损伤应分层清创缝合,防止感染;合并视神经挫伤应及时手术。眶内出血时,冷敷及加压包扎,后期热敷。

## 【主要护理诊断及医护合作性问题】

1.恐惧　与担心预后及视力是否能恢复有关。

2.感知改变:视力下降　与眼内组织受伤有关。

3.急性疼痛　与挫伤引起的各种损伤有关。

4.知识缺乏　缺乏眼挫伤的预防知识和受伤后的治疗和自我护理知识和技能。

5.潜在并发症　继发性青光眼、视网膜脱离、交感性眼炎等。

## 【护理措施】

### (一)心理护理

1.稳定病人及家属情绪,迅速安排急诊及抢救,耐心细致解释病情、治疗方法及预后,使病人能够面对现实,积极配合治疗与护理。

2.给予心理支持,做好疾病相关知识方面的教育,增强自我生活能力和战胜疾病的信心。

3.加强护患之间沟通,提供良好的休养环境。

### (二)治疗与用药护理

根据不同的眼挫伤部位和治疗方案给予不同的护理措施:

1.教会需冷敷和热敷的病人或其家属正确的方法。

2.教会病人滴眼药水和涂眼药膏的方法。

3.对前房出血的病人应密切注意眼压变化,协助病人采取半卧位,嘱其卧床休息,减少活动,双眼包扎,限制眼球活动,按医嘱用药。

5.需手术治疗的病人,及时为病人做好术前各项准备,保证手术顺利进行,按眼科病人手术护理常规及相应的手术方法予以正确的护理。

6.眼外伤可伴有多部位的损伤,甚至可危及生命,故应严密观察病人的伤情变化及生命体征变化。遵医嘱及时给予止痛、止血、降眼压、抗感染、维生素类、糖皮质激素、破伤风抗毒素等药物治疗。

（三）健康教育

1.加强劳动保护的宣传教育,严格执行安全操作规范,做好安全防护,避免眼外伤发生,若发生眼外伤,应及时就诊。

2.病人出院前讲解一些潜在并发症的早期症状,如眼部突然疼痛、视力下降、眼前闪光感、视野突然缺损、健眼视力下降、充血等,帮助病人能早期识别并发症的发生,及时治疗。

## 二、眼球穿通伤

眼球穿通伤是锐器或高速飞行的金属碎片刺透眼球壁引起眼球的开放性损伤。伤眼的预后决定于损伤的程度和部位,有无感染或并发症,治疗是否及时恰当。

【护理评估】

（一）健康史

询问病人是否有明确的外伤史及详细的致伤过程,包括受伤时间、经过、受伤时环境、致伤物质、磁性或非磁性、是否有昏迷、伤后处理诊治过程等。

（二）身体状况

依据致伤物大小、形态、性质、刺伤速度、受伤部位、污染程度等不同,临床表现也不同。

1.角膜穿通伤　若伤口较小且规则,常会自行闭合,可无症状或仅有轻度的角膜刺激症状,如果伤口不在瞳孔区,视力多不受影响。若伤口大且不规则,常有虹膜脱出和嵌顿,前房变浅或消失,前房积血,可伴晶体破裂和白内障,有明显的眼痛、畏光、流泪和视力下降。

2.角巩膜穿通伤　常合并虹膜睫状体、晶体和玻璃体的损伤,可有眼内组织脱出和眼内出血,有明显的眼痛和刺激症状,视力严重下降。

3.巩膜穿通伤　小的伤口多仅见结膜下出血;大的伤口玻璃体脱出,视网膜出血、水肿、视力严重下降。

4.全身情况　如果病人伴有脑部受伤,可有生命体征、意识改变等。

（三）辅助检查

怀疑有异物存留眼内时选用磁性实验法、电感应实验法、超声波探查法、X线或CT、MRI等检查法,以明确有无球内异物。

（四）心理社会状况

评估病人的年龄、性别、职业、工作环境、角色适应行为、压力应对方式、劳保与社会保险状况;评估病人知识层次、对眼外伤的认识及情绪状况。

（五）治疗原则

适时恰当处理。①初期及时清创缝合伤口,眼内异物应及早去除,避免异物进一步损伤。②防治感染和并发症。③后期针对并发症采取相应的治疗措施。

【主要护理诊断及医护合作性问题】

1.恐惧　与担心视力不能恢复和预后差有关。

2.感知改变:视力下降　与眼内组织受损有关。

3.急性疼痛　与眼部急性外伤有关。

4.潜在并发症　眼内炎、交感性眼炎、增生性玻璃体视网膜病变等。

5.知识缺乏　缺乏相关的预防和保健知识。

**【护理措施】**

1.及时按医嘱为病人进行相应的治疗,如完善的术前准备和术后护理、抗感染、止血、止痛处理。注意急救护理时,切忌冲洗、挤压。

2.严密观察病情变化和生命体征,如发现病人有发热、眼痛、头痛加剧、视力严重下降等,可能为化脓性眼内炎,应及时报告医生处理。

3.健康教育:①向病人和家属介绍眼球穿通伤有导致交感性眼炎的可能,并向其讲解交感性眼炎的早期表现,使病人能够自我察觉,一旦出现早期症状,能及时就诊。②对眼球摘除的病人,应详细介绍手术的必要性及术后安装义眼等事宜。③告知病人如果视力突然下降或视野突然缩小,应立即就诊。

# 三、结膜及角膜异物

结膜及角膜异物是各种异物进入眼内,粘附于结膜或角膜上。

**【病因】**

爆炸伤、风沙、灰尘、做工时未进行保护(铁屑、木屑、煤屑等)或其他原因均可致。

**【护理评估】**

(一)健康史

1.询问病人是否有明确的外伤史或其他因素及详细过程。

2.了解病人受伤的时间及处理经过。

(二)身体状况

1.有明显角膜刺激症状。

2.角膜或结膜可见异物粘附。

(三)辅助检查

裂隙灯可见异物位置。

(四)心理社会状况

评估病人教育程度、对眼角膜结膜异物的认识及心理焦虑的程度。

(五)治疗原则

及时取出异物,对于多发性异物应进行结膜囊冲洗;对于较深的角膜异物可分次取出,必要时手术。

**【主要护理诊断及医护合作性问题】**

1.急性疼痛　与异物摩擦角膜有关。

2.恐惧　与担心预后有关。

3.潜在并发症　角膜感染等。

4.知识缺乏　缺乏相关的护理和保健知识。

**【护理措施】**

1.心理护理:向病人耐心说明病情、治疗情况及可能的预后,消除紧张心理,使之保持良好心态,以配合治疗、检查。

2.结膜、角膜异物较多且分散时,先进行结膜囊冲洗。

3.根据医嘱擦除或剔除结膜和角膜异物,注意操作时最小程度地损伤结膜、角膜,严格无菌操作;异物较深时,切忌一次取净,可分次取。

4.健康教育:异物剔除后,告知病人切勿用手揉眼;教会病人滴眼药水的方法;加强劳动保护的宣传教育,严格执行安全操作规范,做好安全防护,避免眼外伤发生,若发生眼外伤,应及时就诊。

## 四、眼内异物

眼内异物是指由于异物击穿眼球壁,存留于眼内,是严重危害视力的眼外伤。

### 【病因】
由于外伤或其他原因致使异物击穿眼球壁,存留于眼内。

### 【护理评估】
(一)健康史

询问病人是否有明确的外伤史及详细的致伤过程,包括受伤时间、经过、受伤时环境、致伤物质、磁性或非磁性、是否有昏迷、伤后处理诊治过程等。

(二)身体状况

1.自觉视力突然下降、眼痛、畏光、流泪。

2.眼球有穿通伤口,穿通多位于角巩膜暴露部分。

3.眼球内可见异物存在或异物通道,如角膜伤口、虹膜裂孔、晶状体局限浑浊等。

4.视网膜出血或包裹异物的机化团。

5.可出现各种眼内异物并发症,如眼铁质沉着症、眼铜质沉着症、虹膜睫状体炎、白内障等。

(三)辅助检查

怀疑有异物存留眼内时可采用磁性试验法、超声波探查法、X线或 CT、MRI 等检查法,以明确有无球内异物。

(四)心理社会状况

评估病人的年龄、性别、职业、工作环境、角色适应行为、压力应对方式、劳保与社会保险状况。评估病人文化层次、对眼外伤的认识及情绪状态。

(五)治疗原则

及早诊断,适时手术取出,以保持和恢复视力。金属类且有磁性的异物可术中使用磁石;非磁性异物应直接取出或玻璃体切割术摘取;植物性异物容易发生眼内炎,应尽快手术取出;碎石或玻璃等稳定性较强的异物,如果取出困难,可暂时观察。

## 五、酸碱化学伤

酸碱化学伤是以酸、碱为主的化学物质所致的眼部损伤。多发于化工厂、施工场所或实验室。化学烧伤的程度与化学物质的种类、浓度、剂量、作用方式、接触时间、接触面积、化学物质的温度、压力等有关。酸与泪液反应引起表层组织蛋白凝固,形成一层屏障,从而阻止酸的进一步渗透,因此,对组织的损害相对较轻。碱为脂溶性,能迅速穿透亲脂性的角膜上皮,并与组织中的类脂质起皂化作用,破坏细胞膜,导致细胞分解坏死,因此,碱性物质极易渗透到深部组织,后果十分严重。

## 【护理评估】

### （一）健康史

询问病人致伤物质的名称、浓度、量、与眼部接触的时间,有无就地立即处理或到其他医院诊治。对于不明性质的物质可做结膜囊 pH 测定,以便确定是酸性或碱性烧伤。

### （二）身体状况

根据酸碱烧伤后局部的反应程度,可分为轻、中、重三度。

1.轻度　弱酸或稀释的弱碱引起,眼部灼热刺痛,畏光流泪。眼睑和结膜轻度充血水肿,角膜上皮点状损害,数日后可修复,不留瘢痕,无并发症,视力一般不受影响。

2.中度　眼剧烈疼痛,畏光难睁,流泪如泉,视力急剧下降。睑皮肤水疱或糜烂;结膜水肿,小片缺血坏死;角膜浑浊水肿,上皮完全脱落,严重影响视力,预后遗留角膜斑翳。

3.重度　结膜出现广泛缺血坏死,角膜全层灰白或瓷白,组织坏死,角膜溶解,碱液深入前房,引起葡萄膜炎、继发性青光眼、白内障等。角膜穿孔愈合后会形成前黏性角膜白斑、角膜葡萄肿或眼球萎缩,视功能完全丧失。

### （三）辅助检查

结膜囊试纸试验确定化学物质的性质,pH<7 为酸性化学伤;pH>7 为碱性化学伤。注意询问受伤后曾用何种溶液冲洗结膜囊,以免导致误诊。

### （四）心理社会状况

评估病人的年龄、性别、职业、工作环境、角色适应行为、压力应对方式、劳保与社会保险状况。评估病人文化层次、对眼化学伤的认识及情绪状况等。

### （五）治疗原则

就地取材、分秒必争,现场急救,然后根据化学物品的性质继续进行急救处理,大量冲洗液冲洗结膜囊。后续治疗包括抗生素控制感染,糖皮质激素抑制炎症反应和新生血管,手术治疗各种并发症。

## 【主要护理诊断及医护合作性问题】

1.感知改变-视力下降　与眼部组织损伤有关。

2.急性疼痛　与眼部化学物质损伤角膜等眼内组织有关。

3.自理能力缺陷　与视力严重下降有关。

4.恐惧　与担心视功能不能恢复有关。

5.预感性悲哀　与可能丧失视功能有关。

6.有受伤的危险　与视力下降有关。

7.潜在并发症　角膜白斑、继发性青光眼、白内障、睑球粘连等。

## 【护理措施】

### （一）治疗与用药护理

1.争分夺秒在现场利用可得到的水源彻底冲洗眼部,冲洗时翻转眼睑,至少冲洗 30min,再送至医院,减小损伤程度。

2.到达医院后,用生理盐水冲洗结膜囊,迅速彻底清除化学物质。特别是穹窿部和睑板下沟处。也可根据致伤物质用中和液冲洗:酸性物质用 3% 碳酸氢钠溶液;碱性物质用 3% 硼酸溶液;石灰烧伤用 0.37% 依地酸二钠溶液;冲洗液不应少于 1000ml。

3.结膜损伤严重者,作放射状球结膜切开,进行冲洗。

4.防止睑球粘连,用玻璃棒分离结膜囊,并涂以大量抗生素眼膏。

5.根据医嘱局部给予抗生素滴眼液、1%阿托品滴眼液或眼药膏充分扩瞳,球结膜下注射自体血清。

6.根据手术适应证可行羊膜移植、黏膜移植或角膜移植术治疗。做好相应的术前和术后护理。

7.眼化学伤可伴有全身的损伤,甚至可危及生命,故应严密观察病人的伤情变化及生命体征变化。遵医嘱及时给予相应的药物。

（二）心理护理

1.给予病人心理支持,减轻病人、家属的恐惧心理,配合治疗与检查和手术。

2.向病人和家属耐心说明病情及治疗情况,使其了解可能的预后状况,做好疾病相关知识的教育,增强战胜疾病的信心。

3.加强护患之间沟通,建立良好的护患关系。

4.给予良好的修养环境,避免不良刺激。

（三）安全护理

1.注意病人行走的通道没有任何障碍物或湿滑。

2.保持病人身边随时有家属陪伴,料理生活起居,预防跌倒。

3.床单位设置护栏,保证病人睡眠时的安全。

# 六、眼部热烧伤

热烧伤一般分为火烧伤和接触性烧伤两大类。直接接触高热固体、液体和气体所致的接触性烧伤中通常将液体所致者称烫伤。热烧伤中以火烧伤和烫伤居多。

【病因】

以工业中接触融化的金属如铅、锡、纯铁、硅及沸水、沸油等接触性烫伤多见。

【护理评估】

（一）健康史

询问病人是否有接触高热固体、液体和气体的病史。致伤物质的名称、量及与眼部接触的时间。

（二）身体状况

1.温度不太高、接触时间短、面积小者,仅发生眼睑皮肤及结膜充血和水肿以及浅层角膜损伤。

2.严重者发生组织凝固性坏死,角膜穿孔,继而继发感染而失明。烧伤愈合后可发生睑球粘连、假性翳肉、眼睑畸形、睑内翻或睑外翻、兔眼等,导致角膜暴露性损害。

（三）辅助检查

裂隙灯检查可见上述症状与体征。

（四）心理社会状况

评估病人的年龄、性别、职业、工作环境、劳保与社会保险状况。评估病人受教育程度、对眼部热烧伤的认识及情绪。

（五）治疗原则

防止感染,促进创面愈合,预防并发症。

【主要护理诊断及医护合作性问题】

1.急性疼痛　与热力损伤眼内组织有关。

2.感知改变:视力下降　与角膜组织受损有关。

3.恐惧　与担心预后有关。

4.潜在并发症 眼内感染、睑球粘连、假性胬肉、眼睑畸形、睑内翻或睑外翻、角膜溃疡等。

**【护理措施】**

1.立即协助医生清除结膜和角膜表面的热物质、异物和坏死组织。

2.轻度烧伤者,根据医嘱滴抗生素眼液和涂抗生素眼膏,必要时散瞳和包扎双眼。轻症一般不住院,应教会病人和家属滴眼液和涂眼膏及包眼的方法,并嘱其定期复诊。

3.重症病人需住院治疗,根据医嘱及时使用抗生素、胶原酶抑制剂、激素、维生素 C 等;需行自体结膜移植或角膜移植的病人做好相应的围手术期护理。

4.心理护理:向病人和家属耐心解释病情和治疗护理情况,安慰病人,使之情绪稳定,配合治疗护理。

5.提供安静舒适的修养环境,避免不良刺激。

6.用玻璃棒分离结膜囊,并涂以大量抗生素眼膏,防止睑球粘连。

7.严密观察病情,发现角膜溃疡等及时报告医生处理。

# 七、辐射性眼损伤

辐射性眼损伤是包括电磁波谱中各种辐射线直接照射眼部造成的损害,如紫外线、红外线、微波、激光、电离辐射、放射线等引起的损伤。

**【护理评估】**

**(一)健康史**

1.询问病人是否有长时间注视强烈的光线。

2.有否操作电焊时未戴防护镜,长时间注视紫外线等。

3.从事放射工作的人员工作时是否有防护措施。

**(二)身体状况**

1.可见光损伤 造成黄斑损伤,如日光性视网膜病变。

2.红外线损伤 造成白内障。

3.紫外线损伤 又称电光性眼炎或雪盲,是最常见的辐射伤。电焊、高原、雪地、水面反光及紫外线灯管均可造成。一般在照射后 3~8h 发作,眼部强烈的异物感,刺痛、畏光、流泪、眼睑痉挛,结膜混合性充血,角膜上皮点状脱落。

4.离子辐射性损伤 主要是接触 X 射线、γ 射线、中子或质子束等引起,可引起不同程度的眼部刺激症状和放射性白内障。

5.微波损伤 可引起白内障和视网膜出血。

**(三)辅助检查**

角膜荧光系染色可见角膜上皮点状脱落。

**(四)心理社会状况**

评估病人的性别、年龄、职业、工作环境、教育程度、对眼部辐射性损伤的认识,有无适当的劳动保护措施及社会保险状况。

**(五)治疗原则**

预防为主,出现症状后及时对症处理,如减轻疼痛、行白内障手术等。

**【主要护理诊断及医护合作性问题】**

1.急性疼痛 与辐射造成角膜上皮损伤有关。

2.恐惧　与突发眼部疼痛,担心预后有关。

3.感知障碍:视力降低　与辐射造成眼内组织损伤有关。

4.知识缺乏　缺乏相关的预防和自我保护知识。

**【护理措施】**

1.向病人解释发病原因、病情进展及治疗和预后情况,使之消除恐惧心理,树立信心,配合治疗。

2.对于疼痛剧烈的病人,遵医嘱予表面麻醉剂可迅速止痛,但要叮嘱病人,表面麻醉剂不可频滴,滴后不可用手揉眼。

3.局部予抗生素滴眼液防治感染,必要时用眼膏封眼,促进上皮愈合,减轻疼痛。

4.对已发生白内障的病人根据医嘱做好围手术期护理。对发生视网膜病变的病人遵医嘱予以糖皮质激素、B族维生素类、血管扩张剂等改善视网膜营养。

5.眼辐射性损伤可伴有全身的损伤,如造血系统损害,故应严密观察病人的病情变化。

6.健康教育大力宣传辐射伤的危害,宣传预防和保护措施,在强光下、雪地、水上工作应戴紫外线防护眼镜;对接触红外线的人员应戴含氧化铁的特制防护眼镜;电焊工人和水银灯下的电影工作者要戴防护镜;从事放射治疗的工作人员应根据不同的辐射源选用不同厚度的铅屏蔽和防护眼镜,铅眼镜可防护 X 射线和 γ 射线,有机玻璃防护眼镜可防护 β 射线;进行微波操作时应戴防护眼镜。

(李　玫)

# 第九节　角膜疾病患者的护理

角膜位于眼球前部,和巩膜共同构成眼球外壁,角膜也是一种重要的屈光介质。角膜疾病主要有炎症、外伤、先天异常、变性、营养不良、肿瘤等,其中感染性角膜炎占主要。角膜病是我国的主要致盲眼病之一,做好角膜病的防治对防盲治盲工作有重要意义。

## 一、细菌性角膜炎

### (一)概述

细菌性角膜炎是常见的角膜炎之一,常在角膜外伤后继发细菌感染而引起。起病急,发展快,如未及时控制感染,可致角膜溃疡、穿孔,甚至眼内炎而失明。临床上常见匐行性角膜炎和铜绿假单胞菌性角膜炎。

1.病因　常见致病菌有葡萄球菌、肺炎球菌、铜绿假单胞菌等。常由于角膜外伤后感染所致,慢性泪囊炎、倒睫、戴角膜接触镜、眼部长期使用糖皮质激素、糖尿病、体质虚弱等也可诱发感染。

2.临床表现　起病急,常在角膜外伤后 24～48 小时发病;表现为眼痛、畏光、流泪和眼睑痉挛,视力下降;眼睑肿胀,球结膜混合性充血、水肿,角膜上有黄白色浸润灶,进一步可形成角膜溃疡,严重的前房可有积脓。若治疗不及时,可引起角膜穿孔,虹膜脱出,形成粘连性角膜白斑或眼内炎。不同细菌引起的角膜炎病情变化不同,其中以铜绿假单胞菌最急,感染后数小时发病,数天内可感染整个角膜甚至全眼球导致全眼球炎,视力丧失。不同细菌感染引起的角膜损害形态也不相同,匐行性角膜炎溃疡边缘卷曲,向周围和深部呈匐行扩展。

除根据临床表现判断所感染的细菌种类外,角膜刮片染色镜检、细菌培养是鉴别细菌种属的准确方法。

3.治疗　根据不同致病菌选择敏感的抗生素控制感染,减轻炎症反应,控制病情发展,促进溃疡愈合。药物治疗无效时或治愈后遗留的角膜白斑,严重影响视力者可行角膜移植术。

### (二)护理评估

1.健康史　了解有无引起角膜损伤的因素(如指甲划伤、谷粒弹伤)及处理情况;易引起角膜损伤和感染的眼病(倒睫、慢性泪囊炎等);是否长期佩戴角膜接触镜;是否长期使用糖皮质激素或免疫抑制剂;是否有营养不良、糖尿病等。

2.身心状况　起病急,有明显的角膜刺激症状,视力下降;检查见眼睑肿胀、球结膜混合性充血、水肿,角膜上有黄白色浸润灶或角膜溃疡,严重者前房积脓、角膜穿孔、虹膜脱出、眼内炎。注意根据病情变化不同和角膜损害形态,区别匐行性角膜炎或铜绿假单胞菌性角膜炎:匐行性角膜炎溃疡边缘卷曲,向周围和深部呈匐行扩展。铜绿假单胞菌性角膜炎溃疡表面分泌物呈黄绿色,病情最急,数天内可感染整个角膜甚至全眼球导致全眼球炎。患者有紧张、悲哀的心理表现。

3.辅助检查　角膜溃疡刮片检查可发现细菌,进一步做细菌培养和药物敏感试验以明确原因和指导临床用药。

4.治疗要点与反应　病情紧急,须采取有效而迅速的措施,如局部和全身使用有效的抗生素、散瞳等。

### (三)护理问题

1.急性疼痛　与角膜炎症刺激有关。

2.感知改变　视力障碍,与角膜溃疡、混浊有关。

3.知识缺乏　缺乏对角膜外伤的预防和伤后正确处理的知识。

4.潜在并发症　角膜穿孔、眼内炎等。

5.功能障碍性悲哀　与视力下降有关。

### (四)护理措施

1.心理护理　关心体贴患者,鼓励其表达自己的感受,分析患者的具体心理障碍原因,及时、有针对性地进行疏导、释疑、安慰、鼓励等,使其心理平衡、稳定,积极配合治疗。

2.药物护理　按医嘱积极抗感染治疗。常用抗生素滴眼剂有 0.25％氯霉素溶液、0.3％妥布霉素溶液、0.3％氧氟沙星溶液、多黏菌素等。急性期用高浓度的抗生素滴眼剂点眼,每 15～30 分钟滴眼一次。严重病例,开始 30 分钟内每 5 分钟滴药一次,病情控制后,逐渐减少滴眼次数。晚上涂抗生素眼膏。严重病例配合抗生素球结膜下注射,如庆大霉素、妥布霉素、头孢唑林钠等。必要时给予全身用药。

3.对症护理　给予清创、热敷、散瞳、包眼,促进炎症吸收、缓解疼痛、保护溃疡面。

4.预防角膜穿孔护理　局部使用胶原酶抑制剂,如依地酸二钠、半胱氨酸等,可抑制溃疡形成;口服大量维生素C、维生素B有助于溃疡愈合;滴药动作轻柔,不要压迫眼球;不用手揉眼、不用力挤眼、不低头、不用力咳嗽;预防便秘;角膜后弹力层膨出时应加压包扎。

5.病情观察　严密观察患者的视力、角膜刺激征、角膜病灶、分泌物的变化。如有角膜穿孔,可见房水从穿孔处涌出,眼压下降、前房变浅等。

6.做好消毒隔离工作　分病房居住;药品和用品专人专眼专用,用后消毒;严格无菌操作;换取脏敷料应放在固定的垃圾袋中集中处理。

7.手术护理　角膜溃疡穿孔、角膜瘢痕需进行角膜移植术时,参照内眼手术护理常规。

### (五)健康指导

1.采取防护措施,避免眼外伤。

2.不要用手揉眼和不洁物擦眼。

3.锻炼身体,增强体质。积极治疗沙眼、慢性泪囊炎等眼病及全身性疾病。

4.正确佩戴角膜接触镜。

5.一旦角膜上皮损伤,应立即就诊,及时用抗生素眼药,逐日随访,直至角膜上皮愈合为止。

## 二、单纯疱疹病毒性角膜炎

### (一)概述

单纯疱疹病毒引起的角膜感染称为单纯疱疹病毒性角膜炎,是一种严重的世界性致盲眼病,其发病率和致盲率均占角膜病的首位。

1.病因　本病由疱疹病毒感染引起,多数患者初次感染后病毒在三叉神经节内潜伏而不发病。当机体抵抗力下降,如发热、感冒、应用免疫抑制剂时,潜伏在神经节内的病毒可活化,沿三叉神经至角膜,引起感染。

2.临床表现　患眼有轻度眼痛、畏光、流泪、异物感、睫状充血表现。根据角膜病变的形态可分为:

(1)树枝状和地图状角膜炎:发病初在角膜上皮层出现点状浸润,继而形成针尖样小泡,排列成行或聚集成簇。小泡破溃后互相融合,形成条状溃疡,并伸展出分枝,形成典型的树枝状溃疡。在荧光素染色下,可清楚地看到溃疡处被染成黄绿色。如病变进一步扩展则融合成地图状形态,边缘迂曲,称为地图状角膜炎。

(2)盘状角膜炎:病变在角膜基质层内,角膜上皮完整。表现为角膜中央基质层水肿,呈边缘清晰的盘状浸润,后弹力层皱褶。

(3)坏死性角膜基质炎:角膜基质层出现黄白色坏死浸润灶,同时伴有新生血管长入,严重时可发生溃疡或穿孔。

3.治疗　应用抗病毒眼药为主,抑制病毒复制,减轻炎症反应所致的角膜损害。已穿孔或后遗角膜白斑者可行手术治疗。

### (二)护理评估

1.健康史　发病前常有上呼吸道感染如感冒、发热,全身或局部应用糖皮质激素、免疫抑制剂。过度疲劳、饮酒也可是诱因,还要评估有无反复发作史等。

2.身心状况　患眼有角膜刺激症状,视力下降。检查见球结膜充血,树枝状、地图状角膜溃疡;角膜基质层水肿、盘状浸润,严重者出现溃疡或穿孔。本病可反复发作,病程长,患者易出现焦虑、悲观的心理。

3.辅助检查　角膜上皮刮片检查可见多核巨细胞;角膜病灶分离培养出单纯疱疹病毒;分子生物学方法如 PCR 技术可查角膜中病毒核酸,这些有助于病原学诊断。

4.治疗要点与反应　用抗病毒眼药为主,抑制病毒复制,控制感染,减轻角膜损害。

### (三)护理问题

1.舒适改变　与角膜炎症刺激有关。

2.感知改变　视力障碍,与角膜溃疡、混浊有关。

3.知识缺乏　缺乏病毒性角膜炎的预防知识。

4.潜在并发症　角膜溃疡、穿孔等。

5.焦虑　与病情反复发作、持续时间长有关。

### (四)护理措施

1.心理护理　关心体贴患者,耐心对患者解释病情及治疗情况,消除患者的焦虑、悲观情绪。

2.药物护理　遵医嘱应用抗病毒药物,如阿昔洛韦、利巴韦林、碘苷滴眼液或眼膏。对于盘状角膜炎,可在抗病毒药物应用基础上,适量局部使用糖皮质激素。还可合并使用左旋咪唑、干扰素、转移因子等,增强机体免疫功能,缩短病程,促进溃疡愈合。

3.病情观察　严密观察患者的视力、角膜刺激征、角膜病灶变化及药物不良反应。

4.手术护理　角膜溃疡穿孔、角膜瘢痕需进行角膜移植术时,参照内眼手术护理常规。

### (五)健康指导

1.锻炼身体,注意劳逸结合,提高机体抵抗力。

2.积极治疗全身性疾病。

3.正确用药,不要滥用糖皮质激素。

## 三、真菌性角膜炎

### (一)概述

真菌性角膜炎是致盲率极高的眼病。多发生在角膜遭受农业外伤如麦芒、稻草、树枝刮伤后感染真菌引起,也可继发于长期应用广谱抗生素、糖皮质激素者。致病真菌有白色念珠菌、曲霉菌、头孢菌、镰刀菌等。本病的特点是起病慢,病程长。畏光、流泪、眼痛较轻,检查见角膜上出现灰白色隆起浸润灶,逐渐形成溃疡,表面干而粗糙,有牙膏状分泌物,有时在溃疡周围可见"伪足"或"卫星状"浸润灶,可有前房积脓,严重者角膜穿孔,视力丧失。治疗要点是预防农业性眼外伤,给予抗真菌药治疗,药物治疗无效者行手术。

### (二)护理评估

1.健康史　发病前常有农业外伤;有全身或局部长期使用糖皮质激素或免疫抑制剂史。

2.身心状况　病程进展缓慢。患眼有轻度角膜刺激症状,不同程度视力下降;轻度混合充血,角膜浸润灶或溃疡呈灰白色,外观干而粗糙,分泌物如牙膏状,有时在溃疡周围可见"伪足"或"卫星状"浸润灶,也有前房积脓,严重者角膜穿孔。病程长,患者易出现焦虑、悲观的心理。

3.辅助检查　角膜溃疡表浅刮片可查菌丝、孢子;共聚焦显微镜检查可直接发现病灶内病原微生物;真菌培养可鉴定真菌种类。

4.治疗要嬴与反应　抗真菌药治疗,控制感染,以减轻角膜损害。

### (三)护理问题

1.舒适改变　与角膜炎症刺激有关。

2.感知改变　视力障碍,与角膜浸润、溃疡有关。

3.知识缺乏　缺乏真菌性角膜炎的预防知识。

4.潜在并发症　角膜溃疡、穿孔等。

5.焦虑　与病程长、视力下降有关。

### (四)护理措施

1.心理护理　耐心对患者解释病情及治疗情况,消除患者的焦虑、悲观情绪。

2.药物护理　遵医嘱应用抗真菌药物,如 0.25％二性霉素 B 溶液、0.5％咪康唑溶液、0.5％氟康唑眼药,白天用药水,每小时滴眼一次,睡前涂眼药膏。病情严重者可行结膜下注射、口服或静脉滴注抗真菌药。临床治愈后仍要坚持用药 1～2 周,以防复发。

3.病情观察　观察患者的视力、角膜刺激征、角膜病灶变化及药物不良反应。

4.其他　参照细菌性角膜炎护理。

### (五)健康指导

1.采取防护措施,避免眼外伤。

2.植物引起的眼外伤者,或长期应用免疫抑制剂者,应密切观察眼部情况,注意真菌性角膜炎的发生。

3.合理应用糖皮质激素、广谱抗生素等药物不要滥用。

## 四、角膜软化症

### (一)概述

角膜软化症为维生素 A 缺乏所致,常见于婴幼儿时期,双眼发病。常因喂养不当或食物中维生素 A 含量过少,或由于长期腹泻而造成摄入量不足,也可因消耗性疾病使维生素 A 消耗量增多所致。患儿严重营养不良,虚弱消瘦,声音嘶哑,皮肤干燥,毛发干而脆。眼部表现除双眼畏光不愿睁眼以外,病变过程可分为四个阶段。①夜盲期:患儿不会自诉不易被发现。②干燥前期:球结膜干燥、失去光泽和弹性,眼球转动时有向心性环形皱褶,角膜也失去光泽且感觉减退。③干燥期:球结膜呈显著的干燥状态,在睑裂部球结膜上出现泡沫状的银白色三角形干燥斑,称毕托(Bitot)斑,不能被泪液湿润。角膜干燥角化,并呈灰白色混浊。角膜感觉几乎完全消失。④角膜软化期:是病变发展的最严重阶段。球结膜增厚、粗糙,如同皮肤。角膜感觉消失;角膜上皮脱落,基质溶解坏死,形成溃疡,最后穿孔,导致失明。治疗要点是消除病因,及时补充维生素 A,应用抗生素眼药预防角膜继发感染。

### (二)护理评估

1.健康史　评估患儿的营养状况;喂养情况;有无消化不良、肺炎、结核、慢性腹泻等疾病。

2.身心状况　患儿营养不良,夜盲,结膜干燥,角膜也干燥混浊,最后角膜上皮脱落,基质溶解坏死形成溃疡,甚至穿孔,导致失明。家属易出现焦虑、悲观的心理。

3.治疗要点与反应　去除病因,补充维生素 A。特别是在干燥前期之前能及时补充维生素 A 预后较好。

### (三)护理问题

1.舒适改变　与角膜炎症刺激有关。

2.感知改变　夜盲、视力障碍,与维生素 A 缺乏和角膜干燥、溃疡有关。

3.知识缺乏　缺乏角膜软化症的预防知识。

4.潜在并发症　角膜炎、角膜穿孔等。

### (四)护理措施

1.遵医嘱迅速大量补充维生素 A　轻者口服浓缩鱼肝油或鱼肝油丸,同时给予含维生素 A 丰富的食物,如动物肝类、蛋、奶类、胡萝卜等。重者或有消化系统疾病,可肌内注射维生素 A。

2.眼局部护理　在干燥期以前,应用维生素 A 油剂滴眼可湿润干燥的结、角膜。同时应用抗生素滴眼剂、眼膏,以防止角膜继发感染。在角膜软化期,应按角膜溃疡护理原则进行处理。

3.病情观察　观察患儿的视力、结膜角膜的变化及药物不良反应。

### (五)健康指导

1.科学喂养。

2.治疗慢性腹泻、消耗性疾病。

3.防止无原则的"忌口"。

4.及早发现夜盲、眼部干燥。

（李杨林）

# 第十节　角膜接触镜的佩戴及护理

隐形眼镜是根据人眼角膜的形态制成，直接附着在角膜表面的泪液层上，并能与人眼生理相容，从而达到矫正视力、美容、治疗等目的的镜片。由于隐形眼镜直接戴在角膜表面的泪液层上，故又称为角膜接触镜。角膜接触镜是一种重要的眼科临床医疗器械。其在屈光矫正以及眼表疾病治疗中起着关键作用。目前角膜接触镜已有多种材料、设计和配戴方式。

## 一、角膜接触镜的光学系统

1.屈光系统　配戴隐形眼镜后，修改了角膜原有的屈光结构，由镜片、镜片下的泪液、角膜和房水组成了一个新的屈光系统。

2.影响隐形眼镜屈光度的因素　包括前曲率半径、后曲率半径、材料的折射率和镜片的中心厚度等。

3.泪液透镜　镜片的后曲面与角膜的前表面之间的泪液构成的液态透镜称泪液透镜，利用泪液透镜可以矫正一定程度的角膜性散光。

4.放大倍率　由于配戴接触镜的镜眼距离较框架镜更小，通常屈光性近视者，配戴隐形眼镜所见的物像较配戴框架眼镜更大，远视者则相反。

5.视近调节　无论眼的屈光不正为多少度，注视 33cm 的目标都要付出 3.00D 的调节，注视 20cm 的目标都要付出 5.00D 的调节。所以近视眼配戴隐形眼镜视近较未矫正时付出的调节多，因而发生视近困难。相反远视眼配戴隐形眼镜视近较未矫正时付出的调节少。

6.视野　隐形眼镜对视野几乎无影响，框架眼镜边缘的环形盲区和环形复像区相应缩小了配戴眼的视野，而隐形眼镜与眼球同步转动，几乎不受到棱镜效应的影响，所以视野较为开阔。

## 二、角膜接触镜的分类

角膜接触镜有多种分类方式。

### （一）根据质地分类

通常用弹性模量来评估，弹性模量是指材料受力发生形变后产生的应力。弹性模量越高，镜片抵抗变形的能力越强，外力消除后越容易恢复原来的形状。

1.硬镜　质地坚硬，弹性模量(1500～2000)×10kPa。直径通常为 7.0～9.5mm。

2.透气硬镜　质地硬，弹性模量(500～1500)×10kPa。直径通常为 8.0～10.5mm。

3.硅弹镜　较柔软，弹性模量(120～160)×10kPa。

4.软镜　质地柔软，弹性模量(65～140)×10kPa。直径通常为 13.5～15.0mm。

## （二）根据含水量分类

镜片充分水合后含水的重量百分比称为含水量。

1.硬镜　含水量<2%。

2.软镜　①低含水量30%～50%;②中含水量51%～60%;③高含水量61%～80%。

## （三）根据角膜接触镜中心厚度分类

1.超薄型　中心厚度<0.04mm。

2.标准型　中心厚度为0.04～0.09mm。

3.厚型　中心厚度>0.09mm。

## （四）根据镜片的配戴方式分类

1.日戴　配戴者在非睡眠的状态下配戴镜片,通常每天不超过16～18h。

2.弹性配戴　戴着镜片午睡或偶尔戴镜过夜睡眠,每周不超过连续2夜。

3.长戴　配戴者在睡眠状态下仍配戴镜片,持续数日(7～30天)。

## （五）根据镜片的使用周期分类

1.传统式镜片　镜片的使用时限超过3个月。软镜通常为6～12个月,透气硬镜通常为1～2年。

2.定期更换式镜片　镜片的使用时限为1周～3个月。仍需按照常规方法使用护理产品,又称为频繁更换式镜片。

3.抛弃式镜片　每次取下镜片即行抛弃,通常持续配戴不超过7天,不适用护理产品。由于镜片只使用一次故又称为一次性镜片。

## （六）根据镜片设计分类

1.单光镜　包括球面镜和散光镜,供近视和远视病人使用。

2.双光和多焦镜　供老视眼使用。

## （七）按镜片的配戴目的分类

1.视力矫正镜片

2.美容镜片

3.治疗镜片


# 三、理想的角膜接触镜应具备的条件

1.配戴舒适,配戴后没有明显的异物感、刺激感、干燥感。这要求镜片表面光滑,边缘形态合理,内曲的主要弯度与角膜前表面吻合。

2.视力清晰,配戴后有良好的矫正远近视力和视觉对比敏感度。这要求镜片的光学性能良好,屈光度准确,内曲面形态设计合理。

3.透氧性好,配戴后角膜能获得高于维持新陈代谢所需的氧气(镜片的含水量与其DK值呈正相关,镜片的厚度与其DK/L值呈负相关。即镜片越薄透氧性越好,镜片含水量越高透氧性越好)。

4.无毒性,镜片材料的聚合程度,引发添加剂及镜片的护理产品等不构成对人眼组织细胞的毒性。

5.易于操作,镜片成形性好,在戴镜时容易控制操作。

6.保养简便,护理程度高效简单,使配戴者能持之以恒地对镜片进行规范化的护理。

7.耐用,镜片有足够大的抗张、抗疲劳强度,在配戴和护理过程中不易破损。镜片表面较少吸附沉淀物和病原微生物且容易清洁。

8.多参数,有不同直径、不同内曲面弯度,不同厚度,不同含水量和较大屈光度范围的镜片系列,供不同的配戴对象选择。

## 四、角膜接触镜的适用范围

### (一)矫正视力
1.近视,尤其是高度近视。

2.远视,尤其是高度远视。

3.散光,尤其是不规则散光。

4.屈光参差,即两眼屈光度相差 2.50D 以上者。

5.圆锥角膜。

### (二)美容
1.用彩色镜片加深或改变眼睛的颜色,起到化妆的作用。

2.用彩色镜片遮盖角膜白斑、云翳等瘢痕。

### (三)职业需要
1.运动员、司机、旅游出差者以及户外工作者,可避免框架眼镜的羁绊。

2.摄影师、显微镜操作者可免除工作时框架眼镜的阻隔。

3.医师、厨师等戴口罩工作的人可防止呼吸时水蒸气使玻璃镜片模糊。

4.演员及电视节目主持人可根据出场造型的需要选用隐形眼镜。

### (四)眼病治疗
1.角膜外伤和手术后采用特制的胶原膜隐形眼镜,可免除缝合或减少缝合。

2.用于干眼病人,镜片浸以润滑剂和粘滞剂后配戴可有效地维持泪膜的完整和稳定。

3.作为给药途径治疗某些眼病,镜片充分吸收药液后,可起到缓释给药的作用。

4.用于治疗弱视,可用不透明镜片遮盖健眼、锻炼患眼。

5.起到人工瞳孔的作用,减少入眼光线对视网膜的刺激,增加深度觉。常用于虹膜外伤、萎缩或白化病病人。

## 五、临床常用的角膜接触镜

目前临床上广泛使用的有软性接触镜、透气性硬镜(RGP)、角膜塑形镜等。

### (一)软性接触镜
1.适应范围 是所有类型接触镜中具有最好舒适性和最佳适应性的一种,因此得到大量普及,在全球接触镜配戴者中约占 85%。

2.优点 ①因为软镜直径较大,一般不会脱落,所以是大部分体育活动爱好者的首选镜片;②软镜对尘粒也具有防护作用,因此为较长时间从事户外运动的人所钟爱;③镜片直径较大排除了因病人眨眼时看到镜片光学区边缘而产生的眩光现象;④临床上不仅可以起到屈光矫正的功能还可以有治疗性的作用。

3.缺点 ①较大的直径对于某些病人来说可能戴入和取出更加困难些;②软镜的含水量高也增加了镜

片沉淀物的粘附,并增加了真菌和细菌等微生物生长的易感性。因此,镜片的清洗和消毒护理过程在软镜配戴中尤为重要。

### (二)透气性硬镜

1.RGP 的制作材料　主要包括醋酸丁酸纤维素、硅酮丙烯酸酯聚合物、有机硅树脂、氟硅丙烯酸酯和氟多聚物等。这种镜片很少引起角膜水肿问题及其他相关的不良副作用,使一些特定设计的镜片能够长戴。

2.RGP 的适应证

(1)角膜散光、近视、远视病人。

(2)近视和散光加深较快的青少年。

(3)软镜配戴失败者:如矫正视力不理想,经常引起眼部健康问题。

(4)不规则角膜:如圆锥角膜、角膜移植术后、角膜瘢痕等。

3.RGP 的优缺点

(1)优点:当高透气硬镜置于角膜上时,能维持其镜片本来形状,因此对于矫正角膜散光是有用的,这些特征及良好的光学特性给配戴者提供了满意的视力。

(2)缺点:①舒适度较软镜差。②容易从眼睛掉出。③镜片保养比软镜复杂,④嵌入尘粒会引起擦伤,⑤不太适合间歇配戴。⑥易吸附沉淀物,因此常需要用湿润液。

### (三)角膜塑形镜(Ortho-K)

是透气性硬镜的一种。近视病人夜间睡眠时或白天配戴,重新塑造角膜形状,降低角膜曲率,以达到降低近视度数,提高裸眼视力的目的。在使用角膜塑形镜约2～4周后,角膜塑形可达到最大疗效,但是角膜对自身的形状有记忆功能,一旦停止戴镜,角膜将恢复到原来的形状。

1.角膜塑形镜的适用范围

(1)中低度的近视,不超过 1.50D 的顺规角膜散光和不超过 0.75D 的逆规角膜散光。

(2)角膜曲率 41～46D。

(3)角膜 e 值大于 0.5。角膜 e 值是角膜偏心率,反映角膜前表面的形态。

(4)不希望戴框架眼镜,担心手术风险者。

(5)近视、散光加深较快者。

2.优点　①与普通的框架眼镜相比,因其夜间配戴,白天不用再配戴任何眼镜,更为方便和安全。②有研究表明,OK 镜可以相对有效的控制近视的发展,降低近视、散光加深的程度。③与现在流行的准分子激光手术相比,OK 镜的效果是可逆的,一旦病人停止配戴,角膜就会恢复到原来的形状,风险程度大大降低。

3.缺点　①疗效是暂时的,作用是有限的,结果是可逆的,而且个体差异性很大。②不能根治近视,也不能完全阻止近视的加深。

4.OK 镜的配戴要求

(1)OK 镜夜晚配戴的安全性以及白天视力的良好性基于全面的配戴前的检查和筛选,验配医师对于镜片规格的选择以及配戴后的随访处理,所以必须前往有医学背景的机构进行验配。

(2)配戴者要具备良好的依从性,必须严格遵守医生的指导,正确地使用角膜塑形镜及其护理产品。当出现患眼不适、流泪、红肿或其他眼部问题时,须立即取下镜片并及时与医师联系或前往医院检查。

(3)OK 镜的复查有严格的要求:病人在戴镜后一天必须戴镜到医院接受检查,之后1周、2周、1个月、2个月、3个月均要复查,以后半年复查一次。

## 六、角膜接触镜的维护和保养

因为角膜接触镜与眼球密切接触,而且浸润在泪液中,易受到污染,因此必须建立明确的步骤以保证戴镜者正确地维护镜片,同时对决定配戴者必须加强其对镜片维护和保养目的及重要性的认识。

### (一)维护和保养的目的

1.清洁镜片。

2.保持良好的舒适感。

3.保持良好的视力。

4.安全戴镜。

### (二)维护和保养的步骤

1.清洁和冲洗　清洁剂通常含有表面活性剂,用来去除大部分黏附在镜片表面的物质,如脂质、微生物、黏液、细胞碎片等。

清洁和冲洗的方法:①洗手;②将镜片放在掌心;③在每一片镜片表面滴 2~3 滴清洁液或多功能护理液;④在镜片每一面用示指以"前后"及"左右"动作揉擦 15s,再用示指沿镜片周边来回旋转以清洁边缘部分;⑤用生理盐水或多功能护理液彻底冲洗。

2.去蛋白　用蛋白清洁剂,有效地松解与角膜接触镜结合紧密的蛋白质沉淀物。

方法:①在用每日清洁剂清洁和冲洗后进行,每周一次,去蛋白沉淀,特别是含水量高的镜片,需要更频繁使用;②用酶清洁剂后,镜片应该再次清洁和冲洗。

3.消毒　杀死和灭活潜在的病原微生物,包括:细菌、真菌、病毒、阿米巴原虫等,维持镜片的湿润。消毒方法包括:

(1)物理消毒:适用于偶尔配戴者。因其不用防腐剂,不会引起过敏及毒性反应。消毒时间短,费用经济。但可导致镜片材料老化、变硬、可塑性下降及参数改变,而且操作相对繁琐,实际生活中使用较少。具体方法:加热前充分清洁、冲洗镜片、使用专用镜片热消毒器,加热锅为耐热塑料,加热剂为生理盐水。软镜通常采用 80℃,时间为 10min。

(2)化学消毒:适用于所有配戴者。此法使用方便,对眼的刺激小,对镜片的损坏小。消毒剂主要包括氧化剂如过氧化氢、冷化学剂如目前常用的多功能护理液。其中双氧水消毒需要浸泡 10~15min 以达到理想的效果。冷化学剂消毒时间较长,一般需浸泡 4h 以上,目前市售各种多功能护理液种类繁多,应严格按照说明书指示使用。

4.润滑液　主要成分中含有加强黏性的物质(通常是聚乙烯乙醇和甲基纤维素等)。可以减轻因泪液膜湿润不足造成的不适感;在戴镜时再湿润镜片;冲走镜片和眼睛表面的代谢碎片;作为镜片和眼睛之间的缓冲衬垫。

用法:配戴接触镜发生眼干不适症状时滴 1~2 滴,每天 3~5 次。

5.镜片储存和镜盒保养

(1)镜片储存:干净的隐形眼镜储存于注入新鲜的消毒溶液或护理液的储存盒中。

(2)镜盒保养:倒掉用过的溶液,每周用去污剂和牙刷刷洗(建议使用不含油脂的肥皂和去污剂),用高于 70℃的热水冲干净,自然干燥。

(李杨林)

# 第二十六章 眼科美容整形

## 第一节 重睑成形术

有无重睑皱襞,并非是评价眼睛美不美的唯一标准。中国古代女性的塑像、佛像、敦煌壁雕的飞天、四大美女的画像,都是典型的东方型眼睛。因为当时的历史条件要求女性"忍从",喜怒哀乐不得溢于言表,"垂眼"才是女性形象的象征,所以单睑细目被称为美。随着时代的进步,女性的地位提高了,因此审美的能力、审美的品位和审美的判断力也随着时间、地点、条件、职业和社会地位的改变发生了变化。现代东方女性追求高加索型的眼型,希望有较薄和宽的上睑皱襞,消除内眦赘皮和上睑臃肿的脂肪,令睑裂增大、睫毛上翘、眼睛富有立体感。由于观念的改变,随着人民生活水平的不断提高,过去15年里,尤其是近10年来我国重睑成形手术一直居于美容外科手术的首位,占门诊手术总数的60%以上。各种创新的、改良的重睑成形手术方法层出不穷。对眼睑的解剖,及重睑皱襞线的形态、宽窄、长短的研究也越来越细,对重睑皱襞形成的机制也有争议,这一切都不断提高了重睑成形手术的科学性和学术性。重睑成形手术是改变眼睑的组织结构,对眼睑外形的重新塑造。眼睑的形态是千人千样,千差万别,但万变不离其宗,塑造也好,改变也好,都不可能脱离求美者眼睑本身固有的条件。忽视求美者的年龄、职业及眼睛和面部各器官间的和谐统一,而一味追求所谓"欧式"眼睛,将会使重睑成形手术变得庸俗不堪及降低它的学术意义。

### 一、重睑形成的机制

重睑的形成与上睑提肌的附着有密切关系。上睑提肌司提上睑作用,受动眼神经支配。它起源于视神经孔附近、眶尖肌肉总腱环之上方,在上直肌的上方,沿眶上壁向前行走,在眼球赤道前几毫米处,上睑提肌从水平转为垂直向下,肌腹消失,成为呈扇形展开的上睑提肌腱膜,腱膜在到达上睑板上缘时,与眶隔纤维互相融合。

上睑提肌腱膜有4个附着点:①在高加索民族有大股垂直、放射形纤细的纤维穿过眼轮匝肌,附着于睑板前方的皮肤中。东方民族却缺乏这样的纤维附着。②腱膜大部分纤维附着于整个睑板上缘,并伸展到睑板前面中1/3和下1/3交界处。③上睑提肌的肌鞘附着在上穹隆的结膜。④上睑提肌紧贴眶上壁的中央和侧角,与眶缘一致。前两点与重睑的形成有密切关系。由于上睑提肌收缩,睑板上提,睑板前方的皮肤随之上提,与此同时,附着在睑板前方的腱膜纤维和附着在上穹隆的上睑提肌肌鞘的协同作用,使疏松的上穹隆也提起,因而睑板前方的皮肤被提上嵌入形成一条凹沟,即形成了重睑皱襞,俗称双眼皮。

认为上睑提肌腱膜纤维穿过眼轮匝肌附着于睑板前方皮肤中,肌肉收缩,睑板前方皮肤随之上提,形成重睑皱襞,这一理论适合于高加索人种,不完全适合蒙古人种,理由是:

1.美国医生 Bang 认为他在重睑成形术中没有发现上睑提肌腱膜同皮肤之间的结合组织。我国的整形医师对重睑尸体进行组织切片染色检查,未发现上睑提肌有肌纤维分布至上睑皮肤的皱褶处(未提及作过几例尸体检查)。Collin 在显微镜研究中报告,上睑提肌腱膜纤维止于眼轮匝肌间隔,而不是皮内。

2.上睑皮肤分眶部和睑板前部,如果前者质地厚和硬,后者薄和软,这种厚薄、硬软不同的情况,使上睑皮肤在睁眼时形成一条皱襞。

3.眼轮匝肌也分眶部和睑板前部,如果前者厚,后者薄,这种厚薄间的差异,在交界处可出现皱襞。

4.眶隔脂肪的下界如果在睑板上缘,则睑板上缘之上的眼睑丰满凸起,而其下方平坦,在凸起和平坦两者差异之间也可形成皱襞。

综合以上几点,认为蒙古人种的重睑形成与皮肤质地、肌肉厚薄、脂肪多少等多种因素有关。所以目前提出不作眼睑皮肤和上睑提肌腱膜固定的重睑成形术。

根据笔者多年来的临床经验认为,目前对肌肉延伸理论有疑点,应该强调重睑与皮肤和上睑提肌腱膜之间的紧密关系要比肌肉延伸理论更为重要。

对年轻人行重睑成形术,笔者多采用眼睑皮肤与上睑提肌腱膜固定,这样形成的重睑皱襞稳定、持久,且深而富有立体感。如腱膜固定的高度高于眼睑皱襞的宽度 $1\sim2mm$,可令睫毛上翘,更添神采。

对某些中老年上睑皮肤重度松弛的受术者,她(他)们仅要求健康和自然的眼睑形态,对皱襞深浅无所谓,为了免除皮肤和上睑提肌腱膜固定后淋巴回流滞缓、眼睑水肿时间较长,故可采用眼睑皮肤和上睑提肌腱膜不作固定的重睑成形术。按常规设计皱襞线,切除松弛多余的上睑皮肤,剪除睑板前一条眼轮匝肌,修剪去睑板前脂肪和筋膜,清晰暴露睑板。如果眶内脂肪过多或向前脱出,也可同时切除,使睑板前方皮肤能与睑板充分贴附。切口用 7-0 尼龙线间断缝合,术后 3 天拆线。如此形成的重睑皱襞较浅,但很自然,睫毛无明显上翘,术后水肿轻微,恢复快。

## 二、适应证与禁忌证

适应证:①凡身体健康、精神正常、无心理障碍的求美者,由于睑裂细小、上睑皮肤悬垂于睑缘、睫毛平直,或上睑臃肿的单睑,主动要求手术者;②原为重睑者,由于上睑皮肤、肌肉和眶隔松弛,眶脂下垂,原重睑皱襞下方皮肤松弛,呈多层皱褶,重睑皱襞变浅者;③原本是重睑者,但重睑皱襞窄、浅,睫毛平直,眼睑缺少立体感;④两眼不对称,表现在先天性上睑皱襞一无一有,或两眼皱襞宽窄不一,睑裂大小不一;⑤轻度上睑内翻倒睫者。

禁忌证:①精神不正常或有心理障碍,对自身眼睑条件缺乏认定,而一味追求不切合实际的重睑形态者;②有出血倾向的疾病和高血压症,以及心、肺、肝、肾等重要器官的活动性和进行性疾病的患者,尚未控制的糖尿病和患传染性疾病者;③先天性弱视,内眼或外眼及眼周有急、慢性感染疾患尚未被控制和自愈者;④面瘫睑裂闭合不全者;⑤各种原因的眼球过突,或眼睑退缩者;⑥家属坚决反对者;⑦上睑下垂者。

对于睑裂大、眼睑薄、眼睛的形态与面部各器官间的配合十分和谐的求美者,我们要尽量给以引导和指点,让她(他)们认识眼部美的真正含义,也许重睑术后会破坏她面部整体美的和谐,并让求美者自己作出选择。

## 三、术前检查和准备

1.术前应仔细观察睑裂的大小及形状、眼睑是否臃肿、眼睑和眼周皮肤的质地及松弛情况、睑板的宽度、睑缘到眉弓的距离、外上眶缘和眉弓是否过突、泪腺有无脱垂以及有无内眦赘皮。需作术前摄影,以待与术后情况比较。

2.如有结膜炎、睑缘炎、严重沙眼者,必须治愈后才能手术。眼周有炎症者暂缓手术。术前 1 天滴抗生素眼药水,一日 2 次。

3.详细了解受术者的年龄、职业、心理状态和对手术的要求。

4.询问健康状况,对有出血倾向病史的受术者要检查血小板和出、凝血时间。对中、老年受术者必要时需测血压和作心电图,如有轻度异常,在术前要对症用药。

5.避开月经期施行手术。

6.妊娠前期(3 个月)或妊娠后期(3 个月)暂缓手术。

7.术前 7~10 天停服类固醇激素和阿司匹林等抗凝药物。

## 四、重睑皱襞的设计原则

1.重睑皱襞的宽度取决于睑板的宽度。东方人的上睑板宽度约 7~9mm,故重睑皱襞不宜作得太宽,给人以不自然的感觉。一般女性取 7~8mm,男性取 5~6mm。测量时令受术者轻闭双眼,上睑皮肤不可绷紧,取自然状态。这一点很重要,由于上睑皱襞在皮肤绷紧情况下测量,和在自然状态下测量,因皮肤弹性,会有 1~2mm 的误差。但是对于上睑皮肤松弛者,测量时应将上睑皮肤轻轻抚平,否则在松弛状态下测量,皱襞的宽度会比测量的数据宽得多,术后发生上睑皱襞过高,或切口缝合后上睑皱襞不高;而在切口下方的皮肤必然松弛,睫毛不能向前上外翘,重睑不能完美。

2.皱襞线的内端离内眦角 5mm,睑裂的内中 1/3 交界处为最宽点,外眦部的皱襞线距睑缘还应再宽 1~2mm,即呈广尾形(或称开扇形),以利于淋巴回流,减少术后水肿。也可使眼梢的外形略向上翘,形如"丹凤眼",更添眼睛的妩媚和眼神。

3.皱襞线应与上睑缘弧度平行,且与睑缘全长一致。上睑皮肤松弛者,因要切除一条松弛皮肤,故皱襞线在外眦部可略作延伸,一般情况下最好不要超过外眦隐裂(即眶缘),否则重睑术的瘢痕不能隐没在皱襞中,会在外眦部显露。

4.重睑皱襞线的形态一般分广尾形、新月形、平行形 3 种类型。在切开法重睑成形术中,广尾形适用于绝大多数单睑受术者。新月形往往设计于埋线法和缝线法术式中。对睑裂细短,有轻度内眦赘皮者,可设计平行形皱襞线,即皱襞线之内端越过赘皮约 1mm 左右,位于赘皮上外方,但是皱襞宽度一定不能太宽,一般取 5~6mm,而且内眦皮肤必定要与睑板内端上缘固定。

5.据 Uchida 和邱氏统计,东方民族约 50% 的人有内眦赘皮。临床最为常见的为睑板型内眦赘皮,它起自上睑皱襞,向下行走,在内眦部消失。赘皮形成并非由于内眦部水平向皮肤过多,而是因为内眦部皮肤垂直向张力过大。因此过去作内眦部箭头样或梭形皮肤切除,很难获得满意效果。有学者指出,内眦赘皮治疗效果不理想的症结,不是切除赘皮本身,而是需要组织的重新排列,这对内眦赘皮在外科治疗上是一次推进。所以有很多皮瓣转移的方法来减轻垂直向皮肤张力,以取得矫正效果。

内眦赘皮的存在,遮盖了内眦泪阜,使睑裂外观细短,即使最完美的重睑成形术,也会因赘皮未处理好而逊色。

矫正内眦赘皮的术式很多,应根据内眦赘皮的程度及类型来选择方法。最常采用的是 Z 成形术,它适用于中度的内眦赘皮,可与重睑成形术同时进行,或分期进行。Z 成形术也有很多变异,但总是通过对偶瓣更换位置来减少垂直向的皮肤张力。它的缺点是矫正有限,并且有斜形瘢痕通过内眦部。在某些病例,也可因瘢痕收缩于内眦部,形成新的瘢痕性内眦赘皮。

改良的 Z 成形术,可应用于中度的内眦赘皮。沿内眦赘皮画一条线,然后将内眦皮肤向鼻侧牵拉,至赘皮消失,于第一条线的末端向泪点下 5mm 画第二条线,再于第一条线的内眦水平点向鼻侧画一水平线,其长度等于自内眦皱襞线到内眦皮肤向鼻侧牵拉至赘皮消失为止的距离。按标志将 3 条线切开,皮瓣钝性分离,基部要稍厚以确保蒂部血供。皮瓣分离后可见内眦韧带,用 5-0 丝线将内眦韧带折叠缝合,并固定于鼻泪嵴骨膜上,最后将皮瓣无张力地缝合,使 o 和 o′两点重合。

赘皮通常伴有典型的蒙古人种型的上睑,所以轻度赘皮可以与重睑成形术一起行一期手术。如果是中度或重度者,最好分期手术,先行赘皮矫正术,3～6 个月后再行重睑成形术。因为同时进行,由于张力和肿胀,两个手术会相互干扰和互受影响。

各种内眦赘皮矫正术都会在内眦部留有比较明显的近期瘢痕,所以应使受术者有充分的思想准备。一般轻度的内眦赘皮可不作处理。

# 五、手术方法

重睑成形术的手术方法有数十种,但归纳起来可分为 3 类:切开睑板固定法、缝线法和埋线法。

## (一)切开睑板固定法

切开睑板固定法是历史最悠久的重睑成形手术方法,因为它能调节和改变上睑各层次的组织结构,可以解决眼睑存在的许多复杂问题,如上睑皮肤松弛、睫毛内翻、上睑臃肿、眶脂下垂、眶隔松弛、泪腺脱垂、外上眶缘隆突等。形成后的重睑稳固而又持久,皱襞深,富有立体感。缺点在于手术比较复杂,需要熟悉眼睑解剖,施术者要有整形外科手术操作的基础。一旦出现不良的手术效果和并发症,很难做到尽善尽美的矫正。手术后,切口线的瘢痕 3～6 个月内比较明显,随着时间的推延而逐渐消退,但对瘢痕体质的求美者,施行此手术要慎重。对老年受术者,由于上睑淋巴回流迟缓,上睑肿胀时间较长,个别受术者有长达 3～6 个月的恢复自然期。

1.手术设计　标画切口线,用美蓝或甲紫根据重睑皱襞设计原则画出切口线标志。

一般年轻的单睑受术者不需要切除一条上睑皮肤,只有在以下 4 种情况下才需要切除:①上睑皮肤松弛,悬垂于上睑缘前,睫毛平直;②典型的蒙古人种上睑,俗称肿泡眼;③上睑板窄约 6～7mm,而受术者要求重睑皱襞略宽些;④眉弓隆突,眉毛下垂,眼睛眍陷者。对年轻人的上睑,如果需要去除皮肤,一般都在 2～3mm。测量方法:令受术者取坐位,将一根回形针适当弯曲后,内折第一条切口线皮肤到睑板上缘水平,见皱襞上方的皮肤悬垂于回形针前面,将悬垂的皮肤在皱襞水平作一标记,一般在标记线下 2mm,与第一条切口线平行,画出第二条线,然后夹持两条标记线之间的皮肤,以睫毛略有翘动为度。如此反复测试,精确确定切除上睑皮肤的量。

2.麻醉　手术在 1％利多卡因加适量肾上腺素局部浸润麻醉下进行(笔者因门诊局麻药用量大,故都为 1％利多卡因 100ml 瓶装制剂内加肾上腺素 2mg,为减少术区水肿,可加地塞米松 5mg)。局麻药液不宜过多和注射过深，一般作切口线全长肌下注射 1.5～2.0ml。眼睑的血管、神经主要分布于眼轮匝肌和睑板之间，如注射过多过深，会导致上睑提肌被麻醉而出现一过性上睑下垂，影响术中对两眼上睑皱襞宽度和弧度的对比观察。不必等待局麻药液吸收后再切开，因为由于局麻药液的存在，上睑皮肤处于绷紧状态，容易切割。

3.切口　术者用左手或由助手将上睑皮肤向额和鼻侧绷紧，暴露切口标志线全长，用 11 号尖刀或小圆刀与切口皮肤呈 45°～60°角，在距内眦 5mm 处开始切开标志线全长。除上睑皮肤松弛，尤其是内眦有明显皮肤皱褶，需要切除一条上睑全长松弛皮肤者外，一般切口都不需要切到内眦尽头，因为内眦容易生长瘢痕。内眦部的眼轮匝肌可以通过皮下隧道剪除，使此处皮肤与睑板直接贴附。由此，内眦角形成重睑皱襞更显得自然。

4.切开过程　切开皮肤和皮下，最好只作一次切割，否则多次切割易造成锯齿状切口，术后瘢痕明显。提起切口线下方皮肤，在明视下用眼科小弯剪进行皮下锐性分离。皮肤不能分离过于菲薄，以致呈纸样透明，皮下组织要保留，更不能将皮肤洞穿，否则由于皱襞下方皮肤收缩，会影响皱襞宽度。分离达睑缘时注意勿损伤睑缘部的毛囊和睫毛肌，如损伤会导致睫毛脱落和生长错乱，一般要离开睑缘 1～2mm。眼睑血供丰富，以压迫和血管钳钳夹或电凝进行止血，除有较大的动脉性出血，一般不用结扎，以免线头引起肉芽增生。使用电刀时要小心，防止皮瓣烫伤。

5.修剪眼轮匝肌和睑板前组织　将分离好的切口下方皮肤向下翻转，暴露睑板前眼轮匝肌。剪除一条睑板前眼轮匝肌，尤其在内、外眦部位。由于眶隔粘附于眼轮匝肌内面，如果肌肉在提起状态下剪除，很容易同时将眶隔打开，此处也是上睑提肌腱膜与眶隔交织部，当肌肉被提起时，腱膜也随之提起，很容易在不知不觉中剪断腱膜的附着部，因此肌肉应该在不施加任何外力的情况下剪除。要清晰暴露睑板上缘和内、外眦端。修剪去睑板前脂肪和筋膜，修剪面要平整，这样可使睑板及其前方的皮肤平整和光滑地贴附，但不能修剪太过度，而使睑板这块强韧的纤维组织完全裸露。睑板上应留有薄薄一层结缔组织，因为睑板一旦裸露，在皮肤与睑板固定缝合时有困难，而且睑板前方皮肤与裸露的睑板贴合，虽然形成的重睑皱襞比较深而稳固，但有矫揉造作之感，缺少自然和立体感。

6.切取眶脂　对典型的蒙古人种型的上睑，即俗称为肿泡眼的受术者，当剪除睑板前一条眼轮匝肌后即可见低垂的眶隔，及脱垂的脂肪覆盖于睑板的上缘和前方。应将脱垂的眶脂切除，将低垂松弛的眶隔修剪。上睑提肌腱膜在到达睑板前方的上睑皮肤时，有纤维在不同的水平进入眶隔，有时很高，有时较低，与眶隔纤维交织组成类似网兜样结构，包容着眶内脂肪。交织的部位在外侧位置最低，从外侧到鼻侧的方向是斜向上的。所以打开眶隔的位置在外侧不能过低，以免损伤上睑提肌。一般轻压眼球于眶脂最突出部，在眼轮匝肌下方，剪开一0.3～0.5cm 的眶隔切口，上眼睑有内、中两个脂肪球，外侧为泪腺。剪开脂肪球包膜，轻压眼球，黄色晶莹的脂肪会自行疝出。血管都位于包膜上，将包膜下推，单纯的脂肪剪除是不会出血的，除非是损伤了包膜上的血管，此时应仔细电凝止血。眶脂不宜作过分提拉，疝出多少，剪除多少。内侧脂肪球也可另作小切口提取，不必将眶隔全部打开。对松弛下垂的眶隔修剪时，必须位于眼轮匝肌下，也要注意眶隔与上睑提肌腱膜纤维交织的位置，一般修剪位置在外侧 2/3，应平行于睁眼时的上睑缘，剪到内侧时，剪刀稍稍改变角度，略向下。眶隔创面用 7-0 尼龙线缝合 2～3 针，不缝也可以，但眶隔创面应隐藏于眼轮匝肌下，以免皮肤和眶隔粘连而形成皱褶和张眼时有牵拉感。假如外侧眶缘有檐盖样膨隆，应切除眼轮匝肌下的外侧脂肪垫，这块脂肪较硬，需锐性分离，切除前要仔细和脱垂的泪腺鉴别。

重睑成形术中切取眶脂的量，应根据上睑臃肿情况的需要切取，不能过多切除，以免上睑凹陷。目前有些美容院以盈利为主要目的，迎合受术者的心理，一味追求所谓"欧式眼"，不考虑东方民族睑型和眼睛美学的和谐性,切除大量眼轮匝肌和眶隔脂肪,固定睑板位置高于睑板上缘,甚至高达 12mm 以上,术后发生的并发症和后遗症都很难矫正。

7.切口缝合    以上操作完毕,用压迫或电凝仔细止血,然后进行缝合。缝合方法有两种。

第一种方法:用 5-0 丝线或 6-0 尼龙线在上睑中内 1/3 交界处,即睑裂最宽处缝合第一针。缝针先穿过睑缘侧皮肤,然后扣住睑板上缘下 1mm 处的上睑提肌腱膜,扣着腱膜的宽度约 1mm。扣住过宽,术后淋巴回流障碍,水肿明显,消退迟缓。缝针再从另一侧创缘上穿出皮肤。缝合时带的皮肤越少越好,约 1mm 左右,这样术后上睑皱襞瘢痕纤细不明显。缝针扣着腱膜的高度如果与设计的皱襞宽度等高,睑板前的皮肤可以平展。如果扣着腱膜的高度略高于皱襞宽度 1～2mm,睫毛可以上翘,但不会外翻,这样更能增添眼部美感。扣着腱膜的高度之所以要在睑板上缘下 1mm,是因为睑板上缘为 Muller 肌的附着部位,具有丰富的血管网,缝合时一旦穿破血管,血肿进入 Muller 肌内,会引起暂时性上睑下垂,一般持续几周到 3 个月才能恢复。第一针缝合完成后,嘱受术者睁眼,观察上睑皱襞宽度是否合适,如不合适可以将扣着腱膜的位置重新调整,因为重睑皱襞的宽度,不在于手术前设计的睑板前皮肤的宽度,而关键在于扣着上睑提肌腱膜的高度。如果认为皱襞宽度适宜,可按睑板上缘的弧度逐次如第一针一样缝合。一般缝合 5～6 针。缝合过密,淋巴回流有障碍。缝合完毕,嘱受术者坐起睁眼,观察上睑皱襞高度、弧度和内、外眦角处皱襞是否到位,如有不完美之处应及时纠正。外眦末端的一针,除外眦皮肤严重松弛外,一般不与眶外侧缘骨膜固定。因为固定后上睑皱襞线线条生硬不自然,而且上睑有沉重感。

第二种皮肤缝合方法:与第一种相同,只是皮缘的真皮与睑板上缘下 1mm 处的腱膜固定,一般也是缝 5～6 针。采用的是 6-0 可吸收缝线,但是要注意只能带少量的真皮层,太多或太宽会使切口隆起。表皮涂一薄层无菌的伤口粘合剂或贴一窄条无菌粘合纸,也可用 7-0 尼龙线缝合 3～4 针,3 天后拆线。

8.术后处理    术毕,切口涂少量眼膏,覆盖敷料,加压 24 小时,手术当天嘱冷敷。第一种缝合方法术后 6 天拆线。拆线时要仔细,不能有线头残留。

9.适宜年龄    关于重睑成形术施行的年龄,一般认为单睑在幼年时变化多端,时单时双,所以手术年龄不宜过早。笔者认为肿泡眼的儿童要转变成重睑的可能性不存在,所以只要儿童合作,幼年也可以施行切开睑板固定法重睑成形术。笔者曾作过 62 例年龄从 5～11 岁的儿童重睑术,其中有 18 例最长随访达 30 年,最短为 6 年,重睑皱襞非常清晰、牢固,无变浅或消失,无重睑宽度不均匀和睑裂变形等情况。

10.术后并发症及不良效果

(1)感染:总的来说,由于眼睑血供丰富,抗感染力强,感染是比较少见的。但如果受术者有严重的沙眼、结膜炎、睑缘炎,以及术区周围有疖肿等皮肤感染灶、术区消毒不严密、手术粗暴、手术时间过长、术后血肿、术后护理不当等等,都可导致感染,造成不良后果,甚至毁容。所以,一旦有感染的征兆,必须及时行局部引流,尽早拆线,并全身应用抗生素。

(2)水肿和血肿:术后眼睑瘀青和水肿是难免的,一般 1 周即消退。偶见球结膜淤血,可用可的松和消炎眼药水交替滴眼,约 10 天消退。但如手术粗暴、创伤大、术中止血不彻底、术后未注意加压包扎和冷敷,或患者有凝血机制障碍而术前未作充分准备,都会造成严重后果。轻者延缓了恢复期,给受术者带来心理压力;重者血肿机化,眼睑皮下有硬结,影响手术效果。如眶隔内血肿,会导致上睑下垂,甚至压迫视神经。

(3)瘢痕:不良的切割技术和粗糙的缝合都会造成明显瘢痕。对于瘢痕体质的求美者,美容手术应慎重,但是在笔者近 20 年来对数万例重睑术病例的统计中,尚未发现一例上睑皱襞切口生长瘢痕疙瘩。增殖性瘢痕较明显者有之,但大多数 1 年后即平整不显。

(4)上睑沟凹陷:目前流行所谓"欧式眼",眶隔部眼轮匝肌和眶脂大量被切除,上睑皮肤薄而呈眍凹,凹陷最明显处在上睑沟中央部,眼球上转时凹陷更加深,矫正方法参见本章第十节"眼球内陷和上睑凹陷"。

(5)上睑下垂:可能由于受术者原有轻度上睑下垂,术前检查疏忽,术后重睑皱襞一宽一窄,睑裂一大一小,缺陷显露;也可能是在去眼轮匝肌和打开眶隔切除眶脂或修剪松弛眶隔时,误将上睑提肌腱膜损伤;或是腱膜与眶隔有广泛粘连。轻度下垂可试将眶隔和腱膜粘连松解,如无效,可作睑板切除术或睑板-结膜-Muller肌或睑板-腱膜切除术;中度下垂者可作上睑提肌缩短术。

(6)睑裂闭合不全:对松弛皮肤切除的量估计错误,皮肤切除过多,或因设计的皱襞宽度低,而皮肤切口与睑板上缘腱膜固定的位置过高,可造成上睑外翻。轻者通过上睑按摩和时间推移会逐步恢复正常;重者应重行手术调整。

(7)上睑回缩和上睑出现除皱襞线外的不规整皱褶:这是由于眶隔分离过于广泛,眶隔被修剪的创面与腱膜及皱襞线皮肤粘连。所以在修剪松弛下垂的眶隔时,应保留眶隔的后唇,将其创面置于眼轮匝肌的覆盖下。

(8)重睑皱襞过高:东方人的睑板为7～9mm,由于缝合固定腱膜的高度不是在睑板上缘而是完全在腱膜上,也可能眶隔修剪过多,眶隔与腱膜粘连,因此除重睑皱襞过高,上睑外形不自然且怪异外,上睑有被勒压的感觉,睁眼费力,眼球上转时更觉沉重,并呈轻度上睑下垂。笔者曾收治重睑皱襞高达16mm的患者。手术矫正应按正常皱襞宽度取7～8mm,切开皮肤,可见原皱襞线处皮肤、眼轮匝肌和眶隔及上睑提肌腱膜间有紧密的索条状纤维组织粘连,彻底松解粘连,直至睁眼时皮肤皱襞消失为止。尤其要松解眶隔和腱膜间的粘连。嘱睁眼平视时,上睑缘可上提达正常位置。打开眶隔,松解出眶脂,以其下缘可抵达皮肤切口为度,用6-0可吸收线穿经切口下缘真皮,与从眶隔后缘分离下来的腱膜断端和脂肪下缘,间断缝合3～4针,然后间断缝合皮肤。利用脂肪组织形成位于上睑提肌与眼轮匝肌及皮肤之间的隔膜,加以阻断粘连,以稳定疗效。如在第一次重睑术时作过眶隔脂肪切除,只能取自体筋膜或真皮或脂肪作隔膜,但往往由于移植物的纤维化而难获得理想的上睑外形,在松解过程中难免损伤上睑提肌腱膜而导致轻度上睑下垂者,不得不作上睑提肌缩短术。

(9)角膜损伤及眼球贯通伤:是十分严重且十分罕见的并发症。如果术者操作不细致,可致眼球贯通伤;亦可因视网膜血管栓塞,造成球后血肿而引起术后失明。

(10)上睑皱襞消失或变浅:如在拆线后即刻出现此类情况,大多是由于操作时误将上睑下垂认为正常上睑而行重睑术。如数周或数月后消失或变浅,是因为睑板前脂肪和筋膜组织未去除,睑板前皮肤和睑板间未能牢固贴附粘着,也可能是皱襞线皮肤未能与上睑提肌腱膜扣着固定,而是扣着了眼轮匝肌或低垂的眶隔。

(11)上睑皱襞在内眦角中断,或外眦部过短,或皱襞弧度成角和高低不一:这些情况都是由于内、外眦角部眼轮匝肌和睑板前组织修剪不足,睑板暴露不清晰,切口皮肤在内、外眦角部不能很好与睑板贴合及与腱膜固定,或因切口皮肤与腱膜固定的位置不在同一弧度,而是高低不一。

(12)皱襞过窄:由于皱襞线设计过窄或切口皮肤与腱膜固定的位置过低,或因上睑松弛皮肤未切除,悬垂于皱襞线前下方。矫正手术可切除上睑松弛皮肤,将切口皮肤固定到睑板上缘。

(13)睫毛下垂、皱襞线下方皮肤松弛这是由于切口线皮肤扣住睑板的高度低于切口线所致,一般应该高于切口线1～1.5mm,这样切口线下方皮肤才能被绷紧和略向上牵引,睫毛上翘。

(14)皱襞宽度两眼不对称:与皱襞的画线设计、切割技术、固定睑板的高度有关。但由于手术创伤、血肿、术后水肿等情况,在近期也能出现两眼重睑皱襞不对称,因此不能急于矫正,一般术后 3～6 个月排除一切不稳定因素后,才可考虑第二次手术。

### (二)缝线法(也称贯穿缝扎法)

1.适应证和优缺点　该法适用于睑裂大、眼睑薄、无臃肿、上睑皮肤无松弛或轻度松弛而无内眦赘皮者。

该法的优点为:操作简单,便于初学者掌握;不作切口,术后无明显瘢痕,容易为受术者接受。

该法的缺点为:由于眼睑组织全层被结扎,淋巴回流障碍,故术后水肿明显,不过一旦拆线,水肿会很快消退。此方法形成的重睑是依靠组织对缝线的反应,在睑板上缘上睑提肌腱膜与皮肤之间形成由内上到外下的斜向纤维粘连,但形成的纤维往往是多少不一。少者一旦瘢痕松解,皱襞即变浅或消失;多者常致皱襞过高,难以改低。如果贯通结扎的位置过高,限制了上睑提肌和 Muller 肌的活动度,可导致上睑下垂,眼睛易疲劳,睁眼费力。手术不能切除松弛的上睑皮肤和眶脂。

2.手术方法　如果皮肤有轻度松弛者,皱襞宽度可设计为 9mm,一般取 8mm,在上睑内中 1/3 交界处画出宽度标志,用一无齿镊或回形针在标志点将皮肤内折向上达睑板上缘,令受术者睁眼平视,如此形成一新月形自然皱襞。用美蓝把此皱襞线标画出来,将此线等分为内、中、外 3 组或 4 组,每组宽 3～4mm。作眼睑皮下浸润麻醉,1%利多卡因约 0.5～Iml,加适量肾上腺素,药液不宜过多,以免术区臃肿,影响缝合。穹隆部结膜不宜浸润麻醉,因为容易波及 Muller 肌和上睑提肌,引起一过性上睑下垂,应该滴 1%丁卡因表面麻醉,但对个别痛觉敏感的受术者,可在结膜下作浸润麻醉,药量约 0.3～0.5ml。用美蓝针刺等分组的各点,让美蓝渗入皮下,以免泪液或盐水纱布将标记点擦掉,致使术中无标记可参考。翻开上睑,暴露睑板上缘,用 6×14 的三角双针穿 1 号丝线,一根针从睑板上缘睑结膜进针,通过眼睑组织全层,由皱襞皮肤标记点出针。进针与出针应在同一平面上,皮肤的缝点与结膜的缝点亦应是相对应的。另一根针自同一组的另一点的睑板上缘粘膜面进针,同样通过眼睑全层,自相应的皮肤点出针。如此形成一个"U"形褥式缝合,当第 3 或第 4 针褥式缝合完毕,为了促使粘连牢固,将每组缝线如拉锯样抽动十余次,以增加创伤。为防止缝线勒破皮肤,嵌入皮下,可在打结前镶入一根 7 号白丝线或一条橡皮片,这样也有利于拆线方便,术后 7 天拆线。

一种更为简单和快速的方法是将护板插入上穹隆,术者站于受术者右侧,将 6×14 的三角弯针穿一根 1 号丝线。左眼自外眦开始,右眼自内眦开始,将缝针按定点自皮肤进针,提拉起上睑,由睑板上缘结膜出针。当针从睑结膜面显露后沿着护板出针,再从同一组的另一点睑结膜进针,穿过上睑全层,由皮肤面相应点出针,如此完成第一组缝合,缝线不剪断,再用同法作其他组缝合,最后将缝线提起,一齐剪断,这样便形成了 3 或 4 对单独的缝合线。缝合完毕,按上法抽动缝线并结扎。

3.术后并发症及处理

(1)水肿:术后水肿明显,一旦拆线,水肿很快消退。

(2)感染:多为线头感染,一旦发现,应尽早拆线。

(3)上睑皱襞变浅或消失:因缝线粘合点的瘢痕松解所致,可用同法或切开睑板固定法再次作重睑成形术。

(4)皱襞高低不平:由于几组缝线结扎力量不均匀所致,或缝线的结膜点和皮肤相应点不在同一平面,或同组的两个结膜针刺点不在同一平面所引起。

(5)上睑皱襞过高:因上睑皱襞宽度测量时的错误或睑板上缘结膜的穿针点过高所致,如早期发现,应尽早松解,用切开法重行重睑术。如粘连已很牢固,则按切开睑板固定法中上睑皱襞过高的并发症处理。

### (三)埋线法

1.适应证和优缺点　该法适用于睑裂大、眼睑薄、无臃肿、眼睑皮肤无松弛而张力正常、无内眦赘皮的年轻人。

该法的优点为:操作简单,易于掌握;创伤小,结扎线固定于上睑真皮和睑板前或睑板上缘上睑提肌腱膜间,皱襞外形自然;无切口,术后组织反应小,不影响工作,易于被受术者接受。如初学者技巧掌握不当,一旦失败尚可用原法或改用切开法弥补修整,不留后遗症。

该法的缺点为:上睑皱襞容易变浅变窄;如病例选择不当,或技巧掌握不好,上睑皱襞容易消失;线结容易松脱,导致手术失败;线结埋入过浅,易外露或形成小囊肿;病例选择范围较切开法狭窄。

如果上睑轻度臃肿,求术者坚决要求埋线法术式,则可以先在上睑皱襞外 1/3 处作小切口,去除眶脂。

2.手术方法与步骤　埋线重睑术方法繁多,有一针法、三针法、四针法、编织法等等,它们之间只是缝合技巧的不同。在众多埋线方法中进行选择时,除应考虑重睑必须持久外,留在菲薄的上睑组织中的缝线异物应越少越好。

(1)一针法此法在日本甚为流行,形成的皱襞甚为牢固和自然,但皱襞较窄,呈新月形。

手术要点:上睑中 1/3 段有 10mm 宽的上睑真皮和上睑提肌腱膜、睑板、睑结膜结扎粘连,无切口,无瘢痕,无需拆线。

手术操作:于上睑中段设计一离睑缘高 8mm、长 10mm 的标志线,皮肤和穹隆结膜常规浸润麻醉,药量为 0.3~0.5ml,结膜加用 1% 丁卡因表面麻醉。睑缘缝一皮肤牵引线,将一根 5 号皮试注射针头弯成弧形,穿入 6-0 尼龙线,按图示 a 点进针,在真皮层内横形穿过达 b 点,将护板置于上睑皮肤面,提拉牵引线,翻转上睑,由 b 点相应的结膜面 c 点出针,c 点应位于睑板上缘下方 2mm 处,所以此针是贯通睑板的。转动弧形针的角度,于平行 c 点内侧 2mm 处的 e 点进针,此针也是贯穿睑板的,然后从睑板上缘 1mm 处穹隆结膜作一纵形 1~2mm 的小切口,o 点出针,将针尖孔内的尼龙线引出。再转动弧形针角度,将针尖退至 a 点皮下,由皮下按上法同样贯穿睑板,从 a 点的相应结膜面 d 点出针,d 点也是在睑板上缘下方 2mm 处,与 c 点在同一水平线。转动弧形针头方向,于平行 d 点内侧旁开 2mm 处的 f 点进针,此针也是贯通睑板的,然后转动针尖方向,由穹隆结膜小切口 o 点出针,打 4 个结,以免尼龙线结滑脱,结扎不要过紧,以免睑板变形。线结是埋在穹隆结膜小切口内,不会外露刺激角膜和结膜。由于 ce 和 df 各有 2mm 长的距离与睑板贯通固定,故结扎是牢固稳定的。随着眼睑运动,ce 和 df 两段外露于结膜外的纤细尼龙线会嵌入结膜下,更加固了粘连。此法为名符其实的一针法,因为缝线在针尖前端,针是弧形的,随着各个方向转动,一切操作均在一针内完成,不必二次穿线。

术后并发症及处理:操作不熟练,容易引起皮下血肿,擦伤角膜。线结过紧,会导致睑板变形,一般睑板轻度扭曲,1 天后即会自行恢复。线结松脱或缝线断裂,重睑皱襞消失,可用同法或其他方法再次作重睑术,不留后遗症。

(2)三针或四针埋线法

手术要点:此法实际上也是一种悬吊、贯穿结扎手术。原理和缝线法一样,只是缝线行走于真皮和穹隆结膜下,无需拆线。

手术操作:画皱襞标志线、麻醉、标记线上分组刺点都与缝线法相同。如分 3 组,每组两点间距为 3~4mm;如分 4 组,每组两点间距为 2~3mm。翻转上睑,用穿以双针的 6-0 尼龙线自睑板上缘穹隆结膜开始,按照图示,一根针从 a′点进针,经结膜下 b′点出针,从 b′原点进针,由皮肤面标记线上相应的 b 点出针。

另一根针由结膜面 a′原点进针,从皮肤面 a 点出针,aa′和 bb′点都是相应的。由于 ab 点在皮肤皱襞线离睑缘有 8～9mm 高度(即测量的皱襞高度),而 a′b′点在睑板上缘,因此形成的粘连是从前下向后上方的。如此,皱襞线下方皮肤,即睑板前方皮肤被提紧,睫毛可上翘。最后缝针从 a 点进针,通过真皮层由 b 点出针,事先可用 11 号刀尖端在 b 点处略作皮肤挑开,先勿打结,如此逐一完成各组缝合后,各组逐一打结,用两把无齿镊牵引上睑皮肤,使线结能较深地埋入 b 点皮下。缝线之所以要同时结扎,是因为缝完一针就结扎,睑板翻转有困难。术后不必包扎。通常有轻度水肿,因为缝线纤细,故不像缝线法那样影响淋巴回流而致水肿明显。水肿一般 1 周后完全消退,皱襞弧度亦自然。

在皱襞线分组定点时要注意:如分 3 组,一组在正中瞳孔处,一组离内眦 5mm,一组位于睫毛尽头处。如分 4 组,内、外眦两组位置如上,中间有一组位于上睑皱襞内中 1/3 交界处,另一组按等分设计。

术后并发症及处理:常见于内眦一组缝合时刺破内眦血管丛引起皮下血肿,需要立即压迫,嘱术后冷敷,3 天后改为热敷。

如有皱襞弧度高低不一、内外眦长度不到位、皱襞线过高或过低、双眼皱襞弧度不对称或不协调等情况,应在手术中及时发现,及时调整。此手术优点在于有很大可逆性。如术后数周,发现有不协调情况,因为缝线纤细,尚未形成牢固粘连,可于皮肤缝点处作 3mm 皮肤切开,找出缝结拆除,皮肤切口不必缝合,待眼睑复原 2～3 周后,可用同法或改用切开法进行重睑术。如有某组缝线松脱、断裂,引起皱襞弧度不圆滑,有深浅不一的现象,可补充缝合。

(胡　岚)

# 第二节　下睑松弛

## 一、临床表现

皮肤老化通常从 30 岁开始,随年龄增长而日趋明显。其老化速度具有明显的个体差异,并受到内外环境因素综合作用的影响。眼睑皮肤是人体最薄皮肤之一,眼睛又是处于人体最显露的部位,所以眼睑皮肤的老化症状最容易被察觉和受到人们的重视。

由于下睑皮肤、眼轮匝肌、眶隔和眦韧带等结构的薄弱、松弛及张力减退,因而在下睑外观上呈现异常和畸形。临床表现为下睑皮肤松弛、堆积,眶内脂肪脱出垂挂呈袋状,外眦位置下移,下睑缘与眼球贴合不紧密,下睑缘弧度增加,下泪点外移溢泪。皮肤松弛严重者,由于重力可导致睑球脱离,下睑外翻;也可因下睑缩肌(下睑筋膜、腱膜和 Muller 肌的总称)无力,眶隔和下睑皮肤松弛,不能对抗睑板前眼轮匝肌收缩而使睑缘内卷、倒睫。因此下睑整形术和上睑整形术同样居中、老年者整形术之首位。

## 二、下睑松弛的整形

下睑松弛的整形即睑袋整形。

### (一)睑袋形成的机制
睑袋是指下睑部组织臃肿膨隆,呈袋状垂挂。

　　眶内脂肪容量与下睑支持结构在正常情况下维持平衡状态,当这种平衡由于眶内脂肪堆积过多或下睑支持结构变薄弱而发生改变时,眶内脂肪突破下睑的限制突出于眶外,即形成下睑袋状畸形。

　　眼球位于眼眶内,四周均有脂肪组织衬垫,起保护和缓冲作用,便于眼球活动。即使最肥胖或最消瘦的人,眼球周围的脂肪量仍近于正常,所以睑袋与肥胖无关。

　　原发性睑袋往往有家族遗传史,多见于年轻人,眶内脂肪过多为其主要原因;继发性睑袋多见于中、老年,是下睑支持结构薄弱松弛引起的继发改变。

### (二)睑袋的应用解剖

　　下睑眶隔内有内、中、外3个脂肪球,中、内两脂肪球之间有下斜肌所隔。下斜肌起点的深面为下直肌。外侧脂肪球位置较深,位于眼球前方底部。每个脂肪球都各自有包膜,3个脂肪球在下直肌深面,也即在球后是互相连通的。

　　中、外两脂肪球和内侧脂肪球在组织学上略有差别。内侧脂肪球为较小的分叶组织,质地较紧密,呈淡黄色或白色。而外侧及中央脂肪球颗粒较大,结构松软,色鲜黄发亮,当眶隔及包膜切开后,中央脂肪球常会自动脱出。内侧脂肪球小叶间隙结缔组织的血供较中央及外侧脂肪球丰富。从睑袋的皮肤表面观察,当嘱受术者低头、双眼上视时,下睑3个脂肪球的分布及分隔形状可以通过表皮隐约显露。在手术实践中,可见下睑皮肤、眼轮匝肌、眶隔变薄松弛,但从未见眼轮匝肌有裂孔,眶内脂肪球疝出于皮下。睑袋位于颧骨皱襞即眶下缘处(图26-1),所以要与因眼轮匝肌肥厚所致的紧贴下睑缘的臃肿膨隆作鉴别。睑袋在笑态时,眶下缘的臃肿减轻;眼轮匝肌肥厚在笑态时,紧贴下睑缘处的臃肿会加重(图26-2)。

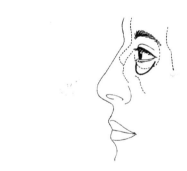

图26-1　睑袋位于颧骨皱襞即眶下缘处

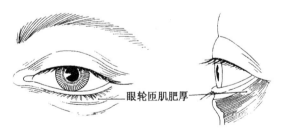

图26-2　紧贴下睑缘处的臃肿为眼轮匝肌肥厚

　　在临床部分病例中常见下睑缘外侧眼轮匝肌下有一块黄色松软的脂肪团,临床表现为下睑缘外侧明显膨隆,笑与不笑时,外形无变化。

### (三)术前准备

　　因为睑袋整形术大多为中、老年者,所以要和上睑整形一样详细询问老年病病史,并在术前1周禁用类固醇激素、扩血管和抗凝血药物。检查下睑皮肤、眼轮匝肌松弛程度及脂肪突出的位置。一般脂肪突出最明显的为中、内两个脂肪球,大部分青、中年者外侧脂肪球无明显突出。

### (四)手术方法

由于睑袋的临床表现呈多种形式,如以皮肤肌肉松弛为主要特征的下睑垂挂畸形,或以眶内脂肪突出为主要特征的下睑臃肿。不同的具体情况,应采用不同的手术方法,但手术的目的都是使松弛的各层组织得以修复和加强。

1.结膜入路睑袋整形术　适用于无下睑皮肤和肌肉松弛的原发性睑袋的年轻人。

手术操作:下睑缘皮肤、下睑穹隆结膜及眶下缘区以1%利多卡因加适量肾上腺素作局部浸润麻醉,剂量约1～2ml,不宜过多。睑缘缝一牵引线,皮肤面垫一护板,翻开下睑,暴露睑板,于睑板下缘3～4mm处、睑裂的中央部作8～10mm长的横形结膜切口,深达结膜下。用睑裂拉钩牵开创缘,用眼科小剪刀沿结膜下层向眶下缘方向钝性分离,剪开眶隔,切口为5～10mm,不必把眶隔全部打开。轻压眼球,眶隔内的中央脂肪球会从切口中自行膨出,分离其包膜,提出脂肪球,用电刀切除脂肪的量以轻压眼球膨出眶隔创缘的量为度。在同一切口,于内侧切除内侧脂肪球,外侧脂肪球如果没有膨出,不必去掏切,如果有膨出,可以在同一眶隔切口的外侧、眼球前方底部,将膨出的脂肪游离切除。当3个脂肪球都切除后,需轻提下睑,让剩余的脂肪组织回缩到眶内,用血管钳将它们推达眶下缘,然后仔细止血,结膜切口用5-0丝线或7-0尼龙线连续缝合,结膜切口不缝合也可以。眼内涂眼膏,加压包扎24小时,嘱术后当天敷料加外冷敷,术后3天拆线。

术后并发症及处理:手术创伤所致的皮下瘀斑、下睑水肿,一般在术后3～5天消退,瘀斑1周可消退。由于将下睑向外翻转,术区与眼球有一段距离,因此使用电刀和用盐水棉球擦血,不会发生角膜误伤。

最为常见的并发症是由于眶脂去除过多,甚至把部分球后脂肪也切除,眶下缘区由原来的臃肿畸形转为凹陷畸形。如凹陷严重,需作自体脂肪颗粒充填。

最为严重的并发症是由于手术粗暴、止血不彻底,尤其是切取内侧脂肪球时,常见一条纵形血管迂回穿行于脂肪球内,必要时应结扎。否则眶隔内出血,血液渗入球后形成血肿,可压迫视神经而导致失明。

复视是因切取内侧脂肪球时分离过深损伤下斜肌所致,一旦发生较难处理。

该法的优点是:不需要分离眼轮匝肌,组织损伤少,出血少;皮肤无切口,故无显露性瘢痕,无睑外翻、睑球分离、溢泪、睑裂闭合不全等后遗症;下睑结膜切口小,不缝合或作结膜下连续缝合,拆线简易。该法的缺点是:不能同时进行皮肤和眼轮匝肌的整形。

2.皮肤入路睑袋整形术　可根据下睑松弛的不同表现选择不同的手术方法。

切口设计:受术者取平卧位,下颏压低,两眼上视施术者鼻部,此时下睑皮肤处于紧张状态。于下睑缘下1～1.5mm作切口,自下泪点下方开始,平行于下睑缘达外眦角,切口勿进入隐裂区,由外眦紧贴隐裂下缘达眶外侧缘,几乎呈水平方向,用美蓝或甲紫画切口标志线,切口线在外眦部向外延伸的长度根据下睑皮肤松弛的程度而定。如皮肤严重松弛者,延伸长度可超越眶外侧缘。切口不要进入内眦角,因为术后一旦有切口瘢痕挛缩,易于下睑缘形成弧形索条状瘢痕,内眦出现瘢痕挛缩性赘皮。如果下睑内眦区皮肤有明显松弛,可将内眦部切口线向内下作适当延伸。然后令受术者下视足部方向,此时下睑皮肤处于最松弛状态,根据下睑皮肤松弛的皱褶,画出第二条平行线,两线之间的皮肤为切除松弛皮肤之宽度。两条线都画好后再嘱受术者眼睛上视,此时不必同时令受术者张大口,因为张大口也使下睑皮肤处于最大被牵引状态,两种方式取其一即可,如果同时采用,测量切除的松弛皮肤的宽度必须趋于保守。在皮肤紧张状态下,用镊子夹持两线之间的皮肤,检查有无睑球脱离现象,如此反复测试,可以修改第二条画线的高度,以确保两条画线间的皮肤如果切除,不会出现睑球脱离现象,这才算设计完毕。也可取坐位或半坐位,用镊子夹持测试,画出切口线和切除松弛皮肤之宽度(图 26-3)。下睑松弛的皮肤也可以在手术最后阶段依据实际情况分段切除,这种术式对初学者来说更为稳妥。

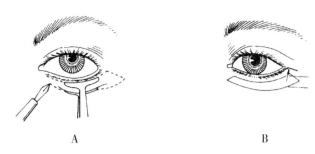

图 26-3　睑袋整形术切口线和测量切除松弛皮肤之宽度

下睑皮肤切除过多是导致下睑整形术后出现较多并发症的一个最重要的直接原因,故术前应精确估计下睑松弛皮肤切除的量,原则上以略保守为妥,但如过于保守,也会影响手术效果。

麻醉:用 1％利多卡因加适量肾上腺素作标志线皮下和眶下缘区浸润,一般一侧下睑不超过 2～3ml。麻醉剂量过多会导致睑结膜水肿、睑球暂时性脱离,影响手术效果的观察。

由于下睑皮肤、肌肉、眶隔、眶脂各组织老化的程度不同,因而临床睑袋表现的形式也不同。根据不同形式的睑袋,手术方案也应因人而异。

(1)对下睑皮肤和眼轮匝肌在坐位平视时略显松弛,眶脂稍膨隆,但不超越眶下缘者,按设计线切除松弛的皮肤,一般贴近睑缘的切口线用眼科弯剪剪开较用刀切易于掌握。皮肤切口下缘略向下分离达睑板下缘,这样可确保下睑区肌层的完整性,因为如睑板裸露与皮肤粘连,将出现重睑样皱襞。于下睑板下缘剪除一条松弛的眼轮匝肌,一般 2～3mm 左右,出血点电凝止血。用两把蚊式钳夹于创面上下缘,向上下方向提拉,暴露眶隔,同结膜入路方法,眶隔于中央部切开 5～10mm,逐一切取轻压眼球时突出于眶隔创缘的脂肪球。切取脂肪球时必须将包膜剪一小孔,脂肪球自小孔中疝出,然后将包膜下推后切除脂肪球,因为包膜上含有丰富的血管网,如将包膜和脂肪球一并剪除,容易造成剩余的包膜回缩眶内而发生出血,形成血肿。有高血压史的老年受术者,常可见有较粗的血管迂回地穿行于内侧脂肪球中,此血管最好游离结扎。眶隔切口一般不作修补,有利眶内渗血引流。但如眶隔有明显松弛,可稍作修整。眶隔上缘的纤维在接近睑板下缘时与囊睑筋膜交织融合,眶隔下缘的纤维止于眶下缘的骨膜反折所形成的致密坚韧的眶缘弓,可用 5-0 丝线将眶隔上下缘缝合 3～4 针,使眶隔得到加强,但要注意两眼的下睑缘位置是否对称,因为缝合过紧,睑缘下移会产生下睑退缩畸形。肌肉创面用 7-0 尼龙线缝合 3～4 针。眼轮匝肌瓣可不作向外上提紧和固定于眶外侧缘骨膜上。皮肤切口用 7-0 尼龙线间断或连续缝合,术后 3 天拆线。如要在手术结束前切除松弛皮肤、肌肉者,手术开始按切口标志线切开皮肤和肌肉,在眼轮匝肌深面和眶隔之间向眶下缘方向锐性分离达眶下缘,切开眶隔,切取三脂肪球,彻底止血后令受术者双眼上视,将下睑肌皮瓣在无张力状态下覆盖于下睑创面。用一直剪刀在睑下横形切口和外眦平行切口的交界处剪开,直达切口上方的创缘,在无张力情况下先在此点作一针缝合固定,然后用美蓝从这个缝合点分别向下睑缘和外眦角方向,依睑缘创口画出应切除松弛皮肤、肌肉的标志线,按标志线分别将下睑松弛皮肤和肌肉切除,为稳妥起见,也可将下睑肌皮瓣定点分段切除。

(2)对坐位平视时下睑皮肤和眼轮匝肌有明显松弛,但尚无堆积状态,眶脂向下前方膨出,以眶下缘为最明显者,除按上述操作方法外,尚需在距外眦约 10mm 处,用 3-0 丝线将眼轮匝肌向外上方提紧固定于眶骨骨膜上,以加固和展平下睑前壁组织。但眼轮匝肌向外上提吊的力量要适度,否则下睑外眦部会出现凹坑,受术者下睑会有被勒紧及睁眼困难的感觉。

(3)对下睑皮肤、肌肉、眶隔严重松弛,下垂堆积,皮肤于外侧颞部有细密斜向下外方的鸡爪纹,下睑缘下方的皮肤有纵横交织的皱纹,眶脂脱垂呈袋状垂挂于眶下缘者,按切口标志线切开皮肤,在皮肤和眼轮匝肌浅面间锐性分离达整个眶下区。再按皮肤切口线的方向切开眼轮匝肌,在眶隔浅面分离出眼轮匝肌瓣,按前述方法切开眶隔,切除三脂肪球,将眼轮匝肌瓣上提,舒平,按切口方向剪除松弛的眼轮匝肌,要注意保留睑板部眼轮匝肌的完整,这样既有利于维持下睑缘的饱满、年轻外观,也有利于保持睑缘的肌张力,避免外翻,亦可免除皮肤和睑板粘连形成皱襞。眼轮匝肌按图示向外上方上提,用 6-0 尼龙线间断缝合。在这种巨型睑袋的整形术中,下睑松弛皮肤切除的量要略保守。因为大块的脱垂脂肪球切除后,眶隔和眼轮匝肌提紧,下睑前壁呈内陷状,如松弛皮肤按正常的量测定和切除,则皮肤切口缝合后皮肤与肌肉间有一空隙,一旦加压包扎,间隙消失,皮肤紧贴于内陷的肌肉面上,将会显示皮瓣过紧而出现下睑外翻。因此在这种情况下测量切除松弛皮肤的宽度时,应将眼球轻压,使下睑前壁鼓起、凹陷消失,将皮瓣无张力地铺平在肌肉创面上,才便于裁剪。

(4)对睑袋以皮肤、肌肉松弛为主,眶下区和眼鼻沟区凹陷者,按睑袋整形术常规皮肤切口,于眼轮匝肌和眶隔之间平面分离,达眶下缘区,于眶隔底部打开眶隔,中、内两脂肪球下垂脱出,将中央脂肪球充填缝于眶下缘凹陷区骨膜上,约眶下缘下 0.5cm 处,内侧脂肪球充填缝于眼鼻沟凹陷区上颌骨额突的骨膜上,其余操作步骤按前述常规进行。

术后并发症及处理:

(1)眼睛干燥:由于下睑缘伤口瘢痕收缩,下睑轻度退缩,睑裂轻度闭合不全所致。一般数月后随着瘢痕松解,症状会逐渐好转和消退。在这段时间内应白天滴眼药水,睡前上眼膏。术中注意操作要细致和轻柔,避免过多应用电刀和电凝。

(2)溢泪:由于伤口水肿和收缩,对泪液排流产生机械性干扰所致,一般发生在术后数天,症状随局部水肿消退而消失。

(3)角膜损伤:这是不允许发生的,完全是由于手术不细致而引起的误伤。因此术中要注意用湿棉球轻压止血,忌用大块干纱布擦血。对手术操作不熟练者,使用电刀时可用湿棉球保护角膜。

(4)血肿:可以发生在皮下、肌肉下和眶隔内。皮下淤血多见于下睑作皮下和眼轮匝肌之间锐性分离者。肌肉下出血多见于分离下睑肌皮瓣或眼轮匝肌松弛矫正术后。眶隔内出血多因去眶脂时止血不完善引起。当术后受术者有眼球胀痛、局部肿胀淤血严重,下睑穹隆结膜有淤血、上抬等情况时,都要警惕眶隔内出血,必须及时打开眶隔清除血凝块和制止出血点,否则血液渗入球后可能会因血肿压迫视神经而导致失明。皮下和肌肉下血肿也会因机化形成硬结,影响手术效果,所以术中仔细止血是关键。

(5)下睑凹陷和眼球陷没:发生原因和处理方法:①由于眶脂去除过多,包括切除了部分球后脂肪。②受术者本身是深凹的眼型,有比较隆突的下眶缘,术前未作仔细检查(这种眼型的受术者不应去除眶脂),应该将隆突的眶缘修整,即于下睑板下缘切开眼轮匝肌,暴露眶下缘,切开和剥离眶下缘骨膜,用球形骨钻将隆突的下眶缘修整。③对下睑袋明显,眶下缘凹陷以眶下缘的中、内侧为更显著者,可按常规睑袋整形术式暴露眶隔膜,在眶隔膜和眼轮匝肌之间进行锐性分离,清晰和完整地暴露眶下缘,在眼轮匝肌深面紧贴眶下缘骨膜向下分离达眶下孔平面。轻压眼球,眶隔向前膨隆呈弓状,于膨隆高点处横形切开眶隔膜,可见多余的眶隔脂肪自然疝出。如脂肪过多,可作少量切除,大部分保留,稍游离,将它铺平,充填于眶下缘 5mm 范围内。如眶下缘中、内侧的凹陷明显,充填量可多些,用 5-0 丝线将脂肪与眶下缘稍下方(不超过 5mm 范围内)的骨膜缝合固定,其余眼轮匝肌瓣的提紧、多余眼轮匝肌和皮肤的切除及切口缝合,都按常规操作。

(6)外眦粘连:由于下睑缘切口在外眦部不是平行或转向外下,而是延向外上隐裂内,因而上下睑在外眦粘连,形成瘢痕性赘皮,需将赘皮作 Z 成形术切除。

(7)睫毛脱落:睑袋整形术的切口应在下睑缘下 1～1.5mm,如过于贴近睫毛缘,会因损伤毛囊而致睫毛脱落或生长错乱。

(8)下睑皱襞:下睑缘出现像重睑样皱襞,这是由于下睑板前眼轮匝肌被切除,皮肤与睑板粘连之故。

(9)下睑退缩:由于眶隔修剪过度和缝合过紧,睑缘向后方牵拉的角度过大所致。正常人在原位注视时,下方角膜恰与下睑缘平齐,下睑退缩时下方巩膜部分暴露,如退缩明显应将眶隔缝合松解。

(10)感染:因眼睑血供丰富,感染较为少见,但一旦发生,后果是严重的,应该全身用药以控制感染,局部应尽早拆线及引流。

(11)睑球脱离、下睑外翻:是最常见的并发症,容易发生在巨大型睑袋受术者或老年性皮肤弹性差的受术者。所以在下睑松弛切除量的测定时必须细致、慎重,并经反复确认后再进行裁剪,对经验不足者以定点分段切除为稳妥。一旦发生,轻微者可局部按摩以促使下睑皮肤松解,一般数月后即可复原。中度者,可作下睑灰线劈开,前层和后层各切除一块三角形组织后创口行相嵌缝合,收紧下睑;或将眼轮匝肌瓣向外上眶缘提吊固定;或利用上睑旋转皮瓣、鼻侧皮瓣、颧部皮瓣矫正外翻,严重者需游离植皮矫正之(参见本章第四节"睑外翻畸形")。

(12)双眼不对称、切口偏低、瘢痕显露、手术效果不佳等:这些都是因为手术切口设计不对称、设计不当、缝合粗糙和脂肪球切除过多或不足,或对松弛皮肤的切除量估计不足、下睑前壁提紧不足等原因所造成。

## 三、睑板和眦韧带松弛矫正术

下睑松弛是面部和眶部老年性改变的一部分,睑板和眦韧带松弛也是形成下睑松弛综合性病理改变的原因之一。临床表现为外眦位置下移、下睑缘弧度增加、睑球不能紧密贴合、下泪点外移。

矫正方法很多,如眦韧带重叠术、眦韧带切除缝合术、睑板楔形切除术等,但总的原则都是为了将下睑板外侧缘或外眦韧带向外上方牵拉,固定于眶外侧缘骨膜或骨孔内,借以拉紧下睑和抬高外眦位置。

### (一)睑板条法

下睑外侧部沿灰线劈开,劈开长度根据下睑松弛和需要拉紧的程度决定。将后层结膜切除一块,形成以外眦韧带下脚和睑板条组成的组织瓣,用 4-0 丝线固定于眶外侧缘内面的骨膜上,要注意不能固定于眶外侧缘的外面,否则外眦角会前移,产生不良外观。固定的松紧度要适中,不能过紧,尤其是缝线穿过睑板外眦端的位置要调整好,如果太靠上缘会导致睑内翻,太靠下缘会导致睑外翻。

### (二)外眦韧带固定术

通过下睑外 1/4 处下睑缘切口分离外眦韧带下脚,同时作上睑外 1/4 处重睑皱襞切口,暴露眶外侧缘,用 4-0 丝线将外眦韧带下脚经外眦部眼轮匝肌深面,向上达上睑切口,将韧带缝合固定在眶外上缘骨膜上。

(胡　岚)

# 第三节　上睑下垂

在平视前方时,上睑覆盖角膜上缘及瞳孔,上睑覆盖角膜上方超过 2mm,可诊断为上睑下垂。上睑提肌的功能减弱或消失,在无额肌收缩或头后仰和眼球上转的情况下,上睑部分或全部遮住瞳孔,可阻挡视线。

## 一、病因与分类

### (一)先天性上睑下垂

先天性上睑下垂绝大多数是由于上睑提肌发育不全,或支配它的运动神经即动眼神经发育异常、功能不全所致。少数病例是由于上睑提肌外角和内角以及上横韧带太紧,或是有过多的纤维粘附于眶隔后壁,从而限制了上睑提肌的运动。

先天性上睑下垂发生在双侧者比单侧多见,部分病例有家族遗传史。上睑下垂可以单独存在,也可能同时伴有其他眼外肌麻痹或不全麻痹,其中最常见的为上直肌麻痹和下斜肌功能不全;也可合并有内眦赘皮、睑裂短小小眼症、眼球发育异常小眼球症、眶距增宽症、斜视和下颌-瞬目现象(Macus-Gunn 现象)等。

由于上睑部分或全部遮住了视轴,为使视轴摆脱下垂上睑的干扰,患者往往蹙额扬眉,通过额肌过分收缩或采取昂头姿势来视物,久而久之,造成额部皱纹增多增深,眉毛上抬,以及不良的仰头习惯,致使颈部肌肉和颈椎畸形,因此,先天性上睑下垂原则上应予以及早矫治。早期施行手术可防止儿童弱视。如有下颌-瞬目症状,即有上睑下垂,但咀嚼时眼睑下垂消失,若青春发育期后下垂仍明显,才考虑手术治疗。对于小睑裂症,首先应作内眦赘皮矫正和外眦开大成形术,半年后再矫正上睑下垂。

### (二)后天性上睑下垂

1.外伤性上睑下垂　多见于单侧。上睑的撕裂伤、切割伤、产钳伤、眼睑手术,或因上睑外伤后瘢痕增生、水肿等,都可导致上睑提肌功能减弱或消失。一般在伤后半年至 1 年,瘢痕软化、水肿消退、病情稳定后手术为宜。因为有的组织水肿或肌肉神经损伤仅造成暂时性上睑下垂,经过一段时间,往往会自行恢复,无需手术。

2.神经原性上睑下垂　可因动眼神经的病变所致。其病变的性质可以是发育异常,也可以是外伤、肿瘤、炎症、血管病变及内分泌或代谢性疾病。这种上睑下垂可以单独存在,但大部分伴有其他眼外肌的麻痹,或瞳孔集合运动的异常。它是神经系统疾病的体征之一。

在颈淋巴清扫术后有时会发生支配 Muller 肌的交感神经受到损害,导致 Muller 肌麻痹而出现轻度上睑下垂,并伴有眼球轻度内陷、瞳孔缩小、同侧面部无汗和温度增高,临床上称之为交感性上睑下垂或称 Horner 综合征,可通过可卡因滴眼后下垂好转来确诊。

如为动眼神经麻痹所致上睑下垂者,需在病情稳定 6 个月后才能手术。伴有其他眼外肌麻痹而有复视者,需矫正复视后才能手术。

3.肌原性上睑下垂　多见于重症肌无力患者。上睑下垂往往是重症肌无力患者的首发症状,或是在相当时间内的唯一表现;常为双侧,但亦可单侧;伴有或不伴有眼外肌的运动障碍。其下垂症状晨起很轻或消失,随着肌肉运动的增加,到下午症状会加重,稍作休息后又好转。在检查时,患者初睁眼时睑裂尚宽大,但迅速乏力而下落。如作药物试验,在皮下或肌内注射新斯的明 0.5mg,15～30 分钟后下垂好转。重症肌无力所致的上睑下垂并非手术禁忌证。如果肌无力并非进行性而上睑下垂较为固定,也是可以进行手术矫治的。

4.老年性上睑下垂　因老年人皮肤松弛、弹性减退、眶隔薄弱、眶脂脱出、上睑提肌乏力、腱膜出现裂孔,以及在睑板前的附着减少所致。

5.机械性上睑下垂　上睑肿瘤中最为常见的有神经纤维瘤、血管瘤、淋巴管瘤等,还有重症沙眼等都可使上睑重量增加,引起上睑机械性下垂。

6.假性上睑下垂　由于眶内容量减少,如眼球萎缩、眼球摘除、眶底骨折造成眼球后陷等,皆因上睑缺乏支撑而下垂。

7.其他　如睑皮松弛症患者,其眼睑皮肤松弛、过多,悬垂的皮肤可以遮盖外侧或全部睑缘。

## 二、术前上睑功能测定

手术前做检查,正确判断上睑下垂的性质、类型以及程度等,是选定手术方法、估计手术效果和预测可能出现某种并发症的依据。

### (一)上睑下垂程度的测定

单侧上睑下垂者可与正常侧作对比,两眼原位平视前方时,睑裂高度之差,即为下垂量。如为双侧上睑下垂,上睑缘正好位于瞳孔上缘与角膜上缘之间的中间水平线,即覆盖角膜 1.5～2mm。如上睑缘位于瞳孔上缘,其下垂量约为 1～2mm,称为轻度下垂;上睑缘遮盖瞳孔上 1/3,下垂约为 3～4mm,称为中度下垂;如上睑缘下落到瞳孔中央水平线,其下垂量约为 4mm 或 4mm 以上者,称为重度下垂(图 26-4)。

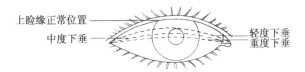

图 26-4　上睑下垂量的测定

### (二)上睑提肌的肌力测定

用拇指于眶上压住眉毛,以摒除额肌参与提上睑的作用。令患者向下注视,眼前放一毫米尺,零点对准上睑缘,再嘱患者尽量向上看,睑缘从下向上提高的幅度即为上睑提肌的肌力。注意手指切勿向上或向下压,以免阻碍上睑运动,影响检查的正确性。根据 Fox 统计,正常人的上睑提肌肌力在无额肌参与下为 13～16mm,有额肌参与可增至 16～19mm。肌力分为 3 级:0～3mn 为弱,4～7mm 为中等,8mm 以上者为良好。一般来说,肌力的强弱与下垂程度是呈正比的。外伤性和老年性上睑下垂,下垂明显,但肌力尚好;而有些先天性上睑下垂者,下垂看来不严重,但肌力很差。对不合作的幼儿很难正确测定肌力,可以翻转上睑,观察能否自行复位,肌力弱者,上睑翻转后是不能自行复位的。肌力的强弱,可以作为手术方法选择的依据。如上睑提肌肌力良好或中等,应该选择上睑提肌缩短或睑板部分切除手术。增强上睑提肌的力量来矫正上睑下垂,是合乎生理、美容的需要,并容易达到提上睑的作用(图 26-5)。对肌肉力量弱或完全缺失的病例,只能选用额肌作为动力的手术。

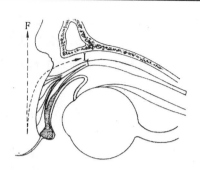

图 26-5　上睑提肌与额肌提起上睑运动方向示意图

F.额肌运动方向　　L.上睑提肌运动方向

### （三）上直肌功能测定

嘱患者眼球向各方向转动，然后让其闭眼，用手指强行撑开眼睑，检查眼球能否向上转动。如没有上转，则为缺乏 Bell 现象，如此可推知睡眠时眼球亦不能上转，故不宜作上睑下垂矫正手术，因术后容易发生暴露性角膜炎。如必须手术，矫正量要保守，尽可能减轻或消除手术后兔眼现象。

### （四）根据体征和药物来排除有无重症肌无力

Horner 综合征以及下颌-瞬目现象所致的上睑下垂，因为下颌-瞬目现象是在咀嚼时上睑下垂消失，如果采用上睑提肌缩短术或利用额肌悬吊术后症状就会加重，故应将上睑提肌切断后再进行下垂矫正。

### （五）上睑有无迟滞现象

上睑提肌作用时，由于内角和上横韧带太紧（图 26-6），或上睑提肌纤维化，致密粘连在眶隔上，可使上睑活动受限，出现迟滞现象。眼球向下注视时，上睑不能随着眼球的下转向下移，对于这种情况，如行上睑提肌松解术，下垂情况可得到矫正。

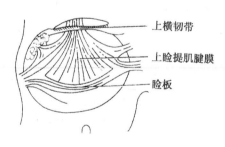

图 26-6　上横韧带

## 三、手术方法的选择

BerkeRN 曾统计矫正上睑下垂的手术约有一百多种。依据手术方法的原理，可以归纳为 3 大类，即：①缩短或增强上睑提肌力量的手术。此类手术比较符合生理要求。但如经验不足，易发生矫正不足或过度。②借用上直肌力量的手术。由于上直肌与上睑提肌相接近，作用方向也相同，因此被采用。但若术后发生兔眼，上睑缘有成角形凹陷缺陷，则更加重了上直肌的负荷。术后眼外肌因不平衡可发生斜位而引起复视，故除特殊情况外，一般不宜采用。③借用额肌动力的手术。在自然状态下睁眼时额肌肌肉张力增加，向上看时张力更大，闭眼时张力减小，故最适合替代上睑提肌功能。

每一种手术方法都有其适应证。正确掌握各种手术方法的适应证，选择最适合于患者的术式，才能获得较为满意的疗效并减少并发症。

## （一）上睑提肌松解术

上睑提肌松解术适用于轻度先天性上睑下垂，上睑有迟滞现象者。

方法：皮肤入路同重睑成形术。切开皮肤、皮下，剪除睑板前眼轮匝肌，暴露睑板前筋膜，将切口上唇皮肤稍稍向前牵引，可见睑板上缘之腱膜与眶隔间有一沟状凹陷（如向上牵引，则因眶隔脂肪向下脱垂，此沟不明显）。用眼科小剪刀沿此沟紧贴眶隔后壁向上分离，将纵形的贴附于眶隔后壁的肌纤维剪断，分离宽度应达内、外角，深度应达上横韧带。将异位附着的上睑提肌腱膜与眶隔后壁充分松解分开，此时嘱患者张眼平视，可见上睑明显上提，然后将松解游离出来的腱膜断端褥式缝合于睑板上缘，以避免断端与眶隔后壁再次粘连。如果当时检查上睑上提效果还不够满意，可于上横韧带后面再向上分离，使与上斜肌肌腱分开，然后剪断韧带两侧，解除对上睑提肌的节制。按重睑成形术式缝合皮肤。

## （二）睑板-结膜部分切除术

睑板-结膜部分切除术适用于上睑提肌肌力在 8mm 以上、下垂量在 1.5～2mm 的轻度先天性上睑下垂，肌力良好的老年性上睑下垂，以及 Horner 综合征。因此征是由于 Muller 肌麻痹引起，所以上睑提肌肌力是良好的。

1.经皮睑板-结膜切除术　术前眼内滴 0.1％丁卡因 2～3 滴，按重睑成形术皱襞画线、切开和分离。剪除一条睑板前眼轮匝肌，显露睑板前筋膜，再用美蓝标出睑板切除的位置和宽度，其宽度与下垂量之比为 1∶1。但根据笔者的临床经验，一般认为切除量应为下垂量加 1～2mm。切除长度为睑板全长，中间宽两端窄。切除部位在睑板中部，不能破坏上睑提肌腱膜在睑板上缘的附着，更不能破坏睑板在睑缘的支撑。睑板的切除量不能超过睑板宽度的 50％～60％，否则会并发睑内翻。睑板切除时，应先设计切除范围，并在上睑下方衬入护板。切除睑板-结膜组织，切口可用 6-0 可吸收缝线或 8-0 尼龙线缝合，注意缝线勿穿透结膜。按重睑成形术进行皮肤切口缝合。对老年性上睑下垂，尚可同时切除松弛下垂的多余的上睑皮肤。

2.结膜切口睑板-结膜切除术　作上睑皮下和结膜下浸润麻醉，用牵引线翻转上睑，暴露睑板轮廓。按上述原则画出睑板-结膜切除的宽和长度以及切除的部位。按画线切除睑板和结膜，不涉及睑板前的眼轮匝肌，切口连续缝合，两端线头分别从上睑鼻侧和颞侧引出后向上固定于皮肤。术后 3 天抽除缝线。术后眼内要涂眼膏，因为缝线有刺激性。

## （三）睑板-结膜-Muller 肌切除术

睑板-结膜-Muller 肌切除术适用于上睑提肌肌力在 10mm 以上、下垂量在 1.5～2mm 的病例。在局麻下牵引翻转上睑，用齿镊夹住睑板向下牵引，暴露睑板上缘及穹隆结膜，用美蓝标出需要切除的量。McCord 提出 Horner 综合征的切除量等于下垂量，而笔者对 Horner 综合征的病例，设计切除量大于下垂量 0.5 倍；后天性上睑下垂，肌力在 10mm 以上者，切除量为下垂量加 3mm；先天性上睑下垂，肌力在 10mm 以上者，其切除量参考图 30-59。如下垂为 3mm，肌力为 13mm，查图得增加切除量为 7mm，则总切除量为 3+7＝10mm。睑板切除的量不能大于切除总量的 50％～60％。

可用缝合试验法来确定切除量，即在睑板上缘及穹隆部结膜缝合一针，再在睑板中央缝合一针，将缝合的两针缝线结扎，测试下垂矫正情况，并作必要的修正。然后按两缝合线间的印记，切除部分睑板、睑结膜和 Muller 肌。由于事先在切除端的上方贯通缝合有一牵引线，所以在组织切除后，切端上方的组织不会收缩脱落。结膜刨缘作连续缝合，术后 7 天拆线。

## （四）经皮肤的睑板-腱膜切除术

经皮肤的睑板-腱膜切除术适用于肌力在 10mm 以上的先天性上睑下垂，以及肌力良好的后天性上睑下垂，如老年性上睑下垂和 Horner 综合征。切除量的计算同上述。于上睑皮下及穹隆部结膜下作浸润麻醉。按重睑成形术常规操作，于上睑皱襞处切开皮肤、皮下，切除睑板前方眼轮匝肌。如皮肤较松弛，可同时切除一条松弛的多余皮肤。根据术前计算，用美蓝标出睑板和腱膜切除的位置和宽度。上睑下方衬以垫板,切除睑板、腱膜,其中包括结膜及 Muller 肌。睑板、腱膜切口用可吸收线或 8-0 尼龙线作 3～5 针褥式缝合。注意缝线勿穿透结膜,皮肤切口按重睑成形术缝合,术后 6 天拆除。

### (五)上睑提肌缩短术

上睑提肌缩短术适用于肌力在 5mm 以上的先天性、老年性、外伤性或其他类型的中度上睑下垂病例。此术式在于增强上睑提肌的肌力,所以比较符合生理要求,术后效果也较理想。但如果病例选择不当,上睑提肌功能极差或全缺失者,勉强作大量肌肉切除或折叠前移,术后往往会造成明显的睑裂闭合不全和上睑迟滞现象。

手术的关键在于肌肉缩短量的测定,而肌肉的缩短量也必须依据肌肉的弹性和肌力的强弱来定。譬如同样的下垂量,由于肌力不同,则肌肉的缩短量也不同。一般而言,每矫正 1mm 下垂量,需缩短 4～6mm 以上的上睑提肌。例如对于下垂量同为 4mm 的患者,若肌力在 4mm 者,应以 1:6 计算,其缩短量为24mm;如肌力为 7mm 者,可以 1:5 计算,缩短量为 16～20mm;如肌力在 8mm 以上者,则缩短量以 1:4 计算,约为 12～16mm。所以根据不同肌力,术中上睑缘矫正的高度也要有所升降。手术中用上述的两针缝合测试法,有助于确定上睑提肌缩短的量,但一般以过矫比正常位置上提 1mm 为妥。

术式有内外路结合,以外路经皮肤切口为主的上睑提肌缩短术,以及经结膜的上睑提肌缩短术。前者的优点是解剖标志清楚、暴露良好、缩短量易于测定,术中发现有睑缘切迹、内翻或弧度不佳等情况也易于调整,是目前最常采用的一种术式。后者由于手术野暴露较差,肌肉缩短量较少,而且对泪腺、副泪腺的影响较大,故目前不常采用。

现将内外路结合,以外路经皮肤切口的上睑提肌缩短术叙述如下。

如为单侧上睑下垂者,应按对侧上睑皱襞高度和弧度用美蓝标出上睑皱襞线。健侧为单睑(即单眼皮者),应同时作重睑成形术,以达到术后两眼外形对称。于上睑下方衬一护板,按画线切开皮肤、皮下,深达眼轮匝肌深面,剪除一条睑板前眼轮匝肌,暴露睑板全长及其上缘上睑提肌附着处。将切口上唇之皮肤向前牵拉,于睑板上缘可见一沟状凹陷,用剪刀沿此沟向上分离,将腱膜与眶隔后壁分开,也可打开眶隔,切除脱出之脂肪,充分暴露上睑提肌。然后于睑缘缝一牵引线,翻转上睑,暴露睑板上缘和上穹隆结膜,于穹隆部结膜下注射少量局麻药,目的是使 Muller 肌和结膜分离,易于剥离。局麻药中勿加肾上腺素,以免引起 Muller 肌收缩,影响下垂矫正量的观察。在睑板上缘,穹隆部结膜的内、外眦部各作一 3mm 长的纵形切口,用虹膜复位器或显微外科细长血管钳伸入外眦部结膜切口,在结膜下进行钝性分离,将 Muller 肌和结膜分开,直到血管钳自内眦部切口出来。引入一条细橡皮片,橡皮片置于穹隆部结膜与 Muller 肌之间,然后将眼睑复位,在睑板上缘内外眦部纵形切开腱膜约 5mm,此切口应与穹隆部结膜切口相对应。从两切口处将橡皮片的两端引出,由此,橡皮片所提起的即为上睑提肌腱膜和附着于它后面的 Muller 肌。于此两切口内伸入一肌肉镊或细长血管钳,将上睑提肌腱膜和 Muller 肌锁住。在睑板上缘和肌肉镊之间切断上睑提肌和 Muller 肌,向下牵引腱膜和 Muller 肌,并切断内角和外角。在 Muller 肌下方分离达所需高度,注意勿将结膜分破。在腱膜前面向上分离至暴露上横韧带。此韧带是上睑提肌近眶缘处的肌鞘增厚部分,通常位于上睑提肌前面或包围着肌肉。韧带的颞侧部分扩展到眶部泪腺,鼻侧部分与滑车筋膜相连。贴着韧带后面向上分离达上斜肌肌腱。此时将肌肉镊向下牵拉可测试肌肉弹性。

根据肌肉弹性,用圆规量出所需缩短的量,用美蓝在腱膜上标出,在标志线的中央、外侧和内侧,引 3-0 丝线作 3 对圈形褥式缝合,将腱膜固定于睑板中下 1/3 交界处。固定完毕必须检查上睑上提的高度和弧度,如不满意,可以调整缝线穿过睑板的高度和缝线结扎的松紧度,或重新调整上睑提肌的缩短量。切除多余部分的腱膜,皮肤切口按常规重睑成形术缝合,术后 6 天拆线。

(胡　岚)

# 参考文献

1.魏文斌,施玉英.眼科手术操作与技巧.北京:人民卫生出版社,2016

2.徐亮,吴晓,魏文斌.同仁眼科手册.北京:科学出版社,2018

3.刘祖国.眼科学基础(第3版).北京:人民卫生出版社,2018

4.葛嫣然.眼科检查与疾病诊疗.吉林:吉林科学技术出版社,2015

5.李晓璐.实用眼震电图和眼震视图检查(第2版).北京:人民卫生出版社,2015

6.刘兆荣.眼科诊断与治疗.北京:科学出版社,2017

7.黄叔仁,张晓峰.眼底病诊断与治疗(第3版).北京:人民卫生出版社,2016

8.肖国士,谢立科,潘海涛.验光与配镜必读(第2版).河南:河南科学技术出版社,2017

9.杨文利.简明眼超声诊断手册.北京:人民卫生出版社,2015

10.胡聪,刘桂香.斜视诊断详解.北京:人民卫生出版社,2013

11.黎晓新.视网膜血管性疾病(上下册).北京:人民卫生出版社,2017

12.黎晓新.眼底病的多光谱诊断和筛查.北京:北京科学技术出版社,2014

13.张虹,杜蜀华.眼科疾病诊疗指南(第3版).北京:科学出版社,2017

14.白玉星,张娟,刘扬.眼科疾病临床诊疗技术(医学临床诊疗技术丛书).北京:中国医药科技出版社,2017

15.刘福英,高明宏,周丽娟.眼科常见疾病护理流程指南.北京:军事医学科学出版社,2013

16.颜宪伟.眼科疾病临床指南.吉林:吉林科学技术出版社,2014

17.邵毅,赵学英,刘毅.眼科疾病的治疗与研究.北京:中国科学技术出版社,2016

18.黎晓新.现代眼科手册(第3版).北京:人民卫生出版社,2014

19.孙旭芳,杜光.眼科疾病用药分册.湖北:湖北科学技术出版社,2015

20.曾继红,何为民.眼科护理手册(第2版).北京:科学出版社,2018

21.吴素虹.临床眼科护理工作标准操作程序.广东:广东科学技术出版社,2015

22.王瑛,付海英,葛梅.眼科护理教学查房.北京:科学出版社,2018

23.王瑛,邢晓娟,冯慧萍.眼科护理细节管理.北京:科学出版社,2017

24.丁淑贞,刘莹.眼科临床护理.北京:中国协和医科大学出版社,2016

25.魏文斌.同仁眼底激光治疗手册.北京:人民卫生出版社,2014

26.蓝育青.现代激光角膜屈光手术.广东:广东科学技术出版社,2015

27.周行涛,王晓瑛.秒激光小切口透镜取出术.上海:上海科学技术文献出版社,2014

28.王雁,赵堪兴.飞秒激光屈光手术学.北京:人民卫生出版社,2014

29.赵玉沛.北京协和医院医疗诊疗常规.北京:人民卫生出版社,2013

30.方严,石一宁.病理性近视眼眼底病变.北京:科学技术文献出版社,2013